首屆全國推薦優秀古籍整理圖書活動入選圖書

一九八二國家中醫古籍整理出版規劃
中醫古籍整理叢書重刊

神農本草經輯注

主編 馬繼興
副主編 謝海洲 尚志鈞
協編 王淑民 陶廣正 陳湘萍 胡曉峰 史常永 顏正華
吴貽谷 余瀛鰲 張同君
鑒定 王綿之

人民衛生出版社

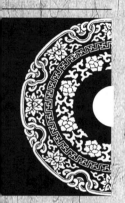

圖書在版編目（CIP）數據

神農本草經輯注 / 馬繼興主編 . —北京：人民衛生出版社，2013

（中醫古籍整理叢書重刊）

ISBN 978–7–117–17147–2

Ⅰ. ①神… Ⅱ. ①馬… Ⅲ. ①《神農本草經》– 注釋 Ⅳ. ① R281.2

中國版本圖書館 CIP 數據核字（2013）第 058125 號

人衛社官網	www.pmph.com	出版物查詢，在綫購書
人衛醫學網	www.ipmph.com	醫學考試輔導，醫學數據庫服務，醫學教育資源，大衆健康資訊

神農本草經輯注

主　　編： 馬繼興
出版發行： 人民衛生出版社（中繼綫 010-59780011）
地　　址： 北京市朝陽區潘家園南裏 19 號
郵　　編： 100021
E – mail： pmph @ pmph. com
購書熱綫： 010–59787592　010–59787584　010–65264830
印　　刷： 三河市宏達印刷有限公司
經　　銷： 新華書店
開　　本： 850 × 1168　1/32　　**印張：** 23.5
字　　數： 632 千字
版　　次： 2013 年 8 月第 1 版　2025 年 4 月第 1 版第 19 次印刷
標準書號： ISBN 978–7–117–17147–2/R · 17148
定　　價： 79.00 元
打擊盜版舉報電話：010-59787491　E-mail：WQ @ pmph. com
（凡屬印裝質量問題請與本社市場營銷中心聯繫退換）

内容提要

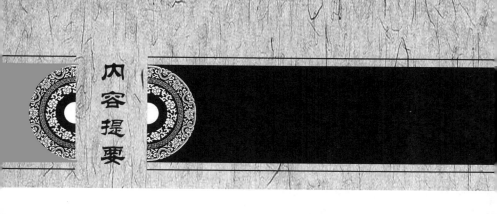

《神農本草經輯注》一書由“輯注”和“研究”兩個部分組成。“輯注”部分，首先從既知傳世的各種早期古籍中收集、分析、編排第一手《神農本草經》（簡稱《本經》）佚文資料，並將原書四卷本文及其在漢魏以前的古注（六朝以後的古注除外）加以輯復。其次，將輯復後的《本經》本文及其古注進行校注、考證和按語。立足于重輯佚文，輯、校、注三者并舉，注重正本清源，考證翔實，注釋精當。其佚文的信實程度，或校注的深度，比之諸家輯本均有超越之處。“研究”部分，對輯復《本經》的研究思路和輯注方法等有關問題進行了詳儘的考證與論述，主要内容則涉及《本經》原書藥數、藥名及三品藥目的考定，《本經》佚文的深入發掘與辨析，《本經》諸輯本的得失與評詁，以及引用傳世的、出土的和可供間接輯佚古籍版本的依據等二十三個專題。對諸家輯佚本中的歧異與争議的問題，據證提出己見，以反映最新的研究成果。

本書由中國中醫研究院研究員馬繼興等學者經過十余年的研究工作編著而成，集研究《本經》歷代文獻之大成，具有很高的文獻價值和實用價值，既可使讀者對《本經》有一個完整而清晰的認識，又可從本書中正確理解《本經》原意。因此，它是一部醫藥衛生工作者研究中醫藥學必備的參考書。

重刊说明

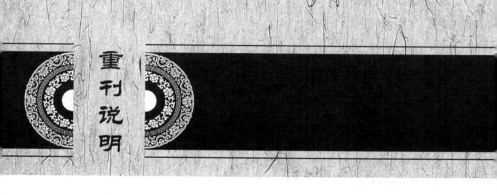

《中醫古籍整理叢書》是我社1982年爲落實中共中央和國務院關於加強古籍整理的指示精神，在衛生部、國家中醫藥管理局領導下，組織全國知名中醫專家和學者，歷經近10年時間編撰完成。這是一次新中國成立60年以來規模最大、水準最高、品質最好的中醫古籍整理，是中醫理論研究和中醫文獻研究成果的全面總結。本叢書出版後，《神農本草經輯注》獲得國家科技進步三等獎、國家中醫藥管理局科技進步一等獎，《黄帝内經素問校注》《黄帝内經素問語譯》《傷寒論校注》《傷寒論語譯》等分别獲得國家中醫藥管理局科技進步一等獎、二等獎和三等獎。

本次所選整理書目，涵蓋面廣，多爲歷代醫家所推崇，向被尊爲必讀經典著作。特别是在《中醫古籍整理出版規劃》中《黄帝内經素問校注》《傷寒論校注》等重點中醫古籍整理出版，集中反映了當代中醫文獻理論研究成果，具有較高的學術價值，在中醫學術發展的歷史長河中，將佔有重要的歷史地位。

30年過去了，這些著作一直受到廣大讀者的歡迎，在中醫界産生了很大的影響。他們的著作多成於他們的垂暮之年，是他們畢生孜孜以求、嘔心瀝血研究所得，不僅反映了他們較高的中醫文獻水準，也體現了他們畢生所學和臨床經驗之精華。諸位先賢治學嚴謹，厚積薄發，引用文獻，豐富翔實，訓詁解難，校勘嚴謹，探微索奥，注釋精當，所述按語，彰顯大家功底，是不可多得的傳世之作。

中醫古籍浩如煙海，内容廣博，年代久遠，版本在漫長的歷史流傳中，散佚、缺殘、衍誤等爲古籍的研究整理帶來很大困難。《中醫古籍整理叢書》作爲國家項目，得到了衛生部和國家中醫藥管理局的大力支持，不僅爲組織工作的實施和科研經費的保障提供了有力支援，而且爲珍本、善本版本的調閱、複製、使用等創造了便利條件。因此，本叢書的版本價值和文獻價值隨着時間的推移日益凸顯。爲保持原書原貌，我們只作了版式調整，原繁體字豎排（校注本），現改爲繁體字横排，以適應讀者閲讀習慣。

由於原版書出版時間已久，圖書市場上今已很難見到，部分著作甚至已成爲中醫讀者的收藏珍品。爲便於讀者研習，我社決定精選部分具有較大影響力的名家名著，編爲《中醫古籍整理叢書重刊》出版，以饗讀者。

人民衛生出版社

二〇一三年三月

出版者的話

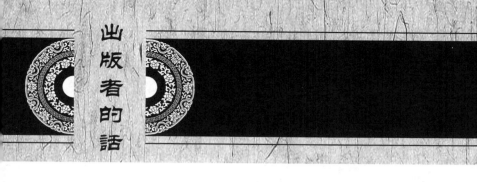

根據中共中央和國務院關於加强古籍整理的指示精神，以及衛生部一九八二年制定的《中醫古籍整理出版規劃》的要求，在衛生部和國家中醫藥管理局的領導下我社在組織中醫專家學者和研究人員在最佳版本基礎上整理古醫籍的同時，委托十一位著名中醫專家，用了七八年時間，對規劃内《黄帝内經素問》等十一部重點中醫古籍分工進行整理研究，最後編著成校注本十種、語譯本八種、輯校本一種，即《黄帝内經素問校註》、《黄帝内經素問語譯》、《靈樞經校註》、《靈樞經語譯》、《傷寒論校註》、《傷寒論語譯》、《金匱要略校註》、《金匱要略語譯》、《難經校註》、《難經語譯》、《脈經校註》、《脈經語譯》、《中藏經校註》、《中藏經語譯》、《黄帝内經太素校註》、《黄帝内經太素語譯》、《針灸甲乙經校註》、《諸病源候論校註》、《神農本草經輯注》等十九種著作。并列入衛生部與國家中醫藥管理局文獻研究方面的科研課題。

在整理研究過程中，從全國聘請與各部著作有關的中醫專家、學者參加了論證和審定，以期在保持原書原貌的基礎上，廣泛吸收中醫學理論研究和文史研究的新成果，使其成爲研究重點中醫古籍的專著，反映當代學術研究的水平。因此，本書的出版，具有較高的學術研究價值。

然而，歷代中醫古籍的内容是極其廣博的，距今的年代是極其久遠的，有些内容雖然經過研究，但目前尚無定論或作出解釋，有待今後深入研究。

人民衛生出版社

一九八九年二月

説明

馬繼興

《神農本草經》(簡稱《本經》)是既知中國最古的藥學著作。原書四卷，著者不詳，書名是根據神農氏嚐百草，始創醫藥的上古傳説而托名的。此書具體撰年約在戰國時期，即公元前三至四世紀左右。

在中國醫學歷史上，《神農本草經》對於藥物學的發展有很大影響，不少藥學著作都採録過它的原文，並且在其基礎上作了很多發揮和新的補充。這部書的原本雖然早已失傳，但它的文字却被輾轉抄録保存在一些古本草學著作中。

從《神農本草經》演變的歷史來看，在此書寫成後的數百年間（相當於秦漢時期）曾陸續有很多醫家作了注釋和新藥品種的補充。他們把《神農本草經》的原文寫成紅色文字（即“朱字”），把新增的文字寫成黑字（即“墨字”）以示區别。但是這些醫家都未能留下姓名，故學者稱這種最早的《神農本草經》注本爲《名醫别録》(簡稱《别録》)。

公元六世紀初陶弘景氏進一步將《神農本草經》分爲七卷，並爲之撰寫了詳細的注文，稱爲《本草經集注》，此書除了仍用紅字與黑字分别區分《神農本草經》與《名醫别録》的文字外，陶氏還將自己撰寫的注文用黑色小字記出。

九世紀中期，唐朝政府開始大規模地組織醫學官員在《本草經集注》的基礎上通過全國範圍内的廣泛調查徵集藥物品種，繪成圖像，再次加以整理擴充，撰成《新修本草》（後世稱爲《唐本草》），共五十四卷。其中除正文二十卷外，其他均爲本草圖和本草圖經的部分。這是一部具有國家藥典性質的著作。其著作體例完全模仿以上各書，即仍將《神農本草經》佚文寫成紅字，其他均用黑字。

十世紀時，北宋政府也組織醫官撰成《開寶本草》（原名是《開寶詳定本草》，後改稱《開寶重定本草》）共二十卷，其内容仍是在《新修本草》正文二十卷基礎上增訂和注釋而成的。

時隔不久，在十一世紀中期，宋政府再次命掌禹錫及蘇頌等醫官增訂《開寶本草》，并重新收集全國藥材圖像撰成《嘉祐本草》二十卷及《嘉祐圖經本草》二十卷。《嘉祐本草》的全稱仍冠以"神農"二字，即《嘉祐補注神農本草》，這是因爲此書全部字數雖已較《神農本草經》增加了很多倍，但在書中保存的《神農本草經》佚文却始終是歷經上述各書多次而忠實地轉録結果。

以上所説的《本草經集注》、《新修本草》、《開寶本草》和《嘉祐本草》諸書，雖然收載了《本經》的佚文，但其原書也都相繼失傳，迄今爲止只能看到《本草經集注》和《新修本草》殘斷不全、數量不多的個别古代抄本或其抄本碎片。

直到十一世紀末，唐慎微氏更在《嘉祐本草》的基礎上，參考引用了大量經史百家著作中的有關藥學資料撰成《經史證類備急本草》三十一卷（簡稱《證類本草》）。此書初刊本於一一〇八年，名《大觀本草》，共三十一卷（全稱是《大觀經史證類備急本草》）。其後於一一一六年曾由宋政府修定，改稱《政和本草》（全稱是《政和經史證類備用本草》），内容大致相同，但卷數合併爲三十卷。由於這兩類《證類本草》在編寫體例上仍繼續完整地轉録了上述本草學著作，特别是宋代已採用刻版印刷術，將手寫體的《神農本草經》紅字佚文刻印成白字（又稱"陰文"），仍將本草書中的其他内容用黑字（又稱"陽文"）刻印，因而自十二世紀以後，《證類本草》成爲迄今爲止保存《神農本草經》佚文最完整的一種古籍。

除了《證類本草》和個別的《本草經集注》、《新修本草》殘書外,《神農本草經》古傳本的佚文還可見於公元十一至十二世紀以前的各種傳世的中醫藥文獻或其他文史類書中，其中也包括了久已流傳國外（主要是日本）的中國古籍。這些也同樣是考察《神農本草經》原文的重要資料。

爲了恢復《神農本草經》原貌，自南宋以後，開始出現了多種《神農本草經》的輯本和輯注本。從事這項工作的除中國學者外，還有一些日本學者。他們主要是以《證類本草》的白字，或明代《本草綱目》中的《神農本草經》佚文爲依據，也有兼採用某些其他古籍中的佚文作參考的。

《神農本草經》全書四卷的主要内容是:

卷一爲“序録”（又稱“序例”）也就是關於藥物總論部分。其中除將藥物根據其藥效性質分爲三大類，稱爲上、中、下三品外，還提到了藥物的配伍原則，藥物的四氣、五味，毒性，採藥，製藥，劑型和用藥方法等。

卷二至三爲藥物各論部分，按照三品分類法將三百六十五種藥物逐一論述。對於每種藥物，則分别記載了藥物正名、别名，性、味、毒，藥物的生境，採製，功效，主治，以及藥物副品的應用等。

本次整理中醫古典醫書《神農本草經》的任務是在一九八三年三月二十二日衛生部中醫局直接下達給中國中醫研究院的。〔根據（八十三）衛中司字第十三號文件“關於落實《傷寒論》等六本經典著作整理任務的通知”〕。在該文件中安排原主編人爲馬繼興，謝海洲和尚志鈞三人。

自一九八三年三月以馬繼興爲組長成立了《神農本草經》課題組，開始從事課題研究。全部課題的進行共經歷了十年時間，其中又可分為先後兩個階段的編寫過程。

第一階段，由一九八三年三月至一九八七年六月，課題組根據衛生部下達“十一部重點中醫古籍校注通則”的要求，主要以

《證類本草》中的《本經》佚文爲藍本，採取集注方式進行整理。其間雖然收集了大量資料卡片，廣泛徵求了有關專家的意見，並先後三次改訂了計劃書和樣稿，但尚未正式撰寫。

第二階段，係由一九八七年六月召開的《神農本草經校注》開題論證會至一九九三年二月全部課題結束。根據該次會議的決議精神，集中專家意見，確定要將《神農本草經校注》的編寫任務改為《神農本草經輯注》。其原因是由於《神農本草經》一書與衛生部下達的其他十種重點中醫古籍的最大不同點是：其他十種醫書現均存有完整的傳世刊本，而惟獨《神農本草經》原書早佚。傳世只有見於其他古籍中的佚文和多種不同類型的後世輯本。因此為了對整理本書課題提出更高的質量要求，必須要全面完整而廣泛地深入收集《本經》佚文，開始從輯佚工作做起，不再從事前一階段所作的集注性質的工作。因此課題組又製定了新的工作計劃，調整了課題組成員，重新進行了以下兩項研究工作。

第一項工作是在尚未從事輯佚工作之前，鍼對輯復《本經》的目的、要求、現狀、水平、條件、途徑以及嚴格履行科研方法學等先決條件，進行系列專題研究。而其主要内容則涉及《本經》原書藥數、藥名及三品藥目的考定，《本經》佚文的深入發掘與辨析，《本經》諸輯本的得失與評詁，重新輯復《本經》的方案、步驟，以及製定《神農本草經輯注》一書的編寫體例，主要引書版本的根據及其畧稱等具體事宜。通過本項工作的結果，最後撰成了《輯復神農本草經的研究》一書。

第二項工作是在前項工作的基礎上正式撰寫《神農本草經輯注》。

首先，從既知傳世的各種早期古籍中收集、分析、編排其所保存的第一手《本經》佚文資料，並將原書四卷本文及其在漢魏以前的古注（六朝以後的古注除外）加以輯復。

其次，將輯復後的《本經》本文及其古注進行校注、考證和按語工作。校注是根據不同古傳本所載佚文加以勘比。考注主要是鍼對《本經》原文中難釋或有疑異的字、辭進行必要的訓詁釋義。而按語則僅對《本經・序録》的全文（即卷一有關藥物總論的部分）逐段進行總括性的分析與評述。

迄一九九三年二月完成全部課題，上報國家中醫藥管理局。

一九九三年八月根據國家中醫藥管理局的批示，在中國中醫研究院主持下，組成了以史常永教授為主任委員，顔正華、王綿之、吴貽谷及余瀛鰲諸教授為委員的《神農本草經輯注》鑒定委員會，正式通過了科技成果鑒定，並由國家中醫藥管理局頒發了“國中醫藥科成鑒字九三〇五六號”的“科學技術成果鑒定證書”。

附記：先後參加本課題組成員所承擔的分工如下：

馬繼興：課題組的領導工作，課題各階段工作計劃書的製定及編寫樣稿，撰著《輯復神農本草經的研究》部分及《神農本草經輯注》部分的輯佚、校注、訓詁及按語的全稿。

謝海洲：課題第一階段的工作計劃書及樣稿的評審意見。

尚志鈞：同上。

王淑民：録製《本經》部分藥物有關集注内容的卡片，編寫集注部分初稿及《本經》三品隸屬的論文初稿，承擔課題組的事務性工作。

陶廣正：録製《本經》部分藥物有關集注内容的卡片，編寫集注部分初稿及《本經》藥物毒性的論文初稿。

張同君：録製《本經》部分藥物有關集注内容的卡片，編寫集注部分初稿及《本經》諸病通用藥與七情表的論文初稿。

陳湘萍：録製《本經》部分藥物有關集注内容的卡片，編寫集注部分初稿。

胡曉峰與陳湘萍：共同編寫《本經》輯注本的論文初稿。

胡蔭奇、姚乃禮、王承德：參加課題第一階段的部分資料收集工作。

李琴、韓同喜、張芳協助全稿的打印工作。

目録

卷一 神農本草經

序録

提要 《神農本草經》原書共四卷，序録是第一卷（據六朝，梁，陶弘景序：“今之所存，有此四卷，是其本經。”《蜀本草》序：“《神農本草經》上、中、下並序録合四卷。”）又可分爲“序”和“録”兩部分。

序

提要 序，也稱“序例”（見《證類本草》卷一“序例上”引《唐本草》注），是有關藥物總論的部分，全文共分十四節，綜述藥物性能及應用之法。其中第一～五節論藥物總數及三大類（三品）藥物在方劑配伍中的地位和作用。第六～九節論藥物的陰陽配合、七情、五味、四氣（性）、有毒、無毒、採造，以及藥物的丸、散、湯、酒、膏、煎諸法。第十～十四節論用藥必察病源，毒藥用法，對證用藥以及藥物治療的主要病證名稱。

上藥〔1〕一百二十種爲君〔2〕，主養命〔3〕，以應天〔4〕。無毒〔5〕，多服、久服不傷人〔6〕。欲輕身〔7〕益氣〔8〕，不老延年〔9〕者，本〔10〕上經〔11〕。

〔1〕上藥　或稱上品，泛指上等藥品。《三國志·陸抗列傳》裴注引《漢晉春秋》：“抗當疾，求藥於（羊）祐，祐以成合與之，曰：‘此上藥也，近始自作，未及服，以君疾急，故相致。’”又，《抱朴子·内篇》卷三“對俗”及卷五“至理”也均記有“上藥”一稱。

〔2〕君　指君藥。《素問·至真要大論》："帝曰：方制君臣何謂也？岐伯曰：主病之謂君，佐君謂之臣，應臣謂之使。"

〔3〕養命　指延長壽命。《博物志》卷四引《神農經》："上藥養命，爲五石之練形，六芝之延年也。"《弘決外典抄》卷四引《神農經》文同，但"爲"作"謂"，又無"之"、"也"二字。《藝文類聚》卷八十一引《本草經》作"上者養命"。（《太平御覽》卷九八四引《本草經》同上，惟"上者"前有"凡藥"二字。）《抱朴子·内篇》卷十一引《神農四經》："上藥令人身安命延。"

〔4〕應天　應，相應，反映，對應。《説文·心部》："應，當也。"段注："引伸爲凡相對之稱。凡言語相對之字即用此。"這裡指藥物與天地人相應，故有君藥應天，臣藥應人，佐、使藥應地之説。

〔5〕無毒　藥物對人體的毒性反應是受一定條件（其中包括藥用劑量、炮制法及服法等）影響的。這裏所説的上藥無毒，是被道家誇大了的一種説法。

〔6〕多服、久服不傷人　稽康《養生論》李善注引《本草經》文同上，但無"多服"二字（見《六臣文選注》）。《本經》陶注："上品藥性亦能遣疾，但其勢力和厚，不倉卒之效。然而歲月長服，必獲大益。"所謂"久服不傷人"也是道家的一種誇大之詞。

〔7〕輕身　指身軀輕松，無所滯礙。《史記·留侯世家》："乃學辟穀，導引輕身。"

〔8〕益氣　益，補益，增益。《廣韵·人·昔》："益，增也，進也。"益氣，即補益身體元氣。

〔9〕不老延年　泛指長壽。係道家修鍊以達到健身的一種提法。

〔10〕本　根源，根基。《論語·學而》："君子務本。"《集解》："本，基也。"

〔11〕上經　古人每稱卷或篇爲經。森立之《考注》："此書三品各一經，爲上經、中經、下經，即上卷、中卷、下卷也。《抱朴子》引《神農四經》曰：'上藥令人身安延命。'是並序録，故曰四經。猶四卷也。"

按語　本節論述上品藥的涵義並指出它們具有延長壽命和無毒等特點。這種説法在很大程度上是受我國古代道家主張服餌某些藥物可以養生的主導思想的影響。因而和醫療處方配伍中的君、臣、佐、使概念尚有不能充分吻合之處。但是作爲我國古代對於藥物學的一種概略地分類方法，在當時的歷史條件下，還是具有重要的臨床參考價值的。

西漢·王充曾在《論衡·道虚篇》中針對服食藥品有輕身益氣、不老延年之説提出批判："道家以服食藥物輕身益氣延年度世。此又虚也。夫服食藥物輕身益氣頗有其驗，若夫延年度世，世無其效。百藥愈病，病愈而氣復，而身輕矣。凡人禀性，身本自輕，氣本自長，中於風濕，百病傷之，故身重氣劣也。服食良藥，身氣復故，非本氣少身重，得藥而乃氣長身更輕也。"又："髮白雖吞藥養性終不能黑，黑青不可復還，老衰安可伏却。"

此外，在藥物配伍中的所謂"君"藥，也要根據不同的情況與場合來決定，絕不是一成不變的。正如宋代學者沈括所説："所謂君（藥）者，主此一方，固無定物也。"（《夢溪筆談》卷二十六"藥議"）

中藥〔1〕一百二十種爲臣〔2〕，主養性〔3〕，以應人〔4〕。無毒、有毒，斟酌其宜〔5〕。欲遏病〔6〕，補〔7〕虚羸〔8〕者，本中經。

〔1〕中藥　或稱中品。泛指中等藥品。《本經》陶注："中品藥性療病之辭漸深，輕身之説稍薄。於服之者，袪患當速，而延齡爲緩。"

〔2〕臣　指臣藥，在處方中配合君藥，具有協助的作用。《考注》："中藥功用頗多，能透達幽邃之小疴。有臣下之任，且以助君藥。"

〔3〕養性　指調養性情。《博物志》卷四引《神農經》："中藥養性，合歡蠲忿，萱草忘憂。"《弘决外典抄》卷四引《神農經》"性"後有"謂"。"忘"作"亡"字。《藝文類聚》卷八十一引《本草經》作"……中者養性"。（《太平御覽》卷九八四引《本草經》"者"作"藥"字）。《抱朴子·内篇》卷十一引《神農四經》："中藥養性。"

〔4〕應人　《本經》陶注："人懷性情，故云應人。"

〔5〕無毒、有毒，斟酌其宜　《千金》（孫本、宋本）卷一第五均作"有毒、無毒。"《千金》（真本）卷一第五脱"無毒"二字。此句係指中品藥物

其毒性大小相間，臨床上應斟情合理使用。

〔6〕遏（è饿）病 《千金》（孫本）卷一第五脱“欲”字。遏，阻止。《爾雅·釋詁》：“曷、遏，止也。”刑昺疏：“俗以抑止爲曷。”《説文·辵部》：“遏，微止也。”段玉裁注：“微者，細密之意。”遏病，爲阻止病邪發作。與後文下藥的“治病”概念不盡相同。正如《考注》所舉例證：“所謂苦參止淚，麻黄止欬逆上氣，芍藥止痛……之類是也。”

〔7〕補 《莊子·外物篇》：“草木之到植者過半，而不知其然，静然可以補病。”《靈樞·骨度》：“虚者飲藥以補之。”

〔8〕虚羸（léi雷） 羸，瘦弱，疲憊。《説文·羊部》：“羸，瘦也。”《廣雅·釋言》：“羸，瘠也。”《經典釋文》卷十四“體羸”條：“（羸），劣也，疲也。”《素問·奇病論》：“身羸瘦。”虚羸，泛指慢性虚損性病症。

按語 本節論述中品藥的涵義並指出它們既可以遏病，又可以補虚，具有毒性參半的特點。

又按，本節所説的“有毒、無毒”雖指中品藥物，但是作爲藥物對於人體所産生的毒性作用原理，也同樣適用於包括上藥和下藥在内的所有藥物。在本節所提到的藥物毒性劃分只是根據有、無毒性兩級標準。而在《素問·五常政大論》中則進一步將藥物毒性擴充爲大毒、常毒、小毒和無毒的四級標準。而這四級標準的確定則是根據治療疾病的效果優劣來確定的。即：“有毒、無毒固宜常制矣。大毒治病，十去其六。常毒治病，十去其七。小毒治病，十去其八。無毒治病，十去其九。”

下藥〔1〕一百二十五種爲佐、使〔2〕，主治病〔3〕，以應地〔4〕。多毒〔5〕，不可久服。欲除寒熱邪氣〔6〕，破積聚〔7〕，愈疾〔8〕者，本下經。

〔1〕下藥 或稱下品。泛指下等藥品。《本經》陶注：“下品藥性專主攻擊毒烈之氣，傾損中和，不可常服，疾愈即止。”

〔2〕佐、使 指佐藥與使藥。在處方中二者均配合臣藥具有輔佐的作用。但在本書下經的藥物中並未將佐、使藥嚴格區别。

〔3〕治病 《博物志》卷四引《神農經》：“下藥治病，謂大黄除實，當歸止痛。”（《弘決外典抄》卷四引《神農經》“病”後有“謂”字）《藝文類

聚》卷八十一引《本草經》作"……下者養病"。《太平御覽》卷九八四引《本草經》"者"作"藥"字。《抱朴子·內篇》卷十一引《神農四經》："下藥除病。"

〔4〕應地　《本經》陶注："地體收殺，故云應地。"

〔5〕毒　即毒藥。古有廣、狹二義。前者爲藥物泛稱。如《周禮·天官·家室下》："聚毒藥以供醫事。"後者指藥物中有毒性反應者。如《素問·藏氣法時論》："毒藥攻邪。"《尚書·説命上》："若藥弗瞑眩，厥疾弗瘳。"

〔6〕寒熱邪氣　邪，《集注》（敦本）作"耶"，古俗寫。《字彙·耳部》："耶，與邪同。"此句泛指六淫（風、寒、暑、濕、燥、火）外感疾病。《素問·熱論》："今夫熱病者，皆傷寒之類也。"《靈樞·刺節真邪》："邪氣者，虛風之賊傷人也。"《本經》陶注："夫病之所由來雖多端，而皆關於邪。邪者，不正之因，謂非人身之常理，風、寒、暑、濕、饑、飽、勞、逸，皆各是邪，非獨鬼氣疫癘者矣。"

〔7〕積聚　聚，《集注》（敦本）無。積聚，根據陰證與陽證之別可分爲積與聚兩種。《難經·五十五難》："積者，陰氣也。其始發有常處，其痛不離其部，上下有所終始，左右有所窮處。聚者，陽氣也。其始發無根本，上下無所留止，其痛無常處。"

〔8〕疾　《説文·病部》："疾，病也。"此處泛指外感寒熱和內患積聚以外的其他病證。

按語　本節論述下品藥的涵義，並指出它們具有治療寒熱邪氣、積聚等病和大多有毒等特點。

三品合三百六十五種，法〔1〕三百六十五度〔2〕，一度應〔3〕一日，以成一歲〔4〕。

〔1〕法　取法，效法。《易經·繫辭上》："崇效天，卑法地。"又可釋爲：好象，好比。《吕氏春秋·情欲》："必法天地也。"高誘注："效，象也。"

〔2〕三百六十五度　度即躔（星次）度。古代星象家爲測定天體星辰之運行，將天空分爲三百六十五等分距離，稱爲三百六十五度。《尚書·堯

典》："周天三百六十五度。日行一度，月行三度。"《素問·離合真邪論》："故天有宿、度。"王冰注："度謂天之三百六十五度也。"

〔3〕一度應 《集注》（敦本）、《千金》（真本、宋本）卷一第六均無"一"字。《千金》（宋本）卷一第六作"每一度"。

〔4〕以成一歲 《千金》（真本）衍"以成一歲"四字。《千金》（孫本）無"一"字。《集注》（敦本）、《千金》（真、孫、宋本）及《證類》（各本）"歲"字之後均有"倍其數，合七百三十名也。"之大字陰文，據《嘉祐本草》注，此數字應是《名醫别録》文，今刪。

按語 本書中所説的藥物三品和方制中的君、臣、佐、使相配合，即上品爲君、中品爲臣、下品爲佐、使。但除此説之外古人尚有其他二説。

其一，認爲藥物的三品與藥物的君、臣、佐、使不同，後者是醫療處方的法度，而前者（三品）是區分藥性有善惡不同的標準。其説見《素問·至真要大論》曰："黄帝曰：方制君臣何謂也？岐伯曰：主病之謂君，佐君之謂臣，應臣之謂使。非上、（中）、下三品之謂也。帝曰：三品何謂？岐伯曰：所以明善惡之殊貫也。"王冰注："三品，上、中、下三品。此明藥善惡不同性用也。"《類經》卷十二張介賓注："此言三品，言藥性善惡，故有上、中、下之殊。"

其二，認爲三品是根據藥性的甘苦、輕重區分的三類藥物。《千金》卷一第五引北齊·徐之才《雷公藥對》曰："藥有三品，病有三階。藥有甘苦、輕重不同，病有新久、寒温亦異。"

藥〔1〕有君、臣、佐、使，以相〔2〕宣攝〔3〕。合和者〔4〕，宜用：一君、二臣、三佐、五使〔5〕，又可一君、三臣，九佐、使〔6〕也。

〔1〕藥 《千金》（孫本、宋本）卷一第六其上有"凡"字。

〔2〕相　相互，交互。《周易·咸》："柔上而剛下，二氣感應以相與。"孔穎達疏："若剛自在上，柔自在下，則不相交感，無由得通。"

〔3〕宣攝　宣，義爲宣揚、發揚。《國語·周語》："爲民者宣之使。"韋昭注："宣，發揚也。"攝，義爲整理，整頓。《説文·手部》："攝，引持

也。”段玉裁注：“凡云攝者，皆整飭之意。”宣攝，今引申爲促進與制約之義。

〔4〕合和者 《大觀》(宋本)、《政和》(金本)均無“者”字。今依《集注》(敦本)、《千金》(真本、孫本、宋本)補。合，義爲共同，和，義爲調和。“合和”，指方藥配伍。《隋書·經籍志·子部醫家類》有：“《四時採藥及合和目録》四卷”(《舊唐書·經籍志》作“《四時採取諸藥及合和》四卷”)即屬此類專著。

〔5〕一君、二臣、三佐、五使 《集注》(敦本)、《千金》(真本、孫本)卷一，第六“三”字均作“五”，又均無“五使”二字。《素問·至真要大論》引《大要》：“君一，臣二，奇之制也。”同上書，又：“君一，臣二，制之小也。君一，臣三，佐五，制之中也。”

〔6〕一君，三臣，九佐、使 《集注》(敦本)、《千金》(真本)卷一，第六均無“使”字。《素問·至真要大論》：“君一，臣三，佐九，制之大也。”林億等校注引《神農》作：“又可一君，二臣，九佐、使也。”陶弘景在《本草經集注》中所說：“用藥猶如立人之制，若多君少臣，多臣少佐，則氣力不周也。”

按語 本節重點論述了在處方中藥物配伍數字比例的兩種方案，這與《素問·至真要大論》所記的處方藥物配伍比例互有出入。茲録其原文如下供參考。即：“君一，臣二，奇之制也。君二，臣四，偶之制也。君二，臣三，奇之制也。君二，臣六，偶之制也。”又：“君一，臣二，制之小也。君一，臣三，佐五，制之中也。君一，臣三，佐九，制之大也。”

此外，關於藥有君、臣、佐、使之義，雖首創於本書，但在其基礎上又衍化出多種學說，茲歸納爲以下數種：

1. 主張根據是否爲主病藥物來區别君藥、臣藥和使藥——此説見《素問·至真要大論》(引文見前)。

2. 主張凡是能治愈疾病的藥，不分貴賤，都可稱爲帝藥（即君藥）——此説見《莊子·徐無鬼》：“藥也，其實堇也，桔梗也，雞廱也，豕零也。是時爲帝者也。何可勝言！”成玄英疏：“帝，君主也。夫藥無貴賤，愈病則良，藥物相當，故便爲君主。”

3. 主張用治療陰病或陽病多少區分君藥或臣藥——此説見唐·蔣孝琬《雜注本草》見《醫心方》卷一，服藥節度第三：“五臟爲陰，六腑爲陽。陰病難治，陽病易治。陰陽二病，用藥性不同。陰須君藥多，陽須臣藥多，卒邪暴病（須）使藥多。”

4. 主張藥分君、臣、佐、使是道家服餌之法，非醫家所用——此説見唐·王冰《素問》注：“上藥爲君，中藥爲臣，下藥爲佐、使。所以異善惡之名位。服餌之道，當從此爲法；治病之道，不必皆然。”（按：此説又見啓玄子《元和紀用經·下章》，内容大同，引文從略，啓玄子即王冰道號）

5. 主張君、臣與佐藥的區別與用藥分兩輕重有關——此説見金·張元素《潔古珍珠囊》：“爲君者最多，爲臣者次之，佐者又次之。藥之於證，所主同者則各等分。或云：力大者爲君。”（據《湯液本草》卷上及《綱目》卷一轉引）

又見明·陳嘉謨《本草蒙筌》：“諸藥合成方劑，分量各有重輕。重者主病，以爲君。輕者爲臣，而佐助。立方之法，倣此纔靈。”

6. 主張以藥物的主治與分治或輔治區别君、臣、佐、使藥——此説見金·李杲《用藥法象》：“主病者爲君。假令治風者，防風爲君。治上焦熱，黄芩爲君。治中焦熱，黄連爲君。治濕，防己爲君。治寒，附子類爲君。兼見何證，以佐、使藥分治之，此制方之要也。”（據《湯液本草》卷上及《綱目》卷一轉引）

又見明·徐春甫《古今醫統》：“藥之治病各有所主，主治者君也。輔治者臣也。與君相反而相助者佐也。引經及引治病之藥至於病所者使也。”

7. 主張用處方中的藥味多少與分量來區别君藥、臣藥和使藥——此説見明·倪朱謨《本草彙言》卷二十：“主病者，對證之要藥也，故爲君。味數少而分量重，賴之以爲主也；臣則味數稍多，分量稍輕；使則分兩更輕，所以備通行向導之使也。”

8. 主張君、臣、佐、使雖是處方制度，但也不可拘泥者——

此説見宋·沈括《夢溪筆談》卷二十六藥議：“舊説用藥有一君、二臣、三佐、五使之説，其意以謂藥雖衆，主病者專在一物，其他則節級相爲用，大略相統制，如此爲宜。不必盡然也。”

藥〔1〕有陰陽配合〔2〕，子、母、兄、弟〔3〕，根、葉、花、實〔4〕，草、石、骨、肉〔5〕。

〔1〕藥 《千金》(真本、孫本、宋本)卷一，第六均作“又”。

〔2〕陰陽配合　藥物有陰藥、陽藥，性質各異，故宜配合應用。關於陰、陽藥的區别，古人有以下一些主要論述。

《素問·陰陽應象大論》：“清陽出上竅，濁陰出下竅。清陽發腠理，濁陰走五臟。清陽實四肢，濁陰歸六腑。水爲陰，火爲陽。陽爲氣，陰爲味……陰味出下竅，陽氣出上竅。味厚者爲陰，薄爲陰之陽。氣厚者爲陽，薄爲陽之陰。味厚則泄，薄則通。氣薄則發泄，厚則發熱。”

《淮南子·天文訓》：“毛羽者，飛行之類也，故屬陽。介鳞者，蟄伏之類也，故屬於陰。”

《蜀本草》注：“凡天地萬物皆有陰陽，大小各有色類，尋究其理並有法象。故毛羽之類皆生於陽，而屬於陰。鱗介之類皆生於陰而屬於陽。所以空青法木，故色青而主肝。丹砂法火，故色赤而主心……餘皆以此推之例可知也。”

〔3〕子母兄弟　古人根據藥物基原的相互親緣關係比喻爲子、母、兄、弟。關於子藥與母藥的實例，可舉如：《蜀本草》：“若榆皮爲母，厚朴爲子之類是也。”(據《證類本草》)日本法眼玄由《本草序例抄》：“子母兄弟者，《日華子》所謂獨活即是羌活母類。李時珍所謂生薑初生嫩者名紫薑，或作子莖宿根謂之母薑，並可以爲證也。”(據《考注》引)《本草經解故》：“陳伯先曰：‘若子母者，桃樹生子，則桃樹是母，桃子是子。子中又具小桃樹。又如藕蓮是母，蓮實是子，實中倒生捲荷二枝，何等明白。乃若兄弟，如榆有大葉榆，細葉榆；菀有紫、白、青、黄色；菊有百種；牡丹、芍藥有百種……舉此則不唯兄弟，且有氏族種類之殊，不可窮詰’(《芷園臆草》)。《淮南子·淑真訓》：‘榆與橘柚合而爲兄弟。’二説可證也。韓保昇曰：‘子母兄弟，若榆皮爲母，厚朴爲子之類。’是語焉不詳也。”《考注》：“子、母、

兄、弟者，藥之血脉也。若以丹沙爲母，水銀爲子。礬石爲母，硫黄爲子。殷孽爲兄，孔公孽爲弟之類是也。以此推之則草、木、蟲、獸亦皆不可無子、母、兄、弟也。”

〔4〕根葉花實 《集注》(敦本)、《千金》(真本)卷一第六“花”作“華”。《千金》(孫本及宋本)、《大觀》(宋本),《政和》(金本)均作“花”。按，花與華上古音均曉母，魚部韵，同音通假。《廣雅·釋草》:“花，華也。”《玉篇·草部》:“花，今爲華，荂。”按，“華”，爲“花”字古寫。《十三經》、《楚辭》、《説文》等書均無“花”字。但《廣雅》一書已有“花”字，則至少在三國時“花”、“華”二字均已互通並行。而後世每指植物之花已不再用“華”字。今為了便覽，故本書均用“花”字。以下同此。

〔5〕草石骨肉　各本均同。《太平御覽》卷九八四引《本草經》在“草石骨肉”後又有“心皮毛羽萬千類”諸字。《綱目》卷一“草石”二字作“苗皮”。按，“草”爲植物的統稱，包括草本及木本植物在内。“石”爲礦物的統稱，包括金屬(金)和非金屬(石)的統稱。“骨”爲構成動物體的支架，“肉”指動物肌體。故“骨肉”二字爲動物的統稱。

按語　本節主要論述古人用藥理論的四個方面，即藥物的屬性、各藥之間的内在聯系，同藥不同部位的療效，以及根據自然特徵的藥物分類方法。

有單行〔1〕者，有相須〔2〕者，有相使〔3〕者，有相畏〔4〕者，有相惡〔5〕者，有相反〔6〕者，有相殺〔7〕者。凡此〔8〕七情，合和時視之〔9〕，當用相須〔10〕、相使者良。勿用相惡、相反者。若有毒宜制〔11〕，可用相畏、相殺者〔12〕，不爾，勿合用也〔13〕。

〔1〕單行　處方中只用一味藥物稱爲“單行”。又稱爲“單服”(見《抱朴子·内篇》卷十一引《神農四經》:“各可單服之。”後世醫籍中也稱“單方”，如《舊唐書經籍志》有《四海類聚單方》書名。又如《崇文總目》及《通志》中有《單方》、《姚大夫單方》、《葛氏單方》等書名)或“獨行”(見《本草通玄》卷四，用藥機要·七情文)等稱。

〔2〕相須　須，通需。需要。《周易·歸妹》:“歸妹以須。”虞翻注:“須，需也。”相須，《集注》陶注:“其相須，相使者，不必同類。猶如和

羹，調食魚、肉、葱、豉各有所宜，共相宜發也。”《蒙筌》：“有相須者，二藥相宜，可兼用之也。”《綱目》：“相須者，同類不可離也。如人參、甘草、黄柏、知母之類。”據此可知所謂“相須”，即：兩種（或兩種以上）藥物配伍應用時，均能獨立發揮其各自的作用，可互爲補充，並進一步增强療效者。

〔3〕相使　使，使者。《禮記·表記》：“故君使其臣。”鄭玄注：“謂使之聘問，師役之屬也。”相使，《蒙筌》：“有相使者，能爲使卒引達諸經也。”《綱目》：“相使者，我之佐使也。”據此可知，所謂相使，即：在藥物配伍應用時以輔佐藥物（使藥）協助主要藥物（主藥），使之充分發揮後者的作用，以提高其療效者。

〔4〕相畏　畏，懼怕，恐懼。《廣雅·釋詁二》：“畏，懼也。”又，《釋詁四》：“畏，恐也。”相畏，《集注》陶注：“（如）半夏有毒，用之必須生薑，此是取其所畏以相制耳。”《蒙筌》：“有相畏者，我有能而彼畏之也……此三者不深爲害……（蓋）彼之畏我，我能制伏……如黄蓍畏防風，而黄蓍得防風其功愈大之類。”《綱目》：“相畏者，受彼之制也。”據此可知，所謂相畏，即：兩種藥性不同的藥物配合使用時，彼此均具有相互抑止（控制）對方的作用者。

〔5〕相惡　惡，厭惡。《吕氏春秋·首時》：“其貌適我所甚惡也。”高誘注：“惡，憎也。”《集注》陶注：“今按主療雖同而性理不和，更以成患。今檢舊方，用藥亦有相惡、相反者，服之乃不爲害，或有能制持之者，猶如寇賈輔漢，程周佐吴。大體既正，不得以私情爲害。雖爾，恐不如不用。”《蒙筌》：“有相惡者，彼有毒而我惡之也……此二者不深爲害。蓋我雖惡彼，彼無忿心……如牛黄惡龍骨，而龍骨得牛黄更良。”《本草綱目》：“古方多有用相惡、相反者……相惡、相反同用者霸道也。”又：“相惡者，奪我之能也。”據此可知，所謂相惡，即：兩種（或兩種以上）藥物療效雖同，但藥性迥異，合併應用後對患者有不良反應者。

〔6〕相反　反，違反。《國語·周語》：“言反日爽其信。”韋昭注：“反，違也。”《蒙筌》：“有相反者，兩相仇隙，必不可使和合也。”《綱目》：“相反者，兩不相（《備要》作“可”）合也。”《彙言》：“相反深於相惡，乃彼我交仇，必不和合。”關於藥物相反的理論，宋本《千金要方》（引張仲景佚

文）云："若不廣通諸經，則不知有好、有惡（《金匱玉函經》作"焉知草木好惡"），或醫自以意加減，不（《玉函》"不"上有"更"字）依方分，使諸草石强弱相欺，勝負不順，入人腹中，不能治病，更加（《玉函》作"自相"二字）鬬争。草、石相反，使人迷（《玉函》作"逆"字）亂，力甚（《玉函》作"勝"字）刀劍。"（見卷一，合和第七。又見《金匱玉函經》卷一，證治總例）。據此可知，所謂相反，即：兩種（或兩種以上）藥物的療效不同，藥性也截然有異，合併應用後更增劇其毒性者。

〔7〕相殺　"殺"，《集注》（敦本）作"煞"字，古俗寫。其義爲削減，削弱。《集韵·去·怪》："殺，疾也。削也。或作煞"。《綱目》："相殺者，制彼之毒也。如用蛇虺毒，必用雄黄……之類。"據此可知，所謂相殺，即在使用藥物呈現中毒症狀時，可用另一種藥物進行解毒治療者。

〔8〕此　《集注》（敦本），《千金》（真本）均無"此"字。

〔9〕合和時視之　《政和》（金本），《千金》（真本）卷一第六均無"時"字。《集注》（敦本）"時"作"當"字。《千金》（孫本及宋本）卷一第六此句均作："合和之時，用意視之。"今據《大觀》（宋本）。"合"字義爲配合。《詩經·大雅·大明》："天作之合。"毛亨傳："合，配也"。"和"字義爲調和。《周禮·食醫》："掌和王之六食，六飲……八珍之齊。"鄭玄注："和，調也。""合和"爲古代用藥物遣方制劑之法，可參見前注。

〔10〕當用相須　《集注》（敦本），《千金》（真本）均無"當用"二字。

〔11〕有毒宜制　《集注》（敦本）作"有宜毒制"。制字義爲制約，牽制。《説文·刀部》："制，裁也。"《廣雅·釋詁四下》："制，禁也。"

〔12〕相殺者　《集注》（敦本），《千金》（孫本）均無"者"字。

〔13〕用也　《集注》（敦本）及《千金》（真本）均無此二字。

按語　本節論述藥物使用的七種方式，其中除了"單行"外，均是兩種以上藥物的配伍。根據它們所産生的藥效反應，又可歸納爲三類。第一類是兩種藥物合用時可以增强療效的。其中"相須"是各藥均能獨立發揮原有的療效。"相使"是以某藥爲主，他藥爲輔，進一步增强主藥的療效。第二類是兩種具有相互對抗作用的藥物。其中"相畏"是兩種合用可控制原有的療效。"相殺"是在某藥中毒後以他藥解毒者。第三類是兩種藥物合用時可以産生副作用的。其中“相惡”是兩種療效相同的藥物合用所引起的不良反應。“相反”是兩種療效不同的藥物合用所引起的中毒。

又按，在《金匱玉函經》卷一證治總例中，雖未記藥物七情，但有與之相似文字即：“藥有相生、相殺、相惡、相反、相畏、相得。氣力有强，有弱。君、臣相理，佐、使相持。”《千金要方》（宋本）卷一合和第七雖載此文，但脱“相惡相反相畏相得”八字，而《千金》（真本及孫本）均無此文。

如將上文與《本經》的“七情”對照時，則《玉函經》中無單行、相須、相使三情，而多出相生、相得二情。故也可總稱爲藥物“六情”，這是古代藥物配伍的另外一説。

藥〔1〕有酸、鹹、甘、苦、辛五味〔2〕，又有〔3〕寒、熱、温、凉四氣〔4〕，及有毒、無毒〔5〕，陰乾、曝乾〔6〕，採治時月生熟〔7〕，土地所出〔8〕，真僞〔9〕陳新〔10〕，並各有法。

〔1〕藥　《千金》（真本、孫本、宋本）卷一，第六均作“又”。

〔2〕五味　將藥物區分爲酸、鹹、甘、苦、辛“五味”是中醫藥性理論的基本内容之一，它是在五行學説基礎上建立起來的。首先，藥物的五味又各有其不同的陰陽屬性。如《素問·至真要大論》：“辛、甘發散爲陽，酸、苦涌泄爲陰，淡味滲泄爲陽。”其次，不同的藥味對於人體機能的影響也有所差異。如《靈樞·五味》：“五味入於口也，各有所走，各有所病。酸走筋，多食之令人癃。鹹走血，多食之，令人洞心。苦走骨，多食之，令人變嘔。甘走肉，多食之，令人悗心。”

〔3〕又有　《集注》（敦本）無“有”字。

〔4〕四氣　無論何種藥物施用於人體後，都可以呈現不同程度的四種寒熱反應，即寒、熱、温、凉，合稱“四氣”。四氣也具有影響藥效的重要作用。它與五味合稱爲“氣味”。氣與味的關係很密切。正如王好古氏所説：“五味之中，各有四氣。”（據《綱目》卷一上轉引）又：“凡藥之所用者，皆以氣、味爲主。補瀉在味，隨時换氣。”（《湯液本草》卷上）徐彦純氏也説：“夫藥之氣味不必同。同氣之物其味俱鹹，其氣皆寒之類是也。凡同氣之物，必有諸氣。五相氣味，各有厚薄，性用不等，制方者必且明其用矣。”（《本

草發揮》卷四，制方之法）

此外，也有人主張將寒、熱、温、凉“四氣”之名改稱爲“（四）性”者。如《衍義》：“凡稱氣者，是香臭之氣。其寒、熱、温、凉，是藥之性……其四氣則是香、臭、腥、臊……則氣字當改爲性字，於義方允。”

李時珍：“寇氏言寒、熱、温、凉是性，香臭腥臊是氣，其説與《禮記》文合。但自《素問》以來，只以氣味言，卒難改易，姑從舊耳。”（《綱目》卷一上）

〔5〕有毒無毒　指藥物對人體的毒性反應。《本草集要》卷一 “凡例”：“夫毒者，乖戾不和禀氣之偏者也。若氣禀純正則何毒之有。”按，關於有毒、無毒之義，可參見前面第二節按語。

〔6〕陰乾曝乾　《政和》（金本）、《千金》（宋本）卷一第七“曝”均作“暴”。今據《集注》（敦本）。曝與暴上古音均並母，藥部韵，同音通假。陰乾與曝乾均是將新鮮的動、植物進行乾燥處理，是爲了便於長期保藏的目的。陰乾是將藥物放置通風的無陽光處乾燥，曝乾則是直接放置陽光下乾燥。據《本經》陶注：“經説陰乾者，謂就六甲陰中乾之。又依遁甲法，甲子旬陰中在癸酉，以藥著酉地也。實謂不必然，正是不露日，曝於陰影處乾之耳。所以亦有云曝乾故也。”《開寶本草》注：“本草採草陰乾者皆多惡。如鹿茸，經稱陰乾皆悉爛令壞，今火乾易得且良。草、木、根，苗陰之皆惡。”但不論用何種乾燥方法，都必須使藥物徹底乾燥，才可達到耐蓄的目的。故《蒙筌》説：“倘陰乾、烘乾未盡去濕，則蛀蝕、黴垢、朽爛，不免爲殃。”

〔7〕採治時月生熟　《大觀》（宋本）、《政和》（金本）、《千金》（宋本）卷一第六“治”均作“造”，係唐人避高宗諱所改。今據《集注》（敦本）、《千金》（真本）、《千金》（孫本）作“治”。《集注》（敦本）“生”訛“至”字。中藥主要來源於自然界的動、植、礦物。其中特别是植物藥的採制，和全年之中不同時期的生長狀况（生熟程度）有着密切關係。故《千金翼方》卷一第一説：“夫藥採取不知時節，不以陰乾、曝乾，雖有藥名，終無藥實。”

關於藥物採收的適宜時期，古本草中主要有以下幾種説法。

《集注》陶注：“凡採藥時月……其根物多以二月、八月採者，謂春初津潤始萌，未衝枝葉，勢力淳濃也。至秋枝葉乾枯，津潤歸流於下，今即事驗之，春寧宜早，秋寧宜晚，花實莖葉各隨其成熟耳。歲月亦有早晏，不必皆依本文也。”《開寶本草》注：“九月以前採者悉皆日乾，十月以後採者陰乾乃好。”《夢溪筆談》卷二十六：“古法採藥，多以二月、八月，此殊未當。但二月草已芽，八月苗未枯，採掇者易辨識耳，在藥則未爲良時。大率用根者，若有宿根，須取無莖時採，則津津澤皆歸其根……用葉者，取葉初長足時。用芽者，取芽初萌茁時。用花者，取花初敷時。用實者，成實時採，皆不可限以時月。”（此文又見《蘇沈良方》）

《蒙筌》：“草木根梢，收採惟宜秋末春初。春初則津液始萌，未克枝葉；秋末則氣汁下降，悉歸本根……莖葉花實，四季隨宜……其諸玉石禽獸蟲魚，或取無時，或收按節，亦有深義。”

〔8〕土地所出 《太平御覽》卷九八四引《本草經》作：“升五岳四瀆，土地所生。”

土地所出指藥物的生長環境，即產地。在《本經》的藥物三品本文中並無具體地名，只有（生）山谷、高山平谷、池澤、川谷、平土、平澤、川澤、谷中等記載。自《名醫別録》以後，始明確記有藥物出產的郡縣名稱。正如陶弘景所説：“諸藥所生，皆有境界。今郡縣之名，後人所改耳。”不同產地的藥物，往往也要影響治療的效果。如《集注》：“江東以來，小小雜藥，多出近道，氣力性理不及本邦。假令荊、益不通，則全用歷陽當歸，錢塘三建，豈得相似。所以療病不及往人，亦當緣此故也。”《本草集要》：“凡藥，昆蟲草木，產之有地，根葉花實，採之有時。失其地則性味少異，失其時則性味不全。”（上部，卷之一）《蒙筌》：“凡諸草木昆蟲，各有相宜地產，氣味功力自異尋常……殊不知一種之藥遠近雖生，亦有可相代用者，亦有不可代用者。可代者，以功力緩緊略殊，倘倍猶足去病；不可代者，因氣味純駁大異，若妄餌反致損人。”

〔9〕真僞 鑒別藥物真假是臨床用藥不可缺少的工作。不法藥商用假藥冒充真藥的情況歷代均有。如後漢·王符《潛夫論》卷二，思賢第八即記有以“支羅服”代人參，以蒸“橫麥”代麥門冬的贋品。

晉·張華在《博物志》卷四“戲術”篇引用《神農本草》的一種早期傳本佚文中，也有用鷄卵冒充琥珀以假亂真之説。

梁·陶弘景《集注》：“衆醫都不識藥，惟聽市人。市人又不辨究，皆委採送之家，傳習造作，真僞好惡，並皆莫測。所以鐘乳醋煮令白，細辛水漬使直，黄耆蜜蒸爲甜，當歸酒灑取潤……此等皆非事實。俗用既久，轉以成法，非復可改，未如之何。”

宋·林億等氏《新校備急千金要方例》：“近世用藥，相承其謬，若不辨正，爲損滋多。求真硃者，罕知硃砂之爲末，多以水銀硃充用。擇通草者，鮮知木通之别號，皆以通脱木爲名。以杜蘅而當細辛，用黄耆而當苜蓿……”

明·陳嘉謨《本草蒙筌》：“醫藥貿易多在市家，辨認未精，差錯難免。諺云：‘賣藥者兩隻眼，用藥者一隻眼，服藥者全無眼’，非虚語也，許多欺罔。”

〔10〕陳新　經過加工炮炙好的藥物經久未用者爲陳藥。陳藥多易霉壞變質，影響效用。《神農本經解故》引李杲：“新陳之不同，精粗之不等，倘不擇而用之，其不效者，醫之過也。”

按語　《神農本草經》一書有關藥物的氣（“藥氣”）的論述，在其序録部分與上、中、下三品藥物部分，記述並不完全一致。即序録所記的藥氣是：寒、熱、温、凉四種而三品藥物本文所記的藥氣則是：寒、微寒、微温、温、平五種（散見各藥記文中）。由此並進一步衍化出有關藥氣理論的以下諸説。

一、四氣説（甲説）——首見於本書序録：“（藥有）寒、熱、温、凉四氣。”此外，又見《素問·至真要大論》，即：“所謂寒、熱、温、凉，反從其病也。”又，“寒、熱、温、凉，衰之以屬。”又，王冰注：“積凉爲寒，積温爲熱。以熱少之，其則温也。以寒凉之，其則凉也。以温多之，其則熱也。以凉多之，其則寒也。”（見“司天之氣，風滛所勝”條）。

二、五氣説——在本書卷二～四（即三品藥物本文）所記的五氣名稱是：寒、微寒、温、微温、平。即較之本書卷一（即序録）所記的四氣説多出“平”氣，又以“温”字代替“熱”字，並且没有“凉”氣。之所以没有凉氣，王好古《湯液本草》認爲：“微寒即凉也。”而森立之《本草經考注》則進一步提出：“《本經》無凉，惟有微温、微寒。微寒者即凉，微温者即温，猶云微熱也。”又：“（本草）白字别有平，蓋是不偏寒熱温凉四氣，而爲平淡無辟之物，以應四季脾土之氣。故上品多平性而無毒。是四氣上加平而爲五氣，則與五味相比也。”

三、三氣説——“三氣”又稱“三性”。見《唐六典·尚藥奉御》。即：“必辨其五味、三性、七情，然後爲和劑之節。”又云：“三性謂寒、温、平。”

四、四氣説（乙説）——在金·張元素《珍珠囊藥性賦》一書中將上述四氣説（甲説）中的“凉”氣撤掉，補入“平”氣，並分别撰有寒、熱、温、平四藥性賦。是爲四氣説（乙説）。

五、八氣説——此説見金人王好古。即：“四氣不言凉。只言温、大温、熱、大熱、寒、大寒、微寒、平。”又：“微寒即凉也。”（據《綱目》卷一引）

爲了進一步説明以上諸説的相互關係及其派生影響，現列表如後供參考。

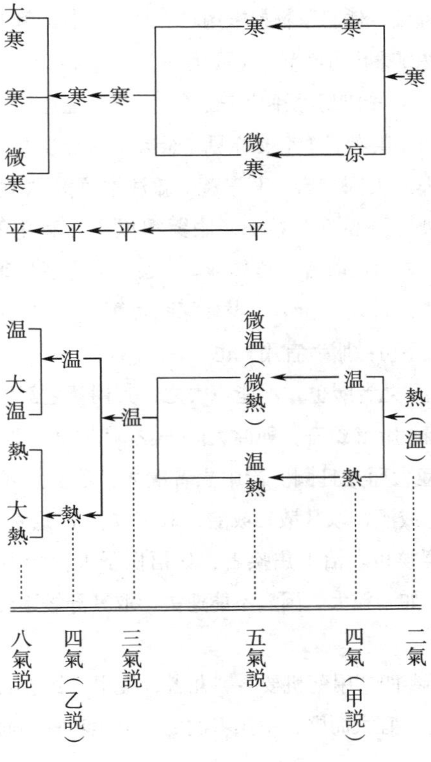

總括以上諸説所記藥氣名稱雖有不同，但其實質則均是在“寒”與“熱”（或作“温”）二氣的基礎上，將藥氣劃分爲不同程度的等級。這個事實雖可看出《神農本草經》前後兩部分（序録與三品）文字非出自一人之手，但二者却是具有殊途同歸的淵源，其學術思想也是完全統一的。

藥〔1〕有宜丸〔2〕者，宜散〔3〕者，宜水煮者〔4〕，宜酒漬〔5〕者，宜膏煎〔6〕者，亦有一物兼宜者，亦有不可入湯酒者〔7〕，並隨藥性，不得違越〔8〕。

〔1〕藥　《大觀》（宋本），《政和》（金本）“藥”後均衍“性”字，今據《集注》（敦本），《千金》（真本、孫本、宋本）卷一第七及《醫心方》卷一第八。

〔2〕丸　即丸藥，係將藥物粉末用具有粘合性質的輔形劑（如棗肉、蜂蜜、麪糊等）制成圓球狀的劑型。主要用於以下場合：

《千金要方》卷一第四引張仲景曰：“丸藥者，能逐風冷，破積聚，消諸堅癖，進飲食，調和榮衛。”（上文亦見《金匱玉函經》卷一。又，《中藏經》卷中，第四十七與此大同）唐・蔣孝琬《雜注本草》：“（病）八十日入於臟腑，宜服丸。”（據《醫心方》卷一，服藥節度第三轉引）《夢溪筆談》卷二十六“藥議”：“久而後散者，莫如丸。”又：“大毒者，須用丸。”又：“甚緩者用丸。”《聖濟經解義》卷十，表裏深明章第二：“丸者取其收攝而其治在下，腹中之病及不可散服者宜用丸也。”

《用藥法象》：“丸者緩也，不能速去之，其用藥之舒緩而治之也。”（據《藥治通義》卷九轉引。《彙言》與此大同）《本草集要》上部卷之一：“丸藥去下部之疾者，極大而光且圓。治中焦者次之，治上焦者極小。麪糊取其遲化，直至下焦。或酒，取其散。或醋，取其收。”（《通玄》與此大同）《蒙筌》：“丸，作成圓粒也。治下焦疾者，如梧桐子大；治中焦疾者，如緑豆大；治上焦疾者，如米粒大。因病不能速去，取其舒緩逐旋成功。故曰：丸者，緩也。”

《本草通玄》卷四“用藥机要”：“丸者，緩也。緩養其正氣。”又：“丸有丸法：治下焦者，宜大而堅，中焦者次之，上焦者宜小而鬆。如蒸餅稀糊爲丸，取其易化，滴水猶爲易化也。如蒸飯麪糊爲丸，取其遲化，而循經絡也。蠟丸者，取其難化而治下焦之藥也。”

《藥治通義》卷九“湯散丸”：“丸之爲物，其體也結勢不外達，而以漸溶化，故其力最緩，而補則取次收效，瀉則羈下癥癖，然大毒入湯散者，丸以用之亟建殊績焉。”

〔3〕散　即散藥，係將搗碎的藥物碾成粉末狀的劑型。主要用於以下場合：

《千金要方》卷一第四引張仲景曰：“若四肢病久，風冷發動，次當用散。散能逐邪風氣濕痹，表裏移走，居住無常者，散當平之。”（上文亦見《金匱玉函經》。又，《中藏經》與此大同）蔣孝琬《雜注本草》：“（病）六十日傳入經脉，宜服散。”（據《醫心方》卷一第三轉引）林億等《新校備急千金要方例》：“長病痼疾，須散以漸漬。”《夢溪筆談》卷二十六：“欲留膈胃中者，莫如散。”又：“小毒者，宜散。”又：“稍緩者，用散。”《聖濟經解義》卷十第二：“散者，取其漸漬而散解，其治在中，久病痼疾，劑多散者理如此也。”《用藥法象》：“散者，散也，去急病用之。”（據《藥治通義》轉引。《彙言》與此大同）《本草集要》上部卷之一：“細末者，不循經絡，止去胃中及臟腑之積。氣味厚者白湯調，氣味薄煮煎之和渣服。”《蒙筌》：“散，研成細末也。宜旋製合，不堪久留，恐走泄氣味，服之無效耳。去急病用之，不循經絡，只去胃中及臟腑之積。故曰：散者，散也。”《彙言》：“散可以去風寒濕熱之邪，散五臟之結狀，開腸利胃……散者，散也。去急病用之。”《本草通玄》卷四：“散者，散也。解散其結塞。”《藥治通義》卷九：“散之爲物，其體也散，故直到膈胃，而猶有外達之勢。不問藥之緊慢，欲疏壅閉者，尤其所宜。其輕浮也，故少戀滯之能，而性味易竭，是以力頗劣於湯，然比丸爲捷，故大毒亦稍所畏矣。”

〔4〕宜水煮者　《千金》（真本及孫本）卷一第七均無“水”字。《千金》（宋本）卷一第七作：“宜湯者。”水煮與湯藥同義，係用水煎煮藥物後的水溶劑型。主要用於以下場合：

《千金要方》卷一診疾第四引張仲景曰：“欲療諸病，當先以湯蕩滌五臟六腑，開通諸脉，治道陰陽。破散邪氣，潤澤枯朽，悅人皮膚，益人氣血。水能淨萬物，故用湯也。”（上文亦見《金匱玉函經》，又，《中藏經》與此大同）蔣孝琬《雜注本草》："（病）四十日入於經絡脉，宜服湯。"（據《醫心方》卷一第三轉引）《新校備急千金要方例》："卒病賊邪，須湯以蕩滌。"《夢溪筆談》卷二十六："欲達五臟四肢者，莫如湯。"又："無毒者，宜湯。"又："大率湯劑氣勢完壯，與丸、散倍蓰……然既力大，則不宜有失。"

《聖濟經解義》卷十第二："夫湯液主治本乎腠理，凡滌除邪氣者，於湯爲宜，傷寒之治多先於湯者如此。"《用藥法象》："湯者，蕩也，去大病用之。"（據《藥治通義》轉引）

《本草集要》上部卷之一："凡諸湯用酒，皆臨熟下之。"

《蒙筌》："湯，煎成清液也，補須要熟，利不嫌生。並先較定水數，煎蝕多寡之不同耳。去暴病用之，取其易升，易散，易行經絡。故曰：湯者，蕩也。"

《彙言》："湯可以蕩滌臟腑，開通經絡……湯者，蕩也。去大病用之。"

《本草通玄》卷四："湯者蕩也。蕩滌其邪鋒。"

《藥治通義》卷九："湯之爲物煮取精液，藥之性味，混然融出，氣勢完壯，其力最峻，表裏上下，無所不達，卒病痼疾，無所不適。是故補瀉温凉，有毒無毒，以湯爲便。所以用湯最多也。唯其最峻，故大毒之藥，功力過烈，乃在所畏。《本草》：藥不入湯酒者，多係大毒之品，其意可知也。"

《集注》陶注："凡煮湯欲微火，令小沸，其水數依方多少。大略二十兩藥，用水一斗，煮取四升，以此爲準。"《小品方》："凡服湯欲得如法。湯熱服之則易消下不吐；若冷則吐嘔不下；若大熱則破人咽喉，務在用意。湯必須澄清，若濁則令人悶不解，中間相去如步行十里；若太促數，前湯未消，後湯來衝，必當吐逆。"（據《醫心方》卷一第三轉引）

〔5〕酒漬（zì 自） 漬，《説文·水部》："漚也。又，浸漬也。"酒漬即用酒浸泡藥物後的酒溶劑型，又稱"醪醴"。主要用於以下場合：

蔣孝琬《雜注本草》："（病）二十日入於孫脉，宜服藥酒。藥酒是熱液，先走皮膚，故藥氣逐其酒勢，入於孫脉，邪氣散矣。"（據《醫心方》卷一第三轉引）

《聖濟經解義》卷十第二："醪醴主治本乎血脉，凡導引痹鬱者於酒爲宜，風痹之治多專於漬酒者如此。"《蒙筌》："漬酒，漬煮酒藥也。藥須細剉。絹袋盛之，入酒罐密封，如常法煮熟。地埋日久，氣烈味濃。早晚頻吞，經絡速達。”

關於酒漬的方法，據《本經》陶注：“凡漬藥酒皆須細篩，生絹袋盛之，用入酒，密封。隨寒暑日數視其濃烈，便可漉出。不必待至酒盡也，滓可暴燥，微擣，更漬，飲之。亦可散服。”

〔6〕膏煎　即藥膏，係將藥物用水煎成濃稠的膏糊狀劑型。主要用於以下場合：

蔣孝琬《雜注本草》：“病有新舊，療法不同。邪在毫毛，宜服膏及以（膏）摩之。”（據《醫心方》卷一第三轉引）

《聖濟經解義》卷十第二：“膏，取其膏潤以祛邪毒，及皮膚蘊蓄之氣，膏能消之，又能摩之也。”

《蒙筌》：“膏，熬成稠膏也。藥分兩須多，水煎熬宜久，渣滓復煎數次，絞聚濃汁，以熬耳。去久病用之，取其如飴，大力滋補膠固，故曰：膏者，膠也。”

〔7〕不可入湯酒者　《千金》（真本、孫本、宋本）卷一第七及《醫心方》卷一第八均無“可”字。所謂不可入湯酒者，係指只可用於丸劑、散劑，但不宜用於湯劑、酒劑的藥物。《本草經集注・序例》記有“凡藥不宜入湯酒者”共九十四種，可參考。

〔8〕違越　《千金》（宋本）卷一第七“越”作“之”。“違”字義爲違背，違反。《説文・辵部》：“違，離也。”《廣雅・釋詁下》：“違，偝（背）也。”“越”字義爲超過。《尚書・泰誓上》：“予曷敢有越厥志。”孔穎達疏：“越者，踰越超遠之義。”

按語　本段主論不同的藥物劑型，各有其應用的適宜場合。丸、散、水（湯）、酒、膏等不同制劑型，除了單一應用外，也要視病情配合使用。如晉・陳延之：“病源宜服利湯（《醫心方》無“湯”字）藥治取除者，服湯之後，宜將丸、散也，時時服湯助丸、散耳。”（據尊經閣藏《小品方》殘卷卷一“述看方及逆合備急藥訣”；又，《醫心方》卷一第三轉引）

凡欲治病〔1〕，先察其源〔2〕，候其病機〔3〕，五臟未虚，六腑未竭[4]，血脉未亂，精神未散，服藥[5]必活。若病已成，可得半愈。病勢已過，命將難全。

〔1〕凡欲治病 《大觀》(宋本)、《政和》(金本)均無“凡”字。《千金》(宋本)卷一第四作“夫”。今據《集注》(敦本)、《千金》(真本及孫本)卷一第四及《醫心方》卷一第一引《本草經》文。“治”字,《大觀》(宋本)、《政和》(金本)均作“療”。《千金》(宋本)作“理”。“療”與“理”均唐時避高宗李治諱所改，今據《集注》(敦本)、《千金》(真本及孫本)作“治”。

〔2〕先察其源 “源”指疾病之源，即病因與病理。這種治病察源的思想是和《内經》中“治病必求於本”(見《素問·陰陽應象大論》)的論述完全一致的。

〔3〕候其病機 《大觀》(宋本)、《政和》(金本)、《集注》(敦本)均作“先候病機”。今據《千金》(真本、孫本、宋本)卷一第四引《本經》文。

〔4〕竭 涸竭，敗壞。《春秋左傳·宣公十二年》:“且律竭也。”杜預注:“竭，敗也。”《國語·周語》:“昔伊、洛竭而夏亡。”韋昭注:“竭，涸也。”

〔5〕服藥 《集注》(敦本)、《千金》(真本及孫本)“服”作“食”，今據《證類》各本及《千金》(宋本)。

按語 本節首先論述治療疾病必須在察清病源的基礎上掌握疾病的發展過程和規律。正如《素問·至真要大論》所說:“審察病機，無失氣宜。”王冰注:“得其機要則動小而功大，用淺而功深也。”

其次，本節還强調了藥物治療中的預防醫學觀點，即同一藥物治病的最佳效果應在疾病初起，病勢微弱之際，如果病勢已經形成，甚至病勢已過，病情加深，則必然藥效也將逐漸減小，甚至喪失。很顯然，這是一種“杜漸防微”(見《抱朴子·明本》),防患於未然的先進醫學思想。也是和《内經》中所說的:“是故聖人不治已病，治未病……夫病已成而後藥之……譬猶渴而穿井……不亦晚乎！”(見《素問·四氣調神大論》)同出一轍的。

若用[1]毒藥治病，先起如[2]黍、粟[3]，病去即[4]止，不去倍[5]之，不去十[6]之，取去爲度[7]。

〔1〕用 《集注》（敦本）、《千金》（真本及孫本）均無，今據《大觀》（宋本）、《政和》（金本）及《千金》（宋本）。

〔2〕如 《集注》（敦本）、《千金》（真本及孫本）均無。今據《證類》各本。

〔3〕黍粟 粟即帶殼的小米，黍即黄粘米。這裹用小米粒的形象來比喻疾病初起，病勢尚處於微弱的階段。

〔4〕即 《千金》（真本）無。

〔5〕倍 《千金》（真本）訛作“亭”。

〔6〕十 《集注》（敦本）、《千金》（真本）均作“什”。“十”與“什”均禪母，緝部韵，同音通假。

〔7〕取去爲度 《千金》（真本）卷一第八“取”上有“卒”字。“取”字義爲採納，收用。《尚書·仲虺之誥》：“取亂悔亡。”孔穎達疏：“取謂取爲己有。”“去”字義爲排除，離開。《吕氏春秋·下賢》：“去其帝王之色。”高誘注：“去，猶除也。”故“取去”一辭有取捨或進退之義。“爲”字義爲有。《經傳釋詞》卷二：“爲，猶有也。《孟子·滕文公》篇曰：‘……將爲君子焉，將爲野人焉。’趙注曰：‘爲，有也……’”“取去爲度”指取捨有一定的節度。

按語 本節主論施用毒性藥物時應採取的步驟。即先由小劑量開始，逐步增加至中等劑量，最後再用大劑量。當然，決定臨床用藥量的大小，還要考慮到藥物本身的毒性，病情特點以及患者體質狀態等多種因素。而這裹所説的“黍粟”和“倍之”、“十之”等也都是一種比喻之辭。

治寒[1]以熱藥，治熱[2]以寒藥，飲食不消[3]以吐下藥，鬼疰[4]、蠱毒[5]以毒藥[6]，癰腫、瘡瘤以瘡藥[7]，風濕以風濕藥[8]，各[9]隨其所宜。

〔1〕治寒 《千金》（孫本）及《千金》（宋本）卷一第五均作“夫療寒”。《證類》各本均作“療寒”。“療”字係避唐諱（見前注）。今據《集注》（敦本）、《千金》（真本）。

〔2〕治熱　真本《千金》卷一第五“熱”作“温”字。《千金》（孫本及宋本）、《證類》各本“治”均作“療”。

〔3〕不消　《集注》（敦本）“不”下衍“以”字。

〔4〕鬼疰　《集注》（敦本）、《千金》（孫本）、《醫心方》卷一第三“疰”均作“注”。“注”與“疰”上古音均侯部韵，同音通假。下同。“疰”是古人提出的一類傳染性疾病。如《釋名·釋疾病》：“注，一人死，一人復得，氣相灌注也。”而“鬼疰”則是疰病的一種。《諸病源候論》卷二十四“鬼疰候”記述其症狀是：“注之言住也。言其連滯停住也。人有先無他病，忽被鬼排擊。當時或心腹刺痛，或悶絶倒地，如中惡之類。”

〔5〕蠱毒　古人以爲蓄養蟲蛇之類，可以成蠱，爲致病之因。其主要症狀有心腹絞痛，胸腹脹滿，吐下膿血等，可參見《諸病源候論》卷二十五“蠱毒候”。

〔6〕以毒藥　《千金》（孫本及宋本）“以”下均有“蠱”字。

〔7〕瘡藥　《千金》（孫本及宋本）均作“瘡瘤藥。”

〔8〕風濕藥　《集注》（敦本）無“濕”字。

〔9〕各　《千金》（宋本）“各”字上又有“風勞氣冷”四字，爲他本所無。

按語　本節論述對症用藥的原則。而這種原則同樣也是在《内經》中所强調的。如《至真要大論》：“治寒以熱，治熱以寒，而方士不能廢繩墨而更其道也。”又，《五常政大論》：“治熱以寒，温而行之。治寒以熱，凉而行之。治温以清，冷而行之。治清以温，熱而行之。”《類經》卷二十五·十四張介賓注：“此即《至真要大論》寒因熱用，熱因寒用之義。凡藥與病逆者，恐不宜投，故從其氣以行之，假借之道也。”

病在胸膈以上者〔1〕，先食後服藥〔2〕。病在心腹以下者〔3〕，先服藥而後食〔4〕。病在四肢〔5〕、血脉者，宜空腹而在旦〔6〕。病在骨髓者，宜飽滿而在夜。

〔1〕胸膈以上者　《千金》（真本、孫本、宋本）卷一第八“以”均作“已”。下同。以與已上古音均余母，之部韵，同音通假。“胸膈以上”指人體上焦部分。

〔2〕先食後服藥 《千金》（宋本）“食”後有“而”字。

〔3〕心腹以下者 《醫心方》卷一第三引《本草經》無“者”字。“心腹以下”指人體中焦及下焦部分。

〔4〕先服藥而後食 《集注》（敦本）、《千金》（真本及孫本）卷一第八均無“而”字。

〔5〕四肢 《集注》（敦本）及《醫心方》引《本草經》“肢”均作“支”。肢與支上古均章母，支部韵，同音通假。

〔6〕旦 早晨天亮時。《春秋公羊傳·哀公十三年》：“見於旦也。”何休注：“旦者，日方出時。”

按語 本節論述每日服藥的時間要根據不同的疾病種類而有所差異。而服藥時間又和用餐的先後有關。其中“先食後服藥”在《傷寒論》中又稱爲“先食”（見“太陽病中”桃核承氣湯方），或“先食飲”（見“厥陰病”烏梅丸）。“先服藥而後食”在《內經》中又稱“後飯”（見《素問·病能論》：“以三指撮爲後飯”）。王冰注：“飯後，藥先，謂之後飯”。

此外，在《抱朴子·內篇》卷十一對於服藥時間另有一説與此不同，玆録以供參考：“《中黄子服藥節度》云：‘服治病之藥，以食前服之。養生之藥，以食後服之。’”

夫大病之主〔1〕，有中風，傷寒〔2〕，寒熱〔3〕，温瘧〔4〕，中惡〔5〕，霍亂，大腹水腫〔6〕，腸澼下利〔7〕，大小便不通，奔豚〔8〕上氣，咳逆〔9〕，嘔吐〔10〕，黄疸，消渴，留飲〔11〕，癖食〔12〕，堅積，癥瘕，驚邪〔13〕，癲癇，鬼疰〔14〕喉痹，齒痛，耳聾，目盲，金創〔15〕，踒折〔16〕，癰腫，惡瘡，痔瘻，癭瘤〔17〕，男子五勞〔18〕、七傷〔19〕、虛乏、羸瘦，女子帶下、崩中、血閉〔20〕陰蝕〔21〕，蟲蛇〔22〕、蠱毒所傷，此皆〔23〕大略宗兆〔24〕，其間變動枝葉，各宜〔25〕依端緒以取之。

〔1〕夫大病之主 《千金》（真本、孫本、宋本）卷一第三均作“夫百病之本”。今據《證類》各本及《集注》（敦本）。

〔2〕傷寒 《千金》真本“寒”作“風”字。

〔3〕寒熱 “寒熱”一稱在後世醫家本是指瘧病的寒熱往來證候。但

在六朝以前也是獨立的病名。如《諸病源候論》卷十二“冷熱病諸候”一篇中就有“冷熱”、“寒熱”以及“往來寒熱”等病候專論。該篇所記的“寒熱”病係根據陰陽盛衰所致的外寒内熱及外熱内寒等病理。詳可參考該書。

〔4〕温瘧 《千金》(真本)“瘧”作“虐”，古省文。《墨子·經説下》:“若虐病之人於虐也。”畢沅注:“虐即瘧省文……今經典省‘几’，此省‘⺕’，一也。⺕即爪字。”于省吾注:“今寶曆本(《墨子》)兩虐字正作瘧。”温瘧在《素問·瘧論》中本屬瘧病的一種。其特徵主要是間斷地出現“先(發)熱而後(惡)寒”的症狀。但在此處則有泛稱瘧病之義。

〔5〕中惡 《諸病源候論》卷二十三有“中惡候”及“中惡死候”專篇。是指由於精神衰弱所引起突然發作心腹刺痛，悶亂欲死，或暴厥(休克)等證候。

〔6〕大腹水腫 《集注》(敦本)及《千金》(孫本)“腹”均訛作“腸”字。“大腹水腫”即腹中積水。《素問·水熱穴論》:“故水病下爲胕腫大腹。”《病源》卷二十一 “大腹水腫候”:“三焦閉塞，小便不通，水氣結聚於内，乃腹大而腫，故四肢小(少)陰下濕，手足逆冷，腰痛上氣，咳嗽煩疼，故云大腹水腫。”

〔7〕腸澼下利 《集注》(敦本)“腸”訛作“腹”。“利”字《證類》各本及《千金》各本均作“痢”。“痢”爲“利”之後起通假字。故今依《集注》(敦本)作“利”，可參考見本書禹餘糧條“下利赤白”注。“腸澼”病名多見於《内經》各篇中。在《素問·通評虛實論》中更是具體記述了腸澼有便血，下白沫及下膿血等不同階段痢疾病的特徵。

〔8〕奔豚 “奔”字,《大觀》(宋本)、《政和》(金本)、《集注》(敦本)及《千金》(真本、孫本及宋本)均作“賁”,“賁”在《靈樞·邪氣藏府病形》及《難經·五十六難》、《金匱要略方論·奔豚氣第八》均作“奔”字。賁與奔上古音均幫母，文部韵，同音通假。“豚”字在《證類》各本均作“独”。《千金方》(真本)作“肫”。豚與“独”、“肫”上古音均定母，文部韵，同音通假。《靈樞·邪氣藏府病形》、《難經·五十六難》及《金匱要略方論》均作“豚”字。“奔豚”是一種由小腹部開始産生逆氣，向上方衝擊，如豚類奔走之狀而得名者。

〔9〕咳逆 《證類》各本，《集注》（敦本）、《千金》（宋本）“咳”均作“欬”。《千金》（孫本）作“咳”。咳與欬上古音均之部韵，叠韵通假。

〔10〕嘔吐 《集注》（敦本）“嘔”作“歐”。嘔與歐上古音均影母，侯部韵，同音通假。《説文·欠部》：“歐，吐也。”《説文解字注箋》：“《釋名》曰：‘嘔，傴也。將有所吐，脊曲傴也。’假借爲東越之歐。”

〔11〕留飲 爲痰飲病的一種。《金匱要略方論·痰飲欬嗽》及《諸病源候論》卷二十“留飲候”均有留飲的專門論述。在後書中更提出此病是由於“水氣停留於胸膈之間而不宣散，乃令人脅下痛，短氣而渴”等病因。

〔12〕癖食 《證類》各本，《集注》（敦本）、《千金》（宋本）均同。按，《説文》無“癖”字。《一切經音義》卷二十引《聲類》：“癖，宿食水消也。”《集韵·入·昔》：“癖，腹痛。”故“癖食”即消化不良之病。又，“癖食”二字《千金》（真本及孫本）均作“宿癖”。《小爾雅·廣詁》：“宿，久也。”故宿癖即久癖。在《諸病源候論》卷二十“癖病諸候”中“久癖”與“癖食不消”，分别列爲兩種病候。

〔13〕驚邪 《集注》（敦本）“邪”作“耶”（參見前注）。

〔14〕癲癇，鬼疰 “癇”同“癎”，下同。《集注》（敦本）、《千金》（孫本）“疰”均作注（參見前注）。

〔15〕金創 《證類》各本，《千金》（真本、孫真人本、宋本）“創”均作“瘡”。《集注》（敦本）作“創”。考之《説文》無“瘡”字，但在“瘍”字條有“頭創也”，可知“創”爲“瘡”之古字。證之以《玉篇·疒部》亦云：“瘡，瘡痍也。古作創。”馬王堆出土醫書《五十二病方》作“金傷”，武威漢簡《治百病方》作“金創”，也均無“瘡”字。故此處仍依敦本佚文作“金創”。復按，後世醫書區别外科疾病多以無膿者爲創，有膿者爲瘡。但“瘡”字晚出，而現存的各種《本經》佚文均叠經抄刻之手，故其傳世諸本皆多見“瘡”字。因此有鑒於本書以下“瘡”的字數很多，故除在此統一説明其原委外，仍依傳世本未變，亦不再分别作注。

〔16〕踒（wěi 委）折 踒字古有二義，一爲折傷，如《廣雅·釋詁一下》：“踒，折也。”《易林·蒙之隨》：“猿墮高木，不踒手足。”二爲足部的折傷或損傷。如《説文·足部》：“踒，足跌也。”《一切經音義》卷十三引

《蒼頡篇》：“挫足爲踒。”又引《通俗文》：“足跌傷曰踒。”此處的“踒折”應指第一義，即泛指骨折而言。

〔17〕瘻瘤　《千金》（孫本及宋本）均作“瘤瘻”。

〔18〕五勞　古醫書中有數説。如《素問·宣明五氣》：“五勞所傷：久視傷血。久卧傷氣。久坐傷肉。久立傷骨。久行傷筋。”《千金要方》卷十九補腎第八：“一曰志勞。二曰思勞。三曰心勞。四曰憂勞。五曰疲勞。此謂五勞。”［按，《諸病源候論》（宋本）卷三“虚勞候”及《外臺秘要》卷十七“五勞六極七傷方”“疲”均作“瘦”字］

〔19〕七傷　古有數種説。如《諸病源候論》（宋本）卷三：“七傷者，一曰陰寒。二曰陰萎。三曰裏急。四曰精連連。五曰精少，陰下濕。六曰精清。七曰小便苦數，臨事不卒。”同上書：“（七傷）又：一曰大飽傷脾。脾傷善噫，欲卧，面黄。二曰大怒，氣逆傷肝。肝傷少血，目暗。三曰强力舉重，久坐濕地傷腎。腎傷少精，腰脊痛，厥逆，下冷。四曰形寒，飲冷傷肺。肺傷少氣，咳嗽，鼻鳴。五曰憂愁思慮傷心。心傷苦驚，喜忘，善怒。六曰風雨寒暑傷形。形傷髮膚枯夭。七曰大恐懼，不節傷志。志傷恍惚不樂。”《外臺秘要》卷十七引《素女經》“四季補益方”：“一曰陰汗，二曰陰衰，三曰精清，四曰精少，五曰陰下囊濕，六曰小便數少，七曰陰萎，行事不遂，病形如是，此謂七傷。”

〔20〕血閉　又稱月閉（如《本經》王瓜條作“瘀血月閉”）。《金匱要略方論·婦人雜病》礬石丸條稱爲“婦人經水閉”。即月經不通。

〔21〕陰蝕　“蝕”字義為虧損，侵蝕。《説文·蟲部》作“蝕”，云：“敗創（瘡）也。”《史記·天官書》：“日月薄蝕。”《集解》引韋昭云：“虧毁爲蝕。”“陰蝕”指女性外陰部潰瘍。

〔22〕蛇　《集注》（敦本）、《千金》（真本及孫本）均作“虵”，古俗寫。

〔23〕皆　《大觀》（宋本）、《政和》（金本）均無，今據《集注》（敦本）及《千金》（真本、孫本、宋本）補。“宗兆”，《千金》（真本）及《千金》（孫本）均脱，今據《證類》各本，《集注》（敦本）、《千金》（宋本）補。

〔24〕宗兆　泛指重要的綱領，或根本的大數。“宗”字義爲尊貴，主要，根本。《素問·平人氣象論》：“脉宗氣也。”王冰注：“宗者，尊也，主

也。”《廣雅・釋詁三》：“宗，本也。”“兆”字本義爲十億。其引申義爲大數。《吕氏春秋・孟冬紀》：“無或敢侵削衆庶兆民。”高誘注：“兆，大數也。”《漢書・百官公卿表上》：“更名京兆尹。”顔師古注：“兆者，衆數。”故“宗兆”有重要綱領，或基本的大數之義。又在《素問》王冰注中也多用“宗兆”一詞。兹引録之以供參考。如《五藏生成》：“五藏之象，可以類推。”王注：“……夫如是皆大舉宗兆，其中隨事變化，象法旁通者，可以同類而推之耳。”《至真要大論》“反治何謂”條王注：“……諸如此等，其徒實繁，略舉宗兆，猶是反治之道，斯其類也。”以上王注中的“宗兆”二字所指與本書全同。

〔25〕宜　《集注》(敦本)、《千金》(孫本及宋本)均無。

按語　本節論述了藥物治療適應症的主要疾病名稱。並在本節的最後着重指出：應當在掌握用藥物治療重點疾病(所謂“大略宗兆”)的基礎上，對於其他各種病證變化(所謂“變動枝葉”)的藥治均可按照相同規律觸類旁通，舉一反三，根據具體情況(或條件)予以處理(所謂“各宜依端緒以取之”)。

録

提要　録，爲《本經》全書所記的藥物目録。迄今為止，既知古籍中僅在《本草綱目》卷二載有“《神農本草經》(藥物)目録”，但尚未見較之更古的引文。且該目録只有三品藥名，未作進一步的分類。復考與《本經》時代相近的《周禮》一書已有“五藥”分類之法。據後漢鄭玄注：“即草、木、蟲、石、穀”(見該書“天官・疾醫”)。故本輯本即在《本經》三品藥物及《周禮》五藥古制的基礎上，按照植物、礦物和動物各類的順序排列各藥。即：

草部

木部

穀部(包括果、菜、穀各類)。(以上均植物藥)

石部(包括金、石各類)。(以上均礦物藥)

蟲部(包括人、獸、禽、蟲、魚各類)。(以上均動物藥)

鑒於傳世及出土的宋以前古本草所載《本經》藥名順序已非原書舊貌，故本輯本所記的以下全部《本經》藥名目録均係本諸上述分類之法重加考訂者。欲究其詳，請參閱著者的《輯復神農本草經的研究》第一部第四篇第十章“新輯《本經》藥物的依據及目録”。

上藥（上品）

菖蒲　菊花　人參　天門冬　甘草　乾地黄　术　菟絲子　牛膝　茺蔚子　女萎　防葵　柴胡　麥門冬　獨活　車前子　木香　薯蕷　薏苡仁　澤瀉　遠志　龍膽

細辛　石斛　巴戟天　白英　白蒿　赤箭　菴䕡子　菥蓂子　蓍實　赤芝　黑芝　青芝　白芝　黄芝　紫芝　卷柏　藍實　蘼蕪　丹參　絡石　蒺藜子　肉蓯蓉

防風　蒲黄　香蒲　續斷　漏蘆　天名精　决明子　飛廉　旋花　蘭草　蛇床子　地膚子　景天　茵蔯蒿　杜若　徐長卿　石龍蒭　王不留行　升麻（以上草部）

牡桂　菌桂　松脂　槐實　枸杞　柏實　茯苓　榆皮　酸棗　蔓荆實　辛夷　五加皮　杜仲　女貞實　蕤核（以上木部）

橘柚　大棗　葡萄　蓬蘽　藕實莖　雞頭實　冬葵子　莧實　白瓜子　苦菜　胡麻　（附：青蘘穀）（以上穀部）

丹砂　雲母　玉泉　石鍾乳　礬石　消石　朴消　滑石　空青　曾青　禹餘粮　太一餘粮　白石英　紫石英　青石脂　赤石脂　黄石脂　白石脂　黑石脂　白青　扁青（以上石部）

龍骨　熊脂　白膠　阿膠　丹雄雞　鴈肪　石蜜　蜂子　蜜蠟　牡蠣（以上蟲部）

中藥（中品）

乾薑　葈耳實　葛根　栝樓　苦參　芎藭　當歸　麻黄　通草　芍藥　蠡實　瞿麥　玄參　秦艽　百合　知母　貝母　白芷　淫羊藿　黄芩

石龍芮　茅根　紫菀　紫草　茜根　白鮮皮　酸漿　紫參　藁本　狗脊　萆薢　白兔藿　營實　薇蓹　水萍　王瓜　地榆　海藻　澤蘭　防己　牡丹　款冬花　石韋　馬先蒿　女菀 王孫　雲實　爵床　黄耆　黄連　五味子　沙參　桔梗　莨菪子　陸英　姑活　屈草　别羇　翹根　萱草（以上草部）

梔子　竹葉　蘗木　吴茱萸　桑根白皮　蕪荑　枳實　厚朴　秦皮　秦椒　山茱萸　紫葳　猪苓　白棘　龍眼　木蘭　桑上寄生　柳花　衛矛　合歡　松蘿　乾漆　石南　蔓椒　欒花　淮木（以上木部）

梅實　蓼實　葱實（附：薤）水蘇　瓜蒂　水斳　粟米　黍米　麻蕡（以上穀部）

石硫黄　石膏　磁石　陽起石　理石　長石　孔公孽　殷孽（以上石部）

髮髲　白馬莖　鹿茸　羖羊角　牡狗陰莖　羚羊角　牛黄（附：牛角鰓）麝香　天鼠屎　伏翼　蠡魚　鯉魚膽　烏賊魚骨　海蛤（附：文蛤）石龍子　白殭蠶　桑螵蛸（以上蟲部）

下藥（下品）

附子　烏頭　天雄　半夏　虎掌　鳶尾　大黄　葶藶　草蒿　旋覆花　藜蘆　鈎吻　射干　蛇含　常山　蜀漆　甘遂　白蘞　青葙子　藋菌　白及　大戟　澤漆　茵芋　貫衆　蕘花　牙子　羊躑躅　芫花　商陸　羊蹄　萹蓄　狼毒　鬼臼　白頭翁　羊桃　女青　連翹　石下長卿　䕡茹　烏韭　鹿藿　蚤休　石長生　藎草　牛扁　夏枯草　敗醬　白薇　積雪草　蜀羊泉（以上草部）

巴豆　蜀椒　皂莢　楝實　郁李仁　莽草　雷丸　梓白皮　桐葉　欒實根　黄環　溲疏　鼠李（以上木部）

桃核仁　杏核仁　假蘇　苦瓠　大豆黄卷（附：生大豆，赤小豆）腐婢（以上穀部）

石膽　雄黄　雌黄　水銀　膚青　凝水石　鐵落（附：鐵精，鐵）鉛丹　粉錫（附：錫鏡鼻）代赭　鹵鹹（附：戎鹽，大鹽）青琅玕　礜石　石灰　白堊　冬灰（以上石部）

六畜毛蹄甲　犀角　豚卵　麋脂　鼺（鼯）鼠　燕屎　龜甲　蝦蟇　鮀魚甲　鼈甲　蚱蟬　露蜂房　馬刀　蟹　蛇蜕　猬（蝟）皮　蠮螉　蜣螂　蛞蝓　白頸蚯蚓　蠐螬　石蠶　雀甕　樗鷄　斑蝥（猫）　螻蛄　蜈蚣　馬陸　地膽　螢火　衣魚　鼠婦　水蛭　木寅　蜚寅　蜚蠊　䗪蟲　貝子　彼子（以上蟲部）

卷二 神農本草經

上藥（上品）

一 菖蒲

菖蒲[1] 一名昌陽[2]。味辛，温，無毒[3]。治風寒濕痹[4]，欬逆上氣。開心孔[5]，補五臟，通九竅[6]，明耳目[7]，出音聲[8]。久服輕身[9]，不忘，不迷惑[10]，延年[11]。癰瘡，温腸胃，止小便利，小兒温瘧，身積熱不解，可作浴湯。生池澤[12]。五月、十二月採根，陰乾。一寸九節者良，露根不可用[13]。秦皮、秦艽爲之使。惡地膽、麻黄。

〔1〕菖蒲 《大觀》（宋本），大觀（柯本），《御覽》卷九九九引《本草經》，《吴氏本草》（見《藝文類聚》卷八十一），《千金·七情表》（真本、孫本、宋本）均同（盧、顧、王、姜、莫、蔡諸輯本同）。《政和》（金本），《千金翼》卷二，《本草和名》卷上，《集注·七情表》（敦本）均作“昌蒲”（孫、黄、森、尚、曹、筠諸輯本同）。《醫心方》卷一，《香藥抄》本卷，《藥種抄》，《長生療養方》卷二均作“昌蒱”。

〔2〕一名昌陽 《吴氏本草》（見《藝文類聚》卷八十一）同，又：“一名堯韭”（見《證類》卷六。“韭”作“韭”）。《御覽》卷九九九：“一名堯時薤。”

〔3〕味辛……無毒 《通用藥》“久風濕痹”等條引《别録》墨字：“平。”

〔4〕治風寒濕痹 《香藥抄》“濕”作“痹”。《别録》：“四肢濕痹，不得屈伸。”《通用藥》見“久風濕痹”條。

〔5〕開心孔 “開”字義爲通達，張開。《説文·門部》：“開，張

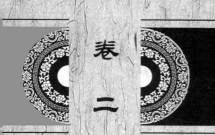

也。”《小爾雅·廣詁》:“開，達也。”“心孔”本義指心臟的内腔。如《難經·四十二難》:“心重十二兩，又有七孔、三毛。”但此處則係其引申義，泛稱心臟所主的神志機能。故“開心孔”係指由於心病神志失常，用藥力予以開啓疏通，使之恢復。

〔6〕味辛……九竅 《御覽》引《本草經》無。《香藥抄》無“通”字。“九竅”指耳、目、口、鼻及前、後陰。《周禮·天官·疾醫》:“兩之以九竅之變，參之以九臟之動。”鄭玄注:“九竅，陽竅七，陰竅二。”《素問·陰陽應象大論》:“清陽出上竅，濁陰出下竅。”王冰注:“上竅耳、目、口、鼻。下竅謂前陰、後陰。”

〔7〕明耳目 《御覽》引《本草經》同，其上有“久服”二字。《别録》:“耳聾。聰耳目。”《通用藥》見“耳聾”條。

〔8〕出音聲 《通用藥》見“聲音啞”條。

〔9〕出音聲……輕身 《御覽》無“出音聲，久服”。

〔10〕不忘……迷惑 《御覽》引《本草經》同。《别録》:“益心智。”“迷惑”指精神錯亂。《爾雅·釋言》:“迷，惑也。”《廣雅·釋詁三》:“迷，誤也。”《説文·心部》:“惑亂也。”“不迷惑”又稱“不惑”。《素問·移精變氣論》:“用之不惑。”“不迷惑”即使人精神清醒。

〔11〕延年 《御覽》引《本草經》無（王輯本同）。《别録》:“高志不老”（王輯本作《本經》文）。

〔12〕生池澤 《御覽》引《本草經》作“生石上”。又“生上洛”。《别録》:“生上洛及蜀郡、嚴道。”

〔13〕五月……不可用 《説文繫傳·草部》“茚”條引《本草》:“一寸九節。”又:“又有葉無脊者名蓀。即蘭蓀也。”《御覽》卷九九九引《本草經》:“一寸九節者。”《續一切經音義》卷八“菖蒲”條:“八月採根，百節者爲良也。”

二 菊花

菊花〔1〕 一名節華〔2〕。味苦，平，無毒〔3〕。治風頭〔4〕頭眩〔5〕，腫痛〔6〕，目欲脱〔7〕，淚出，皮膚死肌〔8〕，惡風，濕痹。久服利血氣〔9〕，輕身〔10〕，耐老〔11〕，延年。除胸中燥熱，安腸胃。生川澤及田野〔12〕。正月採根，三月採葉，五月採莖，九月採花，十一月採實，皆陰乾〔13〕。术、枸杞根、桑根白皮爲之使。

〔1〕菊花　《大觀》(宋本),《政和》(金本),《大觀》(柯本),《本草和名》卷上,《醫心方》卷一均同。《御覽》卷九九八引《本草經》,《初學記》卷二十七第十二引《本草經》均作“菊”。《吴氏本草》(見《御覽》卷九九八),《千金·七情表》(真本),《爾雅·釋草》邢昺疏引《本草》均作“菊華”(森、筠輯本同)。孫、姜輯本均作“鞠華”。尚、曹輯本“華”作“华”。按,“華”爲“花”之古字。

又《初學記》引《本草經》:“菊有筋菊、白菊、黄菊。”

〔2〕一名節華　《爾雅》邢疏引《本草》同。《初學記》引《本草經》:“一名節花(王輯本同)。一名傳公。一名延年。一名白花。一名日精。一名更生。又云陰威。一名朱嬴。一名女花。”(《御覽》引《本草經》同,但“傳公”作“傅公”,“女花”作“女菊”)《别録》:“一名日精。一名女節。一名女華。一名女莖。一名更生。一名周盈。一名傅延年。一名陰成。”《吴氏本草》(見《初學記》卷二十七):“一名白華。”同上書(見《御覽》卷九九六):“一名女華。一名女室。”《説文繫傳·草部》“蘜”條引《本草》:“一名女精。一名女華。”

〔3〕味苦……無毒　《御覽》引《本草經》無性味、主治、産地文。《别録》:“甘”(盧、過、莫諸輯本作《本經》文)。

〔4〕風頭　古病名,或稱頭風。《葛氏方》:“患風頭,每天陰輒發眩冒者”(見《醫心方》卷三“治頭風方第七”)。又可參見上書所引《僧琛方》、《極要方》,以及《千金翼方》卷十六第六治頭風諸方。

〔5〕治風……頭眩　金本及《長生療養方》卷二均一“頭”字(王、姜輯本均同)。今據《大觀》(宋本),《大觀》(柯本),《千金翼》卷二文。《通用藥》見“風眩”條。《綱目》原本卷十五作“諸風頭眩”(顧輯本同)。頭眩,或稱風頭眩。《病源》卷二:“風頭眩者,由血氣虚,風邪入腦,而引目系故也……目系急,故成眩也。”

〔6〕腫痛　“腫”上疑有脱文,此處似指因風所致頭面部腫痛而言。

〔7〕目欲脱　馬王堆出土《陰陽十一脉灸經》甲本,《靈樞·經脉》及《素問·至真要大論》“歲太陰在泉”節均作“目似脱”。《至真要大論》“六

氣相勝”節作“目如脱”。《金匱要略》第七篇“咳而上氣”條作“目如脱狀”。張家山出土《陰陽十一脉灸經》丙本作“目以脱”。“以”與“似”上古音均之部韵。故以假爲似。“欲”字指將要。《詞詮》卷九：“欲，將也，言未來之事用之。”故“欲”與“如”、“似”之義相近，均形容目内感覺脹滿之狀。

〔8〕死肌　指失去感覺的肌膚。柳宗元《捕蛇者説》：“去死肌。”“死肌”或稱“不仁”。《素問·痹論》：“皮膚不營，故爲不仁。”王冰注：“不仁，皮頑不知有無也。”《金匱要略》第十五篇：“酒疸，下之，久久爲黑疸……皮膚爪之不仁。”《病源》卷一“風不仁候”引《養生方導引法》：“除死肌不仁。”

〔9〕久服利血氣　《醫心方》卷三十引《本草》無“利血氣”，但以上性味、主治文均同。《别録》：“利五脈，調四肢。”

〔10〕輕身　《别録》：“療腰痛，去來陶陶。”

〔11〕耐老　《醫心方》引《本草》“耐”作“能”。按，“能”假爲“耐”。上古音二字皆泥母，之部韵。同音通假。在傳世古籍中亦多見互通者。如《漢書·食貨志上》：“能風與旱。”顔師古注：“能，讀曰耐。”同上書《鼂錯列傳》：“其性能寒。”顔注：“能，讀曰耐。此下‘能暑’亦同。”“耐”字義爲勝任。《荀子·正名》：“能有所合，謂之能。”楊倞注：“耐，謂堪任其事。”故“耐老”有防止（減緩）衰老之義。

〔12〕生川澤及田野　《别録》：“生雍州。”

〔13〕正月……陰乾　《初學記》引《本草經》：“其菊有兩種者，一種紫莖，氣香而味甘美。葉可作羹，爲真菊。一種青莖而大，作蒿艾氣，味苦不堪食，名薏，非真菊也。”（《御覽》引《本草經》大同）

三　人參

人參〔1〕　**一名人銜**〔2〕。**一名鬼蓋**〔3〕。**味甘，微寒。無毒**〔4〕。**主補五臟**〔5〕**，安精神，定魂魄**〔6〕**，止驚悸，除邪氣**〔7〕**，明目，開心益智**〔8〕。**久服輕身，延年**〔9〕。腸胃中冷，心腹鼓痛，胸脅逆滿，霍亂吐逆，破堅積〔10〕。**生山谷**〔11〕。二月、四月、八月上旬採根。竹刀刮，曝乾，無令見風。如人形者有神〔12〕。茯苓爲之使。惡溲疏。反〔13〕藜蘆。

〔1〕参 《説文·草部》“参”作“蓡”。《繫傳》引《本草》云：“作参字異者，人形也。”《醫心方》卷一作“叅”，下同。蔡輯本“参”作“蓡”，尚、曹輯本作“参”。

〔2〕銜 《本草和名》卷上作“衘”，《香藥抄》本卷引《本草》作“衘”（盧輯本同）。《藥種抄》作“銜”，均形訛。

〔3〕一名鬼蓋 《御覽》卷九九一引《本草》無。《别録》：“一名神草。一名人微。一名土精。一名血參。”《吴氏本草》（見《御覽》卷九九一）：“一名土精，一名神草，一名黄参，一名血参，一名久微，一名玉精。”

〔4〕味甘……無毒 《别録》：“微温。”《吴氏本草》：“《神農》：甘，小寒。《桐君》、《雷公》：苦。《岐伯》、《黄帝》：甘，無毒。《扁鵲》：有毒。”

〔5〕主補五臟 《御覽》引《本草》同。《别録》：“調中。止消渴。通血脈。”

〔6〕安精神定魂魄 《御覽》引《本草》作“安定精神魂魄”。

〔7〕止驚悸除邪氣 《御覽》引《本草》作“除邪，止驚”。《别録》：“霍亂吐逆。”《通用藥》見“驚邪”條。

〔8〕開心益智 《香藥抄》引《本草》作“開息智”。《别録》：“令人不忘。”

〔9〕明目……延年 《御覽》引《本草》同。

〔10〕腸胃……堅積 《通用藥》見“霍亂”、“嘔吐”、“痰飲”、“腹脹滿”、“心腹冷痛”、“虚勞”諸條。

〔11〕生山谷 《御覽》引《本草》同。又：“生上黨。”《别録》：“生上黨及遼東。”《吴氏本草》：“或生邯鄲。”

〔12〕二月……有神 《吴氏本草》作“三月生葉，小兊，核黑。莖有毛。三月、九月採根。根有頭足，面目如人”。

〔13〕反 《藥種抄》本卷引《本草》作“及”字。

四 天門冬

天門冬[1] 一名顛勒[2]。味苦，平。無毒[3]。治諸暴風濕偏痹[4]。强骨髓，殺三蟲[5]，去伏尸[6]。久服輕身，益氣[7]，延年。保定肺氣，去寒熱，小便冷而能補，不饑[8]。生山谷[9]。二月、三月、七月、八月採根，曝乾[10]。垣衣、地黄爲之使。畏曾青。

〔1〕天門冬　《李當之藥録》（見《説郛》弖一〇六）名“虋冬”。蔡輯本“門”作“虋”，尚、曹輯本作“门”。

〔2〕一名顛勒　《經典釋文》卷三十引《本草》，《藝文類聚》卷八十一“天門冬”條引《本草經》，《爾雅·釋草》邢昺疏引《本草》均同。《李當之藥録》：“天門冬莖間有刺而葉滑曰絺體。一名□莉根。”《爾雅·釋草》郭璞注引《本草》：“虋冬，一名滿冬。”《説文繫傳·草部》“蘠”條：“今《本草》有天門冬、麥門冬，並無滿冬之名。”

〔3〕味苦……無毒　《五行大義》卷三引《本草》、《藝文類聚》引《本草經》均作“味苦”。《别録》：“甘，大寒。”

〔4〕治諸暴風濕偏痹　《通用藥》見“久風濕痺”條。

〔5〕殺三蟲　《藝文類聚》引《本草經》同，但無其他主治及生境文。三蟲爲三種腹腔内寄生蟲。《後漢書·華佗列傳》：“樊阿從佗學。佗授以漆葉青黏散……言久服去三蟲，利五臟。”《論衡·商蟲篇》：“人腹中有三蟲……三蟲食腸。”《病源》卷十八“九蟲候”：“三蟲者，長蟲，赤蟲，蟯蟲也……長蟲，蚘蟲也。長一尺。動則吐清水，出則心痛，貫心則死。赤蟲狀如生肉，動則腸鳴。蟯蟲至細微，形如菜蟲也。居胴腸間，多則爲痔，極則爲癩。”

〔6〕伏尸　“尸”或作“屍”，上古音二者均書母，脂部韵。同音通假。伏尸爲古病名。《病源》卷二十三“伏尸候”：“伏尸者，謂其病隱伏在五臟内，積年不除……若發動則心腹刺痛，脹滿喘急。”

〔7〕益氣　《别録》：“益氣力。”

〔8〕保定……不饑　《通用藥》見“虚勞”條。《綱目》原本卷十八“不饑”二字作《本經》文（姜輯本同）。

〔9〕生山谷　《别録》：“生奉高。”

〔10〕二月……曝乾　《桐君藥録》（見陶弘景注）：“葉有刺，蔓生。五月花，十月實黑。根連數十枚。”

五　甘草

甘草　一名美草〔1〕。一名蜜甘〔2〕。味〔3〕甘，平，無毒。治五臟六腑寒熱邪氣。堅筋骨〔4〕，長肌肉。倍力〔5〕，金瘡〔6〕，尰[7]，解毒[8]。久服輕身，延年。温中，下氣，煩滿，短氣，傷臟咳嗽，止渴[9]。生川谷[10]。二月、八月除日採根，曝乾，十日成[11]。术、乾漆、苦参爲之使。惡遠志。反大戟、芫花、甘遂、海藻四物[12]。

〔1〕美草　《廣雅·釋草》："美丹，甘草也。"

〔2〕一名蜜甘　《證類》各本、《唐本草》均無。今據《御覽》卷九八九引《本草經》文（莫輯本同）。《别録》："一名蜜草。一名蕗草。"《爾雅》孫炎注："蘦，今甘草也。"（《説文繫傳·草部》"蘦"條引《本草》作"甘草"）《經典釋文》卷五《毛詩音義·上》"有苓"條引《本草》"（苓），《本草》云：甘草。"

〔3〕味　《御覽》引《本草經》無此以下文字。

〔4〕堅筋骨　《别録》："通經脈，利血氣。"

〔5〕倍力　《綱目》原本卷十二作"倍氣力"（盧、姜輯本同）。

〔6〕金瘡　莫輯本作"銷瘡"。

〔7〕尰　《證類》各本，《千金翼》作"尰"（盧、顧輯本同）。《藥種抄》本卷引《本草》作"尰"，均俗寫。《香藥抄》本卷訛"尰"。孫、王輯本作"尰"。姜輯本作"尰"。"尰"音腫，係下肢部浮腫。《廣韵·上·腫》："尰，足腫病。"《詩經·小雅·巧言》："既微且尰。"毛亨傳"腫足爲尰（一本作'尰'）"。《病源》卷三十"足尰候"："尰病者，自膝已下至踝及趾俱腫直是也。"

〔8〕解毒　《别録》："解百藥毒。爲九土之精。安和七十二種石，一千二百種草。"

〔9〕温中……止渴　《通用藥》見"腹脹滿"、"心腹冷痛"、"心煩"諸條。

〔10〕生川谷　《别録》："生河西，積沙山及上郡。"

〔11〕二月……十日成　《爾雅》孫炎注："蔓生，葉似荷，青黄。其莖赤，有節。"又："或云：蘦，似地黄。"

〔12〕术……四物　《藥種抄》引《本草》"反"作"及"字。

六　乾地黄

乾地黄[1]　一名地髓[2]。味甘，寒，無毒[3]。治折跌[4]絶筋[5]，傷中[6]。逐血痹[7]，填骨髓[8]，長肌肉[9]。作湯[10]，除寒熱、積聚。除痹。利大小腸，去胃中宿食，飽力斷絶，利耳目。

生者，尤良〔11〕。大寒。久服輕身，不老。主婦人崩中，血不止及産後血上薄心，悶絶，傷身，胎動下血，胎不落，墮墜踠折，瘀血留血，衄鼻，吐血〔12〕。生川澤〔13〕。二月、八月採根，陰乾。皆擣飲之（生地黄）。得麥門冬、清酒良。惡貝母。畏蕪荑。

〔1〕乾地黄 《御覽》卷九八九引《本草經》名“地黄”。《萬安方》卷六十作“生乾地黄”。尚、曹輯本“乾”作“干”。

〔2〕一名地髓 《御覽》引《本草經》同。《别録》：“一名芐。一名芑”（《經典釋文》卷三十引《本草》，《爾雅・釋草》刑昺疏引《本草》“芑”均作“芭”）。

〔3〕味甘……無毒 《别録》：“苦。”

〔4〕折跌 “折”字義爲斷裂。《戰國策・秦策》：“刳腹折頤。”高誘注：“折，斷也。”又義爲挫傷。《漢書・蒯通列傳》集注：“折，挫也。”《周禮・天官・瘍醫》：“掌腫瘍、潰瘍、金瘍、折瘍之祝藥。”鄭玄注：“折瘍，踠跌者。”“跌”古與“胅”（diē 爹）、“軼”（diē 爹，又音逸）互通，義也相近。“跌”字本義爲差錯，超過。《廣雅・釋詁下》：“跌，差也。”（據《廣雅疏證》本補缺文）《春秋公羊傳・莊公二十二年》：“肆者何跌也。”何休注：“跌，過度。”《説文・足部》：“跌，一曰越也。”故“跌”字與“折跌”一辭均有骨骼或肌肉錯位的挫傷之義。又可參考本書“女萎”條的“胅筋結肉”注，及“蛞蝓”條的“胅（軼）筋”條注。

〔5〕味甘……絶筋 《御覽》引《本草經》無。“絶筋”，古有兩種解釋。其一，是指筋肉斷裂。如《千金要方》卷二十五“被打第二”有“治被傷筋絶方”、“治折骨斷筋方”等，均指此症而言。特别是上書同篇中的“治腕折四肢骨碎及筋傷蹉跌方”，即用生地黄一味敷傷處，更是與《本經》主治全符。其二，是指經筋傷絶。即《病源》卷三十六“金瘡筋急相引痛不得屈伸候”：“夫金瘡愈已後，肌肉充滿，不得屈伸者，此由傷絶經筋，榮衛不得行也。”此處的“絶筋”，係指第一義。

〔6〕傷中 《御覽》引《本草經》同。《别録》：“男子五勞七傷，女子傷中，補五臟内傷不足。”《通用藥》見“虚勞”條。

〔7〕逐血痹 《别録》：“胞漏下血，破惡血，溺血。”“血痹”爲古病名。

《病源》卷一血痹候："血痹者，由體虚，邪入於陰經故也……其狀：形體如被微風所吹。此由憂樂之人，骨弱肌膚盛，因疲勞汗出，卧不時動摇，膚腠開，爲風邪所侵也。"

〔8〕逐血痹填骨髓　《御覽》引《本草經》無。

〔9〕長肌肉　《御覽》引《本草經》同。《别録》："通血脈，益氣力。"

〔10〕作湯　《御覽》引《本草經》無以下主治文。

〔11〕生者尤良　"生者"指地黄之鮮品。《别録》："生地黄。"

〔12〕主婦人……吐血　《通用藥》見"溺血"、"瘀血"、"婦人崩中"、"産後病"諸條。

〔13〕生川澤　《御覽》引《本草經》作"生咸陽"。《别録》："生咸陽，黄土地者佳。"

七　朮

朮[1]　**一名山薊**[2]。**味苦，温，無毒**[3]。**治風寒濕痹**[4]，**死肌**[5]，**痙**[6]、**疸**[7]。**止汗**[8]，**除熱**[9]，**消食**[10]。**作煎餌，久服輕身，延年，不饑**[11]。風眩，頭痛，目淚出。消痰水，除心下急滿及霍亂吐下不止，腰臍間血[12]。**生山谷**[13]。二月、三月、八月、九月採根，曝乾[14]。防風、地榆爲之使。

〔1〕朮　《綱目》原本卷十二："朮，白朮也。"

〔2〕一名山薊　《爾雅·釋草》郭璞注引《本草》（又見《御覽》卷九八九"朮"條）同。《藝文類聚》卷八十一引《本草經》"薊"作"筋"。《本草和名》卷上"薊"作"荆"。《别録》："一名山薑。一名山連。"《吴氏本草》（見《藝文類聚》卷八十一及《證類》卷六）："一名山連。一名山芥。一名天蘇。一名山薑。"《抱朴子·内篇》卷十一"仙藥"："一名山精。"（《御覽》卷九八九引《抱朴子》同）《經典釋文》卷三十第十三引《本草》又有："一名山達。一名山薑。"

〔3〕味苦……無毒　《别録》："甘"（姜輯本作《本經》文）。《養生要集》（見《御覽》卷三十一"五月五百"條）："味苦，小温。"

〔4〕治風寒濕痹　《别録》："逐皮間風水結腫。"《通用藥》見"久風濕痹"條。

〔5〕死肌　《别録》："大風在身面。"

〔6〕痓　《香藥抄》本卷續羣本卷八九六引《本草》作"痙"。考"痙"與"痓"字形相似，故後世醫書版本中每多混淆。《注解傷寒論・辨痓濕暍脉證》成無己注："痓，當作痙，傳寫之誤也。痓者，惡也，非强也。"今據《廣雅・釋詁三下》："痓，惡也。"王念孫疏證："恎，惡性也。恎與痓同。"《玉篇・疒部》："痓，充至切，惡也。"又："痙，渠井切，風强病也。"可見在六朝以前字書中痓與痙二字其音義各異。直到宋代的《廣韵》一書在"痓"條仍云："惡也"(見"去聲，至第六")。但在此後的《集韵》及《類編》二書中則均在"痓"字條的釋義中除"惡也"外均補入"一曰風病"四字(參見前書"去・至"，後書"疒部")，遂使"痙"字之義摻入"痓"字者。

〔7〕疸　《證類》各本均同。《千金翼》卷二引文，《香要抄》末卷續羣本卷八九五均作"疽"(盧輯本同)。今從前者。"疸"即黄疸之略。

〔8〕止汗　《素問・病能論》："以澤瀉、术各十分。"王冰注引《本經》古本佚文同，又有"主治大風"四字。

〔9〕除熱　《通用藥》見"傷寒"條。

〔10〕消食　《别録》："益津液，暖胃，消穀，嗜食。"《通用藥》見"宿食"條。

〔11〕久服……不饑　《藝文類聚》引《本草經》"不饑"在"輕身"前。《文選》卷四十三李善注引《本草經》無"不饑"二字。《抱朴子・内篇》："南陽文氏，説其先祖，漢末大亂，逃去山中，饑困欲死，有一人教之食术，遂不能饑。"同上卷又："《神藥經》曰：'必欲長生，常服山精。'"(《御覽》卷九八九引《抱朴子》大同)

〔12〕風眩……腰臍間血　《通用藥》見"霍亂"、"痰飲"、"心腹冷痛"、"心下滿急"諸條。

〔13〕生山谷　《藝文類聚》引《本草經》："生鄭山。"《别録》："生鄭山，漢中，南鄭。"《養生要集》："生漢中，南鄭山谷。"

〔14〕二月……曝乾　《養生要集》作："五月五日採。"

八　菟絲子

菟絲子[1]　一名菟蘆[2]。味辛，平，無毒[3]。主續絶傷[4]，補不足[5]，益氣力[6]，肥健[7]。

汁[8]，去面䵟[9]。久服明目[10]，輕身，延年。口苦燥渴，寒血爲積。生川澤田野[11]，蔓延草木之上。九月採實曝乾。色黄而細爲赤綱。色淺而大爲菟虆。得酒良。薯蕷、松脂爲之使。惡雚菌。

〔1〕菟絲子　《醫心方》卷一“絲”作“糸”。《吴氏本草經》（見《御覽》卷九九三）作“兔絲實”。孫本《千金・七情表》“菟”作“兔”（森、莫輯本作“兔”）。尚、曹輯本作“兔丝子”。

〔2〕一名菟蘆　《别録》：“一名菟縷。一名唐蒙。一名玉女。一名赤綱。一名菟纍。”《吴氏本草經》：“一名玉女，一名松蘿，一名鳥蘿，一名鴞蘿，一名複實，一名赤綱。”《説文繫傳・草部》“蔦”條引《本草》作“兔虆。又一名兔縷。一名蓎。一名蒙。一名王女。一名兔絲。”莫輯本作“兔蘆”。

〔3〕味辛……無毒　《别録》：“甘。”

〔4〕主續絶傷　《别録》：“莖中寒，精自出，溺有餘瀝。”《通用藥》見“虚勞”條。續，即接連之義。《爾雅・釋詁》：“續，繼也。”《説文・系部》：“續，連也。”“絶傷”指由於金刃、跌打等外因所致的筋骨斷折。如《千金翼方》卷二十“金瘡第五”有“續斷散”，其主治即“金瘡筋骨續絶”。

〔5〕補不足　《别録》：“養肌，强陰。”《通用藥》見“陰痿”條。

〔6〕益氣力　《别録》：“堅筋骨。”

〔7〕肥健　《綱目》原本卷十八“健”下有“人”字（顧、姜輯本同）。

〔8〕汁　姜輯本“汁”上有“苗，氣味甘平，無毒。主研”數字。“汁”下有“塗面”二字。莫輯本“汁”上有“苗”字。“汁”指榨出新鮮植物藥（此處指菟絲子）的液汁。《説文・水部》：“汁，液也。”

〔9〕去面䵟　《通用藥》見“面皯皰”條。孫輯本“䵟”作“皯”。“面䵟”即面部黑暗無光。《玉篇・黑部》：“䵟，黑也。”按，“皯”與“皯”字均爲“䵟”字古異寫。《説文・皮部》：“皯，面黑氣也。”《廣雅・釋詁一上》：“皯，病也。”《廣韵・上・旱》：“皯，面黑。”又：“䵟，上同（皯）。”《集韵・上・旱》：“皯或作䵟，皯。”《病源》卷三十九有“面黑䵟候”可參考。

〔10〕久服明目 《通用藥》見"目膚翳"條。

〔11〕生川澤田野 《别録》:"生朝鮮。"《吴氏本草經》作"生山谷。"

九 牛膝

牛膝〔1〕 **一名百倍**〔2〕。**味苦,平,無毒**〔3〕。**治寒濕痿痹**〔4〕,**四肢拘攣,膝痛不可屈伸**〔5〕。**逐血氣**〔6〕,**傷熱,火爛**〔7〕,**墮胎**〔8〕。**久服輕身、耐老**〔9〕。傷中,少氣,男子陰消,老人失溺,填骨髓,除腦中痛及腰脊痛〔10〕。**生川谷**〔11〕。二月、八月、十月採根,陰乾〔12〕。惡螢火、陸英、龜甲。畏白前。

〔1〕牛膝 《醫心方》卷一"膝"作"𦟛"。《御覽》卷九九二引《本草經》作"脥"。《千金·七情表》(真本)作"膝"。孫輯本作"𨚗"。蔡輯本"牛"作"苼"。《廣韵·入·質》:"藤,牛藤。又作蒃。《本草》作膝。"

〔2〕一名百倍 《御覽》卷九九二引《本草經》同。

〔3〕味苦……無毒 《御覽》引《本草經》:"味苦辛。"《大觀》(宋本)、《政和》(金本)"平"均作墨字,《大觀》(柯本)作白字,今從後者。《千金翼》卷二"味"上有"爲君"二字。《吴氏本草》(見《御覽》卷九九二):"《神農》:甘。一經:酸。《黄帝》、《扁鵲》:甘。《李氏》:温。《雷公》:酸,無毒。"《别録》:"酸"(孫、顧、王、姜諸輯本均作《本經》文)。

〔4〕治寒濕痿痹 《御覽》引《本草經》"治"下有"傷"字。《通用藥》見"久風濕痺"條。"痿痹",疑當爲"痿躄"。"痹"與"躄"上古音均幫母紐。痹爲質部,躄爲錫部,故痹可假爲躄。"痿躄"係下肢軟弱,行步困難之病,可參見本書附子條注。

〔5〕四肢……屈伸 《御覽》引《本草經》同。顧輯本無"伸"字。《别録》:"填骨髓。"

〔6〕逐血氣 《别録》:"婦人月水不通,血結。"《通用藥》見"瘀血"條。

〔7〕火爛 《通用藥》見"火灼"條。

〔8〕逐血氣……墮胎 《御覽》引《本草經》無。《通用藥》見"月閉"、"墮胎"二條。

〔9〕久服……耐老 《御覽》引《本草經》"耐"作"能"。《别録》:"補

中，續絶，益精，利陰氣，止髮白。”

〔10〕傷中……腰脊痛 《通用藥》見“虚勞”條。

〔11〕生川谷 《御覽》引《本草經》同。又：“生河内。”《别録》：“生河内及臨朐（《吴氏本草》作臨邛）。”

〔12〕二月……陰乾 《吴氏本草》（見《御覽》）作：“葉如夏藍。莖、本赤。二月、八月採。”

十　茺蔚子

茺蔚子〔1〕 一名益母〔2〕，一名益明〔3〕，一名大札〔4〕。味辛，微温，無毒〔5〕。主〔6〕明目，益精，除水氣。久服輕身。血逆，大熱，頭痛，心煩。

莖〔7〕，治癮疹癢〔8〕，可作浴湯。生海濱、池澤。五月採。

〔1〕茺蔚（yù 預）子 《毛詩草木鳥獸蟲魚疏》卷上引《本草》，《和名類聚抄》卷二十引《本草》，《爾雅·釋草》邢昺疏引《本草》均名“茺蔚”（蔡輯本同）。孫、曹輯本作“充蔚子”。王輯本“蔚”作“葳”。

〔2〕一名益母 《毛詩草木鳥獸蟲魚疏》引《本草》，《爾雅》邢疏引《本草》同。

〔3〕一名益明 《爾雅》邢疏引《本草》無此下二别名（王輯本同）。

〔4〕一名大札 《别録》：“一名貞蔚。”《經典釋文》卷三十引《本草》同以上各名。

〔5〕味辛……無毒 《别録》：“甘。微寒。”姜輯本“辛”下有“甘”字。

〔6〕主　森輯本無。

〔7〕莖　指茺蔚子植株。

〔8〕癮疹癢 “癮”，同“𤺋”，古異寫。“疹”，《病源》卷二作“軫”，乃同音假字。《證類》各本均作“㾗”，今據《千金翼》卷二。《通用藥》見“暴風瘙癢”條。《綱目》原本卷十五無“癢”字（姜輯本同）。“癮疹”即皮疹。《集韵·上·隱》：“𤺋、癮、𤺋疹。皮小起貌。”《一切經音義》卷十三引《纂文》：“疹，捶痕也。”《病源》卷二“風瘙隱軫生瘡候”：“人皮膚虚，爲風邪所折，則起隱軫。寒多則色赤，風多則色白。甚者癢痛，搔之則成瘡。”

十一　女萎

女萎[1]一名左眄。一名玉竹[2]。味甘，平，無毒[3]。治中風暴熱[4]，不能動摇，胅筋結肉[5]，諸不足。久服去面黑皯[6]，好顔色，潤澤，輕身，不老[7]。心腹結氣，虚熱，濕毒，腰痛，莖中寒及目痛，眥爛，淚出。生川谷及丘陵[8]。立春後採，陰乾[9]。畏鹵鹹。

〔1〕女萎　其下《千金翼》卷二有“萎蕤”二白字。《證類》各本均墨字，今從後者。曹輯本作“委萎”。

〔2〕一名左眄，一名玉竹　《證類》各本及《唐本草》均無“左眄”之名，且“一名玉竹”爲墨字。今據《御覽》卷九九三引《本草經》改正爲《本經》文。《别録》名萎蕤，又：“一名熒。一名地節。一名玉竹。一名馬薰。”《吴氏本草》（見《御覽》卷九九一委萎條）名委萎，云：“一名葳蕤。一名王（玉）馬。一名節地（或作地節）。一名蟲蟬。一名烏萎。一名熒。一名玉竹。”《爾雅·釋草》邢昺疏引《本草》：“一名熒是也。”

〔3〕味甘……無毒　《吴氏本草》：“《神農》：苦。一經：甘。《桐君》、《雷公》、《扁鵲》：無毒。《黄帝》：辛。”《御覽》引《本草經》：“辛。”

〔4〕治中風暴熱　《吴氏本草》同。

〔5〕胅筋結肉　《證類》各本及《唐本草》“胅”均作“跌”。莫輯本注：“跌，當爲胅。”按，“胅”與“跌”字互通。《説文·肉部》：“胅，骨差也。從肉，失聲。讀與跌同。”跌與胅上古音均定母，質部韵。同音通假。“胅”字有二義，一即挫傷，亦即《説文》所説的“骨差”。而此處的“胅”字與以下的“結肉”一辭相聯，應屬其第二義，即指腫脹，或肉上腫起的瘤。即《廣雅·釋詁二上》：“胅，腫也。”王念孫《疏證》：“胅之言胅起也。《爾雅》‘犦牛’（按，見《釋畜·牛屬》）郭璞注：‘領上肉犦胅起，高二尺許。’《衆經音義》卷一引《通俗文》云：‘肉胅曰瘤。’《説文》：‘瘤，腫也。’”“結”字義爲凝固、積聚。《戰國策·秦策》：“不足以結秦。”韋注：“結，固也。”《淮南子·氾論》：“不結於一迹之塗。”高注：“結，猶聚也。”故“胅筋結肉”指筋肉腫聚成瘤，今稱腫瘤。

〔6〕久服……黑皯　《千金翼》引文“皯”作“酐”，孫輯本作“奸”。《通用藥》見“面奸皰”條。

〔7〕輕身，不老 《御覽》引《本草經》："不"作"能"字，又無此以上主治文。《李氏本草》（見《證類》卷八女萎條《唐本草》引文）："止下消食。"

〔8〕生川谷及丘陵 《御覽》引《本草經》："生川谷。"又："生泰山"（《別録》同）。《吴氏本草》作"生山谷"。

〔9〕立春……陰乾 《吴氏本草》作"二月、七月採"。《爾雅》邢昺疏引《本草》："葉似竹，大者如箭竿，有節，葉狹而長，表白裏青，根大如指，長一二尺，可啖。"

十二 防葵

防葵〔1〕 **一名梨蓋**〔2〕**。味辛，寒，無毒**〔3〕**。治疝瘕**〔4〕**，腸泄**〔5〕**，膀胱熱結，溺不下**〔6〕**，欬逆，温瘧**〔7〕**，癲癇，驚邪，狂走**〔8〕**。久服堅骨髓，益氣**〔9〕**，輕身**〔10〕。五臟虚氣，口乾，除腎邪。生川谷〔11〕。三月三日採根，曝乾〔12〕。中火者不可服，令人恍惚見鬼。

〔1〕防葵 《本草和名》卷上，《醫心方》卷一，《御覽》卷九九三引《本草經》及《吴氏本草經》均作"房葵"（森、尚輯本同）。

〔2〕一名梨蓋 《御覽》引《本草經》"梨"作"犁"。《別録》："一名房慈。一名爵離。一名農果。一名利茹。一名方蓋。"《吴氏本草經》："一名梁蓋。一名爵離。一名房苑。一名晨草。一名利如。一名方蓋。"盧輯本作"梨差"。顧輯本"梨"作"黎"，莫輯本作"黎"。

〔3〕味辛……無毒 《御覽》引《本草經》訛作"味辛冬"。《別録》："甘，苦。"《吴氏本草經》："《神農》：辛，小寒。《桐君》、《扁鵲》：無毒。《岐伯》、《雷公》、《黄帝》：苦，無毒。"

〔4〕疝瘕 古病名。《素問·玉機真藏論》："今風寒客於人……弗治，脾傳之腎，病名曰疝瘕，少腹冤熱而痛，出白。"《病源》卷二十"疝瘕候"："疝者，痛也。瘕者假也。其病雖有結瘕，而虚假可推移，故謂之疝瘕也。"

〔5〕治疝……腸泄 《御覽》引《本草經》無"治"以下至"狂走"文。

〔6〕膀胱……不下 《別録》："小腹支滿臚脹。"《病源》卷十四"小便

不通候”：“小便不通，由膀胱與腎俱有熱故也……腎與膀胱俱熱，熱入於胞，熱氣大盛，故結澀令小便不通。”《外臺秘要》卷二十七引《古今録驗方》有治“熱結小便不通利方”。

〔7〕温瘧　《通用藥》見“温瘧”條。《綱目》原本卷十七作“濕瘖”（姜輯本同）。“温瘧”爲瘧病的一種。《素問·瘧論》：“先傷於風而後傷於寒，故先熱而後寒也。亦以時作，名曰温瘧。”

〔8〕癲癇……狂走　《通用藥》見“驚邪”、“癲癇”二條。

〔9〕久服……益氣　《御覽》引《本草經》同。《别録》：“强志。”

〔10〕輕身　《御覽》引《本草經》無。

〔11〕生川谷　《御覽》引《本草經》同。又“生臨淄”。《别録》：“生臨淄及嵩高、泰山、少室。”

〔12〕三月……曝乾　《吴氏本草經》作：“莖葉如葵，上黑黄。二月生根，根大如桔梗。根中紅白。六月花白，七月、八月實白。三月三日採根。”

十三　柴胡

柴胡〔1〕　**一名地薰**〔2〕。**味苦，平，無毒**〔3〕。**治心腹，去腸胃中結氣**〔4〕**，飲食積聚，寒熱邪氣**〔5〕**，推陳致新**〔6〕。**久服輕身，明目，益精**〔7〕。諸痰熱結實，胸中邪逆，五臟間游氣，水脹及濕痹，拘攣〔8〕。**生川谷**〔9〕。二月、八月採根〔10〕，曝乾。亦可作浴湯。得茯苓、桔梗、大黄、石膏、麻子仁、甘草、桂，以水一斗，煮取四升，入消石三方寸匕，療傷寒寒熱頭痛，心下煩滿。半夏爲之使。惡皂莢。畏女菀、藜蘆。

〔1〕柴胡　《大觀》（宋本）、《政和》（金本）、《千金翼》卷二均同。《本草和名》卷上、《醫心方》卷一、《集注·七情表》（敦本）、《千金·七情表》（真本）、《和名類聚抄》卷二十、《綱目》原本卷十三均作“茈胡”（盧、孫、顧、森、莫、蔡、尚、曹、筠諸輯本同）。《御覽》卷九九三引《本草經》及《吴氏本草經》均作“茈葫”。

〔2〕一名地薰　《御覽》引《本草經》“薰”作“重”。《别録》：“一名山菜。一名茹草葉。一名芸蒿。”《吴氏本草經》：“一名山來，一名如草。”（《綱目》引《吴普》作“茹草”）孫、姜、莫諸輯本作“地熏”。

〔3〕味苦……無毒 《千金翼》“味”上有“爲君”二字。《别録》：“微寒。”又：“辛香可食。”《吴氏本草經》：“《神農》、《岐伯》、《雷公》：苦，無毒。”

〔4〕去腸胃中結氣 《千金翼》及《證類》各本均同。《御覽》引《本草經》“去”作“祛”，又無“中”字。《别録》：“大腸停積。”《綱目》原本無“去”字（盧、顧、姜、森、莫諸輯本同）。“結氣”爲氣病之一，據《病源》卷十三：“結氣病者，憂思所生也。心有所存，神有所止，氣留而不行，故結於内。”

〔5〕寒熱邪氣 《别録》：“除傷寒，心下煩熱。”《通用藥》見“傷寒”條。

〔6〕飲食……致新 《御覽》引《本草經》無。

〔7〕久服……益精 《御覽》引《本草經》同。

〔8〕諸痰……拘攣 《通用藥》見“痰飲”、“宿食”、“積聚癥瘕”諸條。

〔9〕生川谷 《御覽》引《本草經》同。又：“生弘農。”《别録》：“生洪（弘）農及寃句。”《吴氏本草經》：“生寃句。”

〔10〕二月……採根 《吴氏本草經》文。

十四 麥門冬

麥門冬[1] **秦名羊韭。齊名愛韭。楚名馬韭。越名羊韭**[2]。**味甘，平，無毒**[3]。**治心腹結氣**[4]。**傷中**[5]，**傷飽，胃絡脉絶**[6]，**羸瘦**[7]，**短氣**[8]，**久服**[9]**輕身，不老，不饑。**身重、目黄，虚勞客熱，口乾，燥渴，止嘔吐，愈痿蹷，强陰，益精，安五臟，令人肥健，有子[10]。**生川谷及堤坂肥土石間久廢處**[11]。二月、三月、八月、十月採[12]，陰乾。地黄、車前爲之使。惡款冬、苦瓠。畏苦參、青蘘。

〔1〕麥門冬 《集注·七情表》（敦本）、《千金·七情表》（真本）“麥”作“麦”。《萬安方》卷五十九“門”作“门”。蔡輯本“門”作“虋”。尚、曹輯本作“麦门冬”。

〔2〕秦名……越名羊韭 此十六字《證類》各本均墨字。今據著者《輯復神農本草經的研究》第五章（即“記述《本經》藥物的各種項目及其輯

復原則・三・别名”）復原爲白字。《爾雅・釋草》“虋冬”條郭璞注引《本草》：“虋冬，一名滿冬。”《經典釋文》卷三十引《本草》、《爾雅・釋草》邢昺疏引《本草》“羊韭”作“羊蓍”，餘同。唐・裴務齊《刊謬補缺切韵》“七，支・蘼”引《本草》“愛韭”作“爰韭”，“羊韭”作“羊耆”。《千金翼》卷二作“越名羊耆”。《本草和名》前三“韭”字均作“韮”。“羊韭”作“羊蓍”。《吴氏本草》（見《御覽》卷九八九）：“一名羊韮。秦一名烏韮。楚一名馬韮。越一名羊薺。一名愛韮。一名禹韮。一名虋火冬。一名忍冬。一名忍陵。一名不死藥。一名禹餘粮。一名僕壘。一名隨脂。”（《證類》卷六引《吴氏本草》文稍簡）秦、齊、楚、越均戰國時國名。

〔3〕味甘……無毒　《别録》：“微寒。”《吴氏本草》：“《神農》、《岐伯》：甘，平。《黄帝》、《桐君》、《雷公》：甘，無毒。《李氏》：甘，小温。《扁鵲》：無毒。”

〔4〕治……氣　《别録》：“心下支滿。”

〔5〕治心腹……傷中　《御覽》卷九八九引《本草經》同。《綱目》原本“傷”作“腸”。

〔6〕傷飽……脉絶　《御覽》引《本草經》無“傷飽”及“絡”三字。《别録》：“消穀，調中。”

〔7〕羸瘦　《别録》：“令人肥健。”

〔8〕短氣　《别録》：“保神，定肺氣。”

〔9〕羸瘦……久服　《御覽》引《本草經》無。《别録》：“美顔色。”

〔10〕身……有子　《通用藥》見“消渴”、“嘔吐”、“虚勞”諸條。

〔11〕生川谷……廢處　《御覽》引《本草經》作“生川谷”。又：“生函谷山”（《别録》同）。《吴氏本草》：“生山谷肥地。”

〔12〕二月……十月採　《别録》：“葉如韭。冬夏長生。”《吴氏本草》作“採無時”。

十五　獨活

獨活〔1〕　一名羗活〔2〕，一名羗青，一名護羗使者〔3〕。味苦，平，無毒〔4〕。治風寒所擊〔5〕，金瘡〔6〕，止痛〔7〕，奔豚〔8〕，癇，痓〔9〕，女子疝瘕，久服輕身〔10〕，耐老。生川谷〔11〕。二月、八月採根曝乾。此草得風不搖，無風自動[12]。豚實爲之使。

〔1〕獨活　尚、曹輯本“獨”作“独”。

〔2〕一名羗活　《證類》各本均同，《千金翼》卷二“羗”作“羌”（姜輯本同），孫輯本作“羌”（顧、森輯本同）。又，以下“羗”字同此。盧輯本無此名。

〔3〕一名護羗使者　《御覽》卷九九二引《本草經》同，但無以上二別名。《别録》：“一名胡王使者（《吴氏本草》同），一名獨摇草。”盧輯本無此名。

〔4〕味苦……無毒　《御覽》引《本草經》無性味、主治文。《别録》：“甘，微温。”《吴氏本草》（見《御覽》卷九九二）：“《神農》、《黄帝》：苦，無毒。”王、姜輯本“苦”下有“甘”。

〔5〕治風寒所擊　《别録》：“諸賊風，百節痛風，無久新者。”《通用藥》見“療風通用”條。“擊”字義爲打擊。《列子·説符》“擊搏樓上”張湛注：“擊，打也。”

〔6〕金瘡　森輯本“瘡”作“創”。

〔7〕止痛　《通用藥》見“齒痛”條。莫輯本：“止，當爲上。”

〔8〕奔豚　“奔”，《證類》各本均作“賁”，係同音假字，今據本書“序録”文改。

〔9〕痓　《證類》各本均作“痓”。盧、森、莫諸輯本作“痙”。

〔10〕久服輕身　《御覽》引《本草經》同，下無“耐老”二字。

〔11〕生川谷　《御覽》引《本草經》作“生益州”。《别録》：“生雍州或隴西、南安。”

〔12〕二月……自動　《吴氏本草》作“八月採，此藥有風花不動，無風自摇”。

十六　車前子

車前子[1]　一名當道[2]。味甘，寒，無毒[3]。治氣癃[4]，止痛，利水道小便[5]，除濕痹。久服[6]輕身，耐老。不欲食，養肺，强陰，益精，令人有子，明目，療目赤痛[7]。生平澤、丘陵、阪道[8]中[9]。五月五日採，陰乾。

〔1〕車前子　《説文·草部》“苢”條，《繫傳》引《本草》作“芣苢”。

《御覽》卷九九八“芣苢”條引《本草經》名“車前實”。尚、曹輯本“車”作“车”。按“目”爲“以”字古異寫。故“苢”同“苡”。

〔2〕一名當道 《御覽》引《本草經》同，又“一名牛舌”，但無以下文字。《别録》：“一名芣苢。一名蝦蟆衣。一名牛遺。一名勝舄。”《經典釋文》卷五（《毛詩音義·上》）引《本草》：“一名牛遺。一名勝舄。”又，上書卷三十（《爾雅音義·下》）引《本草》同《本經》與《别録》别名。《和名類聚抄》卷二十引《本草》：“一名芣苡。”

〔3〕無毒 《札記》（柯本）：“無毒，一本作白字。”《别録》：“鹹。”

〔4〕氣癃 癃病的一種，又稱“氣淋”。《病源》卷十四“氣淋候”：“氣淋者……其狀膀胱小便皆滿，尿澀常有餘瀝是也。亦曰氣癃。”

〔5〕利水道小便 《别録》：“男子傷中，女子淋瀝。”

〔6〕久服 《經典釋文》引《本草》下有“令人”二字。

〔7〕不欲……赤痛 《通用藥》見“目赤熱痛”、“虚勞”二條。“目赤”，原脱“目”字，今據《通用藥》補。

〔8〕阪道 坡路。《説文·阜部》：“阪，坡者曰阪。”

〔9〕生平澤……阪道中 《别録》：“生真定。”

十七 木香

木香 一名木蜜[1]。味辛，温，無毒[2]，治邪氣[3]，辟毒疫、温鬼[4]，强志[5]，治淋露[6]。久服不夢寤魘寐[7]。行藥之精。生山谷[8]。

〔1〕一名木蜜 《證類》各本及《唐本草》均無，今據《齊民要術》卷十“木蜜”條引《本草》及《御覽》卷九九一“木香”條引《本草經》文，《御覽》卷九八二“木蜜”條引《本草經》：“一名蜜香”（《别録》同）。天理本《香要抄》本卷引《本草》：“一名蜜香。”

〔2〕味辛……無毒 《大觀》（宋本）、《政和》（金本）、《大觀》（柯本）“温”均爲墨字，今據《御覽》卷九九一引《本草經》，《千金翼》卷二改正。

〔3〕治邪氣 《别録》：“療氣劣，肌中偏寒。”

〔4〕治邪……温鬼 《御覽》引《本草經》同。《别録》：“消毒，殺鬼精

物、温瘧、蠱毒。”

〔5〕志　其下《御覽》卷九九一引《本草經》又有“主氣不足”四字。《别録》:“主氣不足。”

〔6〕治淋露　《御覽》引《本草經》無。莫輯本:“主（治）上當有脱字。疑是莖或花。”按，淋露爲古病名。《靈樞・九宫八風》:“兩實一虚則病淋露寒熱。”又，“淋露”或指“霧露”之氣所致之疫病而言。《病源》卷十“疫癘病候”:“或由暴風疾雨，霧露不散，則民多疾疫。”

〔7〕不夢寤魘寐　其下《御覽》引《本草經》又有“輕身，致神仙”五字（《别録》同）。《香藥抄》本卷“魘”作“魔”。莫輯本注:“寤，當爲牾。寐，當爲寐，皆形近之誤。牾，或爲忤。寐，或爲眯，乃噩夢話魘之屬，寐中驚呼者皆是。云:不者，謂安眠也。”按，寤與寐即清醒狀態與睡眠狀態。魘，《説文・鬼部》:“魘，夢驚也。”

〔8〕生山谷　《御覽》引《本草經》同，又“生永昌”（《别録》同）。

十八　薯蕷

薯蕷〔1〕　**一名山芋**〔2〕**，秦、楚名玉延，鄭、越名土藷，齊、趙名山羊**〔3〕**。味甘，温，無毒**〔4〕**。治傷中**〔5〕**，補虚羸**〔6〕**，除寒熱邪氣**〔7〕**，補中，益氣力**〔8〕**，長肌肉**〔9〕**。久服耳目聰明，輕身、不饑，延年**〔10〕。頭面游風，風頭，眼眩，下氣，止腰痛〔11〕。**生山谷**〔12〕。二月、八月採根〔13〕，曝乾。紫芝爲之使。惡甘遂〔14〕。

〔1〕薯蕷　《大觀》（宋本），《千金・七情表》（孫本）均同。《政和》（金本），《千金翼》卷二，《藝文類聚》卷八十一，《醫心方》卷一，同上書卷三十引《本草》及《一切經音義》卷八十一“藷根”條引《本草》、《集注・七情表》（敦本），《千金・七情表》（真本、宋本）均作“署預”。《本草和名》卷上作“署蕷”。《御覽》卷九八九引《本草經》，《吴氏本草》（見《御覽》卷九八九）均作“署豫”（孫、森輯本同）。《御覽》卷九八九名“藷萸”（《山海經・北山經・景山》及《和名類聚抄》卷十七引《本草》均同）。《范子計然》（《御覽》引）作“儲餘”。過輯本作“薯豫”。曹輯本作“暑豫”。

〔2〕一名山芋　《藝文類聚》引《本草經》及《一切經音義》引《本草》

均同。

〔3〕秦楚……山羊　此十五字《證類》各本均墨字，今據著者《輯復神農本草經的研究》第五章（即“記述《本經》藥物的各種項目及其輯復原則・三・别名”）復原為白字。《吴氏本草》（見《藝文類聚》卷八十一、《御覽》）：“一名諸署。秦、楚名玉延。齊越名山羊。鄭、趙名山羊。一名玉延。一名修脆。一名兒草。”《一切經音義》引《本草》：“一名土藷。”《醫心方》引《本草》無“齊、趙名山羊”。秦、楚、鄭、越、齊、趙均戰國時國名。

〔4〕味甘……無毒　《别録》：“平。”《吴氏本草》（見《御覽》）：“《神農》：“甘，小温。”《桐君》、《雷公》：“甘，無毒。”姜輯本“温”下有“平”。

〔5〕治傷中　《御覽》引《本草經》同。

〔6〕補虚羸　《御覽》引《本草經》無“補”字。《别録》：“補虚勞羸瘦。”《通用藥》見“虚勞”條。

〔7〕除寒熱邪氣　《藝文類聚》引《本草經》作“除邪氣”。《御覽》引《本草經》“寒熱”、“邪氣”互易，以下主治同。

〔8〕補中……力　《别録》：“充五臟，除煩熱，强陰。”

〔9〕補中……肌肉　《藝文類聚》引《本草經》無“補中”二字。《綱目》原本卷二十七“肉”下有《本經》文“强陰”（盧、姜輯本同）。

〔10〕久服……延年　《藝文類聚》引《本草經》同。莫輯本無“輕身”二字。

〔11〕頭面……止腰痛　《通用藥》見“頭面風”條。

〔12〕生山谷　《御覽》引《本草經》同，又：“山嵩高。”《藝文類聚》引《本草經》及《别録》均作：“生嵩高山。”《吴氏本草》：“或生臨朐，鍾山。”

〔13〕二月……採根　《吴氏本草》又有“三月”二字，及“始生赤莖，細蔓，五月花白，七月實青黄，八月熟落。根中皮黄，類芋”。

〔14〕惡甘遂　《吴氏本草》同。

十九　薏苡仁

薏苡仁〔1〕　一名解蠡〔2〕。味甘，微寒〔3〕，無毒。治筋急拘攣，不可屈伸〔4〕，風濕痺〔5〕，下氣。久服輕身，益氣〔6〕。利腸胃，消水腫，令人能食[7]。

其根[8]，微寒[9]。**下三蟲**[10]。**生平澤及田野**[11]。八月採實。採根無時。

〔1〕薏苡仁 《大觀》(宋本)，《政和》(金本)，《長生療養方》卷二，《萬安方》卷五十九“仁”均作“人”。《千金翼》卷二作“仁”(盧、孫、顧、蔡諸輯本同)。《本草和名》卷上及《醫心方》卷一均作“子”(森輯本同)。《一切經音義》卷三十八“薏苡”條引《本草》作“實”。

〔2〕一名解蠡 《神農黄帝食禁》無。《本草和名》“蠡”作蚤。《別録》:“一名屋菼。一名起實。一名贛。”《説文繫傳·草部》“贛”條引《本草》:“一名贛米”。盧輯本訛作“蠡解”。

〔3〕微寒 《神農黄帝食禁》作“温”。《續一切經音義》卷七“薏苡”條引《本草》作:“性平”。

〔4〕治筋急……屈伸 《神農黄帝食禁》無“急”字。《續一切經音義》引《本草》同，但“治”上有“主”，“伸”下有“者”字。《別録》:“除筋骨邪氣不仁。”《衍義》:“拘攣有兩等。《素問》注中:‘大筋受熱則縮而短。縮短，故攣急不伸，此是因熱而拘攣也，故可用薏苡仁。’若《素問》言:因寒即筋急者，不可更用此也。”

〔5〕風濕痹 《神農黄帝食禁》、《綱目》原本卷二十三“風”上均有“久”字。

〔6〕久服……益氣 《神農黄帝食禁》“氣”作“力”。《一切經音義》引《本草》作“食以益氣也”。《續一切經音義》引《本草》作“又，益氣”。

〔7〕利腸胃……能食 《通用藥》見“墮胎”條。

〔8〕其根 姜輯本無“其”字。“根”，指薏苡植株之根。

〔9〕微寒 《證類》各本均無。今據《通用藥》“蚘蟲”條補。

〔10〕下三蟲 《通用藥》見“蚘蟲”條。

〔11〕生平澤及田野 《別録》:“生真定。”

二十 澤瀉

澤瀉[1] **一名水瀉，一名芒芋，一名鵠瀉**[2]。**味甘，寒，無毒**[3]。**治風寒濕痹**[4]，**乳難，消水**[5]，**養五臟**[6]，**益氣力**[7]，**肥健**。

久服耳目聰明，不饑，延年，輕身，面生光[8]，能行水上。《扁鵲》云：“多服，病人眼”[9]。生池澤[10]。五月、六月、八月採根，陰乾。畏海蛤、文蛤。

〔1〕澤瀉 《集注·七情表》(敦本)“瀉”作“冩”，《説文繫傳·草部》“蕍”條引《本草》作“蕮”，《醫心方》卷一作“舄”，《本草和名》卷上作“藛”，《和名類聚抄》卷十七引《本草》作“寫”(筠輯本同)，《長生療養方》卷二作“潟”，《萬安方》卷五十九作“泻”。森輯本作“舄”，蔡輯本作“蕮”，均異寫。尚、曹輯本作“澤泻”。

〔2〕一名鵠瀉 《本草和名》“水瀉”作“水藛”。“鵠瀉”作“萮寫”。《别録》：“一名及瀉。”《經典釋文》卷三十，第十三引《本草》“水瀉”作“水舄”，其餘三别名(包括及瀉)均同。《爾雅·釋草》刑昺疏引《本草》同以上四别名，《説文繫傳》引《本草》“芒”作“苡”。

〔3〕味甘……無毒 《别録》：“鹹。”

〔4〕治風寒濕痹 《素問·病能論》：“以澤瀉、术各十分。”王冰注引《本經》古本佚文作“主治風濕”。

〔5〕消水 《别録》：“逐膀胱三焦停水。”《通用藥》見“大腹水腫”條。

〔6〕養五臟 《别録》：“除五臟痞滿。”

〔7〕益氣力 《素問》王冰注引《本經》古本佚文無“力”字。《别録》：“補虚損、五勞，起陰氣，止洩精，消渴，淋瀝。”《通用藥》見“虚勞”、“洩精”二條。

〔8〕面生光 “菌桂”條《本經》文作“面生光華媚好”，與此同義。

〔9〕扁鵲……人眼 按，此句是《别録》引《扁鵲》佚文。“眼”字下疑有脱文。

〔10〕生池澤 《别録》：“生汝南。”

二十一 遠志

遠志[1] 一名棘菀[2]，一名葽繞[3]，一名細草[4]。味苦，温，無毒。治欬逆，傷中，補不足[5]，除邪氣[6]，利九竅，益智慧，耳目聰明，不忘，强志，倍力。久服輕身，不老[7]。去心下膈氣，皮膚中熱，面目黄。

葉名小草[8]。主益精，補陰氣，止虛損，夢泄[9]。生川谷[10]。四月採根、葉，陰乾。得茯苓、冬葵子、龍骨良。殺天雄、附子毒。畏真珠、藜蘆、蜚蠊、齊蛤[11]。

〔1〕遠志　尚、曹輯本作“远志”。

〔2〕一名棘菀　《説文·草部》“蒬”條：“棘蒬也”（《繫傳》引《本草》作遠志）。《本草和名》卷上“菀”作“苑”。《御覽》卷九八九引《本草經》，《世説新語》卷下之下引《本草》“菀”均作“宛”。森輯本作“菀”。

〔3〕一名葽繞　《本草和名》卷上，《御覽》引《本草經》“葽”均作“要”（森輯本同）。王輯本無此別名。

〔4〕一名細草　《爾雅·釋草》邢昺疏引《本草》同，但無以上二別名。《經典釋文》卷三十第十三引《本草》同以上三別名。

〔5〕補不足　《別録》：“利丈夫，定心氣，止驚悸，益精，補陰氣，止虛損，夢洩。”《通用藥》見“虛勞”條。

〔6〕除邪氣　《通用藥》見“驚邪”條。

〔7〕不忘……不老　《御覽》引《本草經》作“久服輕身，不忘”。又無此以上性味、主治文。《別録》：“好顔色，延年。”

〔8〕葉名小草　《御覽》引《本草經》，《爾雅》邢昺疏引《本草》同。《世説新語》劉注引《本草》：“其葉名小草。”《頓醫抄》“小”作“少”。莫輯本注：“葉，當爲苗字之誤。”

〔9〕主益精……夢泄　《通用藥》見“驚邪”條。

〔10〕生川谷　《御覽》引《本草經》作“生泰及山及宛（冤）句”。《別録》：“生太山及冤句。”

〔11〕得茯苓……齊蛤　《藥種抄》及《香藥抄》本卷引《本草》“蜚蠊”均作“飛廉”。

二十二　龍膽

龍膽[1]　一名陵游[2]。味苦，寒，無毒[3]。治骨間寒熱，驚癇，邪氣[4]，續絶傷，定五臟，殺蠱毒[5]。久服益智，不忘，輕身，耐老[6]。除胃中伏熱，時氣，温熱，熱瀉，下痢。益肝膽氣，止驚惕[7]。生山谷[8]。二月、八月、十一月、十二月採根，陰乾。貫衆爲之使。惡防葵、地黄。

〔1〕龍膽　尚、曹輯本作“龙胆”。

〔2〕一名陵游　《本草和名》卷上作“一名淩（凌）淤”。

〔3〕味苦……無毒　《别録》：“大寒。”孫、曹、顧、姜諸輯本“寒”作“澀”。

〔4〕驚癇……邪氣　《通用藥》見《驚邪》條。

〔5〕殺蠱毒　盧、王輯本“蠱”作“蟲”。《别録》：“去腸中小蟲。”

〔6〕久服……耐老　《綱目》原本卷十三自“久”至“老”均作《别録》文（姜輯本同）。莫輯本“智”作“老”。

〔7〕除胃中……驚惕　《通用藥》見“傷寒”、“口瘡”二條。

〔8〕生山谷　《别録》：“生齊朐及冤句。”

二十三　細辛

細辛〔1〕　一名小辛〔2〕，味辛，温，無毒〔3〕。治欬逆〔4〕，頭痛〔5〕，百節拘攣，風濕痹痛〔6〕，死肌〔7〕。久服明目〔8〕，利〔9〕九竅，輕身，長年〔10〕。利水道，開胸中，除喉痹，齆鼻，風癇，癲疾，下乳汁，結汗不出，血不行，安五臟，益肝膽，通精氣〔11〕。生山谷〔12〕。二月、八月採根〔13〕，陰乾。曾青、棗根爲之使。得當歸、芍藥、白芷、芎藭、牡丹、藁本、甘草共療婦人。得決明、鯉魚膽、青羊肝共療目痛。惡狼毒、山茱萸、黄耆。畏消石、滑石。反藜蘆。

〔1〕細辛　王輯本“細”作“䌷”。

〔2〕一名小辛　《御覽》卷九八九引《本草經》“小”作“少”字。《吴氏本草》（見《御覽》卷九八九）同。又（見《證類》卷六）：“一名細草。”

〔3〕味辛……無毒　《吴氏本草》（見《御覽》及《證類》）：“《神農》、《黄帝》、《雷公》、《桐君》：辛，小温。《岐伯》：無毒。《李氏》：小寒。”

〔4〕治欬逆　《御覽》引《本草經》同。《别録》：“温中，下氣，破痰。”《通用藥》見“上氣欬嗽”、“痰飲”二條。《綱目》原本卷十三“逆”下有“上氣”二字（盧、姜、莫諸輯本同）。

〔5〕頭痛　《御覽》引《本草經》無。《證類》各本，《千金翼》卷二，

《綱目》原本“痛”下均衍“腦動”二字（各輯本同）。今據《御覽》引《本草經》删。《通用藥》見“齒痛”條。

〔6〕風濕痹痛　《通用藥》見“久風濕痺”條。

〔7〕百節……死肌　《御覽》引《本草經》無。

〔8〕久服明目　《御覽》“明目”在“久服”前。《通用藥》見“目膚翳”條。

〔9〕利　其上《御覽》引《本草經》有“通”字。

〔10〕長年　《御覽》引《本草經》無。長年之義同延年。《廣雅・釋詁一》：“長，久也。”《吕氏春秋・觀世》：“亂世之所以長也。”高誘注：“長，多也。”《春秋左傳・序》：“必表年以首事。”孔穎達疏：“年、歲、載、祀，異代殊名，而其實一也。”

〔11〕利水……精氣　《通用藥》見“鼻齆”、“不得眠”二條。

〔12〕生山谷　《御覽》引《本草經》同。又：“生華陰”（《别録》同）。

〔13〕二月……採根　《吴氏本草》（見《御覽》及《證類》）文。

二十四　石斛

石斛〔1〕　一名林蘭〔2〕。味甘，平，無毒〔3〕。治傷中〔4〕，除痹〔5〕，下氣，補五臟虚勞〔6〕，羸瘦，强陰〔7〕。久服厚腸胃〔8〕，輕身，延年〔9〕。長肌肉，逐皮膚邪熱，痱氣，定志，除驚。**生山谷、水傍石上〔10〕。**七月、八月採莖，陰乾。陸英爲之使。惡凝水石、巴豆。畏殭蠶、雷丸。

〔1〕石斛　《和名類聚抄》卷二十引《本草》“斛”作“蔛”。《千金・七情表》（真本）“斛”作“觪”。

〔2〕一名林蘭　《御覽》卷九九二引《本草經》同。又有“一名禁生”。《别録》：“一名禁生。一名杜蘭。一名石蓫。”

〔3〕味甘……無毒　《吴氏本草》（見《御覽》卷九九二）：“《神農》：甘，平。《扁鵲》：酸。《李氏》：寒。”

〔4〕治傷中　《通用藥》見“虚勞”條。

〔5〕除痹　《别録》：“脚膝疼冷痹弱。”《通用藥》見“中風脚弱”條。

〔6〕虚勞　《御覽》引《本草經》此二字在“補”字之前。《别録》：“益精，補内絶不足。”

〔7〕治傷中……强陰 《御覽》引《本草經》同。《綱目》原本卷二十“陰”下有“益精”二字（姜輯本同）。

〔8〕厚腸胃 《御覽》引《本草經》作“腸胃强陰”四字。《別録》：“平胃氣。”

〔9〕輕身……延年 《御覽》引《本草經》無。《綱目》原本作《別録》文（姜輯本同）。

〔10〕生山谷……石上 《御覽》引《本草經》作“生山谷”。又：“山陸（六）安。”《別録》：“生六安。”

二十五 巴戟天

巴戟天〔1〕 **味辛，微温，無毒**〔2〕。**治大風邪氣**〔3〕，**陰痿不起**〔4〕，**强筋骨，安五臟，補中**〔5〕，**增志，益氣。生山谷**〔6〕。二月、八月採根，陰乾。覆盆子爲之使。惡朝生雷丸、丹參。

〔1〕巴戟天 《集注·七情表》（敦本）“巴”訛“巳”。《千金·七情表》（孫本）作“巴戟”。蔡輯本“戟”作“㦸”。

〔2〕味辛……無毒 《別録》：“甘”（姜輯本“辛”下有“甘”）。

〔3〕治大風邪氣 《別録》：“頭面游風。”

〔4〕陰痿不起 《別録》：“小腹及陰中相引痛。益精，利男子。”《通用藥》見“陰痿”條。《頓醫抄》“不”上有“發”字。

〔5〕補中 《別録》：“下氣，補五勞。”《通用藥》見“虚勞”條。

〔6〕生山谷 《別録》：“生巴郡及下邳。”

二十六 白英

白英〔1〕 **一名縠菜**〔2〕。**味甘，寒，無毒**〔3〕。**治寒熱**〔4〕，**八疸**〔5〕，**消渴**〔6〕，**補中益氣**〔7〕。**久服輕身，延年**〔8〕。**生山谷**〔9〕。春採葉，夏採莖，秋採花，冬採根。

〔1〕白英 《本草和名》卷上及《醫心方》均作“白莫”（森、曹、筠諸輯本同）。《御覽》卷九九一引《本草經》名“檕菜”。按，森立之《本草經考注》據古本草“有名未用”之“鬼目”一藥《別録》文及古注，旁引有關文獻考察以爲本藥古代之正名應爲白莫（幕）。而“英”與

"莫"字形相似，遂致訛誤者。其説亦有一定依據可供參考，惟文長，兹從略。

〔2〕一名穀菜 《御覽》引《本草經》："一名白英。"《别録》："一名白草。"

〔3〕味甘……無毒 《御覽》引《本草經》無"無毒"。

〔4〕治寒熱 《御覽》引《本草經》同。

〔5〕八疽 《證類》各本均同。《綱目》原本卷十八"八"訛作"入"（姜輯本同）。《千金翼》卷二，《綱目》卷二"疽"均作"疸"（過、莫輯本同）。按，"八疽"或"八疸"之名均未見傳世古醫書中。考《靈樞·癰疽》所記疽病名稱不止八種。而《病源》一書疸病也在八種以上。至於疸病，《千金》卷十第五有"五疸"，《病源》卷十二及《千金翼方》卷十八第三均有"九疸"，也與八疸之數不符，當另有所本。

〔6〕消渴 以多飲、多尿爲特征的病。《素問·奇病論》："肥者令人内熱，甘者令人中滿，故其氣上溢，轉爲消渴。"《金匱要略·消渴小便利淋病脉證》："厥陰之爲病，消渴，氣上衝心，心中疼熱，饑而不欲食，食即吐。"同上書又："男子消渴，小便反多，以飲一斗，小便一斗。"

〔7〕八疽……益氣 《御覽》引《本草經》無。

〔8〕久服……延年 《御覽》引《本草經》同。

〔9〕生山谷 《御覽》引《本草經》同。又："生益州。"（《别録》同）

二十七 白蒿

白蒿 一名蘩皤蒿〔1〕。味甘，平，無毒。治五臟邪氣，風寒濕痹，補中益氣，長毛髮，令黑，治心懸，少食常饑〔2〕，久服輕身，耳目聰明，不老。生川澤〔3〕。二月採。

〔1〕一名蘩皤蒿 《和名類聚抄》卷二十引《本草》文。

〔2〕治五臟……常饑 王輯本無。

〔3〕生川澤 《大觀》（宋本）、《政和》（金本）均作小字注文。《大觀》（柯本）作大字墨書。《千金翼》卷二無。《别録》："生山中。"

二十八　赤箭

赤箭〔1〕　一名離母，一名鬼督郵〔2〕。味辛，温〔3〕。主〔4〕殺鬼精物，蠱毒〔5〕，惡氣〔6〕。久服益氣力〔7〕，長陰〔8〕，肥健，輕身〔9〕，增年〔10〕。消癰腫，下支滿，疝，下血。生川谷〔11〕。三月、四月、八月採根，曝乾〔12〕。

〔1〕赤箭　《御覽》卷九九一引《本草經》名“鬼督郵”。《本草别説》：“今醫家見用天麻，即是此赤箭根。”（見《證類本草》卷六）《本草衍義》：“赤箭，天麻苗也。然與天麻治療不同，故後人分之爲二。”

〔2〕一名離母……鬼督郵　《御覽》引《本草經》作：“一名赤箭，一名離母。”《吴氏本草》（見《御覽》卷九九一）：“一名神草。一名閻狗。”王輯本無“一名鬼督郵”。

〔3〕味辛，温　《唐本草》，《證類》各本“温”下均缺毒性。《藥性論》作“無毒”（姜輯本同），擬據補。

〔4〕主　《御覽》引《本草經》無。

〔5〕蠱毒　《御覽》引《本草經》作“治蠱毒”（《香藥抄》本卷引《本草》同）。但無“治”字。

〔6〕惡氣　《御覽》引《本草經》同。

〔7〕氣力　《御覽》引《本草經》無“氣”字。

〔8〕長陰　《御覽》引《本草經》自“長”至“身”字全同。蓬虆條《本經》文作“長陰令堅”，與此同義。

〔9〕輕身　《綱目》原本卷十二下作《别録》文（姜輯本同）。

〔10〕增年　《御覽》引《本草經》無。《綱目》原本作《别録》文（姜輯本同）。

〔11〕生川谷　《御覽》引《本草經》同。又：“生雍州。”《别録》：“生陳倉，雍州及泰山、少室。”《吴氏本草》：“或生泰山，或生少室。”

〔12〕三月……曝乾　《吴氏本草》“曝乾”作“用乾”。又：“莖如箭，赤，無葉。根如芋子。”

按，本藥《吴氏本草》又有：“治癰腫”。

二十九 菴蕳子

菴蕳子[1] 一名離樓，一名屈居[2]。味苦，微寒，無毒[3]。治五臟瘀血，腹中水氣，臚脹[4]，留熱[5]，風寒濕痹[6]，身體諸痛。久服輕身、延年、不老[7]。心下堅，膈中寒熱，婦人月水不通，消食，明目。生川谷及道邊[8]。十月採實，陰乾[9]。荆實、薏苡爲之使。

〔1〕菴蕳（ān lǚ 安吕）子 《本草和名》卷上，《醫心方》卷一及《集注·七情表》（敦本）均作“菴蘆子”。《御覽》卷九九一引《本草經》及《吴氏本草經》均作“奄閭”。《長生療養方》卷二作“奄蕳子”。孫、筠輯本作“奄閭子”。尚輯本“蕳”作“蕳”。曹輯本作“奄闾”。

〔2〕一名屈居 《吴氏本草經》文。

〔3〕味苦……無毒 《别録》：“微温。”《吴氏本草經》：“《神農》、《岐伯》：酸、鹹，有毒。《李氏》：大寒。”

〔4〕臚脹 《通用藥》見“腹脹滿”條。“臚”字義爲腹前部。《廣韵·上平·魚》：“腹前曰臚。”《通雅》卷十八“身體”：“臚脹，謂腹鼓脹也。”《千金要方》卷十六“脹滿第七”有“臚脹脅腹滿”灸法。

〔5〕留熱 《御覽》引《本草經》無此以上主治文。“留”字義爲停留。《説文·田部》：“留，止也。”“留熱”指長期持續發熱症狀。

〔6〕風寒濕痹 《别録》：“周痹。”《通用藥》見“囊濕”條。

〔7〕風寒……不老 《御覽》引《本草經》同，但無“延年”二字。

〔8〕生川谷及道邊 《御覽》引《本草經》：“生川谷。”又：“生雍州。”《别録》：“生雍州，亦生上黨。”

〔9〕十月……陰乾 《吴氏本草經》：“葉青厚，兩兩相當。七月花白，九月實黑。七月、九月、十月採。”

三十 菥蓂子

菥蓂子[1] 一名蔑菥[2]，一名大蕺[3]，一名馬辛[4]。味辛，微温，無毒[5]。主明目，目痛，淚出[6]。除痹，補五臟，益精光[7]。久服輕身，不老。心腹腰痛。生川澤及道傍[8]。四月、五月採，曝乾[9]。得荆實、細辛良。惡乾薑、苦參。

〔1〕菥蓂（xī míng　吸名）子　《大觀》（宋本），《政和》（金本），《大觀》（柯本）均同。《本草和名》卷上，《醫心方》卷一均作“菥冥子”。《李當之藥録》（見《説郛》弓一〇六）作“菥蓂”。《集注·七情表》（敦本）作“析冥”。孫、曹、筠諸輯本作“析蓂子”。

〔2〕一名蔑菥　《本草和名》“蔑”作“蔑”，《爾雅·釋草》邢昺疏引《本草》作“蔑”，孫輯本作“蔑”。王輯本無。莫輯本注：“蔑菥”，即菥蓂之倒語。

〔3〕一名大蕺　《本草和名》“蕺”作“蕺”，顧輯本作“戢”。《爾雅》邢疏引《本草》作“一名太蕺”。王輯本無。

〔4〕一名馬辛　《爾雅》邢疏引《本草》同。《别録》：“一名大薺。”《李當之藥録》（見《説郛》）：“一名折目。一名榮冥。一名馬駒。”《吴氏本草》（見《御覽》卷九八〇）同《李當之藥録》，但“榮”作“筞”字。

〔5〕味辛……無毒　《吴氏本草》：“《雷公》、《神農》、《扁鵲》：辛。《李氏》：小温。”

〔6〕主明目……淚出　《通用藥》見“目赤熱痛”條。

〔7〕益精光　紫芝條《本經》作“益精氣”與此同義。

〔8〕生川澤及道傍　《别録》：“生咸陽。”

〔9〕四月……曝乾　《吴氏本草》：“四月採，乾二十日。”

三十一　蓍實

蓍實〔1〕　**味苦，平，無毒**〔2〕。**主益氣**〔3〕，**充**〔4〕**肌膚，明目，聰慧先知。久服不饑**〔5〕，**不老，輕身。生山谷**〔6〕。八月、九月採實，日乾〔7〕。

〔1〕蓍實　森輯本引《醫心方》“蓍”作“著”（曹輯本同）。今據江户醫學館影刻半井氏藏卷子本《醫心方》仍作“蓍實”（參見本研究專題二，附録）。尚、曹輯本“實”作“实”。

〔2〕味苦……無毒　《御覽》卷九九三引《本草經》“苦”下有“酸”字（姜輯本同）。按，《證類》“酸”爲墨字，當從。

〔3〕主益氣　《御覽》引《本草經》自此以下全同。

〔4〕充　充實。《廣雅·釋詁一》：“充滿也。”

〔5〕久服不饑　顧輯本脱“服不”。

〔6〕生山谷　《御覽》引《本草經》同。又："生少室"(《別録》同)。

〔7〕八月……日乾　《御覽》引《本草經》同。

三十二　赤芝

赤芝　一名丹芝〔1〕。味〔2〕苦，平，無毒。治胸中結，益心氣，補中，增智慧〔3〕，不忘。久食〔4〕輕身，不老，延年，神仙〔5〕。生山谷〔6〕。六月、八月採〔7〕。薯蕷爲之使。得髮良。得麻子仁、白瓜子、牡桂共益人。惡常山。畏扁青、茵陳蒿。

〔1〕一名丹芝　《藝文類聚》卷九十八"木芝"條引《本草經》,《文選》卷十一《游天臺山賦》李善注引《神農本草經》，同上書卷二十《游仙詩》李善注引《本草經》,《御覽》卷九八六引《本草經》均同。

〔2〕味　《御覽》引《本草經》無以下性味主治文。

〔3〕增智慧　孫輯本"智慧"二字互易(顧輯本同)。

〔4〕食　盧輯本作"服"。

〔5〕神仙　其上《御覽》引《本草經》有"爲"字。《六臣注文選》卷二十一引《本草經》作："食之延年"。

〔6〕生山谷　《別録》及《御覽》引《本草經》古傳本："生霍山。"

〔7〕六月……採　《抱朴子·内篇·仙藥》："赤(芝)者如珊瑚"。

三十三　黑芝

黑芝　一名玄芝〔1〕。味〔2〕鹹，平，無毒。治癃，利水道〔3〕，益腎氣，通九竅，聰察。久食〔4〕輕身，不老，延年，神仙。生山谷〔5〕。六月、八月採〔6〕。

〔1〕一名玄芝　《藝文類聚》卷九十八"木芝"條引《本草經》,《文選》卷十一《游天臺山賦》李善注引《神農本草經》，同上書卷十九李善注引《本草》及《御覽》卷九八六引《本草經》均同。孫輯本"玄"作"元"，顧、王輯本作"玄"(缺末筆)，均清人避玄燁(康熙)諱字。

〔2〕味　《御覽》引《本草經》無以下性味、主治文。

〔3〕水道　指體内宣泄水液之通道。《素問·靈蘭秘典論》："三焦者，決瀆之官，水道出焉。"王冰注："引導陰陽，開通閉塞，故官司決瀆，水道

出焉。”此處的“利水道”即利尿之義。

〔4〕食　盧輯本作“服”。

〔5〕生山谷　《别録》:“生常山。”《御覽》引《本草經》古傳本“常”作“恒”字。

〔6〕六月……採　《抱朴子·内篇·仙藥》:“黑(芝)者如澤漆。”

三十四　青芝

青芝　一名龍芝〔1〕。味酸，平，無毒。主明目，補肝氣，安精魂，仁恕〔2〕。久食輕身，不老，延年，神仙〔3〕。生山谷〔4〕。六月、八月採〔5〕。

〔1〕一名龍芝　《御覽》卷九八六引《本草經》同。

〔2〕仁恕　《御覽》引《本草經》無此以上性味、主治文。

〔3〕久食……神仙　《御覽》引《本草經》作:“食之輕身，不老，神仙。”王輯本“食”作“服”。

〔4〕生山谷　《别録》:“生泰山。”《御覽》引《本草經》古傳本又有:“亦生五岳、地上。”

〔5〕六月……採　《抱朴子·内篇·仙藥》:“青(芝)者如翠羽。”

三十五　白芝

白芝　一名玉芝〔1〕。味辛，平，無毒。治欬逆上氣，益肺氣，通利口鼻，强志意，勇悍，安魂。久食輕身，不老，延年，神仙。生山谷〔2〕。六月、八月採〔3〕。

〔1〕一名玉芝　《藝文類聚》卷九十八“木芝”條引《本草經》,《文選》卷十一《游天臺山賦》李善注引《神農本草經》,同上書卷十五《思玄賦》李善注引《本草經》、同上書卷二十二李善注引《本草經》均同。

〔2〕生山谷　《别録》:“生華山。”

〔3〕六月……採　《抱朴子·内篇·仙藥》:“白(芝)者如截肪。”

三十六　黄芝

黄芝　一名金芝〔1〕。味甘，平，無毒。治心腹五邪，益脾氣，安神，忠信和樂[2]。久食輕身，不老，延年，神仙[3]。生山谷中[4]。六月、八月採[5]。

〔1〕一名金芝　《藝文類聚》卷九十八“木芝”條引《本草經》,《文選》卷十一《游天臺山賦》李善注引《神農本草經》,《御覽》卷九八六引《本草經》均同。

〔2〕忠信和樂　《御覽》引《本草經》無此以上性味、主治文。顧輯本“信”作“和”。

〔3〕久食……神仙　《御覽》引《本草經》作：“食之神仙。”

〔4〕生山谷中　《證類》各本,《唐本草》均無。今據《御覽》引《本草經》文。《别録》:“生嵩山。”《本草經》古傳本作：“嵩高山。”

〔5〕六月……採　《抱朴子·内篇·仙藥》:“黄（芝）者如紫金。”

三十七　紫芝

紫芝　一名木芝[1]。味甘，温，無毒。治耳聾，利關節，保神，益精氣[2]，堅筋骨，好顏色[3]。久服輕身，不老，延年[4]。生山谷[5]。六月、八月採[6]。

〔1〕一名木芝　《藝文類聚》卷九十八“木芝”條引《本草經》,《文選》卷十一《游天臺山賦》李善注引《神農本草經》，同上書卷三十一李善注引《本草經》,《吴氏本草經》(見《御覽》卷九八六）均同。

〔2〕益精氣　顧輯本無“氣”字。

〔3〕好顏色　《御覽》引《本草經》無此以上性味、主治文。

〔4〕久服……延年　《御覽》引《本草經》作：“久服延年，作神仙。”

〔5〕生山谷　《御覽》引《本草經》作：“生山岳地上。”《别録》:“生高夏山。”

〔6〕六月……採　《御覽》引《本草經》又有：“色紫，形如桑。”

三十八　卷柏

卷柏[1]　一名萬歲[2]。味辛，温，無毒[3]。治五臟邪氣[4]，女子[5]陰中寒熱痛，癥瘕，血閉，絶子[6]。久服輕身，和顏色[7]。止欬逆，治脱肛，散淋結，頭中風眩，痿蹷，强陰，益精[8]。生山谷[9]石間。五月、七月採，陰乾。

〔1〕柏 《本草和名》卷上作“栢”。

〔2〕一名萬歲 《御覽》卷九八九引《本草經》及《吴氏本草》(見《御覽》卷九八九）同。《别録》:“一名豹足，一名求股，一名交時。”《吴氏本草》又:“一名神投時。”

〔3〕味辛……無毒 《别録》:“甘，平，微寒。”《吴氏本草》:“《神農》:平。《桐君》、《雷公》: 甘。”同上書（見《證類》卷六）作:“《神農》: 辛，平”，餘同。姜輯本“温”作“平”。

〔4〕治五臟邪氣 《御覽》引《本草經》同。《通用藥》見“驚邪”條。

〔5〕女子 《御覽》引《本草經》無此以下文字。

〔6〕絶子 《通用藥》見“無子”條。

〔7〕和顔色 《别録》:“令人好容體。”

〔8〕止欬……益精 《通用藥》見“脱肛”條。

〔9〕生山谷 《别録》:“生常山。”《吴氏本草》無“山”字。

三十九　藍實

藍實[1] 味苦，寒，無毒。主解諸毒，殺蠱蚑[2]，疰鬼[3]，螫毒[4]。久服頭不白，輕身。生平澤[5]。

〔1〕藍實 《通用藥》“鼻衄血”條名“藍”。尚、曹輯本作“蓝实”。

〔2〕殺蠱蚑 《證類》各本同。《千金翼》卷二、《綱目》原本卷十六“蚑”作“蚊”(盧、孫、王、姜、莫諸輯本同)。《通用藥》見“中蠱”條。蚑音其。按，蚑字本義係指蜘蛛（即蠨蛸）之長足者（見崔豹《古今注》“長蚑”條)。蚑為其省文。但此處的“蚑”(蚊）字依其前後文義當爲“魃”字之誤文。《説文・鬼部》:“魃，小兒鬼。”帛書《五十二病方》有“魃”病之方，與本書均指同一病名。

〔3〕疰鬼 《證類》各本、《千金翼》卷二均同。二字疑倒，當依蘼蕪、白兔藿等條作“鬼疰”。孫輯本“疰”作“注”。

〔4〕螫毒　蜂蝎類刺傷之毒。《説文・虫部》:“螫，蟲行毒也。”

〔5〕生平澤 《别録》:“生河内。”

四十 蘼蕪

蘼蕪[1] 一名薇蕪[2]。味辛，温，無毒[3]。治欬逆，定驚氣，辟邪惡，除蠱毒，鬼疰[4]，去三蟲。久服通神。身中老風，頭中久風，風眩[5]。生川澤[6]。四月、五月採葉，曝乾。

〔1〕蘼蕪（mí wú 迷吳）《藝文類聚》卷八十一引《本草經》，《本草和名》卷上，《醫心方》卷一均同。宋本《大觀》，金本《政和》“蘼”均作“靡”，俗字，今據《説文》及《爾雅·釋草》應以“蘼”為正，今從之。尚、曹輯本“蕪”作“芜”。《别録》：“芎藭苗也。”《經典釋文》卷三十第十三引《本草》（《一切經音義》卷八十六及九十八“蘼蕪”條同）。

〔2〕一名薇蕪 《藝文類聚》引《本草經》、《文選》卷四《南都賦》李善注引《本草經》均同。《别録》：“一名茳蘺。”《吴氏本草》（見《御覽》卷九八三）：“一名芎藭。”《經典釋文》引《本草》：“一名微蕪。一名江離。”《爾雅·釋草》邢昺疏引《本草》同。同上又：“一名汀離。”

〔3〕味辛……無毒 《藝文類聚》引《本草經》作“味辛”，又無以下文字。

〔4〕鬼疰 孫輯本“疰”作“注”。

〔5〕身中……風眩 《通用藥》見“頭面風”條。

〔6〕生川澤 《别録》：“生雍州及冤句。”

四十一 丹參

丹參[1] 一名郄蟬草[2]。味苦，微寒，無毒[3]。治心腹邪氣[4]，腸鳴幽幽如走水[5]，寒熱積聚，破癥，除瘕，止煩滿，益氣[6]。養血，腰脊强，脚痹，除風邪，留熱[7]。生川谷[8]。五月採根，曝乾[9]。畏鹹水。反藜蘆。

〔1〕丹參 《集注·七情表》（敦本）作“丹糸”。蔡輯本作“丹蓡”。尚、曹輯本“參”作“参”。

〔2〕一名郄蟬草 《别録》：“一名赤參，一名木羊乳。”《吴氏本草》（見《御覽》卷九九一）：“一名赤參，一名木羊乳，一名郄蟬草。”孫輯本“郄”作“郤”。莫輯本注：“《廣雅》：郄作郝。”

〔3〕味苦……無毒 《吴氏本草》:“《神農》、《桐君》、《黄帝》、《雷公》、《扁鵲》: 苦，無毒。《李氏》: 大寒。《岐伯》: 鹹。”

〔4〕治心腹邪氣 《别録》:“去心腹痼疾，結氣。”《吴氏本草》:“治心腹痛。”

〔5〕腸鳴幽幽如走水 《通用藥》見“腸鳴”條。“幽幽”形容水流聲之深遠貌。《詩經·小雅·斯干》:“幽幽南山。”毛亨傳:“幽幽，深遠也。”

〔6〕益氣 《别録》:“久服利人。”

〔7〕養血……留熱 《通用藥》見“中風脚弱”、“久風濕痹”二條。王輯本“養血”作《本經》文。

〔8〕生川谷 《别録》:“生桐柏山及泰山。”

〔9〕五月……曝乾 《吴氏本草》同，唯“曝”作“陰”字。

四十二 絡石

絡[1]石 一名鯪石[2]。味苦，温，無毒[3]。治風熱[4]，死肌[5]，癰傷[6]，口乾，舌焦，癰腫不消，喉舌腫，水漿不下[7]。久服輕身[8]，明目，潤澤，好顔色[9]，不老，延年[10]。大驚入腹，除邪氣，養腎，主腰髖痛，利關節，通神[11]。生川谷[12]。正月採[13]。杜仲、牡丹爲之使。惡鐵落。畏貝母、菖蒲。

〔1〕絡 《本草和名》卷上,《醫心方》卷一,《御覽》卷九九三引《本草經》,《吴氏本草經》(見《御覽》卷九九三),《集注·七情表》(敦本),《千金·七情表》(真本)均作“落”(森、尚、曹、筠諸輯本同)。

〔2〕一名鯪石 《證類》各本均作“一名石鯪”(盧、孫、顧、王、森諸辑本同)。今據《御覽》引《本草經》改正。《别録》:“一名石蹉。一名略石。一名明石。一名領石。一名懸石。”《吴氏本草經》:“一名鱗石。一名明石。一名縣石。一名雲華。一名雲珠。一名雲英。一名雲丹。”姜輯本無此别名。

〔3〕味苦……無毒 《别録》:“微寒。”《吴氏本草經》:“《神農》: 苦，小温。《雷公》: 苦，無毒。《扁鵲》、《桐君》: 甘，無毒。《李氏》: 大寒。云: 藥中君。”

〔4〕治風熱 《御覽》引《本草經》同。“風熱”爲古病名。《病源》卷

二“風熱候”：“風熱病者……其狀使人惡風，寒戰，目欲脱，涕唾出。候之三日内及五日内不精明者是也。”

〔5〕死肌 《别録》：“堅筋骨。”《御覽》引《本草經》無“死”以下至“不下”文。

〔6〕癰傷 見“癰疽”條。盧、過、莫諸輯本“傷”作“瘍”。按，“傷”與“瘍”上古音均陽部韵，叠韵通假。

〔7〕喉舌……不下 《通用藥》見“喉痹痛”條。《綱目》原本卷十八“腫”下有“閉”字（姜輯本同）。王輯本“腫”下有“不通”二字。

〔8〕久服輕身 《御覽》引《本草經》同。《綱目》自“久”以下主治均作《别録》文。

〔9〕明目……顔色 《御覽》引《本草經》作“明潤、目澤”，又無“顔”字。

〔10〕不老……延年 《御覽》引《本草經》同。

〔11〕大……神 《通用藥》見“耳聾”條。

〔12〕生川谷 《御覽》引《本草經》同。又：“生泰山。”《别録》：“生泰山。或石山之陰。或高山巖石上。或生人間。”

〔13〕正月採 《吴氏本草經》作：“採無時。”

四十三 蒺蔾子

蒺蔾子〔1〕 一名旁通〔2〕，一名屈人〔3〕，一名止行，一名升推〔4〕，一名犲羽〔5〕。味苦，温，無毒〔6〕。治惡血，破癥結〔7〕積聚，喉痹〔8〕，乳難〔9〕。久服長肌肉，明目，輕身。身體風癢，頭痛，欬逆，傷肺，肺痿，止煩，下氣，小兒頭瘡，癰腫，陰㿉〔10〕。**生平澤或道傍〔11〕。**七月、八月採實，曝乾〔12〕。可作摩粉。可煮以浴。烏頭爲之使。

〔1〕蒺蔾子 《説文·草部》“薺”條作“蒺蔾”。《御覽》卷九九七引《本草經》，《和名類聚抄》卷二十及《綱目》原本卷十六均名“蒺蔾”。《長生療養方》卷二作“蒺莉子”。《集注·七情表》（敦本）作“蒺梨子”（莫輯本同）。孫、筠輯本作“疾藜子”。顧輯本作“蒺蔾子”。

〔2〕一名旁通 《御覽》引《本草經》“旁”作“傍”。

〔3〕一名屈人 《御覽》引《本草經》無（王輯本同）。

〔4〕一名升推　《御覽》引《本草經》同。

〔5〕一名犲羽　《御覽》引《本草經》無此名，又有："一名水香。"《綱目》原本卷十六"犲"作"休"（盧、過、姜諸輯本同），孫、森輯本作"豺"。《别録》："一名即藜。一名茨。"《經典釋文》卷三十第十三引《本草》同以上各别名，唯"犲"作"豺"，"藜"作"梨"，"茨"作"茨多"。

〔6〕味苦……無毒　《别録》："辛，微寒。"

〔7〕破癥結　姜輯本無"結"字。

〔8〕喉痹　《通用藥》見"喉痹痛"條。《素問·陰陽别論》："一陰一陽結，謂之喉痹。"《病源》卷三十"喉痹候"："喉痹者，喉裹腫塞痹痛，水漿不得入也。"

〔9〕乳難　《通用藥》見"難產"條。

〔10〕身體……陰癀　《通用藥》見"暴風瘙癢"、"陰癀"二條。

〔11〕生平澤或道傍　《别録》："生馮翊。"《經典釋文》引《本草》作"生道上，布地"。

〔12〕七月……曝乾　《經典釋文》引《本草》作"子及葉并有刺，狀如鷄菱"。

四十四　肉蓯蓉

肉蓯蓉[1]　**味甘，微温，無毒**[2]**。治五勞七傷**[3]**，補中**[4]**，除莖**[5]**中寒熱痛**[6]**，養五臟，强陰**[7]**，益精氣，多子。婦人癥瘕。久服輕身**[8]**，**除膀胱邪氣，腰痛，止痢。**生山谷**[9]**。**五月五日採，陰乾[10]。

〔1〕肉蓯蓉　《本草和名》卷上及《醫心方》卷一均作"肉縱容"（森輯本同）。孫輯本作"肉松容"。尚輯本"蓯"作"苁"。曹輯本作"肉松容"。筠輯本作"肉從容"。

〔2〕味甘……無毒　《别録》："酸、鹹。"《吴氏本草》（見《御覽》卷九八九及《證類》卷七《嘉祐》注）："《神農》、《黄帝》：鹹。《雷公》：酸。《李氏》：小温。"

〔3〕治五勞七傷　《通用藥》見"虚勞"條。

〔4〕治五勞……補中　《御覽》卷九八九引《本草經》同。

〔5〕莖　指男性陰莖。《諸病源候論》卷十四"石淋候"："小便則莖痛，

尿不能卒出。”即指莖中痛而言。

〔6〕痛 《御覽》引《本草經》無。

〔7〕强陰 《通用藥》見“陰痿”條。

〔8〕養五臟……輕身 《御覽》引《本草經》同。

〔9〕生山谷 《御覽》引《本草經》同，又：“生河西。”《别録》：“生河西及代郡、雁門。”《吴氏本草》：“生河東陰地。或生代郡、雁門。”

〔10〕五月……陰乾 《吴氏本草》作：“長三四寸，聚生。二月、八月採，陰乾用之。”

四十五 防風

防風〔1〕 一名銅芸〔2〕。味甘，温，無毒〔3〕。治大風，頭眩痛〔4〕，惡風，風邪〔5〕，目盲無所見，風行周身，骨節疼痹〔6〕，煩滿〔7〕。久服輕身〔8〕。脅痛，脅風，頭面去來，四肢攣急，字乳，金創，内痙。**生川澤〔9〕。**二月、十月採根，曝乾〔10〕。得澤瀉、藁本療風。得當歸、芍藥、陽起石、禹餘糧療婦人子臟風。殺附子毒。惡乾薑、藜蘆、白蘞、芫花。

〔1〕風 尚、曹輯本作“风”。

〔2〕一名銅芸 《御覽》卷九九二引《本草經》：“一名銅芒。”《别録》：“一名茴草。一名百枝。一名屏風。一名蕑根。一名百蜚。”《吴氏本草》（見《御覽》卷九九二）：“一名迴雲。一名回草。一名百枝。一名蕑根。一名百韭。一名百種。”按“銅芸”之名又可見於酈道元《水經注》卷六涑水注引《神農本草》：“地有固活、女疎、銅芸（即防風），紫菀之族也。”

〔3〕味甘……無毒 《别録》：“辛。”《吴氏本草》：“《神農》、《黄帝》、《岐伯》、《桐君》、《扁鵲》：甘，無毒。《李氏》：小寒。”

〔4〕治大風……眩痛 《御覽》引《本草經》同。《長生療養方》無“痛”字。大風，古又稱惡風。《病源》卷二“惡風鬚眉墮落候”：“大風病，鬚眉墮落者皆從風濕冷熱得之。”或又稱爲厲風，麻風。

〔5〕惡風……風邪 《御覽》引《本草經》無。《别録》：“脅痛，脅風，頭面去來。”《通用藥》見“療風通用”條。

〔6〕骨節疼痹 《别録》：“四肢攣急。”《綱目》原本卷十三“痹”作“痛”（王、姜輯本同）。

〔7〕煩滿 《綱目》原本作《别録》文（姜輯本無）。

〔8〕目盲……輕身 《御覽》引《本草經》同，但“痹”作“痛”。

〔9〕生川澤 《御覽》引《本草經》同。又：“生沙苑。”《别録》：“生沙苑及邯鄲、琅邪、上蔡。”《吴氏本草》：“或生邯鄲、上蔡。”又：“琅邪者良。”

〔10〕二月……曝乾 《吴氏本草》作：“正月生，葉細圓，青黑黄白。五月黄花，六月實黑。二月、十月採根，日乾。”

四十六　蒲黄

蒲[1]黄　味甘，平，無毒。治心腹膀胱寒熱[2]，利小便，止血[3]，消瘀血[4]。久服輕身，益氣力，延年，神仙。生池澤[5]。四月採。

〔1〕蒲 《醫心方》卷一及《長生療養方》卷二均作“蒱”。

〔2〕治心……寒熱 《通用藥》見“大腹水腫”條。

〔3〕止血 《長生療養方》作：“止崩中，痢血，鼻衄。”《通用藥》見“溺血”、“鼻衄血”、“婦人崩中”諸條。

〔4〕消瘀血 《通用藥》見“瘀血”條。

〔5〕生池澤 《别録》：“生河東。”

四十七　香蒲

香蒲[1]　一名睢[2]。味甘，平，無毒[3]。治五臟心下邪氣[4]，口中爛臭[5]，堅齒，明目，聰耳，久服輕身，耐老[6]。生南海池澤[7]。

〔1〕香蒲 《醫心方》卷一“蒲”作“蒱”。《吴氏本草》（見《御覽》卷九九三）名爲“醮”。

〔2〕一名睢 《御覽》卷九九三引《本草經》“睢”作“睢蒲”。《别録》：“一名醮。”《吴氏本草》：“一名醮石。一名香蒲。”

〔3〕味甘……無毒 《吴氏本草》：“《神農》、《雷公》：甘。”

〔4〕治五臟……邪氣 《御覽》引《本草經》同。

〔5〕口中爛臭 《御覽》引《本草經》無。

〔6〕堅齒……耐老 《御覽》引《本草經》、《香藥抄》本卷引《本草》均同。

〔7〕生南海池澤 《御覽》引《本草經》同。《吴氏本草》同，唯“澤”下有“中”字。“南海”係指在先秦古籍中泛指中国南方海域。《詩經·大雅·江漢》：“於疆於理，至於南海。”《尚書·禹貢》：“入於南海。”

四十八 續斷

續斷[1] 一名龍豆，一名屬折[2]。味苦，微温，無毒[3]。治傷寒，補不足[4]，金瘡[5]，癰傷[6]，折跌，續筋骨[7]，婦人乳難[8]，崩中，漏血[9]，久服益氣[10]力。生山谷[11]。七月、八月採[12]，陰乾。地黄為之使。惡雷丸。

〔1〕續斷 《集注·七情表》敦本，《千金·七情表》（真本、宋本），《萬安方》卷六十“斷”均作“断”。森輯本“斷”作“斲”。尚、曹輯本作“续断”。

〔2〕一名屬折 《御覽》引《本草經》上一别名同，但無下一别名（王、姜輯本同）。《本草和名》卷上“屬”作“属”，《千金翼》卷二作“屬”。《别録》：“一名接骨。一名南草。一名槐。”《李（當之藥録）》（見《證類》卷七陶注）：“是虎薊。”

〔3〕味苦……無毒 《别録》：“辛。”

〔4〕補不足 《通用藥》見“虚勞”條。

〔5〕金瘡 孫輯本“瘡”作“創”。《别録》：“金瘡，血内漏，止痛，生肌肉及踠傷惡血。”

〔6〕癰傷 盧輯本“傷”作“瘍”（過、莫輯本同）。

〔7〕續筋骨 《别録》：“腰痛、關節緩急。”

〔8〕乳難 以上主治文《御覽》卷九八九引《本草經》均同。

〔9〕崩中……漏血 《證類》各本均作墨字。今據《御覽》卷九八九引《本草經》文改。

〔10〕氣 《御覽》引《本草經》無。《綱目》原本卷十五“力”訛作“刀”。

〔11〕生山谷 《御覽》引《本草經》同。又：“生常山”（《别

録》同)。

〔12〕七月……採 《桐君藥録》(見陶弘景注):“續斷生蔓延，葉細，莖如荏。大根本，黄白有汁。七月、八月採根。”

四十九 漏蘆

漏蘆[1] 一名野蘭[2]。味苦，寒。無毒[3]。治皮膚熱[4]，惡瘡[5]，疽，痔，濕痹，下乳汁[6]。久服輕身，益氣，耳目聰明，不老，延年。止遺溺[7]。生山谷[8]。八月採根，陰乾。可作浴湯。

〔1〕漏蘆 《御覽》卷九九一引《本草經》作“漏盧”。《萬安方》卷五十九“漏”作“漏”。尚輯本“蘆”作“卢”，曹輯本作“芦”。

〔2〕一名野蘭 《御覽》引《本草經》同，但無以下文字。

〔3〕味苦……無毒 《政和》(金本)“苦”下有白字“鹹”(孫、姜輯本同)。《大觀》(宋本)，《大觀》(柯本) 均墨字，今從後者。《御覽》卷九九一引《本草經》無“味”以下文字。《别録》:“大寒。”

〔4〕熱 《綱目》原本卷十五下有“毒”字(姜輯本同)。

〔5〕惡瘡 孫辑本“瘡”作“創”。《别録》:“熱氣瘡癢如麻豆。”《通用藥》見“惡瘡”條。

〔6〕下乳汁 《通用藥》見“下乳汁”條。

〔7〕止遺溺 《通用藥》見“小便利”條。

〔8〕生山谷 《别録》:“生喬山。”

五十 天名精

天名精[1] 一名麥句薑[2]，一名蝦蟆藍[3]，一名豕首[4]。味甘，寒，無毒[5]。治瘀血，血瘕[6]欲死，下血，止血[7]，利小便，除小蟲[8]，去痹，除胸中結熱，止煩渴[9]。久服輕身，耐老。逐水，大吐下。生平原，川澤[10]。五月採[11]。垣衣為之使。

〔1〕天名精 《吴氏本草》(見《御覽》卷九九二) 名“豕首”。

〔2〕一名麥句薑 《爾雅·釋草》“茢、薽、豕首”條邢昺疏引《本草》同。姜輯本“句”作“勾”。王輯本無。

〔3〕一名蝦蟆藍 《爾雅》邢疏引《本草》同。

〔4〕一名豕首　《别録》："一名天門精。一名玉門精。一名彘顱。一名蟾蜍藍。一名覲。"《吴氏本草》："一名澤藍。"《爾雅》郭璞注（豕首條）引《本草》："彘盧，一名蟾蠩蘭。"《爾雅》邢疏引《本草》同，又有"一名蟾蠩蘭"及"一名天門精，一名玉門精"。邢疏又引《别録》："一名天蔓精。南人呼為地菘。"按："豕首"係"天名精"别名，又係"蠡實"别名。《御覽》卷九九二同一"豕首"條下所引《本草經》文屬後者，引《吴氏本草》文屬前者。今分别糾正。

〔5〕味甘……無毒　《吴氏本草》："《神農》、《黄帝》：甘，辛，無毒。"《通用藥》（蝦蟆藍）"鼻衄血"條"寒"作墨字。

〔6〕血瘕　古病名。《素問·陰陽類論》："陰陽並絶，浮為血瘕。"

〔7〕止血　《通用藥》見"鼻衄血"條（蝦蟆藍）。

〔8〕除小蟲　《綱目》原本卷十五自"除"以下至"渴"均作《别録》文（孫、顧、王、姜諸輯本均無）。

〔9〕渴　金本《政和》為墨字，宋本《大觀》，柯本《大觀》均白字，今從後者。

〔10〕生平原……澤　《吴氏本草》："生冤句。"

〔11〕五月採　《吴氏本草》文。

五十一　决明子

决明子[1]　一名草决明。一名羊明[2]。**味鹹，平，無毒**[3]。**治青盲**[4]**，目淫膚**[5]**，赤白膜**[6]**，眼赤痛**[7]**，淚出。久服益精光，輕身。**脣口青。**生川澤**[8]。十月十日採，陰乾百日。蓍實為之使。惡大麻子。

〔1〕决明子　《御覽》卷九八八"石决明"條引《本草經》名"草决明"。《本草和名》卷上、《醫心方》卷一均作"决明"（森輯本同）。《千金·七情表》（真本）"决"作"茪"。

〔2〕一……羊明　《吴氏本草》（見《御覽》卷九八八）文。

〔3〕味鹹……無毒　《御覽》引《本草經》："石决明味酸。草决明味鹹。"《别録》："苦，甘，微寒。"

〔4〕治青盲　《御覽》引《本草經》作："理自珠精。"但無此及以下主治文。青盲的症狀據《病源》卷二十八"目青盲候"："青盲者，謂眼本無

異，瞳子黑白分明，直不見物耳。”

〔5〕目淫膚　又稱“目息肉淫膚”。“淫”字義為浸潤。《釋名·釋言語》：“淫，浸也。浸淫旁入之言也。”“膚”字本義為皮膚。引申義為分布在表面上的努肉組織。《釋名·釋形體》：“膚，布也。布在表也”。《論語·顔淵》：“膚受之愬。”皇侃疏：“膚者，人肉皮上之薄𦗟也。”《廣雅·釋器》：“膚，肉也。”《病源》卷二十八“目息肉淫膚候”：“息肉淫膚者，此由邪熱在臟，氣衝於目，熱氣切於血脉，藴熱不散，結而生息肉，在於白睛、膚瞼之間，即謂之息肉淫膚也。”

〔6〕赤白膜　指目生膚翳的紅色（充血）或白色薄膜組織。《醫心方》卷五“治目赤白膜方第十七”引《治眼方》有：“治眼卒生膚翳（瞖）赤白幕（膜）方。”《病源》卷二十八“目膚翳候”：“膚翳者，明眼睛上有物如蠅翅者即是。”

〔7〕眼赤痛　《通用藥》見“目赤熱痛”條。《綱目》原本卷十六無“痛”字（姜輯本同）。

〔8〕生川澤　《別録》：“生龍門。”

五十二　飛廉

飛廉〔1〕　一名飛輕〔2〕。味苦，平，無毒。治骨節熱〔3〕，脛重酸疼〔4〕。久服令人身輕〔5〕。頭眩頂重，皮間邪風如蜂螫針刺，魚子細起，熱瘡，癰，疽，痔，濕痹，止風邪，咳嗽，下乳汁，益氣，明目，不老〔6〕。生川澤〔7〕。五月採根，七月、八月採花，陰乾。可煮，可乾。得烏頭良。惡麻黄。

〔1〕飛廉　《集注·七情表》（敦本）訛作“蜚廉”，《千金·七情表》（孫本）訛作“蜚蠊”（按《千金·七情表》（孫本）將其列入草部上品，《集注·七情表》（敦本）將其列入草部下品）。《和名類聚抄》卷二十引《本草》作“飛廉草”。尚、曹輯本“飛”作“飞”。

〔2〕一名飛輕　王、姜輯本無。《別録》：“一名漏蘆。一名天薺。一名伏猪。一名伏兔。一名飛雉。一名木禾。”

〔3〕治骨節熱　《別録》：“除風邪留熱。”

〔4〕脛重酸疼　《別録》：“脚痹。”

〔5〕久服令人身輕　《別録》：“養血，去心腹痼疾結氣。”

〔6〕頭眩……不老　《通用藥》見“風眩”條。

〔7〕生川澤　《别録》:“生河内。”

五十三　旋花

旋花[1]　一名筋根花[2]，一名金沸[3]。味甘，温，無毒。主益氣[4]，去面皯黑，色媚好[5]。

其根，味辛[6]，治腹中寒熱邪氣[7]，利小便[8]。久服不饑，輕身。生平澤[9]。五月採，陰乾。

〔1〕旋花　《大觀》(宋本),《政和》(金本)同。《御覽》卷九九二引《本草經》“花”作“華”(孫、森、筠輯本同)。

〔2〕一名筋根花　《本草和名》卷上“筋”作“葝”。孫、森輯本“花”作“華”字。姜輯本無“花”字。王輯本無此名。

〔3〕一名金沸　王輯本無。《御覽》卷九九二引《本草經》:“一名葡根。一名美草。”《别録》:“一名美草。”

〔4〕味甘……益氣　《御覽》引《本草經》無。

〔5〕去面皯……媚好　《御覽》引《本草經》作:“去面皯黑，令人色悦澤。”“皯”,《證類》各本作“奸”，異寫。為面黑氣。參見菟絲子條“面皯”注。

〔6〕其根，味辛　《御覽》引《本草經》作“根”。

〔7〕治……氣　《御覽》引《本草經》同，但無以下主治文。

〔8〕利小便　《綱目》原本卷十八自“利”以下主治均作《别録》文(姜輯本無)。

〔9〕生平澤　《御覽》引《本草經》作:“生豫州或預章。”《别録》:“生豫州。”

五十四　蘭草

蘭草[1]　一名水香[2]。味辛，平，無毒[3]。主利水道[4]，殺蠱毒，辟不祥[5]。久服益氣，輕身，不老[6]，通神明。除胸中痰澼[7]。生池澤[8]。四月、五月採[9]。

〔1〕蘭草　《御覽》卷九八三“蘭香”條引《本草經》名“草蘭”。《香

藥抄》本卷引《本草》名“蘭香”。尚、曹輯本“蘭”作“兰”。

〔2〕一名水香　《御覽》引《本草經》同。

〔3〕味辛……無毒　《素問·奇病論》“治之以蘭”王冰注引《神農（本草經）》古本作“味辛，熱，平”。《御覽》引《本草經》無“味”以下至“不祥”文。

〔4〕主利水道　《素問》王冰注引古本無“主”字（森輯本同）。

〔5〕辟不祥　《素問》王冰注引古本同。“辟”字義為除去。《小爾雅·廣言》：“辟，除也。”“祥”字義為良好。《爾雅·釋詁》：“祥，善也。”“不祥”泛指有害於人體的致病因素。

〔6〕久服……不老　《御覽》引《本草經》同。但無以下文字。《別録》：“除胸中痰癖。”

〔7〕除胸中痰癖　《素問》王冰注引古本作“胸中痰癖也”。

〔8〕生池澤　《別録》：“生大吳。”

〔9〕四月……採　《李（當之藥録）》（見《證類》卷七陶注）：“是今人所種，似都梁香草。”《説文繫傳》引《本草》：“四五月採，謂採枝葉也。”

五十五　蛇床子

蛇床子〔1〕　**一名蛇粟**〔2〕**，一名蛇米**〔3〕**。味苦，平，無毒**〔4〕**。治婦人陰中腫痛**〔5〕**，男子陰痿，濕癢**〔6〕**，除痹氣**〔7〕**，利關節，癲癇**〔8〕**，惡瘡**〔9〕**。久服輕身。**好顏色，令人有子〔10〕。**生川谷及田野**〔11〕。五月採實，陰乾。惡牡丹，巴豆，貝母。

〔1〕蛇床子　《本草和名》卷上，《醫心方》卷一，《吳氏本草經》（見《御覽》卷九九二），《集注·七情表》（敦本），《千金·七情表》（真本、孫本），《長生療養方》卷二“蛇”均作“虵”，下同。莫輯本“床”作“牀”。

〔2〕一名蛇粟　《經典釋文》卷三十第十三引《本草》同。《大觀》（柯本）作白字（《大觀》（宋本）缺）。《爾雅·釋草》邢昺疏引《本草》無。《政和》（金本）作墨字（王輯本無）。《大觀》（柯本）作白字（《大觀》（宋本）缺），今從《大觀》（柯本）。

〔3〕一名蛇米　王輯本無。《吳氏本草經》：“一名虵珠。”《別録》：“一名虺床。一名思益。一名繩毒。一名棗棘。一名墻蘼。”《經典釋文》引《本

草》"棗棘"作"束棘"，"蘼"作"靡"。其餘《本經》,《别録》别名均同。《爾雅》邢疏"蘼"作"蘪"，其餘《本經》、《别録》别名均同。

〔4〕味苦……無毒　《别録》："辛甘。"

〔5〕治婦人……腫痛　《别録》："温中下氣，令婦人子臟熱。"

〔6〕男子……濕癢　《别録》："男子陰强。"《通用藥》見"暴風瘙癢"、"虚勞"、"陰痿"、"囊濕"諸條。

〔7〕除痹氣　王輯本無"除"以下至"瘡"文。

〔8〕癲癇　《通用藥》見"癲癇"條。

〔9〕惡瘡　孫輯本"瘡"作"創"。《通用藥》見"惡瘡"條。

〔10〕好顔色……有子　《通用藥》見"齒痛"條。《綱目》原本卷十四"好顔色"作《本經》文（姜輯本同）。

〔11〕生川谷及田野　《别録》："生臨淄。"

五十六　地膚子

地膚子〔1〕　一名地葵〔2〕。味苦，寒，無毒。治膀胱熱，利小便，補中〔3〕，益精氣〔4〕。久服耳目聰明，輕身，耐老。去皮膚中熱氣，散惡瘡，疝瘕。生平澤及田野〔5〕。八月、十月採實，陰乾。

〔1〕地膚子　《醫心方》卷一"膚"作"膚"。《御覽》卷九九二引《本草經》、《本草和名》卷上及《和名類聚抄》卷二十引《本草》均名"地膚"。尚、曹輯本"膚"作"肤"。

〔2〕一名地葵　《御覽》引《本草經》作："一名地華。一名地脉。一名地蔡。"又無以下文字。《别録》："一名地麥。"

〔3〕補中　《通用藥》見"虚勞"條。

〔4〕益精氣　《别録》："强陰。"《通用藥》見"陰痿"條。

〔5〕生平澤及田野　《别録》："生荆州。"

五十七　景天

景天　一名戒火〔1〕，一名水母花〔2〕，一名慎火〔3〕。味苦〔4〕，平，無毒。治大熱，火瘡〔5〕，身熱，煩，邪惡氣。

花〔6〕，主女人漏下赤白，輕身，明目〔7〕。諸蠱毒，痂疕，寒熱，風痹，諸不足。久服通神，不老。生川谷[8]。四月四日、七月七日採，陰乾。

〔1〕一名戒火　《御覽》卷九九八引《本草經》同。

〔2〕一名水母花　《證類》各本，《唐本草》均無（王、姜、森、莫諸輯本同）。今據《御覽》引《本草經》文。《事類賦》卷二十四“草”引《本草》作：“一名水母火。”

〔3〕一名慎火　《御覽》引《本草經》無。《别録》：“一名火母。一名救火。一名據火。”

〔4〕苦　《大觀》（宋本）、《大觀》（柯本）“苦”下均有白字“酸”。《政和》（金本）作墨字，今從後者。《御覽》引《本草經》無“味”以下至“白”文。《别録》：“酸。”《長生療養方》：“甘。”

〔5〕火瘡　《通用藥》見“暴風瘙癢”條。王輯本訛作“大倉”。

〔6〕花　孫、森輯本作“華”。

〔7〕輕身……明目　《御覽》引《本草經》同。

〔8〕生川谷　《御覽》引《本草經》無。《别録》：“生泰山。”

五十八　茵陳蒿

茵陳蒿[1]　味苦，平，無毒[2]。治風濕寒熱邪氣[3]，熱結[4]、黄疸[5]。久服輕身，益氣，耐老[6]。除頭熱，去伏瘕。生丘陵、坡岸上[7]。五月及立秋採[8]，陰乾。

〔1〕茵陳蒿　《御覽》卷九九三引《本草經》作“因塵蒿”。《本草和名》卷上及《醫心方》卷上均作“茵陳蒿”。《吴氏本草》（見《御覽》）作“因（塵）”。孫輯本作“因陳”。尚、曹輯本“陳”作“陈”、筠輯本作“茵蔯”。

〔2〕味苦……無毒　《别録》：“微寒”（姜輯本作《本經》文）。《吴氏本草》：“《神農》、《岐伯》、《雷公》：苦，無毒。《黄帝》：辛，無毒。”

〔3〕治風……邪氣　《御覽》引《本草經》同。《通用藥》見“久風濕痹”條。

〔4〕熱結　《御覽》引《本草經》無“熱”字。《通用藥》見“大熱”條。“熱結”指在體内熱氣鬱結。《傷寒論・辨太陽病脉證并治下》：“傷寒病，若吐、若下後，七八日不解，熱結在裏，表裏俱熱，時惡風，大渴，舌

上乾燥而煩”。

〔5〕黄疸 《别録》:“通身發黄，小便不利。”《通用藥》見“黄疸”條。

〔6〕黄疸……耐老 《御覽》引《本草經》同。盧輯本無“氣”字。《别録》:“面白悦，長年，白兔食之仙”（姜輯本“面白悦，長年”作《本經》文）。

〔7〕生丘陵……岸上 《御覽》引《本草經》作:“生泰山”（《别録》同）。《吴氏本草》:“生田中。”

〔8〕五月……採 《吴氏本草》作:“生田中，葉如藍。十一月採。”

五十九 杜若

杜若〔1〕 **一名杜蘅**〔2〕。**味辛，微温，無毒**〔3〕。**治胸**〔4〕**脅下逆氣，温中，風入腦户**〔5〕**，頭腫痛，多涕，淚出**〔6〕。**久服益精，明目**〔7〕**，輕身**〔8〕。止痛，除口臭氣，令人不忘〔9〕。**生川澤**〔10〕。二月、八月採根。曝乾〔11〕。得辛夷、細辛良，惡柴胡、前胡。

〔1〕杜若 《集注·七情表》（敦本）“若”作“谷”。

〔2〕一名杜蘅 《藝文類聚》卷八十一“杜若”條引《本草經》同。《御覽》卷九八三引《本草經》“蘅”作“衡”（孫、姜輯本同）。《本草和名》卷上“蘅”作“蘅”。王輯本作“土蘅”。《别録》:“一名杜蓮。一名白連。一名白芩。一名若芝。”

〔3〕味辛……無毒 《藝文類聚》引《本草經》作“味辛，微温”。《御覽》引《本草經》無此以下文字。《長生療養方》卷二:“苦。”

〔4〕胸 過輯本訛作“胞”。

〔5〕風入腦户 《通用藥》見“風眩”條。

〔6〕多涕……淚出 《綱目》原本卷十四作“涕淚”（姜輯本同）。

〔7〕明目 《别録》:“眩倒目䀮䀮。”

〔8〕久服……輕身 《藝文類聚》引《本草經》作“益氣，輕身”（《香藥抄》本卷及末引《本草經》同）。又無其他主治、生境文。

〔9〕止痛……不忘 《綱目》原本卷十四作《本經》文（姜、莫輯本同）。

〔10〕生川澤 《别録》："生武陵及冤句。"

〔11〕二月……曝乾 《説文繫傳·草部》"若"條引《本草》："杜若苗似薑，根似旋覆。"

六十 徐長卿

徐長卿 一名鬼督郵[1]。味辛，温，無毒[2]。治鬼物百精[3]，蠱毒[4]，疫疾[5]，邪惡[6]氣，温瘧[7]。久服强悍，輕身[8]。生山谷[9]。三月採。

〔1〕一名鬼督郵 《御覽》卷九九一引《本草經》同。《吴氏本草》（見《御覽》卷九九一）："一名石下長卿。"

〔2〕味辛……無毒 《吴氏本草》："《神農》、《雷公》：辛。"

〔3〕治鬼物百精 《通用藥》見"鬼疰尸疰"條。

〔4〕治鬼物……蠱毒 《御覽》引《本草經》同。

〔5〕疫疾 《御覽》引《本草經》二字互易。

〔6〕惡 《御覽》引《本草經》無。

〔7〕温瘧 《御覽》引《本草經》"瘧"作"鬼"。盧輯本"温"作"瘟"。

〔8〕久服……輕身 《御覽》引《本草經》同。《别録》："益氣，延年。"

〔9〕生山谷 《御覽》引《本草經》同。又有"生泰山"。《别録》："生泰山及隴西。"《吴氏本草》："或生隴西。"

六十一 石龍蒭

石龍蒭[1] 一名龍鬚[2]，一名草續斷[3]，一名龍珠[4]。味苦，微寒，無毒[5]。治心腹邪氣，小便不利，淋閉，風濕，鬼疰，惡毒[6]。久服補虚羸，輕身，耳目聰明，延年。補内虚不足，痞滿，身無潤澤，出汗，除莖中熱痛。生山谷濕地[7]。五月、七月採莖，曝乾。九節多味者良[8]。

〔1〕石龍蒭（chú 除）《本草和名》卷上"蒭"作"葺"。《吴氏本草》（見《御覽》卷九八九續斷條）名"龍蒭"。《御覽》卷九九四"龍鬚"條引《本草經》稱為"龍循"。真本《千金·七情表》"蒭"作"蒭"。孫、姜、莫、

蔡諸輯本“蒟”作“芻”。尚、曹輯本作“石龙刍”。

〔2〕一名龍鬚　《本草和名》卷上作“須”。《御覽》引《本草經》：“龍鬚也。”

〔3〕一名草續斷　《御覽》引《本草經》：“一名續斷”（森輯本同）。王輯本無。

〔4〕一名龍珠　《政和》（金本）同。《大觀》（宋本），《大觀》（柯本）及《千金翼》卷二引文均作墨字：“一名龍珠。”盧、王、森諸輯本無。《別録》：“一名龍華。一名懸莞。一名草毒。”《吴氏本草》：“一名龍多。一名龍鬚。一名續斷。一名龍木。一名草毒。一名龍華。一名懸菟。”

〔5〕味苦……無毒　《御覽》引《本草經》無以下文字。《別録》：“微温”。《吴氏本草》：“《神農》、《李氏》：小寒。《雷公》、《黄帝》：苦，無毒。《扁鵲》：辛，無毒。”

〔6〕鬼……惡毒　孫、森輯本“疰”作“注”。《別録》：“殺鬼疰惡毒氣。”

〔7〕生山谷濕地　《別録》及《吴氏本草》：“生梁州。”

〔8〕五月……良　《吴氏本草》作“七月七日採”。

六十二　王不留行

王不留行〔1〕　一名王不流行〔2〕。味苦，平，無毒〔3〕。治金瘡〔4〕，止血，逐痛〔5〕，出刺，除風痹〔6〕，内寒〔7〕。久服輕身〔8〕，耐老，增壽〔9〕。止心煩，鼻衄，癰疽，惡瘡，瘻乳，婦人難産〔10〕。生山谷〔11〕。二月、八月採〔12〕。

〔1〕王不留行　《綱目》原本卷十六誤作《別録》藥。

〔2〕一名王不流行　《吴氏本草經》（見《御覽》卷九九一）文。《綱目》原本卷十六：“《吴普本草》作：一名不流，蓋誤也”。

〔3〕味苦……無毒　《證類》各本“平”均作墨字。今據《御覽》卷九九一引《本草經》及《千金翼》卷二補。《別録》：“甘。”《吴氏本草經》：“《神農》：苦，平。《岐伯》、《雷公》：甘。”

〔4〕治金瘡　《世説新語》卷下之下劉孝標注引《本草》同。孫、王、森諸輯本“瘡”作“創”。《御覽》引《本草經》無此及以下主治文。《通用

藥》見"金瘡"條。

〔5〕逐痛　"逐"字義為驅逐。《廣韵·入·屋》:"逐，驅也。""逐痛"即止痛。

〔6〕除風痹　《世説新語》劉注引《本草》作"除風"。風痹為痹病的一種。《靈樞·壽夭剛柔》:"病在陽者命曰風，病在陰者命曰痹，病陰陽俱病命曰風痹。"又可參考《病源》卷一"風痹候"。

〔7〕内寒　莫輯本注:"内寒當為内塞。"按，"内寒"爲古病名。《素問·調經論》有"陰盛則内寒"之病機，可參考。

〔8〕久服輕身　《御覽》引《本草經》及《世説新語》劉注引《本草》均同。

〔9〕耐老……增壽　《御覽》引《本草經》作"能老"。

〔10〕止心煩……難産　《通用藥》見"瘻瘡"條。

〔11〕生山谷　《御覽》引《本草經》同。又:"生泰山"(《别録》及《世説新語》劉注引《本草》同)。

〔12〕二月……採　《吴氏本草經》"二"作"三"。

六十三　升麻

升麻[1]　一名周麻[2]。味甘、苦，平，無毒[3]。主解[4]百毒，殺百精、老物、殃鬼[5]，辟温疫[6]，瘴氣、邪氣[7]，蠱毒[8]。久服不夭[9]。入口皆吐出，中惡，腹痛，時氣，毒癘，頭痛，寒熱，風腫，諸毒，喉痛，口瘡，輕身，長年[10]。生山谷[11]。二月、八月採根，日乾。

〔1〕升麻　按:《本草綱目》卷二"神農本草經目録"中三品藥物(三百六十五種)中無升麻一藥。但在該書卷十三"升麻"條作《本經》藥。此藥在《證類本草》爲墨字(即《名醫别録》藥)。惟《太平御覽》引《本草經》有升麻文。故森立之、孫星衍等均以此爲《本經》藥，今據之復原為《本經》藥，其根據可見著者《輯復神農本草經的研究》第二章·三·"《本經》早期傳本中的脱遺藥物"。

〔2〕一名周麻　《御覽》卷九九〇引《本草經》:"一名周升麻。"

〔3〕味甘……無毒　《御覽》引《本草經》作:"味甘辛"(孫輯本同)。《别録》:"微寒。"《吴氏本草》(見《御覽》卷九九〇):"《神農》:甘。"

〔4〕主解　《御覽》引《本草經》作“治辟”。

〔5〕殺百精……殃鬼　《御覽》引《本草經》作“殺百老殃鬼”。孫輯本無“精”字。“百”字義爲大多數。《漢書·百官公卿表上》：“用於百事。”顔師古注：“言百者，舉大數也。”

〔6〕辟温疫　《御覽》引《本草經》“疫”作“疾”（孫輯本同）。《綱目》原本卷十三“温”作“瘟”。“温疫”爲流行性傳染病的古稱。《肘後備急方》卷二，第十五有“辟瘟疫藥”方。

〔7〕瘴氣邪氣　《御覽》引《本草經》訛作“鄣稚”。孫輯本作“鄣邪”。“瘴氣”是流行在南方地區一種類似傷寒的傳染病。《病源》卷十“瘴氣候”：“夫嶺南青草黄芒，瘴猶如嶺北傷寒也……其一日，二日瘴氣在皮膚之間，故病者頭痛，惡寒，腰痛强重……三日以上，氣浮於上，填塞心胸，使頭痛，胸滿而悶……五日以上，瘴氣深結在臟腑，故腹脹，身重，骨節煩痛。”

〔8〕蠱毒　《御覽》引《本草經》互易（孫輯本同）。

〔9〕久服不夭　《御覽》引《本草經》同。“夭”字義爲早死。《释名·釋喪制》：“少壯而死曰夭。”

〔10〕入口……長年　《通用藥》見“喉痹痛”、“口瘡”二條。

〔11〕生山谷　《御覽》引《本草經》同。又：“生益州”（《别録》同）。

六十四　牡桂

牡桂〔1〕　**味辛，温，無毒**〔2〕。**治上氣欬逆，結氣**〔3〕，**喉痹**〔4〕，**吐嘔**〔5〕。**利關節**〔6〕，**補中益氣**〔7〕。**久服通神，輕身，不老**。心痛，脅風，脅痛，止煩，出汗。**生南海，山谷**〔8〕。

〔1〕牡桂　《香要抄》本卷作“枯桂”。

〔2〕味辛……無毒　《五行大義》卷三引《本草》作“桂心，辛”。“結氣”爲氣病的一種，又稱“氣結”。《素問·舉痛論》：“余知百病生於氣也……思則氣結。”《病源》卷十三：“結氣病者，憂思所生也。心有所存，神有所止，氣留而不行，故結於内。”

〔3〕治上氣……結氣　《别録》：“脅風，脅痛。”

〔4〕喉痹　《香藥抄》本卷（天理本）“喉”作“唯”，（續羣本）作

"嗖"。又"吐"作"呧"。

〔5〕吐嘔 《證類》各本及《唐本草》"嘔"均作"吸"字（盧、孫、顧、王、姜、森、莫諸輯本同）。今據《香藥抄》末卷引《本草》改正。

〔6〕利關節 《别録》："温筋通脉。"

〔7〕補中益氣 《通用藥》見"虚勞"條。

〔8〕生南海山谷 《一切經音義》卷一"桂生"條引《本草》："出交、廣州及桂林。"

六十五　菌桂

菌[1]桂　味辛，温，無毒。治百病[2]，養精神，和顔色，爲諸藥先聘通使[3]。久服輕身，不老，面生光華[4]，媚[5]好常如童子。生山谷巖崖間[6]。無骨正圓如竹。立秋採[7]。

〔1〕菌 《證類》各本,《千金翼》卷三均同。寺本《唐本草》,《本草和名》卷上及《醫心方》卷一均作"箘"。

〔2〕治百病　森輯本"病"作"疾"。

〔3〕爲諸藥……通使 《蜀都賦》劉逵注引《神農本草經》作："爲衆藥通使。"《説文繫傳·木部》"桂"條引《本草》同。又有"是爲江南百藥之長也"。森輯本"聘"作"娉"。"聘"字本義爲問，或訪問。《詩經·小雅·採薇》："靡使歸聘。"毛亨傳："聘，問也。"《説文·耳部》："聘，訪也。"其引申義爲探求。《太玄經·元攡》："聘取天下之合。"范望注："聘，求也。""通"字義爲通順，到達。《説文·辵部》："通，達也。"《淮南子·主術訓》："則治道通矣。"高誘注："通，猶順也。""通使"本爲古代具有對外聯絡使命的官員，如《春秋左傳·襄公二年》："韓獻子使行人子員問之。"杜預注："行人，通使之官。"同上書《襄公二十六年》："（蔡）聲子通使於晉。""爲諸藥先聘通使"係喻作使藥力先驅到達病所。

〔4〕光華　指光輝明朗。《文心雕龍》："風清骨峻，遍體光華。"《竹書紀年》："舜十四年……日月光華旦復旦兮。"

〔5〕媚　王輯本"媚"作"娟"。"媚"字義爲美好，艶麗。《廣雅·釋詁一》："媚，好也。"《小爾雅·廣詁》："媚，美也。"

〔6〕生山谷巖崖間　寺本《唐本草》無“巖崖間”三字。《别録》:“生交阯、桂林。”《一切經音義》卷一“桂生”條引《本草》:“出交、廣州及桂林。”《香要抄》(天理本、續羣本)本卷引《本草》:“生山谷桂枝間”(《香藥抄》末卷引《本草》同)。“巖”字義爲山峰或崖岸。《説文·山部》:“巖,岸也。”《玉篇·山部》:“巖,峰也。”“崖”字義爲山或河高地的邊緣。《説文·屵部》:“崖,高邊也。”《繫傳》:“崖,水邊也。”

〔7〕無骨……立秋採　《蜀都賦》劉逵注作:“圓如竹。”

六十六　松脂

松脂　一名松膏。一名松肪〔1〕。**味苦,温,無毒**〔2〕。**治癰**〔3〕**疽,惡瘡**〔4〕,**頭瘍**〔5〕,**白秃**〔6〕,**疥瘙**〔7〕,**風氣**〔8〕,**安五臟**〔9〕,**除熱**〔10〕。**久服輕身**〔11〕,**不老,延年**〔12〕。胃中伏熱,咽乾,消渴。其赤者,主惡痹。**生山谷**〔13〕。六月採,鍊之令白。

〔1〕一名松肪　王輯本無以上二别名。

〔2〕味苦……無毒　“温”下《御覽》卷九五三引《本草經》衍“中”字(《藝文類聚》卷八十八“松”條引《本草經》訛作“渴中”)。《别録》:“甘。”

〔3〕癰　《證類》各本,《千金翼》卷三均無(過、孫、顧、王諸輯本同)。今據《唐本草》(寺本)補。

〔4〕惡瘡　《通用藥》見“惡瘡”條。孫輯本“瘡”作“創”。

〔5〕頭瘍　即頭瘡。瘡與瘍均陽部韵,古音通假。《劉涓子鬼遺方》卷五有“治頭瘡,惡瘡”薰方。

〔6〕白秃　《病源》卷三十九“白秃候”:“頭瘡有蟲,痂白而髮秃落,謂之白秃。”

〔7〕疥瘙　《唐本草》(寺本)“疥”訛作“疼”。

〔8〕風氣　《别録》:“風痹、死肌。”“風氣”,古病名。《素問·三部九候論》:“七診雖見,九候皆從者不死。所言不死者,風氣之病及月經之病,似七診之病而非也,故言不死。”

〔9〕安五臟　《唐本草》(寺本)無“五”字。

〔10〕除熱　《御覽》引《本草經》無此以上主治文。

〔11〕久服輕身　《藝文類聚》引《本草經》及《御覽》引《本草經》均同。

〔12〕不老……延年　《藝文類聚》引《本草經》及《御覽》引《本草經》均作“延年”。

〔13〕生山谷　《别録》:“生泰山。”

六十七　槐實

槐實〔1〕　**味苦，寒，無毒**〔2〕。**治五内**〔3〕**邪氣熱，止涎唾**〔4〕**，補絶傷**〔5〕**，五痔**〔6〕**，火瘡**〔7〕**，婦人乳瘕**〔8〕**，子臟急痛**〔9〕。久服明目，益氣，頭不白，延年〔10〕。**生平澤**〔11〕。以七月七日取之，擣取汁，銅器盛之，日煎，令可作丸，大如鼠屎，内竅中，三易乃愈。景天爲之使。

〔1〕槐實　《通用藥》“墮胎”等條,《集注·七情表》(敦本)、《千金·七情表》(真本、孫本)均作“槐子”。尚、曹輯本“實”作“实”。

〔2〕味苦……無毒　《别録》:“酸、鹹。”過、莫輯本“寒”作“平”。

〔3〕五内　即五臟。《三國志·蜀書·楊儀列傳》:“於是怨憤形於聲色，歎咤之音發於五内。”

〔4〕止涎唾　《長生療養方》卷二“唾”作“吐”字。

〔5〕補絶傷　《長生療養方》無“絶”字。

〔6〕五痔　《綱目》原本卷三十五作《别録》文（姜輯本同)。“五痔”有二説。其一,《病源》卷三十四“諸痔候”:“諸痔者，謂牡痔，牝痔，脈痔，腸痔，血痔也。”(《千金》卷二十三同）其二,《外臺》卷二十六“五痔方”引《崔氏方》作牡痔、酒痔、腸痔、血痔、氣痔。

〔7〕火瘡　孫、王輯本“瘡”作“創”。火瘡即火傷。《千金》卷二十五“火瘡第四”又稱“火燒傷”或“火爛瘡”。

〔8〕婦人乳瘕　“乳瘕”一稱不見傳世古醫書。《考注》以爲“即産後癥瘕”或以爲乳部癥瘕。兹待考。

〔9〕子臟急痛　《通用藥》見“墮胎”、“難産”二條。“子臟”即子宫。《延年秘録》有“療婦人子臟偏僻，冷結無子坐藥方”(見《外臺秘要》卷三十三)。《病源》卷三十九“子臟冷無子候”:“風冷之氣乘其經血，結於子臟。”

〔10〕久服……延年　王、莫輯本自“久”至“白”字作《本經》文。

〔11〕生平澤　《别録》：“生河南。”

六十八　枸杞

枸杞　一名杞根[1]，一名地骨[2]，一名枸忌[3]，一名地輔[4]。味苦，寒，無毒[5]。治五内邪氣，熱中[6]，消渴[7]，周痹[8]。久服[9]堅筋骨，輕身，不老[10]。風濕，下胸脅氣，客熱，頭痛，補内傷，大勞噓吸，利大小腸。生平澤及諸丘陵阪岸[11]。冬採根，春夏採葉，秋採莖實，陰乾。

〔1〕一名杞根　《藥種抄》本卷“杞”作“抱”。《香藥抄》本卷“杞”作“拘”。

〔2〕一名地骨　《御覽》卷九九〇引《本草經》同。

〔3〕一名枸忌　《御覽》引《本草經》無。《本草和名》卷上“枸”作“苟”（森輯本同）。《香藥抄》作“拘”。盧輯本“枸”作“枹”。王輯本無以上三别名。

〔4〕一名地輔　《御覽》引《本草經》同。《别録》：“一名羊乳。一名却暑。一名仙人杖。一名西王母杖。”《吴氏本草》（見《御覽》卷九九〇）：“一名杞芭。一名羊乳。”《綱目》原本卷三十六“地輔”作“地節”（姜輯本同）。

〔5〕味苦……無毒　《别録》：“根，大寒。子，微寒。”

〔6〕熱中　古病名。《素問·風論》：“風之傷人也。或爲寒熱，或爲熱中……風氣與陽明入胃……則爲熱中而目黄。”《靈樞·五邪》：“陽氣有餘，陰氣不足，則熱中善饑。”

〔7〕消渴　《素問·奇病論》：“肥者令人内熱，甘者令人中滿，故其氣上溢，轉爲消渴。”《金匱要略·消渴小便利淋病脉證》：“男子消渴，小便反多，以飲一斗，小便一斗。”《病源》卷五“消渴候”：“夫消渴病，渴不止，小便多是也。”

〔8〕周痹　《御覽》引《本草經》無此以上性味、主治文。王輯本“周”作“風”。周痹，爲痹病之一。《靈樞·周痹》：“周痹之在身也，上下移徙，隨脉其上下，左右相應，間不容空。”

〔9〕久服 《御覽》引《本草經》作“服之”。《別録》:“堅筋骨，强陰。”

〔10〕不老 《御覽》引《本草經》“不”作“耐”(森輯本同)。《唐本草》(寺本)作“能”。《別録》:“耐寒暑”(按：此三字《綱目》原本、莫輯本均作《本經》文)。

〔11〕生平澤……陵阪岸 《御覽》引《本草經》無此以下文字。《唐本草》(寺本)“岸”下有“上”字。《別録》:“生常山。”

六十九 柏實

柏實[1] 一名椈子[2]。味甘，平，無毒。治驚悸[3]，安五臟，益氣[4]，除風濕痹[5]。久服令人潤澤，美色[6]，耳目聰明，不饑，不老，輕身，延年。治恍惚，虚損，吸吸歷節，腰中重痛，益血，止汗。生山谷[7]。四時各依方面採，陰乾。柏葉尤良。牡蠣及桂、瓜子爲之使。畏菊花、羊蹄、諸石及麪麴。

〔1〕柏實 《唐本草》(寺本)、《本草和名》卷上，《醫心方》卷一及《長生療養方》卷二均作“栢”。《集注・七情表》(敦本)，《千金・七情表》(真本)均作“栢子”。

〔2〕一名椈子 《和名類聚抄》卷十七引《本草》文。

〔3〕治驚悸 《通用藥》見“驚邪”條。

〔4〕益氣 《通用藥》見“虚勞”條。

〔5〕除風濕痹 《長生療養方》無“濕”字。《綱目》原本卷三十四無“痹”字(姜輯本同)。孫輯本無“風”字。

〔6〕久服……美色 姜輯本注“(潤)，吳本作悦。”

〔7〕生山谷 《別録》:“生泰山。”

七十 茯苓

茯苓[1] 一名茯菟[2]。味甘，平，無毒[3]。治胸脅逆[4]氣，憂恚[5]，驚邪，恐悸[6]，心下結痛[7]，寒熱，煩滿[8]，欬逆。止口焦，舌乾[9]，利小便[10]。久服安魂魄[11]，養神[12]，不饑，延年。止消渴，好睡，大腹，淋瀝，膈中痰水，開胸腑，調臟氣，伐腎邪[13]。生山谷大松

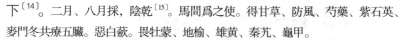

下[14]。二月、八月採，陰乾[15]。馬間爲之使。得甘草、防風、芍藥、紫石英、麥門冬共療五臟。惡白蘞。畏牡蒙、地榆、雄黄、秦艽、龜甲。

〔1〕茯苓 《證類》各本，《千金翼》卷三均同。《唐本草》（寺本），《本草和名》卷上，《醫心方》卷一，《集注·七情表》（敦本）均作“伏”（孫、森、尚、曹、筠諸輯本同）。又，以下别名亦作“伏”。

〔2〕一名茯菟 《大觀》（宋本），《大觀》（柯本）均作墨字。《政和》（金本）作白字，今據後者。《御覽》卷九八九引《本草經》：“一名伏神。”《别録》：“其有抱根者，名茯神。”

〔3〕味甘……無毒 《吴氏本草》（見《御覽》卷九八九）：“《桐君》：甘。《雷公》、《扁鵲》：甘，無毒。”《五行大義》卷三引《本草》：“味甘。”

〔4〕逆 《御覽》引《本草經》訛作“山”。

〔5〕憂恚 憂愁和忿怒。《説文·心部》：“恚，恨也。”《玉篇·心部》：“恚，怒也。”

〔6〕憂恚……恐悸 《御覽》引《本草經》：“憂患悸驚。”《通用藥》見“驚邪”條。

〔7〕心下結痛 《御覽》引《本草經》無“心”以下主治文。《通用藥》見“心下滿急”條。

〔8〕煩滿 《通用藥》見“心煩”條。

〔9〕止口焦……舌乾 《證類》各本，《千金翼》卷三及《藥種抄》本卷引《本草》及《綱目》原本卷三十七均無“止”字（諸輯本同）。今據《唐本草》（寺本）補。

〔10〕利小便 《别録》：“水腫、淋結。”莫輯本無。

〔11〕魄 《證類》各本，《千金翼》卷三，《綱目》原本均無“魂”字（盧、孫、顧諸輯本同）。今據寺本《唐本草》補。

〔12〕養神 《别録》：“長陰，益氣力，保神，守中。”

〔13〕止消渴……腎邪 《通用藥》見“風眩”、“痰飲”、“虚勞”諸條。

〔14〕生山谷大松下 《御覽》引《本草經》：“生山谷。”《别録》：“生泰山。”《吴氏本草》：“或生益州大松根下，入地三尺、一丈。”

〔15〕二月……陰乾 《吴氏本草》作：“二月、七月採。”

七十一　榆皮

榆皮[1]　**一名零榆。味甘，平，無毒**[2]**。治大小便不通**[3]**，利水道**[4]**，除邪氣，久服輕身**[5]**，不饑。**

其實[6]**尤良。**腸胃邪熱氣，消腫，小兒頭瘡，痂疕[7]。**生山谷**[8]。二月採皮取白，曝乾。八月採實，並勿令中濕，濕則傷人。

〔1〕榆皮　《綱目》原本卷三十五作"(榆)白皮"(蔡輯本同)。

〔2〕味甘……無毒　《别録》:"性滑利"(姜輯本"滑利"作《本經》文)。

〔3〕治大小便不通　《通用藥》見"小便淋"條。

〔4〕利水道　《醫心方》卷三十引《本草》無"利"字。

〔5〕久服輕身　《綱目》原本"服"下有《本經》文"斷穀"二字。

〔6〕其實　"實"即榆樹所結果實，連同其外殼，又稱"榆莢"(見《證類本草》引陳藏器文)。

〔7〕腸胃……痂疕　寺本《唐本草》無"痂"字。《通用藥》見"難産"條。

〔8〕生山谷　《别録》:"生潁川。"

七十二　酸棗

酸棗[1]　**味酸，平，無毒。治心腹寒熱，邪結氣聚**[2]**，四肢酸疼，濕痹**[3]**。久服安五臟**[4]**，輕身，延年。**煩心，不得眠，臍上下痛。血轉久泄，虚汗，煩渴，令人肥健[5]。**生川澤**[6]。八月採實，陰乾，四十[7]日成。惡防己。

〔1〕酸棗　《本草和名》卷上"棗"作"枣"。《醫心方》卷一，《千金·七情表》(真本)均作"来"。《通用藥》"不得眠"條，《千金·七情表》(孫本)名"酸棗人"。盧輯本"棗"下有"仁"字。尚、曹輯本"棗"作"枣"。

〔2〕邪結氣聚　《唐本草》(寺本)無"聚"字(森輯本同)。

〔3〕四肢……濕痹　姜輯本"疼"作"痛"。《别録》:"堅筋骨。""濕痹"爲痹病的一種濕氣偏重者，又稱"著痹"。《素問·痹論》:"濕氣盛者爲

著痹也。”

〔4〕久服安五臟 《唐本草》(寺本)無“五”字。《别録》:“補中，益肝氣。”

〔5〕煩心……肥健 《通用藥》見“不得眠”條。

〔6〕生川澤 《别録》:“生河東。”

〔7〕四十 《唐本草》(寺本)作“三十”。

七十三 蔓荆實

蔓荆實〔1〕 味苦，微寒，無毒〔2〕。治筋骨間寒熱，濕痹〔3〕，拘攣，明目〔4〕，堅齒，利九竅，去白蟲、長蟲〔5〕。久服輕身，耐老〔6〕。 風頭痛，腦鳴〔7〕。

小荆實亦等〔8〕。惡烏頭、石膏。

〔1〕蔓荆實 《通用藥》“髮秃落”條名“荆子”。《集注·七情表》(敦本)“蔓”作“蓡”,《千金·七情表》(真本)作“荆實”。尚、曹輯本“實”作“实”。

〔2〕味苦……無毒 《文選》卷十八《長笛賦》李善注引《本草經》:“味苦。”《别録》:“辛，平，温。”

〔3〕濕痹 孫輯本無“濕”字。

〔4〕明目 《别録》:“目淚出”。

〔5〕去白蟲、長蟲 《唐本草》(寺本),《綱目》原本卷三十六無“長蟲”。《政和》(金本)“長蟲”訛作墨字(盧、孫、王、森、莫諸輯本均無)。白蟲又名寸白蟲。《病源》卷十八“九蟲候”:“三曰白蟲，長一寸。”同上“寸白蟲候”:“寸白者，九蟲内之一蟲也。長一寸，而色白形小。”長蟲又名蚘蟲。《病源》卷十八“蚘蟲候”:“蚘蟲者是九蟲内之一蟲也。長一尺，亦有長五六寸……其發動，則腹中痛，發作腫聚，去來上下，痛有休息，亦攻心痛，口喜吐涎及吐清水……”

〔6〕耐老 《别録》:“益氣，令人光澤，脂緻。”

〔7〕風頭……腦鳴 《通用藥》見“頭面風”、“髮秃落”二條。

〔8〕小荆實亦等 盧輯本“亦”訛“又”。《紹興》(二十八卷本)及王輯本無。按，“小荆實”爲“蔓荆實”條的副品藥。據陶弘景注乃指牡荆實，

故實爲二物。陶注："小荆，即應是牡荆。牡荆子大於蔓荆子，而反呼爲小荆，恐或以樹形爲言，復不知蔓荆樹若高大。"

七十四　辛夷

辛夷　一名辛矧[1]，一名侯桃[2]，一名房木[3]。味辛，温，無毒[4]。治五臟[5]，身體寒熱[6]，風頭，腦痛[7]，面䵟[8]。久服下氣，輕身，明目，增年，耐老。温中，解肌，利九竅，通鼻塞，涕出，治面腫引齒痛，眩冒，身兀兀如在車船之上者，生鬚髮，去白蟲。生川谷[9]。九月採實，曝乾[10]。可作膏藥，用之去心及外毛，毛射人肺，令人欬。芎藭爲之使。惡五石脂。畏菖蒲、蒲黄、黄連、石膏、黄環。

〔1〕一名辛矧　《御覽》卷九六〇引《本草經》"矧"作"引"。王輯本無。姜、莫輯本"矧"作"雉"。

〔2〕一名侯桃　《御覽》引《本草經》同。《唐本草》(寺本)"侯"作"喉"。盧輯本作"椦"。

〔3〕一名房木　《御覽》引《本草經》同，但無以下文字。王輯本無。

〔4〕味辛……無毒　《醫心方》卷三十引《本草》無"温"字。

〔5〕臟　其下疑有脱文。

〔6〕身體寒熱　《唐本草》(寺本)及《醫心方》引《本草》"熱"均作"風"(森輯本同)。

〔7〕風頭……腦痛　《通用藥》見"頭面風"條。盧輯本"痛"作"病"。

〔8〕面䵟　盧輯本"䵟"作"黚"，孫輯本作"皯"。按，《玉篇》"黚"與"䵷"同，謂"色暗也"。䵟，《玉篇》："黑也。"

〔9〕谷　其下《御覽》卷九六〇引《神農本草》有"中"字。《别録》："生漢中。"《御覽》引《神農本草》又有："生漢中，魏興，涼州。"

〔10〕九月……曝乾　《御覽》引《神農本草》作："其樹似杜仲，樹高一丈餘，子似冬桃而小。"

七十五　五加皮

五加皮[1]　一名犲漆[2]。味辛，温，無毒[3]。治心腹疝氣[4]，腹痛，益氣[5]，治躄[6]，小兒不能行[7]，疽瘡[8]，陰蝕[9]。男子陰痿，囊下濕，小便餘瀝，女人陰癢及腰脊痛[10]，兩脚疼痹，風弱，五緩，虚羸，補中，益精，堅筋骨，强志意。久服輕身，耐老。生漢中及冤句。五月、七月採莖，十月採根，陰乾。五葉者良。遠志爲之使。畏蛇皮、玄參。

〔1〕五加皮 《唐本草》(寺本),《本草和名》卷上,《醫心方》卷一及《千金·七情表》(真本),《説文繫傳·草部》“茄”條均作“五茄”。森、尚、曹、筠諸輯本均作“五加”。

〔2〕一名犲漆 《紹興》(二十八卷本)無。《别録》:“一名犲節。”孫、森、莫諸輯本“犲”作“豺”，姜輯本作“豺。”

〔3〕味辛……無毒 《大觀》(柯本)“温”訛爲墨字，今據《大觀》(宋本)、《政和》(金本)作白字。《别録》:“苦，微寒。”

〔4〕治心腹疝氣 《長生療養方》卷二作:“主心腹痛。”

〔5〕益氣 《别録》:“虚羸，補中，强志意，久服輕身，耐老”。

〔6〕治躄 《别録》:“兩脚疼痹，風弱，五緩。”《通用藥》見“中風脚弱”條。躄(bì 碧)字義爲跛。《素問·痿論》:“肺熱葉焦，則皮毛虚弱急薄著，則生痿躄也。”王冰注:“躄，謂攣躄，足不得伸以行也。”

〔7〕小兒不能行 《唐本草》(寺本)“不”作“立”。《别録》:“益精，堅筋骨。”《綱目》原本卷三十六“兒”下有“三歲”二字(姜、莫輯本同)。

〔8〕疽瘡　孫輯本“瘡”作“創”。

〔9〕陰蝕　“蝕”字義爲侵蝕，腐蝕。《説文·蟲部》:“飾(《類篇》作蝕)，敗瘡也。”“陰蝕”爲女子外陰部潰瘍。《病源》卷四十“陰瘡候”:“陰瘡者，由三蟲，九蟲動作侵食所爲也……動作侵食於陰，輕者或癢，或痛，重者生瘡也。”

〔10〕男子……腰脊痛 《通用藥》見“虚勞”、“囊濕”、“腰痛”諸條。王輯本自“久”至“老”作《本經》文。

七十六　杜仲

杜仲　一名思仙[1]。味辛，平，無毒[2]。治腰脊痛[3]，補中，益精氣[4]，堅筋骨[5]，强志，除陰下癢濕[6]，小便餘瀝[7]。久服輕身，耐老[8]。生山谷[9]。二月、五月、六月、九月採皮。惡蛇蜕皮、玄參。

〔1〕一名思仙　《别録》："一名思仲。一名木綿。"《吴氏本草》（見《御覽》卷九九一）："一名木綿。一名思仲。"王輯本無此别名，但"木綿"作《本經》文。

〔2〕味辛……無毒　《别録》："甘。温。"

〔3〕治腰脊痛　《通用藥》見"腰痛"、"賊風攣痛"二條。姜輯本"脊"作"膝"。

〔4〕益精氣　《通用藥》見"虚勞"條。王輯本"精氣"二字互易。

〔5〕堅筋骨　《别録》："脚中酸疼、不欲踐也。"

〔6〕除陰下癢濕　盧、過、莫諸輯本"癢濕"二字互易。王輯本無。"陰下癢濕"指外陰部皮膚瘙癢而濕，包括五加皮條《别録》文所記的："（男子）囊下濕"及"女人陰癢"在内。武威漢簡《治百病方》："白水候奏男子有七疾方……六曰橐（囊）下癢濕。"《千金》卷二十四"陰㿗第八"："有五勞、七傷而得陰下癢濕，搔之黄汁出者。"均指此而言。

〔7〕小便餘瀝　"瀝"字義爲水滴。《説文·水部》："瀝，水下滴瀝。"《病源》卷十四"小便難候"："小便難，有餘瀝也。"又"氣淋候"："氣淋者……其狀：膀胱小便皆滿，尿澀，常有餘瀝是也。"

〔8〕耐老　《唐本草》（寺本）作"能老"。

〔9〕生山谷　《别録》："生上虞及上黨、漢中。"

七十七　女貞實

女貞實[1]　味苦，平，無毒[2]。主補中，安五臟[3]，養精神，除百疾[4]，久服肥健，輕身，不老，生川谷[5]。立冬[6]採。

〔1〕實　《本草和名》卷上及《醫心方》卷一均無。尚、曹輯本作"女贞实"。

〔2〕味苦……無毒　《别録》："甘。"

〔3〕安五臟　寺本《唐本草》、《紹興》（二十八卷本）無"五"字。

〔4〕除百疾　《綱目》原本卷三十六"疾"作"病"（姜、莫輯本同）。

〔5〕生川谷　孫輯本"川"作"山"。《别録》："生武陵。"

〔6〕冬　《證類》各本,《千金翼》卷三均同。《唐本草》(寺本)作“夏”。

七十八　蕤核

蕤核[1]　一名䕺[2]。味甘，温，無毒[3]。治心腹邪結氣[4]。明目[5]，目赤痛傷，淚出[6]。久服輕身，益氣[7]，不饑[8]。齆鼻[9]。生川谷[10]。七月採實[11]。

〔1〕蕤（ruí 綏）核　《證類》各本,《千金翼》卷三均同。《御覽》卷九九二引《本草經》及《吴氏本草》均作“蕤”。蔡輯本作“蕤核仁”。曹輯本訛作“苏核”。

〔2〕一名䕺　《吴氏本草》文。

〔3〕味甘……無毒　《別録》:“微寒。”《吴氏本草》:“《神農》、《雷公》:甘，無毒，平。”

〔4〕治心腹邪結氣　《御覽》引《本草經》“治”作“主治”，此下主治文全同。《別録》:“破心下結痰，痞氣。”《綱目》原本卷三十六“邪”下有“熱”字(盧、過、姜輯本同)。孫輯本無“結”字。

〔5〕明目　《吴氏本草》作“明耳目”。

〔6〕目赤……淚出　《唐本草》(寺本)“赤痛”二字互倒。《御覽》引《本草經》“出”後又有“目腫、眦爛”(姜輯本同。按此四字《證類》作墨字)。《別録》:“目腫、眦爛。”《通用藥》見“目赤熱痛”條。

〔7〕益氣　《吴氏本草》:“補中，强中，强志。”

〔8〕不饑　《吴氏本草》同。

〔9〕齆鼻　《通用藥》見“鼻齆”條。“齆”(wèng 翁“去聲”)即是鼻塞不通。《廣韵·去·送》:“齆，鼻塞曰齆。”

〔10〕生川谷　《御覽》引《本草經》同。又“生函谷”(《別録》同)。《吴氏本草》:“生池澤。”

〔11〕七月採實　《證類》各本,《千金翼》卷三均無。今據《唐本草》(寺本)。《吴氏本草》作:“八月採。”

七十九　橘柚

橘柚[1]　一名橘皮。味辛，温，無毒[2]，治胸中瘕熱[3]，逆氣[4]，利水穀[5]。久服去口臭[6]，下氣[7]，通神明[8]。氣衝胸中，吐逆，霍亂，止泄，去寸白，輕身，長年[9]。生川谷[10]。十月採。

〔1〕橘柚　《醫心方》卷三十引《本草》析爲“橘”、“柚”二藥。《長生療養方》卷二，《通用藥》“霍亂”等條均名“橘皮”（蔡輯本同）。

〔2〕味辛……無毒　姜輯本“辛”下有“苦”字。

〔3〕胸中瘕熱　古病名。本藥《藥性論》作：“能治胸膈間氣。”《食療本草》作：“開胸膈痰實結氣。”《日華子本草》作：“除胸中隔氣。”（均見《證類本草》卷二十三），可資參考。

〔4〕治胸中……逆氣　《神農黄帝食禁》（宋本）“熱”作“滿”。《唐本草》（寺本）無“逆”字（森輯本同）。《醫心方》引《本草》“瘕熱”作“癥瘕熱”。

〔5〕利水穀　《别録》：“除膀胱留熱，停水，五淋，利小便，主脾不能消穀。”

〔6〕久服去口臭　《千金翼》卷三“服”下有“之”字。《神農黄帝食禁》（孫真人本）“久服”作“服之”。《證類》各本，《唐本草》，《綱目》原本卷三十均無“口”字（盧、孫、顧、王、姜、森諸輯本同），今據《神農黄帝食禁》補。

〔7〕下氣　《别録》：“下氣，止嘔、欬。”《通用藥》見“嘔啘”、“上氣欬嗽”二條。

〔8〕通神明　《證類》各本，《唐本草》（寺本），《神農黄帝食禁》，《綱目》原本均無“明”字（盧、孫、顧、森、莫輯本同）。今據《千金翼》卷三補。《醫心方》引《本草》作“通神，長年”。

〔9〕氣衝……長年　《通用藥》見“霍亂”、“轉筋”、“嘔吐”、“痰飲”、“心下滿急”、“寸白”諸條。王輯本“輕身，長年”作《本經》文。

〔10〕生川谷　《别録》：“生南山、江南。”

八十　大棗

大棗[1]　一名乾棗。一名美棗。一名良棗[2]。味甘，平[3]，無毒。治心腹邪氣，安中養脾[4]，助十二經[5]，平胃氣[6]，通九竅[7]，補少氣，少津液[8]，身中不足[9]，大驚，四肢重，和[10]百藥。久服輕身，長年[11]。强力，除煩悶，治心下懸，腸澼。

葉[12]，覆麻黄能令出汗[13]。生平澤[14]。八月採，曝乾[15]。殺烏頭毒。

〔1〕大棗　《唐本草》(寺本)“棗”作“棗”。《本草和名》卷下，《醫心方》卷一“棗”均作“棗”。《初學記》卷二十八引《本草》及《事類賦》卷二十六“棗”條引《本草》均名“棗”。《醫心方》卷三十引《本草》名“乾棗”。尚、曹輯本作“大枣”。

〔2〕一名良棗　《吴氏本草經》(見《齊民要術》卷二)同。

〔3〕平　《神農黄帝食禁》作“辛、熱、滑”。

〔4〕安中養脾　《神農黄帝食禁》“脾”下有“氣”字。《初學記》引《本草》，《御覽》卷九六五“棗”條引《本草》，《事類賦》引《本草》及《别録》均作：“補中益氣。”《吴氏本草》(見《證類》卷二十三唐慎微引文)作：“主調中，益脾氣。令人好顔色、美志氣。”《綱目》原本卷二十九“脾”下有“氣”字(姜輯本同)。

〔5〕助十二經　《醫心方》引《本草》“經”下有“脉”字。

〔6〕平胃氣　《神農黄帝食禁》(孫真人本)無(姜輯本同)。寺本《唐本草》無“平”字。

〔7〕通九竅　姜輯本無。

〔8〕補少氣……津液　《神農黄帝食禁》(孫真人本)無“少氣、少”，同書(宋本)無後一“少”字。《唐本草》(寺本)及《醫心方》引《本草》均無“液”字(森輯本同)。

〔9〕身中不足　《通用藥》見“虚勞”條。

〔10〕和　其上《神農黄帝食禁》有“可”字。

〔11〕久服……長年　《初學記》引《本草》及《御覽》引《本草》均作“久服神仙”。《醫心方》引《本草》“年”下有“神仙”二字。《别録》：“不

饑，神仙。"《綱目》原本"長"作"延"字（姜輯本同）。

〔12〕葉 《紹興》（二十八卷本）訛作"草"。姜輯本其下有"氣味甘温"四字，但不見《證類》各本。"葉"，指棗樹葉。

〔13〕覆麻黄……出汗 《唐本草》（寺本）無"令"字（森本同）。

〔14〕生平澤 《别録》："生河東。"

〔15〕八月……曝乾 《初學記》引《本草》、《御覽》引《本草》及《事類賦》引《本草》均作"九月採"。《御覽》引《本草》"曝"作"日"字。

八十一 葡萄

葡萄[1] 味甘，平，無毒[2]。治筋[3]骨濕[4]痹，益氣[5]，倍力[6]，强志，令人肥健[7]，耐饑[8]，忍風寒[9]。久食輕身[10]，不老[11]，延年[12]。可作酒。逐水，利小便。生山谷[13]。

〔1〕葡萄 《唐本草》（寺本）作"蒲陶"（森、筠輯本同）。《本草和名》卷下、《醫心方》卷一及同書卷三十引《本草》均作"蒱陶"。《神農黄帝食禁》作"蒲桃"。《藝文類聚》卷八十七引《本草》及《御覽》卷九十二引《本草經》均作"蒲萄"（孫輯本同）。

〔2〕味甘……無毒 姜輯本"平"下有"澁"字。

〔3〕筋 《紹興》（二十八卷本）作"節"。

〔4〕濕 《神農黄帝食禁》（孫真人本）作"温"。

〔5〕益氣 《藝文類聚》引《本草》及《御覽》引《本草經》同，但均無以上文字。

〔6〕倍力 《藝文類聚》引《本草》及《御覽》引《本草經》均無。

〔7〕强志……肥健 《藝文類聚》引《本草》及《御覽》引《本草經》均同。

〔8〕耐饑 《藝文類聚》引《本草》作"少饑"。《御覽》引《本草經》無此及以下主治文。盧、過輯本"饑"作"老"。

〔9〕忍風寒 《藝文類聚》引《本草》無。

〔10〕久食輕身 寺本《唐本草》"久"訛作"人"。王輯本"食"作"服"。

〔11〕不老　盧、過輯本“老”作“饑”。

〔12〕久食……延年　《藝文類聚》引《本草》作“延年、輕身”。《神農黄帝食禁》(孫真人本)無“延年”二字。

〔13〕生山谷　《别録》:“生隴西、五原、敦煌。”《御覽》引《本草經》古傳本同。

八十二　蓬虆

蓬虆〔1〕　一名覆盆〔2〕。味酸，平，無毒〔3〕。主安五臟，益精氣，長陰令堅〔4〕，强志，倍力，有子。久服輕身，不老。暴中風，身熱，大驚。生平澤〔5〕。

〔1〕虆(lèi累)《唐本草》(寺本)、《本草和名》卷下、《醫心方》卷一均作“藟”(森、尚、筠諸輯本同)。

〔2〕一名覆盆　《别録》:“一名陵虆。一名陰虆。”《李當之藥録》(見《證類》卷二十三):“即是人所食莓爾。”《爾雅·釋草》邢昺疏引《本草》同以上《本經》、《别録》别名，又有“一名陰虆。其實名覆盆子”。《紹興》(二十八卷本)“盆”下有“子”字。姜輯本無。

〔3〕味酸……無毒　《大觀》(宋本),《大觀》(柯本)“酸”下有白字“鹹”。今依《政和》(金本)作墨字《别録》文。

〔4〕長陰令堅　《綱目》原本卷十八“令”下有“人”字(顧、鄒、姜諸輯本同)。

〔5〕生平澤　《别録》:“生荆山及冤句。”

八十三　藕實莖

藕實莖〔1〕　一名水芝〔2〕。味甘，平〔3〕，無毒。主補中〔4〕，養神〔5〕，益氣力〔6〕，除百疾〔7〕。久服輕身，耐老〔8〕，不饑，延年〔9〕。生池澤〔10〕。八月採。

〔1〕藕實莖　《本草和名》,《醫心方》卷一，同上書卷三十引《本草》,《神農黄帝食禁》,《萬安方》卷五十九,《綱目》原本卷三十二“蓮實”條均無“莖”字。《齊民要術》卷六引《本草》名“蓮”。《經典釋文》卷三十第十三引《本草》、《文選》卷六李善注引《本草》均名“藕”。《綱目》原本卷

三十三“蓮實”條。孫輯本作“藕實莖”。尚、曹輯本作“藕实茎”。

〔2〕一名水芝　《證類》各本,《唐本草》,《經典釋文》引《本草》,《一切經音義》卷八“或藕”條引《本草》均在“芝”下有“丹”字（盧、孫、王、森、莫諸輯本同）。今據《神農黄帝食禁》,《文選》李善注引《本草》及《綱目》原本引《本經》文（姜輯本同）。《别録》及《一切經音義》引《本草》均有“一名蓮”。

〔3〕甘，平　《神農黄帝食禁》（宋本）作“苦、甘、寒”。同上書孫真人本作“苦、寒”。《别録》:“寒。”姜輯本“平”下有“濇”字。

〔4〕主補中　《神農黄帝食禁》無“主”字。《齊民要術》引《本草》作:“安中補藏。”森輯本無“補”字。

〔5〕養神　《齊民要術》引《本草》作:“養神，强志。”

〔6〕力　《神農黄帝食禁》（孫真人本）無。

〔7〕除百疾　《神農黄帝食禁》“疾”作“病”。《齊民要術》引《本草》作:“除百病，益精神，耳目聰明”。

〔8〕久服……耐老　《齊民要術》引《本草》作:“輕身，耐老。”

〔9〕延年　《齊民要術》引《本草》作:“長生，神仙。”

〔10〕生池澤　《别録》:“生汝南。”

八十四　鷄頭實

鷄頭實〔1〕　一名鴈喙實〔2〕。味甘，平，無毒〔3〕。治濕痹〔4〕，腰脊膝痛，補中，除暴疾〔5〕，益精氣〔6〕，强志〔7〕，令人耳目聰明〔8〕。久服輕身，不饑，耐老，神仙〔9〕。生池澤〔10〕。八月採。

〔1〕鷄頭實　《唐本草》（寺本）作“鷄頭實”。《齊民要術》卷六引《本草經》,《御覽》卷九七五“芡”條引《本草經》均名“鷄頭”。《綱目》原本卷三十三作“芡實”。尚輯本作“鸡头实”。曹輯本作“鸡头”。

〔2〕一名鴈喙實　《齊民要術》引《本草經》:“一名雁喙。”《神農黄帝食禁》無。《御覽》引《本草經》:“一名鴈實,”但無性味、主治文。《别録》:“一名芡。”過輯本“實”作“食”。孫輯本“喙”作“啄”。王輯本無“實”字。姜輯本作“一名雁啄”。莫輯本作“一名鷹喙食”。

〔3〕味甘……無毒　姜輯本“平”下有“濇”字。

〔4〕治濕痹　《醫心方》卷三十引《本草》"治"作"主療"。

〔5〕除暴疾　《唐本草》（寺本）無"暴"字。"暴"字義爲急速。《史記·平津侯主父列傳》："故倒行暴施之。"索隱："暴者，卒也，急也。""暴疾"指急性病患。

〔6〕益精氣　《醫心方》引《本草》無"氣"字。

〔7〕强志　《神農黄帝食禁》"志"下有"意"字，其上性味、主治文同。

〔8〕令人耳目聰明　《神農黄帝食禁》,《唐本草》（寺本）及《醫心方》引《本草》均無"令"字（森輯本同）。

〔9〕神仙　《神農黄帝食禁》（孫真人本）無。

〔10〕生池澤　《别録》："生雷澤。"《御覽》引《本草經》古傳本同。

八十五　冬葵子

冬葵子〔1〕　**味甘，寒，無毒**〔2〕**。治五臟六腑寒熱，羸瘦，五癃**〔3〕**，利小便。久服堅骨**〔4〕**，長肌肉，輕身，延年。**婦人乳難、内閉。生少室山。十二月採之〔5〕，黄芩爲之使。

〔1〕冬葵子　《醫心方》卷三十引《本草》名"葵菜"。

〔2〕味甘……無毒　《醫心方》引《本草》同（同卷又引《神農經》作："味甘，寒"）。姜輯本"寒"下有"滑"字。

〔3〕五癃　《神農黄帝食禁》作"破五淋"（莫輯本同）。《通用藥》見"小便淋"條。"五癃"即"五淋"。癃與淋上古音均來母組，癃爲東部，淋爲侵部，故淋假爲癃。《黄帝内經太素》卷二"調養""遺溺閉癃"。楊上善注："（癃），淋也。篆字癃也。"武威出土漢簡《治百病方》作"五癃（瘁）"，《病源》卷十四及《千金》卷二十一第三均作"五淋"。"五癃"是五種癃病。惟《治百病方》只記有其中四種。即石癃，血癃，膏癃及泔癃。《外臺》卷二十七"五淋方"引《集驗方》所記則爲石淋，氣淋，膏淋，勞淋，熱淋。（《病源》及《千金》均同，但此外又多出其他淋病之名）。但在本書傳世佚文中除"五癃"外，又有"五淋"之名（見桑螵蛸條）以及五癃中的"氣癃"（車前子條），石癃（斑猫條），石淋（馬刀等條）諸稱。皆由後世轉録之故。現均仍依傳世本爲準，暫不改動。

〔4〕久服堅骨　《神農黄帝食禁》（孫真人本）無“堅骨”二字。《醫心方》卷三十引《神農經》作“久食利骨氣”。

〔5〕十二月採之　《神農黄帝食禁》（宋本）“之”作“葉”。

八十六　莧實

莧實[1]　一名馬莧[2]。味甘，寒，無毒[3]。治青盲[4]，明目，除邪，利大小便，去寒熱。久服益氣力[5]，不饑，輕身。殺蚘蟲。生川澤及田中[6]。十一月採。葉如藍。

〔1〕莧實　《神農黄帝食禁》作“莧菜實”。《醫心方》卷三十引《本草》作“莧菜”。《李（當之藥録）》（見《證類》卷二十七陶注）：“即莧菜也。”《和名類聚抄》卷十七引《本草》作“莧”。尚、曹輯本作“莧实”。按：《唐本草》（寺本）缺漏此藥。

〔2〕一名馬莧　王、姜輯本無。《别録》：“一名莫實。細莧亦同。”《李（當之藥録）》：“今馬莧别一種，布地生實，至細微。俗呼爲馬齒莧。亦可食，小酸，恐非今莧實。其莧實當是白莧，所以云細莧亦同，葉如藍也。”

〔3〕味甘……無毒　《醫心方》引《本草》自此以下性味、主治文全同。《别録》：“大寒。”

〔4〕治青盲　《大觀》（柯本）“盲”下有白字“白瞖”，今據《政和》（金本）作《别録》文。

〔5〕力　《神農黄帝食禁》（孫真人本）無。

〔6〕生川澤及田中　《别録》：“生淮陽。”

八十七　白瓜子

白瓜子[1]　一名水芝[2]。味甘，平，無毒[3]。主令人悦澤[4]，好顔色，益氣，不饑[5]。久服輕身，耐老。除煩滿不樂。久服寒中，可作面脂，令而（面）悦澤。生平澤[6]。冬瓜仁也。八月採[7]。

〔1〕白瓜子　《唐本草》（寺本）作“白苽子”。《御覽》卷九八七名“瓜”。《吴氏本草》（見《御覽》卷九八七）名“瓜子”。《神農黄帝食禁》無“白”字，其後有“一名白瓜子”。《藝文類聚》卷八十七“瓜”條引《本草經》名“水芝”。云：“是白瓜，甘瓜也。”盧輯本作“白冬瓜子”。孫輯本

作："瓜子"。曹輯本作"甘瓜子"。

〔2〕一名水芝　《御覽》卷九七八引《本草經》："一名土芝。"《别録》："一名白瓜子。"《吴氏本草》："一名瓣。"王輯本無此别名。姜輯本"一名白瓜"作《本經》文。

〔3〕味甘……無毒　《醫心方》卷三十引《本草》自此以下性味、主治文全同。《别録》："寒。"

〔4〕主令人悦澤　《神農黄帝食禁》（宋本）無"主"字（森輯本同）。同上書"悦"作"光"。《通用藥》見"面皯皰"條。

〔5〕不饑　《千金翼》卷四"饑"訛作"肌"。

〔6〕生平澤　《别録》："生嵩高。"

〔7〕八月採　《吴氏本草》作："七月七日採。可作面脂。"

八十八　苦菜

苦菜　一名荼草〔1〕，一名選〔2〕。味苦，寒〔3〕，無毒。治五臟邪氣，厭穀〔4〕，胃痹〔5〕。久服〔6〕安心，益氣，聰察〔7〕，少卧〔8〕，輕身，耐老〔9〕。腸澼，渴，熱中，疾惡瘡。生川谷、山陵、道傍〔10〕。凌冬不死，三月三日採，陰乾〔11〕。

〔1〕一名荼草　《爾雅·釋草》邢昺疏同。《千金翼》卷四"草"作"苦"。姜輯本無"草"字。

〔2〕一名選　《别録》："一名游冬。"王、姜輯本無以上二别名。《經典釋文》卷三十第十三引《本草》同以上《本經》别名，又有"《名醫别録》云：一名游冬。"《爾雅》邢疏同以上《本草經》、《别録》别名。

〔3〕寒　《神農黄帝食禁》作"大寒"。

〔4〕厭穀　厭字義爲厭倦。《論語·雍也》："天厭之。"同書《憲問》："人不厭其言。"厭穀即食欲減退（不思食）。《韓昌黎集·馬厭穀詩》："馬厭穀兮士不厭糠籺。"

〔5〕胃痹　按，《漢書·藝文志》載有"《五臟六腑痹十二病》三十卷"的先秦書目。所謂"六腑痹"，應包括"胃痹"在内。惟書已早佚。在《素問·痹論》中雖分别論述了肝、心、脾、肺、腎、胞、腸諸痹的症狀，但仍缺胃痹之名。胃痹應屬胃病之類。

〔6〕服 《神農黄帝食禁》作“食”。

〔7〕聽察 《神農黄帝食禁》（孫真人本）“察”作“耳”字。“聽察”即明察。《論衡・譴告》：“譬天之聽察也。”《漢書・宣元六王傳贊》：“淮陽憲王於時，諸侯爲聽察矣。”

〔8〕少卧 《釋名・釋姿容》：“卧，寢也。”《説文・臣部》：“卧，休也。從人、臣，取其伏也。”故少卧同少寢，即失眠之義。

〔9〕耐老 《神農黄帝食禁》（孫真人本）“耐”作“不”，《唐本草》（寺本）作“能”。《别録》：“耐饑寒，高氣，不老。”

〔10〕生川谷……道傍 《别録》：“生益州。”《經典釋文》引《本草》：“生山陵、道旁。”

〔11〕三月……陰乾 《神農黄帝食禁》（宋本）作“四月上旬採”，無“凌”及“陰乾”。同書孫真人本作“乾”。《桐君藥録》（見陶弘景注）：“苦菜，三月生、六月花（華），從葉出莖，直黄，八月實黑，實落，根復生，冬不枯。”《經典釋文》引《本草》作“冬不死”。

八十九　胡麻

胡麻〔1〕 **一名巨勝**〔2〕**，一名鴻藏**〔3〕**。味甘，平，無毒**〔4〕**。治傷中虚羸**〔5〕**，補五内**〔6〕**，益氣力**〔7〕**，長肌肉**〔8〕**，填**〔9〕**髓腦。久服輕身，不老**〔10〕**。**金瘡，止痛及傷寒，温瘧，大吐後虚熱，羸困。**生川澤**〔11〕**。**立秋採〔12〕。

葉〔13〕**，名青蘘**〔14〕**。**一名夢神〔15〕。**味甘，寒，無毒**〔16〕**。主五臟邪氣，風寒濕痹，益氣，補腦髓，堅筋骨**〔17〕**。久服耳目聰明，不饑，不老，增壽**〔18〕**，生川谷**〔19〕**。**

〔1〕胡麻 《神農黄帝食禁》（孫真人本）作“胡麻人”。《弘決外典鈔》卷四第九引《本草》作“麻”。《通用藥》“火灼”條名“生胡麻”。

〔2〕一名巨勝 《證類》各本、《齊民要術》卷一引《本草經》及《御覽》卷九八九引《本草經》均同。《一切經音義》卷五十“巨勝”條：“胡麻粒大黑者爲巨勝。”寺本《唐本草》、《本草和名》均無。

〔3〕一名鴻藏 《證類》各本均作墨字。今據《齊民要術》卷二引《本草經》文。《别録》：“一名狗蝨。一名方莖。”《吴氏本草》（見《御覽》卷

九八九及《證類》卷二十四）：“一名方金，一名狗蝨。”王輯本無以上二別名。

〔4〕味甘……無毒　《醫心方》卷三十引《本草》自此以下性味、主治文全同。《吴氏本草》：“《神農》、《雷公》：甘、平、無毒。”《弘決外典鈔》引《本草》“平”作“中”。

〔5〕治傷中虚羸　《御覽》引《本草經》同。《通用藥》見“虚勞”條。

〔6〕補五内　《御覽》引《本草經》“内”作“臟”。

〔7〕益氣力　《神農黄帝食禁》（孫真人本）無“氣”字。《御覽》引《本草經》無“力”字。

〔8〕長肌肉　《御覽》引《本草經》無“長”字以下主治文。《别録》：“堅筋骨。”《通用藥》見“火灼”條。

〔9〕填　《唐本草》（敦本）甲本、乙卷均訛作“愼”。“填”字義爲充實。《孔子家語·困誓》：“則填如也。”王肅注：“填，塞，實貌也。”

〔10〕不老　《别録》：“延年。”

〔11〕久服……川澤　《御覽》引《本草經》同。又：“生上黨”（《别録》同）。

〔12〕立秋採　《吴氏本草》文。

〔13〕葉　即胡麻葉。

〔14〕青蘘（ràng 讓）《吴氏本草》（見《御覽》九八九）：“一名蔓。”盧輯本無“青蘘”以下文字。

〔15〕一名夢神　據《吴氏本草》（《證類》卷二十四轉引）。

〔16〕味甘……無毒　《吴氏本草》：“《神農》：苦。《雷公》：甘。”

〔17〕堅筋骨　《唐本草》（寺本）無“堅”字。

〔18〕壽　其下《證類》又有白字“巨勝苗也”四字（孫、顧、王、森諸輯本同），但與上文謂青蘘爲巨勝（胡麻）葉文相重出。

〔19〕生川谷　《别録》：“生中原。”

九十　丹砂

丹砂[1]　作末名真珠。味甘，微寒，無毒[2]。治身體五臟百病[3]，養精神[4]，安魂魄[5]，益氣，明目[6]，殺精魅、邪惡鬼[7]。久服通神明[8]，不老，能化爲汞[9]。通血脉，止煩滿，消渴，悦澤人面，疥瘻，諸瘡。生山谷[10]。採無時。光色如雲母，可析者良。惡磁石。畏鹹水[11]。

〔1〕丹砂 《醫心方》卷一，《集注·七情表》（敦本）"砂"作"沙"（森、尚、曹諸輯本同）。

〔2〕味甘……無毒 《吴氏本草》（見《御覽》卷九八五）："《神農》：甘。《黄帝》、《岐伯》：苦，有毒。《扁鵲》：苦。《李氏》：大寒。"

〔3〕治身體五臟百病 《御覽》卷九八五引《本草》無。

〔4〕養精神 《御覽》引《本草》同。《别録》："益精神。"《通用藥》見"虚勞"條。

〔5〕安魂魄 《御覽》引《本草》同。《通用藥》見"驚邪"條。

〔6〕益氣……明目 《御覽》引《本草》同。但缺以下主治、功效文。

〔7〕殺精魅……惡鬼 《别録》："除中惡，腹痛，毒氣。"《通用藥》見"中惡"、"鬼疰尸疰"二條。森輯本"鬼"作"氣"。

〔8〕久服通神明 《别録》："輕身，神仙。"

〔9〕能化爲汞 《吴氏本草》："能化朱成水銀。"《紹興》（二十八卷本）"汞"作"末"。姜輯本"汞"作"澒"。

〔10〕生山谷 《御覽》引《本草》同。《别録》："生符陵。"

〔11〕惡磁石……鹹水 《吴氏本草》作："畏磁石，惡鹹水。"

九十一 雲母

雲母[1] 一名雲珠[2]，一名雲華[3]，一名雲英[4]，一名雲液[5]，一名雲砂[6]，一名磷石[7]。味甘，平，無毒。治身皮死肌[8]，中風，寒熱，如在車船上[9]，除邪氣，安五[10]臟，益子精[11]，明目。久服輕身，延年[12]。下氣，續絶，補中，五勞，七傷，虚損，少氣，止痢。生山谷山石間[13]。二月採，澤瀉爲之使。畏鮀甲及流水。

〔1〕雲母 尚、曹輯本作"云母"。

〔2〕一名雲珠 《别録》："色多赤。"

〔3〕一名雲華 《别録》："五色具。"

〔4〕一名雲英 《别録》："色多青。"

〔5〕一名雲液 《别録》:"色多白。"

〔6〕一名雲砂 《本草和名》卷上及《和名類聚抄》卷十一引《本草》"砂"均作"沙"(孫、王、姜、森諸輯本同)。《别録》:"色青黄。"

〔7〕一名磷石 《一切經音義》卷八十一"不磷"條引《本草》同。姜輯本"磷"作"璘"。《别録》:"色正白。"《抱朴子·内篇》卷十一仙藥:"雲母有五種。法當舉以向日,看其色詳占視之,乃可知耳……五色並具而多青者名雲英……五色並具而多赤者名雲珠……五色並具而多白者名雲液……五色並具而多黑者名雲母……但有青、黄二色者名雲沙……晶晶純白者名磷石。"

〔8〕治身皮死肌 《别録》:"堅肌。"

〔9〕寒熱……船上 盧、過輯本"船"作"舟"。

〔10〕五 《紹興》二十八卷本無。

〔11〕益子精 "益"字義爲增添。《周易·益》:"益利有攸往。"孔穎達疏:"益者,增足之名。""益子精"義同五味子條"益男子精"。"子精"指精液。《千金》卷二"求子第一":"治婦人絶産……使玉門受子精秦椒丸方。"

〔12〕延年 《别録》:"悦澤,不老,耐寒暑,志高,神仙。"

〔13〕生山谷山石間 《别録》:"生泰山,齊廬山及琅邪、北定。"

九十二 玉泉

玉泉 一名玉札〔1〕**。味甘,平,無毒**〔2〕**。治五**〔3〕**臟百病,柔筋,强骨**〔4〕**,安魂魄**〔5〕**,長肌肉**〔6〕**,益氣**〔7〕**。久服耐**〔8〕**寒暑,不饑渴,不老,神仙**〔9〕**。人臨死服五斤,死三年色不變**〔10〕。婦人帶下十二病,除氣癃,明耳目。**生山谷**〔11〕。採無時。畏款冬花〔12〕。

〔1〕一名玉札 《御覽》卷九八八"玉泉"條引《本草經》:"一名玉澧",又同書卷八〇五"玉"條引《本草經》玉泉文"澧"作"醴"。《吴氏本草》(見《御覽》卷九八八):"一名玉屑。"《紹興》(二十八卷本)"札"作"扎"。孫、顧輯本"札"作"朼"。

〔2〕味甘……無毒 《吴氏本草》:"《神農》、《岐伯》、《雷公》:甘。《李氏》:平。"

〔3〕五 《御覽》引《本草經》無。

〔4〕柔筋……强骨　《御覽》引《本草經》同。“柔”字義爲軟化潤澤。《禮記・樂記》:“其聲和以柔。”孔穎達疏:“柔，軟也。”《國語・鄭語》:“以生柔嘉材者也。”韋昭注:“柔，潤也。”

〔5〕魄　《御覽》引《本草經》無。

〔6〕長肌肉　《御覽》引《本草經》同。《别録》:“利血脉”（姜、莫輯本作《本經》文）。

〔7〕益氣　《御覽》引《本草經》無。

〔8〕耐　《御覽》引《本草經》作“能忍”。盧輯本無“久服”以下至“仙”文。

〔9〕不饑……神仙　《别録》:“輕身，長年。”

〔10〕不饑……不變　《御覽》引《本草經》同。過輯本“五”作“三”。

〔11〕生山谷　《御覽》引《本草經》同。又:“生藍田”（《别録》同）。

〔12〕畏款冬花　《吴氏本草》作:“畏冬花，惡青竹。”

九十三　石鐘乳

石鐘乳〔1〕　**一名留公乳**〔2〕**。味甘，温，無毒**〔3〕**。治欬逆上氣**〔4〕**，明目，益精**〔5〕**，安五臟**〔6〕**，通百節**〔7〕**，利九竅，下乳汁**〔8〕。益氣，治脚弱疼冷，下焦傷竭。久服延年，益壽，好顔色，不老〔9〕。**生山谷**〔10〕。採無時〔11〕。蛇牀爲之使。惡牡丹、玄石、牡蒙。畏紫石英、蘘草。

〔1〕石鐘乳　《集注・七情表》（敦本），《千金・七情表》（真本、孫本、宋本同）均無“石”字。尚、曹輯本“鐘”作“钟”。

〔2〕一名留公乳　《證類》各本及《唐本草》均無。今據《御覽》卷九八七引《本草經》文。《别録》:“一名公乳。一名蘆石。一名夏石。”《吴氏本草》（見《御覽》卷九八七）名“鐘乳”。同上書（見《證類》卷三）:“一名虚中。”

〔3〕味甘……無毒　《醫心方》卷十九“服石鐘乳方”第十六引《本草經》，《弘决外典鈔》卷四第十引《本草》均同。《吴氏本草》（見《御覽》）:“《李氏》:大寒。”同上書（見《證類》）:“《神農》:辛。《桐君》、《黄帝》、《醫和》:甘。《扁鵲》:甘，無毒。”

〔4〕治欬……上氣　《醫心方》卷十九引《本草經》自此以下主治文全同。

〔5〕益精　《别録》："補虚損，强陰。"《通用藥》見"虚勞"條。

〔6〕治欬……五臟　《御覽》引《本草經》同。

〔7〕通百節　《御覽》引《本草經》"通"在"節"字之後。《紹興》（二十八卷本）"節"作"筋"。

〔8〕利九竅……乳汁　《御覽》引《本草經》同。《通用藥》見"下乳汁"條。

〔9〕益氣……不老　《通用藥》見"中風脚弱"、"聲音啞"、"無子"諸條。

〔10〕生山谷　《御覽》引《本草經》作"生少室"。《别録》："生少室及泰山。"《吴氏本草》（見《御覽》及《證類》）："或生泰山山谷陰處、岸下。聚溜汁所成，如乳汁，黄白色，空中相通。"

〔11〕採無時　《吴氏本草》（見《御覽》及《證類》）："二月、三月採，陰乾。"

九十四　礬石

礬石[1]　**一名羽碮**[2]。**味酸，寒，無毒**[3]。**治寒熱，泄利**[4]，**白沃**[5]，**陰蝕**[6]，**惡瘡**[7]，**目痛，堅骨齒**[8]。**錬餌服之**[9]，**輕身，不老**[10]，**增年**。去鼻中息肉。使鐵爲銅[11]。《岐伯》云："久服傷人骨"[12]。**生山谷**[13]。採無時。甘草爲之使。惡牡蠣。

〔1〕礬石　《醫心方》卷一引文作"樊石"（森輯本同）。《集注·七情表》（敦本）作"樊石"。孫輯本作"涅（或作'湼'）石"。尚、曹輯本作"矾石"。

〔2〕一名羽碮　《御覽》卷九八八引《本草經》："碮"作"砠"，原注："泥結切"。《千金翼》卷一"碮"作"硯"。《本草和名》卷上作"湼"（森輯本同）。《别録》："一名羽澤。"《吴氏本草》（見《御覽》卷九八八）："一名羽砠，一名羽澤。"

〔3〕味酸……無毒　《御覽》引《本草經》"酸"上有"鹹"字。《吴氏本草》："《神農》、《岐伯》：酸。《扁鵲》：鹹。《雷公》：酸。無毒。"

〔4〕治寒……泄利　《御覽》引《本草經》同。《通用藥》見“腸澼下痢”條。泄利，“泄”，《證類》各本均作“洩”，古異寫。《玉篇·水部》在“泄”條之後的“洩”條云：“同上（泄）。”《廣韵·去·祭》：“洩，泄同。”“利”，《證類》各本均作“痢”。王、森、姜各輯本均作“利”。今考之《十三經》、《説文》、《廣雅》各書均無“痢”字。《黄帝内經》、仲景醫書（《傷寒論》、《金匱要略》等）、北齊龍門石刻藥方以及《神農本草經》的古傳本（見於敦煌出土卷子本《本草經集注·序録》及《新修本草》乙本（P. 3714）凡泄下之疾均書作“利”字。至於《太平御覽》所引《本經》佚文（如禹餘糧條，赤石脂條等），仁和寺本《新修本草》所引《本草》佚文（如殷孽條，腐婢條等）也均全部保留“利”字，而無“痢”字。只有在傳世的《證類》各本，《千金方》各古本（真本、孫真人本、宋本）所引《本經·序録》，敦煌出土的《食療本草》以及宋版《脉經》，宋版《病源》，宋版《外臺》中則均改作“痢”字。由此可以明顯看出唐宋時人已據其時通行字體改過之證。此外，再從日本《醫心方》卷十一引《龍門（藥）方》文也改爲“痢”字，爲又一有力旁證。如再從古字書追溯，則“痢”字始見《玉篇·疒部》，即“痢，瀉痢也”。而此後的《廣韵》，《集韵》（見《去·質》）等書也均收入“痢”字。今考“利”“痢”音義均通，前者爲古時本字，後者係其通假。故正如雷浚氏《説文外篇》卷十三所説：“利即痢（之古字）”。惟後世醫家咸以“利”爲一般腹瀉，而“痢”字專指有膿血症狀的痢疾。是爲晚出之説，已與“利”字古代統腹瀉與痢疾而言者全異。因此本藥在此處仍據《御覽》所引原文“利”字不改。而在本書以下各藥見於傳世本中的“下痢”或“洩痢”之文也悉依此例將“利”字復原，並不再出注。

〔5〕白沃　《御覽》引《本草經》無。“沃”字義爲沫。《素問·五常政大論》：“其動漂泄沃涌。”王冰注：“沃，沫也。”“白沃”即“白沫”，爲痢病症候。如《素問·至真要大論》：“少腹痛，下沃赤白。”《病源》卷十七“水穀痢候”：“下白沫，脉沉則生。”

〔6〕陰蝕　爲外陰部所生瘡蝕。《病源》卷四十“婦人雜病諸候”：“陰瘡者，由三蟲、九蟲動作侵食（蝕）所爲也……腸胃虚損，則動作侵食（蝕）於陰。輕者或癢，或痛。重者生瘡也。”《千金》卷三“雜治第八”有

“治男女陰蝕略盡方”。《外臺》卷三十四“婦人陰蝕及瘡方八首”也記有治“陰蝕方”。

〔7〕惡瘡 《通用藥》見“惡瘡”條。孫輯本“瘡”作“創”。

〔8〕堅骨齒 《御覽》引《本草經》無“齒”。孫輯本“堅”下有“筋”字。《別録》:“除痼(固)熱在骨髓。”《通用藥》見“齒痛”條。

〔9〕服之 《御覽》引《本草經》作“久服”。

〔10〕輕身,不老 《御覽》引《本草經》同。

〔11〕去鼻中……爲銅 《通用藥》見“鼻衄血”、“鼻息肉”二條。

〔12〕岐伯……傷人骨 按,此句是《別録》引《岐伯》佚文(《吴氏本草》引《岐伯》同)。

〔13〕生山谷 《御覽》引《本草經》同,又有:“生河西。”《別録》:“生河西及隴西、武都、石門。”

九十五 消石

消石[1] **一名芒消**[2]。**味苦,寒**[3],**無毒。治五臟積熱**[4],**胃脹閉,滌**[5]**去蓄結飲食,推陳致新,除邪氣。錬之如膏,久服輕身。**暴傷寒,腹中大熱,止煩滿,消渴,利小便及瘻蝕瘡。天地至神之物,能化十二種石。**生山谷**[6]。採無時。火爲之使。惡苦參、苦菜。畏女苑。

〔1〕消石 《御覽》卷九八八“芒消”條引《本草經》同。

〔2〕一名芒消 《政和》(金本)作墨字(王輯本無)。今據《大觀》(宋本),《大觀》(柯本)改正(過輯本同)。姜輯本“消”作“硝”。

〔3〕味苦……無毒 《御覽》引《本草經》“苦”作“酸”。《別録》:“辛,大寒”。《吴氏本草經》(見《御覽》卷九八八及《證類》卷三):“《神農》:苦。《扁鵲》:甘。”

〔4〕治五臟積熱 《御覽》引《本草經》同,但無以下主治文。《別録》:“治五臟十二經脉中百二十疾。”

〔5〕滌 除去。蕩除。《周禮·秋官·序官》:“條狼氏下士六人。”鄭玄注:“滌,除也。”《文選注·東京賦》:“滌,饕餮之貪慾。”薛綜注:“滌,蕩去也。”

〔6〕生山谷 《御覽》引《本草經》同。又:“生益州。”《別録》:“生益

州及武都、隴西、西羌。”

九十六　朴消

朴消[1]　一名消石朴。味苦，寒，無毒[2]。治百病，除寒熱邪氣[3]，逐六腑積聚[4]，結固，留癖[5]，能化七十二種石[6]。鍊餌[7]服之，輕身，神仙[8]。胃中食飲熱結，破留血閉絶、停痰痞滿，推陳致新[9]。生山谷，有鹹水之陽[10]。採無時，入地千歲不變。色青白者佳，黄者傷人，赤者殺人[11]。畏麥句薑。

〔1〕朴消　《吴氏本草》(見《御覽》卷九八八)名“朴消石”。

〔2〕味苦……無毒　《别録》:“辛，大寒。”又:“能寒、能熱、能滑、能濇、能辛、能苦、能鹹、能酸。”《吴氏本草》:“《神農》、《岐伯》、《雷公》:無毒。”

〔3〕治百病……邪氣　《御覽》卷九八八引《本草經》同。

〔4〕逐六腑積聚　《御覽》引《本草經》“逐”作“除”。《通用藥》見“積聚癥瘕”條。《綱目》原本卷十一“腑”作“臟”。

〔5〕結固，留癖　《御覽》引《本草經》作“結癖”。“結固留癖”據《考注》的解釋即:“仲景治結胸大陷胸湯丸方中皆用芒消。《陽明》篇亦有‘固瘕’字。大黄白字有‘留飲癖食’之語。據此，則‘結固留癖’者乃結胸、固瘕，留飲，癖食之約言耳。”兹録其説備考。

〔6〕七十二種石　《别録》甘草條有“安和七十二種石”之文，但七十二種石名未詳。

〔7〕鍊餌　“鍊”字義爲治。《淮南子·墬形訓》:“鍊土生木，鍊水生火。”高誘注:“鍊，猶治也。”《魏書·官氏志》:“煮鍊百藥。”“餌”字本義爲食物。《廣雅·釋詁三》:“餌，食也。”引申義爲養生藥物。宋·蘇洵《老泉先生文集·審勢》:“譬之一人身，將欲飲藥餌石以養其生。”“鍊餌”即治成藥餌。《唐書·百官志》:“九成宫總監副監丞主簿掌修完宫苑，供進鍊餌之事。”明·靳學顔《兩城集·莽草賦》:“既採服以返真兮，亦鍊餌而千秋。”

〔8〕能化……神仙　《御覽》引《本草經》同。

〔9〕胃中……致新　《通用藥》見“宿食”、“瘀血”、“墮胎”諸條。

〔10〕生山谷……之陽　《御覽》引《本草經》作："山谷之陰，有鹹苦之水。"又有："生益州。"（《别録》同）《吴氏本草》："或山陰。"

〔11〕採無時……殺人　《御覽》引《本草經》："狀如芒消而粗。"

九十七　滑石

滑石　一名液石。一名共石。一名脱石。一名番石[1]。**味甘[2]，寒，無毒。治身熱[3]，泄辟[4]，女子乳難[5]，癃閉[6]，利小便，蕩[7]胃中積聚，寒熱，益精氣。久服輕身，耐饑，長年。**通九竅六腑津液，去留結，止渴，令人利中[8]。**生山谷[9]。**採無時。石韋爲之使。惡曾[10]青。

〔1〕一名番石　《和名類聚抄》卷一引《本草》："一名脆石。"

〔2〕甘　《御覽》卷九八八引《本草經》作"苦"。《别録》："大寒。"

〔3〕治身熱　《御覽》引《本草經》同。《通用藥》見"大熱"條。

〔4〕泄辟　《御覽》引《本草經》同，又無以下主治文。

〔5〕女子乳難　《通用藥》見"難産"條。

〔6〕癃閉　《通用藥》見"小便淋"條。

〔7〕蕩　排除。《周易·繫辭上》："八卦相蕩。"《經典釋文》卷二引馬注："（蕩），除也。"

〔8〕通九竅……利中　《通用藥》見"心煩"條。

〔9〕生山谷　《御覽》引《本草經》同。又有："生棘陽。"《别録》："生赭陽及泰山之陰，或掖北白山，或卷山。"

〔10〕曾　宋本《大觀》訛作"會"。

九十八　空青

空青　**味甘，寒，無毒[1]。治青盲[2]，耳聾[3]，明目[4]，利九竅，通血脉，養精神[5]。久服輕身[6]，延年，不老[7]。能化銅、鐵、鉛、錫作金[8]。**利水道、下乳汁，通關節，破堅積[9]。**生山谷有銅處[10]。**三月中旬採，亦無時。

〔1〕味甘……無毒　《别録》："酸，大寒。"《吴氏本草》（見《御覽》卷九八八："《神農》：甘。一經：酸。"姜輯本"甘"下有"酸"。

〔2〕治青盲　孫輯本"青"作"眚"。王輯本"青盲"作"盲目"。《别

録》:"去膚瞖"。

〔3〕治青……耳聾 《御覽》卷九八八引《本草經》無。

〔4〕明目 《御覽》引《本草經》同,但無以下主治文。《别録》:"治目赤痛,止淚出。"《通用藥》見"目赤熱痛"條。

〔5〕養精神 《吴氏本草》:"使人志高。"《别録》:"益肝氣"(姜輯本作《本經》文)。

〔6〕久服輕身 《藝文類聚》卷八十一"藥"條引《本草經》同。《紹興》(二十八卷本》無"輕身"二字。

〔7〕延年……不老 《藝文類聚》引《本草經》無"不老"。《别録》:"令人不忘,志高,神仙。"姜輯本無"不老"及以下文字。

〔8〕能化……作金 《藝文類聚》引《本草經》及《御覽》引《本草經》均無"鐵"、"錫"二字。《綱目》原本卷二十三無此文(盧、莫輯本同)。

〔9〕利水道……堅積 《通用藥》見"積聚癥瘕"、"虚勞"二條。

〔10〕生山谷有銅處 《藝文類聚》引《本草經》及《御覽》引《本草經》均作:"生山谷……生益州。"《别録》:"生益州及越嶲山。"又:"銅精薰則生空青。其腹中空。"

九十九 曾青

曾青〔1〕 **味酸,小寒,無毒**〔2〕。**治目痛**〔3〕,**止淚出,風痹,利關節,通九竅,破癥堅積聚**〔4〕。**久服輕身,不老,能化金銅**〔5〕。養肝膽,除寒熱,殺白蟲。頭風,腦中寒,止煩渴,補不足,盛陰氣。**生山谷**〔6〕。採無時。畏菟絲子。

〔1〕曾青 按,曾青一藥全文在《大觀》(宋本),《政和》(金本)卷三子目,《大觀》(柯本)均作白字,惟《政和》(金本)正文訛作墨字。

〔2〕味酸……無毒 《五行大義》卷三引《本草》:"味酸。"

〔3〕治目痛 《通用藥》見"目赤熱痛"條。

〔4〕破癥堅積聚 王輯本"癥"作"結"。

〔5〕能化金銅 《綱目》原本卷十引《本草》無(姜輯本同)。

〔6〕生山谷 《御覽》卷九八八引《本草經》:"生蜀郡名山,其山有銅

者，曾青出其陽。青者，銅之精，能化金、銅。”《别録》：“生蜀中及越嶲。”

一〇〇 禹餘粮

禹餘粮[1] 一名白餘粮。味甘，寒，無毒[2]。治欬逆，寒熱，煩滿[3]。下利赤白[4]，血閉[5]，癥瘕[6]，大熱[7]。鍊餌[8]服之，不饑，輕身[9]，延年。小腹痛結，煩疼[10]。**生東海、池澤及山島中[11]。**

〔1〕禹餘粮 《大觀》(宋本)，《政和》(金本) 均同。《千金翼》卷二“粮”作“糧”(孫、顧、姜諸輯本同)。姜輯本作“白餘糧”。

〔2〕味甘……無毒 《别録》：“平。”

〔3〕治欬……煩滿 《御覽》卷九八八引《本草經》同。

〔4〕下利赤白 《證類》各本，《唐本草》及《綱目》均無“利”字(盧、孫、顧、王、姜諸輯本同)。今據《御覽》引《本草經》補。《通用藥》見“腸澼下痢”條。莫輯本“利”作“痢”。

〔5〕血閉 即女子經閉。《病源》卷三十七：“婦人月水不通者……風冷傷其經血。血性得温則宣留，得寒則澀閉。既爲冷所結搏，血結在内，故令月水不通。”

〔6〕癥瘕 癥和瘕都是腹内的病理結塊。其區别是：“癥者……聚結在内染漸生長塊段，盤牢不移者。”“瘕者，假也。謂(結塊)虚假可動也。”(據《病源》卷十九“癥候”及“癥瘕候”)

〔7〕血閉……大熱 《御覽》引《本草經》同。“大”《千金翼》卷二訛作“太”。

〔8〕鍊餌 “鍊”字義爲研制藥物。《魏書·官氏志》：“煮鍊百藥。”“餌”指養生服用以礦物爲主的藥物。《新唐書·百官志三》：“九成宫總監……掌修完宫苑，供進鍊餌之事。”蘇洵《老泉先生文集·審勢》：“譬之一人身，將欲飲藥餌石以養其生。”

〔9〕輕身 其上《御覽》引《本草經》有“久服”二字。

〔10〕小腹……煩疼 《通用藥》見“婦人崩中”條。

〔11〕生東海……島中 《證類》“中”下衍“或池澤中”，今删。《文選》卷十二《江賦》李善注引《本草經》：“生東海池澤。”《御覽》引《本草經》無“池……中”。“東海”在先秦古籍中相當今之黄海或東海北部。《禮記·王

制》:“自東河至於東海，千里而遥。”鄭玄注:“徐州域。”《戰國策·楚策》:“楚國僻陋，託東海之上。”

一〇一 太一餘粮

太一餘粮[1] 一名石腦[2]。味甘，平，無毒[3]。治欬逆上氣，癥瘕，血閉，漏下[4]，除邪氣[5]。久服耐[6]寒暑，不饑，輕身，飛行千里，神仙[7]。肢節不利，大飽絶力，身重[8]。生山谷[9]。九月採[10]。杜仲爲之使。畏貝母、菖蒲、鐵落。

〔1〕太一餘粮 《大觀》(宋本)、《政和》(金本)均同。《千金翼》卷二“粮”作“糧”(孫、顧、姜諸輯本同)。《文選》卷四《南都賦》李善注引《本草經》、《御覽》卷九八八引《本草經》,《吴氏本草》(見《御覽》卷九八八及《證類》卷三),《集注·七情表》(敦本),《千金·七情表》(真本)均作“太一禹餘粮”。《萬安方》卷六十“太”作“大”(森、莫輯本同)。

〔2〕一名石腦 《文選》李善注引《本草經》同。《吴氏本草》:“一名禹哀。”

〔3〕味甘……無毒 《吴氏本草》:“《神農》、《岐伯》、《雷公》:甘，平。《李氏》:小寒。《扁鵲》:甘，無毒。”

〔4〕治……漏下 《御覽》引《本草經》同。漏下，女子月經病之一。《病源》卷三十八“漏下候”:“婦人經脉調適，則月下以時，若勞傷者，以衝任之氣虚損不能制其脉經，故血非時而下，淋瀝不斷，謂之漏下也。”

〔5〕除邪氣 《御覽》引《本草經》無“氣”字(過輯本同)。盧輯本無此條。孫輯本“除”作“餘”。

〔6〕耐 《御覽》引《本草經》作“能忍”。

〔7〕不饑……神仙 《御覽》引《本草經》同。王輯本無“神”字。

〔8〕肢節……身重 姜輯本“肢節不利”作《本經》文。

〔9〕生山谷 《文選》李善注引《本草經》,《御覽》引《本草經》均同。《御覽》引《本草經》又:“生泰山。”

〔10〕九月採 《吴氏本草》文。又:“上有甲、甲中有白，白中有黄，如鷄子黄色……採或無時。”

一〇二 白石英

白石英[1] 味甘，微温，無毒[2]。治[3]消渴，陰痿不足[4]，欬[5]逆，胸[6]膈間久寒，益氣[7]，除風[8]濕痹。久服輕身，長年[9]。肺痿，下氣，利小便，補五臟，通日月光，耐寒熱[10]。生山谷[11]。二月採，亦無時。大如指，長二、三寸，六面如削，白澈有光[12]。惡馬目毒公。

黄石英[13]，形如白石英，黄色如金，在端者是[14]。

赤石英，形如白石英，赤端、白後者是。赤澤有光，味苦，補心氣[15]。

青石英，形如白石英，青端、赤後者是[16]。

黑石英，形如白石英，黑澤有光[17]。

〔1〕白石英　此藥《外臺》（宋本）卷三十七“周處温授段侍郎鍊白石英粉丸餌法”引《本草經》文與《證類》同。明本《外臺》脱漏佚文。

〔2〕味甘……無毒　《御覽》卷九八七引《本草經》脱“無毒”。《别録》：“辛。”《吴氏本草》（見《御覽》卷九八七及《證類》卷三）：“《神農》：甘。《岐伯》、《黄帝》、《雷公》、《扁鵲》：無毒。”

〔3〕治　其上《御覽》引《本草經》有“主”字。《通用藥》見“消渴”條。

〔4〕陰痿不足　《御覽》引《本草經》同。《通用藥》見“陰痿”條。

〔5〕欬　《御覽》引《本草經》作“嘔”。

〔6〕胸　《御覽》引《本草經》無。

〔7〕益氣　《御覽》引《本草經》同。

〔8〕風　《御覽》引《本草經》無。

〔9〕久服……長年　《御覽》引《本草經》同。

〔10〕肺痿……寒熱　《通用藥》見“虚勞”條。

〔11〕生山谷　《别録》：“生華陰山谷及泰山。”《吴氏本草》：“生泰山。”

〔12〕二月……有光　《吴氏本草》：“形如紫石英，白澤，長者二三寸，採無時。”

〔13〕黄石英　本藥及以下赤、青、黑四種石英均白石英之副品藥。在《證類》及《唐本草》中均誤作墨字，今據《御覽》引《本草經》補。

〔14〕形如……是　《御覽》引《本草經》、《吴氏本草》(見《證類》卷三《嘉祐》注引文)均同。《千金翼》卷二,《外臺》(宋本)卷三十七引《本草經》及《别録》均作:"其黄端白稜名黄石英。""端"字義爲前端,頭部。《素問·六節藏象論》:"立端於始。"王冰注:"端者,首也。""黄色如金在端"指黄石英礦石晶體的先端如黄金色狀。

〔15〕赤石英……心氣　《御覽》引《本草經》,《吴氏本草》均同。唯《御覽》引文無"白後者是"。衍下一"形"及"故"字。《嘉祐》注缺"形如白石英"五字。《千金翼》、《外臺》引《本草經》及《别録》均作:"赤端名赤石英。""後"字義爲末端,尾部。《廣雅·釋詁三》:"後,晚也。""赤端白後",指先端呈紅色,末端呈白色。

〔16〕青石英……是　《御覽》引《本草經》、《吴氏本草》均同。《千金翼》、《外臺》引《本草經》及《别録》均作"青端者名青石英"。

〔17〕黑石英……有光　《御覽》引《本草經》同。《吴氏本草》無"形如白石英"。《千金翼》、《外臺》引《本草經》及《别録》均作"黑端名黑石英"。

一〇三　紫石英

紫石英〔1〕　味甘,温,無毒〔2〕。治心腹欬逆〔3〕、邪氣〔4〕,補不足〔5〕,女子風寒在子宫,絶孕〔6〕,十年無子〔7〕。久服温中〔8〕,輕身,延年。填下焦,止消渴,除胃中久寒,散癰腫,令人悦澤〔9〕。生山谷〔10〕。採無時〔11〕。長石爲之使。得茯苓、人參、芍藥共療心中結氣。得天雄、菖蒲共療霍亂。畏扁青、附子。不欲鮀甲、黄連、麥句薑。

〔1〕紫石英　《千金·七情表》(真本)無"英"字(�輯本同)。按,此藥《外臺》(宋本)卷三十七引《本草經》文與《證類》同。《外臺》(明本)缺所引書名。

〔2〕味甘……無毒　《御覽》卷九八七引《本草經》無"無毒"。《别録》:"辛。"《吴氏本草》(見《御覽》卷九八七及《證類》卷三《嘉祐》注):"《神農》、《扁鵲》:甘,氣平(《證類》本作"味甘、平")。《李氏》:大寒。《雷公》:大温。《岐伯》:甘,無毒。"

〔3〕心腹欬逆　古病名。據《素問·欬論》:"心欬之狀,欬則心痛。"

“三焦欬狀，欬而腹滿。”均是由於欬逆而引起的心腹症狀。

〔4〕治心腹……邪氣 《御覽》引《本草經》“欬”作“嘔”以下主治文全同。《别録》：“治上氣，心腹痛，寒熱邪氣，結氣。”

〔5〕補不足 《别録》：“補心氣不足，定驚悸，安魂魄。”《通用藥》見“虚勞”條。

〔6〕絶孕 “絶”字義爲斷絶，《廣雅·釋詁一》：“絶，斷也。”“絶孕”即“不孕”。《素問·骨空論》：“督脉其生病……女子不孕。”

〔7〕十年無子 《通用藥》見“無子”條。

〔8〕温中 “温”指藥物所發揮的温性作用。《素問·五常政大論》：“治清以温”，“中”字指五臟，或人體中氣。《太素》卷十四“人迎脉口診”：“寸口主中。”楊上善注：“中，謂五臟。”《靈樞·九針十二原》：“外門已閉，中氣乃實。”

〔9〕填下焦……悦澤 《通用藥》見“驚邪”條。

〔10〕生山谷 《御覽》引《本草經》無。《文選》卷四《兩都賦》李善注引《本草經》：“生泰山之谷。”《别録》：“生泰山。”

〔11〕採無時 《吴氏本草》(見《御覽》及《證類》卷三）同，又有：“欲令如削，紫色達頭，如樗蒱者。”

一〇四 青石脂

青石脂〔1〕 **味甘，平，無毒**〔2〕。**主養肝膽氣**〔3〕，**治黄疸，泄利，腸澼及疽、痔、惡瘡。久服補髓，益氣，不饑，延年。**明目，女子帶下百病。**生山谷中**〔4〕。採無時。

〔1〕青石脂 《吴氏本草》(見《御覽》卷九八七青石脂條及《證類》卷三白石脂條）亦名“青符”。按：青石脂與赤石脂、黄石脂、白石脂及黑石脂又合稱“五色石脂”(見《吴氏本草》)或“五石脂”(見陶弘景注）。這五種藥物根據《太平御覽》所引《本經》佚文及《吴氏本草》所引《本經》佚文本係各自獨立分條，而被其後傳世本合併爲一種者。爲了復原《本經》藥名、藥數原貌，今仍分爲五條。詳見著者《輯復神農本草經的研究》第二章（即“《本經》藥物的變動及其輯復要求·二·《本經》早期傳本中的兼併藥物”)。又按：《證類》卷三十“五色符” 條《嘉祐本草》注引《吴氏

(本草)》:“五色石脂，一名青、赤、黄、白、黑符。”

〔2〕味甘……無毒 《御覽》卷九八七引《本草經》同。《弘決外典鈔》卷四第十引《本草》無“無毒”。《别録》:“味酸。”《吴氏本草》(見《御覽》及《證類》):“(青符)《神農》: 甘。《雷公》: 酸，無毒。《李氏》: 小寒。”

〔3〕主養肝膽氣 《御覽》引《本草經》同，但無以下文字。

〔4〕生山谷中 《别録》:“生齊區山及海涯”。《吴氏本草》:“生南山或海涯。”

一〇五　赤石脂

赤石脂〔1〕 **味甘，平，無毒**〔2〕。**主養心氣**〔3〕，**下利赤白，小便利及癰、疽、瘡、痔。久服補髓，益智，不饑，輕身，延年**。明目，益精，治腹痛，泄澼，女子崩中漏下，産難，胞衣不出，好顔色。**生山谷中**〔4〕。採無時。惡大黄。畏芫花。

〔1〕赤石脂 《吴氏本草》(見《御覽》卷九八七青石脂條及《證類》卷三白石脂條)亦名“赤符”。

〔2〕味甘……無毒 《五行大義》卷三引《本草》:“味鹹。”《御覽》卷九八七引《本草經》:“味酸，無毒。”《弘決外典鈔》卷四第十引《本草》無“無毒”。《别録》:“味酸、辛，大温。”《吴氏本草》(見《御覽》及《證類》):“(赤符)《神農》、《雷公》: 甘。《黄帝》、《扁鵲》: 無毒。《李氏》: 小寒。”

〔3〕主養心氣 《御覽》引《本草經》無“主”字，又無以下文字。

〔4〕生山谷中 《别録》:“生濟南、射陽及泰山之陰。”《吴氏本草》:“生少室或生泰山。”

一〇六　黄石脂

黄石脂〔1〕 **味甘，平，無毒**〔2〕。**主養脾氣**〔3〕，**大人、小兒泄利，腸澼，下膿血，除黄疸。久服輕身，延年**。安五臟，調中，去白蟲、癰疽蟲。**生山谷中**〔4〕。採無時〔5〕。曾青爲之使。惡細辛。畏蜚蠊。

〔1〕黄石脂 《吴氏本草》(見《御覽》卷九八七青石脂條及《證類》卷三白石脂條)亦名“黄符”。

〔2〕味甘……無毒 《御覽》卷九八七引《本草經》："味辛，無毒。"《弘決外典鈔》卷四第十引《本草》無"無毒"。《别録》："味苦。"《吴氏本草》(見《御覽》及《證類》)："(黄符)《李氏》：小寒。《雷公》：苦。"

〔3〕主養脾氣 《御覽》引《本草經》同，但無以下文字。

〔4〕生山谷中 《别録》："生嵩高山。"《吴氏本草》："或生嵩山。"

〔5〕採無時 《别録》："色如鶯鶵。"《吴氏本草》："色如豘腦，雁鶵。"

一〇七 白石脂

白石脂[1] **味甘，平，無毒**[2]。**主養肺氣**[3]**，補骨髓，排癰、疽、瘡、痔。久服不饑，輕身，長年。**厚腸，治五臟，驚悸不足，止腹痛，下水，小腸澼，熱溏，便膿血，女子崩中，漏下，赤白沃，安心。**生山谷中**[4]。採無時。得厚朴並米汁飲，止便膿。鷰屎爲之使。惡松脂。畏黄芩。

〔1〕白石脂 《吴氏本草》(見《御覽》卷九八七青石脂條及《證類》卷三白石脂條)亦名"白符"。又："一名隨。"

〔2〕味甘……無毒 《御覽》卷九八七引《本草經》："味甘，無毒。"《弘決外典鈔》卷四第十引《本草》無"無毒"。《别録》："味酸。"《吴氏本草》(見《御覽》及《證類》)："(白符)《岐伯》、《雷公》：酸，無毒。《李氏》：小寒。《桐君》：甘，無毒。《扁鵲》：辛。"

〔3〕主養肺氣 《御覽》引《本草經》同，但無以下文字。

〔4〕生山谷中 《别録》："生泰山之陰。"《吴氏本草》："或生少室、天婁山，或泰山。"

一〇八 黑石脂

黑石脂[1] **一名石涅，一名石墨**[2]。**味甘，平，無毒**[3]。**主養腎氣**[4]**，强陰**[5]**，治陰蝕瘡**[6]**，止腸澼，泄利**[7]。**久服益氣，不饑，延年。**口瘡，咽痛。**生山谷中**[8]。採無時。

〔1〕黑石脂 《吴氏本草》(見《御覽》卷九八七青石脂條及《證類》卷三黑石脂條)亦名"黑符"。

〔2〕一名石墨　《吴氏本草》："一名石泥。"

〔3〕味甘……無毒　《御覽》卷九八七引《本草經》："味甘，無毒。"《弘决外典鈔》卷四第十引《本草》無"無毒"。《别録》："味鹹。"《吴氏本草》(見《御覽》及《證類》)："(黑符)《岐伯》、《雷公》：酸，無毒。《李氏》：小寒。《桐君》：甘，無毒。《扁鵲》：辛。"

〔4〕主養腎氣　《御覽》卷九八七引《本草經》同。

〔5〕强陰　《御覽》引《本草經》作"强陰陽"。

〔6〕治陰蝕瘡　《御覽》引《本草經》作"蝕腸"。

〔7〕止腸……泄利　《證類》各本"利"均作"痢"。《御覽》引《本草經》作"泄利"，又無以下文字。

〔8〕生山谷中　《别録》："出潁川、陽城。"《吴氏本草》："生洛西山空地。"

一〇九　白青

白青〔1〕　味甘，平，無毒〔2〕。主〔3〕明目，利九竅，耳聾〔4〕，心下邪氣，令人吐〔5〕，殺諸毒，三蟲〔6〕。久服通神明，輕身，延年，不老〔7〕。可削爲銅劍，辟五兵〔8〕。生山谷〔9〕。採無時。

〔1〕白青　據《范子計然》："白青出白郡"(見《御覽》卷九八八)。是因其産地而得名者。

〔2〕味甘……無毒　《别録》："酸、鹹"(姜輯本作《本經》文)。《吴氏本草》(見《御覽》卷九八八)："《神農》：甘，平。《雷公》：鹹，無毒。"

〔3〕主　《御覽》卷九八八引《本草經》無。

〔4〕利九竅……耳聾　《御覽》引《本草經》同。

〔5〕心下……令人吐　《御覽》引《本草經》無。"令人吐"指出本藥有催吐作用。

〔6〕殺諸毒……三蟲　《御覽》引《本草經》作"殺諸毒之蟲"。

〔7〕久服……不老　《御覽》引《本草經》同，但脱"不老"。《綱目》原本卷十引《本經》無"延年，不老"(姜輯本同)。

〔8〕可削……五兵　《吴氏本草》："可削爲銅。"

〔9〕生山谷　《御覽》引《本草經》同，又有"出豫章"(《别録》同)。

一一〇 扁青

扁青 味甘，平，無毒〔1〕。治目痛，明目〔2〕，折跌，癰腫〔3〕，金瘡不瘳〔4〕，破積聚〔5〕，解毒氣〔6〕，利精神。久服輕身，不老〔7〕。去寒熱，風痹及丈夫莖中百病，益精〔8〕。生山谷〔9〕。採無時。

〔1〕味甘……無毒 《吴氏本草》(見《御覽》卷九八八及《證類》卷三)："《神農》、《雷公》：小寒，無毒。"

〔2〕治目……明目 《御覽》卷九八八引《本草經》同。《吴氏本草》(見《御覽》)無"目痛"二字。

〔3〕癰腫 《吴氏本草》同。

〔4〕金瘡不瘳 孫、王輯本"瘡"作"創"。"瘳"字義爲病愈。"不瘳"指經久未愈。

〔5〕折跌……積聚 《御覽》引《本草經》無。

〔6〕解毒氣 《御覽》引《本草經》作"辟毒"。

〔7〕利精神……不老 《御覽》引《本草經》同。

〔8〕去寒……益精 《吴氏本草》："風痹，丈夫内絶，令人有子。"

〔9〕生山谷 《御覽》引《本草經》同，又有"生朱崖"。《別録》："生朱崖，武都，朱提。"《吴氏本草》："生蜀郡。"

一一一 龍骨

龍骨〔1〕 味甘，平，無毒〔2〕。治心腹鬼疰〔3〕，精物老魅，欬逆〔4〕，泄利膿血〔5〕，女子漏下〔6〕，癥瘕堅結，小兒熱氣驚癇〔7〕。四肢痿枯，汗出，恚怒，腸癰，内疽，陰蝕，止汗，縮小便，溺血，養精神，定魂魄，安五臟〔8〕。

龍齒〔9〕，平〔10〕。治小兒、大人驚癇〔11〕，癲疾〔12〕，狂走，心下〔13〕結氣，不能喘急，諸痙〔14〕，殺精物〔15〕。久服輕身，通神明，延年。生川谷及巖水岸土穴中死龍處〔16〕。採無時〔17〕。畏乾漆、蜀椒、理石〔18〕。

〔1〕龍骨 尚、曹輯本作"龙骨"。

〔2〕味甘……無毒 《別録》："微寒。"

〔3〕治心腹鬼疰 《唐本草》(寺本)"疰"作"注"(孫、森輯本同)。《御

覽》卷九八八引《本草經》同，但無以下主治文。《別録》："治心腹煩滿。"

〔4〕欬逆 《別録》："伏氣在心下，不得喘息。"

〔5〕泄利膿血 《通用藥》見"腸澼下痢"條。

〔6〕女子漏下 《通用藥》見"婦人崩中"條。《病源》卷三十八"漏下候"："漏下者，由勞傷血氣，衝任之脉虚損故也……以衝任之氣虚損，不能制其脉，故血非時而下，淋瀝不斷，謂之漏下也。"

〔7〕驚癇 《別録》："夜卧自驚。"按，龍骨及龍齒《本經》文均記有主治小兒驚癇一病，考《千金》（宋本）卷五"驚癇第二"："《神農本草經》説：小兒驚癇有一百二十種，其證候稍異於常，便是癇候也。"[《千金》（孫真人本）無此文。《千金》（真本）缺此卷]。

〔8〕四肢……五臟 《通用藥》見"小便利"、"溺血"、"虚勞"諸條。

〔9〕龍齒 《證類》各本均無"龍"字，今據《唐本草》（寺本）補。

〔10〕平 《證類》各本、《唐本草》均無。今據《通用藥》"驚邪"等條白字補。《吴氏本草》（見《御覽》卷九八八引）："《神農》、《李氏》：大寒。"姜輯本作"氣味澀涼"。

〔11〕治小兒……驚癇 《吴氏本草》無"小兒大人"四字。《別録》："小兒五驚，十二癇，身熱不可近。大人骨間寒熱。"《通用藥》見"驚邪"條。《綱目》原本卷四十三"小兒"下有"五驚、十二癇"（姜輯本同）。

〔12〕癲疾 《通用藥》見"癲癇"條。

〔13〕下 《紹興》（二十八卷本）作"中"。

〔14〕諸痙 《唐本草》（寺本）"痙"作"痓"。

〔15〕殺精物 《別録》："又殺蠱毒。"

〔16〕生川谷……龍處 《唐本草》（寺本）"穴"下有"石"字。《御覽》引《本草經》："生山谷"，又"生晉地"。《別録》："生晉地及泰山。"《吴氏本草》："生晉地山谷陰，大水所過處，是死龍骨。"

〔17〕採無時 《吴氏本草》："色青白者善，十二月採，或無時。"

〔18〕畏乾漆……理石 《吴氏本草》同，但其上有"龍角"二字。

一一二　熊脂

熊脂　一名熊白〔1〕。味甘，微寒，無毒〔2〕。治風痹不仁〔3〕，筋急[4]，五臟腹中積聚[5]，寒熱，羸瘦，頭瘍[6]，白秃[7]，面皯皰[8]。久服强志[9]，不饑，輕身[10]，生山谷[11]。十一月取。

〔1〕一名熊白 《證類》各本及《唐本草》均無。今據《藝文類聚》卷九十五“熊”條引《本草經》及《御覽》卷九〇八引《本草經》文。

〔2〕味甘……無毒 《藝文類聚》引《本草經》及《御覽》引《本草經》均作“味甘，微温，無毒”。《别録》：“微温。”

〔3〕治風痹不仁 《藝文類聚》引《本草經》作“止風痹”，又無以下文字。《御覽》引《本草經》無“不仁”及以下文字。

〔4〕筋急　即筋肉痙攣。古稱筋攣。《素問·痿論》：“筋膜乾則筋急而攣。”同上書《皮部論》：“寒多則筋攣骨痛。”《靈樞·經脉》：“故脉弗榮則筋急。”

〔5〕五臟腹中積聚 《别録》：“食欲吐嘔。”

〔6〕頭瘍　姜輯本“瘍”作“傷”。

〔7〕白秃 《病源》卷二十七“白秃候”：“謂在頭生瘡、有蟲，白痂甚癢。其上髮並秃落不生，故謂之白秃。”

〔8〕面皯皰 《通用藥》見“面皯皰”條。《證類》各本，《綱目》原本，姜輯本“皯”字均作“皯”，係古異寫，義爲面部黑氣。參見菟絲子條“去面皯”注。《綱目》原本“面”下有“上”字（姜輯本同）。盧輯本“皯皰”作“皯䵟”，莫輯本作“皰皻”。“皰”字古異寫甚多。據《集韵·去·效》所記就有“靤”、“皰”、“疱”、“胞”等，現代則通用“疱”字。其義爲皮膚病之水疱。《淮南子·説林訓》：“潰小皰而發痤疽。”《正字通》：“凡手足臂肘暴起如水泡者，謂之胞。”《病源》卷二十七“面皰候”：“面皰者，謂面上有風熱氣生皰。頭如米大，亦如穀大，白色者是。”

〔9〕久服强志　盧輯本“志”下有“力”字。

〔10〕輕身 《别録》：“長年。”（姜輯本作《本經》文）

〔11〕生山谷 《别録》：“生雍州。”

一一三　白膠

白膠[1]　一名鹿角膠[2]。味甘，平，無毒[3]。治傷中[4]，勞絶[5]，腰痛[6]，羸[7]瘦，補中益氣，婦人血閉，無子[8]，止痛[9]，

安胎[10]**，久服輕身，延年。**吐血，下血，崩中不止，多汗，淋露，折跌，傷損[11]。生雲中。煮鹿角作之[12]。得火良。畏大黄。

〔1〕白膠 《御覽》卷七六六引《本草經》名“膠”。尚、曹輯本作“白胶”。

〔2〕一名鹿角膠 《御覽》引《本草經》同。

〔3〕味甘……無毒 《别録》:“温。”

〔4〕傷中 古病名。《素問·診要經終論》:“凡刺胸腹者必避五藏……（刺）中膈者，皆爲傷中。”“中”指人體内的中氣，即元氣。《靈樞·通天》:“中氣不足，病不起也。”

〔5〕勞絶 古病名。應屬虚損勞傷之類病證。但此名不見傳世古醫書中。

〔6〕治傷中……腰痛 《御覽》引《本草經》同。

〔7〕羸 《御覽》引《本草經》無。

〔8〕補中……無子 《御覽》引《本草經》無“血閉”，又無以下文字。

〔9〕止痛 《别録》:“四肢酸疼。”

〔10〕安胎 《通用藥》見“安胎”條。

〔11〕吐血……傷損 《通用藥》見“婦人崩中”條。

〔12〕煮鹿角作之 《千金翼》卷三“作”作“為”。

一一四 阿膠

阿膠[1] **一名傅致膠**[2]**。味甘，平，無毒**[3]**。治心腹内崩**[4]**，勞極**[5]**，洒洒**[6]**如瘧狀**[7]**，腰腹痛**[8]**，四肢酸疼**[9]**，女子下血**[10]**，安胎**[11]**。久服輕身**[12]**，益氣**[13]**。**煮牛皮作之。出東阿[14]。得火良。畏大黄[15]。

〔1〕阿膠 尚、曹輯本作“阿胶”。

〔2〕一名傅致膠 《紹興》(二十八卷本)“傅”作“倢”。盧輯本“傅”訛作“傳”字。

〔3〕味甘……無毒 《别録》:“微温。”

〔4〕心腹内崩 “崩”字義為敗壞。《爾雅·釋詁》:“崩，死也。”《廣雅·釋詁一》:“崩，壞也。”《素問·陰陽别論》:“陰虚陽搏謂之崩。”王冰

注：“陰脉不足，陽盛搏則内崩，而血流下。”又見《太素》卷三“陰陽雜説”。楊上善注：“崩，下血也。”所謂“心腹内崩”，應與《内經》中的“心下崩”病候相類。即《素問·痿論》：“悲哀太甚則胞絡絶，胞絡絶則陽氣内動，發則心下崩，數溲血也。”王冰注：“心下崩，謂心包内崩而下血也。”

〔5〕勞極　古病名。為虚勞重證。《金匱要略·血痹虚勞病脉證》：“五勞，虚極羸瘦，腹滿不能飲食，食傷，憂傷，飲傷，房室傷，饑傷，勞傷，經絡榮衛氣傷，内有乾血，肌膚甲錯，兩目暗黑。”又，《外臺》卷十六引《删繁方》所記“六極”之病均因勞而致者。

〔6〕洒洒（xǐ 洗）“洒”字義為淵深，或洗滌。《爾雅·釋丘》：“洒，深也。”《説文·水部》：“洒，滌也。”而“洒洒”二字，用在古醫書中均為形容人體惡寒戰慄之狀。《太素》卷八第一篇“是動則病洒洒振寒”。楊上善注：“洒洒惡寒，洒音洗，謂如水灑洗寒也。”《素問·疏五過論》：“洒洒然時驚。”王冰注：“洒洒，寒貌。”今考“洒”字古又與“洗”字互通。二字上古音全同，均心母，文部韵。如《經典釋文》卷二十七《莊子音義中·山木》：“洒心”條：“洒，本亦作洗。音同。”《孟子·梁惠王上》：“願比死者一洒之。”朱熹集注：“洒，與洗同。”在傳世古本草書所載《本經》佚文中，“洒洒”二字除本藥及牡蠣一藥外，已用“洗洗”二字代替，其中包括當歸、女萎、秦皮、磁石、天鼠屎、烏頭及白薇等藥。兹為了恢復原書本文，故本書在以下各該藥條均統一用“洒”字，不再注明。

〔7〕勞極……瘧狀　《别録》：“虚勞羸瘦。”姜輯本“洒洒”作“灑灑”。按，《説文》：“洒，滌也。”又：“灑，汛也。”二字音同義異。《素問·診要經終論》：“令人洒洒時寒。”王冰注：“洒洒，寒貌。”

〔8〕腰腹痛　《别録》：“丈夫小腹痛。”《紹興》“痛”上有“痠”字。

〔9〕四肢酸疼　《别録》：“陰氣不足，脚酸不能久立。”《綱目》原本卷五十“疼”作“痛”（姜輯本同）。

〔10〕女子下血　《通用藥》見“婦人崩中”條。

〔11〕安胎　《通用藥》見“安胎”條。

〔12〕久服輕身　莫輯本無“輕身”。

〔13〕益氣　《别録》：“養肝氣。”

〔14〕煮牛皮……東阿　《别録》又：“生東平郡。”森輯本“出東阿”作

"本經"文。

〔15〕得火……大黄　寺本《唐本草》"畏"作"惡"。

一一五　丹雄雞

丹雄雞〔1〕　一名載丹〔2〕。味甘，微温，無毒〔3〕。治女人崩中〔4〕，漏下，赤白沃。補虚〔5〕，温中，止血，通神〔6〕，殺毒，辟不祥〔7〕。

頭，主殺鬼〔8〕。東門上者尤良〔9〕。

肪，治耳聾〔10〕。

腸，治遺溺〔11〕。

肶胵裏黄皮〔12〕。微寒〔13〕。治泄利〔14〕，除熱，止煩。

屎白〔15〕微寒〔16〕。治消渴，傷寒，寒熱〔17〕。破石淋，及轉筋，利小便，止遺溺，滅瘢痕〔18〕。

黑雌雞，治風寒濕痹〔19〕，温〔20〕，五緩，六急〔21〕，安胎〔22〕。

翮羽〔23〕，主下血閉〔24〕。

雞子〔25〕微寒〔26〕，主除熱，火瘡〔27〕，癇〔28〕，痙〔29〕。可作琥珀〔30〕神物。

雞白蠹，能肥猪〔31〕。

生平澤〔32〕。

〔1〕丹雄雞　《唐本草》（寺本）"雞"作"鷄"。《御覽》卷九一八"雞"條引《本草經》名"丹雞"。尚、曹輯本"雞"作"鸡"。

〔2〕一名載丹　《證類》各本及《唐本草》均無。《御覽》引《本草經》："一名載丹"（《綱目》卷四十八丹雄雞"發明"項引吴普文同）。今據補。

〔3〕味甘……無毒　《别録》："微寒。"

〔4〕治女人崩中　《通用藥》見"婦人崩中"條。

〔5〕補虚　《别録》："久傷乏瘡。"《綱目》原本卷四十八自"補"至"血"均作《别録》文（姜輯本同）。

〔6〕通神　宋本《大觀》，柯本《大觀》作墨字（盧、莫輯本無）。金本《政和》作白字，今依後者。《通用藥》見"驚邪"條。

〔7〕殺毒……不祥　宋本《大觀》，柯本《大觀》作墨字（盧、莫輯本

無)。金本《政和》作白字，今依後者。《神農黄帝食禁》,《綱目》原本卷三十七“殺”下均有“惡”字(姜輯本同)。此上性味、主治文同。

〔8〕頭……殺鬼　《神農黄帝食禁》無“頭”以下文字。《綱目》原本“頭”作“雞頭”。森輯本無“主”字。

〔9〕東門……尤良　《政和》(金本)作墨字。今依《大觀》(宋本),《大觀》(柯本)作白字。《綱目》原本無“尤”字(姜輯本同)。

〔10〕肪……耳聾　《大觀》(宋本),《大觀》(柯本)作墨字,《政和》(金本)作白字，今依後者。《嘉祐》注引《藥對》:“雞肪，寒。”《綱目》原本自“肪”以下均作《别録》文。姜輯本無“肪”以下文。

〔11〕腸……遺溺　《大觀》(宋本),《大觀》(柯本)作墨字(盧、莫輯本無)。《政和》(金本)作白字，今依後者。《唐本草》(寺本)“腸”上有“雞”字(森輯本同)。《别録》:“小便數，不禁。”

〔12〕肶胵裹黄皮　《大觀》(宋本),《大觀》(柯本)“皮”下有白字“微寒”,《政和》(金本)作墨字，今依後者。莫輯本“肶”作“膍”。“肶(pí 皮)胵(chī 吃)”是雞的前胃，今稱砂囊者。“肶”即“膍”字的省文。《説文·肉部》:“膍，鳥膍胵。”同上又:“胵，鳥胃。”“肶胵裹黄皮”為砂囊的内膜，近代藥用統稱為雞内金。

〔13〕微寒　莫輯本作《本經》文。

〔14〕治泄利　《别録》:“小便利，遺溺。”《通用藥》見“小便利”條。

〔15〕屎白　《黄帝内經素問·腹中論》王冰注引“古《本草》”作“雞矢”。顧輯本“屎”作“尿”，森輯本作“矢”。按《腹中論》用雞矢醴(酒劑)治臌脹。王冰注:“雞矢并不治鼓脹，惟大利小便。”

〔16〕微寒　《素問》王注引《本草》同。

〔17〕傷寒，寒熱　其下《唐本草》(寺本)“寒”下無“寒”字。

〔18〕破石淋……瘢痕　《素問》王注作“大利小便”。

〔19〕黑雌雞……濕痹　《政和》(金本)作墨字。今據《大觀》(宋本),《大觀》(柯本)白字。《神農黄帝食禁》“治”作“除”。王輯本無此副品。

〔20〕温　《證類》各本,《唐本草》均無。今據《通用藥》(烏雌雞)“安胎”條白字補。《嘉祐》注引《藥性論》:“味甘。”

〔21〕五緩，六急　《政和》(金本)作墨字。今據《大觀》(宋本)、《大

觀》(柯本)作白字。

〔22〕安胎 《政和》(金本)作墨字。今據《大觀》(宋本)、《大觀》(柯本)作白字。《通用藥》見“安胎”條。

〔23〕翮(hé 和)羽 《紹興》(二十八卷本)無此以下文字。“翮”即羽毛的莖部。《説文・羽部》:“翮,羽莖也。”“翮羽”統稱鳥翅。

〔24〕主下血閉 森輯本無“主”字。

〔25〕雞子 莫輯本作“雞子黄”。“子”義為卵。《禮記・内則》:“濡魚,卵醬實蓼也。”孔穎達疏:“卵,謂魚子。”

〔26〕微寒 《通用藥》“嘔吐”條墨字文。

〔27〕主除……火瘡 《神農黄帝食禁》“火”下有“灼爛”二字。王輯本“瘡”作“創”。

〔28〕癇 《神農黄帝食禁》無。森輯本“癇”上有“治”。

〔29〕痙 盧、莫輯本作“痓”。

〔30〕琥珀 寺本《唐本草》作“虓魄”。森輯本作“虎魄”。按:張華《博物志》卷四:“《神農本草》:‘雞卵可作琥珀’……佳者乃亂真矣……”又據《御覽》卷九一八條引《博物志》:“《神農本草經》曰:‘鷄卵可以作虎魄’。法取茯苓、雞殧(毈)卵黄白混雜者熟煮之……假者乃亂真。此世所恒用,作無不成也。”《吴氏本草經》(見《御覽》卷九二八)衆鳥條:“丹雞卵,可作虎珀。”

〔31〕雞白蠹……肥猪 《神農黄帝食禁》無。“能肥猪”,《證類》各本,《千金翼》卷三,《綱目》原本均作“肥脂”,今據《唐本草》(寺本)。盧、孫輯本無“能”字。森輯本“猪”作“豬”。按,“脂”為“豬”之形訛。“豬”為“猪”字古異寫。《玉篇・肉部》:“豬,豕也。亦作猪。”惟考之“雞白蠹”一藥究為何物早已不詳。如在陶弘景注中就已指出:“今云‘白蠹’,不知是何物,别恐一種耳。”其後學者對此又有多種解釋。其一,唐朝陳藏器氏以為是“雞白臺”。即:《本草拾遺》“鳳凰臺”條:“鳳凰臺……此鳳凰脚下物,如白石也……今雞亦有白臺,如卵硬,中有白無黄,云是牡雞所生,名為父公臺。《本經》‘雞白蠹’,蠹字似臺。後人寫之誤耳。”(據《證類》卷十九“三十六種陳藏器餘”“鳳凰臺”條引)(按,此説誤以“蠹”為“槖”字,且雞白臺之説也不明確)其二,明・汪機氏以為是雌雞肥脂。即

《本草會編》:“此《本經》文列於黑雌雞條下，似指雌雞之肥脂，如蠹蟲之肥白，因其似而名之也。”其三，明·李時珍氏以為是雞腸。即《本草綱目》:“……當以（汪）機説為近。否則，必雞之生腸也。”其四，今人曹元宇氏以為是雞虱。即（曹輯本）《本草經》注：“是《經》言雞之蠹，可肥猪乎？惟為量極少，仍可疑耳。”其五，日人森立之氏以為“蠹”乃“毈”字通假。即：“考毈與蠹古音相通。《本草》作蠹，即毈字假借。《説文》:‘毈卵不孚也。從卵，段聲。’《楊子法言·先知篇》:‘其卵毈矣。’注：‘毈，敗也。’……所謂‘白蠹’者，即謂敗卵，白濁無黄色也……且雞卵以毈飼猪……（與《四民月令》注以瓠中白實養猪）二事於事實為易驗之事。”兹從以上五説來看，以森氏之説最為合理。按毈與蠹上古音均端母組，係雙聲假借。其他各説均乏客觀依據。

〔32〕生平澤　《别録》:“生朝鮮。”

一一六　鴈肪

鴈肪〔1〕　一名鶩肪〔2〕。味甘，平，無毒〔3〕。治風攣拘急〔4〕，偏枯〔5〕，氣不通利〔6〕。

肉，味甘，平，無毒〔7〕。久服長毛髮鬚眉〔8〕，益氣，不饑，輕身，耐老〔9〕。生池澤〔10〕。取〔11〕無時。

〔1〕鴈肪　《萬安方》卷五十九“雁肪”（孫、蔡、尚、曹諸輯本同）。莫輯本作“鷹肪”。按，“鴈”有二義。一為鵝。《説文·鳥部》:“鴈，鵝也。”二為雁。《詩經·小雅·鴻雁》毛亨傳：“大曰鴻，小曰鴈。”《説文》段玉裁注：“許意‘隹部’雁為鴻雁。‘鳥部’鴈為鵝……今字雁、鴈不分久矣。”從本藥所記“生池澤”和“取無時”來看，應指“鴈”字第一義，即鵝。

〔2〕一名鶩肪　《神農黄帝食禁》無。《御覽》卷九八八引《本草經》同。王輯本無。莫輯本注“鶩肪，當為鵝肪”。陶弘景注：“今此一名鶩肪，則鴈、鶩皆相類爾。”按，鶩（wū 烏）字義為家鴨。《爾雅·釋鳥》:“舒，凫鶩。”郭璞注：“（鶩），鴨也。”

〔3〕味甘……無毒　《吴氏本草經》（見《御覽》卷九八八及《證類》卷十九）:“《神農》、《岐伯》、《雷公》：甘，無毒。”

〔4〕治風攣拘急 《唐本草》(寺本)及《醫心方》卷三十引《本草》"攣"均作"擊"(森輯本同)。《御覽》引《本草經》作"緊"。

〔5〕偏枯 即半身不遂。《靈樞·刺節真邪》:"虚邪偏客(容)於身半……發為偏枯。"同上書《熱病》:"偏枯,身偏不用而痛,言不變,志不亂,病在分腠之間。"

〔6〕氣不通利 《神農黄帝食禁》"氣"上有"血"字(姜、莫輯本同)。《御覽》引《本草經》及《醫心方》卷三十引《本草》均無"利"字。

〔7〕肉……無毒 《證類》各本,《唐本草》均無(王、姜、森、莫諸輯本同)。今依《神農黄帝食禁》補。

〔8〕久服……鬚眉 《神農黄帝食禁》(孫真人本、宋本)同,但"鬚"作"鬢"字。《大觀》(宋本)、《政和》(金本)、《大觀》(柯本)"久服"作白字,餘均墨字。《御覽》引《本草經》作"久服長髮"。《通用藥》見"髮秃落"條。

〔9〕耐老 《神農黄帝食禁》"老"作"暑"。《御覽》引《本草經》"耐"作"不能",寺本《唐本草》作"能"。

〔10〕生池澤 《御覽》引《本草經》同。又:"生南海。"《别録》:"生江南。"

〔11〕取 《御覽》引《吴氏本草》作"採"。

按:《吴氏本草經》(見《證類》卷十九)又記有"殺諸石藥毒"。

一一七 石蜜

石蜜[1] 一名石飴[2]。味甘,平,無毒[3]。治心腹邪氣[4],諸驚,癇,痓[5],安五臟[6],諸不足[7],益氣補中[8],止痛,解毒[9],除衆病[10],和百藥[11]。久服强志,輕身,不饑,不老[12]。口瘡,明耳目[13]。生山谷及諸山石中[14]。色白如膏者良。

〔1〕石蜜 《證類》各本,《唐本草》、《御覽》卷八五七"蜜"條及卷九八八"石蜜"條引《本草經》,同上書卷九八八引《吴氏本草》均作"石蜜"。《御覽》卷八五七引《吴氏本草》作"食蜜"。《北堂書鈔》卷一四七引《本草經》有"石蜜"(一條)、"食蜜"(三條)及"崖蜜"(一條)三名。《綱目》原本卷三十九作"蜂蜜"(蔡輯本同)。

〔2〕一名石飴 《北堂書鈔》引《本草經》及《御覽》卷九八八引《本草經》均同。《御覽》卷八五七引《本草經》作“一名飴”。王輯本無。陶注：“石蜜即崖蜜也。”

〔3〕味甘……無毒 《大觀》(柯本)“平”下有白字“微温”,《北堂書鈔》引《本草經》(食蜜條)作“甘。微温”。《别録》:“微温。”《大觀》(宋本),《政和》(金本)“微温”均墨字，今從之。《吴氏本草》(見《御覽》卷九八八):“《神農》、《雷公》:甘，氣平。”

〔4〕治心腹邪氣 《北堂書鈔》引《本草經》及《御覽》引《本草經》均作“治主心邪”。《别録》:“除心煩，食欲不下，腸澼。”

〔5〕諸……痓 《御覽》引《本草經》無。又：“痓”,《證類》各本均作“痓”。《神農黄帝食禁》及森輯本均作“痙”。

〔6〕安五臟 《北堂書鈔》引《本草經》及《御覽》引《本草經》均同。《别録》:“養脾氣。”

〔7〕諸不足 《神農黄帝食禁》“諸”上有“治”字。《御覽》引《本草經》無。

〔8〕益氣補中 《御覽》卷九八八引《本草經》同。《北堂書鈔》引《本草經》作“益氣”。又“補内”。又：“定氣養脾。”

〔9〕止痛……解毒 《御覽》引《本草經》同。《北堂書鈔》引《本草經》作“解毒”。《神農黄帝食禁》(孫真人本)作“心腹痛，解諸毒”。同上書(宋本)作“止腹痛，解諸毒”。《别録》:“肌中疼痛。”

〔10〕除衆病 《北堂書鈔》引《本草經》作“除百病”。

〔11〕除衆……百藥 《御覽》引《本草經》無。

〔12〕久服……不老 《御覽》引《本草經》無“强志”、“不饑”四字，《北堂書鈔》僅有此四字。《别録》:“延年，神仙。”

〔13〕口瘡……耳目 《通用藥》見“大便不通”條。

〔14〕生山谷……石中 《御覽》引《本草經》“生山谷”又“生武都”。《北堂書鈔》引《本草經》同。《别録》:“生武都，河源。”《吴氏本草》(見《御覽》卷九八八):“生河源，或河梁。”同上書(見《御覽》卷八五七):“生武都谷。”

一一八　蜂子

蜂子[1]　一名蜚零[2]。味甘，平，無毒[3]。治風頭[4]，除蠱毒[5]，補虚羸，傷中。久服令人光澤，好顔色，不老[6]。

大黄蜂子[7]，主心腹脹滿痛[8]，輕身，益氣。

土蜂子，平[9]。治癰腫[10]嗌痛。

生山谷[11]。畏黄芩、芍藥、牡蠣。

〔1〕蜂子　《醫心方》卷一，《集注・七情表》（敦本）、《千金・七情表》（真本），《綱目》原本卷三十九"蜂"均作"蜂"（王、姜輯本同），以下同。

〔2〕一名蜚零　盧、莫輯本無。姜輯本又有"一名蟺蜂"，但不見《證類》各本。

〔3〕味甘……無毒　《别録》："微寒。"

〔4〕治風頭　《紹興》（二十八卷本）"風"下有"痛"字。《綱目》原本"風"訛作"瘋"。

〔5〕除蠱毒　《别録》："心腹痛，大人、小兒腹中五蟲口吐出者，面目黄。"

〔6〕不老　《别録》："輕身，益氣。"

〔7〕大黄蜂子　《綱目》原本名"大黄蜂"，作《别録》藥（盧輯本無）。

〔8〕主心腹脹滿痛　孫輯本"脹"作"復"。

〔9〕平　《證類》各本，《唐本草》均無。今據《通用藥》"癰疽"條補。姜輯本作"氣味甘，平"。

〔10〕治癰腫　《通用藥》見"癰疽"條。

〔11〕生山谷　《别録》："生武都。"

一一九　蜜蠟

蜜蠟[1]　味甘，微温，無毒。治下利[2]膿血[3]，補中，續絶傷，金瘡[4]，益氣，不饑，耐老。生山谷蜜房、木石間[5]。惡芫花、齊蛤。

〔1〕蜜蠟　《本草和名》卷下，《醫心方》卷一作"臈蜜"。《集注・七情表》（敦本）作"蝋蜜"。《千金・七情表》（真本及孫本）均作"蠟蜜"（森輯本同）。按，"臈"、"蝋"均"臘"俗字。尚輯本作"腊蜜"。曹輯本作

“蜜蜡”。

〔2〕下利　“利”，《證類》各本均作“痢”，係“利”之後起假字，今改正（參見禹餘糧條“下利赤白”注）。

〔3〕治下利膿血　《通用藥》見“腸澼下痢”條。姜、森輯本“痢”作“利”。

〔4〕金瘡　孫、王、森諸輯本“瘡”作“創”。

〔5〕生山谷……石間　《别録》：“生武都。”“蜜房”為山間蜜蜂營造的巢。班固《終南山賦》：“碧玉挺其阿，蜜房溜其巔。”

一二〇　牡蠣

牡蠣〔1〕　**一名蠣蛤**〔2〕。**味鹹，平，無毒**〔3〕。**治傷寒寒熱**〔4〕、**温瘧洒洒**〔5〕，**驚恚怒氣**〔6〕**除拘緩**〔7〕，**鼠瘻**〔8〕，**女子帶下赤白**〔9〕。**久服强骨節，殺鬼**〔10〕，**延年**。煩滿，止汗，心痛，氣結，止渴，除老血，濇大小腸，止大小便，泄精，喉痹，欬嗽，心脅下痞熱〔11〕。**生東海池澤**。採無時。貝母為之使。得甘草、牛膝、遠志、蛇牀良。惡麻黄、吴茱萸、辛夷。

〔1〕牡蠣　尚、曹輯本作“牡蛎”。筠輯本作“牡厲”。

〔2〕一名蠣蛤　《别録》：“一名牡蛤。”

〔3〕味鹹……無毒　《别録》：“微寒”（姜輯本作《本經》文）。

〔4〕治傷寒寒熱　《别録》：“除留熱在關節，榮衛虚熱，去來不定。”《通用藥》見“傷寒”條。

〔5〕温瘧洒洒　《醫心方》卷三十引《本草》無“洒洒”。《通用藥》見“温瘧”條。姜輯本“洒洒”作“灑灑”。

〔6〕驚恚怒氣　《醫心方》引《本草》無。“恚”字義為憤怒怨恨。《説文·心部》：“恚，恨也。”《廣雅·釋詁二》：“恚，怒也。”

〔7〕拘緩　包括肌肉痙攣與弛緩兩種症狀。“拘”字義為拘攣。《淮南子·泰族訓》：“夫指之拘也，莫不事伸也。”“緩”字義為舒緩。《廣韵·上·緩》：“緩，舒也。”故“拘攣”之病也即《素問·生氣通天論》所説的：“緛而短為拘，弛長為痿。”王冰注：“縮短故拘攣而不伸，引長故痿弱而無力。”一説，“拘緩”即“拘攣緩急”（見本書天雄條）一辭之略。

〔8〕鼠瘻　瘰癧的別稱。《靈樞·寒熱》:"寒熱瘰癧在於頸腋者皆何氣所生？……此皆鼠瘻寒熱之毒氣也。"

〔9〕女子帶下赤白　《醫心方》引《本草》作"女子下血"。《通用藥》見"婦人崩中"條。王輯本"白"下有"除留"二字。

〔10〕殺鬼　《醫心方》引《本草》無。《綱目》原本卷四十六作"殺邪鬼"(孫、顧、王、姜、森、莫輯本同)。盧輯本作"殺邪氣"。

〔11〕煩滿……痞熱　《通用藥》見"腸澼下痢"、"小便利"、"虛勞"、"囊濕"、"泄精"諸條。

卷三 神農本草經

中藥（中品）

一二一　乾薑

乾薑[1]　味辛，温[2]，無毒。治胸滿[3]，欬逆上氣[4]。温中[5]，止血[6]，出汗，逐風，濕痹[7]，腸澼下利[8]。中惡，霍亂，脹滿，風邪，諸毒，皮膚間結氣，止唾血[9]。

生者生薑，尤良。味辛，微温[10]。久服去臭氣[11]，通神明。傷寒，頭痛，鼻塞，欬逆，上氣，止嘔吐[12]。令少志，少智，傷心性，不可過多耳[13]。生川谷[14]。九月採。秦椒為之使。殺半夏、莨菪毒。惡黄芩、黄連、天鼠糞。

〔1〕乾薑　《集注·七情表》(敦本)“薑”作“畺”。尚、曹輯本作“干姜”。

〔2〕温　《神農黄帝食禁》作“熱”。《别録》:“大熱。”

〔3〕治胸滿　《神農黄帝食禁》(宋本)“胸”作“胸中”。

〔4〕欬逆上氣　《通用藥》見“上氣欬嗽”條。

〔5〕温中　《别録》:“寒冷腹痛。”《通用藥》見“心腹冷痛”條。

〔6〕止血　《神農黄帝食禁》作“漏血”。

〔7〕濕痹　《神農黄帝食禁》“濕”訛作“温”。

〔8〕腸澼下利　《證類》各本均作“痢”。《神農黄帝食禁》及孫、姜、森諸輯本均作“利”。今仍依古寫作“利”。(參見禹餘糧條注)。《通用藥》見“腸澼下痢”條。

〔9〕中惡……唾血　《通用藥》見“中惡”、“霍亂”、“腹脹滿”諸條。

〔10〕味辛，微温　《證類》各本均作墨字。今據《神農黄帝食禁》及

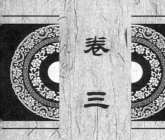

《通用藥》"轉筋"條白字補。

〔11〕久服去臭氣 《神農黄帝食禁》(宋本)作"去胸膈上臭氣",同上書(孫真人本)"臭"訛作"鼻"。盧輯本"臭"作"息"。莫輯本無"氣"字。

〔12〕傷寒……嘔吐 《通用藥》見"轉筋"條。

〔13〕令少志……耳 《醫心方》卷三十"生薑"條引《神農經》文。

〔14〕生川谷 《別録》:"生犍為及荆州、楊州。"

一二二 葈耳實

葈耳實〔1〕 **一名胡葈**〔2〕**,一名地葵**〔3〕**。味甘,温,有小毒**〔4〕**。治風頭寒痛**〔5〕**,風濕周**〔6〕**痹,四肢拘攣痛**〔7〕**,惡肉死肌**〔8〕**。久服益氣、耳目聰明、强志,輕身。**膝痛,溪毒。**生川谷及田野**〔9〕**。**實熟時採。

〔1〕葈(xǐ 洗)耳實 《經典釋文》卷三十第十三引《本草》、《萬安方》卷五十九均作"枲耳"。《本草和名》卷上,《醫心方》卷一均作"葈耳"。《神農黄帝食禁》作"蒼耳子"。《通用藥》"頭面風"等條名"葈耳"。孫、莫輯本作"枲耳實"。森�輯本作"枲耳"。按,"枲"和"葈"均為"葈"字的異寫。《集韵·上·止》:"葈,草名,枲耳也。或作葈。"

〔2〕一名胡葈 《經典釋文》引《本草》及孫、森、莫諸輯本"葈"作"枲"。王輯本無。

〔3〕一名地葵 《別録》:"一名葹。一名常思。"《經典釋文》引《本草》同以上《本經》、《別録》别名。

〔4〕味甘……小毒 《別録》:"味苦。葉味苦,辛,微寒,有小毒。"王輯本"甘"作"苦"。

〔5〕頭寒痛 《神農黄帝食禁》(孫真人本)作"寒頭"。《通用藥》見"頭面風"條。

〔6〕周 《神農黄帝食禁》無。

〔7〕四肢拘攣痛 《神農黄帝食禁》"拘"作"拘急"。《通用藥》見"賊風攣痛"條。

〔8〕惡肉死肌 《神農黄帝食禁》"惡"上有"去"字。《綱目》原本卷十五"肌"下有"疼(騰)痛"二字(《綱目》味古齊本及姜輯本作"膝痛")。

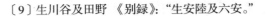

〔9〕生川谷及田野　《别録》："生安陸及六安。"

一二三　葛根

葛根[1]　**一名雞齊根**[2]。**味甘**[3]，**平，無毒。治消渴**[4]，**身大熱**[5]，**嘔吐，諸痹。起陰氣**[6]，**解諸毒**[7]。傷寒，中風，頭痛，金瘡，止痛，脅風痛[8]。

葛穀[9]，**治下利十歲以上**[10]。**生川谷**[11]。五月採根，曝乾。殺野葛、巴豆、百藥毒。

〔1〕葛根　《集注·七情表》（敦本）"葛"訛作"莒"。

〔2〕一名雞齊根　《御覽》卷九九五"葛"條引《本草經》同。《别録》："一名鹿藿（王輯本無）。一名黄斤。"莫輯本無。

〔3〕味甘　《吴氏本草》（見《御覽》卷九九五："《神農》：甘。"姜輯本"甘"下有"平"字。

〔4〕治消渴　《通用藥》見"消渴"條。

〔5〕身大熱　《别録》："解肌，發表，出汗，開腠理。"

〔6〕治消渴……陰氣　《御覽》引《本草經》同。

〔7〕解諸毒　《御覽》引《本草經》作"解毒"。

〔8〕傷寒……風痛　《通用藥》見"傷寒"條。

〔9〕葛穀　《御覽》引《本草經》及盧輯本無此副品藥。姜輯本其下有"甘，平"二字。《唐本草》注："葛穀，即是（葛）實耳。"

〔10〕治下利十歲以上　"利"，《證類》各本均作"痢"。孫、王、森、莫諸輯本作"利"。今仍依古文"利"字（參見禹餘糧條注）。盧輯本無此文。

〔11〕生川谷　《御覽》引《本草經》同。又："生汶山。"（《别録》同）《吴氏本草》："生泰山。"

一二四　栝樓根

栝樓根[1]　**一名地樓**[2]。**味苦，寒，無毒**[3]。**治消渴**[4]，**身熱，煩滿，大熱**[5]，**補虚，安中，續絶傷**。八疸，身面黄，脣乾，口燥，短氣，通月水，止小便利[6]。**生川谷及山陰地**[7]。入土深者良，生鹵地者有毒。二月、八月採根，曝乾，三十日成[8]。枸杞為之使。惡乾薑。畏牛膝、乾膝。反烏頭。

〔1〕栝樓根 《經典釋文》卷三十第十三引《本草》,《本草和名》卷上,《醫心方》卷一,《長生療養方》卷二、《通用藥》“黄疸”等條均作“栝樓”(森、尚、曹輯本同)。《千金·七情表》(孫本)作“菰葝”。

〔2〕一名地樓 《御覽》卷九九二引《本草經》同。《别録》:“一名果羸。一名天瓜。一名澤姑。”《吴氏本草》(見《御覽》卷九九二):“一名澤巨,一名澤冶。”《經典釋文》引《本草》“地樓”作“他樓”,“果羸”作“果羸實”,又有“天瓜”、“澤姑”及“黄瓜”三别名。

〔3〕味苦……無毒 《御覽》引《本草經》無“無毒”及以下主治文。

〔4〕治消渴 《通用藥》見“消渴”條。

〔5〕大熱 《别録》:“除腸胃中痼熱。”

〔6〕八疸……小便利 《通用藥》見“黄疸”、“下乳汁”二條。

〔7〕生川……陰地 《御覽》引《本草經》同,無以下文字。孫輯本無“地”字。《别録》:“生洪(弘)農。”

〔8〕入土……成 《爾雅·釋草》邢昺疏引《本草》作:“栝樓,葉如瓜,葉形兩兩相值。蔓延,青黑色。六月華(花),七月實,如瓜瓣是也。”

一二五　苦參

苦參[1]　**一名水槐**[2]**。一名苦蘵**[3]**。味苦,寒,無毒。治心腹結氣,癥瘕積聚**[4]**,黄疸,溺有餘瀝。逐水**[5]**,除癰腫,補中,明目,止淚。**養肝膽氣,安五臟,定志,益精,利九竅,除伏熱,腸澼,止渴,醒酒,小便黄赤,惡瘡,下部䘌,平胃氣,令人嗜食,輕身[6]。**生山谷及田野**[7]。三月、八月、十月採根,曝乾。玄參為之使。惡貝母、漏蘆、菟絲。反藜蘆。

〔1〕苦參 《集注·七情表》(敦本)作“苦条”。蔡輯本作“苦蔆”。尚曹輯本作“苦参”。

〔2〕一名水槐 《御覽》卷九九一引《本草經》同。

〔3〕一名苦蘵 《御覽》引《本草經》無此以下文字。《别録》:“一名地槐。一名菟槐。一名驕槐。一名白莖。一名虎麻。一名岑莖。一名禄白。一名陵郎。”

〔4〕癥瘕積聚 《通用藥》見“積聚癥瘕”條。

〔5〕逐水 義同瀉水，排水。《荀子·儒效》："故風之所以為不逐者"。楊倞注："逐，流蕩也。"

〔6〕養肝……輕身 《通用藥》見"大熱"、"蠱"二條。

〔7〕生山谷及田野 《別録》："生汝南。"

一二六 芎藭

芎藭[1] 一名胡窮。一名香果。其葉名蘪蕪[2]。**味辛，温，無毒**[3]。**治中風入腦**[4]，**頭痛**[5]，**寒痹**[6]，**筋攣緩急**[7]，**金瘡**[8]，**婦人血閉，無子**。面上游風去來，目淚出，多涕唾，忽忽如醉，諸寒冷氣，心腹堅痛，中惡，卒急腫痛，脅風痛，温中，内寒[9]。**生川谷**[10]。三月、四月[11]採根，曝乾[11]。得細辛療金瘡，止痛。得牡蠣療頭風，吐逆。白芷為之使。

〔1〕芎藭 "芎"字《說文·艸部》作"营"，云："营藭，香草也。从艸，弓聲。"《繫傳》"藭"作"藭"。《集注·七情表》(敦本)"芎"作"穹"。尚、曹輯本作"芎藭"。

〔2〕一名胡……蘪蕪 《吴氏本草》(見《御覽》卷九九〇)："一名香果。"

〔3〕味辛……無毒 《吴氏本草》(見《御覽》)："《神農》、《黄帝》、《岐伯》、《雷公》：辛，無毒，香。《扁鵲》：酸，無毒。《李氏》：生温中，熟寒。"同上書(見《證類》卷七《嘉祐》注)所引《李氏》文無"中"字。

〔4〕治中風入腦 《御覽》卷九九〇引《本草經》"腦"作"頭"。《別録》："除腦中冷動。"《通用藥》見"療風通用"條。

〔5〕頭痛 《御覽》引《本草經》"頭"作"腦"。《通用藥》見"頭面風"條。

〔6〕寒痹 《御覽》引《本草經》同。"寒痹"是痹病的一種。《靈樞·壽夭剛柔》："寒痹之為病也，留而不去，時痛而皮不仁。"同上書《賊風》："(腠理開)而遇風寒，則血氣凝結，與故邪相襲，則為寒痹。"

〔7〕筋攣緩急 《御覽》引《本草經》無"筋"字以下主治佚文。《通用藥》見"賊風攣痛"條。"筋攣緩急"即肌肉痙攣。《靈樞·刺節真邪》："虚邪之中人也……搏於筋則為筋攣。"此處"緩"字無實義。"緩急"即非常拘急，急迫。如《史記·扁鵲倉公列傳》："生子不生男，緩急無可使者。"

〔8〕金瘡　孫、王、森諸輯本“瘡”作“創”。

〔9〕面上……内寒　《通用藥》見“齒痛”條。

〔10〕生川谷　《御覽》引《本草經》作“生武功”。《别録》：“生武功，斜谷，西嶺。”《吴氏本草》：“或生胡無桃山陰。或斜谷，西嶺。或泰山。”

〔11〕四月、曝乾　此四字《吴普本草》無。同上書：“葉香，細青黑紋，赤如藁本。冬夏聚生。五月花赤，七月實黑。莖端兩葉。”“根有節，似如馬銜狀。”

一二七　當歸

當歸〔1〕　**一名乾歸**〔2〕。**味甘，温，無毒**〔3〕。**治欬逆上氣**〔4〕，**温瘧**〔5〕，**寒熱洒洒**〔6〕**在皮膚中。婦**〔7〕**人漏下，絶子。諸惡瘡瘍**〔8〕，**金瘡。煮飲之**〔9〕。温中，止痛，除客血内塞，中風，痓，汗不出，濕痹，中惡，客氣虚冷，補五臟，生肌肉〔10〕。**生川谷**〔11〕。二月、八月採根，陰乾。惡蔄茹。畏菖蒲、海藻、牡蒙。

〔1〕當歸　《醫心方》卷一“歸”作“婦”。《千金·七情表》（真本）作“歸”。《萬安方》卷六十作“帰”。尚、曹輯本作“当归”。

〔2〕一名乾歸　《御覽》卷九八九引《本草經》“乾”作“干”。

〔3〕味甘……無毒　《别録》：“辛，大温。”《吴氏本草》（見《御覽》卷九八九及《證類》卷八《嘉祐》注）：“《神農》、《黄帝》、《桐君》、《扁鵲》：甘，無毒。《岐伯》、《雷公》：辛，無毒。《李氏》：小温。”王輯本無。

〔4〕治欬逆上氣　《御覽》引《本草經》作：“主治逆止氣。”

〔5〕温瘧　《御覽》引《本草經》同。

〔6〕洒洒　《大觀》（宋本）只一“洗”字，今據《政和》（金本）及《千金翼》卷二補。均作“洗洗”。“洒……中”，《御覽》引《本草經》無。王輯本作“洒洒”。按，“洗”假為“洒”。今用其本字。參見阿膠條注。

〔7〕婦　《御覽》引《本草經》無此以下主治文。

〔8〕諸惡瘡瘍　《長生療養方》卷二無“瘍”字。孫、王輯本“瘡”作“創”。

〔9〕諸惡瘡……飲之　《弘決外典鈔》卷四第十引《本草》同，但“煮”下有“汁”，“之”下有“温中止痛”。盧輯本“煮”作“者”。孫、王、森諸

輯本“瘡”作“創”。

〔10〕温中……肌肉　《通用藥》見“中惡”、“腸澼下痢”、“心腹冷痛”、“齒痛”、“虚勞”諸條。按:《博物志》卷四引《神農經》:“下藥治病。謂……當歸止痛。”(《御覽》卷九八九引《博物志》同)

〔11〕生川谷　《御覽》引《本草經》同。又:“生隴西。”(《别録》同)《吴氏本草》:“或生羌胡也。”

一二八　麻黄

麻黄　一名龍沙〔1〕**。味甘，温，無毒**〔2〕**。治中風**〔3〕**，傷寒**〔4〕**，頭痛**〔5〕**。温瘧**〔6〕**，發表**〔7〕**出汗，去邪熱氣**〔8〕**，止欬逆上氣**〔9〕**，除寒熱**〔10〕**，破癥堅積聚**〔11〕**。**風脅痛，字乳餘疾，止好唾，泄邪惡氣，消赤黑斑毒。**生川谷**〔12〕**。**立秋採莖〔13〕，陰乾令青。厚朴為之使。惡辛荑，石韋。

〔1〕一名龍沙　《御覽》卷九九三引《本草經》同。《别録》:“一名卑鹽。”《吴氏本草經》(見《御覽》卷九九三):“一名卑相。一名卑監。”莫輯本注“沙，古莎字”。

〔2〕味甘……無毒　《别録》:“微温。”《吴氏本草經》:“《神農》、《雷公》:苦，無毒。《扁鵲》:酸，無毒。《李氏》:平。”

〔3〕治中風　《御覽》引《本草經》同。《通用藥》見“療風通用”、“賊風攣痛”二條。

〔4〕傷寒　《御覽》引《本草經》同。《通用藥》見“傷寒”條。

〔5〕頭痛　《御覽》引《本草經》無“頭”以下至“發表”文。

〔6〕温瘧　《御覽》引《本草經》見“温瘧”條。

〔7〕頭痛……發表　《御覽》引《本草經》無。“出汗”同。《别録》:“通腠理，疏傷寒頭疼，解肌。”

〔8〕去邪熱氣　《御覽》引《本草經》作“去熱邪氣”。《别録》:“五臟邪氣緩急。”

〔9〕止欬逆上氣　《通用藥》見“上氣欬嗽”條。

〔10〕止欬……寒熱　《御覽》引《本草經》無。

〔11〕破癥堅積聚　《御覽》引《本草經》同，惟脱“癥”字。

〔12〕生川谷　《證類》各本,《唐本草》均無。今據《御覽》引《本

草經》補。同書又："生晉地"。《別録》："生晉地及河東。"《吴氏本草經》："或生河東。"

〔13〕立秋採莖　《吴氏本草經》作："四月、立秋採。"

一二九　通草

通草〔1〕　一名附支〔2〕。味辛，平，無毒〔3〕。主〔4〕去惡蟲〔5〕，除脾胃寒熱，通〔6〕利九竅、血脉、關節，令人不忘〔7〕。脾疸，常欲眠，心煩，噦，出音聲，治耳聾，散癰腫，諸節不消，及金瘡、惡瘡，鼠瘻、踒折、齆鼻、息肉、墮胎，去三蟲〔8〕。生山谷及山陽〔9〕。正月採枝，陰乾〔10〕。

〔1〕通草　孫輯本引《御覽》作"蓪草"（《御覽》（宋本）作"通草"）。

〔2〕一名附支　《御覽》卷九九二引《本草經》同。《別録》："一名丁翁。"《吴氏本草》（見《御覽》卷九九二）："一名丁翁。一名附支。"

〔3〕味辛……無毒　《別録》："甘。"《醫心方》卷三十引《本草》作："味甘，平，無毒。"《吴氏本草》（見《御覽》）："《神農》、《黄帝》：辛。《雷公》：苦。"

〔4〕主　《御覽》引《本草經》無，以下主治文同。

〔5〕去惡蟲　"惡蟲"泛指人體内寄生蟲。本藥《別録》文作"去三蟲"。《病源》卷十八統稱為"九蟲"（包括"三蟲"在内）。

〔6〕通　《御覽》引《本草經》無。

〔7〕令人不忘　《御覽》引《本草經》無"令人"。

〔8〕脾疸……三蟲　《通用藥》見"心煩"、"噎病"、"鼻齆"、"鼻息肉"、"癰疽"、"瘿瘤"、"好眠"諸條。《吴氏本草》："止汗。"

〔9〕生山谷及山陽　《御覽》引《本草經》："生山谷。"又："生石城。"（《別録》及《吴氏本草》同）

〔10〕正月……陰乾　《吴氏本草》作："葉青。蔓延。"又："正月採。"

一三〇　芍藥

芍藥〔1〕　一名白木〔2〕。味苦，平，有小毒〔3〕。治邪氣腹痛〔4〕，除血痹〔5〕，破堅積，寒熱，疝瘕，止痛〔6〕，利小便〔7〕，益氣〔8〕。消癰腫，時行寒熱，中惡，腹痛，腰痛〔9〕。生川谷及丘陵〔10〕。二月、八月採根，曝乾。須丸為之使。

〔1〕芍藥　《醫心方》卷一引文、《集注・七情表》（敦本）均作“勺（或夕）藥”（森、曹、筠諸輯本同）。按，勺（或夕）乃隋唐時“芍”之俗寫，多見敦煌卷子中。《萬安方》卷五十九作“芍茉”。

〔2〕一名白木　《證類》各本均作墨字。今據《藝文類聚》卷八十一“芍藥”條引《本草經》文（一本作：“一名白犬”）。《吴氏本草》（見《御覽》卷九九〇）作：“一名白术。”《别録》：“一名餘容。一名犂食。一名解倉。一名鋋。”《吴氏本草》：“一名其積。一名解倉。一名誕。一名餘容。”

〔3〕味苦……小毒　《政和》（金本）訛作墨字。今據《大觀》（宋本），《大觀》（柯本）白字。《御覽》卷九九〇引《本草經》“平”訛作“辛”。《别録》：“酸，微寒。”《吴氏本草》（見《御覽》及《證類》卷八《嘉祐》注）：“《神農》：苦。《桐君》：甘，無毒。《岐伯》：鹹。《李氏》：小寒。《雷公》：酸。”姜輯本“小毒”作“無毒”。

〔4〕治邪氣腹痛　《御覽》引《本草經》“治”作“主治”。《通用藥》見“心腹冷痛”。

〔5〕除血痹　《别録》：“通順血脉，緩中，散惡血，逐賊血。”

〔6〕邪氣……止痛　《御覽》引《本草經》同，但無“疝”字。

〔7〕利小便　《别録》：“去水氣，利膀胱、大小腸。”

〔8〕利小便……益氣　《御覽》引《本草經》無。

〔9〕消癰……腰痛　《通用藥》見“傷寒”、“中惡”、“虚勞”諸條。

〔10〕生川谷及丘陵　《藝文類聚》引《本草經》：“生山谷及中岳。”《御覽》引《本草經》無“及丘陵”。《别録》：“生中岳。”

一三一　蠡實

蠡〔1〕實　一名劇草。一名三堅。一名豕首〔2〕。味甘，平，無毒〔3〕。治皮膚寒熱，胃中熱氣，風寒濕痹。堅筋骨，令人嗜食。久服輕身。止心煩滿，利大小便，長肌膚肥大。

花、葉〔4〕，去白蟲。喉痹。生川谷〔5〕。五月採實，陰乾。多服令人溏泄。

〔1〕蠡（lí 釐）《醫心方》卷一作“蠡”。尚、曹輯本均作“蠡实”。

〔2〕一名豕首 《御覽》卷九九二豕首條引《本草經》:“豕首，一名劇草，一名蠡實”，又無以下文字。《別録》:“一名荔實。”《吴氏本草》（見《御覽》卷九九一蚤實華條）:“一名劇草，一名三堅，一名劇荔華。”王輯本僅有“豕首”一别名。姜輯本僅有“劇草”、“豕首”二别名。莫輯本注：“劇，當為刷。”《唐本草》注引《通俗文》:“一名馬藺。”《説文繫傳·草部》“荔”條引《本草》作“馬藺”。按：本藥别名“豕首”，與天名精别名相同，可參見該藥。

〔3〕味甘……無毒 《別録》:“温。”

〔4〕花、葉 《綱目》原本卷十五作“花在及根葉”。森輯本“花”作“華”。

〔5〕生川谷 《別録》:“生河東。”

一三二　瞿麥

瞿麥[1]　一名巨句麥[2]。味苦，寒，無毒[3]。治關格[4]，諸癃結，小便不通[5]。出刺[6]，决癰腫，明目，去瞖[7]，破胎墮子[8]，下閉血[9]。養腎氣，逐膀胱邪逆，止霍亂，長毛髮。生川谷[10]。立秋採實，陰乾。蘘草、牡丹為之使，惡螵蛸。

〔1〕瞿（qú 渠）麥 《醫心方》卷一、《集注·七情表》（敦本）“麥”均作“麦”。《千金·七情表》（真本及孫本）“瞿”均作“蘧”，《萬安方》卷六十作“矍”。尚、曹輯本均作“瞿麦”。

〔2〕一名巨句麥　王輯本無。《別録》:“一名大菊。一名大蘭。”《經典釋文》卷三十第十三同《本經》、《別録》别名，惟“大菊”作“大匊”。

〔3〕味苦……無毒 《別録》:“温。”

〔4〕關格　古病名。人體内陰陽之氣過盛所致。《靈樞·脉度》:“陰氣太盛，則陽氣不能榮也，故曰關。陽氣太盛，則陰氣弗能榮也，故曰格。陰陽俱盛，不得相榮，故曰關格。”《素問·六節藏象論》:“人迎、寸口俱盛四倍已上為關格。”王冰注：“陽盛之極，故格拒而食不得入也……陰盛之極，故關閉而溲不得通也。”

〔5〕諸癃結……不通 《通用藥》見“小便淋”條。

〔6〕出刺　指除去竹木之刺入皮膚者。如《千金》卷二十五“被打第三”有“治（竹木）刺在肉中不出方”即用煮瞿麥汁内服者。

〔7〕去瞖　“瞖”為遮覆在眼球前方的病理組織。《一切經音義》卷二十二引《韵集》：“瞖，目障病也。”按，“瞖”字古與“翳”通。“翳”字本義為掩蔽，屏障，故其引申義也為目障。《方言》卷十三：“翳，掩也。”《廣雅·釋詁二》：“翳，障也。”《一切經音義》卷一引《韵集》：“翳，作瞖同。目病也。”又按“目瞖”或稱“目膚瞖”。可參考本書决明子條“目淫膚，赤白膜”注。

〔8〕破胎墮子　《通用藥》見“墮胎”條。

〔9〕下閉血　顧輯本無“下”字。

〔10〕生川谷　《別録》：“生泰山。”

一三三　玄參

玄參〔1〕　**一名重臺**〔2〕。**味苦，微寒，無毒**〔3〕。**治腹中寒熱積聚**〔4〕，**女子産乳餘疾**〔5〕。**補腎氣**〔6〕，**令人目明**〔7〕。暴中風，傷寒，身熱，支滿，狂邪，忽忽不知人，温瘧洒洒，血瘕，下寒血，除胸中氣，下水，止煩渴，散頸下核，癰腫，心腹痛，堅癥，定五臟〔8〕。**生川谷**〔9〕。三月、四月採根，曝乾〔10〕。惡黄耆、乾薑、大棗、山茱萸。反藜蘆。

〔1〕玄參　《集注·七情表》（敦本）作“玄条”。孫、顧、姜諸輯本均作“元參”。按，“元”字係避清帝玄燁諱字。王輯本作“玄”，亦避諱字。蔡輯本作“玄蔆”。尚、曹輯本作“玄参”。

〔2〕一名重臺　《御覽》卷九九一引《本草經》同。王輯本無。《別録》：“一名玄臺。一名鹿腸。一名正馬。一名咸。一名端生。”《吴氏本草》（見《御覽》卷九九一）：“一名鬼藏。一名正馬。一名重臺。一名鹿腸。一名端。一名玄臺。”

〔3〕味苦……無毒　《別録》：“鹹。”《吴氏本草》：“《神農》、《桐君》、《黄帝》、《雷公》、《扁鵲》：苦，無毒。《岐伯》鹹。《李氏》寒。”《五行大義》卷三引《本草》：“味鹹。”

〔4〕積聚　《御覽》引《本草經》無。

〔5〕女子……餘疾　《御覽》引《本草經》作“女子乳”三字。

〔6〕補腎氣　《别録》:“强陰，益精。”《通用藥》見“虚勞”條。

〔7〕補腎氣……目明　《御覽》引《本草經》同。《别録》:“久服補虚，明目。”《綱目》原本卷十二“目明”互易（姜輯本同）。

〔8〕暴中風……五臟　《通用藥》見“大熱”、“癰疽”二條。

〔9〕生川谷　《御覽》引《本草經》同。又：“生河間。”《别録》:“生河間及冤句。”《吴氏本草》:“或生冤句山陽。”《范子計然》:“出三輔。”

〔10〕三月……曝乾　《吴氏本草》:“二月生葉，如梅毛，四四相值。似（以）芍藥。墨莖，莖方，高四、五尺。花赤，生枝間，四月實黑。”

一三四　秦艽

秦艽〔1〕　一名秦瓜〔2〕。味苦，平，無毒〔3〕。治寒熱邪氣，寒濕風痹，肢節痛。下水，利小便。治風，無問久新，通身攣急〔4〕。生川谷〔5〕。二月、八月採根，曝乾。菖蒲為之使。

〔1〕秦艽（jiāo 驕）《證類》各本同。《千金翼》卷二、《千金・七情表》(真本）均作“膠”。《本草和名》卷上及《醫心方》卷一均作“艽”。《集注・七情表》(敦本）訛作“利”。按“艽”字據《唐本草》注：“本作札，或作糾，作膠。正作艽也。”蕭炳（見《證類》卷八）:“《本經》名秦瓜。”孫輯本作“秦芁”。

〔2〕一名秦瓜　《證類》各本及《唐本草》均無。今據《四聲本草》引《本經》(見《證類》卷八“秦艽”條引蕭炳）文。

〔3〕味苦……無毒　《别録》:“辛，微温。”

〔4〕治寒……攣急　《通用藥》見“療風通用”、“黄疸”二條。

〔5〕生山谷　《别録》:“生飛烏。”

一三五　百合

百合　一名重箱。一名摩羅。一名中逢花。一名强瞿〔1〕。味甘，平，無毒。治邪氣腹脹〔2〕。心痛〔3〕，利大小便，補中益氣。寒熱，通身疼痛及乳難，喉痺，止涕淚〔4〕。生山谷〔5〕。二月、八月採根，曝乾。

〔1〕一名强瞿　《吴氏本草》(見《藝文類聚》卷八十一及《證類》卷八):“一名重邁。一名中庭。一名重匡。”《和名類聚抄》卷二十引《本草》:

“一名磨蘢。”

〔2〕治邪氣腹脹 《别録》：“除浮腫，臚脹，痞滿。”《通用藥》見“腹脹滿”條。

〔3〕心痛 《通用藥》見“心下滿急”條。

〔4〕寒熱……涕淚 《通用藥》見“喉痺痛”條。

〔5〕生川谷 《别録》：“生荊州。”

一三六　知母

知母[1] 一名蚳母。一名連母。一名野蓼。一名地參。一名水參。一名水浚。一名貨母。一名蝭母[2]。味苦，寒，無毒[3]。治消渴[4]，熱中[5]，除邪氣，肢體浮腫。下水，補不足，益氣[6]。傷寒，久瘧，煩熱，脅下邪氣，膈中惡及風汗，内疸[7]。生川谷[8]。二月、八月採根，曝乾。多服令人泄。

〔1〕知母 《吴氏本草》(見《御覽》卷九九〇提母條）脱“知”字。《説文·草部》“蕁”條《繫傳》引《本草》作“蕁”或“蕣”。

〔2〕一名蝭母 《别録》：“一名女雷。一名女理。一名兒草。一名鹿列。一名韭逄。一名兒踵草。一名東根。一名水須。一名沈燔。一名蕣。”《説文·草部》“芪”條《繫傳》：“按《本草》芪母即知母之一名也。”《吴氏本草》(見《御覽》)：“一名提母。”《醫心方》卷十三引《本草》：“一名蝭母。”王輯本僅“沈燔”一别名。姜輯本無“野蓼”，有“水須”别名。莫輯本注：“蚳母，即蝭母。古者是、氏通用。水浚，浚當即蕿字之誤。”《經典釋文》卷三十第十三“藩”條引《本草》無“水浚”，“兒踵草”無“草”字，“沈燔”作“莐藩”，其餘《本經》、《别録》别名均同。

〔3〕味苦……無毒 《吴氏本草》(見《御覽》及《證類》卷八)：“《神農》、《桐君》：無毒。”

〔4〕治消渴 《通用藥》見“消渴”條。

〔5〕熱中 《通用藥》見“大熱”條。“熱中”即中熱。《素問·風論》：“風氣與陽明入胃，循脉而上至目内眦，其人肥，則風氣不得外泄，則為熱中，目黄。”同上書《腹中論》：“夫熱中、消中，不可服高糧、芳草、石藥。”王冰注：“多飲，溲數，謂之熱中。”《靈樞·五邪》：“陽氣有餘，陰氣

不足，則熱中，善饑。”

〔6〕補不足……益氣　《吴氏本草》引《神農》、《桐君》文同。

〔7〕傷寒……内疸　《通用藥》見“心煩”條。

〔8〕生川谷　《别録》：“生河内。”

一三七　貝母

貝母〔1〕　一名空草〔2〕。味辛，平，無毒〔3〕。治傷寒煩熱〔4〕，淋瀝邪氣〔5〕，疝瘕，喉痹，乳難〔6〕，金瘡〔7〕，風痙〔8〕。腹中結實，心下滿，欬嗽，上氣，止煩熱，渴，出汗，安五臟，利骨髓〔9〕。生晉地。十月採根，曝乾。厚朴、白薇為之使，惡桃花。畏秦艽、礜石、莽草。反烏頭。

〔1〕貝母　尚、曹輯本作“贝母”。

〔2〕一名空草　《爾雅·釋草》邢昺疏引《本草》同。《别録》：“一名藥實。一名苦花。一名苦菜。一名商草。一名勤母。”《經典釋文》卷三十第十三引《本草》同《本經》、《别録》别名。姜輯本無。莫輯本注：“（空草）空因商（草）而誤。”《説文繫傳·草部》“莔”條引《本草》“一名莔根”。

〔3〕味辛……無毒　柯本《札記》：“無毒，一本作陰文。”《别録》：“苦，微寒。”

〔4〕治傷寒煩熱　《别録》：“洗洗惡風寒。”《通用藥》見“傷寒”條。

〔5〕淋瀝邪氣　即淋露。“瀝”與“露”上古音均來母紐，瀝為錫部，露為鐸部韵。故瀝假為露。“淋露邪氣”即因霧露之氣所致之病。如《靈樞·九宫八風》：“兩實一虚病則為淋露寒熱。”同上書《官能》：“審其所在，寒熱淋露。”可參見木香條“淋露”注。又按，“淋瀝”除有上義外，另有指淋病或女子漏下症狀二義，但均非本條“淋露”之病，也非本藥之主治。

〔6〕乳難　《通用藥》見“難産”條。

〔7〕金瘡　孫、王、森諸輯本“瘡”作“創”。

〔8〕風痙　《别録》：“目眩、項直。”“風痙”為受風邪所致的“痙病”。《靈樞·熱病》：“風痙，身反折。”《病源》卷一“風痙候”：“風痙者，口噤不開，背强而直，如發癇之狀。”

〔9〕腹中……骨髓　《通用藥》見“上氣欬嗽”、“心煩”、“癭瘤”諸條。

一三八　白芷

白芷[1]　一名芳香[2]。一名虈[3]。味辛，温，無毒[4]。治女人漏下赤白[5]、血閉、陰腫[6]、寒熱、風頭侵目淚出[7]，長肌膚，潤澤。可作面脂[8]。久渴，吐嘔，兩脅滿，頭眩，目癢[9]。生川谷下澤[10]。二月、八月採根，曝乾。可作浴湯。當歸為之使。惡旋覆花。

〔1〕白芷　《集注·七情表》(敦本)作"白芯"。孫輯本作"白茝"。

〔2〕一名芳香　《御覽》卷九八三引《本草經》同。《别録》："一名白茝。一名苻離。一名澤芬。葉名蒚麻。"《爾雅》樊光注："《本草》云：白蒲，一名苻離。楚南之莞。"《吴氏本草》(見《御覽》卷九八三)："一名符離。一名澤芬。一名葩。"《經典釋文》卷三十第十三"蕲茝"條引《本草》："白芷，一名白茝。"《説文繫傳·草部》"虈"條引《本草》又有"一名莞"，"一名澤芳"，"葉一名蒚麻"。同上"藭"條"一名藭"。《香藥抄》(天理本、續羣本)本卷引《本草》"離"作"蘺"。

〔3〕一名虈　《證類》各本均作墨字。今據《文選》卷三十五李善注引《本草經》文(原文作"虈"字，係異寫)。《吴氏本草》(見《御覽》)同。天理本《香藥抄》本卷引《本草》："一名蕢。"

〔4〕味辛……無毒　《御覽》引《本草經》無"無毒"及以下主治文。

〔5〕治女人……赤白　《御覽》引《本草經》無"治"字以下主治文。本卷引《本草》"人"作"子"。

〔6〕陰腫　《香藥抄》本卷"腫"下有"痛"字。"陰腫"指女子外陰部腫脹。《病源》卷四十"陰腫候"："(婦人)陰腫者，是虚損受風邪所為……風氣客於陰，與血氣相搏，令氣血否澀，腠理壅閉，不得泄越，故令陰腫也。"

〔7〕風頭侵目淚出　《香藥抄》本卷"淚"作"泣"。姜輯本"風頭"作"頭風"。《别録》："治風邪、風痛。"《通用藥》見"風眩"條。

〔8〕長肌……面脂　《别録》："可作膏藥面脂，潤顔色。"姜輯本"潤澤"作"潤顔色"。"面脂"係用作面部美容的潤澤油劑。《千金》卷六下"面藥第九"列有多種面脂藥方，其組成藥物中多有白芷。

〔9〕久渴……目癢　《通用藥》見"嘔吐"條。

〔10〕生川谷下澤 《别録》及《御覽》引《本草經》古傳本："生河東。"

一三九　淫羊藿

淫羊藿[1] 一名剛前[2]。味辛，寒，無毒[3]。治陰痿[4]，絶傷[5]，莖中痛[6]，利小便[7]，益氣力[8]，强志[9]。消瘰癧，赤癰，下部有瘡、洗出蟲，丈夫久服令人有（金本《政和》訛作"無"）子。生山谷[10]。薯蕷為之使。

〔1〕藿 《御覽》卷九九三引《本草經》作"霍"。

〔2〕一名剛前 《御覽》引《本草經》："一名蜀前。"《本草和名》卷上"剛"作"對"。王輯本無。莫輯本注："前，當為筋。剛筋，謂强莖也。"按《素問·刺熱論》"頰前"二字下新校正注："《甲乙經》、《太素》前作筋。"

〔3〕味辛……無毒 《吴氏本草經》（見《御覽》卷九九三）："《神農》、《雷公》：辛。《李氏》：小寒。"

〔4〕治陰痿 《御覽》引《本草經》同。《香要抄》（天理本）末卷引《本草》"痿"作"瘻"，《香字抄》引《本草》作"萎"。"陰痿"同巴戟天條"陰痿不起"。《素問·陰陽應象大論》："年六十，陰痿，氣大衰。"《靈樞·經筋》："經筋之病，寒則反折筋急。熱則筋弛縱不收，陰痿不用。"

〔5〕絶傷 《御覽》引《本草經》作"傷中"。《香要抄》末卷"絶"作"陁"。王輯本"傷"作"陽"。

〔6〕莖中痛 《御覽》引《本草經》作"除莖痛"。

〔7〕利小便 《御覽》引《本草經》同。

〔8〕益氣力 《御覽》引《本草經》無"力"字。《别録》："堅筋骨。"《吴氏本草》："堅骨。"

〔9〕强志 《御覽》引《本草經》同。

〔10〕生山谷 《御覽》引《本草經》作"生上郡，陽山"（《别録》同）。

一四〇　黄芩

黄芩[1] 一名腐腸[2]。味苦，平，無毒[3]。治諸熱[4]，黄疸，腸澼，泄利[5]，逐水，下血閉[6]，惡瘡[7]，疽蝕[8]，火瘍[9]。痰熱，胃中熱，消穀，利小腸，小兒腹痛。生川谷[10]。三月三日採根[11]，陰乾。得厚朴、黄連止腹痛。得五味子、牡蒙、牡蠣令人有子。得黄蓍、白蘞、赤小豆療鼠瘻。山茱萸、龍骨為之使。惡葱實。畏丹砂、牡丹、藜蘆。

〔1〕黄芩 《説文·草部》"莶"條作"黄莶"。

〔2〕一名腐腸 《御覽》卷九九二引《本草經》同。《别録》:"一名空腸。一名内虚。一名黄文。一名經芩。一名妬婦。"《本草和名》"腐腸"作"腐腹"。云:"其腹中皆爛，故以名之。"《吴氏本草》(見《御覽》卷九九二):"一名黄文。一名妬婦。一名虹勝。一名經芩。一名印頭。一名内虚。"

〔3〕味苦……無毒 《别録》:"大寒。"《吴氏本草》:"《神農》、《桐君》、《黄帝》、《雷公》、《扁鵲》:苦，無毒。《李氏》:小温。"《别録》:"大寒。"

〔4〕治諸熱 《御覽》引《本草經》同，但無以下主治文。《通用藥》見"大熱"條。

〔5〕腸澼泄利 《證類》各本"利"作"痢"。森輯本作"利"。《别録》:"小腹絞痛。"《通用藥》見"腸澼下痢"條。

〔6〕下血閉 《别録》:"女子血閉，淋露下血。"

〔7〕惡瘡 孫、王輯本"瘡"作"創"。

〔8〕疽蝕 "疽"，金本《政和》訛作"疸"。當依宋本《大觀》改正。"疽蝕"為古病名。"蝕"字義為潰腐。《説文·蟲部》:"飾(蝕)，敗創也。""疽蝕"應指疽病潰爛癥狀。

〔9〕火瘍 《通用藥》見"火灼"條。"瘍"，假為"傷"，"瘍"與"傷"上古音均陽部韵，叠韵通假。

〔10〕生川谷 《御覽》引《本草經》"川"訛作"非"。《别録》:"生秭歸及冤句。"

〔11〕三月三日採根 《吴氏本草》:"二月生，赤黄葉，兩兩、四四相值。莖空中，或方圓，高三四尺。四月花紫紅赤。五月實黑。根黄。二月至九月採。"《説文繫傳·草部》"莶"條引《本草》:"葉細長，兩葉相對，作叢生。"

一四一 石龍芮

石龍芮[1] 一名魯果能。一名地椹[2]。味苦，平，無毒[3]。治風寒濕痹[4]，心腹邪氣，利關節，止煩滿。久服輕身、明目、不老[5]。平腎胃氣，補陰氣不足，失精，精冷，令人皮膚光澤有子[6]。生川澤石邊[7]。五月五日採子，二月、八月採皮，陰乾[8]。大戟為之使。畏蛇蜕皮、吴茱萸。

〔1〕石龍芮（ruì 鋭）《御覽》卷九九三引《本草經》“地椹”條：“地椹，一名石龍芮。”《本草和名》卷上《醫心方》卷一 “芮”均作“苪”。《吴氏本草經》（見《御覽》卷九九三地椹條同。見同書卷九九二石龍芮條脱“石”字）。《綱目》原本卷十七作“石龍芮子”（蔡輯本同），尚、曹輯本作“石龙芮”。

〔2〕一名魯……地椹 《御覽》引《本草經》：“一名食果能。”《别録》：“一名石能。一名彭根。一名天豆。”《吴氏本草經》（見《御覽》卷九九二）：“一名水董苔。”同書（見《御覽》卷九九三）：“一名董苔，一名天豆。”王輯本僅“魯果能”一别名。姜輯本僅“地椹”一别名。

〔3〕味苦……無毒 《吴氏本草》（見《御覽》卷九九三）：“《神農》：苦，平。《岐伯》：酸。《扁鵲》、《李氏》：大寒。《雷公》：鹹，無毒。”

〔4〕治……痹 《御覽》引《本草經》作“治風寒”，但無以下至“煩滿”文。《通用藥》見“久風濕痺”條。

〔5〕久服……不老 《御覽》引《本草經》同。

〔6〕平腎……有子 《通用藥》見“虚勞”條。

〔7〕生川澤石邊 《御覽》作“生川澤”。又：“生泰山。”（《别録》同）

〔8〕五月……陰乾 《吴氏本草經》作：“五月五日採。”

一四二 茅根

茅根[1] 一名蘭根[2]。一名茹根[3]。味甘，寒，無毒。治勞傷、虚羸，補中益氣[4]，除瘀血、血閉、寒熱[5]，利小便[6]。除客熱在腸胃，止渴，堅筋，婦人崩中，久服利人[7]。

其苗[8]，主下水[9]。生山谷、田野[10]。六月採根。

〔1〕茅根 《通用藥》“小便淋”等條名“白茅根”。

〔2〕一名蘭根 《本草和名》卷上：“一名蕳根。”（森輯本同）

〔3〕一名茹根 《本草和名》：“一名茄根。”（森輯本同）《别録》：“一名地菅。一名地筋，一名兼杜。”王輯本“一名地菅”，但無以上二别名。

〔4〕補中益氣　《通用藥》見“消渴”條。

〔5〕除瘀……寒熱　《香要抄》末卷引《(開寶)重定本草》“血血”作“血”。《通用藥》見“瘀血”條。

〔6〕利小便　《別録》:“下五淋。”《通用藥》見“小便淋”條。

〔7〕除客熱……利人　《通用藥》見“婦人崩中”條。

〔8〕其苗　《綱目》原本卷十三名“茅針”,云:“即初生苗也。”王、姜輯本無。

〔9〕主下水　王、姜輯本無。森輯本無“主”字。

〔10〕生山谷、田野　《別録》:“生楚地。”

一四三　紫菀

紫菀〔1〕　**一名青菀**〔2〕。**味苦,温,無毒**〔3〕。**治欬逆上氣**〔4〕,**胸中寒熱結氣,去蠱毒,痿厥**〔5〕,**安五臟**。五勞,體虚,補不足,小兒驚癇。**生山谷**〔6〕。二月、三月採根,陰乾。款冬為之使。惡天雄、瞿麥、雷丸、遠志、畏茵陳蒿。

〔1〕紫菀　《説文·草部》“菀”條作“茈菀”(《繫傳》引《本草》作“紫菀”)。《吴氏本草》(見《御覽》卷九九三),《本草和名》卷上及《長生療養方》卷二、《萬安方》卷六十均作“紫苑”。按:《水經注》卷六引《神農本草》:“地有固活,女疎,銅芸;紫苑之族也。”

〔2〕一名青菀　《證類》各本均作墨字“青苑”(《吴氏本草》同)。《一切經音義》卷九十九“菀蔣”條引《本草》作“一名青菀”。今據之。《別録》:“一名紫蒨。”

〔3〕味苦……無毒　《別録》“辛。”

〔4〕治欬逆上氣　《別録》:“治欬唾膿血,止喘悸。”《通用藥》見“上氣欬嗽”條。

〔5〕痿厥　《證類》各本及《千金翼》卷二引文“厥”均作“蹶”(王、孫、森諸輯本同),顧輯本作“蹷”,《綱目》原本卷十六作“躄”(盧、姜、莫諸輯本同)。“痿厥”古病名。《太素》卷二“順養”:“冬三月,此謂氣閉藏……逆之則傷腎,春為痿厥。”楊上善注:“痿厥,不能行也。一曰:偏枯也。”《素問·生氣通天論》:“秋傷於濕,上逆而咳,發為痿厥。”王冰注:

“（濕氣）外散於筋脉則痿弱也……厥，謂逆氣也。”

〔6〕生山谷 《别録》：“生房陵及真定、邯鄲。”

一四四 紫草

紫草〔1〕 一名紫丹〔2〕。一名紫芙〔3〕。味苦，寒，無毒。治心腹邪氣，五疸〔4〕，補中益氣，利九竅，通水道〔5〕。腹腫脹，滿痛。以合膏，治小兒瘡及面皶〔6〕。生山谷〔7〕。三月採根，陰乾〔8〕。

〔1〕紫草 《爾雅·釋草》“茈草”條邢昺疏引《本草》作“茈草”。

〔2〕一名紫丹 《齊民要術》卷五引《本草經》、《爾雅》邢疏引《本草》同。王輯本無。

〔3〕一名紫芙 《齊民要術》引《本草經》無。《證類》各本同。《千金翼》卷二“芙”作“芺”。《本草和名》卷上作“苂”。《御覽》卷九九六引《本草》：一名“地血”，但無其他引文。《和名類聚抄》卷十四：“《兼名苑》云：一名茈苠。今按，《玉篇》，茈即古紫字也。”王輯本無。

〔4〕五疸 《通用藥》見“黄疸”條。《綱目》原本卷十二“疸”作“疽”（盧輯本同）。姜輯本“疸”作“疳”。“五疸”為五種黄疸病。《金匱要略·黄疸病脉證并治》記有穀疸、女勞疸、酒疸、黑疸及黄疸五種，但無“五疸”一稱。《千金》卷十“傷寒發黄第五”：“黄有五種，有黄汗、黄疸、穀疸、酒疸、女勞疸。”

〔5〕通水道 姜輯本無。

〔6〕腹腫脹……面皶 《通用藥》見“面皯皰”條。

〔7〕生山谷 《别録》：“生碭山及楚地。”

〔8〕三月……陰乾 《吴氏本草》（見《御覽》卷九九六）作：“節赤。二月花。”

一四五 茜根

茜根〔1〕 一名地血。一名茹藘，一名茅蒐。一名蒨〔2〕。味苦，寒，無毒。治寒濕風痹，黄疸，補中。止血，内崩下血，膀胱不足，踒跌，蠱毒，久服益精氣，輕身，可以染絳。生川谷〔3〕。二月、三月採根，曝乾。畏鼠姑。

〔1〕茜根 蔡輯本作“茜草根”。

〔2〕一名地……蒨 《説文繫傳·草部》“蒐”條：“茅蒐，茹藘。人血所生，可以染絳。”又“今醫方家謂蒐為地血。食之補血是也。”

〔3〕生川谷 《别録》：“生喬山。”森輯本“川”作“山”。

一四六 白鮮皮

白鮮[1] 味苦，寒，無毒[2]。治頭風[3]，黄疸[4]，欬逆，淋瀝[5]，女子陰中腫痛，濕痹，死肌不可屈伸、起止、行步。四肢不安、時行，腹中大熱，飲水欲走、大呼，小兒驚癇，婦人産後餘痛[6]。生川谷[7]。四月、五月採根，陰乾。惡螵蛸、桔梗、茯苓、萆薢。

〔1〕白鮮 《通用藥》“賊風攣痛”等條名“白鮮皮”。

〔2〕味苦……無毒 《御覽》卷九九一引《本草經》無。《别録》：“鹹。”

〔3〕治頭風 《御覽》引《本草經》作“治酒風”。又無以下文字。

〔4〕黄疸 《通用藥》見“黄疸”條。

〔5〕淋瀝 即淋露。指霧露之氣的致病因素。可參見貝母條“淋瀝邪氣”注。

〔6〕四肢……餘痛 《通用藥》見“賊風攣痛”、“大熱”二條。

〔7〕生川谷 《别録》：“生上谷及冤句。”

一四七 酸漿

酸漿[1] 一名醋漿[2]。味酸，平，無毒[3]。治熱，煩滿，定志，益氣，利水道。産難，吞其實立産[4]。生川澤及人家田園中[5]。五月採，陰乾。

〔1〕酸漿 《御覽》卷九九八引《本草》名“酢漿”。王輯本作“酸醬”。

〔2〕一名醋漿 《御覽》引《本草》：“一名酸（漿）。”《爾雅·釋草》邢昺疏引《本草》同。《吴氏本草》（見《御覽》卷九九八）及《本草和名》卷上“醋”均作“酢”（森輯本同）。孫輯本“漿”作“醬”。

〔3〕味酸……無毒 《御覽》引《本草》：“平，寒，無毒。”（《别録》同）。姜輯本“酸”作“苦寒”。

〔4〕産難……立産 《通用藥》見“難産”條。王、姜輯本無。

〔5〕治熱……園中 《御覽》引《本草》同。《别録》：“生荆楚。”

一四八　紫參

紫參[1]　一名牡蒙[2]。味苦，寒，無毒[3]。治心腹積聚[4]，寒熱邪氣[5]。通九竅[6]，利大小[7]便。治牛病[8]。唾血，衄血，癰腫，諸瘡，止渴，益精[9]。生山谷[10]。三月採根，火炙使紫色。畏辛夷。

〔1〕紫參　《集注·七情表》(敦本)作“紫叅”。蔡輯本作“紫蔘”。尚、曹輯本作“紫参”。

〔2〕一名牡蒙　《御覽》卷九九一引《本草經》作：“一名壯蒙。”《别録》：“一名衆戎。一名童腸。一名馬行。”

〔3〕味苦……無毒　《證類》各本“苦”下均有白字“辛”，乃《别録》文誤摻(盧、孫、顧諸輯本同)，今據《御覽》引《本草經》文改正(王輯本同)。《别録》：“辛，微寒。”《吴氏本草》(見《御覽》卷九九〇牡蒙條及《證類》卷八)：“《神農》、《黄帝》：苦。《李氏》：小寒。”

〔4〕治心腹積聚　《别録》：“腸中聚血。”

〔5〕寒熱邪氣　《别録》：“治腸胃大熱。”

〔6〕治心……九竅　《御覽》引《本草經》同。

〔7〕小　《御覽》卷九九一引《本草經》無。

〔8〕治牛病　《證類》各本、《唐本草》均無(盧、孫、王、姜諸輯本同)。今據《御覽》引《本草經》。

〔9〕唾血……益精　《通用藥》見“瘀血”條。

〔10〕生山谷　《御覽》引《本草經》作：“生河西及冤句。”又：“生林陽。”《别録》同《御覽》引文，但無“生林陽”。

一四九　藁本

藁本[1]　一名鬼卿。一名地新[2]。味辛，温，無毒[3]。治婦人疝瘕，陰中寒腫痛，腹中急。除風頭痛[4]，長肌膚，悦顔色[5]。風邪𨍏曳，金瘡。生山谷[6]。正月、二月採根[7]，曝乾，三十日成。可作沐藥，面脂。惡藺茹。

〔1〕藁本　《集注·七情表》(敦本)作“膏本”。《萬安方》卷五十九作“蒿本”。孫、筠輯本作“槀本”。

〔2〕一名地新　王輯本無。姜輯本“地”作“鬼”字。《别録》:“一名微莖。”

〔3〕味辛……無毒　《别録》:“苦，微温，微寒。”

〔4〕除風頭痛　《通用藥》見“頭面風”條。

〔5〕悦顔色　《别録》:“辟霧露，潤澤。”《通用藥》見“面皯皰”條。

〔6〕生山谷　《别録》:“生崇山。”

〔7〕根　《千金翼》卷二訛作“乾”。

一五〇　狗脊

狗脊[1]　一名百枝[2]。味苦，平，無毒[3]。治腰背强，關機緩急[4]，周痹[5]，寒濕膝痛。頗利老人[6]。失溺不節，男子脚弱，腰痛，風邪，淋露，少氣，目闇，堅脊，利俛仰，女子傷中，關節重[7]。**生川谷[8]。**二月、八月採根[9]，曝乾。萆薢為之使。惡敗醬。

〔1〕狗脊　《醫心方》卷一、《千金·七情表》真本“狗”均作“猗”。

〔2〕一名百枝　《御覽》卷九九〇引《本草經》:“一名百丈。”《别録》:“一名强膂。一名扶蓋。一名扶筋。”《吴氏本草》(見《御覽》卷九九〇):“一名狗青。一名萆薢。一名赤節。一名强膂。”

〔3〕味苦……無毒　《别録》:“甘，微温。”《吴氏本草》(見《御覽》):“《神農》:苦。《桐君》、《黄帝》、《岐伯》、《雷公》、《扁鵲》:甘，無毒。《李氏》:温。”同上書（見《證類》卷八《嘉祐》注）引《李氏》作:“小温。”

〔4〕治腰……緩急　《御覽》引《本草經》同。《長生療養方》卷二作:“主腰背張。”《通用藥》見“腰痛”條。盧、顧、莫諸輯本“關機”作“機關”。關機緩急，“關機”，即機關。“機”字義為樞紐，《文選·曹顔遠思友人詩》:“清機發妙理。”李善注:“機，樞機也。”“關”字義為關節。《素問·刺禁論》:“刺關節中液出。”“機關”泛指身體各部的關節。《素問·厥論》:“少陽厥逆，機關不利。機關不利者，腰不可以行，項不可以顧。”“緩急”義即拘急，可參見芎藭條“筋攣緩急”注。

〔5〕周痹　《御覽》引《本草經》“周”作“風”。

〔6〕頗利老人　《御覽》引《本草經》無。

〔7〕失溺……關節重　《通用藥》見“賊風攣痛”條。

〔8〕生川谷 《御覽》引《本草經》同。又："生常山。"(《別録》同)

〔9〕根 《千金翼》卷二無。《吴氏本草》(據《御覽》卷九九〇及《證類》卷八)："如萆薢。莖節如竹，有刺。葉圓，青赤。根黄白，亦如竹。根毛有刺。《岐伯》一經：莖無節。葉端圓青赤。皮白有赤脉。二月採。"

一五一 萆薢

萆薢[1] 一名赤節[2]。**味苦，平，無毒**[3]。**治腰背痛**[4]**，强骨節，風寒濕周痹，惡瘡不瘳**[5]**，熱氣**。傷中，恚怒，陰痿，失溺，關節老血，老人五緩[6]。**生山谷**[7]。二月、八月採根，曝乾。薏苡為之使。畏葵根、大黄、柴胡、牡蠣。

〔1〕萆薢（bì xiè 閉謝）《本草和名》卷上，《醫心方》卷一作"萆解"(筠輯本同)。《綱目》原本卷十八誤作《別録》藥。

〔2〕一名赤節 《吴氏本草》(見《御覽》卷九九〇)："一名百枝。"

〔3〕味苦……無毒 《別録》："味甘。"

〔4〕治腰背痛 《通用藥》見"腰痛"條。《綱目》原本"背"作"脊"字(姜輯本同)。

〔5〕惡瘡不瘳 孫、王輯本"瘡"作"創"。"瘳"字義為病愈。《廣雅·釋詁一》："瘳，瘉也。"

〔6〕傷中……五緩 《通用藥》見"賊風攣痛"條。

〔7〕生山谷 《別録》："生真定。"

一五二 白兔藿

白兔[1]**藿** 一名白葛[2]。**味苦，平，無毒。治蛇、虺**[3]**、蜂、蠆**[4]**、猘狗**[5]**、菜、肉、蠱毒**[6]**，鬼疰**[7]。又去血，可末著痛上，立消。入腹者，煮飲之即解。**生山谷**[8]。

〔1〕兔 《本草和名》卷上作"菟"(蔡輯本同)。

〔2〕一名白葛 姜輯本無。

〔3〕虺（huì 諱） 蝮蛇的别名。《經典釋文》卷三十《爾雅音義·釋魚》："虫，即虺字也……一名蝮。博三寸，首大如擘。《字林》……亦云：

蝮，一名虺。按，蝮，大蛇也，非虺之類。故郭云：別自一種蛇，名蝮虺。”

〔4〕蠆（chài 差） 蝎的別名。《廣雅・釋蟲》：“蠆，蝎也。”《一切經音義》卷十六引《字林》：“關西謂蝎為蠆。”

〔5〕猘（zhì 制）狗　“猘”又作“狾”字，即瘋狗。《説文・犬部》：“狾，狂犬也。”《廣雅・釋詁四》：“狾，狂也。”

〔6〕治蛇……蠱毒 《別録》：“諸大毒不可入口者皆消除之。”

〔7〕鬼疰　孫、森輯本“疰”作“注”。《別録》：“風疰。”（姜輯本作《本經》文）

〔8〕生山谷 《別録》：“生交州。”

一五三　營實

營實〔1〕 一名牆薇。一名牆麻。一名牛棘〔2〕。味酸，温，無毒〔3〕。治癰，疽，惡瘡〔4〕，結肉朕筋〔5〕，敗瘡〔6〕，熱氣，陰蝕不瘳，利關節。久服輕身益氣〔7〕。生川谷〔8〕。八月、九月採，陰乾。

〔1〕營實 《藝文類聚》卷八十一“薔薇”條引《本草經》，《御覽》卷九九八引《神農本草》，《通用藥》金瘡條，《吴氏本草》（見《御覽》卷九九八）及《和名類聚抄》卷二十引《本草》均名“薔薇”。尚、曹輯本作“营实”。

〔2〕一名牆……牛棘 《藝文類聚》引《本草經》：“一名牛棘。”又：“一名牛勒。一名山棗。一名薔蘼。”《御覽》引《神農本草》：“一名牛膝。一名薔麻。”《別録》：“一名牛勒。一名薔蘼。一名山棘。”《吴氏本草》（見《御覽》）：“一名牛勒。一名牛膝。一名薔薇。一名出棗。”《本草和名》“牆”作“墻”。《和名類聚抄》卷二十引《本草》：“一名墻蘪。”盧、王輯本“牆”作“墻”。王輯本又無後二別名。姜輯本僅“牛棘”一別名。莫輯本“麻”作“蘼”。

〔3〕味酸……無毒 《御覽》引《神農本草》無性味及以下文字。《別録》：“微寒。”

〔4〕治癰……惡瘡　孫輯本“瘡”作“創”。

〔5〕結肉朕筋 《證類》各本及《唐本草》“朕”均作“跌”，係古音通假。“結肉朕筋”即筋肉腫瘤。可參見本書女萎條“朕筋結肉”注。

〔6〕敗瘡　“敗”，義為敗壞。《廣雅・釋詁》：“敗，壞也。”“敗瘡”指潰爛長久不愈的瘡。如《病源》卷三十五“露敗瘡候”：“凡患諸瘡及惡瘡……若觸水露氣，動經十數年瘥……”

〔7〕久服輕身益氣　《通用藥》（薔薇）見“脱肛”條。王輯本作《本經》文。

〔8〕生川谷　《别録》：“生零陵及蜀郡。”

一五四　薇銜

薇銜[1]　一名麋銜[2]。味苦，平，無毒[3]。治風濕痹，歷節痛[4]，驚癇，吐舌[5]，悸氣[6]，賊風[7]，鼠瘻，癰腫。暴癥，逐水，治痿蹷，久服輕身，明目。生川澤[8]。七月採莖、葉，陰乾。得秦皮良。

〔1〕薇銜　《千金・七情表》（宋本）“薇”作“薇”。《綱目》原本卷十五“銜”作“衔”。《黄帝内經素問・病能論》王冰注引《神農本草經》古傳本作“麋銜”（盧輯本同）。尚、曹輯本作“薇蘅”。

〔2〕一名麋銜　《大觀》（宋本），《大觀》（柯本）及《千金翼》卷二均同《政和》（金本）及《本草和名》卷上“麋”均作“麋”（孫、姜輯本同）。《别録》：“一名承膏。一名承肌。一名無心。一名無顛。”《吴氏本草》（見《御覽》卷九九一）：“一名麋蓊。一名無願。一名承膏。一名承醜。一名無心鬼。”莫輯本注：“靡御，疑即今鹿含（草）。”王輯本無。

〔3〕味苦……無毒　《别録》：“微寒。”《素問》王冰注引《本經》古本作“味苦，寒、平”。

〔4〕治風濕……歷節痛　《素問》王注引《本經》古本作“主治風濕、筋痿”。“歷節痛”是中風歷節的一種症狀，主要表現在周身四肢關節部疼痛。《金匱要略・中風歷節病脉證并治》：“汗出入水中，如水傷心，歷節黄汗出，故曰歷節。”《病源》卷二“歷節風候”：“歷節風之狀，短氣，自汗出，歷節疼痛不可忍，屈伸不得是也。”

〔5〕吐舌　小兒吐舌不收之症，本書蚤休條又稱“弄舌”。是驚癇的一種症狀。如《小兒藥證直訣・五癇》的“羊癇”一病，有“目瞪，吐舌”。《仁齋直指小兒方論・急風慢風脾風總論》也以“張口出舌”為驚風症狀。在元・曾世榮的《活幼心書》卷上更將吐舌分為二種，即舌微露即收為“弄

舌”，舌出長收緩為“舒舌”。

〔6〕悸氣 “悸”字有二義。一為心跳。《素問·氣交變大論》：“歲水太過……民病身熱，煩心，躁悸。”王冰注：“悸，心跳動也。”二為憤怒。《廣雅·釋詁二》：“悸，怒也。”“悸氣”指第一義。

〔7〕賊風 賊風本係致病因素，但也用作古病名。《素問·上古天真論》：“虛邪賊風避之有時。”《靈樞·賊風》：“夫子言賊風邪氣之傷人也，令人病焉。”《病源》卷一“賊風候”：“賊風者，謂冬至之日，有疾風自南方來，名曰虛風。此風能傷於人，故言賊風也。”

〔8〕生川澤 《別録》：“生漢中及冤句、邯鄲。”

一五五 水萍

水萍〔1〕一名水花〔2〕。味辛，寒，無毒〔3〕。治暴熱身癢〔4〕，下水氣〔5〕，勝酒〔6〕，長鬚髮〔7〕，止消渴〔8〕。久服輕身〔9〕。生池澤水上〔10〕。三月採，曝乾〔11〕。

〔1〕萍 《本草和名》卷上作“蓱”（森輯本同）。《長生療養方》作“蓱”。

〔2〕一名水花 《藝文類聚》卷八十二“萍”條引《本草經》、《初學記》卷二十七“萍第十五”引《本草經》及《本草》、《御覽》卷一〇〇〇“萍”條引《本草經》均作“一名水華”（孫、森輯本同）。《藝文類聚》（同上“萍”條）引《本草經》及《吳氏本草》（見《御覽》卷一〇〇〇）：“一名水廉。”《別録》：“一名水白。一名水蘇。”盧、莫輯本“水白”作《本經》文。王、姜輯本無。

〔3〕味辛……無毒 《別録》：“酸。”

〔4〕治暴熱身癢 《藝文類聚》引《本草經》及《初學記》引《本草經》同。《御覽》引《本草經》無“身”字。

〔5〕下水氣 《初學記》引《本草經》及《御覽》引《本草》均同。《藝文類聚》引《本草經》無“氣”字。《別録》：“下氣。”

〔6〕勝酒 《初學記》引《本草經》及《御覽》引《本草經》均同。《藝文類聚》引《本草經》無。

〔7〕下水氣……鬚髮 《御覽》引《本草經》同。《藝文類聚》引《本草經》及《初學記》引《本草經》均作“烏鬚髮”。《長生療養方》卷二作“長

鬓髮”。《别録》:“以沐浴，生毛髮。”

〔8〕止消渴　《藝文類聚》,《初學記》,《御覽》所引《本草經》均無。孫輯本無“止”字。王輯本“止”作“注”。

〔9〕久服輕身　《藝文類聚》,《初學記》,《御覽》所引《本草經》均同。王輯本無。

〔10〕生池澤水上　《證類》各本、《唐本草》均無“水上”二字。今據《御覽》引《本草經》補。《吴氏本草》同。《初學記》引《本草經》:“生池澤。”又:“生雷澤。”(《别録》同)

〔11〕三月……曝乾　《(桐君)藥録》(見陶弘景注):“五月有花，白色。”《吴氏本草》作:“葉圓小。一莖一葉。根入水。五月花白。三月採。日乾之。”

一五六　王瓜

王瓜〔1〕　一名土瓜〔2〕。味苦，寒，無毒。治消渴〔3〕，内痹，瘀血，月閉〔4〕，寒熱，酸疼〔5〕。益氣，愈聾。諸邪氣熱結，鼠瘻，散癰腫留血，下乳汁，止小便數不禁，馬骨刺人瘡〔6〕。生平澤田野及人家垣牆間〔7〕，三月採根，陰乾。

〔1〕瓜　《本草和名》卷上,《醫心方》卷一均作“苽”。《綱目》原本卷十八作“王瓜根”(蔡輯本同)。

〔2〕一名土瓜　《齊民要術》卷十引《本草》同。《淮南子》高誘注:“《本草》作段契。”《通用藥》“小便利”等條作“土瓜根”。《爾雅·釋草》邢昺疏引《本草》同。王輯本無。

〔3〕治消渴　《通用藥》見“消渴”條。

〔4〕月閉　《别録》:“婦人帶下不通。”《通用藥》見“月閉”條。

〔5〕寒熱酸疼　《别録》:“逐四肢骨節中水。”

〔6〕諸邪……瘡　《通用藥》見“小便利”、“下乳汁”二條。

〔7〕生平澤……牆間　《别録》:“生魯地。”

一五七　地榆

地榆〔1〕　味苦，微寒，無毒〔2〕。治婦人乳痓痛〔3〕，七傷〔4〕、帶下十二病[5]，止痛，除惡肉[6]，止汗氣[7]，消酒，明目[8]，治金瘡[9]。熱瘡，除消渴，補絶傷，産後内塞[10]。生山谷[11]。二月、八月採根，曝乾。可作金瘡膏。得髮良。惡麥門冬。

〔1〕榆 《本草和名》卷上作“榆”。

〔2〕味苦……無毒 《别録》：“甘，酸。”

〔3〕婦人乳痙痛 《證類》各本“痙”作“痓”，森輯本作“痙”。《綱目》原本卷十二“乳”下有“産”字（姜輯本同）。“乳痙痛”為古病名。“乳”字本義為生、産，又指妊娠。《一切經音義》卷二引《蒼頡篇》：“乳，字也。”《周易·屯》：“女子貞不字。”虞注：“字，妊娠也。”“乳痙”，似即“妊娠痙”。《病源》卷四十二“妊娠痙候”：“體虚受風，而傷太陽之經……發則口噤，背强，名之為痙……亦名子癇，亦名子冒也。”

〔4〕七傷 七種虚損病的總稱，但具體病名其説不一。現存唐代以前的説法，可參見本書“序録”的“七傷”注文。而本條的“七傷”，在明、清以後，又有另外一些解釋，如清·張志聰《本草崇原》以為即：“食傷、憂傷、房室傷、饑傷、榮傷、經絡榮衛氣傷、飲傷。”但此説缺乏古文獻依據。

〔5〕帶下十二病 《證類》各本均無“十二”二字（王、森輯本同）。今據《千金翼》卷二補。《綱目》原本無“十二病”，有“五漏”二字（盧、孫、顧、姜、莫諸輯本同）。“帶下十二病”的具體病名據《唐本草》注：“主帶下十二病。”孔氏《音義》云：“一曰：多赤。二曰：多白。三曰：月水不通。四曰：陰蝕。五曰：子臟堅。六曰：子門僻。七曰：合陰陽患痛。八曰：小腹寒痛。九曰：子門閉。十曰：子宫冷。十一曰：夢與鬼交。十二曰：五臟不定。”

〔6〕除惡肉 《别録》：“止膿血，諸瘻，惡瘡。”

〔7〕止汗氣 顧、森輯本無“氣”字。王、姜輯本無“止”以下至“明目”文。

〔8〕止汗……明目 《證類》各本、《唐本草》“消酒”作《别録》文，又無“止汗氣”及“明目”（孫、顧輯本同）。今據《御覽》卷一〇〇〇引《本草經》補改。同上書卷一〇〇〇又引《神農本草經》作“主消酒”可證。《綱目》原本“消酒明目”作《别録》文。

〔9〕治金瘡 《通用藥》見“金瘡”條。孫、森輯本“瘡”作“創”。

〔10〕熱瘡……内塞 《通用藥》見“惡瘡”、“産後病”二條。

〔11〕生山谷 《御覽》引《神農本草經》作“生冤句”。《别録》:“生桐柏及冤句。”

一五八 海藻

海藻 一名落首[1]。味苦，寒，無毒[2]。治癭瘤氣[3]，頸下核[4]，破散結氣[5]，癰腫，癥瘕，堅氣，腹中上下鳴[6]，下十二水腫[7]。皮間積聚，暴𤻬，留氣熱結[8]。生東海池澤[9]。七月七日採，曝乾[10]。反甘草。

〔1〕一名落首 《别録》:“一名藫。”王輯本無。《爾雅·釋草》“薚，海藻”條郭璞注引《本草》:“一名海薚。”同上書邢昺疏同，又:“一名薚。”《經典釋文》卷三十第十三引《本草》同，又:“一名㵃。”

〔2〕味苦……無毒 《别録》:“鹹。”姜輯本“苦”下有“鹹”。

〔3〕治癭瘤氣 《通用藥》見“癭瘤”條。《綱目》原本卷十九“瘤”下有“結”字(姜輯本同)。“癭”為頭部的瘤。《説文·疒部》:“癭，頭瘤也。”《釋名·釋疾病》:“癭，嬰也。在頭嬰喉也。”“瘤”即生於皮肉中的腫瘤。《病源》卷三十一“癭候”:“癭者，由憂恚氣結所生，亦曰飲沙水，沙隨氣入於脉，搏頸下而成之。初作與櫻核相似，而當頸下也。皮寬不急，垂槌槌然是也。”同上書“瘤候”:“瘤者，皮肉中忽腫起，初梅李核大。漸長大，不痛不癢，又不結强，言留結不散，謂之為瘤。”“癭瘤氣”即指癭病，今稱甲狀腺腫大。

〔4〕頸下核 《綱目》原本作“散頸下硬核”。姜輯本“下”有“硬核痛”三字。按,“頸下核”一名在“癭瘤氣”之後，應指癭病的早期症狀而言。一説,“頸下核”為生於頸下部的瘰癧(即鼠瘻)。可參見本書薇蓹條注。

〔5〕頸下……結氣 《御覽》卷九九二引《本草經》作“着頸下，破散結”，但無其他文字。《綱目》原本無“破散結氣”(姜輯本同)。

〔6〕腹中上下鳴 《通用藥》見“腸鳴”條。姜輯本“下”下有“雷”字。

〔7〕下十二水腫　《醫心方》卷三十引《本草》“水”下重“水”字。《别録》：“利小便。”《通用藥》見“大腹水腫”條。按，古代醫家對於水病有多種分類方法，“十二水腫”係其中之一。《病源》卷二十一“二十四水候”：“夫水之病，皆生於腑臟，方家所出，立名不同，亦有二十四水，或十八水，或十二水，或五水。不的顯名證，尋其病根，皆由榮衛不調，經脉否澀，脾胃虚弱，使水氣流溢，盈散皮膚。”惟十二水腫的各别病名今已不詳。

〔8〕皮間……熱結　《通用藥》見“陰㿉”條。

〔9〕生東海池澤　《爾雅》郭注引《本草》：“生海中。”

〔10〕七月……曝乾　《證類》各本同。《千金翼》卷二無“七日”二字。《爾雅》郭注引《本草》：“如亂髮。”

一五九　澤蘭

澤蘭〔1〕　**一名虎蘭**〔2〕。**一名龍棗**〔3〕。**味苦，微温，無毒**〔4〕。**治乳婦衄血**〔5〕**，中風餘疾**〔6〕**，大腹水腫**〔7〕**，身面四肢浮腫，骨節中水，金瘡**〔8〕**，癰腫瘡膿**〔9〕。**生諸大澤旁**〔10〕。三月三日採，陰乾。防己為之使。

〔1〕澤蘭　尚、曹輯本作“泽兰”。

〔2〕一名虎蘭　《御覽》卷九九〇引《本草經》同。王輯本無。

〔3〕一名龍棗　《御覽》引《本草經》作“一名龍來”。《别録》：“一名虎蒲。”《吴氏本草》（見《御覽》卷九九〇）：“一名水香。”

〔4〕味苦……無毒　《御覽》引《本草經》無“苦”字。《别録》：“甘。”《吴氏本草》：“《神農》、《黄帝》、《岐伯》、《桐君》：酸，無毒。《李氏》：温。”（《證類》卷九《嘉祐》注引《吴氏》同）

〔5〕治乳婦衄血　《證類》各本、《唐本草》、《香藥抄》本卷引《本草》“衄血”均作“内衄”（孫、顧、王、森、莫諸輯本同）。今據《御覽》引《本草經》文。《通用藥》見“産後病”條。《綱目》原本卷十四自“治乳”至“中水”引《本經》文均無（姜輯本同）。“乳婦”即産婦。“衂血”即鼻出血（見《説文·疒部》）。

〔6〕中風餘疾　《御覽》引《本草經》無“中風”以下主治文。《香藥抄》本卷“疾”作“痛”。“餘”字義為剩餘，遺留。“中風餘疾”指中風後

的遺留症狀。

〔7〕大腹水腫 《通用藥》見“大腹水腫”條。

〔8〕金瘡 《香藥抄》本卷“瘡”作“創”（孫、王、森諸輯本同）。《别録》：“産後金瘡内塞。”

〔9〕癰腫瘡膿 《香藥抄》本卷“膿”下有“血”字。孫輯本“瘡”作“創”。

〔10〕生諸大澤旁 《御覽》引《本草經》作“生池澤”。又：“生汝南”（《别録》同）。《吴氏本草》：“生下地水旁。葉如蘭。二月生香。赤節，四葉相值支節間。”

一六〇 防己

防己〔1〕**一名解離**〔2〕。**味辛，平，無毒**〔3〕。**治風寒**〔4〕，**温瘧**〔5〕，**熱氣**〔6〕，**諸癇**〔7〕，**除邪，利大小便，通腠理，利九竅**〔8〕。水腫，風腫，去膀胱熱，傷寒，寒熱，邪氣，中風，手脚攣急，止泄，散癰腫，惡結，諸蝸、疥癬、蟲瘡。通腠理，利九竅〔9〕。**生川谷**〔10〕。二月、八月採根，陰乾。文（紋）如車輻理解者良〔11〕。殷孽為之使。殺雄黄毒。惡細辛。畏萆薢。

〔1〕防己 《吴氏本草經》（見《御覽》卷九九一）名“木防己。”《千金·七情表》（孫本）作“漢防己。”

〔2〕一名解離 《御覽》卷九九一引《本草經》：“一名石解。”《吴氏本草》：“一名解離。一名解燕。”

〔3〕味辛……無毒 《御覽》引《本草經》同。《别録》：“苦，温。”《吴氏本草經》：“《神農》：辛。《黄帝》、《岐伯》、《桐君》：苦，無毒。《李氏》：大寒。”

〔4〕治風寒 《御覽》引《本草經》同。《通用藥》見“療風通用”、“傷寒”二條。

〔5〕温瘧 《御覽》引《本草經》同。《通用藥》見“温瘧”條。

〔6〕熱氣 《御覽》引《本草經》同。

〔7〕諸癇 《御覽》引《本草經》無“諸”以下至“小便”文。

〔8〕通腠理……九竅 《證類》各本、《唐本草》均作墨字。今據《御覽》引《本草經》文。“腠理”指皮膚肌肉和臟腑之間的組織。《金匱要

略·臟腑經絡先後病脉證》:“腠者,是三焦通會元真之處,為血氣所注。理者,是皮膚臟腑之文理也。”王、姜、森諸輯本無。

〔9〕水腫……九竅 《通用藥》見“大腹水腫”條。

〔10〕生川谷 《御覽》引《本草經》作“生漢中”(《别録》同)。

〔11〕二月……良 《吴氏本草》:“如葛莖蔓延如白根,外黄似桔梗,内黑紋如車輻解。二月、八月、十月採葉根。”

一六一 牡丹

牡丹 一名鹿韭。一名鼠姑〔1〕**。味辛,寒,無毒**〔2〕**。治寒熱,中風**〔3〕**,瘛瘲,痓**〔4〕**,驚癇,邪氣**〔5〕**,除癥堅,瘀血留舍腸胃**〔6〕**,安五臟**〔7〕**,療癰瘡**〔8〕。五勞,勞氣,頭腰痛,風噤,癲疾〔9〕。**生山谷**〔10〕。二月、八月採根,陰乾〔11〕。畏菟絲子。

〔1〕一名鹿……姑 《御覽》卷九九二引《本草經》同。《本草和名》卷上及《和名類聚抄》卷二十引《本草》“韭”均作“韮”。王輯本無。

〔2〕味辛……無毒 《别録》:“苦,微寒。”《吴氏本草》(見《御覽》卷九九二):“《神農》、《岐伯》:辛。《李氏》:小寒。《雷公》、《桐君》:苦,無毒。《黄帝》:苦,有毒。”

〔3〕治寒……中風 《御覽》引《本草經》“熱”下衍“癥傷”二字。《别録》:“除時氣頭痛,客熱。”《通用藥》見“傷寒”條。

〔4〕瘛瘲,痓 《御覽》引《本草經》無。盧、姜輯本無“痓”字。莫輯本“痓”作“痙”。“瘛”又作“瘈”,古異寫。《集韵·去·霽》:“瘛,或作瘳、瘈。”“瘛”,《證類》各本均作“瘈”。“瘈瘲”為小兒抽搐之病。《説文·疒部》:“瘛,小兒瘛瘲病也。”《廣雅·釋言》:“瘛,瘲也。”《素問·玉機真藏論》:“病筋脉相引而急,病名曰瘛。”

〔5〕驚癇邪氣 《御覽》引《本草經》作“驚邪”。

〔6〕除癥……腸胃 《御覽》引《本草經》無。“舍”字義為停留。《素問·瘧論》:“舍於何藏。”王冰注:“舍,居止也。”

〔7〕安五臟 《御覽》引《本草經》同。

〔8〕療癰瘡 《御覽》引《本草經》無。孫輯本“瘡”作“創”。

〔9〕五勞……癲疾 《通用藥》見“癲癇”、“虚勞”、“月閉”、“墮胎”

條。《吴氏本草》："可服之，輕身，益壽。"

〔10〕生山谷　《御覽》引《本草經》同。又："出巴郡。"《别録》："生巴郡及漢中。"

〔11〕二月……陰乾　《吴氏本草》作："葉如蓬相值，黄色。根如指，黑，中有毒核。二月採，八月採。日乾。"

一六二　款冬花

款冬花〔1〕　**一名橐吾**〔2〕。**一名顆東**〔3〕。**一名虎鬚**〔4〕。**一名菟奚**〔5〕。**味辛，温，無毒**〔6〕。**治咳逆上氣，善喘**〔7〕，**喉痹，諸驚癇，寒熱，邪氣**。消渴。**生山谷及水傍**〔8〕。十一月採花〔9〕。陰乾。杏仁為之使。得紫菀良。惡皂莢、消石、玄參。畏貝母、辛夷、麻黄、黄耆、黄芩、黄連、青葙。

〔1〕款冬花　《證類》各本同。《御覽》卷九九二引《本草經》，《千金翼》卷二及《和名類聚抄》卷二十引《本草》均作"款冬"。《爾雅·釋草》邢昺疏引《本草》作"款凍"。王輯本"款"作"欵"。

〔2〕一名橐吾　《御覽》引《本草經》："一名橐石。"

〔3〕一名顆東　《藝文類聚》卷八十一"款冬"條引《本草經》："一名顆冬。"（《御覽》引《本草經》同）柯本《大觀·札記》："東，一本作凍。《爾雅》同。"盧、孫、顧諸輯本"東"作"凍"。姜輯本無。

〔4〕一名虎鬚　《御覽》引《本草經》同。《千金翼》卷二"鬚"作"髮"。孫輯本"鬚"作"須"。王輯本無以上三别名。

〔5〕一名菟奚　《御覽》引《本草經》同。《藝文類聚》引《本草經》："一名菟爰。"《别録》："一名氐冬。"《經典釋文》卷三十第十三引《本草》、《爾雅》邢昺疏引《本草》均同以上《本經》、《别録》原文。孫輯本"菟"作"兔"。姜輯本無。莫輯本注："（菟奚）即橐吾之轉音。"

〔6〕味辛……無毒　《御覽》引《本草經》同，但無以下文字。《别録》："甘。"

〔7〕治咳……善喘　《别録》："喘息呼吸。"《通用藥》見"上氣欬嗽"條。

〔8〕生山谷及水傍　《藝文類聚》引《本草經》作"生常山"。《别録》："生上黨。"

〔9〕十一月採花　《吴氏本草》(見《藝文類聚》卷八十一):"十二月花，花黄白。"

一六三　石韋

石韋〔1〕　一名石韀〔2〕。味苦，平，無毒〔3〕。治勞熱邪氣〔4〕，五癃，閉不通〔5〕，利小便水道〔6〕。補五勞，安五臟，去惡風，益精氣。生山谷石上〔7〕。二月採葉，陰乾。用之去黄毛。毛射人肺，令人欬，不可療。滑石〔8〕、杏仁為之使。得菖蒲良。

〔1〕石韋　尚、曹輯本作"石韦"。

〔2〕一名石韀　《别録》:"一名石皮。"莫輯本"韀"作"韉"。

〔3〕味苦……無毒　《别録》:"甘。"姜輯本"苦"作"辛"。

〔4〕治勞熱邪氣　《别録》:"止煩，下氣。""勞熱"為虚勞的一種病症。《病源》卷三"虚勞熱候":"虚勞而熱者，是陰氣不足，陽氣有餘，故内外生於熱，非邪氣從外來也。"

〔5〕五癃……不通　《别録》:"通膀胱滿。"

〔6〕利小便水道　《通用藥》見"小便淋"條。

〔7〕生山谷石上　《别録》:"生華陰。"

〔8〕滑石　《嘉祐》注:"蜀本作絡石。"

一六四　馬先蒿

馬先蒿〔1〕一名馬屎蒿〔2〕。味苦，平，無毒〔3〕。治寒熱，鬼疰〔4〕，中風，濕痹，女子帶下病，無子。生川澤〔5〕。

〔1〕馬先蒿　尚、曹輯本"馬"作"马"(下同)。

〔2〕一名馬屎蒿　《本草和名》卷上"屎"作"矢"(姜、森輯本同)。王輯本無。

〔3〕味苦……無毒　《證類》各本"苦"均為墨字。今據《千金翼方》卷二引文(姜、莫輯本同)。

〔4〕鬼疰　孫、森輯本"疰"作"注"。

〔5〕生川澤　《别録》:"生南陽。"

一六五　女菀

女菀[1]　一名白菀。一名織女菀。一名茆[2]。味辛，温，無毒。治風寒洒洒[3]，霍亂[4]，泄利[5]，腸鳴上下無常處，驚癇，寒熱，百疾[6]。肺傷欬逆，出汗，久寒在膀胱，支滿，飲酒夜食發病。生川谷或山陽[7]。正月、二月採，陰乾。畏鹵鹹。

〔1〕女菀　《吴氏本草》（見《御覽》卷九九一），《千金·七情表》（孫本），《萬安方》卷六十均作“女苑”。敦本《集注·七情表》作“女宛”。

〔2〕一名白菀……茆　《吴氏本草》“菀”均作“苑”。

〔3〕洒洒　宋本《大觀》，柯本《大觀》均作“洗”字，金本《政和》及《千金翼》卷二作“洗洗”。孫輯本無“洒”上“寒”字。按，“洗”假為“洒”，今用其本字。參見阿膠條注。

〔4〕霍亂　“霍”字上《大觀》（宋本）、《大觀》（柯本）均衍“治”字，今據《政和》（金本）及《千金翼》卷二删。

〔5〕泄利　《證類》各本“利”作“痢”。孫輯本“痢”作“利”。

〔6〕百疾　王輯本“疾”作“病”。

〔7〕生川谷或山陽　《别録》：“生漢中。”

一六六　王孫

王孫[1]　吴名白功草。楚名王孫。齊名長孫[2]。味苦，平，無毒[3]。治五臟邪氣[4]，寒濕痹[5]，四肢疼酸[6]，膝冷痛。治百病，益氣。生川谷及城郭垣下[7]。蔓延赤紋，莖葉相當[8]。

〔1〕王孫　《吴氏本草經》（見《御覽》卷九九三）名“黄孫”。尚、曹輯本作“王孫”。

〔2〕吴名……長孫　此十三字《證類》各本均墨字，今據著者《輯復神農本草經的研究》第五章（即“記述《本經》藥物的各種項目及其輯復原則·三·别名”）復原為白字。《别録》：“一名黄孫。一名黄昏。一名海孫。一名蔓延。”《吴氏本草經》：“一名王孫。一名蔓延。一名公草。一名海孫。”

〔3〕味苦……無毒　《吴氏本草經》：“《神農》、《雷公》：苦，無毒。《黄

帝》：甘，無毒。”

〔4〕治五臟邪氣　《御覽》卷九九三引《本草經》同。

〔5〕寒濕痹　《御覽》卷九九三引《本草經》無“寒”字。

〔6〕四肢疼酸　《御覽》引《本草經》同，但無以下主治文。

〔7〕生川谷……垣下　《御覽》引《本草經》作“生海西”。《別録》：“生海西及汝南。”《吴氏本草經》：“生西海、生谷及汝南城郭垣下。”“郭”字義為外城。《釋名·释宫室》：“郭，廓也。廓落在城外也。”“垣”字義為牆。《説文·土部》：“垣，牆也。”

〔8〕蔓延……相當　《吴氏本草經》文。

一六七　雲實

雲實〔1〕　一名員實。一名雲英。一名天豆〔2〕。味辛，温，無毒〔3〕。治泄利，腸澼〔4〕，殺蟲，蠱毒〔5〕，去邪惡，結氣，止痛，除寒熱。

花〔6〕，主見鬼精物〔7〕，多食令人狂走。久服輕身，通神明〔8〕。生川谷〔9〕。十月採，曝乾〔10〕。

〔1〕雲實　尚、曹輯本作“云实”。

〔2〕一名員……豆　《吴氏本草經》（見《御覽》卷九九二）同，但無“一名雲英”。

〔3〕味辛……無毒　《別録》：“苦。”《吴氏本草經》：“《神農》：辛，小温。《黄帝》：鹼。《雷公》：苦。”盧、過、莫諸輯本“温”作“平”。

〔4〕治泄……腸澼　《御覽》卷九九二引《本草經》同，惟“腸”訛“脹”。《通用藥》見“腸澼下利”條。“利”，《證類》各本均作“痢”，孫輯本作“利”（参見禹餘糧條注）。

〔5〕殺蟲……蠱毒　《御覽》引《本草經》同。《千金翼》卷二“蟲”作“蠱”，與下一“蠱”，字叠。盧輯本無“蠱”字。

〔6〕花　森輯本作“華”。

〔7〕結……物　《御覽》引《本草經》無，以下主治文同。姜輯本無“物”字。《別録》：“殺精物下水，燒之致鬼。”

〔8〕通神明　《別録》：“益壽。”

〔9〕生川谷　《御覽》引《本草經》同。又：“生河間。”（《別録》同）

〔10〕十月……曝乾 《吴氏本草經》:“葉如麻，兩兩相值。高四、五尺，大莖空中。六月花。八月、九月實。十月採。”

一六八 爵床

爵床[1]一名爵卿[2]。味[3]鹹，寒，無毒。治腰脊痛不得著牀[4]。俛仰艱難[5]。除熱，可作浴湯。生川谷及田野[6]。

〔1〕爵床 《御覽》卷九九一引《本草經》及《吴氏本草經》均名“爵麻”。《本草和名》卷上作“爵床”。

〔2〕一名爵卿 《吴氏本草經》文。

〔3〕味 《御覽》引《本草經》無此以下性味、主治文。

〔4〕不得著牀 “著”字義為附於，處於。《國語・晉語》:“底著滯淫。”韋昭注:“著，附也。”《禮記・樂記》:“樂著大始。”鄭玄注:“著，處也。”“著牀”即上床或卧床。《灌頂經》:“著牀痛惱，無救護者。”

〔5〕治……俛仰艱難 《通用藥》見“腰痛”條。《綱目》原本卷十四“著”作“措”字(姜輯本同)。姜輯本又:“俛”作“俯”。“俛仰”即屈伸身軀。《史記・扁鵲倉公列傳》:“君有病。往四五日，君腰脅痛不可俛仰。”

〔6〕生川谷及田野 《御覽》引《本草經》作“生漢中”。

一六九 黄耆

黄耆 一名戴糝[1]。味甘，微温[2]，無毒。治癰疽，久敗瘡，排膿止痛[3]，大風癩疾[4]，五痔[5]，鼠瘻，補虛[6]，小兒百病。生山谷[7]。二月、十月採，陰乾。惡龜甲。

〔1〕一名戴糝 《御覽》卷九九一引《本草經》無。《别録》:“一名戴椹。一名獨椹。一名芰草。一名蜀脂。一名百本。”

〔2〕味甘微温 《御覽》引《本草經》同，但無以下“無毒”及主治文。

〔3〕治癰……止痛 《通用藥》見“癰疽”條。

〔4〕大風癩疾 “大風”即癘風或麻風，又稱癩病。《素問・長刺節論》:“病大風，骨節重，鬚眉墮，名曰大風。”《説文・疒部》:“癩，惡疾也。”

〔5〕五痔 《通用藥》見“五痔”條。“五痔”是五種痔病的總稱。但

古醫書又有兩種説法。一即《集驗方》所記為氣痔，牡痔，牝痔，腸痔及脉痔（見《外臺》卷二十六“五痔方一十二首”轉引。《千金》卷二十三“五痔方”引此文，但未記出處）。在《龍門方》中則將以上的牡痔，牝痔改稱雄痔、雌痔（見《醫心方》卷七“治諸痔方”轉引）。二即《病源》所記為牡痔，牝痔，脉痔，腸痔及血痔（見卷三十四“諸痔候”，但無“五痔”之名。而《千金》卷二十三“五痔方”也引此文雖未記出處，但記出“五痔”一稱）。

〔6〕補虚 《通用藥》見“虚勞”。

〔7〕生山谷 《御覽》引《本草經》同。《別録》：“生蜀郡，白水，漢中。”

一七〇 黄連

黄連〔1〕一名王連〔2〕。味苦，寒，無毒〔3〕。治熱氣〔4〕，目痛〔5〕，眥傷〔6〕泣〔7〕出，明目〔8〕，腸澼〔9〕，腹痛，下利〔10〕，婦人陰中腫痛。久服令人不忘。止消渴、大驚，除水，利骨，調胃，厚腸，益膽，治口瘡〔11〕。**生川谷〔12〕。**二月、八月採。黄芩、龍骨、理石為之使。惡菊花、芫花、玄參、白鮮。畏款冬。勝烏頭。解巴豆毒。

〔1〕黄連 《藝文類聚》卷八十九及《長生療養方》卷二均作“黄蓮”。尚、曹輯本作“黄连”。

〔2〕一名王連 《藝文類聚》引《本草經》及《御覽》卷九九一引《本草經》均同。

〔3〕味苦……無毒 《別録》：“微寒。”《吴氏本草》（見《御覽》卷九九一）：“《神農》、《岐伯》、《黄帝》、《雷公》：苦，無毒。《李氏》：小寒。”

〔4〕治熱氣 《藝文類聚》引《本草經》作“治熱”，又無以下文字。《別録》：“五臟冷熱。”

〔5〕目痛 《通用藥》見“目赤熱痛”條。

〔6〕眥傷 “眥”字義為眼角，或眼眶。《説文·目部》：“眥，目匡也。”《素問·氣交變大論》：“目赤痛，眥瘍。”王冰注：“眥，謂四際瞼睫之本。”《漢書·杜欽列傳》：“報睚眥怨。”顔師古注：“眥，謂目匡也。”“眥傷”義同上記的“眥瘍”（傷與瘍上古音均陽部韵。疊韵通假）。《病源》卷二十八

有“目赤爛眥候”，可以參考。

〔7〕泣 《證類》各本同。《千金翼》卷二引文作“淚”。

〔8〕治熱……明目 《御覽》引《本草經》同。

〔9〕腸澼 《御覽》引《本草經》無此以下主治文。《别録》：“久下泄澼膿血。”

〔10〕利 “利”，《證類》各本均作“痢”。音假。今改正（參見禹餘糧條注）。孫、王、姜、森諸輯本同作“利”。《通用藥》見“腸澼下痢”條。

〔11〕止消渴……口瘡 《通用藥》見“消渴”、“口瘡”二條。

〔12〕生川谷 《御覽》引《本草經》同。又：“生巫陽。”《别録》：“生巫陽及蜀郡，泰山。”《吴氏本草》：“或生蜀郡、泰山之陽。”

一七一　五味子

五味子[1]一名會及[2]。味酸，温，無毒[3]。主益氣[4]，欬逆上氣[5]，勞傷羸瘦[6]，補不足，强陰[7]，益男子精。生山谷[8]。八月採實，陰乾。蓯蓉為之使。惡萎蕤。勝烏頭。

〔1〕五味子 《本草和名》卷上，《醫心方》卷一，《御覽》卷九九〇引《本草經》及《吴氏本草》，《七情表》（敦本、真本）均無“子”字（森、筠輯本同）。

〔2〕一名會及 《證類》各本均作墨字。今據《御覽》引《本草經》文。《吴氏本草》：“一名玄及。”《爾雅・釋草》“菋”條邢昺疏引《本草》同以上《本經》、《吴氏本草》别名。

〔3〕味酸……無毒 《五行大義》卷三引《本草》：“味酸。”《御覽》引《本草經》無“味”以下文字。

〔4〕主益氣 《别録》：“養五臟，除熱。”森輯本無“主”字。

〔5〕欬逆上氣 《長生療養方》卷二“上”作“止”。《通用藥》見“上氣欬嗽”條。

〔6〕勞傷羸瘦 《通用藥》見“虚勞”條。

〔7〕强陰 《别録》：“生陰中肌。”《通用藥》見“陰痿”條。

〔8〕生山谷 《别録》：“生齊山及代郡。”

一七二　沙參

沙參[1]　一名知母[2]。味苦，微寒，無毒[3]。治血積[4]，驚氣[5]，除寒熱[6]，補中[7]，益肺氣[8]。久服利人[9]。胃痹，心腹痛，結熱，邪氣，頭痛，皮間邪熱。生川谷[10]。二月、八月採根[11]，曝乾。惡防己。反藜蘆。

〔1〕沙參　《吴氏本草》（見《御覽》卷九九一）作“白沙參”。《集注·七情表》（敦本）作“沙𠫭”。蔡輯本作“沙薓”。尚、曹輯本作“沙参”。

〔2〕一名知母　《御覽》卷九九一引《本草經》同。《别録》：“一名苦心。一名志取。一名虎鬚（《吴氏本草》作“須”）。一名白參。一名識美。一名文希（《吴氏本草》作“文虎”）。”姜輯本無。

〔3〕味苦……無毒　《吴氏本草》：“《神農》、《黄帝》、《扁鵲》：無毒。《岐伯》：鹹。《李氏》：大寒。”

〔4〕治血積　《綱目》原本卷十二“積”作“結”（盧、姜、莫諸輯本同）。

〔5〕驚氣　《通用藥》見“驚邪”條。

〔6〕除寒熱　《通用藥》見“大熱”條。

〔7〕補中　《别録》：“安五臟，補中。”《通用藥》見“虚勞”條。

〔8〕治血……肺氣　《御覽》引《本草經》同。

〔9〕久服利人　《御覽》引《本草經》無（姜輯本同）。

〔10〕生川谷　《御覽》引《本草經》同。又：“生河内。”《别録》：“生河内及冤句，般陽，續山。”《吴氏本草經》：“生河内或般陽，瀆山。”

〔11〕二月……採根　《吴氏本草》：“三月生，如葵。葉青，實白如芥。根大白如蕪青。三月採。”

一七三　桔梗

桔梗[1]　一名利如。一名房圖。一名白藥。一名梗草。一名薺苨[2]。味辛，微温，有小毒[3]。治胸脅痛如刀刺[4]，腹滿，腸鳴幽幽[5]，驚恐悸氣[6]。利五臟、腸胃，補血氣，除寒熱，風痹，温中，消穀，喉咽痛，下蠱毒[7]。生山谷[8]。二月、八月採根，曝乾[9]。節皮為之使。得牡蠣、遠志療恚怒。得消石、石膏療傷寒。畏白及、龍眼、龍膽。

〔1〕桔梗　森輯本作“桔”。

〔2〕一名利……苨　《吴氏本草經》(見《御覽》卷九九三)：“一名符蔰。一名白藥。一名利如。一名梗草。一名盧如。”姜、莫輯本“一名薺苨”作《本經》文。莫輯本又以“利如”作《本經》文，其注云：“《廣雅》作犁如。”

〔3〕味辛……小毒　《别録》：“苦。”《吴氏本草經》(見《御覽》)：“《神農》、《醫和》：苦，無毒。《扁鵲》、《黄帝》：鹹。《岐伯》、《雷公》：甘，無毒。《李氏》：大寒。”

〔4〕治胸……刀刺　《御覽》卷九九三引《本草經》無“如刀刺”。

〔5〕腹滿……幽　《御覽》引《本草經》作“腸鳴”。《通用藥》見“腸鳴”條。

〔6〕驚恐悸氣　《御覽》引《本草經》作“驚悸”。《通用藥》見“驚邪”條。

〔7〕利五臟……蠱毒　《通用藥》見“宿食”、“心腹冷痛”、“中蠱”諸條。

〔8〕生山谷　《御覽》引《本草經》同。又：“生嵩高。”《别録》：“生嵩高及冤句。”

〔9〕二月……曝乾　《政和》(金本)“二”下無“月”字，《大觀》(宋本)無“月八”二字。今據《千金翼》卷二補。《吴氏本草經》：“葉如薺苨，莖如筆管，紫赤。二月生。”

一七四　莨菪子

莨菪子〔1〕　一名横唐〔2〕。味苦，寒，有毒〔3〕。治齒痛、出蟲〔4〕，肉痹拘急。使人健行、見鬼。多食令人狂走〔5〕。久服輕身、走及奔馬。强志，益力，通神。癲狂，風癇，顛倒，拘攣〔6〕。生海濱、川谷〔7〕。五月採子。

〔1〕莨菪（làng dàng 浪蕩）子　《唐本草》(敦本)乙本作“莨蔼子”(森、筠輯本同)。《和名類聚抄》卷二十引《本草》作“莨蔼”。孫輯本作“莨蕩子”。

〔2〕一名横唐 《别録》:“一名行唐。”

〔3〕味苦……有毒 《别録》:“味甘。”姜輯本“有毒”作“無毒”。

〔4〕治齒……出蟲 《通用藥》見“齒痛”條。“出蟲”指排除或殺死齒痛病因的“齒蟲”或“牙蟲”。《病源》卷二十九“齒蟲候”:“齒蟲是蟲食於齒。齒根有孔，蟲在其間，亦令齒疼痛，食一齒盡，又度食餘齒。”同上，又有“牙蟲候”及“牙齒蟲候”，引文從略。

〔5〕使人……狂走 《綱目》原本卷十七無“見鬼”。

〔6〕癲狂……拘攣 《通用藥》見“癲癇”條。

〔7〕生海……川谷 《别録》:“生雍州。”

一七五　陸英

陸英〔1〕 味苦，寒，無毒。治骨間諸痹，四肢拘攣、疼酸，膝寒痛，陰痿，短氣不足，脚腫〔2〕。生川谷〔3〕。立秋採。

〔1〕陸英　據《唐本草》注，此即“蒴藋”，而《别録》則誤將“蒴藋”另立一條。其説云:“陸英，此即蒴藋是也。”後人不識，浪出蒴藋條。《本草和名》卷上“英”作“茣”。尚、曹輯本作“陆英”。

〔2〕腫 《御覽》卷九九一引《本草經》無以上性味、主治文。

〔3〕生川谷 《御覽》引《本草經》作“生熊耳山”。《别録》:“生熊耳及冤句”。

一七六　姑活

姑活〔1〕 一名冬葵子〔2〕。味甘，温，無毒。治大風邪氣，濕痹寒痛。久服輕身，益壽，耐老〔3〕。生河東〔4〕。

〔1〕姑活 《綱目》原本卷二十一誤作《别録》藥及其佚文。王輯本“活”作“涽”。陶弘景注:“方藥無用此者。乃有固活丸，即是野葛一名耳。”按,《名醫别録》“鈎吻”條云:“(鈎吻)有大毒……折之，青烟出者名固活。”(見《證類》卷十)復考之《本草和名》卷上“鈎吻”條云:“一名固活。”原注“折之青烟出”，更是逕以固活為鈎吻之别名者。又在酈道元《水經注》卷六引《神農本草》文:“地有固活、女疎、銅芸、紫苑之族也。”則(固活)應即“姑活”之音假者。此外,《本經》“鈎吻”條云“一名野葛”,

也和“姑活”條陶弘景注“固活丸即野葛一名”之説相合。二者名稱雖符，但究其實物，則尚有疑點未解者二事。其一，《本經》記鈎吻“有大毒”，而記姑活為“無毒”。鈎吻的原植物為馬錢科胡蔓藤，其全株均有劇毒。此二名若果係同物時又豈能毒性差異懸殊？其二，“鈎吻”條所謂“折之青烟出者名固活”，據《唐本草》注的解釋是“（鈎吻）其新取者，折之無塵氣。經年以後，則有塵起”。這説明貯放經年的乾燥鈎吻，在折斷時可出現塵氣（即“青烟”）。惟此種現象并非乾燥鈎吻所特有，在折斷乾燥的枸杞時也同樣出現。正如《唐本草》注所指出的：“（鈎吻）根骨似枸杞，有細孔者。人折之，則塵氣從孔中出。今折枸杞根亦然。經（指《名醫别録》）言：‘折之青烟起者名固活為良’，此亦不達之言也。”由此可見姑活與鈎吻的名實相互混淆不清，其歷史由來已久。故今仍依傳統古本草學各别為二物，尚有待於深考。

〔2〕一名冬葵子　陶弘景注：“此又名冬葵子，非葵菜之冬葵子。療體乖異。”

〔3〕益壽耐老　王輯本作“耐老增壽”。

〔4〕生河東　《别録》文。

一七七　屈草

屈草〔1〕　味苦，微寒，無毒〔2〕。治胸脅下痛，邪氣〔3〕，腸間寒熱〔4〕，陰痹〔5〕。久服輕身〔6〕，益氣〔7〕，耐〔8〕老。生川澤〔9〕。五月採。

〔1〕屈草　《御覽》卷九九一引《本草經》名“屈草實根”。

〔2〕味苦……無毒　《證類》各本“微寒無毒”均作墨字（盧、孫、王、莫諸輯本同）。今據《唐本草》（寺本）及《千金翼》卷二文（姜、森輯本同）。

〔3〕治胸脅……邪氣　《御覽》引《本草經》同。

〔4〕腸間寒熱　《御覽》引《本草經》作“腹間寒”（孫輯本同）。

〔5〕陰痹　古病名。《靈樞·五邪》：“邪在腎，則病骨痛，陰痹。陰痹者，按之而不得，腹脹，腰痛，大便難，肩背頸項痛，時眩。”

〔6〕陰痹……輕身　《御覽》引《本草經》同。

〔7〕益氣　《御覽》引《本草經》作“補益”。

〔8〕耐　《御覽》引《本草經》作“能”。

〔9〕生川澤　《御覽》引《本草經》同。又：“生漢中。”（《别録》同）

一七八　别羇

别羇[1]　一名别枝。一名别騎。一名鼈羇。味苦，微温，無毒。治風寒濕痹，身重，四肢疼酸，寒邪，歷節痛[2]。生川谷[3]。二月、八月採。

〔1〕别羇（jī 基）　王輯本作“别羈”。

〔2〕寒邪……痛　《綱目》原本卷二十一無“邪”字（顧、王、姜諸輯本同）。

〔3〕生川谷　《别録》：“生藍田。”

一七九　翹根

翹[1]根　味甘，寒，有小毒[2]。治[3]下熱氣，益陰精，令人面悦好，明目。久服輕身，耐老。以作蒸，飲酒病人。生平澤[4]。二月、八月採[5]。

〔1〕翹　《御覽》卷九九一引《本草經》及《吴氏本草》均同。《證類》各本、《唐本草》（寺本）、《千金翼》卷二“翹”均作“蘜”，尚、曹輯本作“翘”。《綱目》原本卷十六“連翹”條：“根名連軺，亦作連苕，即《本經》下品翹根是也。唐·蘇恭修《本草》，退入有名未用中。今併為一。”

〔2〕味甘……小毒　《御覽》引《本草經》作“味苦”二字。《吴氏本草》：“《神農》、《雷公》：甘，有毒。”按《證類》諸本、《唐本草》“寒”下均有“平”字（王、姜、尚諸輯本同）。盧、莫輯本作甘，平（無寒）；顧、森、筠輯本作甘，寒（無平）；曹輯本作苦，寒（無平）。今據此藥“治下熱氣”文，藥性不應屬平。

〔3〕治　《證類》各本作“主”，今據《御覽》引《本草經》文。又以下主治文全同。森輯本無“治”字。

〔4〕生平澤　《御覽》引《本草經》同。又：“生嵩高。”（《别録》同）

〔5〕二月……採　《吴普本草》文。又：“採以作蒸，飲酒病人。”

一八〇 萱草

萱草〔1〕 一名忘憂。一名宜男。一名歧女〔2〕。味甘，平，無毒〔3〕。主安五臟，利心志〔4〕，令人好歡樂無憂〔5〕，輕身，明目。五月採花，八月採根用。

〔1〕萱草 《御覽》卷九九六“萱”條名“萱”。按：《本經》中的萱草一藥在《唐本草》及《證類本草》中脱載已久，今予補輯之。根據與理由在著者《輯復神農本草經的研究》第二章（即“《本經》藥物的變動及其輯復要求·三·《本經》早期傳本中脱遺的藥物”） 一文中已有詳論，兹從畧。又按，《名醫别録》有“薰草”一藥。《本草和名》卷下將其列入“本草外藥七十種”內。並記其别名云：“一名萱草。一名鹿葱（蔥）。一名兆婆香（原注：胡人名之一）。一名忘憂（原注：以上出《（本草）稽疑》）。一名宜男（原注：出《兼名苑》）。”（《香藥抄·本卷》引文同）。是以薰草為萱草之異名者。但另據《别録》所記薰草之别名為蕙草（見寺本、《千金翼》本、《唐本草》及《證類本草》“唐本退”類）。陶弘景注則以薰草當係蘼草。陳藏器《本草拾遺》以為即零陵香，而均無“萱草”之異稱。今考《詩經·衛風·伯兮》有：“焉得諼（一本作“藼”）草。”《經典釋文》卷五《毛詩音義·上》“諼草”條：“（諼），本又作萱。況袁反。《説文》作藼。云：令人忘憂也。或作蕿。”復據《説文·艸部》：“藼”字重文有二，即“蕿”與“萱”。徐鍇《繫傳》云：“（藼），令人忘憂草也……《本草》即今之鹿葱也。”可見，“藼”、“諼”、“蕿”與“萱”並通（此四字上古音均曉母，元部韵，同音通假）。而“薰”又假為“萱”者（薰字上古音為曉母，文部韵。與萱字雙聲通假，且又形近而訛）。早在先秦之際已有此異寫。再從古《本草》記文考察：薰草，“味甘平，無毒”，且有“明目，止淚”及“治腰痛”（可令人“輕身”）之功均與萱草相符。以上這些均有力地證明薰草與萱草本為同物異名。迄陶弘景時已被誤析為二，甚至在《唐本草》中將薰草列入“有名未用”類中，已不悉究為何物。至於注家所釋蘼草，零陵香諸説，均無依據，今所不取。

〔2〕一名忘……歧女 《御覽》引《本草經》文。張華《博物志》：“《神

農經》曰：……萱草，忘憂。"嵇康《養生論》："萱草忘憂。"（《文選》卷十一李善注引《神農本草》同）《證類》卷十一"萱草根"條引《嘉祐本草》："一名鹿葱。花名宜男。"《綱目》原本卷十六本藥"釋名"項引《吴普》文："一名歧女。"《本草和名》卷下"薰草"條"一名宜男"注引《博物志》："懷妊婦人佩之，即生男也。"

〔3〕味甘……無毒　"味"以下《本經》文《證類》各本、《唐本草》均脱。今據《香要抄》末卷引《本草》及宋本《大觀》卷十一引《嘉祐圖經》補。金本《政和》"平"訛作"而"字。

〔4〕利心志　《香要抄》末卷無"利"、"志"二字。

〔5〕令人……無憂　嵇康《養生論》引《本經》古傳本："萱草忘憂。"（《博物志》卷四引《神農經》同）

一八一　梔子

梔子〔1〕　**一名木丹**〔2〕。**味**〔3〕**苦，寒，無毒。治五内邪氣**〔4〕**，胃中熱氣**〔5〕**，面赤，酒皰皶鼻**〔6〕**，白癩，赤癩**〔7〕**，瘡瘍**〔8〕。目熱赤痛〔9〕。**生川谷**〔10〕。九月採實，曝乾〔11〕。

〔1〕梔子　《證類》各本，《千金翼》卷三均同。《唐本草》（寺本），《本草和名》卷上，《醫心方》卷一，《千金·七情表》（真本）"梔"均作"枝"（森、尚輯本同），《藝文類聚》卷八十九引《本草經》，《御覽》卷九五九引《本草經》，《集注·七情表》（敦本）均作"支"（曹、筠輯本同）。《綱目》原本卷三十六作"巵"（盧、姜、莫諸輯本同）。

〔2〕一名木丹　《藝文類聚》引《本草經》及《御覽》引《本草經》均同。《别録》："一名越桃。"盧輯本無。

〔3〕味　《御覽》引《本草經》無性味、主治、産地文。《别録》："大寒。"

〔4〕治五内邪氣　《别録》："胸心、大小腸大熱，心中煩悶。"《通用藥》見"大熱"條。

〔5〕胃中熱氣　《别録》重出。

〔6〕酒皰皶鼻　《通用藥》見"面皯皰"條。王輯本"皰"訛作"炮"。"皶"（zhā 渣）即"皻"字異寫，或作"𪕈"（見《集韵·平三·麻》："皻"

條)。《素問·生氣通天論》:"勞汗當風,寒薄為皶,鬱乃痤。"王冰注:"皶刺長於皮中,形如米、或如針,久者上黑,長一分,餘色白黃而瘦(瘙)於玄府中,俗曰粉刺。""酒皰皶鼻",今俗稱酒糟鼻。《正字通》:"(皻)紅暈似瘡,浮起著面鼻者,俗謂酒皻。"

〔7〕白癩赤癩 "癩"即"惡風"、"厲風"。後世也稱麻風。《説文·疒部》:"癩,惡疾也。""白癩"和"赤癩"是根據皮膚患癩部位的顏色(白色或赤色)而取名者。《病源》卷二"白癩候":"凡癩病,語聲嘶破,目視不明,四肢頑痺,支節火燃,心里熈熱,手脚俱緩,背膂至急,肉如遭劈,身體隱疹起,往往正白在肉里,鼻有息肉,目生白珠,當瞳子,視無所見,此名白癩。"

〔8〕瘡瘍 孫、王輯本"瘡"作"創"。

〔9〕目熱赤痛 《通用藥》見"目赤熱痛"、"黃疸"、"心煩"、"火灼"諸條。

〔10〕生川谷 《别録》:"生南陽。"

〔11〕九月……曝乾 《御覽》引《本草經》作"葉兩頭尖,如樗蒲形。剥其子如璽而黃赤"。

一八二 竹葉

竹葉〔1〕 一名升斤〔2〕。**味苦,平,無毒**〔3〕。**治欬逆上氣,溢筋急**〔4〕**,惡瘍,殺小蟲**。除煩熱,風痙,喉痺,嘔吐。

根〔5〕**,作湯,益氣,止渴,補虚,下氣**〔6〕。

汁〔7〕**,治風痙**〔8〕。

實〔9〕**,通神明,輕身,益氣**。生益州〔10〕。

〔1〕竹葉 《千金翼》卷三、《長生療養方》卷二、《綱目》原本卷三十七均作"䈽竹葉"(蔡輯本同)。《證類》各本"䈽竹葉"另作墨字。《唐本草》(寺本)"葉"作"菜"(避唐太宗諱),《萬安方》卷五十九作"朿",尚、曹輯本作"叶"。

〔2〕一名升斤 《初學記》卷二十八"竹第二十八"引《本草》文。

〔3〕味苦……無毒 《證類》各本、《千金翼》卷三同。《唐本草》(寺本)"苦"作"辛"。《别録》:"大寒。"

〔4〕溢筋急 《唐本草》(寺本)無“急”字(森輯本同)。莫輯本“氣”下當有血字(指“血溢”)。“溢”字義為溢出,《廣雅·釋詁一》:“溢,出也。”《史記·封禪書》:“銀自山溢。”集解引蘇林:“溢,流出也。”故“溢筋”指肌肉錯位。按,“溢”字與“軼”上古音均余母紐,溢為錫母,軼為質母,故“軼”可假為溢。而“溢筋”與“軼筋”(可參見本書蛞蝓條注)又均為扭挫傷之義。

〔5〕根 即竹根。

〔6〕下氣 《唐本草》(寺本)無“下”字。

〔7〕汁 即《别録》所記的“(竹)瀝”。但《本經》與《别録》均未記其製法。據汪機《本草會編》:“將竹截作二尺長,劈開,以磚兩片對立,架竹於上,以火炙出其瀝,以盤承取。”

〔8〕治風痙 《證類》各本,《唐本草》(寺本)“痙”均作“痓”。寺本《唐本草》“痓”下有“痹”字。盧、森輯本“痓”作“痙”。姜輯本無此條。

〔9〕實 即竹實,為副品藥。

〔10〕生益州 《别録》文。

一八三　蘗(柏)木

蘗木[1]**一名檀桓**[2]**。味苦,寒,無毒。治五臟腸胃中結熱**[3]**,黄疸,腸痔**[4]**,止泄利**[5]**,女子漏下赤白**[6]**,陰傷,蝕瘡**[7]。驚氣在皮間,肌膚熱赤起,目熱赤痛,口瘡,久服通神[8]。**生山谷**[9]。惡乾漆。

〔1〕蘗(bò 薄)木 《七情表》(孫本),《長生療養方》卷二均作“黄蘗”。《七情表》(敦本),《説文繫傳·木部》“檗”條均作“黄檗”。孫、筠輯本作“檗木”。

〔2〕一名檀桓 《本草和名》(金本)卷上“檀”均作“櫃”,《大觀》(宋本)“桓”作“桓”,避宋欽宗諱,《政和》(金本)、《唐本草》(寺本)、《千金翼》卷三均作“桓”,今從之。姜輯本“一”作“根”。

〔3〕治五臟……結熱 《千金翼》卷三“結熱”作“結熱氣”,寺本《唐本草》作“結氣”,森輯本作“結氣熱”。“結”字義為締結。《釋名·釋姿容》:“結,束也。”《説文·糸部》:“結,締也。”“結熱”指體内熱氣鬱結。《傷寒論·辨太陽病脉證并治下》“傷寒中風”有“此非結熱”之文,但原文

未加解説。

〔4〕腸痔　痔病的一種。《病源》卷三十四“腸痔候”：“肛邊腫核痛，發寒熱而血出者，腸痔也。”

〔5〕止泄利　《唐本草》（寺本）同。《證類》各本“利”作“痢”。《通用藥》見“腸澼下痢”條。

〔6〕女子漏下赤白　《通用藥》見“婦人崩中”條。

〔7〕陰傷蝕瘡　《大觀》（宋本）“瘡”為墨字，今據《政和》（金本）作白字。《唐本草》（寺本）“傷”作“陽”（姜輯本同）。盧輯本無“瘡”。孫輯本“瘡”作“創”。顧輯本“陰傷”作“陰陽傷”。

〔8〕驚氣……通神　《通用藥》見“口瘡”、“目赤熱痛”、“惡瘡”、“囊濕”諸條。按本藥有《别録》副品（蘗）根。云：“治心腹百病，安魂魄，不饑渴，久服輕身，延年，通神。”（姜輯本作《本經》文）

〔9〕生山谷　《别録》：“生漢中及永昌。”

一八四　吴茱萸

吴茱萸〔1〕一名藙〔2〕。味辛，温，有小毒〔3〕。主温中〔4〕，下氣，止痛，欬逆，寒熱，除濕，血痹〔5〕，逐風邪〔6〕，開〔7〕腠理。去痰冷，腹内絞痛，諸冷實不消，中惡，心腹痛，逆氣，利五臟〔8〕。

根〔9〕，温〔10〕，殺〔11〕三蟲。久服輕身〔12〕。生川谷〔13〕。九月九日採，陰乾。蓼實為之使。惡丹參、消石、白堊。畏紫石英〔14〕。

〔1〕吴茱萸　《經典釋文》卷三十第十四引《本草》、《御覽》卷九九一引《本草經》均名“茱萸”（姜輯本同）。

〔2〕一名藙　姜輯本無。《經典釋文》引《本草》作“一名榝”。

〔3〕味辛……小毒　《别録》：“大熱。”

〔4〕主温中　《通用藥》見“心腹冷痛”條。森輯本無“主”字。

〔5〕血痹　參見乾地黄條注。

〔6〕主温……風邪　《御覽》引《本草經》無。

〔7〕開　《御覽》引《本草經》訛作“間”。

〔8〕去痰……五臟　《通用藥》見《中惡》條。

〔9〕根　指吴茱萸的樹根。

〔10〕温 《證類》各本,《唐本草》均無。今據《通用藥》"蚘蟲"等條白字補。同上條引《别録》墨字作"大熱"。

〔11〕殺 《御覽》引《本草經》作"去"。《通用藥》見"蚘蟲"、"寸白"二條。

〔12〕久服輕身 《證類》各本,《千金翼》卷三均無。今據《御覽》引《本草經》補。

〔13〕生川谷 《御覽》引《本草經》同。又:"生上谷。"《别録》作"生上谷及冤句"。

〔14〕蓼實……紫石英 《唐本草》(寺本)"埾"作"惡"。

一八五 桑根白皮

桑根白皮[1] **味甘,寒,無毒。治傷中**[2]**,五勞**[3]**,六極**[4]**,羸瘦,崩中**[5]**,脉絶**[6]**,補虚益氣**[7]。去肺中水氣,唾血,熱渴,水腫腹滿,臚脹,利水道,去寸白,可以縫金瘡[8]。採無時,出土上者殺人[9]。續斷、桂心、麻子為之使。

葉[10]**,**主除寒熱,出汗。

桑耳[11]**,**一名桑菌。一名木麥。**平**[12]**。黑者**[13]**,治女子漏下赤白汁,血病**[14]**,癥瘕積聚,陰痛**[15]**,陰陽寒熱**[16]**,無子。**月水不調[17]。

五木耳[18]**,一名檽**[19]**。益氣,不饑,輕身,强志。生山谷**[20]**。**六月多雨時採,即曝乾[21]。

〔1〕桑根白皮 《本草和名》卷上,《醫心方》卷一,《千金·七情表》(真本)"桑"均作"桒"。

〔2〕治傷中 《通用藥》見"虚勞"條。

〔3〕五勞 參見本書序録注。

〔4〕六極 六種虚勞病。《病源》卷三"虚勞候":"六極者,一曰氣極……二曰血極……三曰筋極……四曰骨極……五曰肌極……六曰精極……"《外臺秘要》卷十六"六極論"引《删繁(方)》:"五臟邪傷則六腑生極。"

〔5〕崩中 即女子血崩。《病源》卷三十八"崩中候":"若勞動過度,致腑臟俱傷,而冲、任之氣虚,不能約制其經血,故忽然暴下,謂之崩中。"

〔6〕脉絶　《綱目》原本卷三十六作“絶脉”。

〔7〕補虛益氣　王輯本“虛益”二字互易。

〔8〕去肺……金瘡　《通用藥》見“大腹水腫”、“消渴”、“腹脹滿”、“髮禿落”諸條。

〔9〕採無時……殺人　《藝文類聚》卷八十八桑條引《本草經》、《御覽》卷九五五引《本草經》及《事類賦》卷二十五“桑”條引《本草》均作：“桑根旁行出土上者名伏蛇。治心痛。”《御覽》同卷又引《神農本草》：“桑根白皮，是今桑樹上白皮。常以四月採。或採無時。出見地上者名馬領，勿取，毒殺人。”（《事類賦》引《本草》“馬領”文同上）以上三書均無其他佚文。

〔10〕葉　姜輯本其下有“氣味甘，寒，有小毒”。“葉”指桑樹葉。

〔11〕桑耳　《别録》：“味甘。有毒。”又：“一名桑菌。一名木麥。”盧輯本無“桑耳”以下文。“桑耳”即在桑樹上生長的寄生植物“木耳”。陶弘景注：“老桑樹生燥耳。又有黄者，赤白者。又多雨時，亦生軟濕者。”

〔12〕平　《證類》各本，《唐本草》均無。今據《通用藥》“鼻衄血”等條白字補。《别録》：“味甘，有毒。”姜輯本作“氣味甘，平，有毒”。

〔13〕黑者　指黑色的桑耳。

〔14〕血病　《唐本草》（寺本）無“病”字。

〔15〕陰痛　《證類》各本，《千金翼》卷三均同。《唐本草》（寺本）“陰”作“腹”（森輯本同）。孫輯本“痛”作“補”。陰痛爲女子外陰部痛。《病源》卷四十“陰痛候”：“陰痛之病，由胞絡傷損，致臟虛受風邪，而三蟲九蟲因虛動作，食陰則痛者。”

〔16〕陰陽寒熱　鄒輯本“陽，當作傷”。姜輯本注：“陽，當作瘍。”

〔17〕月水不調　《通用藥》見“月閉”、“鼻衂血”二條。

〔18〕五木耳　五種木耳的總稱。據《唐本草》注，“五木耳”分别是生長在楮、槐、楡、柳、桑五種樹上的木耳，但據《本草綱目》卷二十八引陶弘景注即：“此云五木耳，而不顯言是何木。惟老桑樹生桑耳，有青、黄、赤、白、軟濕者。”按，此文與《證類本草》所引陶弘景注文（見前面“桑耳”注文所引）不同。如果此文無誤，則是五木耳的另一種解釋。

〔19〕一名檽　《證類》各本、《唐本草》均無“一”字，今據《本經》體

例補。《千金翼》卷三“槈”作“穤”。姜輯本其下有“氣味甘，平，有小毒”。

〔20〕生山谷　寺本《唐本草》無。《别録》：“生犍為。”

〔21〕六月……曝乾　《御覽》卷九五五引《神農本草》作“桑根白皮，是今桑樹根上白皮。常以四月採，或採無時”。

一八六　蕪荑

蕪荑[1]一名無姑[2]。一名蕨蘠[3]。味辛，平，無毒[4]。治五內邪氣，散皮膚骨節中淫淫[5]行毒[6][7]，去三蟲，化食[8]，逐寸白[9]，散腹中嗢嗢[10]喘息[11]。生川谷[12]。三月採食，陰乾。

〔1〕蕪荑（wú yí 吴夷）《唐本草》（寺本）作蕪夷。《本草和名》卷上、《爾雅·釋木》“無姑”條邢昺疏引《本草》均作“無夷”（森、筠輯本同）。莫輯本注：“蕪荑者，無姑之荑也。蕪當爲無，不從草。”尚、曹辑本“無”作“芜”。

〔2〕一名無姑　《御覽》卷九九二引《本草經》、《爾雅·釋草》“莁荑”條引邢昺疏引《本草》同。

〔3〕一名蕨蘠　《御覽》引《本草經》,《爾雅·釋草》邢昺疏引《本草》均同。《大觀》（柯本）作墨字，今據《大觀》（宋本）、《政和》（金本）白字。王輯本無。

〔4〕味辛……無毒　《御覽》引《本草經》無。《證類》各本“平”均訛作墨字，今據《唐本草》（寺本），《千金翼》卷三改正（顧、王、姜諸輯本同）。

〔5〕淫淫　其下《證類》各本均衍“温”字。今據《唐本草》（寺本）删。

〔6〕散皮膚骨節中淫淫行毒　“散”字本義為分散，散失。《國語·齊語》：“其畜散無育。”韋昭注：“散，謂失亡也。”在此處“散”字引申為解除之義。“淫淫”，義為往來行走。《楚辭·哀郢》：“涕淫淫其若霰。”王逸注：“淫淫，流貌也。”《後漢書·張衡列傳》李賢注：“淫淫與與，往來貌。”“行”字義為使用。《周禮·司爟》：“掌行火之政令。”鄭玄注：“行，猶用也。”《淮南子·説山訓》：“及於其銅則不行也。”高誘注：“行，猶使也。”故“淫淫行毒”即不斷地排放毒素之義。又按，《證類本草》蕪荑條引《藥性論》：“蕪荑……除肌膚節中風淫淫如蟲行”，其義與此相近。

〔7〕治五……行毒 《御覽》引《本草經》無。

〔8〕去三蟲，化食 《御覽》引《本草經》同。

〔9〕逐寸白 《通用藥》見"寸白"條。《綱目》原本卷三十五自"逐"至"息"作《别録》文。盧、孫、顧、王、姜、森諸輯本無"逐"以下文。"寸白"，即"寸白蟲"，為腹内寄生蟲之一，可參見《病源》卷十八"寸白蟲候"。

〔10〕嗢嗢 按，"嗢"字義爲笑（見《廣雅·釋詁一》)，或咽（見《説文·口部》)。此處疑有訛誤。或疑爲"温温"之假，也與本文無涉，兹留以待考。

〔11〕逐寸白……喘息 《證類》各本均作墨字，今據《御覽》引《本草經》改正。

〔12〕生川谷 《御覽》引《本草經》無。《别録》："生晉山。"

一八七 枳實

枳實[1] 味苦，寒，無毒[2]。治[3]大風在皮膚中，如麻豆苦癢[4]，除寒熱結[5]，止利[6]，長肌肉，利五臟，益氣，輕身。除胸脅痰癖。逐停水，破結實，消脹滿，心下急痞痛，逆氣，脅風痛，安胃氣，止溏泄，明目[7]。生川澤[8]。九月、十月採，陰乾[9]。

〔1〕枳實 尚、曹輯本作"枳实"。

〔2〕味苦……無毒 《别録》："酸，微寒。"《吴氏本草》（見《御覽》卷九九二)："《神農》：苦。《雷公》：酸，無毒。《李氏》：大寒。"

〔3〕治 《御覽》卷九九二此以下主治文全同。

〔4〕治大風……麻豆苦癢 所謂"麻豆"，或指爲麻子（大麻種子)，或指爲大豆。按，《證類》卷十三枳殼條引《藥性論》云："治遍身風疹，肌中如麻豆惡癢"與本條"在皮膚中如麻豆苦癢"均爲形容肌膚中搔癢程度極劇之狀。

〔5〕除寒熱結 《唐本草》（寺本）"熱"下叠"熱"。《長生療養方》無"結"字。

〔6〕止利 《證類》各本"利"均作"痢"。《御覽》引《本草經》及《唐本草》（寺本）均作"利"（孫、王、姜、森諸輯本同)。《通用藥》見"腸澼下痢"條。

〔7〕除胸脅……明目　《通用藥》見“痰飲”、“腹脹滿”、“心下滿急”諸條。

〔8〕生川澤　《御覽》引《本草經》同。又：“生河内。”（《别録》同）

〔9〕九月……陰乾　《吴氏本草》文。

一八八　厚朴

厚朴〔1〕　一名厚皮。一名赤朴。其樹名榛。其子名逐折〔2〕。**味苦，温，無毒**〔3〕。**治中風，傷寒**〔4〕，**頭痛**〔5〕，**寒熱**〔6〕，**驚悸氣**〔7〕，**血痹，死肌**〔8〕，**去三**〔9〕**蟲**。温中，益氣，消痰，下氣，療霍亂及腹痛，脹滿，胃中冷逆，胸中嘔吐不止，泄痢，淋露，除驚，去留熱，心煩滿，厚腸胃〔10〕。**生山谷**〔11〕。三月、九月〔12〕、十月採皮，陰乾。乾薑為之使。惡澤瀉、寒水石、消石。

〔1〕厚朴　顧輯本作“厚樸”。

〔2〕一名厚……折　《吴氏本草》（見《御覽》卷九八九）：“一名厚皮。”（《説文繫傳·本部》“朴”條、《和名類聚抄》卷三十引《本草》均同）

〔3〕味苦……無毒　《别録》：“大温。”《吴氏本草》（見《御覽》及《證類》卷十三《嘉祐》注）：“《神農》、《岐伯》、《雷公》：苦，無毒。《李氏》：小温。”

〔4〕治中……傷寒　《御覽》卷九八九引《本草經》同。

〔5〕頭痛　《御覽》引《本草經》無。

〔6〕寒熱　《御覽》引《本草經》無“寒”字。

〔7〕驚悸氣　《唐本草》（寺本）無“悸”字（森輯本同）。《御覽》引《本草經》無。《别録》：“除驚，去留熱。”姜輯本注：“驚字疑衍。”

〔8〕血痹死肌　《御覽》引《本草經》同。

〔9〕三　《御覽》引《本草經》無。

〔10〕温中……腸胃　《通用藥》見“霍亂”、“嘔啘”、“嘔吐”、“痰飲”、“宿食”、“腹脹滿”諸條。

〔11〕生山谷　《證類》各本，《唐本草》均無。今據《御覽》引《本草經》補，同上書又有“生文山”三字。《别録》：“生交阯，冤句。”

〔12〕三月、九月　《證類》各本均無“月”字。今據《唐本草》（寺本）及《千金翼》卷三補。

一八九　秦皮

秦皮[1]　一名岑皮[2]。一名石檀[3]。味苦，微寒，無毒[4]。治風寒濕痹[5]，洒洒[6]寒氣，除熱，目中青翳[7]，白膜[8]。久服頭不白，輕身[9]。男子少精。婦人帶下，小兒癇，身熱[10]。生川谷[11]。二月、八月採皮，陰乾。可作洗目湯。大戟為之使。惡吴[12]茱萸。

〔1〕秦皮　《吴氏本草》(見《御覽》卷九九二）名“岑皮”。莫輯本注：“秦當爲梣。《説文》：青皮木也。”

〔2〕一名岑皮　《説文解字繫傳・草部》“梣”條引《本草》作“梣”。

〔3〕一名石檀　王輯本作《本經》文。

〔4〕味苦……無毒　《别録》：“大寒。”《吴氏本草》：“《神農》、《雷公》、《黄帝》、《岐伯》：“酸，無毒。《李氏》：小寒。”

〔5〕治風寒濕痹　《御覽》卷九九二引《本草經》無“寒”字。

〔6〕洒洒　《御覽》引《本草經》無。“洒洒”，《證類》各本均作“洗洗”，係通假字。今改正。参見阿膠條注。

〔7〕目中青翳　或稱“青盲翳”。《病源》卷二十八“目青盲有翳候”：“白黑二睛，無有損傷，瞳子分明，名為青盲，更加以風熱乘之，氣不外泄，蘊積於睛間而生翳，似蠅翅者覆瞳子上，故謂青盲翳也。”

〔8〕除熱……白膜　《御覽》引《本草經》同。但無“白膜”。《長生療養方》作“主除目翳膜”。《通用藥》見“目膚翳”條。白膜，即目翳白膜。或稱“白幕”、“白膚”（均音假。参見《千金》卷六上第一）。

〔9〕久服……輕身　《御覽》引《本草經》同。

〔10〕男子……身熱　《通用藥》見“無子”條。

〔11〕生川谷　《御覽》引《本草經》同。又：“生廬江。”《别録》：“生廬江及冤句。”《吴氏本草》：“或生冤句水邊。”

〔12〕吴　《唐本草》（寺本）無。

一九〇　秦椒

秦椒[1]　味辛，温，有毒[2]。治風邪氣，温中，除寒痹[3]，堅齒，長髮[4]，明目。久服輕身，好顏色[5]，耐老，增年，通神。喉痹，吐逆，疝瘕，去老血，産後餘疾，腹痛，出汗，利五臟[6]。生川谷[7]。八月、九月採實。惡栝樓、防葵。畏雌黄。

〔1〕秦椒 《千金·七情表》（真本）“椒”作“朹”，孫輯本作“茮”。

〔2〕味辛……有毒 《别録》：“生温，熟寒。”

〔3〕除寒痹 《紹興》（二十八卷本）無“寒”字。《綱目》原本卷三十二“除”作“去”（姜輯本同）。

〔4〕堅齒長髮 《證類》各本，《千金翼》卷三，《綱目》原本卷三十二均無“長”字（盧、孫、王、莫諸輯本同），今據《唐本草》（寺本）補。《通用藥》見“髮秃落”條。姜輯本作“堅髮齒”。

〔5〕好顏色 《唐本草》（寺本）無“顏”字。

〔6〕喉痹……五臟 《通用藥》見“産後病”條。

〔7〕生川谷 《别録》：“生泰山及秦嶺上，或琅邪。”

一九一　山茱萸

山茱萸　一名蜀棗[1]。味酸，平，無毒[2]。治心下邪氣，寒熱，温中[3]，逐寒濕痹[4]，去三蟲。久服輕身[5]。腸胃風邪，寒熱疝瘕，頭風，風氣去來，鼻塞，目黄，耳聾，面皰，出汗，强陰，益精，安五臟，通九竅，止小便利，明目，强力，長年[6]。生山谷[7]。九月、十月採實，陰乾[8]。蓼實爲之使。惡桔梗、防風、防己。

〔1〕一名蜀棗 《御覽》卷九九一引《本草經》作“一名蜀酸棗”（姜輯本同）。《别録》：“一名雞足。一名魃實。”《吴氏本草》（見《御覽》卷九九一）：“一名魃實。一名鼠矢。一名雞足。”莫輯本注：“當名蜀棘，以其有刺故也。”

〔2〕味酸……無毒 《御覽》引《本草經》“酸”與其上“棗”字互易。《别録》：“微温。”《吴氏本草》：“《神農》、《黄帝》、《雷公》、《扁鵲》：酸，無毒。《岐伯》：辛。一經：酸。”

〔3〕治心下……温中 《御覽》引《本草經》同。《别録》：“温中下氣。”

〔4〕逐寒濕痹 《唐本草》（寺本）“寒”下有“温”字。《御覽》引《本草經》無“痹”字。

〔5〕去三蟲……輕身 《御覽》引《本草經》同。

〔6〕腸胃……長年 《通用藥》見"頭面風"條。

〔7〕生山谷 《御覽》引《本草經》同。又:"生漢中。"《别録》:"生漢中及琅邪,冤句,東海、承縣。"(《吴氏本草》同)

〔8〕九月……陰乾 《吴氏本草》:"葉如梅,有刺毛。二月花,如杏。四月實,如酸棗,赤。五月採實。"

一九二 紫葳

紫葳〔1〕 一名芙華。一名陵苕〔2〕。味酸,微寒。無毒〔3〕。治婦人産乳餘疾〔4〕,崩中〔5〕,癥〔6〕瘕,血閉〔7〕,寒熱〔8〕,羸瘦〔9〕,養胎〔10〕。生西海川谷及山陽〔11〕。正月、八月採〔12〕。

〔1〕紫葳 《御覽》卷九九二引《本草經》作"紫威"(森輯本同)。

〔2〕一名芙……陵苕 《證類》各本均作墨字,且"芙"作"茇"。今據《御覽》引《本草經》。《别録》:"一名陵苕。一名茇華。"《李(當之藥録)》(見《證類》卷十三陶注):"是瞿麥根。"《吴氏本草》(見《御覽》卷九九二):"一名武威。一名瞿麥。一名陵居腹。一名鬼目。一名芰華。"《唐本草》注:"此即凌霄花也(《説文繫傳·草部》"蘽"條引《本草》注無"花"字)。"王輯本僅"陵苕"一别名。莫輯本"芙"作"茇"。

〔3〕味酸……無毒 《御覽》引《本草經》"酸"作"鹹"。《吴氏本草》:"《神農》、《雷公》:酸。《岐伯》:辛。《扁鵲》:苦、鹹。《黄帝》:甘,無毒。"

〔4〕治婦人……餘疾 《御覽》引《本草經》及《唐本草》(寺本)均無"産"字。

〔5〕崩中 《御覽》引《本草經》同。

〔6〕癥 《御覽》引《本草經》作"山(疝)"字。

〔7〕血閉 《御覽》引《本草經》無"閉"字。《通用藥》見"月閉"、"無子"二條。

〔8〕寒熱 《御覽》引《本草經》同。

〔9〕羸瘦 《御覽》引《本草經》無。

〔10〕養胎 《御覽》引《本草經》同。《通用藥》見"安胎"條。

〔11〕生西海……山陽 《唐本草》(寺本)"及"用"生"。《御覽》引《本草經》作"生山谷"。又:"生西海。"《别録》:"生西海。"《吴氏本

草》："或生真定。"按西海在先秦古籍中係泛指西方海域，但確址未詳。《史記·大宛列傳》："于寘之西，則水皆西流注西海。"所指或今裏海或鹹海。"山陽"爲山的南面朝陽處。

〔12〕正月……採 《吴氏本草》文。

一九三 猪苓

猪苓〔1〕 **一名猳猪屎**〔2〕。**味甘，平，無毒**〔3〕。**治痎瘧**〔4〕**，解毒，蠱疰不祥**〔5〕**，利水道**〔6〕。**久服輕身，耐老**〔7〕。**生山谷**〔8〕。二月〔9〕、八月採，陰乾。

〔1〕猪苓 《御覽》卷九八九引《本草經》及《吴氏本草》均作"豬零"。

〔2〕一名猳猪屎 《御覽》引《本草經》作"一名猳豬矢"。盧、莫輯本"猳"作"假"。王輯本無。姜輯本"猳"作"豭"。森輯本"屎"作"矢"。

〔3〕味甘……無毒 《政和》(金本)"甘"下有白字"苦"，《大觀》(宋本)，《大觀》(柯本)均作墨字。今從後者。《吴氏本草》(見《御覽》及《證類》卷十三)："《神農》：甘。《雷公》：苦，無毒。"

〔4〕痎瘧 《御覽》引《本草經》作"疾瘧"，以下主治文同。《通用藥》見"温瘧"條。"痎"或作"痻"，通假。"痎瘧"爲瘧病的一種。《素問·瘧論》："夫痎瘧皆生於風。"王冰注："痎，猶老也，亦瘦也。"《太素》卷二十五"瘧解"楊上善注："痻(痎)者，有云二日一發名痻瘧。此經但夏傷於暑，至秋爲病，或云痻瘧，或但云瘧，不必日發間日以定痻也。"

〔5〕蠱疰不祥 《唐本草》(寺本)"疰不"互倒。孫、森輯本"疰"作"注"。

〔6〕利水道 《通用藥》見"大腹水腫"條。

〔7〕耐老 《御覽》引《本草經》作"能不老"。

〔8〕生山谷 《御覽》引《本草經》同，又："生衡山。"《别録》："生衡山及濟陰、冤句。"《吴氏本草》："或生宛(冤)句。"

〔9〕二月 《吴氏本草》無。

一九四 白棘

白棘 一名棘鍼[1]。味辛，寒，無毒。治心腹痛[2]癰腫潰膿，止痛。決刺結。治丈夫虚損，陰痿，精自出，補腎氣，益精髓[3]。生川谷[4]。

〔1〕一名棘鍼 《别録》："一名棘刺。"姜輯本無。

〔2〕治心腹痛 《唐本草》（寺本）無"腹"字。

〔3〕決刺結……精髓 《通用藥》見"虚勞"條。《綱目》原本"決刺結"作《本經》文（姜辑本同》。

〔4〕生川谷 《别録》："生雍州。"

一九五 龍眼

龍眼[1] 一名益智[2]。味甘，平，無毒。治五臟邪氣，安志、厭食[3]。久服强魂魄[4]，聰明[5]，輕身，不老，通神明。除蟲，去毒。生南海山谷。其大者似檳榔。

〔1〕龍眼 《綱目》原本卷三十一誤作《别録》藥。尚、曹輯本作"龙眼"。

〔2〕一名益智 《吴氏本草》（見《御覽》卷九七三）："一名比目。"同上書（見《齊民要術》卷四）："一名益智，一名比目。"

〔3〕厭食 "厭"字義為厭倦。《論語・憲問》："人不厭其言。""厭食"即不思食，缺乏食欲。帛書《五十二病方》卷末佚文殘片中有治"厭食"方。

〔4〕魄 《證類》各本，《千金翼》卷三均無"魄"字，今據《唐本草》（寺本）補。

〔5〕聰明 《唐本草》（寺本）作"聰察"（森輯本同）。

一九六 木蘭

木蘭[1] 一名林蘭[2]。味苦，寒，無毒。治身大熱在皮膚中[3]。去面熱，赤皰，酒皶[4]，惡風，癲疾[5]，陰下癢濕。明耳目[6]。中風，傷寒及癰疽，水腫，去臭氣。生山谷[7]。十二月採皮，陰乾。皮似桂而香。

〔1〕木蘭 《綱目》原本卷三十四作"木蘭皮"（蔡輯本同）。尚、曹輯本作"木兰"。

〔2〕一名林蘭　《别録》:“一名杜蘭。”莫輯本注:“《廣雅》謂之桂蘭，疑此林字誤。”王輯本無。

〔3〕治身……膚中　《香要抄》本卷引《本草》“身”下有“體”字。森輯本“身”下有“有”字。

〔4〕赤皰酒皶　《唐本草》(寺本)“酒皶”二字互倒。《紹興》(二十八卷本)“皶”作“皻”。《通用藥》見“面皯皰”條。“赤皰酒皶”，義同梔子條“酒皰皶鼻”。《病源》卷二十七“酒皶候”:“此由飲酒，熱勢冲面而遇風冷之氣相搏所生，故令鼻面生皶，赤皰帀帀然也。”

〔5〕癲疾　《唐本草》(寺本)、《紹興》(二十八卷本)及《藥種抄》本卷“癲”作“瘨”。盧輯本“癲”作“顛”。

〔6〕明耳目　《唐本草》(寺本)無“耳”字(森輯本同)。

〔7〕生山谷　《别録》:“生零陵及泰山。”

一九七　桑上寄生

桑〔1〕上寄生　一名寄屑〔2〕。一名寓木。一名宛童〔3〕。味苦，平，無毒〔4〕。治腰痛，小兒背强，癰腫，安胎〔5〕，充肌膚，堅髮齒，長鬚眉〔6〕。主金瘡，去痹，女子崩中，内傷不足，産後餘疾，下乳汁。

其實〔7〕，明目，輕身，通神。生川谷桑樹上〔8〕。三月三日採莖葉，陰乾。

〔1〕桑　《本草和名》卷上,《醫心方》卷一均作“桒”。

〔2〕一名寄屑　《紹興》(二十八卷本)無以下三别名。

〔3〕一名宛童　《大觀》(宋本),《大觀》(柯本)均墨字。《政和》(金本》作白字，今從後者。《别録》:“一名蔦。”盧輯本無“宛童”别名。王輯本僅有“宛童”别名，又“一名蔦”作《本經》文。

〔4〕味苦……無毒　《别録》:“味甘。”盧、過、莫諸輯本“苦”作“辛”。

〔5〕安胎　《通用藥》見“安胎”條。

〔6〕長鬚眉　《通用藥》見“髮禿落”條。

〔7〕其實　姜輯本作“實，氣味甘，平，無毒”。“實”，指桑寄生種子。

〔8〕生川谷桑樹上　《别録》:“生弘農。”

一九八　柳花

柳花[1]　一名柳絮[2]。味苦，寒，無毒[3]。治風水，黄疸，面熱黑[4]。痂疥，惡瘡，金瘡。

葉[5]，治馬疥，痂瘡。取煎煮，以洗馬疥，立愈。又治心腹内血，止痛。

實[6]，主[7]潰癰，逐膿血。子汁，治渴[8]。生川澤[9]。

〔1〕柳花　《證類》各本，《唐本草》，《御覽》卷九五七引《本草經》，《長生療養方》卷二，《萬安方》卷五十九及各輯本均作“華”。《千金翼》卷三“花”訛作“葉”。

〔2〕一名柳絮　《御覽》引《本草經》同。《藝文類聚》卷八十九“楊柳”條引《本草經》作“一名絮”。王輯本無。

〔3〕味苦……無毒　《御覽》引《本草經》無此以下文字。

〔4〕面熱黑　《長生療養方》卷二無“黑”字。

〔5〕葉　《唐本草》（寺本）作“䓗”。姜輯本無“葉”以下文。“葉”指柳樹葉。

〔6〕實　指柳樹種子。

〔7〕主　森輯本無。

〔8〕子汁治渴　孫、顧、森諸輯本均作《本經》文。

〔9〕生川澤　《别録》：“生琅邪。”（“琅邪”二字金本《政和》訛作白字）

一九九　衛矛

衛矛[1]　一名鬼箭[2]。味苦，寒，無毒[3]。治女子崩中下血[4]，腹滿，汗出，除邪，殺鬼毒[5]，蠱疰[6]。中惡，腹痛，去白蟲，消皮膚風、毒腫、令陰中解[7]。生山谷[8]。八月採，陰乾[9]。

〔1〕衛矛　《唐本草》（寺本）作“衛茅”（姜輯本同）。《本草和名》卷上作“衛𥎞”。《吴氏本草》（見《御覽》卷九九三）及《通用藥》“中惡”等條均名“鬼箭”。尚輯本作“卫茅”。曹輯本作“卫矛”。

〔2〕一名鬼箭　《御覽》卷九九三引《本草經》同。《吴氏本草》：“一名衛與。”

〔3〕味苦……無毒 《吴氏本草》:“《神農》、《黄帝》、《桐君》: 苦, 無毒。”

〔4〕治女子……下血 《通用藥》見“婦人崩中”條。

〔5〕治女子……鬼毒 《御覽》引《本草經》同。

〔6〕蠱疰 《唐本草》(寺本)作“注蠱”。《御覽》引《本草經》無。孫、森輯本“疰”作“注”。

〔7〕中惡……中解 《通用藥》(鬼箭)見“中惡”、“墮胎”二條。

〔8〕生山谷 《别録》:“生霍山。”《吴氏本草經》:“或生野田。”

〔9〕八月……陰乾 《吴氏本草》作“正月、二月、七月採, 陰乾”。

二〇〇 合歡

合歡[1] 一名蠲忿[2]。味甘, 平, 無毒[3]。主安五臟[4], 和心志[5], 令人歡樂無憂[6]。久服輕身, 明目[7], 得所欲[8]。生山谷[9]。

〔1〕合歡 《唐本草》注:“或曰合昏。”莫輯本注:“當補皮字。”蔡輯本作“合歡皮”。尚、曹輯本作“合欢”。

〔2〕一名蠲忿 《證類》各本及《唐本草》均無。張華《博物志》:“《神農經》曰:……合歡蠲忿。”嵇康《養生論》:“合歡蠲忿。”(《文選》卷十一李善注引《神農本草》同)今據補。

〔3〕味甘……無毒 《藝文類聚》卷八十九引《本草經》:“味甘、平。”《御覽》卷九六〇引《本草經》“甘”作“甜”。

〔4〕主安五臟 《藝文類聚》引《本草經》無“主”字。

〔5〕和心志 《藝文類聚》引《本草經》“和”作“合”,《御覽》引《本草經》作“和心氣”。《證類》各本,《千金翼》卷三均作“利”(孫、顧、王諸輯本同), 今據《唐本草》(寺本)作“和”。《弘決外典鈔》卷四, 第十引《本草》“志”作“患”。

〔6〕令人……無憂 《藝文類聚》引《本草經》,《御覽》引《本草經》,《弘決外典鈔》引《本草》均同。嵇康《養生論》引《神農》(古本)“合歡蠲忿”(張華《博物志》卷四引《神農經》同)。

〔7〕久服……明目 《藝文類聚》引《本草經》,《御覽》引《本草經》均同。

〔8〕得所欲 《藝文類聚》引《本草經》,《御覽》引《本草經》均無。

〔9〕生山谷 《唐本草》(寺本)“山”作“川”。《藝文類聚》引《本草經》及《别録》:“生益州。”《御覽》卷九六〇引《神農本草》:“生豫州、河内川谷,其樹似狗(枸)骨樹。”

二〇一 松蘿

松蘿〔1〕 **一名女蘿。味苦,平,無毒**〔2〕。**治瞋怒**〔3〕,**邪氣,止虚汗**〔4〕,**頭風**〔5〕,**女子陰寒腫痛**〔6〕。痰熱,温瘧,利水道〔7〕。**生川谷松樹上**〔8〕。五月採,陰乾。可爲吐湯。

〔1〕松蘿 孫、筠輯本作“松羅”。尚、曹輯本作“松萝”。

〔2〕味苦……無毒 《别録》:“味甘。”(王輯本“平”作“甘”)

〔3〕瞋怒 “瞋”字義爲目瞪。《説文·目部》:“瞋,張目也。”“瞋怒”即怒目而視。《史記·荆軻傳》:“復爲羽聲忼慨,士皆瞋目,髮盡上指冠。”

〔4〕虚汗 體虚出汗,據《病源》卷三又可分爲四類。即“虚勞汗”,“虚勞盜汗”,“大病後虚汗”及“風虚汗出”。可參考各條。

〔5〕頭風 《唐本草》(寺本)“頭”上有“出”字(森輯本同)。

〔6〕女子……腫痛 莫輯本注:“寒,當爲塞。”

〔7〕痰熱……水道 《通用藥》見“温瘧”、“瘿瘤”二條。

〔8〕生川谷松樹上 《别録》:“生熊耳山。”

二〇二 乾漆

乾漆〔1〕 **味辛、温、有毒**〔2〕。**治絶傷,補中**〔3〕,**續筋骨,填髓腦,安五臟,五緩,六急**〔4〕,**風寒濕痹**。欬嗽,消瘀血、痞結,腰痛,女子疝瘕,利小腸,去蚘蟲。〔5〕

生漆〔6〕,**去長蟲**〔7〕。**久服輕身,耐老**〔8〕。**生川谷**〔9〕。夏至後採,乾之。半夏爲之使。畏雞子。

〔1〕乾漆 《集注·七情表》(敦本)“漆”作“涞”。尚、曹輯本作“干漆”。

〔2〕有毒 《唐本草》及《證類》各本均作“無毒有毒”四字(姜輯本作“無毒”),且白字、墨字相混淆,今從“有毒”之文,其理由可參見著者《輯復神農本草經的研究》第五章“五·藥毒”及第七章“本經藥物毒性考”。

〔3〕補中　《通用藥》見“虚勞”條。

〔4〕五緩，六急　古病名。係五種“緩”病與六種“急”病的總稱。但在傳世古醫書中尚未見記述。或以爲與五臟六腑有關，但並無實據。

〔5〕欬嗽……蚘蟲　《通用藥》見“蚘蟲”條。

〔6〕生漆　此係附於乾漆條的副品藥。

〔7〕長蟲　蚘蟲别名。參見《病源》卷十八“三蟲候”。

〔8〕耐老　《唐本草》（寺本）“耐”作“能”。

〔9〕生川谷　《别録》：“生漢中。”

二〇三　石南

石南〔1〕　**一名鬼目**〔2〕**。味辛，平，有毒**〔3〕**。主養腎氣**〔4〕**，内傷陰衰**〔5〕**，利筋骨皮毛。**脚弱，五臟邪氣，除熱。女子不可久服，令思男。

實〔6〕**，殺蠱毒**〔7〕**，破積聚，逐風痹。生山谷**〔8〕。二月、四月採葉，八月採實，陰乾。五加皮爲之使〔9〕。

〔1〕石南　《證類》各本、《千金翼》卷三同。《唐本草》（寺本）、《本草和名》卷下、《醫心方》卷一均作“石南草”（尚、曹、筠諸輯本同）。按，石南爲木本，非草本植物，不宜稱“草”。

〔2〕一名鬼目　王輯本無。

〔3〕味辛……有毒　《證類》各本“平”上均有白字“苦”（孫、姜輯本同）。今據《唐本草》（寺本）“苦”在“平”字之後，應屬墨字，金本《政和》，“平”訛作墨字。又據《大觀》（宋本）、《大觀》（柯本）白字文。《長生療養方》卷二作“無毒”（姜輯本同）。

〔4〕主養腎氣　森輯本無“主”字。

〔5〕内傷陰衰　《通用藥》見“虚勞”　條。

〔6〕實　指石南的果實。

〔7〕殺蠱毒　《札記》（柯本）：“蠱，一本作蟲。”盧輯本“蠱”作“蟲”。姜輯本“殺”作“主蟲”。

〔8〕生山谷　《别録》：“生華陰。”

〔9〕五加皮爲之使　《唐本草》（寺本）無“皮”字。

二〇四　蔓椒

蔓椒　一名豕椒[1]。味苦，温，無毒[2]。治風寒濕痹歴節疼[3]，除四肢厥氣[4]，膝痛[5]。生川谷及丘冢間[6]。採莖根，煮，釀酒[7]。

〔1〕一名豕椒　《别録》："一名豬椒。一名彘椒。一名狗椒"。孫、顧輯本"豕"作"家"。王、姜輯本無。

〔2〕味苦……無毒　盧、莫輯本"温"作"平"。

〔3〕治風……節疼　《唐本草》（寺本）"疼"下有"痛"字（森輯本同）。

〔4〕四肢厥氣　"厥"字義爲逆氣，逆冷。《素問·疏五過論》："厥氣上行。"王冰注："厥，氣逆也。"同上書《五臟生成篇》："凝於足者爲厥。"王冰注："厥，謂足逆冷也。""四肢厥逆"指手足逆冷。《病源》卷十三"厥逆氣候"："陰盛則上乘於陽，衛氣爲之厥逆。失於常度，故寒從背起，手足逆冷，陰盛故也。"

〔5〕膝痛　《綱目》原本卷三十二"痛"下有《本經》文："煎湯蒸浴取汗。"（姜輯本同）王辑本"膝"訛"藤"。

〔6〕生川谷……冢間　《别録》："生雲中。"

〔7〕採莖……釀酒　寺本《唐本草》無"酒"字。

二〇五　欒花

欒花[1]　味苦，寒，無毒。治目痛，淚出[2]，傷眦，消目腫。生川谷[3]。五月採。決明爲之使。

〔1〕欒花　《集注·七情表》（敦本）、《政和》（金本）卷十四欒花圖均同。《證類》各本，《唐本草》，《萬安方》卷五十九，《綱目》原本及《本經》諸輯本均作"華"。尚輯本作"栾華"。

〔2〕淚出　《唐本草》（寺本）"淚"作"泣"（森輯本同）。

〔3〕生川谷　《别録》："生漢中。"

二〇六　淮木

淮木[1]　一名百歲城中木[2]。味苦，平，無毒[3]。治久欬上氣[4]，傷中[5]，虚羸[6]，女子陰蝕[7]，漏下，赤白沃。生平澤[8]。

〔1〕淮木　莫輯本："淮，當爲準。"

〔2〕一名……城中木　《唐本草》(寺本)無"城"字。

〔3〕味苦……無毒　《吴氏本草》(見《御覽》卷九九三)："《神農》、《岐伯》、《雷公》：無毒。"

〔4〕治久欬上氣　《吴氏本草》同。

〔5〕傷中　孫輯本作"腸中"。

〔6〕虚羸　《别録》："補中益氣。"《吴氏本草》："傷中羸虚，補中益氣。"

〔7〕女子陰蝕　《綱目》原本卷三十七自"女"至"沃"均作《别録》文。

〔8〕生平澤　《吴氏本草》同。《别録》："生晉陽。"

二〇七　梅實

梅實〔1〕　**味酸，平，無毒**〔2〕。**主**〔3〕**下氣，除熱，煩滿，安心**〔4〕**，止肢體痛**〔5〕**，偏枯不仁**〔6〕**，死肌，去青黑痣**〔7〕**，惡疾**〔8〕**。能益氣，不饑**〔9〕。止下痢，好唾，口乾。**生川谷**〔10〕。五月採，火乾。

〔1〕梅實　《藝文類聚》卷八十六"梅"條引《本草》、《吴氏本草》(見《初學記》卷二十八，《御覽》卷九七〇及《證類》卷二十三)均作"梅核"。《綱目》原本卷二十九作"梅"。尚、曹輯本作"梅实"。

〔2〕味酸……無毒　姜輯本"平"下有"濇"字。森輯本"酸"訛"鹹"。

〔3〕主　《唐本草》(敦本)甲本甲卷作"主療"。

〔4〕安心　莫輯本注："安心二字當合爲愍字。"

〔5〕止肢體痛　《證類》各本，《唐本草》及《醫心方》卷三十引《本草》均無"止"字(盧、孫、顧、王諸輯本同)，今據宋本《神農黄帝食禁》補。同上書(孫真人本)訛作"上"。《通用藥》見"腰痛"條。

〔6〕偏枯不仁　"偏枯"即半身不遂，參見"鴈肪"條"偏枯"注。"不仁"即知覺喪失或麻痺。《素問·痹論》："皮膚不營，故爲不仁。"王冰注："不仁者，皮頑不知有無也。"

〔7〕去青黑痣　《證類》各本，《唐本草》，《神農黄帝食禁》，《醫心方》引《本草》及《綱目》原本卷二十七"痣"均假作"誌"(顧、王、森諸輯

本同)。"青黑痣"爲皮膚上色素沉着而形成的青色或黑色皮斑。"痣"又作"志",或"誌",均通假。《集韵·去·志》:"痣,黑子也。"《漢書·高帝本紀上》顔注:"今中國通呼爲黶子,吴、楚俗謂之誌。"《病源》卷三十一"黑痣候":"面及體生黑點,爲黑痣,亦云黑子。"

〔8〕惡疾 《綱目》原本"疾"作"肉"(盧、顧、姜、莫諸輯本同)。莫輯本注:"痣下當有蝕字。""惡疾"即大風,或稱厲風,麻風。參見防風條注。

〔9〕能益……不饑 《證類》各本及《唐本草》均無。今據《藝文類聚》卷八十六"梅"條引《本草經》文。《吴氏本草》(見《初學記》,《御覽》及《證類》)作"明目,益氣,不饑"。

〔10〕生川谷 《别録》:"生漢中。"

二〇八 蓼實

蓼實[1] 一名天蓼。一名野蓼。一名澤蓼[2]。味辛,温,無毒。主[3]明目,温中,耐風寒[4],下水氣,面目浮腫[5],癰[6]瘍。

馬蓼[7],去腸中蛭蟲[8],輕身。生川澤[9]。

〔1〕蓼實 《唐本草》(寺本),《本草和名》卷下,《醫心方》卷一,同書卷三十引《本草》均作"蓼"。尚、曹輯本作"蓼实"。

〔2〕一名天蓼……澤蓼 《吴氏本草》(見《藝文類聚》卷八十二)文。同上書(見《御覽》卷九七九)無"一名天蓼"四字。

〔3〕主 《神農黄帝食禁》(宋本)無。

〔4〕耐風寒 《醫心方》引《本草》"耐"作"能"字。

〔5〕面目浮腫 《綱目》原本卷十六無"目"字(姜輯本同)。

〔6〕癰 其上《神農黄帝食禁》有"却"字(顧、莫輯本同)。

〔7〕馬蓼 自此以下文字敦本《唐本草》丙本及《神農黄帝食禁》均無。"馬蓼"爲副品藥。

〔8〕去腸中蛭蟲 《唐本草》(寺本)"腸"作"腹"。

〔9〕生川澤 《别録》:"生雷澤。"

二〇九　葱實

葱實〔1〕 **味辛，温，無毒**〔2〕**。主明目**〔3〕**，補中不足**〔4〕**。**

其莖〔5〕**，平**〔6〕**。作湯，治傷寒**〔7〕**寒**〔8〕**熱，出汗**〔9〕**，中風**〔10〕**，面目腫**〔11〕**。**喉痹不通，安胎，歸目，除肝邪氣，安中，利五臟，益目睛，殺百藥毒。

薤〔12〕**，味辛，温，無毒**〔13〕**。治金瘡瘡敗**〔14〕**，輕身，不饑，耐老。**歸於骨。菜芝也。除寒熱。去水氣，温中，散結，利病人諸瘡，中風寒，水腫，以塗之〔15〕。**生平澤**〔16〕**。**

〔1〕葱實 《唐本草》（寺本），《本草和名》卷下，《醫心方》卷一"葱"均作"苳"（筠輯本同），王、森輯本作"蔥"。王、曹輯本作"葱实"。

〔2〕味辛……無毒　姜輯本"温"作"大温"。

〔3〕主明目 《神農黄帝食禁》（宋本）無"主"字（森輯本同）。

〔4〕補中不足 《神農黄帝食禁》（孫真人本）無"中"字。《綱目》原本卷二十六"中"下有"氣"字（盧、姜輯本同）。

〔5〕其莖 《神農黄帝食禁》（孫真人本）"莖"下有"白皮"二字。同上書（宋本）作"白可"（莫輯本同）。《别録》："葱白。"姜輯本作"葱莖白"。"莖"，指葱莖。

〔6〕平 《唐本草》（敦本）丙本其下有"中"字。姜輯本作《本經》文"辛平"二字。

〔7〕作湯……傷寒 《證類》各本，《千金翼》卷四，《綱目》原本卷二十六均衍"可"字（盧、孫、顧、王輯本同）。今據《唐本草》（寺本）。《别録》："傷寒骨肉痛。"森輯本"作"下有"浴"字。

〔8〕寒 《神農黄帝食禁》（孫真人本）作"傷"。

〔9〕出汗 《神農黄帝食禁》，《綱目》原本"出"上均有"能"字（姜輯本同）。

〔10〕中風 《神農黄帝食禁》"中"上有"治"字。

〔11〕面目腫 《神農黄帝食禁》，《綱目》原本"目"下均有"浮"字（姜輯本同）。

〔12〕薤 《通用藥》"嘔吐"條名"薤白"（姜、蔡輯本同）。"薤"爲副

品藥。

〔13〕味辛……無毒 《政和》(金本)“温”訛作墨字，今依《大觀》(宋本)及《大觀》(柯本)白字改正。《神農黄帝食禁》此下性味主治文同。姜輯本作“辛、苦，温，滑”。

〔14〕治金瘡瘡敗 孫、森輯本“瘡瘡”作“創創”。

〔15〕歸於……塗之 《通用藥》見“嘔吐”條。

〔16〕生平澤 《别録》:“生魯山。”

二一〇 水蘇

水蘇〔1〕 一名芥葅〔2〕。味辛，微温，無毒〔3〕。主下氣〔4〕，殺穀〔5〕，除飲食〔6〕，辟口臭〔7〕，去毒〔8〕，辟惡氣〔9〕。久服通神明，輕身，耐老。吐血，衄血，血崩〔10〕。生池澤〔11〕。七月採。

〔1〕水蘇 尚、曹輯本作“水苏”。

〔2〕一名芥葅 《證類》各本均墨字，今據《御覽》卷九七七“蘇”條引《本草經》“芥葅，一名水蘇”文。但《御覽》無此藥性味，主治。《御覽》九八〇“芥”條引《吴氏本草》同。同上卷又:“一名勞祖。”《神農黄帝食禁》名“雞蘇”，云:“一名水蘇”，所引佚文全同。《别録》:“一名雞蘇。一名勞祖。一名芥葅。一名芥苴。”

〔3〕味辛……無毒 《唐本草》(寺本)及《唐本草》(敦本)丙本均無“微”字。

〔4〕主下氣 《政和》(金本)“下氣”作墨字。《大觀》(宋本)及《大觀》(柯本)均白字。今從後者。森輯本無“主”字。

〔5〕殺穀 《大觀》(宋本)及《政和》(金本)均作墨字(孫、顧輯本同)。《大觀》(柯本)作白字。今從後者。《唐本草》(敦本)丙本“殺”下衍“殺”字。

〔6〕除飲食 《大觀》(宋本)及《政和》(金本)均作墨字(孫、顧輯本同)。《大觀》(柯本》作白字，今從後者。

〔7〕辟口臭 “辟”字假爲“避”。二字均錫部韵。叠韵通假。《荀子·榮辱》:“不辟死傷。”楊倞注:“辟，讀爲避。”《病源》卷三十“口臭候”:“口臭由五臟六腑不調。氣上胸膈……蘊積胸膈之間，而生於熱，衝發

於口，故令臭也。”

〔8〕去毒 《唐本草》(敦本)丙本“去”訛作“玄”。《綱目》原本卷十四作“去邪毒”(姜輯本同)。

〔9〕辟惡氣 孫、顧輯本無“氣”字。王輯本無此三字。

〔10〕吐血……血崩 《通用藥》見“吐唾血”條。

〔11〕生池澤 《别録》:“生九真。”

二一一 瓜蒂

瓜蒂[1] 味苦，寒，有毒。治大水身面四肢浮腫[2]，下水，殺蠱毒，欬逆上氣，及食諸果不消，病在胸腹中，皆吐下之[3]。去鼻中息肉，治黄疸[4]。生平澤[5]。七月七日採，陰乾。

〔1〕瓜蒂 《唐本草》,《證類》各本,《千金翼》卷四,《萬安方》卷五十九均作“瓜帶”(王、森輯本同)，古俗寫。《唐本草》(寺本)作“瓜帶”。《綱目》原本卷三十三甜瓜條作“瓜蒂”。

〔2〕治大水……浮腫 《通用藥》見“大腹水腫”條。

〔3〕及食……下之 《證類》各本,《千金翼》卷四,《綱目》原本均無“不消”二字(盧、孫、顧、王、姜諸輯本同)。今據《唐本草》(寺本)補。《紹興》(二十八卷本)無“腹”字。

〔4〕去鼻中……黄疸 《通用藥》見“黄疸”、“鼻齆”條。

〔5〕生平澤 《别録》:“生嵩高。”

二一二 水蘄

水蘄[1] 一名水英[2]。味甘，平，無毒。治女子赤沃[3]，止血[4]，養精，保血脉，益氣，令人肥健，嗜食。生南海，池澤。

〔1〕蘄(qín 勤) 考“蘄”字不見《説文》、《玉篇》等書。《千金翼》卷四及《和名類聚抄》卷十七引《唐本草》藥目均作“芹”，乃“蘄”之别寫。《説文·艸部》:“芹，楚葵也。”《集韻·平·欣》:“芹、蘄……今水中芹菜。”《説文通訓定聲》:“芹字俗作蘄。”《本草經集注》水蘄條陶弘景注:“(蘄)，俗中皆作芹字。”在《證類》各本及《綱目》原本此藥名均作“蘄”，故本書今仍從之。至於此字藥名尚有其他異寫，如《唐本草》(寺

本)、《醫心方》卷一引《本草》、《齊民要術》卷三引《本草》、及孫、森、尚、曹、筠諸輯本均作"蕲",莫輯本作"蘄"。

〔2〕一名水英 《爾雅·釋草》邢昺疏引《本草》同。王輯本無。

〔3〕女子赤沃 "赤沃"爲帶有泡沫的紅色液體。《素問·至真要大論》:"少陰之勝……腹滿痛,溏泄,傳爲赤沃。"王冰注:"沃,沫也。""女子赤沃"即赤帶。可參見《病源》卷三十七"帶下赤候"。

〔4〕止血 《唐本草》(寺本)"止"作"心"。

二一三 粟米

粟米〔1〕 味鹹,微寒,無毒〔2〕。主養腎氣〔3〕,去胃脾中熱〔4〕,益氣〔5〕。陳粟〔6〕,味苦,寒,無毒〔7〕。主胃熱〔8〕,消渴〔9〕,利小便〔10〕。

〔1〕粟米 《證類》各本及《唐本草》均作《別録》藥。《神農黄帝食禁》亦名粟米。《秘府略》卷八六四引《吴氏本草》(《御覽》卷八四〇引《吴氏本草》同)作"粟"。又以上各書及《秘府略》同卷引《神農本草經》、《初學記》卷二十七引《本草》等均引粟米之副品"陳粟"佚文。《爾雅·釋草》"稷"條邢昺疏引《本草》記有中品藥名粟米。今據之復原爲《本經》藥,其根據可見著者《輯復神農本草經的研究》第二章·三·"《本經》早期傳本中的脱遺藥物"。

〔2〕味鹹……無毒 《證類》各本、《唐本草》及《神農黄帝食禁》均同。

〔3〕主養腎氣 《神農黄帝食禁》(宋本)無"主"字。《唐本草》(寺本)及《吴氏本草》(見《秘府略》卷八六四)"腎"均訛作"賢"。

〔4〕去胃脾中熱 《神農黄帝食禁》作"骨痹熱中"。《唐本草》(寺本)及《醫心方》卷三十引《本草》均作"去胃痹中熱"。

〔5〕益氣 《證類》各本,《唐本草》及《神農黄帝食禁》均同。

〔6〕陳粟 爲"粟米"副品。《證類》各本,《唐本草》及《醫心方》引《本草》均作"陳者"二字(孫輯本同)。《神農黄帝食禁》作"陳粟米"。今據《初學記》卷二十七引《本草》、《吴氏本草》(見《秘府略》及《初學記》)。

〔7〕味苦……無毒 《證類》各本,《唐本草》及《醫心方》引《本草》均無“寒無毒”三字(孫輯本同)。《秘府略》引《神農本草經》及《初學記》引《本草》均無“寒”字。今據《神農黃帝食禁》文。《吴氏本草》:“《神農》、《黃帝》:苦,無毒。”

〔8〕主胃熱 《神農黃帝食禁》“胃”下有“中”字。《秘府略》引《神農本草經》作“胃夜熱中”。《初學記》引《本草》作“主胃疽熱中”。今據《證類》。

〔9〕消渴 《秘府略》引《神農本草經》及《初學記》均無“消”字。今據《證類》,《唐本草》及《神農黃帝食禁》。又,《秘府略》引《吴氏本草》作:“治痹熱渴。”

〔10〕利小便 《證類》各本、《唐本草》、《神農黃帝食禁》、《秘府略》、《初學記》引《神農本草經》均同。

二一四　黍米

黍米〔1〕 味甘,温,無毒〔2〕。主益氣補中〔3〕。多熱〔4〕,令人煩〔5〕。七月取,陰乾百日〔6〕。

丹黍米〔7〕,味苦,微温,無毒。主欬逆〔8〕,霍亂,止泄〔9〕,除熱,止〔10〕煩渴。

〔1〕黍米 《證類》各本及《唐本草》均作《别録》藥。《秘府略》卷八六四引《本草經》,《弘決外典鈔》卷四第九引《本草》等亦名黍米。《秘府略》同卷引《吴氏本草》(《御覽》卷八四二引《吴氏本草》同)均作“黍”。《神農黃帝食禁》名“白黍米”。今據之復原爲《本經》藥,其根據可見著者《輯復神農本草經的研究》第二章·三·“《本經》早期傳本中的脱遺藥物”。

〔2〕味甘……無毒 《證類》各本,《唐本草》及《弘決外典鈔》引《本草》均同。《秘府略》卷八六四引《本草經》:“味辛。”《吴氏本草》(見《秘府略》及《御覽》):“《神農》:甘,無毒。”《神農黃帝食禁》“甘”下有“辛”字。

〔3〕主益氣補中 《秘府略》引《吴氏本草》作“益中補精”。《御覽》引《吴氏本草》作“益中補氣”。《神農黃帝食禁》作“宜肺,補中益氣”。

〔4〕主益氣……多熱 《神農黄帝食禁》“多”上有“不可久食”四字。《秘府略》引《本草經》無。

〔5〕令人煩 《神農黄帝食禁》同。《秘府略》引《本草經》“煩”作“熱”。

〔6〕七月……百日 《吴氏本草》(見《秘府略》)文(但《御覽》引文無“百日”)。

〔7〕丹黍米 爲黍米副品。本藥主據《證類》各本,《唐本草》,《神農黄帝食禁》,《醫心方》卷三十引《本草》等書所引《本經》佚文所輯。

〔8〕逆 其下《神農黄帝食禁》有“上氣”二字。

〔9〕泄 其下《神農黄帝食禁》有“利”字。

〔10〕止 《神農黄帝食禁》作“去”。

二一五 麻蕡

麻蕡[1] 一名麻勃[2]。味辛,平,有毒[3]。治五勞七傷[4],利五臟[5],下血,寒[6]氣。多食令人見鬼狂走[7]。久服通神明[8],輕身。破積,止痹,散膿。生川谷[9]。七月七日採,良。此麻花上勃勃者。

麻子[10],味甘,平,無毒[11]。主補中益氣[12]。久服肥健[13],不老[14]。中風,汗出,逐水,利小便,破積血,復血脉,乳婦産後餘疾,長髮[15]。生川谷[16]。九月採,入土者損人[17]。可爲沐藥。畏牡蠣、白薇[18]。惡茯苓。

〔1〕麻蕡(fén 墳)《吴氏本草經》(見《御覽》卷九九五)名“麻藍”。

〔2〕一名麻勃 《吴氏本草經》:“一名麻蕡。一名青羊。一名青葛。”同上書又:“麻勃,一名麻花。”姜輯本無。

〔3〕味辛……有毒 《吴氏本草經》:“《神農》:辛。《岐伯》:有毒。《雷公》:甘。”同書又:“(麻勃)《雷公》:辛,無毒。”

〔4〕治五勞七傷 《唐本草》(寺本)及《御覽》卷九九五引《本草經》均無“主治”二字,以下主治引文同。森輯本無“五勞”。

〔5〕利五臟 《綱目》原本卷二十二自“利”至“氣”字均作《別録》文(姜輯本無)。

〔6〕寒 《御覽》引《本草經》無。

〔7〕多食……狂走 《綱目》原本“食”作“服”（姜輯本同）。顧、王輯本無“人”字。

〔8〕久服通神明 姜輯本無“久”以下主治文。

〔9〕生川谷 《別録》：“生泰山。”

〔10〕麻子 麻子爲麻蕡的副品藥。以下所引《養生要集》（見《初學記》卷二十七及《御覽》卷八四一）有此藥佚文。云：“麻子，一名麻蕡，一名麻勃（教）。”《吴氏本草經》名“麻子中人（仁）”。《綱目》原本作“麻仁”。

〔11〕味甘……無毒 《御覽》卷八四一引《本草經》及《養生要集》均脱“平”字。《吴氏本草經》：“《神農》、《岐伯》：辛。《雷公》、《扁鵲》：無毒。”

〔12〕主補中益氣 《御覽》引《本草經》及《養生要集》均同。《通用藥》見“虚勞”條。森輯本無“主”字。

〔13〕久服肥健 《證類》各本“久服”訛作墨字，今改正。“久服”二字《初學記》卷二十七“五谷第十”引《本草經》作“令人”，《御覽》引《本草經》作“服之”，《養生要集》作“服之令人”。

〔14〕不老 《養生要集》無“老”以下文字。《別録》：“神仙。”（孫、顧、姜、莫諸輯本“神仙”作《本經》文）

〔15〕中風……長髮 《通用藥》見“小便淋”、“大便不通”、“髮秃落”諸條。

〔16〕生川谷 《別録》：“生泰山。”

〔17〕入土者損人 《唐本草》（寺本）作“入出（土）中者賊人”。《吴氏本草經》：“先藏地中者，食殺人。”

〔18〕畏牡……白薇 《吴氏本草經》作“不欲牡蠣、白薇”。

二一六 石硫黄

石硫[1]黄 味酸，温，有毒[2]。治婦人陰蝕[3]，疽，痔[4]，惡瘡[5]，堅筋骨[6]，除頭秃[7]，能化金銀銅鐵奇物[8]。青白色。主益肝明目[9]。止血，殺疥蟲[10]。**生東海、山谷中[11]。**八月、九月採[12]。

〔1〕硫 《證類》各本，《千金冀》卷二均同。《唐本草》（寺本），《本

草和名》卷上及《醫心方》卷一，《文選》卷四《南都賦》李善注引《本草經》，《御覽》卷九八七引《本草經》，《香要抄》末卷引《本草》均作"流"（森輯本同）。《吴氏本草經》（見《御覽》卷九八七）名"流黄"，云："一名石流黄。"

〔2〕味酸……有毒 《别録》："大熱。"《李當之藥録》（見《説郛》弓一〇六）："味酸。"《吴氏本草經》："《神農》、《黄帝》、《雷公》：鹹，有毒。《醫和》，《扁鵲》：無毒。"

〔3〕治婦人陰蝕 《李當之藥録》同。《吴氏本草》作"治婦人結陰"。

〔4〕疽痔 《李當之藥録》同。天理本《香要抄》末卷引《本草》作"疸痔"。

〔5〕惡瘡 《證類》各本，《唐本草》、《綱目》原本卷十一"瘡"均作"血"（盧、孫、王、姜、森、莫諸輯本同）。今據《長生療養方》卷二引《本經》文。《别録》："惡瘡，下部䘌瘡。"《通用藥》見"惡瘡"條。

〔6〕堅筋骨 《唐本草》（寺本），《香藥抄》本卷作"堅筋"（森輯本同），無"骨"字。《香藥抄》末卷作"竪筋"。

〔7〕除頭禿 《唐本草》（寺本），《香要抄》均無"除"字（森輯本同）。《香藥抄》作"頭香禿"。

〔8〕能化……奇物 《御覽》引《本草經》作"能作金銀物"。《李當之藥録》作"作金銀物"。《吴氏本草經》無"奇物"二字。

〔9〕青白……明目 《證類》各本及《唐本草》均無。今據《御覽》引《本草經》補。

〔10〕止血……疥蟲 《通用藥》見"中風脚弱"、"腸澼下痢"、"積聚癥瘕"諸條。

〔11〕生東……山谷中 《文選》李善注引《本草經》又有"牧陽"二字。《御覽》引《本草經》作"生谷中"（《李當之藥録》同）。《别録》："生牡陽及泰山、河西。礬石液也。"

〔12〕八月……採 《吴氏本草經》（見《御覽》）文。同書又："燒令有紫炎者。"

二一七　石膏

石膏　一名細石。味辛，微寒，無毒[1]。治中風寒熱，心下逆氣，驚喘[2]，口乾，舌焦，不能息[3]，腹中堅痛[4]，除邪鬼[5]，産乳[6]，金瘡[7]。除時氣頭痛，身熱，三焦大熱，皮膚熱，腸胃中隔氣，解肌，發汗，止消渴，煩逆，腹脹，咽熱[8]。生山谷[9]。採無時。細理白澤者良。黄者令人淋。亦可作浴湯。雞子爲之使，惡莽草，馬目[10]毒公。

〔1〕味辛……無毒　《别録》："甘，大寒。"《弘決外典鈔》卷四第九無"辛"字。

〔2〕心下……驚喘　《御覽》卷九八八引《本草經》無"氣"字。又無"心"字以上主治文。《别録》："暴氣喘息。"

〔3〕口乾……不能息　《御覽》引《本草經》無"焦"字，又無以下主治文。孫輯本"舌"作"苦"。"息"字義爲安寧。《春秋左傳・昭公八年》："臣必致死禮以息楚國。"杜預注："息，寧静也。"《廣雅・釋言》："息，休也。"

〔4〕腹中堅痛　《唐本草》（寺本）無"中"字。

〔5〕除邪鬼　莫輯本注："疑鬼字乃氣之誤。"

〔6〕産乳　泛指妊娠、臨産及産後。《北史・流求國傳》："婦人産乳，必食子衣，産後以火自炙令汗出，五日便平復。"

〔7〕瘡　《唐本草》（寺本）作"創"（孫、王、森諸輯本同）。

〔8〕除時氣……咽熱　《通用藥》見"大熱"、"消渴"、"傷寒"、"心煩"諸條。

〔9〕生山谷　《御覽》引《本草經》同。《别録》："生齊山及齊盧山，魯蒙山。"

〔10〕馬目　《唐本草》（寺本）無"馬目"二字。

二一八　磁石

磁石[1]　一名玄石[2]。味辛，寒，無毒[3]。治[4]周痹，風濕，肢節中痛，不可持物[5]，洒洒酸痟[6]，除大熱煩滿[7]，及耳聾[8]，養腎臟，養骨氣，益精，除煩，通關節，消癰腫，鼠瘻，頸核，喉痛，小兒驚癇，亦令人有子[9]。生川谷[10]及山陰，有鐵處則生其陽。採無時。鍊水飲之。

柴胡爲之使。殺鐵毒。惡牡丹、莽草。畏黄石脂。

〔1〕磁石　《證類》各本,《千金翼》卷二,《御覽》卷九八八引《本草經》均同。《唐本草》(寺本),《本草和名》卷上,《醫心方》卷一,《和名類聚抄》卷一引《本草》均作"慈石"(孫、森、蔡、筠諸輯本同)。《和名類聚抄》又:"此間云:慈正從石,作磁"(孫本《七情表》作磁石)。

〔2〕一名玄石　《吴氏本草》(見《御覽》卷九八八及《證類》卷四):"一名磁君。"《别録》:"一名處石。"《一切經音義》卷五十一"磁石"條引《本草》同。又:"若有孔,孔中赤色者名慈石。無孔,青黑色名玄石。"孫、姜輯本"玄"作"元",顧、王、姜諸輯本均作"玄",均避清帝玄燁諱字。

〔3〕味辛……無毒　《别録》:"鹹。"王輯本"寒"作"鹹"。

〔4〕治　《御覽》引《本草經》無以下主治文。

〔5〕風濕肢節中痛不可持物　盧輯本"中"作"腫"。"持"字義爲握。《説文·手部》:"持,握也。"《素問·六元正紀大論》:"徐者爲病持。"王冰注:"持,謂相執持也。"《詩經·大雅·鳧鷖·序》:"能持盈守成。"孔穎達疏:"執而不釋謂之持。""不可持物"指上肢肌肉無力,握物困難。

〔6〕洒洒酸痟　"洒洒",《證類》各本,《綱目》原本卷十,孫、顧、姜諸輯本均作"洗洗"。王輯本作"洒洒"。按,"洗"爲"洒"之假字。今復原。參見阿膠條注。"酸痟",《證類》各本、《綱目》、孫、顧、姜諸輯本同。王輯本作"酸消"。亦屬假字。考之"酸痟"二字除見於本藥主治外,在古籍中尚見於《説文·疒部》"痟"條(以下引文均略)。而"酸痟"一辭又有多種名稱。如:有作"酸削"者,見《金匱要略·血痹虚勞病脉證》,《周禮·天官·疾醫》鄭玄注,同上書賈公彦疏及《列子·黄帝》釋文。有作"酸嘶"者,見《周禮》賈疏,《禮記·内則》孔穎達疏及《名醫别録》蘘草條主治)。有作"酸斯"者,見《禮記》孔疏。有作"酸慚"者,見本書木寅條主治。有作"酸消"者(見前)。有作"痠痟"者,見《外臺》卷十六引《删繁》。有作"痠削"者,見《外臺》卷十七引《病源》。有作"痠澌"者,見《病源》卷三,虚勞候。而從上古音韻考之,削、痟、消、嘶、斯、慚、澌各字均屬心母紐,均可雙聲通假。故今本書此藥及以下木寅條均統一用"酸痟"二字,不另作説明。"酸痟"之義,係指酸楚樣疼痛而肌肉軟弱

無力者。《釋名·釋疾病》:“酸，遜也。遜遁在後也。言脚疼，力少，行遁在後，似遜遁者也。”同上又:“消，弱也。如見割削，筋力弱也。”同上書“釋言語”:“消，削也，言減削也。”《廣雅·釋詁二》:“痠，痛也。”《一切經音義》卷十九引《聲類》:“㾷，酸痛也。”

〔7〕除大熱煩滿　《長生療養方》卷二無“煩滿”。

〔8〕及耳聾　《通用藥》見“耳聾”條。

〔9〕養腎……有子　《通用藥》見“虚勞”條。

〔10〕生川谷　《御覽》引《本草經》同，但無以下文字。《别録》:“生泰山及慈山。”

二一九　陽起石

陽起石[1]　**一名白石**[2]。**味鹹，微温，無毒**[3]。**治崩中漏下**[4]，**破子臟中血**[5]，**癥瘕結氣**[6]，**寒熱，腹痛**[7]，**無子**[8]，**陰痿不起**[9]，**補不足**[10]。去臭汗，消水腫，久服不饑[11]。**生山谷**[12]。採無時。雲母根也。桑螵蛸爲之使。惡澤瀉、菌桂、雷丸、蛇蜕皮。畏菟絲。

〔1〕陽起石　《吴氏本草》(見《御覽》卷九八七)或作“羊起石”。尚、曹輯本作“阳起石”。

〔2〕一名白石　《御覽》卷九八七引《本草經》及《李當之藥録》(見《説郛》弓一〇六)均同。《别録》:“一名石生。一名羊起石。”《和名類聚抄》卷一引《本草》同。

〔3〕味鹹……無毒　《御覽》引《本草經》“鹹”作“酸”。《李當之藥録》:“味酸，微温。”《吴氏本草》(見《御覽》及《證類》卷四《嘉祐》注):“《神農》、《扁鵲》:酸，無毒。《桐君》、《雷公》、《岐伯》:鹹，無毒。《李氏》:小寒。”

〔4〕治崩中漏下　《御覽》引《本草經》“漏下”後又有“補足内攣”四字。《李當之藥録》無“漏下”，有“補足肉攣”四字，應屬錯簡。

〔5〕破子臟中血　《御覽》引《本草經》、《李當之藥録》均無“破子”二字。王輯本無“中”字。“子臟”即子宫，參見槐實條注。

〔6〕癥瘕結氣　《唐本草》(寺本)“瘕”訛作“瘦”。《御覽》引《本草經》無“癥瘕”二字(《李當之藥録》同)。

〔7〕寒熱，腹痛 《御覽》引《本草經》同。《李當之藥録》“腹”作“腸”字。

〔8〕無子 其上《御覽》引《本草經》有“漏下”二字（《李當之藥録》同）。《别録》：“令人有子。”《通用藥》見“無子”條。

〔9〕陰痿不起 《唐本草》（寺本）作“陰陽痿不合”（森輯本同）。《御覽》引《本草經》作“陰陽不合”（《李當之藥録》同）。《别録》：“治男子莖頭寒，陰下濕癢。”《通用藥》見“陰痿”條。

〔10〕補不足 《御覽》引《本草經》無。

〔11〕去臭汗……不饑 《通用藥》見“月閉”條。王輯本“久服不饑”作《本經》文。

〔12〕生山谷 《御覽》引《本草經》：“生齊地”（《李當之藥録》同）。《别録》：“生齊山及琅邪，或雲山，陽起山。”《吴氏本草》：“或生泰山，或陽起山。”

二二〇 理石

理石 一名立制石[1]。味辛，寒，無毒[2]。治身熱[3]，利胃，解煩[4]，益精，明目，破積聚，去三蟲[5]。中風，痿痹。生山谷[6]。採無時。如石膏，順理而細。滑石[7]爲之使。惡麻黄。

〔1〕一名立制石 《本草和名》卷上“制”作“㓡”。《别録》：“一名肌石。”

〔2〕味辛……無毒 《别録》：“甘，大寒。”姜輯本“辛”作“甘”。

〔3〕治身熱 《别録》：“除榮衛中去來大熱，結熱。”

〔4〕解煩 《别録》：“解煩毒，止消渴。”

〔5〕去三蟲 《唐本草》（寺本）無“蟲”字。

〔6〕生山谷 《别録》：“生漢中及盧山。”

〔7〕滑石 《唐本草》（寺本）“滑”作“消”。

二二一 長石

長石[1] 一名方石[2]。味辛，寒，無毒[3]。治身熱[4]，四肢寒厥，利小便，通血脉，明目，去瞖眇[5]，下三蟲[6]，殺蠱毒。久服不饑[7]。胃中結氣，止消渴，下氣，除脅肋肺間邪氣[8]。生山谷[9]。採無時。理[10]如馬齒，方而潤澤，玉色。

〔1〕長石　尚、曹輯本作“长石”。

〔2〕一名方石　《御覽》卷九八八引《本草經》及《吴氏本草》同。《别録》：“一名土石，一名直石。”《吴氏本草》：“一名直石。”

〔3〕味辛……無毒　《别録》：“苦”（姜輯本“辛”下有“苦”）。

〔4〕治身熱　《御覽》引《本草經》同，但無以下文字。

〔5〕去瞖眇　《唐本草》（寺本）“去”作“目”。孫、森輯本“瞖”作“翳”。按，《玉篇》：“瞖，眼疾也。”《正字通》：“瞖，目障也。”而《廣韵》：“瞖，隱也，蔽也。”故翳爲瞖之通假。“眇”字義爲弱視，視力減退。《釋名·釋疾病》：“目匡陷急曰眇。眇，小也。”《説文·目部》：“眇，目小也。”《漢書·敘傳上》：“離婁眇目於毫（豪）分。”顔師古注：“眇，細視也。”《病源》卷二十八“目眇候”：“其經絡有偏虚者，翳障則偏覆一瞳子，故偏不見物，謂之眇目。”

〔6〕下三蟲　《唐本草》（寺本）“下”作“去”。

〔7〕久服不饑　《政和》（金本）訛作“肌”，今據《大觀》（宋本），《千金翼》卷二及《唐本草》（寺本）。《吴氏本草》“久”作“長”。

〔8〕胃中……邪氣　姜、莫輯本“胃中結氣”作《本經》文。

〔9〕生山谷　《别録》：“生長子山及泰山、臨淄。”《吴氏本草》：“生長子山。”

〔10〕理　《吴氏本草》“理”下無“方而”二字。

二二二　孔公孽

孔公孽[1]　一名通石[2]。味辛，温，無毒[3]，治傷食不化，邪結氣[4]，惡瘡[5]，疽，瘻[6]，痔[7]，利九竅，下乳汁[8]。傷食病，常欲眠睡[9]。生山谷[10]。殷孽根也。青黄色。木蘭爲之使。惡細辛。

〔1〕孔公孽（niè 鑷）《御覽》卷九八七引《本草經》及《吴氏本草》“孽”均作“蘗”，孫輯本作“孼”。

〔2〕一名通石　《證類》各本《唐本草》均作墨字。今據《御覽》引《本草經》文。

〔3〕味辛……無毒 《醫心方》卷十三引《本草》同。《吴氏本草》(見《御覽》):“《神農》: 辛。《岐伯》: 鹹。《扁鵲》: 鹹，無毒。”

〔4〕治傷食……結氣 《御覽》引《本草經》作“治食化氣”四字。

〔5〕惡瘡 《御覽》引《本草經》“惡”上有“治”字。《别録》:“男子陰瘡，女子陰蝕。”孫、王輯本“瘡”作“創”。

〔6〕瘻 《説文·疒部》:“瘻，頸腫也。”《淮南子·説山訓》:“雞頭已瘻。”高誘注:“瘻，頸腫疾。”《素問·生氣通天論》:“陷脉爲瘻，留連肉腠。”王冰注:“積寒留舍，經血稽凝，久瘀内攻，結於肉理，故發爲瘍瘻。”又，《山海經·中次七經》:“(合水)可以爲瘻。”郭璞注:“瘻，癰屬也。中多有蟲。”

〔7〕疽瘻痔 《御覽》引《本草經》無“痔”字。

〔8〕利九竅……乳汁 《御覽》引《本草經》同。

〔9〕傷食……眠睡 《通用藥》見“中風脚弱”、“聲音啞”、“好眠”諸條。

〔10〕生山谷 《御覽》引《本草經》同。又:“生梁山”(《别録》同)。《吴氏本草》:“色青黄。”

二二三 殷孽

殷孽〔1〕 **一名薑石。味辛，温，無毒**〔2〕。**治爛傷**〔3〕，**瘀血，泄利**〔4〕，**寒熱，鼠瘻，癥瘕**〔5〕，**結氣**。脚冷疼弱〔6〕。**生山谷及南海**〔7〕。採無時。鍾乳根也。惡防己。畏术〔8〕。

〔1〕殷孽 孫輯本作“殷孼”。

〔2〕味辛……無毒 盧輯本無“温”字。

〔3〕爛傷 即湯火傷(或作“創”、“瘡”)。《病源》卷三十五“湯火瘡候”:“凡被湯火燒者……深搏至骨，爛人筋也。”《肘後方》及《古今録驗方》等又名爲“湯火爛瘡”(見《外臺》卷二十九“湯火爛瘡方”)。

〔4〕泄利 《唐本草》(寺本)及王、森、姜輯本均同。《證類》各本“利”作“痢”。

〔5〕癥瘕 《證類》各本，《千金翼》卷二同。《唐本草》(寺本)無“瘕”字。

〔6〕脚冷疼弱　《通用藥》見"中風脚弱"條。姜輯本作《本經》文。

〔7〕生山谷及南海　《别録》:"生趙國。又梁山。"

〔8〕惡防……畏术　寺本《唐本草》"防"上有"木"字，無"畏术"二字。

二二四　髮髲

髮髲[1]　味苦，温，無毒[2]。治五癃，關格不通。利小便水道[3]。治小兒癇[4]，大人痓[5]，仍自還神化[6]。合雞子黄煎之，消爲水。

〔1〕髲（bèi貝）《本草和名》卷上、《醫心方》卷一均作"髪"，古俗寫。《李（當之藥録）》（見《證類》卷十五陶注）:"是童男髮。"森輯本作"髮髮"。尚輯本作"发皮"。曹輯本作"发髲"。

〔2〕味苦……無毒　《别録》:"小寒。"

〔3〕關格……水道　《唐本草》（寺本）"通利小便"作"得小便利"（森輯本同）。

〔4〕治小兒癇　《别録》:"治小兒驚熱。"《綱目》原本卷五十二"癇"作"驚"。

〔5〕大人痓　"痓"，《證類》各本均作"痓"。森輯本作"痙"。

〔6〕仍自還神化　《李（當之藥録）》:"神化之事，未見别方。"

二二五　白馬莖

白馬莖[1]　味鹹，平。無毒[2]。治傷中，脉絶[3]，陰不起[4]，强志，益氣，長肌肉，肥健，生子。小兒驚癇。陰乾百日。

眼[5]，平[6]。治驚癇[7]，腹滿[8]，瘧疾。

懸蹄[9]，平[10]。治驚邪[11]，瘛瘲[12]，乳難，辟惡氣，鬼毒，蠱疰，不祥[13]。止衄血，内漏，齲齒[14]。生平澤[15]。當殺用之[16]。

〔1〕白馬莖　《綱目》原本卷五十作"白馬陰莖"（姜輯本同）。尚、曹輯本作"白马茎"。

〔2〕味鹹……無毒　《别録》:"甘。"（姜輯本"鹹"上有"甘"字）

〔3〕治傷中，脉絶　《唐本草》（寺本）無"脉"字。《綱目》原本"脉絶"互易。

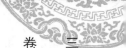

〔4〕陰不起　《通用藥》見“陰痿”條。顧輯本“起”作“足”。

〔5〕眼　《綱目》原本作《别録》藥。“眼”指馬的眼球。

〔6〕平　《證類》各本、《唐本草》均無。今據《通用藥》“驚邪”條（白馬目）白字補。

〔7〕治驚癇　《通用葉》（白馬目）見“癲癇”條。

〔8〕腹滿　盧輯本“滿”作“脹”。

〔9〕懸蹄　指馬四足之蹄，爲白馬莖的副品藥之一。《考注》：“按，《説文》云：蹏，足也。犬狗之有縣蹏者是也……此所謂懸蹄，即蹄也。馬蹄前著地，後空明不著地，如有懸，故名曰懸蹄。與狗、猪之懸蹄名同而實異。”

〔10〕平　《證類》各本，《唐本草》均無，今據《通用藥》“齒痛”條（馬懸蹄）白字補。姜輯本作“甘平”。

〔11〕治驚邪　《唐本草》（寺本）“邪”作“癇”。

〔12〕瘛瘲　“瘛”，《證類》各本均作“瘈”，古異寫。參見牡丹條注。

〔13〕辟惡氣……不祥　王輯本“疰”作“蛀”。

〔14〕止衄……齲齒　《通用藥》見“齒痛”條。

〔15〕生平澤　《别録》：“生雲中。”

〔16〕當殺用之　孫輯本作《本經》文。

二二六　鹿茸

鹿茸〔1〕　味甘，温，無毒〔2〕。治漏下〔3〕，惡血，寒熱，驚癇，益氣，强志〔4〕，生齒〔5〕，不老〔6〕。虚勞，洒洒如瘧，羸瘦，四肢酸疼，腰脊痛，小便利，泄精，溺血，破留血在腹，散石淋，癰腫，骨中熱，疽癢〔7〕。四月、五月解角時取，陰乾，使時燥。

角〔8〕，温，無毒〔9〕。治惡瘡〔10〕，癰腫〔11〕，逐邪惡氣〔12〕，留血在陰中。七月採〔13〕。杜仲爲之使。

〔1〕鹿茸　《千金·七情表》（孫本）“鹿”作“麃”。

〔2〕味甘……無毒　《别録》：“酸，微温。”

〔3〕治漏下　《御覽》引《本草經》無“治”以下至“氣”文。《通用藥》見“婦人崩中”條。

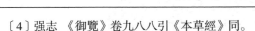

〔4〕强志 《御覽》卷九八八引《本草經》同。

〔5〕生齒 《御覽》引《本草經》無。

〔6〕不老 《御覽》引《本草經》同。

〔7〕虚勞……疽癢 《通用藥》見“小便利”、“溺血”、“泄精”諸條。

〔8〕角 指鹿角，爲副品藥。

〔9〕温無毒 《證類》各本,《唐本草》均無“温”字。今據《通用藥》“癰疽”條（鹿角）白字補。同條《别録》墨字作“微温”。《别録》:“味鹹。”

〔10〕治惡瘡 《紹興》(二十八卷本）無“惡”字。孫、王輯本“瘡”作“創”。

〔11〕癰腫 《通用藥》見“癰疽”條。

〔12〕逐……氣 《唐本草》(寺本）無“惡氣”。

〔13〕七月採 《唐本草》(寺本)“採”作“取”。

二二七 羖羊角

羖(gù 故)羊角 味鹹，温，無毒[1]。治青盲，明目，殺疥蟲[2]，止寒泄[3]，辟惡鬼[4]、虎、狼，止驚悸[5]。久服安心，益氣[6]，輕身。百節中結氣，風頭痛及蠱毒，吐血，婦人産後餘痛。生川谷[7]。取無時，勿使中濕，濕即有毒[8]。菟絲爲之使。

〔1〕味鹹……無毒 《神農黄帝食禁》“鹹”作“酸”。《别録》:“苦，微寒。”

〔2〕疥蟲 爲疥病致病因素。《病源》卷三十五“疥候”:“疥者，有數種。有大疥，有馬疥，有水疥，有乾疥，有濕疥。多生手足，乃主遍體……並皆有蟲。”

〔3〕止寒泄 《綱目》原本卷五十無“止”字。

〔4〕惡鬼 《神農黄帝食禁》無。《别録》:“燒之，殺鬼魅，辟虎狼。”姜輯本作《本經》文。又有“入山燒之”四字。

〔5〕止驚悸 《神農黄帝食禁》無。《通用藥》見“驚邪”條。

〔6〕久服……益氣 《唐本草》(寺本)“氣”下有“力”字(森輯本同)。

〔7〕生川谷 《別録》:"生河西。"

〔8〕勿使……有毒 《唐本草》(寺本)無"使"、"即"。《神農黄帝食禁》"勿使",作"令",無"濕即"二字。

二二八 牡狗陰莖

牡狗陰莖[1] 一名狗精。味鹹[2],平,無毒。治傷中,陰痿不起[3],令强熱大,生子[4],除女子帶下十二疾[5]。六月上伏取,陰乾百日[6]。

膽[7],平[8]。主明目[9]。痂瘍,惡瘡[10]。

〔1〕牡狗陰莖 《神農黄帝食禁》無"牡"字。王輯本作"狗莖"。尚、曹輯本作"牡狗阴茎"。

〔2〕鹹 《神農黄帝食禁》作"酸"。

〔3〕治傷中……不起 《神農黄帝食禁》(宋本)"陰"上有"丈夫"二字。"痿",同上書(孫真人本)作"莖"。

〔4〕令强……生子 《神農黄帝食禁》無"令"以下文字。"令强熱大",系壯陽之形容語。

〔5〕女子帶下十二疾 帶下的十二種病症。在《病源》卷三十八有"帶下三十六疾候"。而張仲景《金匱要略·臟腑經絡先後病脉證》也記有"婦人三十六病"之説,可見"帶下十二疾"的名稱係在"帶下三十六病"以前的一種古病名。惟在傳世古醫書中均無"帶下十二疾"的每種疾病名稱。

〔6〕六月……百日 《唐本草》(寺本)"月"下有"之"字。

〔7〕膽 《大觀》(柯本)作墨字。今據《大觀》(宋本),《政和》(金本)白字。盧輯本無此以下文。"膽",指狗膽。

〔8〕平 《證類》各本,《唐本草》均無。今據《通用藥》"鼻衄血"條(狗膽)白字補。姜輯本作"苦,平,有小毒"。

〔9〕主明目 《大觀》(柯本)作墨字。今據《大觀》(宋本),《政和》(金本)白字。森輯本無"主"字。

〔10〕痂瘍……惡瘡 《通用藥》見"鼻衄血"條。

二二九 羚羊角

羚羊角[1] 味鹹,寒,無毒[2]。主明目[3],益氣,起陰[4],去

惡血〔5〕**，注下**〔6〕**，辟蠱毒、惡鬼、不祥**〔7〕**，安心氣**〔8〕**，常不魘寐**〔9〕。**久服强筋骨，輕身**〔10〕。傷寒，時氣，寒熱，熱在肌膚，温風，注毒伏在骨間，除邪氣及食噎不通〔11〕。**生川谷**〔12〕。採無時。

〔1〕羚羊角　《證類》各本、《千金翼》卷三均同。《唐本草》（寺本），《本草和名》卷下，《醫心方》卷一“羚”均作“零”（森、尚、筠諸輯本同）。《御覽》卷九八八引《本草經》作“靈”。孫、蔡輯本作“麢”。

〔2〕味鹹……無毒　《别録》：“苦，微寒。”

〔3〕主明目　森輯本無“主”字。

〔4〕益氣起陰　《别録》：“起陰益氣，利丈夫。”“起陰”與本書葛根條主治“起陰氣”同義。

〔5〕去惡血　《通用藥》見“瘀血”條。

〔6〕注下　“注”與“疰”通。注病是古人對于某些傳染病的統稱。在《病源》卷二十四全卷均係論述各種注病。在“諸注候”一篇特别提到注病的古代分類中有“三十六種，九十九種，而方（書）不皆顯其名”的話。可見即使在隋代時期也已未能完全掌握所有注病名稱。此處的“注下”也是其中之一。又可參見本書“序録”的“鬼疰”條注。

〔7〕不祥　《御覽》引《本草經》無此以上性味主治文。《紹興》（二十八卷本）“鬼”作“氣”。

〔8〕安心氣　《御覽》引《本草經》同。《别録》：“驚夢，狂越，僻謬。”《綱目》原本卷五十一引《本經》無（姜輯本同）。

〔9〕常不魘（yǎn 衍）寐　《御覽》引《本草經》作“不猒”。《長生療養方》卷二作“不魘”。孫輯本“魘”作“厭”。莫輯本注“寐當爲寐”。魘，字義爲惡夢。《説文·鬼部》：“魘，夢驚也。”《集韵·人·葉》：“魘，眠不祥也。”寐字義爲睡眠。《廣韵·去·寘》：“寐，寢也，息也。”

〔10〕久服……輕身　《政和》（金本）作墨字，今據《大觀》（宋本）、《大觀》（柯本）白字。盧、王輯本無。

〔11〕傷寒……不通　《通用藥》見“傷寒”、“驚邪”、“噎病”、“吐唾血”等條。

〔12〕生川谷　《别録》：“生石城山及華陰山。”

二三〇　牛黄

牛黄　味苦，平，有小毒[1]。**治驚癇**[2]**，寒熱，熱盛，狂，痓**[3]**，除邪，逐鬼**[4]。又墮胎，久服輕身，增年，令人不忘[5]。**生平澤**[6]。於牛得之，即陰乾百日，使時燥，無令見日月光[7]。人参爲之使。得牡丹，菖蒲利耳目。惡龍骨、地黄、龍膽、蜚蠊。畏牛膝。

牛角鰓[8]**，温**[9]**，無毒。下閉血，瘀血疼痛**[10]**，女人帶下血**[11]。燔之[12]。

髓[13]，味甘，温，無毒[14]。**補中，填骨髓。久服增年。**主安五臟，平三焦，温骨髓，補中，續絶，益氣，止泄痢，消渴。以酒服之。

膽[15]，味苦，大寒[16]。**治驚，寒熱**[17]。**可丸**[18]**藥。**

〔1〕味苦……小毒　《御覽》卷九八八引《本草經》無。《吴普本草》（見《後漢書》卷六十四李賢注）："味苦，無毒。"

〔2〕治驚癇　《後漢書》卷六十四李賢注引《神農本草》"治"作"療"，避唐諱。《御覽》無"治"以下主治文及牛角鰓、髓等。《别録》："治小兒百病諸癇熱，口不開，大人狂癲。"《通用藥》見"癲癇"條。

〔3〕痓　《證類》各本作"痓"。盧輯本作"痊"，森輯本作"痙"。

〔4〕除邪……逐鬼　《後漢書》李注引《神農本草》同。

〔5〕又墮胎……不忘　《通用藥》見"墮胎"條。王輯本自"久服"至"不忘"作《本經》文。

〔6〕生平澤　《御覽》引《本草經》同，又有："生隴西"、"（生）晉地"（《别録》同）。

〔7〕於牛……月光　寺本《唐本草》"於"上有"生"字。

〔8〕牛角鰓（sāi塞）　鰓，字義爲角中之骨。《説文·角部》："鰓，角中骨也。"《本草綱目》："此即角中堅骨也。牛之有鰓，如魚之有鰓，故名。""牛角鰓"爲副品藥。

〔9〕温　《證類》各本，《唐本草》均無"温"字。今據《通用藥》"婦人崩中"條（牛角鰓）白字補。《别録》："味苦"（盧、姜輯本作"苦温"）。

〔10〕瘀血疼痛　《唐本草》（寺本）無"疼痛"。

〔11〕女人帶下血　《唐本草》（寺本）"下"後叠"下"字。《通用藥》

見“婦人崩中”條。

〔12〕燔之　姜、莫輯本作《本經》文。姜輯本又有“酒服”二字。

〔13〕髓　“髓”字義爲骨髓。《説文·骨部》:“髓，骨中脂也。”此處指副品藥牛骨髓。

〔14〕味甘……無毒　盧輯本作《本經》文“味甘平”。姜輯本作《本經》文同。

〔15〕膽《御覽》卷九八八引《本草經》作“牛膽”，其下有衍文“中”字。此處指副品藥牛膽。

〔16〕味苦大寒　盧、莫輯本作《本經》文“味苦寒”。姜輯本作《本經》文“苦，大寒，無毒”。

〔17〕治驚寒熱《證類》各本,《唐本草》,《綱目》均無。今據《御覽》引《本草經》補。《通用藥》見“大便不通”條。

〔18〕丸《千金翼》卷三作“圓”，係宋版書諱字（避宋欽宗趙桓）。

二三一　麝香

麝香〔1〕**味辛，温，無毒。主辟惡氣**〔2〕**，殺鬼精物**〔3〕**，温瘧**〔4〕**，蠱毒**〔5〕**，癇**〔6〕**，痓**〔7〕**，去三蟲。久服除邪**〔8〕**，不夢寤魘寐**〔9〕。風毒，婦人産難，墮胎，去面䵟，目中膚翳，通神仙〔10〕。**生川谷及山中**〔11〕。春分取之，生者益良。

〔1〕麝香　尚、曹輯本作“射香”。

〔2〕主辟惡氣《御覽》卷九八一引《本草經》作“辟惡”。續羣本《香要抄》末卷引《新修本草》“惡”作“要”。《别録》:“中惡，心腹暴痛脹，急痞滿。”《通用藥》見“中惡”條。“辟”，假爲“避”（二字上古音均錫部韵，叠韵通假）。《荀子·榮辱》:“不辟死傷。”楊倞注:“辟，讀爲避。”

〔3〕殺鬼精物《御覽》引《本草經》無“物”以下主治文。《别録》:“治諸凶邪，鬼氣。”

〔4〕温瘧《通用藥》見“温瘧”條。

〔5〕蠱毒《香要抄》末卷及《香藥抄》本卷引《新修本草》均作“蟲毒”。

〔6〕癇《綱目》原本卷五十一作“驚癇”（姜輯本同）。

〔7〕痓《證類》各本作“痓”。《綱目》原本無（姜輯本同）。盧、森輯

本作“痓”。

〔8〕久服除邪　盧輯本“邪”下有“氣”字。

〔9〕不夢寤魘寐　孫輯本“魘”作“厭”。“寤”字在此處義爲説夢話。《説文·宀部》：“寤，寐覺而有言曰寤。”“魘寐”一辭可參見羚羊角條注。

〔10〕風毒……神仙　《通用藥》見“腹脹滿”、“驚邪”、“目膚翳”、“面皯皰”諸條。

〔11〕山中　《千金翼》卷三作“山谷”。《别録》：“生中臺及益州、雍州。”《御覽》引《本草經》古傳本：“生中臺山也。”

二三二　天鼠屎

天鼠屎[1]　**一名鼠法，一名石肝**[2]**。味辛，寒，無毒**[3]**。治面癰腫，皮膚洒洒**[4]**時痛，腹中血氣，破寒熱積聚，除驚悸。**去面黑皯。**生山谷**[5]。十月、十二月取。惡白蘞、白薇。

〔1〕天鼠屎　《醫心方》卷一，《集注·七情表》（敦本）“屎”作“矢”（王、森、尚、曹、筠諸輯本同）。《千金·七情表》（孫本）“屎”作“糞”。《李氏本草》（見《證類》卷十九《唐本草》注）：“即伏翼屎也。”孫輯本“屎”作“𡲡”。

〔2〕一名石肝　《大觀》（柯本）作墨字。今據《大觀》（宋本），《政和》（金本）白字。《集注》（吐本）“法”作“活”，《本草和名》作“姑”，孫輯本作“沄”，森輯本作“姑”。

〔3〕無毒　《唐本草》，《證類》各本均同。《集注》（吐本）作“有毒”。

〔4〕洒洒　《集注》吐本作“説説”，《證類》各本均作“洗洗”，係通假字。今改正。參見阿膠條注。

〔5〕生山谷　《别録》：“生合浦。”

二三三　伏翼

伏翼　**一名蝙蝠**[1]**。味鹹，平，無毒。治目瞑**[2]**，明目**[3]**，夜視有精光**[4]**。久服令人喜樂、媚好**[5]**、無憂。**癢痛，治淋，利水道。**生川谷及人家屋間**[6]。立夏後採，陰乾[7]。莧實、雲實爲之使。

〔1〕一名蝙蝠　《李氏本草》（見《證類》卷十九《唐本草》注）：“即天

鼠也。”王輯本無。姜輯本又有“一名天鼠”。

〔2〕治目瞑 《吴氏本草》(見《藝文類聚》卷九十七)同。《綱目》原本卷四十八“瞑”下有《本經》文“癢痛”二字(姜、莫輯本同)。“瞑”字義爲視力不清。《集韻·上·迥》:“瞑,目不明。”

〔3〕明目 《通用藥》見“目膚翳”條。

〔4〕夜視有精光 其上《吴氏本草》作“令人夜視有光”。“精”字義爲明亮。《淮南子·本經訓》:“(天愛)其精。”高誘注:“精,光明也。”《國語·楚語》:“玉帛爲二精。”韋昭注:“明潔爲精。”

〔5〕媚好 “媚”字義爲美。《小爾雅·廣詁》:“媚,美也。”

〔6〕生川谷……屋間 《别録》:“生泰山”(此三字柯本《大觀》訛作白字)。《吴氏本草》無“生川谷”。

〔7〕立夏……陰乾 《吴氏本草》無“採”字。

二三四 蠡魚

蠡魚〔1〕 一名鮦魚〔2〕。味甘,寒,無毒〔3〕。治濕痹,面目浮腫,下大水〔4〕。治五痔〔5〕。生池澤〔6〕。取無時。有瘡者不可食,令人瘢白。

〔1〕蠡魚 《經典釋文》卷三十第十六及《醫心方》卷三十引《本草》“蠡”均作“蠢”,《醫心方》卷一作“豕”。陶注:“(蠡)今皆作‘鱧’字。”《本草和名》卷十九“鱧魚”條引《本草》作“鱺”。《綱目》原本卷四十四作“鱧魚”(筠輯本同)。

〔2〕一名鮦魚 《經典釋文》引《本草》同。《千金翼》卷四“鮦”作“銅”,《本草和名》卷下作“調”。盧、王輯本無。

〔3〕味甘……無毒 《紹興》(二十八卷本)“寒”作“平”。

〔4〕面目……大水 《通用藥》見“大腹水腫”條。“大水”,義同本書澤蘭條主治“大腹水腫”,澤漆條主治“大腹水氣”及巴豆條主治“大腹水脹”。

〔5〕治五痔 盧輯本作《本經》文。

〔6〕生池澤 《别録》:“生九江。”

二三五 鯉魚膽

鯉魚膽〔1〕 味苦、寒、無毒。治目熱赤痛〔2〕,青盲,明目。久服强悍[3]，益志氣。生池澤[4]。取無時。

〔1〕鯉魚膽 《本草和名》卷下、《醫心方》卷一、同書卷三十引《本草》均作“鯉魚”。尚、曹輯本作“鯉魚胆”。

〔2〕治目熱赤痛 《通用藥》見“目赤熱痛”條。

〔3〕悍 義爲勇敢，有力。《説文·心部》：“悍，勇也。”《史記·河渠書》：“水湍悍。”集解引韋昭：“悍，强也。”

〔4〕生池澤 《别録》：“生九江。”

二三六 烏賊魚骨

烏賊魚骨[1] 味鹹，微温[2]，無毒。治女子漏下赤白經汁[3]，血閉[4]，陰蝕腫痛，寒熱[5]，驚氣[6]，癥瘕，無子[7]。陰中寒腫，令人有子，又止瘡多濃汁不燥。生東海，池澤。惡白蘞、白及、附子。取無時。

〔1〕烏賊魚骨 《本草和名》卷下，《醫心方》卷一，同書卷三十引《本草》均無“骨”字。《神農黄帝食禁》此下引文全同。《千金·七情表》（孫本）“賊”作“鰂”。《黄帝内經素問·腹中論》王冰注引《本草經》“賊”作“鯽”。尚、曹輯本作“烏賊魚骨”。《綱目》原本卷四十四“骨，一名海螵蛸”。

〔2〕微温 《綱目》卷四十四本藥“氣味”項引吴普文：“冷。”《素問》王冰引《本經》古本作“味鹹，冷平，無毒”。

〔3〕治女子……經汁 《通用藥》見“婦人崩中”條。《綱目》原本卷四十四作“女子赤白漏下經汁”（姜輯本同）。王輯本“汁”作“枯”。

〔4〕血閉 《素問》王注引《本經》古本作“女子血閉”。

〔5〕寒熱 《藝文類聚》卷九十七“烏賊魚骨”條引《本草經》“寒”上有“治”字。

〔6〕驚氣 《證類》各本均作墨字。今據《藝文類聚》引《本草經》，《醫心方》卷三十引《本草》文。《别録》：“入腹，腹痛環臍。”

〔7〕無子 《政和》（金本）“子”下有白字“寒腫令”三字，係墨字所訛，今依《大顴》（宋本），《大觀》（柯本）删。

二三七 海蛤

海蛤 一名魁蛤[1]。味苦，平，無毒[2]。治欬逆上氣，喘息[3]，煩滿[4]，胸痛，寒熱[5]。治陰痿[6]。生東海[7]。蜀漆爲之使。畏狗膽、甘遂、芫花。

文蛤[8]，味鹹，平[9]，無毒。治惡瘡蝕[10]，五痔，大孔出血[11]。欬逆，胸痹，腰痛，脅急，鼠瘻，大孔出血，崩中，漏血[12]。生東海[13]。表有文[14]。

〔1〕一名魁蛤　《經典釋文》卷三十第十六引《本草》同。《御覽》卷九八八"海蛤"條引《本草經》無（王輯本同）。《紹興》（二十八卷本）"魁"作"鬼"。

〔2〕味苦……無毒　《别録》："鹹"，《醫心方》卷三十引《本草》同。《吴氏本草》（見《御覽》卷九八八及《證類》卷二十）："《神農》：苦。《岐伯》：甘。《扁鵲》：鹹。"姜輯本"平"作"鹹"。

〔3〕治欬……喘息　《御覽》引《本草經》及《醫心方》引《本草》均無"息"字。

〔4〕煩滿　《御覽》引《本草經》無"滿"字。

〔5〕胸痛寒熱　《御覽》引《本草經》同。

〔6〕治陰痿　《通用藥》見"癭瘤"條。

〔7〕生東海　《經典釋文》引《本草》同。《御覽》引《本草經》作"生池澤"。

〔8〕文蛤　《御覽》卷九四二"蛤"條引《本草經》作："文蛤，表文。"文蛤爲副品藥。

〔9〕平　《御覽》卷九八八引《本草經》無。

〔10〕治惡瘡蝕　《御覽》卷九八八引《本草經》同。同上書卷九四二引《本草經》作："主除陰蝕惡創。"

〔11〕五痔……出血　《千金翼》卷四同。《御覽》卷九四二引《本草經》"出"作"盡"。同上書卷九八八引《本草經》無"大孔出血"四字。此四字《證類》各本均訛作墨字（孫、顧、王、姜、森、莫諸輯本均無）。

〔12〕欬逆……漏血　《通用藥》見"癭瘤"條。

〔13〕生東海　《御覽》引《本草經》同。

〔14〕表有文　《證類》各本均作墨字。今據《藝文類聚》卷九十七"蛤"條引《本草經》文（《御覽》卷九四二"蛤"條引《本草經》同，但

脱“有”字)。《别録》:“取無時。”《吴氏本草》(見《御覽》“取”作“採”)。“文”假爲“紋”。文與紋上古音均明母,文部韵。同音通假“表有紋”,指文蛤貝殼表面有紋理。

二三八　石龍子

石龍子〔1〕　一名蜥蜴〔2〕。味鹹,寒,有小毒〔3〕。治五癃〔4〕,邪結氣,破石淋〔5〕,下血〔6〕,利小便水道〔7〕。生川谷及山石間〔8〕。五月取,著石上令乾。惡硫黄、斑蝥、蕪荑。

〔1〕石龍子　敦本《集注·七情表》作“蜥蜴”。孫本《千金·七情表》作“蚸蜴”。尚、曹輯本作“石龙子”。《五行大義》引《本草》作“蜥蜴”。

〔2〕一名蜥蜴　《别録》:“一名山龍子。一名守宫。一名石蜴。”《吴氏本草經》(見《御覽》卷九四六):“一名守宫。一名石蜴。一名山龍子。”《通用藥》“小便淋”等條名“蜥蜴”。孫輯本“蜴”作“易”。姜輯本無。

〔3〕味鹹……小毒　《五行大義》引《本草》:“味鹹。”

〔4〕治五癃　姜輯本無以下文字。

〔5〕破石淋　《通用藥》(蜥蜴)見“小便淋”條。“石淋”即石癃,爲五癃之一種。《病源》卷十四“石淋候”:“石淋者,淋而出石也……其病之狀,小便則莖裏痛,尿不能卒出,痛引少腹,膀胱裏急。沙石從小便道出。甚者,塞痛令悶絶。”又可參見本書冬葵子條“五癃”注。

〔6〕下血　《通用藥》見“墮胎”條。

〔7〕利小便水道　《千金翼》卷四引文“便”下有“利”字。今據《證類》各本删。

〔8〕生川谷……石間　《别録》:“生平陽及荆山。”

二三九　白殭蠶

白殭蠶〔1〕　味鹹,平,無毒〔2〕。治小兒驚癇,夜啼,去〔3〕三蟲,滅黑皯〔4〕,令人面色好,男子陰易病〔5〕。女子崩中赤白,産後餘痛,滅諸瘡瘢痕〔6〕。生平澤〔7〕。四月取自死者,勿令中濕,濕有毒,不可用。

〔1〕白殭蠶　《本草和名》卷下“殭”作“彊”(森輯本同),《醫心方》

作“繮”，孫、姜、莫輯本作“僵”。尚輯本作“白姜蚕”。曹輯本作“白繮蚕”。

〔2〕味鹹……無毒 《證類》各本“平”均訛作墨字，今據《千金翼》卷四改（顧、王、森諸輯本同）。《别録》：“辛”（姜輯本“鹹”下有“辛”字）。

〔3〕去 《紹興》（二十八卷本）作“主”字。

〔4〕滅黑䵟 《通用藥》見“滅瘢”條。《綱目》原本卷三十九“䵟”作“黯”（姜辑本同）。參見本書菟絲子條注。

〔5〕男子陰易病 “易”字金本《政和》作“瘍”（森輯本同）。宋本《大觀》“瘍”作“瘍”（孫、顧輯本同），係形訛致誤。按，瘍字據《廣韵·入·昔》：“病相染也。”但“瘍”病並非男性所獨有。故此處的“瘍”，實爲“易”字的同音通假。而陰易也即“陰陽易”病的一種。正如《病源》卷八所説：“其男子病新瘥未平復，而婦人與之交接得病者名陽易。其婦人新瘥未平復，而男子與之交接得病者名陰易”。故“陰瘍”即“陰易”，爲源於男子的疾病。在《本草品滙精要》即將“瘍”字逕改作“易”者。至於《綱目》原本卷三十九將“瘍”訛作“瘍”（音羊，義爲瘡癧）（姜輯本同），盧輯本無“陰”字，尚、曹輯本訛作“疡”，則均屬誤以爲“瘍”字使然。

〔6〕女子……瘕痕 《通用藥》見“鬼疰尸疰”、“癲癇”、“月閉”諸條。

〔7〕生平澤 《别録》：“生潁川。”

二四〇　桑螵蛸

桑螵蛸[1] **一名蝕肬**[2]**。味鹹，平，無毒**[3]**。治傷中**[4]**，疝瘕，陰痿。益精生子**[5]**，女子血閉，腰痛，通五淋**[6]**，利小便水道**[7]**。**五臟氣微，遺溺，久服益氣，養神[8]。**生桑枝上。**螳螂子也。二月、三月採，蒸之。當火炙，不爾，令人泄[9]。得龍骨療泄精。畏旋覆花。

〔1〕桑螵蛸 《本草和名》卷下、《集注·七情表》（敦本）“桑”均作“桒”，《醫心方》卷一作“来”。《吴氏本草經》（見《御覽》卷九四六）名“桑蛸”。孫輯本“螵”作“蜱”。

〔2〕一名蝕肬 《吴氏本草經》：“蝕肬，一名害（《爾雅義疏》郝注引文“害”作“冒”）焦。一名致”。《紹興本草》（二十八卷本）“肬”作“肱”。姜輯本無。

〔3〕味鹹……無毒 《吴氏本草經》:“《神農》: 鹹，無毒。”《别録》: “甘”（姜輯本“鹹”下有“甘”）。

〔4〕治傷中 《通用藥》見“虚勞”條。

〔5〕益精生子 《别録》:“又治男子虚損，夢寐失精。”《通用藥》見“泄精”、“無子”二條。

〔6〕五淋　即五癃。參見本書冬葵子條注。

〔7〕利小便水道 《通用藥》見“小便利”條。《綱目》原本卷三十九“水”作“小”。

〔8〕五臟……養神　王輯本自“久服”至“神”作《本經》文。

〔9〕螳螂……令人泄 《大觀》（宋本）、《政和》（金本）“採蒸之”三字均訛作白字（森輯本作《本經》文）。

卷四 神農本草經

下藥（下品）

二四一　附子

附子[1]　一名莨[2]。味辛，温，有大毒[3]。治風寒[4]，欬逆，邪氣，温中[5]，金瘡，破癥堅，積聚，血瘕[6]，寒濕痿躄[7]，拘攣，膝痛，不能行步[8]。霍亂轉筋，下利赤白，堅肌骨，强陰，又墮胎。爲百藥長[9]。生[10]山谷。冬[11]月採爲附子，春採爲烏頭。地膽爲之使。惡蜈蚣。畏防風、黑豆、甘草、黄耆、人參、烏韭。

〔1〕附子　《御覽》引《本草經》："爲百藥之長。"

〔2〕一名莨　《吴氏本草》（見《御覽》卷九九〇）文。

〔3〕味辛……大毒　《别録》："甘，大熱。"《吴氏本草》（見《御覽》）作："《神農》：辛。《岐伯》、《雷公》：甘，有毒。《李氏》：甘，有毒，大温。"

〔4〕治風寒　《别録》："腰脊風寒。"《通用藥》見"中風脚弱"、"久風濕痺"、"賊風攣痛"諸條。

〔5〕温中　《别録》："心腹冷痛。"《通用藥》見"心腹冷痛"條。《綱目》原本卷十七作《别録》文。盧、姜輯本無。

〔6〕破癥……血瘕　《御覽》卷九九〇引《本草經》無，以上主治文全同。《通用藥》見"積聚癥瘕"條。"血瘕"是瘕病的一種，主要見於婦人産後。《病源》卷四十三"産後血瘕痛候"："（婦人）新産後，有血氣相擊而痛者，謂之瘕痛。瘕之言假也。謂其痛，浮假無定處也。"

〔7〕痿躄　《御覽》引《本草經》作"痺癖"。"痿"字原假作"踒"。此二字上古音均影母，微部韵。按，"踒"字義爲足部趺挫傷（見《説文》，

《一切經音義》等書)。與“躄”字聯爲一詞其義不合。而“痿”、“躄”二字之義相同。且“痿躄”一辭屢見《内經》中(如《素問》的“痿論”、“疏五過論”,《靈樞》的“經脉篇”等多處),其義爲下肢肌肉痿弱不能行走。如“痿”字據《吕氏春秋·重己》:“多陽則痿。”高誘注:“痿,躄不能行也。”《漢書·哀帝本紀·贊》集注引如淳:“病兩足不能相過,曰痿。”《素問·痿論》:“五臟使人痿何也?”王冰注:“痿,謂痿弱無力以運動。”《説文·疒部》:“痿,痹也。”“躄”字《説文》作“壁”,云:“人不能行也。”《漢書·賈誼列傳》作“辟”,云:“又類辟,且病痱。”顔師古注:“辟,足病。”《素問·痿論》:“急薄著則生痿躄也。”王冰注:“躄謂攣躄,足不得伸以行也。”

〔8〕拘攣……行步　《唐本草》(敦本)乙本“步”作“走”。《御覽》引《本草經》作:“拘緩不起,疼痛。”《别録》:“脚疼冷弱。”

〔9〕霍亂……百藥長　《通用藥》見“霍亂”、“嘔啘”、“腸澼下痢”、“齒痛”、“墮胎”諸條。

〔10〕生　《御覽》引《本草經》作“出”。《别録》:“生犍爲及廣漢。”《吴氏本草經》:“或生廣漢。”

〔11〕冬　《唐本草》(敦本)乙本作“八”。《吴氏本草》亦作“八月採。皮黑,肌白”。

二四二　烏頭

烏頭[1]　一名奚毒[2],一名即子[3],一名烏喙[4]。味辛,温,有大毒[5]。治中風,惡風洒洒[6],出汗[7],除寒濕痹[8],欬逆[9]上氣,破積聚[10],寒熱。

其汁,煎之名射罔[11]。味苦,有大毒。**殺禽獸。**治尸疰癥堅,及頭中風痹痛。**生山谷[12]。**正月、二月採,陰乾。長三寸以上者爲天雄[13]。莽草爲之使。反半夏、栝樓、貝母、白蘞、白及。惡藜蘆[14]。

〔1〕烏頭　尚、曹輯本作“乌头”。

〔2〕一名奚毒　王輯本無。

〔3〕一名即子　姜輯本無。

〔4〕一名烏喙　《唐本草》(敦本)乙本無。《御覽》卷九九〇引《本草

經》:“一名烏喙。一名葉毒。一名莿。”《吴氏本草》(見《御覽》卷九九〇及《證類》卷十):“一名莨。一名千秋。一名毒公。一名果負。一名耿子。”同上書又:“形如烏頭，有兩枝相合如烏之喙，名曰烏喙也。”又:“一名側子，一名莨。是附子角之大者。”是吴氏以烏頭、烏喙與側子爲三物者。《説文·草部》“莿”條“烏喙也”(《繫傳·草部》引《本草》作烏頭)。

〔5〕味辛……大毒　《唐本草》(敦本)乙本無“大”字。《别録》:“甘。大熱。”《吴氏本草》:“(烏頭)《神農》、《雷公》、《桐君》、《黄帝》: 甘，有毒。(烏喙),《神農》、《雷公》、《桐君》、《黄帝》: 有毒。《李氏》: 小寒。(側子),《神農》、《岐伯》: 有大毒。《李氏》: 大寒。”按:《博物志》卷四引《神農經》:“天雄、烏頭(毒), 大豆解之。”

〔6〕治中風……洒洒　《唐本草》(敦本)乙本無“風”字。“洒洒”,《證類》各本均作“洗洗”, 係通假字。今改正。參見阿膠條注。宋本《大觀》訛作“洗法”,《御覽》卷九九〇引《本草經》作:“主治風中惡洗。”《香藥抄》本卷引《本草》作:“主中風惡風洗。”

〔7〕出汗　《御覽》引《本草經》同。

〔8〕濕痹　《唐本草》(敦本)乙本及《御覽》引《本草經》均作“温”。《通用藥》見“久風濕痹”條。

〔9〕欬逆　《御覽》引《本草經》無以下文字。

〔10〕破積聚　《通用藥》見“積聚癥瘕”條。

〔11〕其汁……射罔　按,“射罔”係用烏頭煎汁作爲塗在毒箭上的原料者。陶弘景注:“以八月採(烏頭), 擣笮莖, 取汁, 日煎爲射罔。獵人以敷箭, 射禽獸。中人亦死。”《日華子本草》:“(烏頭)生去皮, 擣濾汁, 澄清, 旋添, 曬乾取膏, 名爲射罔。”射罔在本條爲副品藥。

〔12〕生山谷　《御覽》引《本草經》作“生川谷”。又:“生朗陵”(《别録》同)。

〔13〕正月……天雄　《吴氏本草》:“正月始生, 葉厚, 莖方, 中空。葉四面相當。與蒿(嵩)相似。”

〔14〕蘆　《唐本草》(敦本)乙本脱。

二四三　天雄

天雄　一名白幕[1]。味辛，温，有大毒[2]。治大風[3]，寒濕痹，歷節痛[4]，拘攣緩急[5]，破積聚、邪氣[6]，金瘡[7]，强筋骨[8]，輕身，健行[9]。心腹結積，長陰氣，强志，又墮胎[10]。生山谷[11]。二月採根。陰乾。遠志爲之使。惡腐婢[12]。

〔1〕一名白幕　《唐本草》（敦本）乙本"幕"作"幕"。《御覽》卷九九〇引《本草》同。

〔2〕味辛……大毒　《御覽》引《本草》同。又有："大温。"《别録》："甘。大温。"按，《博物志》卷四引《神農經》："天雄、烏頭（毒），大豆解之。"

〔3〕治大風　《御覽》引《本草》同。《别録》："治頭面風，去來疼痛。"《通用藥》見"頭面風"、"中風脚弱"、"久風濕痹"諸條。

〔4〕歷節痛　敦本《唐本草》乙本無"歷"字。

〔5〕寒濕……緩急　《御覽》引《本草》無。

〔6〕破積……邪氣　《御覽》引《本草》同。

〔7〕金瘡　《御覽》引《本草》無。孫、王輯本"瘡"作"創"。

〔8〕强筋骨　盧輯本"筋骨"作"骨節"。《别録》："關節重，不能行步，除骨間痛。"

〔9〕强筋……健行　《御覽》引《本草》同。又："長陰氣，强志，令人勇武，力作不倦。"（《别録》同）

〔10〕心腹……墮胎　《通用藥》見"墮胎"條。

〔11〕生山谷　《御覽》引《本草》同。又："生少室。"（《别録》同）

〔12〕婢　《唐本草》（敦本）乙本訛作"婦"。

二四四　半夏

半夏　一名地文，一名水玉[1]。味辛，平，有毒[2]。治傷寒，寒[3]熱，心下堅[4]，下氣[5]，喉咽腫痛[6]，頭眩，胸脹，欬逆[7]，腸鳴，止汗。消癰腫，墮胎，療痿黄，悦澤面目[8]。生山谷[9]。五月、八月[10]採根，曝乾。用之湯洗，令滑盡。射干爲之使。惡皂莢。畏雄黄、生薑、乾薑[11]、秦皮、龜甲。反烏頭。

〔1〕一名地……水玉 《御覽》卷九九二引《本草經》作："一名地文，水玉。"《别録》："一名守田，一名示姑。"《吴氏本草經》(見《御覽》卷九九二)："一名和姑。"顧、王輯本無此二别名。姜輯本"一名守田"作《本經》文。

〔2〕味辛……有毒 《御覽》引《本草經》無"有毒"及以下主治文。《别録》："生微寒，熟温。"又："生令人吐，熟令人下。"

〔3〕寒寒 《唐本草》(敦本)乙本作一"寒"字。

〔4〕心下堅 《别録》："消心腹胸膈痰熱滿結，心下急痛，堅痞。"《通用藥》見"心下滿急"條。

〔5〕下氣 《唐本草》(敦本)乙本無"下"字。

〔6〕喉咽腫痛 《長生療養方》卷二作"喉腫"。《綱目》原本卷十七"喉咽"互易(盧輯本同)。

〔7〕欬逆 《别録》："欬嗽上氣，時氣嘔逆。"《通用藥》見"上氣欬嗽"條。

〔8〕消癰……面目 《通用藥》見"嘔吐"、"痰飲"、"癰疽"、"瘤"諸條。

〔9〕生川谷 《御覽》引《本草經》同。又："生槐里"(《别録》同)。《吴氏本草經》："生微丘，或生野中。葉三三相偶。二月始生，白花員上。"

〔10〕八月 《千金翼》卷三訛作"八日"。

〔11〕乾薑 《唐本草》(敦本)乙本無。

二四五　虎掌

虎[1]掌　味苦，温，有大毒[2]。治心痛，寒熱[3]，結氣[4]，積聚，伏梁[5]，傷筋，痿，拘緩[6]，利水道[7]。除陰下濕，風眩[8]。生山谷[9]。二月、八月採，陰乾[10]。蜀漆爲之使。惡莽草。

〔1〕虎 《本草和名》卷上，《醫心方》卷一均作"乕"。

〔2〕味苦……大毒 《别録》："微寒。"《吴氏本草》(見《御覽》卷九九〇及《證類》卷十)："《神農》、《雷公》：苦，無毒。《岐伯》、《桐君》：辛，有毒。"

〔3〕治心痛……熱 《御覽》卷九九〇引《本草經》同。心痛，按，《素

問・厥論》將心痛分爲真心痛和厥心痛兩大類。後者又分肺、腎、肝、脾四種心痛。

〔4〕結氣　《御覽》引《本草經》無此以下文字。

〔5〕伏梁　古病名。爲積聚病的一種。《素問・腹中論》："病有少腹盛，上下左右皆有根……病名曰伏梁。"王冰注："伏梁，心之積也。"同上書"奇病論"："人有身體髀股䯒皆腫，環臍而痛……病名曰伏梁。"《難經・五十二難》："心之積名曰伏梁，起臍上，大如臂，上至心下。"

〔6〕傷筋……拘緩　莫輯本注："傷下當有風字。""痿"字義爲下肢軟弱不能行走。參見本書附子條注。

〔7〕結氣……水道　《唐本草》（敦本）乙本無。

〔8〕除陰下……目眩　《通用藥》見"風眩"、"傷寒"、"囊濕"諸條。

〔9〕生山谷　《别録》："生漢中及寃句。"《吴氏本草》："或生泰山，或宛（寃）句。"

〔10〕二月……陰乾　《吴氏本草》："立秋，九月採。"

二四六　鳶尾

鳶尾〔1〕　一名烏園〔2〕。**味苦，平，有毒**〔3〕。**治蠱毒，邪氣，鬼疰，諸毒**〔4〕。**破癥瘕，積聚。去水**〔5〕，**下三蟲**。治頭眩。**生山谷**〔6〕。五月採。

〔1〕鳶（yuān 淵）尾　《御覽》卷九八八引《本草經》、《本草和名》卷上均作"鳶"（訛"鳶"）。尚、曹輯本作"鳶尾"。

〔2〕一名烏園　《和名類聚抄》卷二十引《本草》同。姜輯本作《本經》文。

〔3〕毒　《唐本草》（敦本）乙本無。《吴氏本草》（見《御覽》卷九八八）同。《御覽》引《本草經》作"辟不祥"，又無以下文字。

〔4〕邪氣……諸毒　《唐本草》（敦本）乙本無"邪氣"。《别録》："殺鬼魅。"

〔5〕去水　《證類》各本，《唐本草》（敦本）乙本"去"均作"大"，今據《綱目》原本卷十七下，盧、顧、王諸輯本均同。

〔6〕生山谷　《御覽》引《本草經》作"生淮南"。《别録》："生九疑。"

二四七　大黄

大黄　一名黄良[1]。**味苦，寒，無毒**[2]。**主下瘀血，血閉**[3]，**寒熱**[4]，**破癥瘕積聚**[5]，**留飲**[6]，**宿食**[7]，**蕩滌腸胃**[8]，**推陳致新**[9]，**通利水穀**[10]，**調中化食**[11]，**安和五臟**[12]。**生山谷**[13]。二月、八月採根，火乾[14]。得芍藥、黄芩、牡蠣、細辛、茯苓療驚、恚怒、心下悸氣。得消石、紫石英、桃仁療女子血閉。黄芩爲之使。無所畏。

〔1〕一名黄良　《和名類聚抄》卷二十引《本草》同。《吴氏本草》又："一名火參。一名膚如。"姜輯本作《本經》文。

〔2〕味苦……無毒　《别録》："大寒。"《吴氏本草》(見《御覽》)："《神農》、《雷公》：苦，有毒。《扁鵲》：苦，無毒。《李氏》：小寒。爲中將軍。"按：《博物志》卷四引《神農經》："下藥治病，謂大黄除實。"(《御覽》卷九八九引《博物志》同)

〔3〕主下……血閉　"主"，《御覽》卷九九二引《本草經》作"治"，無後"血"字。《别録》："女子寒血閉脹，小腹痛，諸老血留結。"《通用藥》見"瘀血"條。

〔4〕寒熱　《通用藥》見"大熱"條。

〔5〕破癥瘕積聚　《通用藥》見"積聚癥瘕"條。

〔6〕留飲　痰飲病的一種。《金匱要略・痰飲欬嗽病脉證》："夫心下有留飲，其人背寒冷如手大。"同上，又："留飲者，脅下痛引缺盆，欬嗽則輒已。"同上"胸中有留飲，其人短氣而渴，四肢歷節痛。"又可參見《病源》卷二十"留飲候"。

〔7〕宿食　《别録》："心腹脹滿。"《通用藥》見"宿食"條。"宿"字義爲滯留。《廣雅・釋言》："宿，留也。"同上書"釋詁三"："宿，止也。"宿食即停食，消化不良。《病源》卷二十一："宿食不消，由臟氣虚弱，寒氣在於脾胃之間，故使穀不化也。"

〔8〕蕩滌腸胃　"蕩"、"滌"二字均有排除或洗去積垢之義。《釋名・釋言語》："蕩，盪也。排盪去穢垢也。"《廣雅・釋詁二》："滌，洒也。"《六臣文選注・東京賦》："滌饕餮之貪慾。"薛綜注："滌，蕩去也。"

〔9〕寒熱……致新　《御覽》引《本草經》同。《别録》："除痰實，腸間

結熱。"《弘決外典鈔》卷四第十引《本草》:"除實痰冷，腸間結熱。"《通用藥》見"大便不通"條。

〔10〕通利水穀 《御覽》引《本草經》"穀"下有"道"字。

〔11〕調中化食 《御覽》引《本草經》無"化"字。《别録》:"平胃，下氣。"

〔12〕安和五臟 《御覽》引《本草經》無"和"字。

〔13〕生山谷 《御覽》引《本草經》同。又:"生河西。"《别録》:"生河西及隴西。"《吴氏本草》:"或生蜀郡北部或隴西。"

〔14〕二月……火乾 《吴氏本草》作:"二月卷生，生黄赤葉，四四相當。黄莖，高三尺許。三月花黄。五月實黑。三月採根，根有黄汁。切，陰乾。"

二四八　葶藶

葶藶[1]　**一名大室**[2]，**一名大適**[3]。**味辛，寒，無毒**[4]。**治癥瘕，積聚，結氣，飲食寒熱，破堅，逐邪**[5]，**通利水道**[6]。面目浮腫，身暴中風，熱痱癢，利小腹，久服令人虚。**生平澤及田野**[7]。立夏後採實，陰乾。得酒良[8]。榆皮爲之使。惡殭蠶、石龍芮。

〔1〕葶藶 《本草和名》卷上，《醫心方》卷一，敦本《集注·七情表》均作"亭歷"(森輯本同)。《和名類聚》卷二十引《本草》作"亭歷子"。尚、曹輯本作"葶苈"。

〔2〕一名大室 《爾雅·釋草》邢昺疏引《本草》"大"作"太"。

〔3〕一名大適 《别録》:"一名丁歷。一名蕇蒿。"《經典釋文》卷三十，第十三引《本草》"蕇蒿"作"蕇"，餘同以上《本經》、《别録》三别名。王輯本無。

〔4〕味辛……無毒 《唐本草》(敦本)乙本"辛"下有朱字"苦"。《别録》:"苦，大寒。"

〔5〕破堅逐邪 《唐本草》(敦本)乙本無"堅"字。

〔6〕通利水道 《别録》:"下膀胱水伏留熱氣，皮間邪水上出。"《通用藥》見"大腹水腫"、"小便淋"二條。

〔7〕生平澤及田野 《别録》:"生藁城。"

〔8〕得酒良　《證類》訛作陰文大字，今據敦本《唐本草》乙本及七情舊注例改。

二四九　草蒿

草蒿[1]　一名青蒿，一名方潰[2]。味苦，寒，無毒。治疥瘙痂癢，惡瘡[3]，殺蝨[4]，留熱在骨節間，明目。生川澤[5]。

〔1〕草蒿　《綱目》卷十五作“青蒿”。王輯本作“皁蒿”。《嘉祐圖經本草》：“即青蒿也。”

〔2〕一名青……方潰　王輯本無此二别名。

〔3〕惡瘡　孫、王輯本“瘡”作“創”。

〔4〕殺蝨　鄒輯本：“蝨，當作蝨。”“蝨”爲一種吸血蟲。《説文·蟲部》：“蝨，齧人蟲。”

〔5〕生川澤　《别録》：“生華陰。”

二五〇　旋覆花

旋覆花[1]　一名金沸草[2]，一名盛椹[3]。味鹹，温，有小毒[4]。治結氣[5]，脅下滿[6]，驚悸[7]，除水，去五臟間寒熱[8]，補中，下氣。膀胱留飲，風氣濕痹，皮間死肉，目中眵䁾，利大腸，通血脉，益色澤[9]。生平澤、川谷。五月採花，日乾，二十日成。

〔1〕旋覆花　《證類》各本，《唐本草》均同。《説文繫傳·草部》“覆”條，《爾雅·釋草》邢昺疏引《本草》均作“旋覆”。《御覽》卷九九一引《本草經》，《本草和名》卷上，《醫心方》卷一均作“旋復花”（顧輯本同）。森、筠輯本作“旋覆華”。尚、曹輯本作“旋复华”。

〔2〕一名金沸草　《經典釋文》卷三十第十三引《本草》，《御覽》引《本草經》，《爾雅·釋草》邢昺疏引《本草》均同。王輯本無。

〔3〕一名盛椹　《别録》：“一名戴椹。”《經典釋文》引《本草》“盛椹”同，又有：“一名戴葚。”《爾雅》邢昺疏引《本草》同《本經》、《别録》别名。王、姜輯本無。

〔4〕味鹹……小毒　《别録》：“甘，微冷利。”

〔5〕治結氣　《别録》：“消胸上痰結，唾如膠漆。”

〔6〕脅下滿　《别録》:“心脅痰水。”

〔7〕驚悸　敦本《唐本草》乙本無“驚”字。

〔8〕去五臟間寒熱　敦本《唐本草》乙本無“去五”。“五”,《千金翼》卷三無“五”字。

〔9〕膀胱……色澤　《通用藥》見“痰飲”條。

二五一　藜蘆

藜蘆〔1〕　**一名葱苒**〔2〕。**味辛,寒,有毒**〔3〕。**治蠱毒**〔4〕**,欬逆,泄利,腸澼**〔5〕**,頭瘍,疥瘙**〔6〕**,惡瘡**〔7〕**,殺諸蟲毒,去死肌。**噦逆,喉痺不通,鼻中息肉〔8〕。**生山谷**〔9〕。三月採根,陰乾〔10〕。不入湯。黄連爲之使。反細辛、芍藥、五參。惡大黄。

〔1〕藜蘆　《本草和名》卷上,《醫心方》卷一《御覽》卷九九〇引《本草經》,《吴氏本草》,《和名類聚抄》卷二十引《本草》均作“梨蘆”。尚、曹輯本作“藜芦”。筠輯本作“黎蘆”。

〔2〕一名葱苒　《御覽》卷九九〇引《本草經》“葱”作“苍”,《别録》:“一名葱茭。一名山葱。”《吴氏本草》(見《御覽》及《證類》卷十《嘉祐》注):“一名葱葵。一名山葱。一名豐蘆。一名蕙葵。”王、姜輯本無。森輯本“苒”作“苒”。《廣雅·釋草》:“藜蘆,蒽繭也。”

〔3〕味辛……有毒　《别録》:“苦,微寒。”《吴氏本草》:“《神農》、《雷公》:辛,有毒。《黄帝》:有毒。《岐伯》:鹹,有毒。《李氏》:大毒、大寒。《扁鵲》:苦,有毒。”按:《博物志》卷四引《神農經》:“藜蘆(毒),湯解之。”

〔4〕治蠱毒　“治”其上《御覽》引《本草經》有“主”字。又無“毒”以下主治文。

〔5〕泄利腸澼　《通用藥》見“腸澼下痢”條。

〔6〕疥瘙　《通用藥》見“暴風瘙癢”條。

〔7〕惡瘡　《别録》:“馬刀爛瘡。”《通用藥》見“惡瘡”條。孫、王輯本“瘡”作“創”。

〔8〕噦逆……息肉　《通用藥》見“鼻息肉”、“墮胎”二條。

〔9〕生山谷　《御覽》引《本草經》同。又“生泰山”(《别録》同)。

《范子計然》:“出河東。”

〔10〕三月……陰乾　《唐本草》(敦本)乙本及《吴氏本草》“三”均作“二”。《范子計然》:“黄白者善。”《吴氏本草》又:“大葉,根小相連。”

二五二　鈎吻

鈎吻〔1〕　一名野葛〔2〕。味辛,温,有大毒〔3〕。治金瘡〔4〕,乳痓〔5〕,中惡風,欬逆上氣〔6〕,水腫〔7〕,殺鬼疰,蠱毒〔8〕。破癥積,除脚膝痹痛,四肢拘攣,惡瘡,疥蟲,殺鳥獸〔9〕。生山谷〔10〕。正月採〔11〕。折之青烟出者名固活,甚熱,不入湯。半夏爲之使,惡黄芩。

〔1〕鈎吻　《唐本草》(敦本)乙本“鈎”訛作“釣”。《吴氏本草》(見《御覽》卷九九〇)名“秦鈎吻”。

〔2〕一名野葛　《御覽》卷九九〇“野”作“冶”。《吴氏本草》同,又:“一名毒根。”《别録》:“折之青烟出者名固活。”《肘後備急方》(見《外臺》卷三十一):“《本草》:一名野葛。又云:秦鈎吻。”《通用藥》“鬼疰尸疰”等條名“野葛”。

〔3〕味辛……大毒　《弘决外典鈔》卷四第十同。《吴氏本草》:“《神農》:辛。《雷公》:有毒,殺人。”姜輯本“大毒”作“有毒”。

〔4〕治金瘡　“治”,其上《御覽》引《本草經》有“主”字。孫、王輯本“瘡”作“創”。

〔5〕乳痓　《御覽》卷九九〇引《本草經》無。“乳痓”病可參見本書地榆條“婦人乳痓痛”注。

〔6〕欬逆上氣　《唐本草》(敦本)乙本無。

〔7〕水腫　《唐本草》(敦本)乙本無,“中……腫”《御覽》引《本草經》同。

〔8〕殺鬼……蠱毒　《唐本草》(敦本)乙本無。“鬼疰”、“蠱毒”,《御覽》引《本草經》互易。《通用藥》(野葛)見“鬼疰尸疰”條。森輯本“疰”作“注”。

〔9〕破癥……鳥獸　《通用藥》見“墮胎”條。

〔10〕生山谷　《御覽》引《本草經》無。《别録》:“生傅高及會稽、東野。”《吴氏本草》:“或生會稽、東冶(治)。”

〔11〕正月採　《吴氏本草》文。

二五三　射干

射干　一名烏扇，一名烏蒲[1]。味苦，平[2]，有毒。治欬逆上氣[3]，喉痹，咽痛，不得消息[4]，散結氣，腹中邪逆，食飲大熱[5]。久服令人虚。生川谷田野[6]。三月三日採根，陰乾。

〔1〕一名烏扇……烏蒲　《御覽》卷九九二引《本草經》,《本草和名》卷上及《香藥抄》本卷引《重定本草》均同，惟"蒲"均作"蒱"。《别録》："一名烏翣。一名烏吹，一名草薑。"《吴氏本草》(見《御覽》卷九九二)："一名黄遠。"王輯本無"烏扇"别名。

〔2〕平　《御覽》引《本草經》作"辛"。《别録》："微温。"

〔3〕治欬逆上氣　《御覽》引《本草經》同，以下主治文均無。《别録》："治老血在心脾間，欬唾，言語氣臭，散胸中熱氣。"《通用藥》見"上氣欬嗽"條。

〔4〕喉痹……消息　《通用藥》見"喉痹痛"條。"消息"，義為盛衰，增減。《周易・豐》："天地盈虚，與時消息。"又義為休息、休養。《晉書・謝玄列傳》："詔遣高手醫一人，令自消息。""不得消息"，指體内躁煩，不得安寧之義。

〔5〕食飲大熱　《香藥抄》本卷"飲"作"欲"字。

〔6〕生川谷田野　《御覽》引《本草經》："生川谷。"又："生南陽。"(《别録》同)

二五四　蛇含

蛇含[1]　一名蛇銜[2]。味苦，微寒，無毒。治驚癇，寒熱邪氣[3]，除熱，金瘡[4]，疽，痔，鼠瘻，惡瘡[5]，頭瘍。腹痛，濕痹，養胎，利小兒。生山谷[6]。八月採，陰乾。

〔1〕蛇含　《本草和名》卷上,《醫心方》卷一"蛇"均作"虵"。《千金翼》卷三據《唐本草》引《本經》文同。《大觀》(宋本),《政和》(金本),《大觀》(柯本),《本草和名》,《醫心方》"含"均作"全"(森、曹輯本同)。證類》原注："合是含字。"孫、顧、王諸輯本作"蛇合"。

〔2〕一名蛇銜　《通用藥》“惡瘡”條名“蛇銜”。《綱目》：“大葉者名龍銜。”盧輯本“銜”作“御”。莫輯本注：“亦即龍芽。”

〔3〕寒熱邪氣　《別録》：“治心腹邪氣。”

〔4〕金瘡　孫、王、森諸輯本“瘡”作“創”。

〔5〕惡瘡　《通用藥》見“惡瘡”條。《綱目》原本卷十六無“惡”字。孫、王輯本“瘡”作“創”。姜輯本無“惡”字。

〔6〕生山谷　《別録》：“生益州。”

二五五　恒山

恒山〔1〕　**一名玄草**〔2〕，一名七葉〔3〕。**味苦，寒，有毒**〔4〕。**治傷寒寒熱**〔5〕，**發温瘧**〔6〕，**鬼毒**〔7〕，**胸中痰結**〔8〕，**吐逆**〔9〕。水脹，洒洒惡寒，鼠瘻〔10〕。**生川谷**〔11〕。八月採根，陰乾〔12〕。畏玉札。

〔1〕恒山　即常山之古名。《本草和名》卷上，《醫心方》卷一均同（孫、尚、曹、筠諸輯本同）。《御覽》卷九九二引《本草經》“恒”作“恒”，缺末筆；《大觀》（宋本），《政和》（金本），《萬安方》卷六十，《綱目》原本卷十七上均作“常”，皆係避宋帝趙恒（真宗）諱字。

〔2〕一名玄草　《御覽》卷九九二引《本草經》“玄”字缺末筆，蓋避宋始祖玄朗諱名。《吴氏本草》（見《御覽》卷九九二），《證類》各本“玄”均作“互”（孫、顧、姜、森、莫、尚、曹、筠諸輯本均同）。莫輯本注：“互，當爲恒。如嫦娥稱姮蛾之例。”王輯本無此别名。按：“互”應係“玄”字之訛。

〔3〕一名七葉　《吴氏本草》文。

〔4〕味苦……有毒　《別録》：“辛，微寒。”《吴氏本草》：“《神農》、《岐伯》：苦。《李氏》：大寒。《桐君》：辛，有毒。”

〔5〕治傷寒寒熱　《御覽》引《本草經》無“寒熱”。

〔6〕發温瘧　《政和》（金本）“發”作墨字，其上有墨字“熱”。《大觀》（宋本）“熱發”爲二白字。《御覽》引《本草經》及《唐本草》（敦本）乙本“發”字均作《本經》文，今從之。《通用藥》見“温瘧”條。王、森輯本“發”上有“熱”字，與上一“熱”字叠。

〔7〕鬼毒　《御覽》引《本草經》同。《別録》：“治鬼蠱往來。”

〔8〕胸中痰結 《御覽》引《本草經》無“痰”字。森輯本“痰”作“淡”（系“痰”之古俗寫）。

〔9〕吐逆 《御覽》引《本草經》同。

〔10〕水脹……鼠瘻 《通用藥》見“瘻瘡”條。

〔11〕生川谷 《御覽》引《本草經》同。又：“生益州。”《別録》：“生益州及漢中。”

〔12〕八月……陰乾 《唐本草》（敦本）乙本無“陰”字。《吴氏本草》作：“二月、八月採。”

二五六 蜀漆

蜀漆〔1〕 **味辛，平，有毒**〔2〕。**治瘧**〔3〕**，及欬逆，寒熱**〔4〕**，腹中癥堅，痞結**〔5〕**，積聚**〔6〕**，邪氣，蠱毒**〔7〕**，鬼疰**〔8〕。胸中邪結。**生川谷**〔9〕。恒山苗也。五月採葉，陰乾〔10〕。吐出之〔11〕。栝樓爲之使，惡貫衆。

〔1〕蜀漆 《本草和名》卷上，《醫心方》卷一均名“蜀柒苿”。《吴氏本草》（見《御覽》卷九九二）名“蜀漆葉”，又：“一名恒山。”《集注·七情表》（敦本）作“蜀柒”。

〔2〕味辛……有毒 《別録》：“微温。”《吴氏本草》（見《御覽》）：“《神農》、《岐伯》、《雷公》：辛，有毒。《黄帝》：辛。一經：酸。”《別録》：“微温。”

〔3〕治瘧 《御覽》卷九九二引《本草經》“瘧”訛作“瘡”。《通用藥》見“温瘧”條。

〔4〕寒熱 《御覽》引《本草經》同。

〔5〕痞結 即“痞”病，古又作“否”、“脴”。《釋名·釋疾病》：“脴，否也。氣否（痞）結也。”《病源》卷二十“諸否候”：“榮衛不和，陰陽隔絶，腑臟否（痞）寒而不宣，故謂之否（痞）……其病之候，但腹内氣結脹滿閉塞不通，有時壯熱。”

〔6〕腹中……積聚 《御覽》引《本草經》無“中”及“痞結積聚”。《綱目》原本卷十七無“結”字（姜輯本同）。盧輯本“癥”、“堅”互易。

〔7〕邪氣……蠱毒 《御覽》引《本草經》同。

〔8〕鬼疰 《御覽》引《本草經》“疰”作“蛀”，又無以下文字。森輯

本“疰”作“注”。

〔9〕生川谷　《御覽》引《本草經》無。《别録》：“生江林山及蜀漢中。”

〔10〕恒山……陰乾　《吴氏本草》：“如漆葉、藍菁相似，五月採。”《證類》各本“恒”均作“常”。

〔11〕吐出之　指本藥有催吐作用。

二五七　甘遂

甘遂　一名主田〔1〕。**味苦，寒，有毒**〔2〕。**治大腹疝瘕，腹滿**〔3〕，**面目浮腫**〔4〕，**留飲，宿食**〔5〕，**破癥堅積聚，利水、穀道**〔6〕。皮中痞熱，氣腫滿〔7〕。**生川谷**〔8〕。二月採根，陰乾〔9〕。瓜蒂爲之使。惡遠志。反甘草。

〔1〕一名主田　《御覽》卷九九三引《本草經》無。《别録》：“一名甘藁。一名陵藁。一名陵澤。一名重澤。”《吴氏本草經》（見《御覽》卷九九三）同，又有：“一名日澤。一名重澤。一名鬼醜。一名陵藁。一名甘藁。一名苦澤。”姜輯本無。

〔2〕味苦……有毒　《别録》：“甘。大寒。”《吴氏本草經》：“《神農》、《桐君》：苦，有毒。《岐伯》、《雷公》：有毒。”

〔3〕治大腹……腹滿　《唐本草》（敦本）乙本無“滿”字。《御覽》引《本草經》同，惟“腹”作“脹”。《通用藥》見“大腹水腫”條。

〔4〕面目浮腫　《御覽》引《本草經》同。

〔5〕留飲宿食　《唐本草》（敦本）乙本無“留”字。《御覽》引《本草經》“留”上有“除”。

〔6〕破癥……穀道　《御覽》引《本草經》無。《别録》：“下五水，散膀胱留熱。”

〔7〕皮中……腫滿　《通用藥》見“痰飲”條。

〔8〕生川谷　《御覽》引《本草經》同。又：“出中山”。《别録》：“生中山。”

〔9〕二月：……陰乾　《吴氏本草經》作：“須二月、八月採。”

二五八　白蘞

白蘞〔1〕　**一名菟核，一名白草**〔2〕。**味苦，平，無毒**〔3〕。**治癰腫，**

疽，瘡[4]，散結氣，止痛，除熱[5]，目中赤，小兒驚癇[6]，温瘧，女子陰[7]中腫痛。下赤白[8]。生山谷[9]。二月、八月採根，曝乾。代赭爲之使。反烏頭。

〔1〕白蘞　《説文·草部》"蘞"條作"白蘞"。敦本《唐本草》乙本破損不存。《綱目》原本卷十八作"白蘞根"。盧、顧、姜、森、莫、筠諸輯本均作"白歛"。尚輯本作"白斂"。曹輯本作"白莶"。

〔2〕一名菟……白草　《唐本草》（敦本）乙本同。《别録》："一名白根。一名崑崙。"王輯本無此二别名。姜輯本無"白草"别名。《説文繫傳·草部》"蘞"條引《本草》"菟核"作"兔荄"。

〔3〕味苦……無毒　《唐本草》（敦本）乙本無"平"字。《别録》："甘，微寒。"

〔4〕治癰……瘡　《通用藥》見"癰疽"，"惡瘡"二條。

〔5〕除熱　《别録》："殺火毒。"

〔6〕小兒驚癇　《通用藥》見"癲癇"條。

〔7〕陰　《唐本草》（敦本）乙本訛作"除"。

〔8〕下赤白　姜輯本作《本經》文"帶下赤白"。

〔9〕生山谷　《唐本草》（敦本）乙本原卷此下破損。《别録》："生衡山。"

二五九　青葙子

青葙子[1]　一名草蒿[2]，一名萋蒿。味[3]苦，微寒，無毒。治邪氣，皮膚中[4]熱，風瘙身癢[5]，殺三蟲[6]。

子[7]，名草决明，治唇口青，生平谷道傍。三月採莖葉，陰乾。五月、六月採子[8]。

〔1〕青葙子　《醫心方》卷一，《和名類聚抄》卷二十引《本草》均作"青葙（姜、森、蔡諸輯本同）。

〔2〕一名草……萋蒿　王輯本無此二别名。

〔3〕味　《唐本草》（敦本）乙本無。

〔4〕中　《唐本草》（敦本）乙本無。

〔5〕風瘙身癢　《通用藥》見"暴風瘙癢"條。姜輯本"瘙"作"搔"。

《病源》卷二“風瘙癢候”：“此由游風在於皮膚，逢寒則身體疼痛。遇熱則瘙癢。”

〔6〕殺三蟲　《别録》：“惡瘡疥蝨，下部䘌瘡”。《通用藥》見“䘌”，“寸白”，“惡瘡”諸條。“三蟲”即長蟲，赤蟲及蟯蟲。可參見本書天門冬條注。

〔7〕子　其上《唐本草》（敦本）乙本有“其”字。

〔8〕三月……採子　《唐本草》（敦本）乙本無“葉”字。金本《政和》“五……子”訛作白字。

二六〇　雚菌

雚菌〔1〕　一名雚蘆〔2〕。味鹹，平，有小毒〔3〕。治心痛，温中，去長蟲，白癬〔4〕，蟯蟲，蛇螫毒，癥瘕，諸蟲〔5〕。生東海池澤及渤海〔6〕。八月採，陰乾。

〔1〕雚（huán環）菌　《千金·七情表》真本訛作“藿菌”。

〔2〕一名雚蘆　王輯本無。

〔3〕味鹹……小毒　《别録》：“甘，微温。”

〔4〕白癬　“癬”，《證類》各本作“瘫”，乃“瘫”字形訛。“瘫”爲“癬”之俗寫。《集韵·上·獮》：“癬，《説文》‘乾瘍也’。或作‘瘫’。《病源》卷三十五“癬候”：“癬病之狀，皮膚隱疹如錢文，漸漸增長，或圓，或斜，癢痛有匡。郭裹生蟲，搔之有汁。”白癬爲癬病之一，外形色白者。

〔5〕諸蟲　《别録》：“疽蝸，去蚘蟲，寸白，惡瘡。”《通用藥》見“蚘蟲”，“惡瘡”二條。

〔6〕生東海……渤海　《别録》：“生章武。”“勃海”即“渤海”。在先秦古籍中泛指山東半島之北的海域。《山海經·海内西經》：“河水出東北隅，以行其北，西南又入渤海。”《史記·封禪書》：“皆在齊北並勃海。”同上書《高祖本紀》：“北有渤海之利。”

二六一　白及

白及〔1〕　一名甘根，一名連及草〔2〕。味苦，平，無毒〔3〕。治癰腫〔4〕，惡瘡〔5〕，敗疽〔6〕，傷陰〔7〕，死肌〔8〕，胃中邪氣，賊風〔9〕，鬼擊，痱緩不收〔10〕。除白癬疥蟲。生川谷〔11〕。紫石英爲之使。惡理石。畏李核、杏仁。

〔1〕白及　《證類》諸本，《萬安方》卷六十均同。《本草和名》卷上，《醫心方》卷一“及”均作“芨”。

〔2〕一名甘……連及草　《吴氏本草》（見《御覽》卷九九〇）及《證類》卷十：“一名臼根。”王輯本無“連及草”别名。莫輯本“連”作“連”。

〔3〕味苦……無毒　《御覽》卷九九〇引《本草經》“平”作“辛”。《别録》：“辛，微寒。”《吴氏本草》：“《神農》、《黄帝》：辛。《李氏》：大寒。《雷公》：辛，無毒。”

〔4〕治癰腫　《御覽》引《本草經》自“治”以下至“敗疽”文同。《通用藥》見“癰疽”條。

〔5〕惡瘡　《通用藥》見“惡瘡”條。孫、王輯本“瘡”作“創”。

〔6〕敗疽　“敗”字義爲毁壞，潰爛。《素問·診要經終論》：“此十二經之所敗也。”王冰注：“敗，壞也。”《釋名·釋言語》：“敗，潰也。”《説文·貝部》：“敗，毁也。”故“敗疽”即壞疽，指疽病潰爛者。

〔7〕傷陰　《御覽》引《本草經》無“傷”以下主治文。

〔8〕死肌　肌肉失去知覺。參見本書菊花條“皮膚死肌”注。

〔9〕賊風　《通用藥》見“賊風攣痛”條。

〔10〕痱緩不收　姜輯本“收”訛作“休”。“痱”爲風病，又稱“風痱”。《説文·疒部》：“痱，風病也。”《漢書·賈誼列傳》：“又類辟，且病痱。”《靈樞·熱病》：“痱之爲病也。身無痛者，四肢不收，智亂不甚。”《病源》卷一“風痱候”：“風痱之狀，身體無痛，四肢不收，神智不亂，一臂不隨者，風痱也。”“收”字義爲守，或斂。《吕氏春秋·論人》：“不可收也。”高誘注：“收，守。”《小爾雅·廣言》：“收，斂也。”“痱緩不收”指風痱病的肢體肌肉弛緩，動作失控病狀。

〔11〕生川谷　《御覽》引《本草經》：“生北山。”《别録》：“生北山。”又：“冤句及越山。”《吴氏本草》：“葉如生薑、藜蘆也。十月花，直上紫赤。根白，連。二月、八月九月採。生宛（冤）句。”

二六二　大戟

大戟[1]　一名邛鉅[2]。味苦，寒，有小毒[3]。治蠱毒，十二水[4]，腹滿急痛，積聚，中風，皮膚疼痛，吐逆。頸腋癰腫，頭痛，發汗，利大小腸[5]。生常山[6]。十二月採根，陰乾[7]。反甘草。

〔1〕大戟　《經典釋文》卷三十，第十三"鉅"條引《本草》作"大載"。王輯本作"大蕺"。

〔2〕一名邛鉅　《爾雅·釋草》"蕎"條邢昺疏引《本草》,《經典釋文》卷三十，第十三均同。邢昺疏引《本草》又有:"苗名澤漆。"《御覽》卷九九二引《本草經》同，又無以下文字。森、莫輯本"邛"作"印"。

〔3〕味苦……小毒　《別録》:"甘，大寒。"

〔4〕十二水　《通用藥》見"大腹水腫"條。"十二水"，可參見海藻條注。

〔5〕頸腋……小腸　《通用藥》見"墮胎"條。

〔6〕生常山　《經典釋文》引《本草》:"今近道處處有。"

〔7〕十二月……陰乾　《唐本草》(敦本)乙本無"十"字。

二六三　澤漆

澤漆[1]　一名漆莖[2]。味苦，微寒，無毒[3]。治皮膚熱，大腹水氣[4]，四肢面目浮腫，丈夫陰氣不足[5]。利大小腸，明目，輕身。生川澤[6]。大戟苗也。三月三日、七月七日採莖葉，陰乾[7]。小豆爲之使。惡薯蕷。

〔1〕澤漆　《本草和名》卷上,《醫心方》卷一,《集注·七情表》(敦本)"漆"均作"柒"。尚、曹輯本作"泽漆"。

〔2〕一名漆莖　姜輯本作《本經》文。

〔3〕味苦……無毒　《唐本草》(敦本)乙本"無"爲朱字，"毒"爲墨字。《別録》:"辛。"

〔4〕大腹水氣　《通用藥》見"大腹水腫"條。

〔5〕丈夫陰氣不足　與五味子條"益男子精"主治相同。

〔6〕生川澤　《別録》:"生泰山。"

〔7〕大戟……陰乾　敦本《唐本草》乙本無"莖葉"二字。

二六四　茵芋

茵[1]芋　一名莞草，一名卑共，味苦，温，有毒[2]。治五臟邪氣[3]，心腹寒熱，羸瘦，如瘧狀，發作有時[4]，諸關節風濕痹痛[5]，生川谷[6]。三月三日採葉，陰乾。

〔1〕茵　《本草和名》卷上，《醫心方》卷一均作"茵"。

〔2〕味苦……有毒　《别録》："微温。"

〔3〕治五臟邪氣　《通用藥》見"賊風攣痛"條。

〔4〕如瘧……有時　《大觀》（宋本）"如"爲墨字，今據《唐本草》（敦本）乙本（作朱字）及《政和》（金本）作白字。《通用藥》見"温瘧"條。森輯本無"如"字。

〔5〕諸關……痹痛　《别録》："治久風濕走四肢，脚弱。"《通用藥》見"久風濕痹"條。

〔6〕生川谷　《别録》："生泰山。"

二六五　貫衆

貫衆[1]　一名貫節，一名貫渠，一名百頭，一名虎卷，一名扁苻[2]。味苦，微寒，有毒[3]。治腹中邪熱[4]氣，諸毒[5]，殺三蟲[6]。破癥瘕，除頭風，止金瘡。生山谷[7]。二月、八月採根，陰乾[8]。藿菌爲之使。

〔1〕貫衆　《長生療養方》卷上作"貫首"。尚、曹輯本作"貫众"。

〔2〕一名貫節……苻　《唐本草》（敦本）乙本及《證類》各本均同。《千金翼》卷三及《御覽》卷九九〇引《本草經》"苻"均作"符"（顧、姜輯本同。《别録》："一名伯萍。一名樂藻。此謂之草鴟頭。"《經典釋文》卷三十第十三引《本草》及《爾雅·釋草》邢昺疏引《本草》"扁苻"均作"萹苻"，"樂藻"均作"藥藻"。"伯萍"，《釋文》本作"伯藥"，邢疏本作"伯䔊"。又，"草鴟頭"三字《釋文》本作"草鵄頭"，邢疏本作"鵄頭"。《吴氏本草》（見《御覽》）："一名貫來。一名貫中。一名渠母。一名貫鐘。一名伯芹。一名藥藻。一名扁符。一名黄鐘。"盧輯本"苻"作"府"。王輯本僅"扁府"别名。莫輯本注："渠，疑即濼字。"

〔3〕味苦……有毒　《吴氏本草》："《神農》、《岐伯》：苦，有毒。《桐君》、

《扁鵲》：苦。一經：甘，有毒。《黄帝》：鹹，酸。一（經）：苦，無毒。"

〔4〕熱　《御覽》引《本草經》無。

〔5〕諸毒　《御覽》引《本草經》同。

〔6〕殺三蟲　"蟲"《御覽》引《本草經》訛作"蠱"。《别録》："去寸白。"《通用藥》見"寸白"條。

〔7〕生山谷　《御覽》引《本草經》同。又："生玄山。亦生宛（冤）句。"《别録》："生玄山及冤句，少室山。"

〔8〕二月……陰乾　《吴普本草》："葉青黄，兩兩相對。莖黑，毛聚生。冬夏不死。四月花白。七月實黑。聚相連卷，旁行生。三月、八月採根。五月採葉。"

二六六　蕘花

蕘花[1]　味苦，寒，有毒[2]。治傷寒，温瘧，下十二水[3]，破積聚大堅，癥瘕，蕩滌腸胃中留癖飲食[4]，寒熱邪氣，利水道。痰飲，欬嗽[5]。**生川谷[6]。**六月採花，陰乾。

〔1〕蕘（yáo 饒）花　尚、曹輯本作"荛华"。筠輯本作"華"。

〔2〕味苦……有毒　《别録》："辛，微寒。"

〔3〕下十二水　《唐本草》（敦本）乙本無"下"字。《通用藥》見"大腹水腫"條。"十二水"，参見海藻條注。

〔4〕蕩滌……飲食　《綱目》原本卷十七無"胃"字。姜、莫輯本"腸胃"作"胸"。

〔5〕痰飲欬嗽　《通用藥》見"痰飲"條。

〔6〕生川谷　《别録》："生咸陽及河南，中牟。"

二六七　牙子

牙子[1]　一名狼牙[2]。味苦，寒，有毒[3]。治邪氣[4]，熱氣[5]，疥瘙，惡瘍，瘡，痔[6]，去白蟲[7]。生川谷[8]。八月採根，曝乾。中濕腐爛，生衣者殺人[9]。蕪荑爲之使，惡地榆，棗肌。

〔1〕牙子　《本草和名》卷上，《醫心方》卷一"牙"均作"㸦"，係"牙"之古俗字。《御覽》卷九九三引《本草經》，《吴氏本草》，《通用藥》

“寸白”條，《綱目》卷十七均名“狼牙”。王輯本“牙”作“㸦”，森輯本名“狼㸦”。

〔2〕一名狼牙 《御覽》引《本草經》作：“一名牙子。”《别録》：“一名狼齒。一名狼子。一名犬牙。”《吴氏本草》：“一名支蘭。一名狼齒。一名犬牙。一名抱牙。”森輯本：“一名牙子。”

〔3〕味苦……有毒 《唐本草》（敦本）乙本無“有毒”二字。《别録》：“酸。”《吴氏本草》（見《御覽》）：“《神農》、《黄帝》：苦，有毒。《桐君》：鹹。《岐伯》、《雷公》、《扁鵲》：苦，無毒。”

〔4〕治邪氣 《御覽》引《本草經》無。

〔5〕熱氣 《御覽》引《本草經》，《香字抄》均無。《唐本草》（敦本）乙本作“熱”。

〔6〕疥瘙……痔 《唐本草》（敦本）乙本無“瘍”《御覽》引《本草經》作“疥痔”。孫、王輯本“瘡”作“創”。

〔7〕去白蟲 《御覽》引《本草經》同。《通用藥》（狼牙）見“寸白”條。

〔8〕生川谷 《御覽》引《本草經》同。又：“生淮南。”《别録》：“生淮南及冤句。”

〔9〕八月……殺人 《唐本草》（敦本）無“曝乾中”，“爛”諸字。《吴氏本草》：“葉青。根黄赤。六月、七月花。八月實黑。正月、八月採根。”

二六八　羊躑躅

羊躑躅〔1〕 一名玉枝。味辛，温，有大毒〔2〕。治賊風在皮膚中淫淫痛〔3〕，温瘧〔4〕，惡毒〔5〕，諸痹〔6〕。生川谷〔7〕。三月採花，陰乾〔8〕。

〔1〕羊踯躅（zhí zhú 直逐）《醫心方》卷一“躅”作“蠋”。《吴氏本草》（見《御覽》卷九九二）名“羊踯躅花”（蔡輯本同）。《通用藥》“墮胎”條名“踯躅”。尚、曹輯本“躑”作“踯”。筠輯本作“躑躅”。

〔2〕味辛……大毒 《御覽》引《本草經》脱“有大毒”。《吴氏本草》：“《神農》、《雷公》：辛，有毒。”

〔3〕治賊風……淫痛 《御覽》卷九九二引《本草經》及《吴氏本草》

均作“治賊風”三字。《唐本草》(敦本)乙本“淫淫”作“淫”。《長生療養方》卷二無“膚”字。《通用藥》見“風眩”條。“淫淫”爲形容流行移動之辭。《楚辭·哀郢》:“涕淫淫其若霰。”王逸注:“淫淫,流貌也。”《漢書·司馬相如列傳》集注引郭璞:“淫淫,羣行貌。”

〔4〕温瘧　《御覽》引《本草經》及《吴氏本草》均無。

〔5〕惡毒　《别録》:“邪氣,鬼疰,蠱毒。”《吴氏本草》在“毒”後有“諸邪氣”三字。

〔6〕諸痹　《御覽》引《本草經》作“濕痹”。《唐本草》(敦本)乙本“痹”下有“邪氣”二朱字。

〔7〕生川谷　《御覽》引《本草經》同。又:“生太行山。”《别録》:“生太行山及淮南山。”《吴氏本草》:“生淮南。”

〔8〕三月……陰乾　《一切經音義》卷三十八“躑躅花”條引《本草》作:“三月採,其花黄色或五色。”(《續一切經音義》卷五“躑躅葉”條引《本草》大同)

二六九　芫花

芫花〔1〕　**一名去水**〔2〕。**味辛,温,有小毒**〔3〕。**治欬逆上氣**〔4〕,**喉鳴,喘**〔5〕,**咽腫**〔6〕,**短氣**〔7〕,**蠱毒**〔8〕,**鬼瘧**〔9〕,**疝瘕**〔10〕,**癰腫**〔11〕,**殺蟲、魚**〔12〕。喜唾,水腫,五水在五臟皮膚及腰痛下寒毒肉毒,久服令人虚〔13〕。**生川谷**〔14〕。三月三日採花,陰乾〔15〕。決明爲之使。反甘草。

〔1〕芫花　《證類》各本,《集注·七情表》(敦本)均同(顧、王、莫諸輯本同)。《御覽》卷九九二引《本草經》,《千金·七情表》(真本),《萬安方》卷五十九“花”均作“華”(孫、森、筠諸輯本同)。莫輯本注:“《爾雅》作杬草,木偏旁通。”

〔2〕一名去水　《御覽》引《本草經》同。《别録》:“一名毒魚。一名杜芫。”《吴氏本草》(見《御覽》卷九九二及《證類》卷十四)同。又:“一名敗華。一名兒草根(《證類》無“根”字)。一名黄大戟。”《説文繫傳·草部》“芫”條引《本草》:“一名杬。”王輯本無。

〔3〕味辛……小毒　《别録》:“苦,微温。”《吴氏本草》:“《神農》、《黄

帝》：有毒。《扁鵲》、《岐伯》：苦。《李氏》：大寒。”敦本《唐本草》乙本“有小毒”作墨字《别録》文。

〔4〕治欬逆上氣 《御覽》引《本草經》同。《别録》：“消胸中痰水。”

〔5〕喘 《唐本草》（敦本）乙本無。

〔6〕咽腫 《紹興》（二十八卷本）無“腫”字。

〔7〕短氣 盧、森、莫諸輯本作“氣短”。

〔8〕蠱毒 《綱目》原本卷十七作“蟲毒”。

〔9〕鬼瘧 《通用藥》見“温瘧”條。

〔10〕疝瘕 《通用藥》見“積聚癥瘕”條。

〔11〕喉鳴……癰腫 《御覽》引《本草經》無。

〔12〕魚 《御覽》引《本草經》無。

〔13〕喜唾……令人虚 按：自“五水”至“肉毒”諸字《千金翼》卷三引文全同，疑有錯簡文。《通用藥》見“大腹水腫”，“痰飲”諸條。

〔14〕生川谷 《御覽》引《本草經》作：“生淮原。”《别録》：“生淮源。”

〔15〕三月……陰乾 《政和》（金本）無“三日”，今據《唐本草》（敦本）乙本、《大觀》（宋本）及《千金翼》卷三引文補。

〔附〕：芫花根（芫花副品）本藥《證類》各本、《唐本草》等均無《本經》佚文《别録》：“其根名蜀桑根。療疥瘡。可用毒魚。”《吴氏本草》：“芫花根，一名赤芫根。”《别録》缺性、味、毒。《吴氏本草》：“（根）《神農》、《雷公》：苦，有毒。生邯鄲。九月、八月採，陰乾。久服令人泄。可用毒殺魚。”

二七〇 商陸

商陸〔1〕 一名募根〔2〕。味辛，平，有毒〔3〕。治水脹〔4〕，疝瘕，痹〔5〕，熨除癰腫〔6〕，殺鬼精物。腹滿洪直，疏五臟。生川谷〔7〕。如人形者有神。

〔1〕商陸 《爾雅·釋草》邢昺疏引《本草》作“蓫陸”。《萬安方》卷五十九作“蓫陸”。尚、曹輯本作“商陸”。

〔2〕一名募根 《證類》各本,《千金翼》卷三,《本草和名》卷上均同(尚、筠輯本同)。《爾雅·釋草》郭璞注引《本草》:“别名薚。”盧輯本:“募”訛“葛”。顧、王、森、莫、曹諸輯本“募”作:“蓫。”姜輯本無。按“募”爲“蓫”之異寫。假爲商。《廣韵》:“蓫音湯。與薚同。”《爾雅》邢疏引《本草》:“一名蕩根。一名夜呼。”

〔3〕味辛……有毒 《别録》:“酸。”

〔4〕治水脹 《别録》:“治胸中邪氣,水腫,散水氣。”《通用藥》見“大腹水腫”條。盧、姜、莫諸輯本“脹”作“腫”。“水脹”,即水腫。《靈樞·五癃津液别》:“水溢則爲水脹。”同上,又:“邪氣内逆,則氣爲之閉塞而不行,不行則爲水脹。”《千金要方》卷二十一“水脹第四”:“水脹,脹而四肢面目俱腫。”

〔5〕痹 《别録》:“痿痹。”

〔6〕熨除癰腫 《長生療養方》卷二作“主癰腫”。“熨”字的本義是火斗。《太平御覽》卷七百十二引《通俗文》:“火斗曰熨。”但在古醫書中則用作以温熱器物(如巾絮之類)外敷皮膚患所的外治法。如《靈樞·經筋》:“在内者熨、引、飲藥。”同上書“周痹”:“熨而通之。”而在同上書的“壽夭剛柔”篇中則記述了用綿絮漬藥酒温熨的具體方法。

〔7〕生川谷 《别録》:“生咸陽。”

二七一　羊蹄

羊蹄〔1〕 **一名東方宿,一名連蟲陸,一名鬼目**〔2〕。**味苦,寒,無毒**〔3〕。**治頭禿,疥瘙**〔4〕,**除熱**〔5〕,**女子陰蝕**。浸淫,疽,痔,殺蟲。生川澤〔6〕。

〔1〕羊蹄 《御覽》卷九九五“羊桃”條同,又同書卷九九八“鬼目”條則名“鬼目”。蔡輯本作“羊蹄根”。

〔2〕一名東……鬼目 《御覽》卷九九五“羊桃”條引《本草經》同。《别録》:“一名蓄。”王輯本僅有“鬼目”别名。

〔3〕味苦……無毒 《御覽》引《本草經》無以下文字。

〔4〕治頭……疥瘙 《長生療養方》卷二作“主癧瘍,疥癬”。

〔5〕除熱 《醫心方》卷三十引《本草》無“熱”字。

〔6〕生川澤　《别録》："生陳留。"

二七二　萹蓄

萹蓄[1]　一名萹竹[2]。味[3]苦，平，無毒。治浸淫[4]，疥瘙，疽，痔[5]，殺三蟲。治女子陰蝕。生山谷[6]。五月採，陰乾。

〔1〕萹蓄　《御覽》卷九九八"茿"條引《本草經》名"萹萹"。

〔2〕一名萹竹　《證類》各本，《唐本草》均無。今據《御覽》引《本草經》文。《吴氏本草》："一名畜辯。一名萹蔓。"

〔3〕味　《御覽》引《本草經》無以下文字。

〔4〕浸淫　皮膚病名。見《素問·氣交變大論》及《金匱要略·瘡癰腸癰浸淫病脉證并治》。《病源》卷三十五"浸淫瘡候"："發於肌膚，初生甚小，先癢後痛而成瘡，汁出浸漬肌肉，浸淫漸濶乃遍體……以其漸漸增長，因名浸淫也。"

〔5〕痔　《通用藥》見"五痔"條。

〔6〕生山谷　《别録》："生東萊。"

二七三　狼毒

狼毒　一名續毒[1]。味辛，平，有大毒[2]。治欬逆上氣，破積聚[3]，飲食寒熱，水氣，惡瘡，鼠瘻[4]，疽蝕[5]，鬼精，蠱毒，殺飛鳥走獸。脅下積癖。生山谷[6]。二月、八月採根，陰乾。陳而沉水者良。大豆爲之使。惡麥句薑。

〔1〕一名續毒　姜輯本無。

〔2〕有大毒　《博物志》卷四引《神農經》："狼毒（毒），占斯解之。"

〔3〕破積聚　《通用藥》見"積聚癥瘕"條。

〔4〕鼠瘻　《通用藥》見"瘻瘡"條。

〔5〕疽蝕　指疽病潰腐者。参見本書黄芩條注。

〔6〕生山谷　《别録》："生秦亭及奉高。"

二七四　鬼臼

鬼臼　一名爵犀，一名馬目毒公，一名九臼[1]。味辛，温，有毒[2]。主殺蠱毒[3]，鬼疰，精物[4]，辟惡氣不祥，逐邪，解百毒。欬嗽，喉結，風邪，去目中膚翳，殺大毒[5]。生山谷[6]。二月、八月採根[7]。不入湯。畏垣衣。

〔1〕一名爵……九臼　《別録》："一名天臼，一名解毒。"《吴氏本草經》（見《御覽》卷九九三）："一名九臼。一名天臼。一名雀犀。一名馬目公。一名解毒。"盧、莫輯本"爵犀"二字互易。王輯本無此二名。

〔2〕味辛……有毒　《別録》："微温"《大觀》（柯本）"微温"作白字）。

〔3〕主殺蠱毒　《通用藥》見"中蠱"條。

〔4〕鬼疰精物　《別録》："煩惑失魄，妄見。"《通用藥》見"鬼疰尸疰"條。森輯本"疰"作"注"。

〔5〕欬嗽……大毒　《通用藥》（馬目毒公）見"目膚翳"條。

〔6〕生山谷　《別録》："生九真及冤句。"

〔7〕二月……採根　《吴氏本草經》文。

二七五　白頭翁

白頭翁[1]　一名野丈人，一名胡王使者[2]。味苦，温，有毒[3]。治温瘧[4]，狂易[5]，寒熱[6]，癥瘕積聚[7]，癭氣[8]，逐血，止痛[9]，治金瘡[10]。鼻衄。生山谷及田野[11]。四月採。

〔1〕白頭翁　《本草和名》卷上"翁"作"公"（森、筠輯本同），係通假字。《醫心方》卷一無此藥名。

〔2〕一名野……使者　《御覽》卷九九〇引《本草經》同。《別録》："一名奈何草。"《吴氏本草》（見《御覽》卷九九〇）同。王輯本僅有"野丈人"別名。

〔3〕味苦……有毒　《御覽》卷九九〇引《本草經》"有毒"作"無毒"，同書引《吴氏本草》："《神農》、《扁鵲》：苦，無毒。"《唐本草》及《證類》各本均作"無毒、有毒"四字。（姜、森輯本作"無毒"），且白字、墨字混淆，今從"有毒"之文，其理由可參見著者《輯復神農本草經的研究》第五章・五"藥毒"及第七章"本經藥物毒性考"。

〔4〕治温瘧　《御覽》卷九九〇引《本草經》同。《通用藥》見"温瘧"條。

〔5〕狂昜　《大觀》(宋本),《千金翼》卷三“昜”訛“易”(盧、顧、王、姜、森、莫、尚、筠諸輯本同),《綱目》原本卷十二訛“鍚”。《吴氏本草》作“治氣狂”。按:“昜”音羊。《漢書·地理志上》:“交趾部，曲昜縣。”顔師古注:“昜，古陽字。”《説文·勿部》段注:“昜，此陰陽正字也。陰陽行而侌昜廢矣。”“狂昜”，即“狂陽”或“陽狂”，與“氣狂”之義同，均古病名。

〔6〕寒熱　《吴氏本草》同。

〔7〕癥瘕積聚　《御覽》引《本草經》無。

〔8〕瘻氣　《御覽》引《本草經》同，但無以下主治文。《通用藥》見“瘻瘤”條。“瘻氣”，即“瘻瘤”或“瘻瘤氣”，可參見本書海藻條注。

〔9〕止痛　《吴氏本草》同。《綱目》原本作“止腹痛”(姜輯本同)。

〔10〕治金瘡　《通用藥》見“金瘡”條。王、森輯本“瘡”作“創”。

〔11〕生山谷及田野　《御覽》引《本草經》:“生川谷”，又:“生嵩山”(《别録》同)。金本“嵩”訛作“高”,《吴氏本草》同。

二七六　羊桃

羊桃　一名鬼桃，一名羊腸〔1〕。味苦，寒，有毒〔2〕。治熛熱〔3〕，身暴赤色，風水〔4〕，積聚〔5〕，惡瘍，除小兒熱，生山林川谷及田野。二月採，陰乾，可作浴湯。

〔1〕一名鬼……羊腸　《本草和名》卷上作“服”。《别録》:“一名萇楚。一名御弋。一名銚弋。”《經典釋文》卷六(《毛詩音義·中》)“隰有萇楚”條引《本草》:“(萇楚)，一名羊腸，一名羊桃。”《爾雅·釋草》邢昺疏引《本草》:“銚芅名羊桃。”王輯本僅有“羊腸”别名。

〔2〕味苦……有毒　《大觀》(柯本)“有毒”作白字。

〔3〕熛熱　“熛”字義爲急速。《史記·禮書》:“輕利剽遬，卒如熛風。”正義:“熛風，急也。”《六臣文選·嘯賦》:“氣衝鬱而熛起。”李善注:“熛起，言疾。”“熛熱”指突然發作的急性熱病。一説，“熛”指“熛疽”病。“熛熱”即熛疽兼發熱者。可參見本書積雪草條“赤熛”注。

〔4〕風水　古病名，水病的一種。在《素問》的“評熱病論”及“水熱穴論”及《金匱要略·水氣病脉證并治》等書均對風水的病因、證狀作了論

述。《病源》卷二十一“風水候”謂其“水散溢皮膚，又與風相搏，故云風水也”。

〔5〕積聚　《别録》：“去五臟五水，大腹，利小便，益氣。”

二七七　女青

女青〔1〕一名雀瓢〔2〕。味辛，平，有毒〔3〕。治蠱毒〔4〕，逐邪惡氣〔5〕，殺鬼〔6〕，温瘧〔7〕，辟不祥〔8〕，生山谷〔9〕。蛇銜根也。八月採，陰乾〔10〕。

〔1〕女青　《綱目》原本卷十六作“女青根”。

〔2〕一名雀瓢　《御覽》卷九九三引《本草經》“瓢”作“翲”。《吴氏本草》（見《御覽》卷九九三）：“一名霍由衹。”按，“女青”藥名，後世罕用，故究爲何物，其説有三。一、指爲蘿藦。據《詩經·衛風·芄蘭》：“芄蘭之支。”《毛詩草木鳥獸蟲魚疏》卷上：“芄蘭，一名蘿摩（藦），幽州謂之雀瓢。蔓生，葉青绿色，斷之有白汁……其子長四寸，似瓠子。”二、指爲類似蘿藦的一種“雀瓢”。《唐本草》注：“此草即雀瓢也。葉似蘿摩，兩葉相對，子似瓢形，大如棗許，故名雀瓢，根似白薇。生平澤。莖、葉並臭……又《别録》（按，此《别録》别本，早佚。）云：‘葉嫩時似蘿摩，圓端，大莖，實黑，莖、葉汁黄白。’亦與前説相似。”三、指爲蛇銜草的根。但此説乃同名異物，故本條的女青應爲蘿藦，或蘿藦屬植物。

〔3〕味辛……有毒　《吴氏本草》：“《神農》、《黄帝》：辛。”

〔4〕治蠱毒　《御覽》引《本草經》同。

〔5〕逐邪惡氣　《御覽》引《本草經》無“惡氣”。

〔6〕殺鬼　《御覽》引《本草經》同。《通用藥》見“鬼疰尸疰”條。

〔7〕温瘧　《通用藥》見“温瘧”條。

〔8〕温瘧……不祥　《御覽》引《本草經》無。

〔9〕生山谷　《證類》各本及《唐本草》均脱。今據《御覽》引《本草經》補。同書又：“生朱崖”（《别録》同）。

〔10〕蛇銜……陰乾　按：蛇銜即蛇含之别名。陶注及《唐本草》注均否定女青與蛇銜爲一物。其説即：陶注：“若是蛇銜根，不應獨生朱崖，俗

用是草葉，别是一物。"《唐本草》注："若是蛇銜根，何得苗生益州，根在朱崖，相去萬里餘也。"

二七八　連翹

連翹〔1〕　一名異翹〔2〕，一名蘭華〔3〕，一名折根〔4〕，一名軹〔5〕，一名三廉〔6〕。味苦，平，無毒。治寒熱，鼠瘻〔7〕，瘰癧〔8〕，癰腫，惡瘡〔9〕，癭瘤〔10〕，結熱，蠱毒。去白蟲。生山谷〔11〕。八月採，陰乾。

〔1〕連翹　尚、曹輯本作"連翹"。

〔2〕一名異翹　姜輯本無。

〔3〕一名蘭華　《本草和名》卷上作："一名蔄華"（森輯本同）。王、姜輯本無。

〔4〕一名折根　王、姜輯本無。

〔5〕一名軹　王、姜輯本無。莫輯本注："軹當爲軺之誤。"

〔6〕一名三廉　《和名類聚抄》卷二十引《本草》作"一名三廉草"。《經典釋文》卷三十第十三引《本草》,《爾雅·釋草》邢昺疏引《本草》均同以上各别名。《爾雅·釋草》郭璞注引《本草》:"一名連苕。又名連草。"王、姜輯本無。

〔7〕鼠瘻　《通用藥》見"瘻瘡"條。

〔8〕瘰癧　生於頸、腋皮下的淋巴腺結核。《廣韵·上·果》:"瘰，瘰癧，病筋結也。"《靈樞·寒熱》:"寒熱瘰癧在於頸腋者，此皆鼠瘻寒熱之毒氣也。"

〔9〕惡瘡　盧輯本無。孫、王輯本"瘡"作"創"。

〔10〕癭瘤　《通用藥》見"癭瘤"條。可參見本書海藻條注。

〔11〕生山谷　《别録》:"生泰山。"

二七九　石下長卿

石下長卿〔1〕　一名徐長卿〔2〕。味鹹，平，有毒。治鬼疰精物〔3〕，邪惡氣〔4〕，殺百精〔5〕，蠱毒，老魅〔6〕，注易，亡走，啼哭，悲傷恍惚〔7〕。生池澤、山谷〔8〕。

〔1〕石下長卿　按，此藥《本草經集注》列入"有名未用"類。《綱

目》以其一名“徐長卿”，又功效相似，遂改併入徐長卿。尚、曹輯本“長”作“长”。

〔2〕一名徐長卿　陶注：“此又名徐長卿，恐是誤爾。”《本草和名》卷下原注：“恐誤耳。”王輯本無。

〔3〕治鬼疰精物　森輯本“疰”作“注”。

〔4〕邪惡氣　盧輯本“氣”作“鬼”。

〔5〕殺百精　莫輯本注：“疑‘殺百’以下皆當爲《别録》。”

〔6〕老魅　王輯本無。“魅”字義爲鬼怪。《龍龕手鑑·鬼部》：“魅，亦鬼神怪也。”

〔7〕注易……恍惚　王輯本“注易”作“狂易”。又“啼”作“嗁”。按：“注易”，疑即“狂易”之訛。參見本輯本白頭翁條“狂易”注。

〔8〕生池……山谷　《别録》：“生隴西。”森本《考異》以“山谷”二字：“恐從徐長卿條錯入在此……因删正。”

二八〇　蔄茹

蔄茹[1]　一名屈據。一名離婁[2]。**味辛，寒，有小毒**[3]。**主蝕惡肉**[4]，**敗瘡**[5]，**死肌，殺**[6]**疥蟲**[7]，**排膿**[8]、**惡血**[9]，**除大風，熱氣**[10]，**善忘，不樂**[11]。破癥瘕[12]。**生川谷**[13]。五月採根[14]，陰乾。甘草爲之使。惡麥門冬。

〔1〕蔄茹（rú 如）《御覽》卷九九一引《本草經》及《吴氏本草經》均作“閭茹”（森輯本同）。《黄帝内經素問·腹中論》作“藘茹”。（原文：“以四烏鰂骨，一藘茹。”按《太素》卷三十，《甲乙經》卷十“藘”字均作“蔄”）。尚、曹輯本“蔄”作“苘”。

〔2〕一名屈……婁　《吴氏本草經》：“一名屈居。一名離樓。”

〔3〕味辛……小毒　《别録》：“酸。”《政和》（金本）同。《大觀》（宋本）訛作白字）：“微寒。”《吴氏本草經》：“《神農》：辛。《岐伯》：酸，鹹，有毒。《李氏》：大寒。”《素問》王冰注引《本草經》同。

〔4〕主蝕惡肉　《御覽》引《本草經》“主”作“治”。《别録》：“除息肉。”“蝕”字義爲腐蝕。《史記·天官書》：“日月薄蝕。”集解引韋昭：“虧毁爲蝕。”

〔5〕敗瘡　孫、王輯本“瘡”作“創”。

〔6〕殺　其上《御覽》引《本草經》有“仍”字。

〔7〕疥蟲　《病源》卷三十五“疥候”：“疥者，有數種……並皆有蟲。人往往以針頸挑得，狀如水内瘑蟲。”

〔8〕排膿　《御覽》引《本草經》無“排”以下主治文。

〔9〕惡血　《素問》王冰注引《本草經》作“主散惡血”。

〔10〕熱氣　《别録》：“去熱痹。”

〔11〕善忘不樂　《綱目》原本卷十七“樂”作“寐”字（盧、姜、莫輯本同）。

〔12〕破癥瘕　《通用藥》見“墮胎”條。

〔13〕生川谷　《御覽》引《本草經》同。又：“生代郡。”（《别録》同）

〔14〕五月採根　《吴氏本草經》：“三月採。葉員黄，高四五尺。葉四四相當。四月花黄，五月實黑。根黄有汁，亦同黄。三月、五月採根，黑頭者良。”

二八一　烏韮

烏韮[1]　味甘，寒，無毒。治皮膚往来寒熱，利小腸膀胱氣。黄疸，金創内塞，補中益氣，好顔色。生山谷石上。

〔1〕烏韮　《證類》各本均同。《千金翼》卷三，《綱目》原本卷二十一“韮”均作“韭”（孫、顧、姜、森、莫諸輯本同）。

二八二　鹿藿

鹿[1]藿　味苦，平，無毒[2]。治蠱毒，女子腰腹痛，不樂，腸癰[3]，瘰癧，瘍氣[4]。生山谷[5]。

〔1〕鹿　《本草和名》卷上，《醫心方》卷一均作“鹿”。

〔2〕味苦……無毒　《御覽》卷九九四“鹿豆”條引《本草經》同。《爾雅·釋草》邢昺疏引《本草》作“味苦”。

〔3〕腸癰　《金匱要略·瘡癰腸癰浸淫病脉證并治》：“腸癰之爲病，其身甲錯，腹皮急，按之濡如腫狀，腹無積聚，身無熱，脉數，此爲腹内有癰膿。”

〔4〕治蠱……瘍氣　《御覽》引《本草經》同，惟“治”上有“主”字。

〔5〕生山谷　《御覽》引《本草經》同。又：“生汶山。”(《別録》同)

二八三　蚤休

蚤[1]休　一名蚩休[2]。味苦，微寒，有毒。治驚癇，摇頭，弄舌[3]，熱氣在腹中，癲疾[4]，癰瘡，陰蝕，下三蟲，去蛇毒。生川谷[5]。

〔1〕蚤　《本草和名》卷上，《醫心方》卷一均作“蚤”。《政和》(晦本)作“蚤”。均異寫。

〔2〕一名蚩休　《本草和名》卷上“蚩”作“螿”，係“螫”字之俗寫。森本改作“螫”，與《證類》引《日華子》同。王、姜輯本無。森輯本“蚩”作“螫”。

〔3〕摇頭弄舌　均小兒驚癇的一種症狀。弄舌即舌微吐出。《小兒藥證直訣》卷上“弄舌”：“脾臟微熱，令舌絡微緊，時時舒舌。”又可參見薇蓹條“吐舌”注。

〔4〕癲疾　《綱目》原本卷十七自此以下均作《別録》文(姜輯本無》。

〔5〕生川谷　《別録》：“生山陽及冤句。”

二八四　石長生

石長生[1]　一名丹草[2]。味鹹，微寒，有毒[3]。治寒熱，惡瘡[4]，大熱[5]，辟鬼氣不祥[6]。下三蟲。生山谷[7]。

〔1〕石長生　尚、曹輯本作“石长生”。

〔2〕一名丹草　《御覽》卷九九一丹草條引《本草經》：“(石長生)一名丹沙草。”王輯本無。

〔3〕味鹹……有毒　《別録》：“苦。”《吴氏本草》(見《御覽》卷九九一)：“《神農》苦。《雷公》辛。一經：甘。”

〔4〕治寒……惡瘡　《御覽》引《本草經》同。孫、王輯本“瘡”作“創”。

〔5〕大　《御覽》引《本草經》作“火”。

〔6〕辟鬼氣不祥　“鬼”，《御覽》引《本草經》作“惡”，“祥”後有“鬼毒”二字。盧輯本“辟”上有“除”字。

〔7〕生山谷　《御覽》引《本草經》同。又有："生咸陽。"(《別録》同）《吴氏本草》："生咸陽，或同陽。"

二八五　藎草

藎草〔1〕　味苦〔2〕，平，無毒。治久欬上氣，喘逆，久寒，驚悸，痂疥，白禿，瘍氣，殺皮膚小蟲〔3〕。可以染黄，作金色。生川谷〔4〕。九月、十月採。畏鼠婦。

〔1〕藎（jìn禁）草　《御覽》卷九九一引《本草經》作"藎"。尚、曹輯本作"蓋"。

〔2〕味苦　《御覽》引《本草經》同，但無以下文字。

〔3〕皮膚小蟲　指位於皮下致病的疥、癬小蟲。可參見《病源》卷三十五"疥候"及"癬候"。

〔4〕生川谷　《別録》："生青衣。"《一切經音義》卷九"然藎"條引《本草》："生蜀中也。"

二八六　牛扁

牛扁　味苦，微寒，無毒。治身皮瘡熱氣〔1〕，可作浴湯，殺牛蝨、小蟲，又〔2〕治牛病。生川谷〔3〕。

〔1〕治身皮瘡熱氣　孫、王輯本"瘡"作"創"。

〔2〕又　盧輯本無。

〔3〕生川谷　《別録》："生桂陽。"

二八七　夏枯草

夏枯草　一名夕句，一名乃東〔1〕。味苦，辛，寒，無毒〔2〕。治寒熱瘰癧，鼠瘻，頭瘡〔3〕，破癥，散癭結氣〔4〕，脚腫，濕痹，輕身。生川谷〔5〕。四月採。土瓜爲之使。

〔1〕一名夕……乃東　《別録》："一名燕面。"王輯本僅有"乃東"別名。

〔2〕味辛……無毒　盧輯本作"味苦，微寒"。王輯本無"辛"。

〔3〕頭瘡　孫、王輯本"瘡"作"創"。

〔4〕癭結氣　同"癭瘤氣"。可參見本書海藻條注。

〔5〕生川谷　《別録》："生蜀郡。"

二八八　敗醬

敗醬〔1〕 一名鹿腸〔2〕。味苦，平，無毒〔3〕。治暴熱，火瘡赤氣〔4〕，疥瘙，疽〔5〕，痔，馬鞍熱氣〔6〕。除癰腫，浮腫，结熱，風痹不足，產後疾痛〔7〕。生川谷〔8〕。八月採根，曝乾〔9〕。

〔1〕敗醬　尚、曹輯本作“败醬”。

〔2〕一名鹿腸 《本草和名》卷上“腸”作“腹”。《别録》：“一名鹿首。一名馬草。一名澤敗。”

〔3〕味苦……無毒 《别録》：“鹹，微寒。”

〔4〕火瘡赤氣　孫、王輯本“瘡”作“創”。按，“赤氣”在《素問·氣交變大論》中係指五運中之火氣（又見“至真要大論”篇），但在此處係指瘡腫外形紅腫發熱之狀。

〔5〕疽 《通用藥》見“癰疽”條。

〔6〕馬鞍熱氣　古病名。疑指《病源》卷三十六“馬毒入瘡”之病。即：“凡人先有瘡而乘馬，汗並馬毛垢，及馬屎尿，及坐馬及韉（按，“韉”字同“韉”。《説文·革部》：“韉，馬鞍具也。”即馬鞍上的坐墊）並能有毒。毒氣入瘡致焮腫，疼痛煩熱。毒入腹亦斃人。”

〔7〕除癰……疾痛 《通用藥》見“難產”、“產後病”二條。

〔8〕生川谷 《别録》：“生江夏。”

〔9〕八月……曝乾 《御覽》卷九九二引《本草經》：“（敗醬）似桔梗。其臭如敗豆醬。”《綱目》卷十六本藥“集解”項引吴普文：“其根似桔梗”。

二八九　白薇

白薇〔1〕 一名白幕。一名薇草。一名春草。一名骨美〔2〕。味苦，平，無毒〔3〕。治暴中風，身熱，肢滿〔4〕，忽忽不知人〔5〕。狂惑〔6〕，邪氣，寒熱，酸疼，温瘧洒洒、發作有時〔7〕。傷中，淋露，下水氣，利陰氣，益精〔8〕。生平原、川谷。三月三日採根，陰乾。惡黄耆、大黄、大戟、乾薑、乾漆、山茱萸、大棗。

〔1〕白薇 《七情表》（敦本）“薇”作“𧄝”，《千金·七情表》（真本）作“薇”。

〔2〕一名白……骨美　姜輯本“一名春草”作《本經》文。

〔3〕味苦……無毒　《别録》:“鹹，大寒。”王、姜輯本“苦”作“鹹”。

〔4〕肢滿　王輯本作“腹滿”。

〔5〕忽忽不知人　“忽忽”爲昏迷之狀。《六臣文選·高唐賦》:“悠悠忽忽。”李善注:“忽忽，迷貌。”

〔6〕狂惑　精神錯亂。《素問·生氣通天論》:“陰不勝其陽，則脉流薄疾，并乃狂。”王冰注:“狂，謂狂走，或妄攀登也。”《禮記·曲禮上》:“注懾猶怯惑。”孔穎達疏:“迷於事爲惑。”《廣雅·釋詁三》:“惑，亂也。”

〔7〕温瘧……有時　《政和》(金本)“時”下有白字“療”，係下一句《别録》墨字之訛。《通用藥》見“温瘧”條。“洒洒”,《證類》各本均作“洗洗”，係通假字。今改正。參見阿膠條注。

〔8〕傷中……益精　《通用藥》見“驚邪”條。

二九〇　積雪草

積雪草[1]味苦，寒，無毒。治大熱，惡瘡[2]，癰疽，浸淫[3]，赤熛[4]，皮膚赤，身熱。生川谷[5]。

〔1〕積雪草　尚、曹輯本作“积雪草”。

〔2〕惡瘡　孫、王輯本“瘡”作“創”。

〔3〕浸淫　本義爲逐漸滲透擴展。《漢書·食貨志下》:“浸淫日廣。”顔師古注:“浸淫，猶漸染也。”《六臣文選注·洞簫賦》:“浸淫叔子遠其類。”李善注:“浸淫，猶漸冉，相親附之意也。”在醫書中“浸淫”又多爲“浸淫瘡”的略稱，可參見本書萹蓄條“浸淫”注。

〔4〕赤熛　“熛”字義爲火星飛迸。《一切經音義》卷十四引《三蒼》:“熛，迸火也。”“赤熛”爲皮膚紅腫的急性炎症。

〔5〕生川谷　《别録》:“生荆州。”

二九一　蜀羊泉

蜀羊泉[1]　一名羊泉，一名羊飴。味苦，微寒，無毒。治頭秃，惡瘡[2]，熱氣，疥瘙，痂癬蟲，齲齒[3]。女子陰中内傷，皮間實積。生川谷[4]。

〔1〕蜀羊泉　《本草和名》卷上："隱居《本草》：泉作全字。"

〔2〕治頭……惡瘡　《綱目》原本卷十六"頭禿"作"禿瘡"。孫、王輯本"瘡"作"創"。

〔3〕齲齒　《大觀》（宋本）、《大觀》（柯本）均作墨字（顧、森、莫輯本無）。《政和》（金本）作白字。今據後者。"齲"上原有"療"字，今删。

〔4〕生川谷　《别録》："生蜀郡。"

二九二　巴豆

巴豆　一名巴菽[1]。味辛，温，有大毒[2]。治傷寒[3]，温瘧，寒熱[4]，破癥瘕[5]，結聚堅積[6]，留飲痰癖[7]，大腹水脹[8]，蕩滌五臟六腑[9]，開通閉塞[10]，利水穀道[11]，去惡肉[12]，除鬼毒、蠱疰邪物[13]，殺蟲、魚[14]。女子月閉，爛胎，不利丈夫陰，殺斑蝥（猫）毒，益血脉，令人色好，變化與鬼神通[15]。生川谷[16]。八月採，陰乾。用之去心皮。可鍊餌之[17]。芫花爲之使。惡蘘草。畏大黄、黄連、藜蘆。

〔1〕一名巴菽　《御覽》卷九九三同。《證類》各本，《唐本草》"菽"均作"椒"。《吴氏本草經》（見《御覽》卷九九三）名"（巴）菽"。按："菽"爲豆類總稱，故"巴豆"異名應以"菽"字爲正。王輯本同。

〔2〕味辛……大毒　《别録》："生温，熟寒。"《吴氏本草經》（見《御覽》）："《神農》、《岐伯》、《桐君》：辛，有毒。黄帝：甘，有毒。《李氏》：生温，熟寒。"《長生療養方》卷二："有小毒。"姜輯本無"大"字。按：《博物志》卷四引《神農經》："巴豆（毒），藿汁解之。"

〔3〕寒　其下《御覽》卷九九三引《本草經》有"熱"字。

〔4〕寒熱　《御覽》引《本草經》無。《通用藥》見"温瘧"條。

〔5〕破癥瘕　《御覽》引《本草經》同。

〔6〕結聚堅積　《唐本草》（寺本）作"結堅積聚"（森輯本同）。《御覽》引《本草經》作"結堅"。《通用藥》見"積聚癥瘕"條。

〔7〕留飲痰癖　森輯本"痰"作"淡"。

〔8〕留飲……水脹　《御覽》引《本草經》無。《通用藥》見"大腹水腫"條。《綱目》原本卷三十五無"水脹"二字（姜輯本同）。

〔9〕蕩滌五臟六腑　《御覽》引《本草經》作"通六腑"。《證類》各本，

《唐本草》(寺本),《綱目》"滌"均作"鍊"(盧、姜、森諸輯本同)。今據《千金翼》卷三。

〔10〕開通閉塞 《香藥抄》本卷引《重定本草》"通"作"導"。《通用藥》見"宿食"條。

〔11〕利水穀道 《通用藥》見"大便不通"條。

〔12〕開通……惡肉 《御覽》引《本草經》無。《別録》:"金瘡、膿血。"

〔13〕除鬼……邪物 《御覽》引《本草經》"蠱疰邪物"作"邪注",《唐本草》(寺本)"鬼毒蠱疰"作"鬼蠱毒注"(森輯本同)。《香藥抄》本卷"蠱"作"蟲"字。《通用藥》見"中惡"條。

〔14〕魚 《御覽》引《本草經》無。

〔15〕女子……神通 《通用藥》見"墮胎"條。

〔16〕生川谷 《御覽》引《本草經》同。又:"出巴郡。"《別録》:"生巴郡。"

〔17〕八月……餌之 《唐本草》(寺本)"採陰乾用之"作"實,乾之用"。《吴氏本草經》:"葉如大豆。八月採。"《香藥抄》本卷無"陰"字。

二九三 蜀椒

蜀椒〔1〕 一名巴椒。一名蘑藙。**味辛,温,有毒**〔2〕。**治邪氣,欬逆**〔3〕,**温中**〔4〕,**逐骨節皮膚死肌,寒濕痹痛**〔5〕,**下氣,久服之頭不白**〔6〕,**輕身,增年**。温瘧,大風,汗不出,心腹留飲,宿食,腸澼,下痢,泄精,女子字乳餘疾,散風邪,瘕結,水腫,黄疸,鬼疰,蠱毒,殺蟲魚毒〔7〕。**生川谷**〔8〕。八月採實,陰乾。可作膏藥。多食令人乏氣。口閉者殺人。杏仁爲之使。畏款冬〔9〕。

〔1〕蜀椒 《集注·七情表》(敦本)"椒"作"椒",《千金·七情表》真本作"椒"。

〔2〕味辛……有毒 《別録》:"大熱。"

〔3〕欬逆 《通用藥》見"上氣欬嗽"條。

〔4〕温中 《別録》:"除六腑寒冷,傷寒。"《通用藥》見"心腹冷痛"條。

〔5〕逐骨……痹痛 《神農黄帝食禁》"膚"下有"中寒冷,去"四字。

《醫心方》卷三十引《本草》無“死”字，又“濕”作“温”字。《别録》:“開腠理，通血脉，堅齒髮，調關節。”《通用藥》見“久風濕痹”條。《綱目》原本卷三十二“濕”作“熱”。

〔6〕久服……不白 《藝文類聚》卷八十九“椒”條引《本草經》同。此下又有“令寒者熱，熱者輕，輕者重”十字。但缺其他主治文。姜輯本無“之”字。

〔7〕温瘧……魚毒 《通用藥》見“齒痛”條。

〔8〕生川谷 《藝文類聚》引《本草經》作“生（出）武都”（《别録》同）。《别録》又:“及巴郡。”

〔9〕杏仁……款冬 《唐本草》（寺本）“款冬”作“橐吾”。

二九四　皂莢

皂莢[1] **味辛，鹹，温，有小毒**[2]。**治風痹，死肌，邪氣，風頭，淚出，利九竅，殺精物**[3]。治腹脹滿，消穀，除欬嗽，囊結，婦人胞不落，明目，益精[4]。**生川谷**[5]。九月、十月採莢，陰乾。如猪牙者良[6]。可爲沐藥，不入湯。柏實爲之使。惡麥門冬。畏空青、人參、苦參。

〔1〕皂莢 《通用藥》“聲音啞”條作“皂角”。真本《七情表》“皂”作“皂”。敦本《集注·七情表》“莢”作“莢”。王、蔡輯本“皂”作“皁”。

〔2〕味辛……小毒 盧、王、森、莫諸輯本無“鹹”字。

〔3〕殺精物 《唐本草》（寺本）“精”上有“鬼”字（森輯本同）。

〔4〕治腹……益精 《通用藥》見“上氣欬嗽”、“宿食”、“腹脹滿”、“墮胎”、“難産”諸條。

〔5〕生川谷 《别録》:“生雍州及魯鄒縣。”

〔6〕九月……良 《唐本草》（寺本）無“陰”字。

二九五　楝實

楝實[1] **味苦，寒，有小毒。治温疾，傷寒，大熱，煩狂，殺三蟲，疥**[2]，**瘍**[3]，**利小便水道。生山谷**[4]。

〔1〕楝（liàn戀）實 《證類》各本、《千金翼》卷三均同。寺本《唐本草》、《本草和名》卷下及《醫心方》卷一均作“練實”（森、筠輯本同）。

尚、曹輯本作“练实”。

〔2〕疥 《紹興》(二十八卷本)作“疹”。

〔3〕瘍 《通用藥》見“惡瘡”條。

〔4〕生山谷 《别録》:“生荆山。”

二九六　郁李仁

郁李仁[1]　一名爵李[2]。味酸，平，無毒。治大腹水腫，面目四肢浮腫[3]，利小便水道。

根[4]，治齒齗腫，齲齒，堅齒。去白蟲。生高山川谷及丘陵。五月、六月採根。

〔1〕郁李仁 《千金翼》(宋本)卷三均同。《政和》(金本)及《長生療養方》作“郁李人”。《唐本草》(寺本),《本草和名》卷下,《醫心方》卷一,《御覽》卷九九三爵李條引《本草經》,《吳(原訛“吕”)氏本草》(見《御覽》卷九七三鬱條)均作“郁核”(森、尚、曹、諸輯本同)。《醫心方》卷三十引《本草》作“郁子”。《綱目》原本卷三十六作“郁核仁”。

〔2〕一名爵李 《御覽》引《本草經》同，但無以下佚文。《别録》:“一名車下李。一名棣。”《吳氏本草》同《别録》，又有:“一名雀李。”王輯本無。

〔3〕治大腹……浮腫 《通用藥》見“大腹水腫”條。

〔4〕根　姜輯本其下有“酸，凉無毒”。

二九七　莽草

莽草[1]　一名葞。一名春草[2]。味辛，温，有毒[3]。治風頭[4]，癰腫[5]，乳癰[6]，疝瘕[7]，除[8]結氣，疥瘙[9]，殺蟲、魚[10]。喉痹不通，乳難，頭風癢[11]。生山谷[12]。五月採葉，陰乾。可用沐。勿令入眼。

〔1〕莽草 《吳氏本草經》(見《御覽》卷九九三)名“莽”。《萬安方》卷五十九,《綱目》原本卷十七“莽”作“莾”。

〔2〕一名葞……春草 《吳氏本草經》文(《爾雅·釋草》“葞”條邢昺疏引《本草》同)。王輯本“一名葞”作《本經》文。《爾雅》郭璞注引《本草》:“一名芒草。”莫文泉注:“葞、莽一聲之轉。一作茵。或曰:即今辟魚

草，名雷根藤，廣貨店中賣。”

〔3〕味辛……有毒 《别録》:“苦。”《吴氏本草經》(見《御覽》):“《神農》: 辛。《雷公》、《桐君》: 苦，有毒。”

〔4〕治風頭 《御覽》卷九九三引《本草經》同。《吴氏本草經》無“頭”字。《通用藥》見“頭面風”條。

〔5〕癰腫 《御覽》引《本草經》無“腫”字。《通用藥》見“惡瘡”條。

〔6〕乳癰 《御覽》引《本草經》無“癰”字。顧輯本“癰”作“腫”。

〔7〕疝瘕 《御覽》引《本草經》同。

〔8〕除 《御覽》引《本草經》無。

〔9〕瘙 其下《御覽》引《本草經》有“疽瘡”二字。

〔10〕殺蟲魚 《御覽》引《本草》無。

〔11〕喉痹……風癢 《通用藥》見“喉痹痛”、“齒痛”條。

〔12〕生山谷 《御覽》引《本草經》同。又:“生還谷。”《别録》:“生上谷及冤句”,《吴氏本草經》同。

二九八　雷丸

雷丸〔1〕 一名雷矢〔2〕。味苦，寒，有小毒〔3〕。主殺三蟲〔4〕，逐毒氣〔5〕，胃中熱，利丈夫，不利女子。作膏摩〔6〕，除小兒百病〔7〕。汗出，除皮膚中熱結積，蠱毒〔8〕。生山谷土中〔9〕。八月採根，曝乾。赤者殺人。久服令人陰痿。荔實、厚朴爲之使。惡葛根。

〔1〕雷丸 《御覽》卷九九〇引《本草經》名“雷公丸”。

〔2〕一名雷矢 《證類》各本均作墨字，今據《御覽》引《本草經》文。《别録》及《吴氏本草》(見《御覽》卷九九〇)均有:“一名雷實。”

〔3〕味苦……小毒 《别録》:“鹹，微寒。”《吴氏本草》:“《神農》: 苦。《黄帝》、《岐伯》、《桐君》: 甘，有毒。《扁鵲》: 甘，無毒。《李氏》: 大寒。”(《證類》卷十四《嘉祐》注引《吴氏(本草)》同)。

〔4〕主殺三蟲 《御覽》引《本草經》無“主”以下主治文。《别録》:“白蟲，寸白，自出不止。”《通用藥》見寸白條。森輯本無“主”字。

〔5〕逐毒氣 《别録》:“逐邪氣，惡風。”

〔6〕作膏摩 《證類》各本“膏摩”互易(盧、顧、王諸輯本同)。今據

《唐本草》(寺本)。姜輯本無“作”以下文。“膏摩”是得用制成的藥膏在患者體表進行按摩的方法。如《武威漢代醫簡》:“治千金膏藥方……摩之皆三,乾而止。”就是膏摩法之一。又如《千金要方》卷七“膏第五”:“凡作(藥)膏……病在外,火炙摩之;在内,温酒服如棗核許。”

〔7〕除小兒百病 《唐本草》(寺本)無“除”字。

〔8〕汗出……蠱毒 《通用藥》見“癲癇”條。

〔9〕生山谷土中 《御覽》引《本草經》無“土中”。《别録》:“生石城及漢中。”《吴氏本草》:“或生漢中。”

二九九 梓白皮

梓白皮 味苦,寒,無毒。治熱〔1〕,去三蟲。目中患。

花、葉,擣敷猪瘡〔2〕。飼猪,肥大三倍〔3〕。生山谷〔4〕。

〔1〕治熱 《綱目》原本卷三十五“熱”下有“毒”字(姜、莫輯本同)。

〔2〕花……猪瘡 花、葉均副品藥。《證類》各本均無“花”(華)字(王、姜輯本同)。今據《唐本草》(寺本)(森輯本同)。盧、顧諸輯本無“花”以下文。“敷”原作“傅”,二字上古音均魚部韵。敷爲滂母,傅爲幫母,故傅假爲敷,下同。孫、王輯本“瘡”作“創”。尚、曹輯本“花”作“华”,筠輯本作“華”。

〔3〕飼猪……三倍 《唐本草》(寺本)作“肥大易養三倍”(森輯本同)。

〔4〕生山谷 《别録》:“生河内。”

三〇〇 桐葉

桐葉〔1〕 味苦,寒,無毒。治惡蝕瘡著陰〔2〕。

皮〔3〕,治五痔〔4〕,殺三蟲〔5〕。治奔豚(賁狆)氣病。

花〔6〕,主敷猪瘡〔7〕,飼猪,肥大三倍〔8〕。生山谷〔9〕。

〔1〕桐葉 《通用藥》“五痔”條作“白桐葉”。《萬安方》卷五十九“葉”作“菜”,尚、曹輯本作“叶”。

〔2〕治惡蝕瘡著陰 《長生療養方》卷二無“瘡著陰”三字。《通用藥》見“惡瘡”、“髮禿落”條。“惡蝕瘡著陰”,指婦女陰部潰瘍的重症。“著”字義爲附著。《一切經音義》卷三引《字書》:“著,相附著也。”又可參見

《病源》卷四十“陰瘡候”。

〔3〕皮 《綱目》原本卷三十四作“木皮”。“皮”，指桐樹皮，爲副品藥。

〔4〕治五痔 《通用藥》（白桐葉）見“五痔”條。

〔5〕殺三蟲 《唐本草》（寺本）無“三”字。

〔6〕花　副品藥。

〔7〕花主敷猪瘡 《唐本草》（寺本）無“主”字。盧、顧輯本無“花”以下文。孫、王輯本“瘡”作“創”。姜、森、筠諸輯本“花”作“華”，尚、曹輯本作“华”。“敷”，《證類》各本作“傅”，通假。

〔8〕飼猪……三倍 《唐本草》（寺本）無“飼猪”（森輯本同）。

〔9〕生山谷 《别録》：“生桐柏。”

三〇一　藥實根

藥實根〔1〕　一名連木。味辛〔2〕，温，無毒。治邪氣〔3〕，諸痹疼酸〔4〕，續絶傷〔5〕，補骨髓。生山谷〔6〕。採無時。

〔1〕藥實根　尚、曹輯本作“药实根”。

〔2〕辛 《政和》（金本）訛作墨字，今據《大觀》（宋本）、《大觀》（柯本）白字。

〔3〕治邪氣　姜輯本“氣”作“風”。

〔4〕諸痹疼酸　盧輯本無“痹”字。

〔5〕續絶傷 《唐本草》（寺本）“絶傷”互易。

〔6〕生山谷 《别録》：“生蜀郡。”

三〇二　黄環

黄環〔1〕　一名凌泉〔2〕，一名大就〔3〕。味苦，平，有毒〔4〕。治蠱毒〔5〕，鬼疰，鬼魅〔6〕，邪氣在臟中〔7〕，除欬逆〔8〕，寒熱〔9〕。生山谷〔10〕。三月採根，陰乾〔11〕。鳶尾爲之使。惡茯苓、防己。

〔1〕黄環 《吴氏本草經》（見《御覽》卷九九三）名“蜀黄環”。尚、曹輯本作“黄环”。

〔2〕一名凌泉　盧、姜、莫諸輯本“凌”作“淩”。

〔3〕一名大就 《御覽》卷九九三引《本草經》同。寺本《唐本草》

“凌”作“陵”。《吴氏本草經》：“一名生蒳。一名根韭。”王輯本無以上二别名。

〔4〕味苦……有毒 《御覽》引《本草經》脱“平，有毒”。《吴氏本草經》：“《神農》、《黄帝》、《岐伯》、《桐君》、《扁鵲》：辛。一經：苦，有毒。”

〔5〕治蠱毒 《御覽》引《本草經》“蠱”作“蟲”。《吴氏本草經》“治”上有“解”字。盧輯本“蠱”作“蟲”。

〔6〕鬼疰鬼魅 《唐本草》（寺本）“疰”作“注”（森輯本同）。《御覽》引《本草經》無。

〔7〕邪氣在臟中 《御覽》引《本草經》作“邪氣”。

〔8〕除欬逆 《御覽》引《本草經》無“除”字。

〔9〕寒熱 《御覽》引《本草經》同。

〔10〕生山谷 《御覽》引《本草經》同。又：“生蜀郡。”（《别録》同）

〔11〕三月……陰乾 《吴氏本草經》作：“二月生，初出正赤，高二尺。葉黄圓，端大。莖、葉有汁黄白。五月實圓。三月採根，根黄，從（縱）理，如車輻。”

三〇三　溲疏

溲疏〔1〕 一名巨骨〔2〕。味辛，寒，無毒〔3〕。治身皮膚中熱，除邪氣，止遺溺。通利水道，除胃中熱，下氣〔4〕。生川谷及田野故丘墟地〔5〕。四月採〔6〕。可作浴湯。漏蘆爲之使。

〔1〕溲疏 《證類》各本“疏”作“疏”，古異寫。《七情表》（孫本）“溲”作“洩”。《長生療養方》卷二及盧、顧輯本均作“溲疏”。

〔2〕一名巨骨 《李（當之藥録）》（見《證類》卷十四陶注）：“一名楊櫨。一名牡荆。一名空疏。”《和名類聚抄》卷二十引《本草》：“一名楊櫨。”（《長生療養方》同）

〔3〕味辛……無毒 《别録》：“苦，微寒。”《李（當之藥録）》：“味甘苦。”

〔4〕通利……下氣 《通用藥》見“墮胎”條。《綱目》原本卷三十六“利水道”作《本經》文（姜輯本同）。

〔5〕故丘墟地 《别録》：“生熊耳。”“丘墟”，即荒地。《管子・八觀》：

“衆散而不收，則國爲丘墟。”“故丘墟地”即舊廢荒地。

〔6〕四月採 《李（當之藥録）》：“皮白中空，時時有節。子似枸杞子。冬月熟，色赤。”又：“末代乃無識者。”

三〇四　鼠李

鼠李[1] 一名牛李。一名鼠梓。一名椑。其皮味苦，微寒，無毒[2]。治寒熱，瘰癧瘡。生田野。採無時。

〔1〕鼠李 《綱目》原本卷三十六作“（鼠李）子”。按：此藥《唐本草》、《證類》均缺性、味、毒，《唐本草》記鼠李皮、子爲“小毒”，姜本作“微毒”。

〔2〕其皮……無毒　盧輯本“味苦微寒”作《本經》文。姜輯本“氣味苦涼微毒”作《本經》文。

三〇五　桃核仁

桃核仁[1] 味苦，平，無毒[2]。治瘀血[3]，血閉瘕[4]，邪氣，殺小蟲[5]。止欬逆上氣，消心下堅，除卒暴擊血，止痛[6]。七月採，取仁，陰乾。

桃花[7]，味苦，平，無毒[8]。殺疰惡鬼[9]，令人好顔色[10]。主除水氣，破石淋，利大小便，下三蟲。三月三日採，陰乾。

桃梟[11]，一名桃奴。一名梟景[12]。在樹不落[13]，微温[14]，主殺百鬼精物[15]。正月採之。

桃毛[16]，平[17]，主下血瘕，寒熱[18]，積聚，無子，帯下諸疾，破堅閉[19]。刮取毛用之。

桃蠹[20] 殺鬼，辟邪惡不祥[21]。食桃樹蟲也。生川谷[22]。

〔1〕桃核仁 《大觀》（宋本），《千金翼》卷四均同。《政和》（金本），《萬安方》卷五十九作“桃核人”（盧輯本同）。《唐本草》（寺本），《本草和名》卷下，《醫心方》卷一均作“桃核”（森、尚、曹、筠輯本同）。《醫心方》卷三十引《本草》名“桃實”。《長生療養方》卷二作“桃人”。

〔2〕味苦……無毒 《別録》：“甘。”《醫心方》引《本草》同。姜輯本“苦”下有“甘”字。

〔3〕治瘀血　《神農黄帝食禁》(宋本)“治”作“破”，同上書(孫真人本)作“主破”。《通用藥》見“瘀血”條。

〔4〕血閉瘕　《唐本草》(寺本)，《神農黄帝食禁》(孫真人本)及《醫心方》引《本草》均無“血”字。《别録》：“破癥瘕通月水。”《通用藥》見“月閉”條。《綱目》原本卷二十九“瘕”上有“癥”字(盧、顧、姜諸輯本同)。

〔5〕殺小蟲　姜輯本“小”作“三”。

〔6〕止欬……止痛　《通用藥》見“上氣欬嗽”。

〔7〕桃花　“桃花”爲副品藥《神農黄帝食禁》無此以下文字。森輯本“花”作“華”。

〔8〕味苦……無毒　姜輯本作《本經》文。

〔9〕殺疰惡鬼　森輯本“疰”作“注”。

〔10〕令人好顔色　《唐本草》(寺本)無“顔”字(森輯本同)。《别録》：“悦澤人面。”

〔11〕桃梟　“桃梟”爲副品藥。《齊民要術》卷四引《本草經》同。《藝文類聚》卷八十六引《本草經》，《初學記》卷二十八引《本草》及《御覽》卷九六七引《本草經》均名“梟桃”。王輯本“梟”作“皀”。

〔12〕一名桃奴……梟景　《别録》文。《和名類聚抄》卷十七引《本草》：“桃人，一名桃奴。”

〔13〕在樹不落　《證類》各本及《唐本草》均無。今據《齊民要術》引《本草經》，《藝文類聚》引《本草經》，《初學記》引《本草》及《御覽》引《本草經》文。《别録》：“是實著樹不落實中者。”

〔14〕微温　《别録》：“味苦。”姜輯本作：“氣味苦，微温，有小毒。”

〔15〕主殺百鬼精物　《唐本草》(寺本)無“主”字。《齊民要術》，《藝文類聚》及《初學記》各書引《本草經》均作“殺百鬼”。《御覽》引《本草經》作：“殺鬼。”《别録》：“治中惡腹痛，殺精魅，五毒，不祥。”《通用藥》見“中惡”條。森輯本無“主”字。

〔16〕桃毛　“桃毛”爲副品藥。姜輯本無“桃毛”一藥。

〔17〕平　《證類》各本，《唐本草》均無。今據《通用藥》“月閉”條白字補。

〔18〕寒熱　《綱目》原本自“寒”至“子”均作《别録》文。

〔19〕帶下……堅閉　《通用藥》見“月閉”條。

〔20〕桃蠹　“桃蠹”爲副品藥。姜輯本其下有“氣味辛，温，無毒”。

〔21〕辟邪惡不祥　《大觀》（宋本），《大觀》（柯本）同。《政和》（金本）無“辟”字（顧、姜輯本同）。《唐本草》（寺本）無“邪惡”二字。

〔22〕生川谷　《别録》：“生泰山。”

三〇六　杏核仁

杏核仁〔1〕　**味甘，温，有毒**〔2〕。**治欬逆上氣**〔3〕，**腸中雷鳴**〔4〕，**喉痹**〔5〕，**下氣，産乳，金瘡**〔6〕，**寒心**〔7〕，**賁豚**。驚癇，風氣去來，時行頭痛，解肌，消心下急，殺狗毒〔8〕。**生川谷**〔9〕。五月採之。其兩仁者殺人，可以毒狗〔10〕。得火良。惡黄芩、黄耆、葛根。解錫毒。畏蘘草。

〔1〕杏核仁　《唐本草》（寺本），《大觀》（宋本），《千金翼》卷四均同。《政和》（金本），《千金・七情表》（真本），《萬安方》卷五十九均作“杏核人”。《本草和名》卷下，《醫心方》卷一，《集注・七情表》（敦本）均作“杏核”（森、尚、曹、筠輯本同）。《醫心方》卷三十引《本草》名“杏實”。《和名類聚抄》卷十七引《本草》名“杏子”。《長生療養方》卷二作“杏人”。

〔2〕味甘……有毒　《醫心方》卷三十作：“味酸，不可多食，傷筋骨。其兩仁者殺人。”《别録》：“苦，冷利。”（姜輯本作《本經》文，又“有毒”作“小毒”）

〔3〕治欬逆上氣　《通用藥》見“上氣欬嗽”條。

〔4〕腸中雷鳴　《證類》各本，《唐本草》，《綱目》原本卷二十九均無“腸中”二字（盧、孫、顧、王、森諸本同）。今據《神農黄帝食禁》補。

〔5〕喉痹　《通用藥》見“喉痹痛”條。

〔6〕金瘡　孫、王、森諸輯本“瘡”作“創”。

〔7〕寒心　《别録》：“心下煩熱。”《通用藥》見“心煩”條。莫輯本注：“心，當是熱字之剥文。”《考注》：“寒心……蓋寒飲在心下之謂。”

〔8〕驚癇……狗毒　《通用藥》見“傷寒”條。

〔9〕生川谷　《别録》：“生晉山。”

〔10〕其兩仁……毒狗　姜輯本作《本經》文，但無“其”字。

三〇七　假蘇

假蘇[1]　一名鼠蓂[2]。味辛，温，無毒。治寒熱，鼠瘻，瘰癧生瘡，破結聚氣[3]，下瘀血，除濕痹[4]，生川澤[5]。葉似落藜而細。蜀中生噉之[6]。

〔1〕假蘇　尚、曹輯本作“假苏”。

〔2〕一名鼠蓂　《别録》：“一名薑芥。”《吴氏本草》（見《齊民要術》卷一“芥葅”條，又見《御覺》卷九七七“蘇”條）：“一名鼠蓂（《御覽》作“實”）。一名薑芥。”同上書（見《證類》卷二十八“假蘇”條《蜀本草》注項）：“（一）名荆芥。”盧、莫輯本“蓂”作“蓂”。王輯本作“一名薑芥”，但無“鼠蓂”别名。莫輯本注：“冥，小也。以其葉細，子如葶藶故名。”

〔3〕破結聚氣　《唐本草》（寺本）作“結聚氣破散之”（森輯本同）。

〔4〕除濕痹　《唐本草》（寺本）無“除”字。《綱目》原本卷十四“痹”作“疸”（姜輯本“疸”訛“疽”。）王輯本無。

〔5〕生川澤　《别録》：“生漢中。”

〔6〕葉似……噉之　《吴氏本草》（見《證類》卷二十八）文。

三〇八　苦瓠

苦瓠（hù 互）　味苦，寒，有毒[1]。治大水[2]，面目四肢浮腫，下水，令人吐。生川澤[3]。

〔1〕味苦……有毒　《醫心方》卷三十引《本草》自此以下性味、主治文全同。姜輯本“有毒”作“無毒”。

〔2〕治大水　《通用藥》見“大腹水腫”條。

〔3〕生川澤　《唐本草》（敦本）丙本缺。《别録》：“生晉地。”

三〇九　大豆黄卷

大豆黄卷　味甘，平，無毒[1]。治濕[2]痹，筋攣，膝痛[3]。五臟胃氣結積，益氣，止毒，去黑皯，潤澤皮毛[4]。採無時[5]。得前胡、烏喙、杏子、牡蠣、天雄、鼠屎共蜜和佳。不欲海藻、龍膽[6]。

生大豆[7]，一名菽[8]。**平**[9]。**塗癰腫**[10]，**煮汁飲**[11]，**殺鬼毒。止痛**[12]。逐水脹，除胃中熱痹，傷中，淋露，下瘀血，散五臟結積内寒。殺烏頭毒。久服令人身重[13]。九月採[14]。

赤小豆[15]，**平**[16]。**主下水**[17]，**排癰腫膿血**[18]。寒熱，熱中，消渴，止泄，利小便，吐逆，卒澼，下脹滿。

生平澤[19]。九月採。惡五參、龍膽。得前胡、烏喙、杏仁、牡蠣良。

〔1〕味甘……無毒　《吴氏本草》(見《御覽》卷八四一)：“《神農》、《黄帝》、《雷公》：無毒。”

〔2〕溼　其上《神農黄帝食禁》有“久風”二字。

〔3〕治溼……膝痛　《御覽》卷八四一引《本草經》同。

〔4〕五臟……皮毛　《通用藥》見“腹脹滿”條。

〔5〕採無時　《吴氏本草》文。

〔6〕得前胡……龍膽　《吴氏本草》文。

〔7〕生大豆　《政和》(金本)訛作墨字(盧、王輯本無)。今據《大觀》(宋本)，《大觀》(柯本)白字及《醫心方》卷三十引《本草》文。《别録》：“味甘平。”《吴氏本草》：“《神農》、《岐伯》：生(□)，熟寒。”姜輯本作“黑大豆”，又有“久服令人身重”。

〔8〕一名菽　《和名類聚抄》卷十七引《本草》文。

〔9〕平　《證類》各本，《唐本草》均無(諸輯本同)。今據《通用藥》“中風脚弱”等條(大豆)白字補。

〔10〕塗癰腫　《神農黄帝食禁》作“治一切毒腫”。《醫心方》卷三十引《本草》自“塗”至“痛”字同。《綱目》原本卷二十四“塗”上有“生研”二字。

〔11〕飲　《神農黄帝食禁》作“冷服之”。

〔12〕塗癰……止痛　《御覽》引《本草經》同。《唐本草》(寺本)“止”作“心”。《神農黄帝食禁》無“止痛”二字。

〔13〕逐水……身重　《通用藥》(生大豆)見“中風脚弱”，“大腹水腫”“産後病”諸條。

〔14〕九月採　《吴氏本草》文。

〔15〕赤小豆　《别録》：“味甘，酸，平，無毒。”《吴氏本草》：“《神

農》、《黄帝》：鹹。《雷公》：甘。”又：“小豆花，一名應累。一名付月。《神農》：甘，無毒。”

〔16〕平 《證類》各本，《唐本草》均無。今據《通用藥》“大腹水腫”條（小豆）白字補。姜輯本作“氣味甘，酸，平，無毒”。

〔17〕主下水 《神農黄帝食禁》，《綱目》原本“水”作“水腫”（姜輯本同）。《御覽》引《本草經》無“主”字（森輯本同）。《通用藥》（小豆）見“大腹水腫”條。《綱目》原本“水”下有“腫”字。

〔18〕排癰腫膿血 《神農黄帝食禁》無“廱腫”。《御覽》引《本草經》無“膿”字。

〔19〕生平澤 《御覽》引《本草經》同。又：“生太山。”（《别録》同）

三一〇 腐婢

腐婢 小豆花也[1]。味[2]辛，平，無毒。治痎瘧[3]，寒熱，邪氣，泄利[4]，陰不起，病酒頭痛[5]。止消渴[6]。生漢中。七月採，陰乾。

〔1〕小豆花也 《證類》各本均墨字，“小”上有“即”字。今據《御鑒》卷九九三引《本草經》及陶弘景注、《唐本草》注恢復爲《本經》文。

〔2〕味 《御覽》引《本草經》無此以下佚文。盧、莫輯本“平”作“温”。

〔3〕治痎瘧 《綱目》原本卷二十四“痎”作“痰”（姜輯本同），盧、莫輯本作“欬”。

〔4〕泄利 《唐本草》（寺本）及王、森、姜輯本均同。《證類》各本“利”作“痢”。

〔5〕酒頭痛 當指飲酒過量所致之頭痛。故《證類》引《藥性論》：“赤小豆花名腐婢，能消酒毒。”

〔6〕止消渴 姜輯本作《本經》文。

三一一 石膽

石膽[1] 一名畢石[2]。味酸，寒，有毒[3]。主明目，目痛[4]，金瘡[5]，諸癇、痙，女子陰蝕[6]痛，石淋，寒熱，崩中下血[7]，諸邪毒氣，令人有子。錬餌服之，不老[8]。久服增壽[9]，神仙[10]。能

化鐵爲銅，成金銀〔11〕。散癥積，欬逆上氣，及鼠瘻，惡瘡。**生山谷大石間**〔12〕。二月庚子、辛丑日採〔13〕。水英爲之使。畏牡桂、菌桂，芫花、辛夷、白薇。

〔1〕石膽　尚、曹輯本作“石胆”。

〔2〕一名畢石　《御覽》卷九八七引《本草經》同，又有“一名君石”。《李當之藥録》（見《説郛》弓一〇六）同《御覽》。《别録》：“一名黑石。一名碁石。一名銅勒。”《吴氏本草經》（見《御覽》卷九八七）同《别録》，但無“一名碁石”。姜輯本又有：“一名黑石。”

〔3〕味酸……有毒　《别録》：“辛。”《吴氏本草經》：“《神農》：酸，小寒。《李氏》：大寒。《桐君》：辛，有毒。《扁鵲》：苦，無毒。”（《證類》卷三《嘉祐》注引《吴氏》同）姜輯本“酸”下有“辛”。

〔4〕目痛　《通用藥》見“目赤熱痛”條。

〔5〕金瘡　《通用藥》見“金瘡”條。孫、王、森諸輯本“瘡”作“創”。

〔6〕蝕　《千金翼》卷二作“融”。

〔7〕崩中下血　《通用藥》見“婦人崩中”條。

〔8〕鍊餌……不老　《御覽》引《本草經》同。《李當之藥録》“服”作“食”。

〔9〕久服增壽　《大觀》（宋本）、《大觀》（柯本）均作墨字，今據《政和》（金本）白字。

〔10〕神仙　《大觀》（宋本），《大觀》（柯本）均作墨字。今據《政和》（金本）白字。

〔11〕能化……金銀　《李當之藥錄》“成”作“合名”。《綱目》原本卷十引《本草經》無（姜輯本同）。

〔12〕生山谷大石間　《證類》各本及《唐本草》均無“大石間”三字，今據《御覽》引《本草經》補。《别録》：“生羌道，羌里，句青山。”（《李當之藥録》同）

〔13〕二月……採　《御覽》引《本草經》作：“其爲石也，青色，多白文，易破，狀似空青。”（《李當之藥錄》同）《吴氏本草經》無“日”字。

三一二　雄黄

雄黄[1]　一名黄食石。味苦，平，有毒[2]。治寒熱，鼠瘻[3]，惡瘡[4]，疽[5]，痔，死肌，殺精物、惡鬼[6]，邪氣[7]，百蟲毒腫[8]，勝五兵[9]，鍊[10]食之，輕身，神仙[11]。治疥蟲，䘌瘡，目痛，鼻中息肉，及絶筋，破骨、百節中大風，積聚，癖氣，解藜蘆毒[12]。生山谷，山之陽[13]。採無時。餌服之，皆飛入人腦中。

〔1〕雄黄　《吴氏本草》（見《御覽》九八八及《證類》卷四）："山陰有丹，雄黄生山之陽，故曰雄。是丹之雄，所以名雄黄也。"

〔2〕味苦……有毒　《證類》各本，《通用藥》"中惡"等條"平"下有白字"寒"。同物而二性，顯然有誤。森本《考異》："平下原有寒字，今據例删正爲黑字。"其説與雌黄白字"平"文相合。故今從之（盧輯本同）。《别録》："甘，寒，大温。"《吴氏本草》："《神農》：苦。"《五行大義》卷三十引《本草》："味苦。"姜輯本"平"作"寒"。

〔3〕鼠瘻　《通用藥》見"瘻瘡"條。

〔4〕惡瘡　《通用藥》見"惡瘡"條。孫、王輯本"瘡"作"創"。

〔5〕疽　《證類》各本，《千金翼》卷二均同。《唐本草》（寺本）作"疸"。

〔6〕殺精……惡鬼　《别録》："鬼疰，勝鬼神。"《通用藥》見"鬼疰尸疰"條。

〔7〕邪氣　《别録》："中惡腹痛。"《通用藥》見"中惡"、"驚邪"二條。

〔8〕百蟲毒腫　《證類》各本，《千金翼》卷二，《長生療養方》卷二及《綱目》原本卷九均無"腫"字（盧、顧、王、姜諸輯本同）。今據《唐本草》（寺本）補。《别録》："殺諸蛇虺毒。"

〔9〕勝五兵　"五兵"本爲古代五類兵器的總稱。但各書所記其説不同。如有記爲戈、殳、戟、酋矛及弓矢者（見《周禮·夏官·司兵》鄭注）。有記爲矛、戟、鉞、楯及弓矢者（見《春秋穀梁傳·莊公二十五年》注）。有記爲刀、劍、矛、戟及矢者（見《淮南子·時則訓》高誘注）。"勝五兵"，有身佩雄黄可使兵刃不傷的神秘色彩。

〔10〕鍊　或稱冶鍊，即將金屬或其他礦物原料，加熱熔化後産生某些化學反應及新物質的過程。《華嚴經音義》下引《珠業》："熔金使精曰鍊。"

《説文·金部》："錬，冶金也。"

〔11〕神仙　《别録》："悦澤人面，延年益壽，保中不饑。"

〔12〕治疥……藜蘆毒　《通用藥》見"墮胎"條。

〔13〕生山……陽　《别録》："生武都，敦煌。""山之陽"即"山陽"，山的南面向陽處。《周禮·秋官·柞氏》："令剥陰木而水之。"賈公彦疏："《爾雅》云：山南曰陽，山北曰陰。"

三一三　雌黄

雌黄[1]　味辛，平，有毒[2]。治惡瘡[3]，頭秃，痂疥[4]，殺毒蟲、蝨[5]，身癢[6]，邪氣[7]，諸毒[8]。錬之，久服輕身，增年，不老。蝕鼻中息肉，令人腦滿[9]。生山谷[10]。採無時。

〔1〕雌黄　《御覽》卷九八八引《本草經》又名"石金"。

〔2〕味辛……有毒　《别録》："甘，大寒。"《長生療養方》卷二："寒，有毒。"

〔3〕治惡瘡　《别録》："下部䘌瘡。"《通用藥》見"惡瘡"條。孫、王輯本"瘡"作"創"。

〔4〕痂疥　《别録》："身面白駮，散皮膚死肌。"

〔5〕惡瘡……蟲蝨　《御覽》引《本草經》無。《别録》："殺蜂、蛇毒。"

〔6〕身癢　《御覽》引《本草經》同。

〔7〕邪氣　《御覽》引《本草經》無。《别録》："恍惚邪氣。"

〔8〕諸毒　《御覽》引《本草經》同，又無以下文字。

〔9〕蝕鼻……腦滿　《通用藥》見"墮胎"條。

〔10〕生山谷　《别録》："生武都。與雄黄同山，生其陰。山有金，金精熏則生雌黄。"

三一四　水銀

水銀　一名汞。味辛，寒，有毒[1]。治疥瘙[2]痂瘍，白秃，殺皮膚中蟲[3]、蝨，墮胎[4]，除熱[5]，殺金、銀、銅、錫毒，鎔化[6]還復爲丹[7]。久服神仙，不死。以傅男子陰，陰消無氣[8]。生平土，出於丹砂[9]。畏磁石。

〔1〕味辛……有毒 《御覽》卷九八八引《本草經》“有毒”作“無毒”，又無以下文字。

〔2〕瘙 《證類》各本，《千金翼》卷二及《長生療養方》卷二均作“瘻”（盧、孫、顧、莫諸本同）。今據《唐本草》（寺本）。《綱目》原本卷九“疥瘙”作“疹瘻”（王、姜輯本同）。

〔3〕蝨 《證類》各本，《千金翼》卷二及《長生療養方》均無（盧、孫、顧、王、姜諸輯本同）。今據《唐本草》（寺本）補。

〔4〕墮胎 《通用藥》見“墮胎”條。王輯本無。

〔5〕除熱 王輯本無。

〔6〕鎔 “熔”字的古寫。爲固體加熱至一定温度而變成液體。《説文·金部》：“鎔，冶器法也。”

〔7〕鎔化還復爲丹 曹元宇《本草經》注：“竊疑古時水銀因含少量錫等金屬，在常温爲固體，熱之則熔化而爲液體。‘還復爲丹’者，水銀本由丹砂制出，加熱又變爲丹也。由於水銀製丹砂必先加硫黄，竊疑此丹或是紅色氧化汞，可由水銀加熱（與空氣接觸）直接製成，色紅似丹砂，古不能辨，故云。”

〔8〕以傅……無氣 《通用藥》見“惡瘡”條。

〔9〕生平土……丹砂 《别録》：“生符陵。”

三一五 膚青

膚青[1] 一名推青[2]。味辛，平，無毒[3]。治蠱毒[4]，及蛇、菜、肉諸毒[5]，惡瘡[6]。不可久服，令人瘦。生川谷[7]。

〔1〕膚青 《御覽》卷九九一引《本草經》作“盧精”（參見著者《輯復神農本草經的研究》第十二章，第四節，附記一“關於盧精一藥的考證”）。尚、曹輯本作“肤青”。

〔2〕一名推青 《大觀》（宋本），《大觀》（柯本）均墨字（盧、顧、森、莫諸輯本同）。今據《政和》（金本）作白字。《别録》：“一名推石。”（王輯本作《本經》文）

〔3〕味辛……無毒 《政和》（金本）“平”作墨字，今據《大觀》（宋本），《大觀》（柯本）作白字。《别録》：“鹹。”

〔4〕治蠱毒　《御覽》引《本草經》同，但無此後主治文。盧輯本“蠱”作“蟲”。

〔5〕及蛇……諸毒　《千金翼》卷二無“及”字,《唐本草》(寺本)作“毒”(森輯本同)。

〔6〕惡瘡　孫、王輯本“瘡”作“創”。

〔7〕生川谷　《别録》:“生益州。”

三一六　凝水石

凝水石　一名白水石〔1〕。**味辛，寒，無毒**〔2〕。**治身熱**〔3〕，**腹中積聚，邪氣**〔4〕，**皮中如火燒**〔5〕，**煩滿**〔6〕。**水飲之**〔7〕，**久服**〔8〕**不饑**。水腫，小腹痹。**生山谷**〔9〕。色如雲母可析者良。鹽之精也〔10〕。解巴豆毒。畏地榆。

〔1〕一名白水石　《唐本草》(寺本)“白水”訛作“泉”。《别録》:“一名寒水石。一名凌水石。”《吴氏本草》(見《御覽》卷九八七)同，又有:“一名寒水石。”(《和名類聚抄》卷一引《本草》同)王輯本無此别名。

〔2〕味辛……無毒　《别録》:“甘，大寒。”《吴氏本草》(見《御覽》及《證類》卷四):“《神農》: 辛。《岐伯》、《醫和》、《扁鵲》: 甘，無毒。《李氏》: 大寒。”

〔3〕治身熱　《别録》:“除時氣熱盛，五臟伏熱，胃中熱。”《通用藥》見“大熱”條。

〔4〕治身……邪氣　《御覽》卷九八七引《本草經》同。

〔5〕皮中如火燒　《御覽》引《本草經》無。《唐本草》(寺本)“燒”下有“爛”字(森輯本同)。

〔6〕煩滿　《御覽》引《本草經》無。《别録》:“煩滿，止渴。”

〔7〕水飲之　《御覽》引《本草經》無“水”字。

〔8〕久服　《御覽》引《本草經》無。

〔9〕生山谷　《御覽》引《本草經》作:“生常山。”《别録》同上，又有:“又中水縣及邯鄲。”《吴氏本草》:“或生邯鄲。”

〔10〕色如……精也　《吴氏本草》:“採無時，如雲母也。”

三一七　鐵落

鐵落[1]　一名鐵液[2]。**味辛，平，無毒**[3]。**治風熱，惡瘡**[4]，**瘍疽瘡，痂疥，氣在皮膚中**。除胸膈中熱氣，食不下，止煩，去黑子。可以染皁[5]。

鐵精[6]，**平**[7]。**主明目**[8]，**化銅**。治驚悸，定心氣，小兒風癎，陰㿗，脱肛[9]。

鐵[10]，**主堅肌，耐痛。生平澤**[11]。採無時。

〔1〕鐵落　《黄帝内經素問·病能論》王冰注引《神農本草經》古傳本作“鐵洛”（林億注《甲乙經》作“鐵”）。《和名類聚抄》卷十一引《本草》作“銕落”。尚、曹輯本“鐵”作“铁”（下同）。陶弘景注：“鐵落，是染皁鐵漿。”《唐本草》注：“鐵落是鍛家燒鐵赤沸，砧上鍛之，皮甲落者。”

〔2〕一名鐵液　《黄帝内經太素》卷三十“陽厥”楊上善注：“生鐵洛，鐵漿也。”《素問》王冰注：“方俗或爲鐵漿，非是生鐵液也。”《和名類聚抄》“鐵”作“銕”。

〔3〕味辛……無毒　《别録》：“甘。”《素問》王冰注引《本經》古本作“味辛，微温，平”。

〔4〕惡瘡　《唐本草》（寺本）“惡”訛作“忠”。孫、王輯本“瘡”作“創”。

〔5〕除胸……染皁　《素問》王冰注引《本經》古本作“主治下氣”。

〔6〕鐵精　爲煅鐵爐竈中産生的一種物質，究爲何物不詳。古方書中也罕用者。此爲鐵落的副品藥。陶弘景注：“鐵精，出煅竈中，如塵，紫色輕者爲佳。”

〔7〕平　《唐本草》（寺本）無。《通用藥》“脱肛”等條引《别録》墨字“微温”。姜輯本作“平，微温”。

〔8〕主明目　《長生療養方》卷二作“主目明”。

〔9〕治驚……脱肛　《通用藥》見“脱肛”、“陰痿”、“陰㿗”諸條。

〔10〕鐵　盧輯本作“銕”，“鐵”古字。姜輯本其下有“氣味辛，平，有毒”。鐵在此處也係副品藥。

〔11〕生平澤　《别録》：“生牧羊及祊城，或析城。”

三一八　鉛丹

鉛丹〔1〕　一名鉛華。味辛，微寒〔2〕，治吐逆，胃反〔3〕，驚癇，癲疾〔4〕，除熱〔5〕，下氣，鍊化還成九光〔6〕，久服通神明〔7〕。止小便利，臍攣，金瘡，溢血。生平澤〔8〕。生於鉛。

〔1〕鉛丹　“鉛”字在《證類》各本，《唐本草》（寺本），《千金翼》卷二，《本草和名》卷上，《御覽》卷九八五丹砂條引《本草》均作“鈆”（顧、王輯本同），古俗寫。“鉛丹”，又稱黄丹。陶弘景注：“即今熬鉛所作黄丹也。”

〔2〕味辛微寒　《御覽》引《本草》同。“寒”，其下《唐本草》，《證類》均缺藥毒。《日華子》作“無毒”，姜本同，擬據補。

〔3〕治吐……胃反　《御覽》引《本草》同。《通用藥》見“嘔吐”條。《唐本草》（寺本）“吐”作“欬”（森、尚輯本同）。“胃反”或稱“反胃”。《金匱要略·嘔吐噦下利病脉證治》：“脾傷則磨，朝食暮吐，暮食朝吐，宿穀不化，名曰胃反。”

〔4〕驚癇癲疾　《通用藥》見“癲癇”條。

〔5〕除熱　《别録》：“除熱毒。”

〔6〕九光　《證類》各本均同。《唐本草》（寺本）及《千金翼》卷二引文均訛作“丸光”。陶注：“云：‘化成九光’者，當謂九光丹以爲釜耳。”按：“九光”爲道家語，義爲光照九彩。如《尚書考緯靈曜》云：“日有九光，光照四極”，其他又可見於《十洲記》、《漢武帝内傳》諸書。

〔7〕久服通神明　《御覽》引《本草》作：“久服成仙。”按，“鍊化還成九光，久服通神明”十一字森輯本無。

〔8〕生平澤　《御覽》引《本草》作“生蜀郡”（《别録》同）。

三一九　粉錫

粉錫〔1〕　一名解錫〔2〕。味辛，寒，無毒。治伏尸〔3〕，毒螫，殺三蟲。去鼈瘕，治惡瘡，墮胎，止小便利〔4〕。

錫鏡鼻〔5〕，平〔6〕。治女子血閉〔7〕，癥瘕〔8〕，伏腸〔9〕，絶孕。伏尸，邪氣。生山谷〔10〕。

〔1〕粉錫　今稱“鉛粉”。陶弘景注：“即今化鉛所作胡粉也。”

〔2〕一名解錫　《御覽》卷七一九“粉”條引《神農本草》：“一名鮮錫”，但無其他佚文。

〔3〕伏尸　參見本書天門冬條注。

〔4〕去鼈……小便利　《通用藥》見“積聚癥瘕”、“惡瘡”、“墮胎”諸條。

〔5〕錫鏡鼻　《别録》“錫”下有“銅”字。按：《證類》引《藥訣》作“無毒”（姜本同）。本品為粉錫副品藥。

〔6〕平　《證類》各本，《唐本草》均無。今據《通用藥》“月閉”條白字補。《證類》引《藥訣》作“無毒”。姜輯本作“氣味酸，平，無毒”。

〔7〕治女子血閉　《通用藥》見“月閉”條。

〔8〕癥瘕　《唐本草》（寺本）訛作“瘦”。姜輯本“瘕”作“疝”。

〔9〕伏腸　《唐本草》（寺本）“腸”作“腹”。《綱目》原本卷八“腸”作“陽”（姜輯本同）。“伏腸”，古病名，不詳。《考注》：“伏腸者，癥瘕在裏之義歟！”

〔10〕生山谷　《别録》：“生桂陽。”

三二〇　代赭

代赭[1]　**一名須丸**[2]。**味苦，寒，無毒**[3]。**治鬼疰**[4]，**賊風**[5]，**蠱毒，殺精物惡鬼，腹中毒**[6]，**邪氣，女子赤沃漏下**[7]。産難，胞衣不出，墮胎，養血氣，除五臟血脉中熱，血痹，血瘀，大人、小兒驚氣入腹，及陰痿不起。**生山谷**[8]。赤紅青色如鷄冠有澤，染爪甲不渝者良。採無時[9]。畏天雄。

〔1〕代赭　顧、姜、蔡輯本作“代赭石”。

〔2〕一名須丸　《御覽》卷九八八引《本草經》作“一名血師”（《别録》同）。又無以下性味，主治，生境文。

〔3〕味苦……無毒　《政和》（金本）“苦”下有白字“甘”。《大觀》（宋本），《大觀》（柯本）均作墨字，今從後者，《别錄》：“甘。”

〔4〕治鬼疰　森輯本“疰”作“注”。

〔5〕賊風　王輯本無“賊”字。“賊風”，參見本書薇蘅條注。

〔6〕腹中毒　王輯本無“毒”字。

〔7〕女子赤沃漏下　《别録》:“帶下百病。”《通用藥》見“婦人崩中”條。

〔8〕生山谷　《别録》:“生齊國。”《范子計然》:“出齊郡。”

〔9〕赤紅……無時　《御覽》引《本草經》作:“好者狀如鷄肝。”

三二一　鹵鹹

鹵鹹[1]　**一名寒石**[2]。**味苦，寒，無毒**[3]。**治大熱**[4]，**消渴**[5]，**狂煩**[6]，**除邪及吐下蠱毒**[7]，**柔肌膚**[8]。結氣，心下堅，食已嘔逆，喘滿，明目，目痛。**生鹽池**[9]。

大鹽[10]，**一名胡鹽**[11]。**寒，無毒**[12]。**治腸胃結熱**[13]，**令人吐**[14]。喘逆，胸中病[15]。**生池澤**[16]。漏蘆爲之使。

戎鹽[17]，一名胡鹽[18]。味鹹，寒，無毒[19]。**主明目，目痛**[20]，**益氣**[21]，**堅肌骨**[22]，**去毒蠱**[23]。心腹痛，溺血，吐血，齒舌血出[24]。**生北地**[25]。北海青，南海赤。十月採[26]。

〔1〕鹵（lǔ 魯）鹹　《證類》各本，《御覽》卷九八八“鹵鹹”條引《本草經》均同。《本草和名》卷上，《醫心方》卷二均作“鹵醎”。《北堂書鈔》卷一六四“鹽三十三”引《本草經》及《御覽》卷八六五“塩”條引《本草經》均作“鹵塩”。顧輯本作“鹵醎”。尚、曹輯本作“卤咸”。

〔2〕一名寒石　《證類》各本及《唐本草》均無。今據《御覽》卷八六五及九八八引《本草經》文（《綱目》卷十一本藥“釋名”項引吴普本同）。

〔3〕味苦……無毒　《政和》（金本）“苦”下有白字“鹹”。《大觀》（宋本），《大觀》（柯本）均作墨字，今從後者。

〔4〕治大熱　《北堂書鈔》引《本草經》（“除邪下毒”條）同。《别録》:“去五臟，腸胃留熱。”

〔5〕消渴　《北堂書鈔》引《本草經》（“長肌膚”條）作“治消渴”。

〔6〕治大熱……狂煩　《御覽》卷九八八引《本草經》文均同，但無以下鹵鹹主治文。

〔7〕除邪……蠱毒　《證類》各本，《千金翼》卷二，《綱目》原本卷十一均無“吐”字（盧、孫、顧、王、姜諸輯本同）。今據《唐本草》（寺本）補。《北堂書鈔》引《本草經》作“除邪，下毒蠱”。

〔8〕柔肌膚　《北堂書鈔》引《本草經》作“長肌膚”。

〔9〕生鹽池　《唐本草》（寺本）“鹽”訛作“監”，下同。《别録》：“生河東。”《李（當之）》（見《證類》陶注）：“鹵鹹即是人煮鹽，釜底凝强鹽滓。”按，鹽池爲産鹽的沼澤。《漢書・平當列傳》：“言勃海鹽池可且勿禁，以救民急。”

〔10〕大鹽　《七情表》（敦本、真本、宋本同）作“大塩”。尚、曹輯本作“大盐”。大鹽爲副品藥。

〔11〕一名胡鹽　《證類》各本及《唐本草》均無。今據《北堂書鈔》卷一四六“鹽三十三”大鹽項引《本草經》及《御覽》卷八六五、卷九八八大鹽項引《本草經》文。

〔12〕寒無毒　《證類》“寒”作墨字。今據《通用藥》“火灼”條（鹽）白字改正。《别録》：“味甘鹹。”姜輯本作“氣味甘、鹹，寒，無毒”。

〔13〕治腸胃結熱　《北堂書鈔》引《本草經》無。《證類》各本均訛作墨字。今據《御覽》卷九八八引《本草經》改。姜輯本作《本經》文。

〔14〕令人吐　《御覽》卷九八八引《本草經》同。《北堂書鈔》引《本草經》“吐”下有“也”字。

〔15〕喘逆……中病　《通用藥》（鹽）見“火灼”條。姜輯本作《本經》文。

〔16〕生池澤　《别録》：“生邯鄲及河東。”

〔17〕戎鹽　《萬安方》卷六十作“戎塩”。尚、曹輯本作“戎盐”。戎鹽爲副品藥。

〔18〕一名胡鹽　《吕氏春秋》高誘注：“《本草》云：戎鹽，一名胡鹽。”（見《太平御覽》（宋本）卷八六五）

〔19〕味鹹……無毒　《李當之》（見《證類》卷五陶注引《李氏》）：“味苦，臭。”《吴氏本草》（見《北堂書鈔》卷一四六）：“無毒。《李氏》曰：大寒。”王輯本“味鹹寒”作《本經》文（姜輯本同，又“無毒”亦作《本經》文）。

〔20〕主明目……目痛　《御覽》卷九八八引《本草經》同。《北堂書鈔》引《本草經》作：“主明目，去病。”

〔21〕益氣　《北堂書鈔》引《本草經》同。

〔22〕益氣堅肌骨　《御覽》引《本草經》無。《政和》(金本),《千金翼》卷二均作“堅”。《唐本草》(寺本)訛作“監”。《大觀》(宋本)“堅”作“緊”。《北堂書鈔》卷一六四引《本草經》作“牢肌骨”。“緊”與“牢”均係隋時避楊堅諱字。

〔23〕去毒蠱　《唐本草》(寺本)及《御覽》卷九八八引《本草經》“蠱”作“蟲”。《北堂書鈔》引《本草經》作“去毒蟲也”。

〔24〕心腹……血出　《通用藥》見“溺血”、“吐唾血”和“蠱”諸條。

〔25〕生北地　《別録》:“生胡鹽山及西羌，酒泉，福禄城東南角。”《吴氏本草經》(見《北堂書鈔》):“生邯鄲，西羌。”

〔26〕北海……採　《李(氏)》(見《證類》陶注):“是海潮水澆山石經久。鹽凝，著石。取之北海者青，南海者紫赤。”“北海”在先秦古籍中係泛稱中國北方偏遠地域或指今之渤海。

三二二　青琅玕

青琅[1]玕(gàn干)一名石珠[2]。味辛，平，無毒。治身癢[3]，火瘡[4]，癰傷[5]，白禿[6]，疥瘙，死肌。生平澤[7]。採無時。煮錬服之，起陰氣。可化爲丹。殺錫毒。得水銀良。畏雞骨。

〔1〕琅(láng郎)《唐本草》(寺本),《醫心方》卷一均作“瑯”。

〔2〕一名石珠　《御覽》卷八〇九“琅玕”條《本草經》作“一名珠圭”，又無此以下文字。《別録》:“一名青珠。”王、姜輯本無。

〔3〕治身癢　《別録》:“侵淫在皮膚中。”

〔4〕火瘡　《唐本草》(寺本)“火”作“大”。孫、王輯本“瘡”作“創”。

〔5〕癰傷　《綱目》原本卷八“傷”作“瘍”字(盧、姜輯本同)。

〔6〕白禿　《政和》(金本)作墨字(《綱目》原本作《別録》文。盧、孫、王、姜、森諸輯本同)。今據《大觀》(宋本)白字。

〔7〕生平澤　《別録》:“生蜀郡。”

三二三　礜石

礜石[1]　一名青分石[2]，一名立制石[3]，一名固羊石[4]。味辛，

大熱，有毒〔5〕**。治寒熱**〔6〕**，鼠瘻**〔7〕**，蝕瘡**〔8〕**，死肌**〔9〕**，風痹，腹中堅癖**〔10〕**，邪氣**〔11〕**，除熱**〔12〕**。**止消渴，益肝氣，破積聚，痼冷，腹痛，去鼻中息肉〔13〕。**生山谷**〔14〕**。**採無時〔15〕。久服令人筋攣。火錬百日，服一刀圭。不錬服則殺人及百獸。得火良。棘針爲之使。惡馬目毒公、鶩屎、虎掌、細辛。畏水〔16〕。

〔1〕礜（yǔ 予）石 《吴氏本草》(見《御覽》卷九八七）名“白礜石”。王輯本作“礐石”。曹輯本作“𡋯石”。

〔2〕一名青分石　姜、莫輯本“分”作“介”。

〔3〕一名立制石 《唐本草》(寺本）“制”作“㓻”。王輯本無。

〔4〕一名固羊石 《别録》:“一名白礜石。一名大（晦本作“太”）白石。一名澤乳。一名食鹽。”《吴氏本草》:“一名鼠卿。一名太白。一名澤乳。一名食鹽。”王輯本無。

〔5〕味辛……有毒 《别録》:“甘，生温，熟熱。”《吴氏本草》:“《神農》、《岐伯》:辛，有毒。《桐君》:有毒。《黄帝》:甘，有毒。《李氏》:大寒。”《説文繫傳·石部》“礜”條引《本草》作“有毒。不錬殺人及鳥獸”。

〔6〕治寒熱 《吴氏本草》作“主温熱”。

〔7〕鼠瘻 《通用藥》見“瘻瘡”條。

〔8〕蝕瘡　其上主治文《御覽》卷九八七引《本草經》同。以下至“邪氣”主治文均無。《綱目》原本卷十無“瘡”字（姜輯本同)。

〔9〕死肌 《御覽》引《本草經》無“死”以下至“氣”諸字。

〔10〕腹中堅癖 《大觀》(宋本),《政和》(金本）“癖”均作墨字。《唐本草》(寺本）無“癖”字（孫、王、森、曹、筠諸輯本同)。今據《千金翼》卷二補（顧、姜、尚諸輯本同)。

〔11〕邪氣 《政和》(金本）作墨字，今據《大觀》(宋本)、柯本《大觀》白字。王輯本無“邪”以下文。

〔12〕除熱 《政和》(金本）作墨字。今據《大觀》(宋本)，柯本《大觀》白字。“熱”後《御覽》引《本草經》又有“殺百獸”三字。《别録》:“除膈中熱。”姜輯本無。

〔13〕止消渴……息肉 《通用藥》見“心腹冷痛”、“積聚癥瘕”條。

〔14〕生山谷 《御覽》引《本草經》同，又有“生漢中氣”(疑有錯

簡)。《别録》:“生漢中及少室。”《李氏(本草)》(見《證類》卷五《嘉祐》注):“或生魏興。或生少室。”《吴氏本草》:“生漢中,或生魏興,或生少室。”

〔15〕採無時　《吴氏本草》:“十二月採。”

〔16〕得火……畏水　《唐本草》(寺本)“棘”作“棗”,又無“馬目”二字。

三二四　石灰

石灰　一名惡灰〔1〕。味辛,温〔2〕。治疽,瘍,疥瘙,熱氣,惡瘡〔3〕,癩疾〔4〕,死肌,墮眉〔5〕,殺痔蟲〔6〕,去黑子〔7〕,息肉〔8〕。生川谷〔9〕。

〔1〕一名惡灰　《别録》:“一名希灰。”孫輯本“灰”作“疢”。王、姜、莫輯本“惡”作“堊”。

〔2〕味辛温　《唐本草》、《證類》均缺藥毒。《綱目》作“有毒”(姜輯本同)。擬據補。

〔3〕惡瘡　《别録》:“治髓骨疽。”《通用藥》見“惡瘡”條。孫、王輯本“瘡”作“創”。

〔4〕癩疾　《綱目》原本卷九“癩”作“癘”(姜輯本同)。

〔5〕死肌墮眉　死肌(失去感覺的肌膚)與墮眉(眉毛脱落)均爲上文“癩疾”(麻風病)的症狀。

〔6〕殺痔蟲　《唐本草》(寺本)無“殺”字。《紹興》(二十八卷本)“蟲”作“蠱”。“痔蟲”是痔病而兼有腸道寄生蟲的蟯蟲者。《病源》卷十八“三蟲候”:“蟯蟲至細微,形如菜蟲也。居胴腸間,多則爲痔。”《千金》卷二十三第三有:“治痔下部出膿血有蟲,旁生孔竅方。”

〔7〕黑子　即黑痣。《病源》卷三十一“黑痣候”:“黑痣者,風邪搏於血氣,變化生也……面及體生黑點,爲黑痣,亦云黑子。”

〔8〕息肉　又稱“息”,或“瘜”。《素問·病能論》:“夫癰氣之息者,宜以鍼開除去之。”王冰注:“息,瘜也。死肉也。”息肉之生於鼻内的又稱“鼻息肉”。《靈樞·邪氣臟腑病形》:“若鼻息肉不通。”

〔9〕生川谷　《别録》:“生中山。”

三二五　白堊

白堊〔1〕　一名白善〔2〕。味苦，温，無毒〔3〕。治女子寒熱，癥瘕，月閉〔4〕，積聚，陰腫痛〔5〕，漏下，無子。泄痢。生山谷〔6〕。採無時。不可久服，傷五臟，令人羸瘦。

〔1〕白堊（è 萼）《證類》各本，《千金翼》卷二，《醫心方》卷一均同。《唐本草》（寺本），《本草和名》卷上，《長生療養方》卷二均作“白惡”（森、筠輯本同）。《御覽》卷九八八引《本草經》：“即白善土也。”但無以下性、味、主治文。尚輯本作“白亜”。

〔2〕一名白善　《吴氏本草》（見《一切經音義》卷五十九）作“一名白墡”。同上書（見《一切經音義》卷六十七：“一名墠。”

〔3〕味苦……無毒　《别録》：“辛。”

〔4〕月閉　《通用藥》見“月閉”條。

〔5〕陰腫痛　自“陰”以下至“無子”《政和》（金本）作墨字（《綱目》原本卷七及盧、孫、顧諸本同）。《大觀》（宋本），《大觀》（柯本）作白字。今據後者。

〔6〕生山谷　《御覽》引《本草經》：“生邯鄲。”（《别録》同）

三二六　冬灰

冬灰〔1〕　一名藜灰〔2〕。味辛，微温〔3〕。治黑子〔4〕，去肬〔5〕，息肉，疽〔6〕蝕，疥瘙。生川澤〔7〕。

〔1〕冬灰　陶注：“此即今浣衣黄灰耳。燒諸蒿、蔾（藜），聚鍊作之。性亦烈。又，荻灰尤烈。”《和名類聚抄》卷十四作“黄灰”。

〔2〕一名藜灰　《證類》各本，《千金翼》卷二，《本草和名》卷上均同。《唐本草》（寺本）“藜”作“蔾”。王輯本無。

〔3〕味辛微温　其下《唐本草》，《證類》“温”下均缺毒性。《綱目》作“有毒”（姜輯本同）。擬據補。

〔4〕治黑子　《綱目》原本卷七“治”作“去”（姜輯本同）。参見石灰條“黑子”注。

〔5〕去肬　《綱目》原本無“去”字（姜輯本同）。“肬”，同“疣”字。

《説文·肉部》:“肬，贅也。”《一切經音義》卷十五引《通俗文》:“體肉曰肬贅。”《釋名·釋疾病》:“肬，邱也。出皮上聚高如地之邱也。”《靈樞·經脉》:“虚則生肬。”

〔6〕疸 《證類》各本均作“疸”，今據《唐本草》(寺本)及《千金翼》卷二。

〔7〕生川澤 《别録》:“生方谷。”

三二七 六畜毛蹄甲

六畜毛蹄甲[1] 味鹹，平，有毒。治鬼疰[2]，蠱毒，寒熱，驚癇，癲，痓[3]，狂走。

駱駝毛，尤良[4]。

〔1〕六畜毛蹄甲 “六畜”，指六種家畜。《春秋左傳·昭公二十五年》:“爲六畜、五牲、三犧，以奉五味。”杜預注:“(六畜)，馬、牛、羊、雞、犬、豕。”本書陶弘景注:“騾驢亦其類。”“毛”指六畜之皮毛。《説文·足部》:“毛，眉髮之屬及獸毛也。”“蹄”爲“蹏”字古異寫。《説文·足部》:“蹏，足也。”“甲”指六畜之爪甲。《管子·四時篇》:“陰生金與甲。”尹知章注:“陰氣凝結堅實，故生爲爪甲也。”

〔2〕治鬼疰 《唐本草》(寺本)無“疰”字。森輯本“疰”作“注”。

〔3〕癲痓 《唐本草》(寺本)作“痓、癲疾”(森輯本同)。王輯本作“癲痓”。

〔4〕駱駝毛尤良 此五字《大觀》(宋本)作墨字，今據《政和》(金本)作白字。“駱駝”爲副品藥。陶弘景注:“駱駝，方家並少用。”

三二八 犀角

犀角[1] 味苦，寒，無毒[2]。治百毒[3]，蠱疰[4]，邪鬼，瘴氣[5]，殺鉤吻[6]、鴆羽[7]、蛇毒，除邪，不迷惑，魘寐[8]，久服輕身。傷寒，温疫，頭痛，寒熱，諸毒氣[9]。生山谷[10]。松脂爲之使。惡雚菌、雷丸。

〔1〕犀角 《御覽》卷九八八引《本草經》名“犀牛角”。《集注·七情表》(敦本)“犀”作“犀”。

〔2〕味苦……無毒 《御覽》引《本草經》“苦”作“鹹”。《别録》：“酸，鹹，微寒”。姜輯本“苦”下有“酸，鹹”。

〔3〕治百毒 《御覽》引《本草經》同。

〔4〕蠱疰 《御覽》引《本草經》無此以下文字。姜輯本“蠱”作“鬼”，又引吴本作“蟲”。森輯本“疰”作“注”。

〔5〕瘴氣 係南方地區的一種疫病。《説文》無“瘴”字。古又作“障氣”。《周禮·土訓》：“道地慝以辨地物。”鄭玄注：“地慝，若障蠱然也。”賈公彦疏：“障，即障氣，出於地也。”《後漢書·馬援列傳》：“出征交阯，土多障氣。”《玉篇·疒部》：“瘴，瘴癘也。”《病源》卷十“瘴氣候”：“夫嶺南青草黄芒，瘴，猶如嶺北傷寒也……故嶺南從仲春訖仲夏，行青草瘴，季夏訖孟冬行黄芒瘴。”

〔6〕殺鉤吻 “殺”字本義爲減、損。《廣雅·釋詁二》：“殺，減也。”《漢書·杜鄴列傳》：“陰義殺也。”顔師古注：“殺，謂減降也。”在此處係其引申義爲解毒。鉤吻爲《本經》下品藥，有大毒。參見該條。

〔7〕鴆羽 “鴆”是一種有毒的鳥。《説文·鳥部》：“鴆，毒鳥也。”《國語·魯語》：“使醫鴆之，不死。”韋昭注：“鴆，鳥名。一名運日。其羽有毒，漬之酒而飲之，立死。”

〔8〕魘寐 莫輯本注：“寐，亦當爲寐。”

〔9〕傷寒……毒氣 《通用藥》見“傷寒”、“驚邪”、“中蠱”諸條。

〔10〕生山谷 《别録》：“生永昌及益州。”

三二九 豚卵

豚卵〔1〕 一名豚顛〔2〕。味甘，温〔3〕，無毒。治驚癇，癲疾〔4〕，鬼疰〔5〕，蠱毒，除寒熱，賁豚，五癃，邪氣，攣縮〔6〕。陰乾藏之，勿令敗。

懸蹄〔7〕，平〔8〕。主五痔〔9〕，伏熱在腸〔10〕，腸癰内蝕〔11〕。

〔1〕豚卵 《神農黄帝食禁》“豚”作“㹠”，《本草和名》卷下，《醫心方》卷一均作“豚”。《神農黄帝食禁》（孫真人本）無“卵”字。“豚卵”即猪睾丸。《太玄經·難》：“卵破石䃕。”范注：“卵，陰物也。”

〔2〕一名豚顛 王輯本無。莫輯本“顛”作“癲”。

〔3〕甘温　《神農黄帝食禁》(孫真人本》作“寒”。

〔4〕癲疾　《神農黄帝食禁》無。《通用藥》見“癲癇”條。

〔5〕鬼疰　《神農黄帝食禁》“疰”作“氣”，森輯本作“注”。

〔6〕邪氣攣縮　王輯本無。

〔7〕懸蹄　其上《神農黄帝食禁》“懸”上有“猪後脚”三字。姜輯本“蹄”下有“甲”字。森輯本作“猪懸蹄”。“懸蹄”，為副品藥，指猪四足之蹄。參見本書白馬莖條“懸蹄”注。

〔8〕平　《證類》各本,《唐本草》均無。今據《通用藥》“五痔”條（猪懸蹄）白字補。姜輯本作“鹹，平，無毒”。

〔9〕主五痔　《通用藥》見“主痔”條。

〔10〕伏熱在腸　森輯本作“伏腸”二字。“伏熱”指熱邪潛伏體内。《素問遺篇・本病論》:“民病伏陽在内，煩熱生中。”同上，又:“乃化作伏熱内煩。”

〔11〕伏熱……内蝕　《神農黄帝食禁》(孫真人本》無“熱”字，“腸，腸”作“腹中，腹”。《唐本草》(寺本)“在”作“伏”。《綱目》原本卷五十“在腸”作“在腹中”(姜輯本同)。森輯本無“熱在”二字。

三三〇　麋脂

麋(mí 迷)脂　一名官脂〔1〕**。味辛，温，無毒。治癰腫，惡瘡**〔2〕**，死肌**〔3〕**，風寒濕痹**〔4〕**，四肢拘緩不收，風頭腫，氣通腠理**〔5〕**。**柔皮膚，不可近陰，令痿。**生山谷及淮海邊**〔6〕。十月取〔7〕。畏大黄。

〔1〕一名官脂　《神農黄帝食禁》(宋本),《唐本草》,《大觀》(宋本)“官”均作“宫”(盧、森輯本同)。今據《神農黄帝食禁》(孫真人本)及《政和》(金本)。

〔2〕惡瘡　孫、王輯本“瘡”作“創”。

〔3〕死肌　《綱目》原本卷五十一其下有《本經》文“寒熱”(姜輯本同)。

〔4〕風寒濕痹　《政和》(金本)及《千金翼》卷二作“寒風”(王、森輯本同)。《唐本草》(寺本)作“寒風温痹”。

〔5〕腠理　指位於體内、皮肌、臟腑之間的組織。《素問・刺要論》:

“病有在毫毛、腠理者。”《金匱要略·臟腑經絡先後病脉》：“腠理，是三焦通會元真之處，爲血氣所注。理者，是皮膚、臟腑之紋（文）理也。”“氣通腠理”即促使體内之氣通順暢達之義。

〔6〕生山谷及淮海邊 《别録》：“生南山。”“淮海”在秦古籍中泛指淮水與海間之地。《尚書·禹貢》：“淮南惟揚州。”孔安國傳：“北揚淮，南距海。”

〔7〕十月取 《御覽》卷九八八引《本草經》無此及以上文字，作“近陰，令人陰痿”。

三三一 鸓鼠

鸓鼠〔1〕 一名鼯鼠〔2〕。微温〔3〕。主墮胎〔4〕，令産易〔5〕。生平谷〔6〕。

〔1〕鸓（léi雷）鼠 《綱目》原本卷四十八作“鸓鼠”（蔡輯本作“鸓鼠”，曹輯本作“鸓鼠”）。

〔2〕一名鼯（wú梧）鼠 《和名類聚抄》卷十八引《本草》文。

〔3〕微温 《證類》各本及《唐本草》均脱性、味、毒文。今據《通用藥》“墮胎”條白字“微温”補。又，《綱目》原本，姜輯本又有“有毒”。

〔4〕主墮胎 《通用藥》見“墮胎”條。森輯本無“主”字。

〔5〕令産易 《唐本草》（寺本）作“生乳易”。《長生療養方》卷二，《綱目》原本作“令易産”（姜輯本“産”作“生”）。

〔6〕生平谷，《别録》：“生山都。”

三三二 燕屎

燕屎〔1〕 味辛，平，有毒。治〔2〕蠱毒，鬼疰〔3〕，逐不祥邪氣，破五癃〔4〕，利小便。生高山平谷〔5〕。

〔1〕燕屎 《神農黄帝食禁》“燕”上有“越”字。《唐本草》，《證類》各本“燕”均作“鷰”（盧輯本同）。吐本《集注》作“鷰”（筠輯本同）。《通用藥》“小便淋”條作“胡鷰屎”。《綱目》原本卷四十八此藥作《别録》藥。孫輯本作“燕屎”。王輯本作“鷰矢”。尚輯本作“燕矢”。

〔2〕治 《神農黄帝食禁》（孫真人本）作“殺”。同上書宋本作“主殺”。

〔3〕鬼疰　《神農黄帝食禁》(孫真人本）無“鬼”字。孫、森輯本“疰”作“注”。

〔4〕破五癃　《通用藥》(胡燕屎）見“小便淋”條。

〔5〕生……谷　《集注》(吐本)“山”上衍“谷”字。

三三三　龜甲

龜[1]甲　一名神屋[2]。味鹹，平，有毒[3]。治漏下赤白，破癥瘕，痎瘧[4]，五痔[5]，陰蝕[6]，濕痹，四肢重弱，小兒顖不合[7]，久服輕身，不饑[8]。頭瘡難燥，及驚恚氣，心腹痛，不可久立，骨中寒熱，傷寒勞復，或肌體寒熱欲死，益氣，資智。亦使人能食。生南海、池澤及湖水中。採無時，勿令中濕，中濕即有毒。以作湯良。惡沙參、蜚蠊。

〔1〕龜　《本草和名》卷下作“亀”。尚、曹輯本作“龟甲”。

〔2〕一名神屋　盧輯本無此四字。

〔3〕味鹹……有毒　《别録》:“甘。”盧、莫輯本“鹹”作“酸”，姜輯本作“甘”。

〔4〕破癥……痎瘧　《大觀》(柯本）訛作墨字，今據《大觀》(宋本),《政和》(金本)。

〔5〕五痔　《大觀》(柯本）作墨字，今據《大觀》(宋本),《政和》(金本)。

〔6〕陰蝕　《别録》:“女子陰瘡。”

〔7〕小兒顖不合　“顖”，與“囟”同。《集韵·去·稕》:“囟,《説文》:‘頭會腦蓋也。象形。古作顖’。”《禮記·内則》鄭玄注：“夾囟曰角。”孔穎達疏：“囟，是首腦之上縫。”此句指小兒初生後頭頂部骨縫合處未能及時合攏銜接者。

〔8〕久服……不饑　盧輯本無。

三三四　蝦蟇

蝦蟇[1]　一名蟾蜍，一名䶑，一名去甫，一名苦蠪[2]。味辛，寒，有毒。治邪氣，破癥堅血，癰腫[3]，陰瘡[4]，服之不患熱病。猘犬傷瘡。能合玉石。生江湖池澤。五月五日取，陰乾。

〔1〕蝦蟇　曹輯本作“虾蟇”。

〔2〕一名蟾……苦蠪　《一切經音義》卷十一“繫蝦蟆”條引《本草》：“一名蟾蜍。一名䶌䵶，一名去蚊。一名母父。一名胡孟。一名青蛙。一名耿猛。一名長股。皆蝦蟆方域之異名。”《續一切經音義》卷四“蝦蟇”條引《本草》：“一名蟾。”

〔3〕癰腫　《通用藥》見“癰疽”條。

〔4〕陰瘡　《别録》：“治陰蝕，疽癘，惡瘡。”孫、王輯本“瘡”作“創”。“陰瘡”爲生於女子陰部的瘡瘍。《病源》卷四十“陰瘡候”：“陰瘡者，由三蟲、九蟲動作侵食所爲也……動作侵依於陰，輕者或癢，或痛，重者生瘡也。”

三三五　鮀魚甲

鮀魚甲〔1〕　味辛，微温，有毒〔2〕。治心腹癥瘕，伏堅積聚〔3〕，寒熱，女子崩中下血五色〔4〕，小腹陰中相引痛〔5〕，瘡疥〔6〕死肌。五邪，涕泣，時驚，腰中重痛，小兒氣癃，眥潰〔7〕。生南海池澤。取無時。蜀漆爲之使。畏狗膽、芫花、甘遂。

〔1〕鮀（tuó 駝）魚甲　《本草和名》卷下，《醫心方》卷一，《集注・七情表》（敦本）“鮀”均作“鱓”（鱔）（shàn 善）（森、筠輯本同）。《通用藥》“積聚癥瘕”等條作“鮀甲”。《綱目》原本卷四十三作“鼉甲”。尚輯本作“鱓甲”。按，“鮀”字古有三義。第一，指鰐魚，即今揚子鰐類。古又稱爲鼉，或鱓（二字字音均同鮀）。故鮀甲同鼉甲。亦即陶弘景注所謂：“鮀，即今鼉甲也。”《詩經・靈臺》：“鼉鼓逢逢。”陸璣疏：“鼉，形似蜥蜴，四足，長丈餘……甲如鎧。今合藥鼉魚甲是也。其皮堅厚，以冒鼓。”而鱓甲也同鮀甲。亦即《説文・魚部》：“鱓，魚名，皮可爲鼓者。”但鱓字别有一義。其音爲善。係鱔字之俗寫（見《龍龕手鑑・魚部》）。而鱔魚乃形似蛇狀，身體細長，光滑而粘，且無鱗甲者。第二，指鯊魚。即《爾雅・釋魚》：“鯊，鮀。”鯊魚古代也指兩種魚類。一爲河溪中的吹沙小魚（見《爾雅》郭璞注）。一爲海中的凶猛魚類，以其皮如沙狀而得名（見《六書故》）者。第三，指鮎魚。即《説文・魚部》：“鮀，鮎也。”鮎魚也是身體粘滑無鱗甲，且頭大尾小的魚。故鮀魚甲既非鱔魚，也非鯊魚與鮎魚。

〔2〕味辛……有毒　姜輯本“辛”作“酸”。

〔3〕伏堅積聚　《通用藥》見“積聚癥瘕”條。

〔4〕女子……五色　《通用藥》見“婦人崩中”條。

〔5〕小腹……引痛　姜輯本在前“女子”之後。

〔6〕瘡疥　孫、王輯本“瘡”作“創”。

〔7〕五邪……眥潰　《通用藥》見“驚邪”條。

三三六　鼈甲

鼈甲[1]　**味鹹，平，無毒。治心腹癥瘕堅積**[2]**，寒熱**[3]**，去痞**[4]**，息肉，陰蝕，痔**[5]**，惡肉。**温瘧，血瘕，腰痛，小兒脅下堅[6]。**生池澤**[7]。取無時。惡礬石。

〔1〕鼈甲　《本草和名》卷下，《集注·七情表》（敦本）作“鱉甲”。《千金·七情表》（真本）作“鼈甲”。尚輯本作“别甲”。曹輯本作“鱉甲”。

〔2〕治心……堅積　《通用藥》見“積聚癥瘕”條。

〔3〕寒熱　《通用藥》見“傷寒”條。

〔4〕去痞　《綱目》原本卷四十五“痞”下有“疾”字（盧、姜輯本同）。

〔5〕痔　《綱目》原本作“痔核”（盧、姜輯本同）。

〔6〕温瘧……下堅　《通用藥》見“温瘧”、“瘻瘡”、“腰痛”、“婦人崩中”諸條。

〔7〕生池澤　《别録》：“生丹陽。”

三三七　蚱蟬

蚱蟬[1]　**味鹹，寒，**無毒[2]。**治小兒驚癇**[3]**，夜啼，癲病**[4]**，寒熱。**婦人乳難，胞衣不出，又墮胎[5]。**生楊柳上。**五月採，蒸乾之，勿令蠹。

〔1〕蚱（zhā 渣）蟬　尚、曹輯本作“蚱蝉”。孫輯本“蚱”作“柞”。《玉篇·蟲部》：“蚱，蚱蟬。七月生。”《嘉祐本草》注引《玉篇》佚文：“蚱者，蟬聲也。”按，蚱蟬即蟬的異名。陶弘景注以蚱即瘂蟬，或雌蟬。而《蜀本草圖經》以爲係鳴蟬。《唐本草》注則以爲“雄者爲良”。《嘉祐圖經本

草》等書均附議後説。

〔2〕味鹹……無毒 《大觀》（柯本）“寒”訛作墨字，今據《大觀》（宋本），《政和》（金本）白字。《别録》：“甘。”盧、莫輯本“寒”作“平”。姜輯本“鹹”下有“甘”字。

〔3〕治小兒驚癇 《别録》：“驚悸。”《通用藥》見“驚邪”條。

〔4〕癲病 《通用藥》見“癲癇”條。盧、莫輯本“病”作“疾”。

〔5〕婦人……墮胎 《通用藥》見“難産”條。

三三八 露蜂房

露蜂房[1] **一名蜂腸**[2]**。味苦，平，有毒**[3]**。治驚癇，瘈**[4]**瘲，寒熱，邪氣，癲疾，鬼精，蠱毒，腸痔**[5]。又治蜂毒，毒腫。**生山谷**[6]。火熬之良[7]。惡乾薑、丹参、黄芩、芍藥、牡蠣。

〔1〕露蜂房 《集注·七情表》（敦本）作“蜂房”，《千金·七情表》（真本）作“露蜂房”（王、姜輯本同）。

〔2〕一名蜂腸 《本草和名》卷下“腸”作“塲”。《别録》：“一名百穿。一名蜂勑。”王輯本無。姜輯本“蜂”作“蜯”，森輯本作“塲”。

〔3〕味苦……有毒 《别録》：“鹹。”姜、莫輯本“苦”作“甘”。

〔4〕瘈 《證類》各本均作“瘈”，古異寫。参見牡丹條注。

〔5〕腸痔 痔病的一種。《病源》卷三十四“腸痔候”：“肛邊腫核，發寒熱而血出者，腸痔也。”

〔6〕生山谷 《别録》：“生牂牁。”

〔7〕火熬之良 《别録》：“七月七日採，陰乾。”盧輯本“熬”作“灸（炙）”。

三三九 馬刀

馬刀[1] 一名馬蛤[2]。**味辛，微寒，有毒**[3]**。治漏下赤白**[4]**，寒熱**[5]**，破石淋，殺禽獸、賊鼠**[6]。除五臟間熱，肌中鼠鼷，止煩滿，補中，去厥痹，利機關。**生江湖池澤及東海**[7]。取無時[8]。用之當鍊。得水爛人腸。又云：得水良。爲茯苓使[9]。

〔1〕馬刀 尚、曹輯本作“马刀”。《蜀本草圖經》：“生江湖中細長小蚌

也。長三四寸，闊五六分。”

〔2〕一名馬蛤　《李（當之藥録）》（見《證類》卷二十二陶注）：“江漢間人名爲單姥。”《吴氏本草經》（見《御覽》卷九九三）：“一名齊盒。”

〔3〕味辛……有毒　《吴氏本草經》：“《神農》、《岐伯》、《桐君》：鹹，有毒。《扁鵲》：小寒，大毒。”姜輯本又有“得水爛人腸。又曰得水良”十字。

〔4〕治漏……赤白　《御覽》卷九九三引《本草經》“治”下有“補中”二字。《綱目》原本卷四十六“治”下有“婦人”二字（莫輯本同）。

〔5〕寒熱　《御覽》引《本草經》“寒”上有“留”字。

〔6〕破石……賊鼠　《御覽》引《本草經》同。《紹興》（二十八卷本）無“賊”字。

〔7〕生江……東海　《御覽》引《本草經》作“生江海”。《李（當之藥録）》：“生江漢中。”《吴氏本草經》：“生池澤，江海。”

〔8〕取無時　《吴氏本草經》作“採無時也”。《李（當之藥録）》：“長六七寸。”

〔9〕爲茯苓使　《李氏本草》（見《證類》卷十二茯苓條《唐本草》注）文。

三四〇　蟹

蟹〔1〕　**味鹹，寒，有毒**〔2〕**。治胸中邪氣**〔3〕**，熱結痛**〔4〕**，喎僻**〔5〕**，面**〔6〕**腫，敗漆**〔7〕**。燒之致鼠**〔8〕**。**散血，愈漆瘡，養筋，益氣〔9〕。**生池澤諸水中**〔10〕**。**取無時。殺莨菪毒，漆毒。

〔1〕蟹　王輯本作“蠏”。

〔2〕味鹹……有毒　《神農黄帝食禁》“鹹”作“酸”。《御覽》卷九四二引《本草經》無“寒，有毒”。《大觀》（宋本），《大觀》（柯本）“寒”訛作墨字，今據《政和》（金本）白字。姜輯本“有毒”作“小毒”。

〔3〕治胸中邪氣　《醫心方》卷三十引《本草》作“主療胸中邪熱氣”。

〔4〕熱結痛　《神農黄帝食禁》“熱”下有“宿”字。《御覽》引《本草經》“痛”以上主治文同，但無以下文字。《醫心方》引《本草》作“結痛”。《别録》：“解結。”

〔5〕喎僻　指口眼歪斜，“喎”，古又作“咼”字。《玉篇・口部》：“咼，口戾也。”又：“喎，同上（咼）。”《一切經音義》卷六引《通俗文》：“斜戾

曰咼。”“僻”又作“辟”。《春秋左傳·莊公二十一年》：“鄭伯享王於闕西辟。”孔穎達疏：“辟，是旁側之語也。”《病源》卷一“風口喎候”：“風邪入於足陽明手太陰之經，遇寒則筋急引頰，故使口喎僻，言語不正，而目不能平視。”

〔6〕面　《紹興》(二十八卷本》作“而”。

〔7〕敗漆　《神農黄帝食禁》作“散漆”。《綱目》原本卷四十五其上有“能”字。(姜輯本同)。“敗”字義為毀壞。《説文·攴部》：“敗，毀也。”《廣雅·釋詁一》：“敗，壞也。”“敗漆”即可使漆破壞。陶弘景注：“有用(蟹)仙方，以化漆爲水服之，長生。”《嘉祐圖經本草》：“(蟹)其黄能化漆爲水，故塗漆瘡用之。”

〔8〕燒之致鼠　陶弘景注：“(蟹)燒之，諸鼠畢至。”《嘉祐圖經本草》：“(蟹)燒烟，可以集鼠於庭。”

〔9〕散血……益氣　《通用藥》見“漆瘡”條。

〔10〕生池澤諸水中　《别録》：“生伊洛。”

三四一　蛇蜕

蛇蜕〔1〕　**一名龍子衣，一名蛇符，一名龍子單衣，一名弓皮**〔2〕。**味鹹，平，無毒**〔3〕。**治小兒百二十種驚癇**〔4〕，**瘛**〔5〕**瘲，癲疾**〔6〕，**寒熱，腸痔**〔7〕，**蠱毒**〔8〕，**蛇癇**〔9〕。弄舌，摇頭，大人五邪，言語僻越，惡瘡，嘔，欬，明目〔10〕。**生川谷及田野**〔11〕。五月五日、十五日取之。火熬之良〔12〕。畏磁石及酒。

〔1〕蛇蜕　《唐本草》及《證類》各本,《集注·七情表》(敦本)、《千金·七情表》(真本、孫本)均作“蛇蛻”。《本草和名》卷下,《醫心方》卷一其下均有“皮”字。

〔2〕一名龍子衣……皮　《别録》：“一名龍子皮。”《吴氏本草》(見《御覽》卷九三四)：“一名龍子單衣。一名弓皮。一名蛇附。一名蛇筋。一名龍皮。一名龍單衣。”盧、莫輯本“蛇符”作“龍付”，“弓皮”作“弓衣”。王輯本僅有“龍子衣”别名。姜輯本僅有“龍子衣”及“弓皮”别名。

〔3〕味鹹……無毒　《别録》：“甘。”姜輯本“鹹”下有“甘”。

〔4〕小兒百二十種驚癇　《千金》（宋本）卷五上“驚癇第三”：“《神農本草經》説：小兒驚癇有一百二十種。其證候微異於常，便是癇候也。”惟一百二十種驚癇的個别病名不詳。

〔5〕瘜　《證類》各本均作“瘈”，古異寫。参見牡丹條注。

〔6〕癲疾　《通用藥》見“癲癇”條。

〔7〕腸痔　参見本書露蜂房條注。

〔8〕蟲毒　王、姜輯本作“蠱毒”。

〔9〕蛇癇　癇病的一種。在馬王堆出土的帛書《五十二病方》中已有“蛇癇”之名。其篇目標題是“人病蛇不癇”。按，《名醫别録》鈎藤一藥記有“主小兒寒熱十二驚癇”之文（見《證類本草》卷十四）。森立之氏以為：“十二癇之目雖不載其形證，必是十二支癇可知。然蛇癇即十二癇中之一而為黑字歟！”（見《本草經考注》）又，《幼幼新書》卷十一“六畜之癇第七”引《嬰童寶鑒》：“蛇癇，身軟，頭舉，吐舌視人。”

〔10〕弄舌……明目　《通用藥》見“墮胎”、“難産”條。《綱目》原本“弄舌，摇頭”作《本經》文（姜、莫輯本同）。

〔11〕生川谷及田野　《别録》：“生荆州。”

〔12〕火熬之良　顧、姜、森輯本作《本經》文。

三四二　蝟皮

蝟皮[1]　味苦，平，無毒。治五痔，陰蝕，下血赤白，五色血汁不止[2]，陰腫痛引腰背。酒煮殺之。腹痛，疝積[3]。生川谷、田野[4]。取無時，勿使中濕。亦燒為灰，酒服之。得酒良。畏桔梗、麥門冬。

〔1〕蝟皮　《通用藥》“五痔”條“蝟”作“猬”（姜輯本同），異寫。

〔2〕下血……不止　盧輯本無“不止”二字。

〔3〕腹痛疝積　《通用藥》見“鼻衄血”、“五痔”、“墮胎”諸條。

〔4〕生川谷田野　《别録》：“生楚山。”

三四三　蠮螉

蠮螉（yē wēng 噎翁）　一名土蜂[1]。味辛，平，無毒。治久聾，欬逆，毒氣，出刺，出汗。治鼻窒。生川谷或人屋間[2]。

〔1〕土蜂　陶弘景注："此類甚多，雖名土蜂，不就土爲窟，謂連土作房爾。"

〔2〕生川……屋閒　《别録》："生熊耳及牂牱。"

三四四　蜣蜋

蜣蜋〔1〕　一名蛣蜣〔2〕。味鹹，寒，有毒。治小兒驚癇，瘛〔3〕瘲，腹脹，寒熱，大人癲疾〔4〕，狂昜〔5〕。手足端寒，肢滿，奔（賁）豚。生池澤〔6〕。五月五日取，火熬之良。蒸藏之。臨用當炙，勿置水中，令人吐〔7〕。畏羊角、石膏。

〔1〕蜣蜋　《本草和名》卷下，《集注・七情表》（敦本）"蜣"均作"蛲"，下同。《千金・七情表》（真本）"蜣"作"蜼"。陶弘景注："《莊子》云：蜣蜋之智，在於轉丸。其喜入人糞中，取屎丸而却推之，俗名爲推丸。"

〔2〕一名蛣蜣　《和名類聚抄》卷十九引《兼名苑》注："食糞蟲也。"盧輯本"蜣"作"蜋"。王、姜輯本無此别名。

〔3〕瘛　《證類》各本均作"瘈"，參見本書牡丹條注。

〔4〕大人癲疾　《通用藥》見"癲癇"條。

〔5〕狂昜　《綱目》原本卷四十一"昜"作"陽"（姜輯本同）。顧、王、森諸輯本"昜"均訛"易"。按："狂昜"即"狂陽"，可參見本書白頭翁條注。

〔6〕生池澤　《别録》："生長沙。"

〔7〕五月……令人吐　顧、王、森、莫諸輯本"火熬之良"均作《本經》文。

三四五　蛞蝓

蛞蝓〔1〕　一名陵蠡〔2〕。味鹹，寒，無毒。治賊風喎僻〔3〕，軼筋〔4〕及脱肛，驚癇，攣縮。生池澤及陰地、沙石、垣下〔5〕。八月取。

〔1〕蛞蝓　《御覽》卷九四七引陶弘景《集注本草經》作"螔蝓"。

〔2〕一名陵蠡　《本草和名》卷下作"陵蚉"，《别録》："一名土蝸。一名附蝸。"

〔3〕僻　《千金翼》卷四訛作"賊"。

〔4〕肤筋　“肤”，《大觀》（宋本）同。《政和》（金本）、《綱目》原本卷四十二均作“軼”。按，“肤”與“軼”上古音均質部韵。肤爲定母，軼爲余母。二字互通。盧、莫輯本作“跌”。按“肤”與“跌”二字古音相同，可互通。“肤”字有二義。一爲筋腫，可參見本書女萎條“肤筋”注。二爲扭挫傷，可參見本書乾地黄條“折跌”注。“軼”字本義爲過度，或前後易位。《廣雅·釋詁三》：“軼，過也。”《淮南子·覽冥訓》：“軼鶤鷄於姑餘。”高誘注：“自後過前曰軼。”故“軼筋”也指扭挫傷而言。又按：“肤筋”，又可假爲“溢筋”。“肤”與“溢”爲同源字。定余準旁紐，質錫對轉。古籍中不乏“軼”與“溢”，或“泆”與“溢”互通之例。如《尚書·禹貢》有“溢爲滎”一語。《史記·地理志上》引上文作“軼爲滎”。顔師古注：“軼，與溢同。”而同書“夏本紀”引上文則作“泆爲滎”。又，《經典釋文》卷二十七《莊子音義·天地》“泆湯”條：“泆，本或作溢”均可佐證。“溢筋”即肌肉錯位，也屬扭挫傷之義。可參見本書竹葉條“溢筋急”注。

〔5〕生池……垣下　《别録》：“生泰山。”“垣下”指墻角下。《説文·土部》：“垣，墻也。”

三四六　白頸蚯蚓

白頸蚯蚓〔1〕　一名土龍〔2〕。**味鹹，寒，無毒**〔3〕。**治蛇瘕**〔4〕**，去三蟲**〔5〕**，伏尸**〔6〕**，鬼疰**〔7〕**，蠱毒，殺長蟲**〔8〕**。仍自化作水**〔9〕。傷寒，伏熱，狂謬，大腹，黄疸〔10〕。**生平土**〔11〕。三月取，陰乾。

〔1〕白頸蚯蚓　《本草和名》卷下“頸”作“頭”。孫輯本作“邱蚓”。王輯本“蚯”作“蚍”。蔡輯本無“白頸”。陶弘景注：“白頸，是其老者爾。”

〔2〕一名土龍　《吴氏本草經》（見《御覽》卷九四七）：“一名白頸螳螾。一名附引。”

〔3〕味鹹……無毒　《别録》：“大寒。”

〔4〕蛇瘕　瘕病的一種。《病源》卷十九“蛇瘕候”：“人有食蛇不消，因腹内生蛇瘕也。亦有蛇之精液誤入飲食内，亦令病之。其狀若常饑，而食則不下，喉噎塞食，至胸中即吐出。”

〔5〕三蟲　三種人體寄生蟲。參見本書天門冬條注。

〔6〕伏尸　《病源》卷二十三“伏尸候”：“伏尸者，謂其病隱伏在人五

臟内，積年不除。未發之時，身體平調，都如無患。若發動，則心腹刺痛，脹滿，喘急。”

〔7〕鬼疰　森輯本“疰”作“注”。

〔8〕殺長蟲　長蟲即蚘蟲（蛔蟲）之别名，是“三蟲”或“九蟲”之一種。參見《病源》卷十八“三蟲候”。

〔9〕仍自化作水　《綱目》原本卷四十二作《别録》文：“化為水，療傷寒……”姜、莫輯本無。陶弘景注：“取破，去土，鹽之，日曝，須臾成水，道術多用之。”

〔10〕傷寒……黄疸　《通用藥》見“大熱”、“耳聾”二條。

〔11〕生平土　《御覽》卷九四七“蚯蚓”條引陶洪（弘）景《集注本草經》：“生蜚谷，平土”（按：傳世本《證類》陶注無“蜚谷”）。“平土”即平原土地。《孟子·滕文公下》：“險阻既遠，鳥獸之害人者消，然後人得平土而居之。”

三四七　蠐螬

蠐螬〔1〕　**一名蟦蠐**〔2〕。**味鹹，微温，有毒**〔3〕。**治惡血，血瘀**〔4〕，**痹氣**〔5〕，**破折**〔6〕，**血在脅下堅滿痛，月閉**〔7〕，**目中淫膚**〔8〕，**青翳**〔9〕，**白膜**〔10〕。金瘡内塞，産後中寒，下乳汁〔11〕。**生平澤及人家積糞草中**〔12〕。取無時。反行者良。蜚蠊為之使。惡附子。

〔1〕蠐螬（qí cáo 奇曹）《通用藥》“目膚翳”條作“蠐螬汁”。《集注·七情表》（敦本）“螬”作“蜻”。尚、曹輯本作“蛴螬”。《唐本草》注：“此蟲在糞聚，或在腐木中。其在腐柳樹中者，内外潔白。土、糞中者，皮黄内黑黯。”

〔2〕一名蟦蠐　《本草和名》卷下“蟦蠐”作“蟦蠐”。《御覽》卷九四八引《本草經》作“蟦齊”。《别録》：“一名埿齊。一名教齊。”《綱目》卷四十一本藥“釋名”項引吴普文“（一名）應條”。《和名類聚抄》卷十九引《本草》：“一名蛣蝠。”同上書引《爾雅》注：“一名蝤蠐。”王輯本無。

〔3〕味鹹……有毒　《别録》：“微寒。”

〔4〕味鹹……血瘀　《御覽》引《本草經》無。《别録》：“治吐血在胸腹不去。”《通用藥》見“吐唾血”條。

〔5〕血瘀……痹氣　《御覽》引《本草經》作“主治血痹”。

〔6〕破折　《御覽》引《本草經》無“破”以下文字。《别録》:“破骨，踒折，血結。”

〔7〕月閉　《通用藥》見“月閉”條。

〔8〕目中淫膚　即“目淫膚”，可參見本書決明子條注。

〔9〕青翳　《通用藥》(蠐螬汁)見“目膚翳”條。

〔10〕白膜　即目翳病在眼珠前面生出的白膜。可參見本書決明子條“赤白膜”注。

〔11〕金瘡……乳汁　《通用藥》見“墮胎”、“下乳汁”二條。

〔12〕生平澤……草中　《别録》:“生河内。”

三四八　石蠶

石蠶[1]　一名沙蝨[2]。味鹹，寒，有毒[3]。治五癃[4]，破石淋[5]，墮胎。

肉[6]，解結氣，利水[7]道，除熱[8]。生池澤[9]。

〔1〕石蠶　《御覽》卷九五〇引《本草經》名“沙虱”，云:“一名石蠶”，但無引文。盧、尚、曹諸輯本均作“石蚕”。《本草衍義》:“此物在處有，附生水中石上，作絲繭，如釵股，長寸許，以蔽其身，色如泥，蠶在其中，此所以謂之石蠶也。”

〔2〕一名沙蝨　《吴(原訛“吕”)氏本草》(見《御覽》卷八二五):“一名沙蟻。”

〔3〕味鹹……有毒　《李(當之藥録)》(見《證類》卷二十二陶注):“味鹹而微辛。”《吴氏本草》(見《御覽》):“《神農》、《雷公》:鹹，無毒。”

〔4〕癃　《吴氏本草》(見《御覽》)作“淋”。

〔5〕破石淋　《吴氏本草》(見《御覽》)作“破隨”。《通用藥》見“小便淋”條。

〔6〕肉　姜、莫輯本“肉”上有“其”字。

〔7〕水　《紹興》(二十八卷本)作“血”。

〔8〕肉……除熱　《吴氏本草》同。王輯本無。

〔9〕生池澤　《别録》:“生江漢。”《吴氏本草》:“生漢中。”

三四九　雀甕

雀甕（瓮）[1]　一名躁舍[2]。味甘，平，無毒。治小兒驚癇，寒熱，結氣，蠱毒，鬼疰[3]。生樹枝間。生漢中。蛄蟖房也。八月取，採蒸之。

〔1〕甕（wēng 翁）《本草和名》,《醫心方》卷一均作"甕"。曹輯本作"雀瓮"。陶弘景注："此蟲多在石榴樹上，俗（呼）為蚝蟲。其背毛亦螫人。生卵，形如雞子，大如巴豆。"

〔2〕一名躁舍　《本草和名》卷下"躁"作"蟧"。

〔3〕鬼疰　森輯本"疰"作"注"。

三五〇　樗雞

樗雞[1]　味苦，平，有小毒[2]。治心腹邪氣，陰痿，益精，强志，生子，好色[3]，補中，輕身。又治腰痛，下氣，强陰，多精，不可近目。生川谷樗樹上[4]。七月採，曝乾。

〔1〕樗（chū 初）雞　盧輯本作"樗雞"。王輯本作"樗雞"。尚、曹輯本作"樗鸡"。

〔2〕味苦……小毒　姜輯本"毒"下有"不可近目"四字。

〔3〕好色　盧輯本作"好顔㒳（色）"。"好色"即"好顔色"，參見本書"女萎"條注。

〔4〕生川谷樗樹上　《別録》："生河内。""樗樹"，今稱臭椿。

三五一　斑蝥

斑蝥[1]　一名龍尾[2]。味辛，寒，有毒[3]。治[4]寒熱，鬼疰[5]，蠱毒[6]，鼠瘻[7]，惡瘡[8]，疽蝕，死肌，破石癃[9]。血積傷人肌，墮胎[10]。生川谷[11]。八月取，陰乾。馬刀為之使。畏巴豆、丹參、空青。惡膚青。

〔1〕斑蝥（máo 矛）《證類》各本,《千金翼》卷四,《萬安方》卷五十九均作"斑猫"（王、姜、莫、尚輯本均同）。《本草和名》卷下,《醫心方》卷一,《集注・七情表》（敦本）均作"班苗"（孫、筠輯本同）。《御覽》卷九五一引《本草經》及《吴氏本草經》,《千金・七情表》（孫本）均作

“班猫”（盧輯本同）。《千金·七情表》（真本）作“盤蝥”（森輯本同）。《綱目》原本卷四十作“斑蝥”。《蜀本草圖經》：“七月、八月大豆葉上甲蟲，長五六分，黄斑文，烏腹者，今所在有之。”

〔2〕一名龍尾　《御覽》引《本草經》同。《本草和名》卷下“龍”作“竜”。《吴氏本草經》（見《御覽》）：“一名班蚝。一名龍蚝。一名班菌。一名腃髮。一名晏青。”王、姜輯本無。

〔3〕味辛……有毒　《吴氏本草經》（見《御覽》）：“《神農》：辛。《岐伯》：鹹。《桐君》：有毒。《扁鵲》：甘，有大毒。”按，《博物志》卷四引《神農經》：“班茅（蝥）（毒），戎鹽解之。”

〔4〕治　《御覽》引《本草經》無此以下主治文。

〔5〕鬼疰　森輯本“疰”作“注”。

〔6〕蠱毒　《通用藥》見“中蠱”條。

〔7〕鼠瘻　《通用藥》見“瘻瘡”條。

〔8〕惡瘡　《綱目》原本卷四十無“惡”字（姜輯本同）。孫、王輯本“瘡”作“創”。

〔9〕石癃　為“五癃”的一種，參見本書冬葵子條注。又稱“石淋”，參見本書石龍子條注。

〔10〕血積……墮胎　《通用藥》見“墮胎”條。

〔11〕生川谷　《别録》：“生河東。”《吴氏本草經》：“（生）河内，或生水石。”

三五二　螻蛄

螻蛄〔1〕　一名蟪蛄〔2〕，一名天螻〔3〕，一名螜〔4〕。味鹹，寒，無毒。治産難〔5〕，出肉中刺〔6〕，潰癰腫，下哽噎，解毒〔7〕，除惡瘡〔8〕，生平澤〔9〕。夏至取，曝乾。夜出者良〔10〕。

〔1〕螻蛄　《御覽》卷九四八引《本草經》名“蟷蛄”。

〔2〕一名蟪蛄　《本草和名》卷下作：“一名蕙姑。”《御覽》引《本草經》無。

〔3〕一名天螻　《御覽》引《本草經》同。《紹興》（二十八卷本）“天螻”作“女婁”。

〔4〕一名螜 《本草和名》作“一名蛬”。《御覽》引《本草經》作“一名蛬”。《毛詩草木獸蟲魚疏》卷下引《本草》:“螻蛄為石鼠，亦五伎。”王輯本無以上三別名。

〔5〕治産難 《御覽》引《本草經》無“治”字。《通用藥》見“難産”條。

〔6〕出肉中刺 《御覽》引《本草經》作“出刺在肉中”。

〔7〕潰癰……解毒 《御覽》引《本草經》同。

〔8〕除惡瘡 《御覽》引《本草經》“除”作“愈”。

〔9〕生平澤 《別録》:“生東城。”

〔10〕夏至……良 《證類》各本“夜出者良”四字均白字。按《證類》一書凡《本經》採制文均墨字，獨此藥有異，疑版刻致訛，今仍沿據原例。顧、王、森諸輯本“夜出者良”作《本經》文。

三五三 蜈蚣

蜈蚣[1] 味辛，温，有毒。治鬼疰[2]，蠱[3]毒，噉諸蛇、蟲、魚毒[4]，殺鬼物老精[5]，温瘧[6]，去三蟲。治心腹寒熱，結聚，墮胎，去惡血[7]。生川谷[8]。赤頭足者良。

〔1〕蜈蚣 《本草和名》卷下，《醫心方》卷一均作“吴公”（森、筠輯本同）。孫輯本作“吴蚣”。

〔2〕治鬼疰 森輯本“疰”作“注”。

〔3〕蠱 《紹興》（二十八卷本）作“蟲”。

〔4〕噉諸……魚毒 《一切經音義》卷三十八“蜈蚣”條引《本草》作:“能噉諸蛇。”“噉”為“啖”字的異寫（見《集韵·去，闞》），其義為吃。《廣雅·釋詁二》:“啖，食也。”

〔5〕殺鬼物老精 《一切經音義》引《本草》同。又:“精”下有“魅”字。

〔6〕温瘧 盧、莫輯本“瘧”作“疫”。

〔7〕治心……惡血 《通用藥》見“積聚癥瘕”、“墮胎”二條。

〔8〕生川谷 《別録》:“生大吴，江南。”《一切經音義》引《本草》:“出江南，亦所在皆有。”

三五四　馬陸

馬陸[1]　一名百足[2]。味辛，温，有毒[3]。治腹中大堅癥，破積聚[4]，息肉，惡瘡[5]，白禿。生川谷[6]。

〔1〕馬陸　《五行大義》卷三引《本草》作“蚿蝍”。尚、曹輯本作“马陆”。

〔2〕一名百足　《御覽》卷九四八“馬蚿”條引《本草經》同。《别録》及《吴氏本草經》（見《御覽》卷九四八）：“一名馬軸。”《李（當之藥録）》（見《證類》卷二十二陶注）：“今人呼飛蚿蟲也。”《唐本草》注：“襄陽人名為馬蚿。亦呼馬軸。亦名刀環蟲。”《本草衍義》：“馬陸，即今百節蟲也。身如槎節，節有細蹙，紋起紫黑色，光潤，百足。死則側卧如環，長二三寸。尤者，粗如小指。”

〔3〕味辛……有毒　《五行大義》引《本草》：“味辛。”《御覽》引《本草經》無“味”以下文字。

〔4〕破積聚　《别録》：“治寒熱痞結，脅下滿。”

〔5〕惡瘡　孫、王輯本“瘡”作“創”。

〔6〕生川谷　《别録》：“生玄菟。”

三五五　地膽

地膽[1]　一名蚖青[2]。味辛，寒，有毒[3]。治鬼疰[4]，寒熱[5]，鼠瘻[6]，惡瘡[7]，死肌，破癥瘕[8]，墮胎[9]。蝕瘡中惡肉，鼻中息肉，散結氣，石淋，去子，服一刀圭即下[10]。生川谷[11]。八月取。惡甘草。

〔1〕地膽　《御覽》卷九五一引《本草經》各“元青”。謂：“春食芫華，故云元青。秋為地膽。地膽黑，頭赤。”尚、曹輯本作“地胆”。陶弘景注：“狀如大螞蟻，有翼。”

〔2〕一名蚖青　《本草和名》卷下及《和名類聚抄》卷十九引《本草》均作“芫”。《御覽》引《本草經》：“秋食葛華，故名之為葛上亭長。”《别録》：“一名青蛙。”《吴氏本草經》（見《御覽》卷九五一）：“一名元青。一名杜龍。一名青虹。”森注本“蚖”作“元”。

〔3〕味辛……有毒 《御覽》引《本草經》無。

〔4〕治鬼疰 《御覽》引《本草經》作“主蟲毒，風注”。森注本“疰”作“注”。

〔5〕寒熱 《御覽》引《本草經》無此以下文字。

〔6〕鼠瘻 《通用藥》見“瘻瘡”條。

〔7〕惡瘡 孫、王輯本“瘡”作“創”。

〔8〕破癥瘕 盧輯本“瘕”作“堅”。

〔9〕墮胎 《通用藥》見“墮胎”條。

〔10〕蝕瘡……即下 《通用藥》見“鼻息肉”條。

〔11〕生川谷 《別録》:“生汶山。”

三五六 螢火

螢火〔1〕 一名夜光〔2〕。味〔3〕辛，微温，無毒。主明目，小兒火瘡〔4〕，傷熱氣，蠱毒，鬼疰〔5〕，通神精。生階地〔6〕、池澤。七月七日取，陰乾。

〔1〕螢火 《御覽》引《本草經》卷九四五引《本草經》佚文名“螢”。

〔2〕一名夜光 《御覽》引《本草經》佚文同。又有:“一名即照。一名熠燿。”《別録》:“一名放光。一名熠燿。一名即炤。”《吴（原訛“吕”）氏本草》（見《藝文類聚》卷九十七）:“一名夜照。一名熠燿。一名救火。一名景天。一名據火。一名挾火。”王輯本無。

〔3〕味 《御覽》引《本草經》無以下文字。

〔4〕小兒火瘡 《綱目》原本卷四十一自“小”以下主治均作《別録》文（姜輯本無）。孫、王輯本“瘡”作“創”。

〔5〕鬼疰 森輯本“疰”作“注”。

〔6〕階地 “階”字義爲階梯。《禮記・喪大記》:“虞人設階。”鄭玄注:“階，梯也。”“階地”指山間梯形地。

三五七 衣魚

衣魚〔1〕 一名白魚〔2〕。味鹹，温，無毒。治婦人疝瘕〔3〕，小便不利〔4〕，小兒中風〔5〕，項强〔6〕，皆宜摩之〔7〕。墮胎，塗瘡，滅瘢〔8〕。生平澤[9]。

〔1〕衣魚　《御覽》卷九四六引《本草經》名“白魚”。《吴氏本草經》（見《御覽》卷九四六）名“衣中白魚”。

〔2〕一名白魚　《爾雅·釋蟲》邢昺疏引《本草》同。《别録》：“一名蟫”（《吴氏本草經》及《和名類聚抄》卷十九引《本草》均同）。王輯本無。

〔3〕婦人疝瘕　《御覽》引《本草經》訛作“疵”。婦人疝瘕係婦科雜病之一種。《病源》卷三十八“疝瘕候”：“疝者，痛也。瘕者，假也。其結聚浮假而痛，推移而動。婦人病之，有異於丈夫者，或因産後臟虚受寒，或因經水往來，取冷過度。非獨關飲食失節，多挾有血氣所成也。”

〔4〕小便不利　《御覽》卷九四六引《范汪方》：“治小便不利，取白魚二七擣之令糜爛，分爲數丸，頓服之即通也。”《别録》：“又治淋。”《通用藥》見“小便淋”條。

〔5〕小兒中風　兒科雜病之一種。《病源》卷四十八“中風候”一篇論述有多種小兒中風病候，可資參考。

〔6〕小便……項强　《御覽》引《本草經》同。

〔7〕皆宜摩之　《證類》各本，《千金翼》卷四，《綱目》原本卷四十一“皆宜”均訛作“背起”（盧、孫、顧、王、姜諸輯本同）。今據《御覽》引《本草經》改正。

〔8〕墮胎……滅瘢　《通用藥》見“滅瘢”條。

〔9〕生平澤　《御覽》引《本草經》：“生咸陽”（《别録》同）。

三五八　鼠婦

鼠婦[1]　一名負蟠[2]，一名蛜蝛[3]。味酸，温，無毒[4]。治氣癃不得小便[5]，婦人月閉[6]，血瘕，癇，痓[7]，寒熱，利水道。生平谷及人家地上[8]。五月五日取。

〔1〕鼠婦　尚、曹輯本作“鼠妇”。《本草衍義》：“鼠婦，此濕生蟲也。多足，其色如蚓，背有横紋蹙起，大者長三四分，在處有之。甎、甃及下濕處多。”

〔2〕一名負蟠　《經典釋文》卷三十，第十五引《本草》同。《本草和名》卷下作：“一名蟠負”（森輯本同）。《爾雅·釋草》邢昺疏引《本草》

無。顧輯本"負"作"眉"。

〔3〕一名蚆蝛 《經典釋文》引《本草》,《五行大義》卷三引《本草》,《本草和名》均作"一名伊威"(森輯本同)。《别録》:"一名蝼蝼。"又,《經典釋文》引《本草》及《爾雅·釋草》邢昺疏引《本草》"蝼蝼"均作"委黍"。邢疏"蚆"作"蛜"字。

〔4〕味酸……無毒 《别録》:"微寒。"《五行大義》引《本草》作"苦"。

〔5〕氣癃不得小便 "氣癃"即"氣淋"。參見本書冬葵子條"五癃"注。《病源》卷十四"氣淋候":"氣淋者……其狀:膀胱小便皆滿,尿澀,常有餘瀝是也,亦曰氣癃。"

〔6〕婦人月閉 《通用藥》見"月閉"條。

〔7〕瘂 盧、森輯本同。《證類》各本"瘂"作"痓"。

〔8〕生平谷……地上 《别録》:"生魏郡。"

三五九 水蛭

水蛭〔1〕 一名至掌〔2〕。味鹹,平,有毒〔3〕。主逐〔4〕惡血,瘀血〔5〕,月閉〔6〕,破血瘕〔7〕,積聚〔8〕,無子〔9〕,利水道〔10〕。又墮胎〔11〕。生池澤〔12〕。五月、六月採,曝乾。

〔1〕水蛭(zhì 至)《唐本草》注:"此物有草蛭,水蛭。大者長尺,名馬蛭,一名馬蜞。並能咂牛、馬、人血。今俗多取水中小者,用之大效。不必要須食人血滿腹者。"

〔2〕一名至掌 《證類》各本均作墨字,今據《御覽》卷九五〇引《本草經》文。《别録》:"一名蚑。"《經典釋文》卷三十,第十六引《本草》作"蚑"。《續一切經音義》卷五"水蛭"條引《本草》:"一名蚑也。一名至掌。俗呼馬蚑。"

〔3〕味鹹……有毒 《别録》:"苦,微寒。"姜輯本"鹹"下有"苦"。

〔4〕主逐 《御覽》引《本草經》作"治"(森輯本同)。

〔5〕瘀血 《御覽》引《本草經》作"瘀結"。《通用藥》見"瘀血"條。

〔6〕月閉 《御覽》引《本草經》作"水閉"。《通用藥》見"月閉"條。

〔7〕破血瘕 《御覽》引《本草經》無。《綱目》原本卷四十"瘕"作"癥"(姜輯本同)。

〔8〕破血……積聚　《御覽》引《本草經》作“破凝積”。

〔9〕無子　《御覽》引《本草經》無。

〔10〕利水道　《御覽》引《本草經》同。

〔11〕又墮胎　《通用藥》見“墮胎”條。

〔12〕生池澤　《御覽》引《本草經》無。《别録》:“生雷澤。”

三六〇　木寅

木寅（蝱，寅）〔1〕　一名魂常〔2〕。味苦，平，有毒。治目赤痛〔3〕，眦傷，淚出〔4〕，瘀血〔5〕，血閉，寒熱，酸痟〔6〕，無子。生川澤〔7〕。五月取。

〔1〕木寅（máng 盲）《證類》各本及《醫心方》卷一均同。《千金翼》卷四，《萬安方》卷五十九“寅”作“蝱”（王輯本同），《本草和名》卷下作“䖟”，顧輯本作“䖟”，尚、曹輯本作“虻”。《唐本草》注：“寅有數種，並能噉血……大有木寅，長大緑色，殆如次蟬。咂牛馬或至頓仆。”陳藏器《本草拾遺》:“按，木寅從木葉中出。卷葉如子形，圓著葉上。破中初出，如白蛆，漸大，羽化。拆破便飛，即能齧物。”

〔2〕一名魂常　盧輯本無。

〔3〕治目赤痛　盧輯本“痛”作“腫”。

〔4〕淚出　盧輯本“淚”作“泣”。

〔5〕瘀血　王輯本“瘀”作“淋”。

〔6〕酸痟　《證類》各本“痟”均作“嘶”。“痟”與“嘶”上古音均心母紐。痟為宵部，嘶為支部韵。故嘶假為痟。“酸痟”即肌肉軟弱，有酸楚疼痛感覺。可參見本書磁石條注。

〔7〕生川澤　《别録》:“生漢中。”

三六一　蜚寅

蜚寅〔1〕　味苦，微寒，有毒。主逐瘀血〔2〕，破下血積〔3〕，堅痞癥瘕，寒熱，通利血脉及九竅。女子月水不通，及喉痹結塞〔4〕。生川谷〔5〕。五月取，腹中有血者良。

〔1〕蜚（fēi 非）寅　《證類》各本及《醫心方》卷一均同。《千金翼》

卷四引文“宝”作“蝱”(王輯本同)。《本草和名》卷下作“虽”，顧輯本作“敋”，尚、曹輯本作“虻”。《唐本草》“木宝”條注：“宝有數種……蜚宝，狀如蜜蜂，黄黑色，今俗用多以此也。”

〔2〕主逐瘀血　《别録》：“除賊血在胸腹及五臟者。”《通用藥》見“瘀血”條。森輯本無“主”字。

〔3〕破下血積　《綱目》原本卷四十一無“下”字(姜輯本同)。《别録》：“積聚”。

〔4〕女子……結塞　《通用藥》見“月閉”，“墮胎”二條。

〔5〕生川谷　《别録》：“生江夏。”

三六二　蜚蠊

蜚蠊〔1〕　一名蠦蜰〔2〕。**味鹹，寒，有毒**〔3〕。**治血瘀癥堅，寒熱**〔4〕，**破積聚**〔5〕，**喉咽痹**〔6〕，**内寒無子**〔7〕。**生川澤及人家屋間**〔8〕。立秋採〔9〕。

〔1〕蜚蠊(liǘn連)《五行大義》卷三引《本草》作“蜚零”。《御覽》卷九四九引《本草經》及《吴氏本草》均作“蜚廉”(森輯本同)。《吴氏本草》作“蜚廉蟲”。陶弘景注：“形亦似䗪蟲，而輕小，能飛。本在草中。八月、九月知寒，多入人屋裏逃爾。”

〔2〕一名蠦蜰　《和名類聚抄》卷十九引《本草》文。

〔3〕味鹹……有毒　《五行大義》引《本草》作“味甘”。

〔4〕治血……寒熱　《御覽》“瘀”下引《本草經》有“逐下血”三字。《吴氏本草》(見《御覽》)作：“《神農》、《黄帝》云：治婦人寒熱。”《通用藥》見“瘀血”條。姜輯本“血瘀”作“瘀血”。

〔5〕破積聚　《御覽》引《本草經》同。《别録》：“通利血脉。”

〔6〕喉咽痹　《政和》(金本)，《綱目》原本四十“痹”均訛“閉”(顧、姜輯本同)。今據《大觀》(宋本)、《大觀》(柯本》及《千金翼》卷四改正。《御覽》引《本草經》無“咽”字。

〔7〕内寒無子　《御覽》引《本草經》無。

〔8〕生川澤……屋間　《御覽》引《本草經》作：“生晉地山澤中。”《别録》：“生晉陽。”

〔9〕立秋採　《御覽》引《本草經》作“二月採之”。

三六三　䗪蟲

䗪蟲[1]　一名地鱉[2]。味鹹，寒，有毒。治心腹寒熱洒洒[3]，血積[4]，癥瘕，破堅，下血閉[5]，生子大良[6]。生川澤及沙中、人家牆壁下土中濕處[7]。十月取，曝乾[8]。畏皂莢、菖蒲。

〔1〕䗪（zhè 這）蟲　《吴氏本草》（見《御覽》卷九四九）作"蟅蟲"。《集注・七情表》（敦本）訛作"䗪蟲"。《千金・七情表》（真本）作"蟅蟲"。陶弘景注："形扁扁如鱉，故名土鱉，而有甲不能飛。小有臭氣，今人家亦有之。"

〔2〕一名地鱉　《本草和名》卷下作"鱉"。《別録》及《吴氏本草》（見《御覽》）："一名土鱉。"《和名類聚抄》卷十九引《本草》："一名蚲蛾。"

〔3〕洒洒　《證類》各本均作"洗洗"，係通假字，今改正。參見阿膠條注。

〔4〕血積　《通用藥》見"瘀血"條。

〔5〕破堅……血閉　《通用藥》見"月閉"，"墮胎"二條。

〔6〕生子大良　盧輯本無"大良"。

〔7〕生川澤……濕處　《別録》："生河東。"

〔8〕十……乾　《政和》（金本）無"取"字。

三六四　貝子

貝子[1]　一名貝齒[2]。味[3]鹹，平，有毒。治目瞖[4]，鬼疰[5]，腹痛，下血，五癃，利水道。除寒熱，温疰，解肌，散結熱。生東海池澤[6]。燒用之良。

〔1〕貝子　即海貝。陶弘景注："此是今小小貝子，人以飾軍容服物者。"

〔2〕一名貝齒　《證類》各本均作墨字，今據《藝文類聚》卷八十三"貝"條引《本草經》及《御覽》卷八〇七"貝"條引《本草經》文改正。

〔3〕味　《御覽》引《本草經》無此以下性味，主治文。

〔4〕治目瞖　《通用藥》見"目膚瞖"條。"目瞖"可參見本書瞿麥條"去瞖"注。

〔5〕鬼疰　森輯本"疰"作"注"。

〔6〕生東海池澤 《藝文類聚》引《本草經》,《御覽》引《本草經》均作“生東海”。

三六五 彼子

彼子[1] 味甘，温，有毒。治腹中邪氣，去三蟲，蛇螫，蠱毒，鬼疰[2]，伏尸[3]。生山谷[4]。

〔1〕彼子 《唐本草》卷十六（見《醫心方》卷一、《本草和名》卷上），《證類》均同。《唐本草》注：“此彼字當木旁，作皮，柀，仍音披。木實也，誤入蟲部。”《爾雅》云：“柀，一名杉。葉似杉，木如柏，肌軟，子名榧子。陶於木部出之。此條宜在果部中也。”《開寶本草》注：“陶隱居不識，《唐本》注以為榧實……古今未辨，兩注不明。今移入於此卷末，以俟識者。”《綱目》原本卷三十一榧實條：“《别録》木部有‘榧實’……《神農本草》蟲魚部有‘柀子’。宋《開寶本草》退柀子，入有名未用。今據蘇恭之説合併于下。”姜、蔡輯本作“柀子”。按，“彼子”與“柀子”雖可通假。但其究為蟲類，或木類藥物？自陶弘景氏以後即各説不一，故自《開寶本草》以後，將其列入“有名未用”類中。近世學者雖間有論説，但仍無定論，故暫存疑待考。

〔2〕鬼疰 孫、森輯本“疰”作“注”。

〔3〕伏尸 參見本書白頸蚯蚓條。

〔4〕生山谷 《别録》：“生永昌。”

輯復《神農本草經》的研究

導言

偉大的中國醫藥學具有相當悠久的歷史，特別是利用藥物治療人類疾病的實踐經驗早在兩千多年以前的春秋戰國時代已累積了非常豐富的知識和卓越的成就。而將這些藥物學的學術成就用文字形式加以總結的一種既知最古著作即《神農本草經》。

《神農本草經》的書名及其略稱（即《神農本草》、《神農》，或《本草》等稱）在先秦時代著作《禮記》、《周禮》等書的古人注疏中已有所記載。而降至漢、魏、六朝時期已出現了大量不同種類的《神農本草經》古傳本與古注本系統。其影響所及，不僅衍化與發展出更多類型的醫藥學著作，而且《神農本草》的原文也被歷代藥典性本草學著作碾轉引録。而到了唐、宋時期以迄現代，《神農本草經》原書的古傳本卻已告失傳。

自從南宋以後，長期以來國内外的不少學者均曾試圖復原《神農本草經》的完整形象，並相繼完成了《神農本草經》的多種後世輯本和輯注本。所有這些輯復工作雖然均在《神農本草經》的研究上作出了很大貢獻，但它們各自的内容也難免互有所得失。這主要是由於各家學者限於原始資料的掌握範疇與其信實程度的辨識標準，以及對《神農本草經》原書結構組成特點的考證分析結果等因素有着密切關係。

爲了深入研究中國古代醫藥學的寶貴遺産，以便更好地繼承與發展，應當在前人成果的基礎上，進一步吸取其優點和鏡鑒其不足，特別是通過更廣泛地各種傳世及出土文獻的不斷發掘整理與深入考察，有計劃、分步驟地重新進行《神農本草經》的輯復工作，就是非常必要的一項任務，而這也就是本研究課題的目的。

本研究旨在開始進行輯復前的準備工作，故首先即擬定了必須解決一些有關輯復事宜的專題。綜括這些專題研究的重點，又可分爲兩個方面，即：一、輯復《本經》藥物目録的研究。二、輯復《本經》藥物本文的研究。以下就對這兩方面的各項專題分别進行考證討論，以便爲下一步本課題的輯復工作提供客觀確切的依據和奠定堅實的物質基礎。

第一部 輯復《本經》藥物目録的研究

第一篇 《本經》藥數與藥名的確定

第一章 古籍所載《本經》藥數、藥名考

《神農本草經》(以下簡稱《本經》) 原書早佚。現在流傳的各種《神農本草經》均是明、清以後的輯佚本。而且由於它們的依據不同，故在這些輯本中的藥數與藥名也各有所差異。爲了力求更好地復原《神農本草經》原貌，因此必須對原書的藥數與藥名的原始出處及有關爭議問題加以考察。

一、《本經》藥數及藥名的出典及依據

根據傳世古本草學中的最早有關記文及出土古本草學中的記載，尚可考察出明確記載《本經》藥數及藥名者，有以下幾方面:

1.《神農本草經》佚文 (僅記藥數)。

2.《本草經集注》(以下簡稱《集注》) 的佚文與出土古殘卷。

3.《新修本草》(以下簡稱《唐本》) 的佚文與其出土古殘卷。

4.《蜀本草》佚文。

5.《證類本草》(以下簡稱《證類》) 包括《大觀本草》與《政和本草》中所載的《本經》藥數與藥名。

6.《本草綱目》(以下簡稱《綱目》) 所載的古本“神農本草經目録”及各卷中的《本經》藥數與藥名。

7.《神農本草經》各種輯本中所復原的《本經》藥數與藥名。

8. 古代文史類書中所載的《本經》藥名。

二、《本經》原書的藥數

最早記載《神農本草經》一書的全部藥數及其上、中、下三品藥數的就是《神農本草經·序録》的佚文，即：

“上（品）藥一百二十種……本《上經》，中（品）藥一百二十種……本《中經》，下（品）藥一百二十五種……本《下經》……三品共三百六十五種。”（見《證類本草》卷1所引及敦煌本《本草經集注》殘卷）

在《唐本草》注佚文中也提到了該書所收録的《本經》藥數。即：

“(《新修本草》) 合八百五十種。三百六十一種《本經》，一百八十一種《别録》，一百一十五種新附，一百九十三種有名未用。”（見《證類本草》卷1）

上面所説的除了《本經》藥361種外，在“有名未用”類中尚有6種《本經》的藥物（按，此類藥在《唐本草》中稱爲“新退”，見仁和寺本殘卷，在《大觀本草》中稱作“唐本退”）。兩種合計共367種。即多出《本經》原文的藥數2種。關於多出的原因主要是，《唐本草》自《本經》的同一藥物中析分出來的不同部位而得名者，故其實數仍爲365種。這在後面還要談到，此處從略。

在《蜀本草》注佚文中除記載了《神農本草經》藥數共365種外，還特别指出了這365種藥物的七情分類藥數。即：

“凡三百六十五種。有單行者七十一種，相須者十二種，相使者九十種，相畏者七十八種，相惡者六十種，相反者十八種，相殺者三十六種，凡此七情，合和視之。”

以上七類（七情）藥物總數相加和365種的總數完全相符，但因《蜀本草》一書已佚，故其所載的具體藥名及三品藥數分類法均已不可得見。

此外，唐初楊上善氏在《黄帝内經太素》注文中同樣也記載了《本經》共有365種藥物的數字。即：

“昔神農氏録天地間金、石、草、木三百六十五種，法三百六十五日，濟時所用。其不録者，或有人識用，或有無人識者，蓋亦多矣。”（見《太素》卷11，氣穴，楊注）

三、《證類本草》所載的《本經》藥數和藥名

《證類本草》（包括《大觀本草》和《政和本草》兩傳本，以此二種傳本的藥數與藥名均同，故不再區分）是明、清以降學者考察《本經》全部藥名的主要依據。由於《證類本草》（大觀本卷 3 ~ 31，政和本卷 3 ~ 30）所載藥物有黑字與白字之分，凡屬白字（陰文）的藥名均係《本經》藥品。因而這些藥名也就是復原《本經》的主要依據。這些白字藥名全部總數共 367 種，其中按三品分類，又可包括：

上品藥　141 種

中品藥　113 種

下品藥　105 種

未分品（人部及有名未用類）　8 種

以上共 367 種。也即《證類本草》中的白字較之《本經》原文所記藥物總數的 365 種，多出 2 種。至於《證類本草》中三品藥物的數目也與《本經》原文所記數字有較大差異。因此利用《證類本草》作爲復原《本經》藥數與藥名，雖然具有很重要的價值，但尚無法作爲全部的依據。

四、《唐本草》所載的《本經》藥名

考察《本經》藥名在現存古籍中比《證類本草》撰年更早的文獻尚有唐代成書的《唐本草》一書。但是《唐本草》原書早佚，現存只有該書的佚文及出土殘卷本兩類資料。

甲、《唐本草》佚文　《唐本草》正文部分共 20 卷，其全部佚文現尚存於《證類本草》中，凡藥名下注以“唐本”者均是。由於在這類《唐本草》佚文中的《本經》藥名均與《證類本草》中的白字陰文藥名相同，故這裏從略。

此外，在《醫心方》（卷一，諸藥和名第十）、《本草和名》（卷上、下）及《千金翼方》（卷 2 ~ 4）也均直接録有《唐本草》各卷中的藥名目録（即原書卷 3 ~ 20 的藥目。但《醫心方》略去“有名未用”藥的 193 種藥名，而《千金翼方》未記原書卷數）。惟以上三書所載的《唐本草》藥目均無朱字（相當《證類本草》的白字）和墨字（即黑字）的區別，故未能直接標記出其中哪些是《本經》藥物。因此必須藉助於《證類本草》中的白字《本

經》藥名對於上述《唐本草》中的《本經》藥物加以辨識。經過核查結果，在《醫心方》及《本草和名》所載《唐本草》目録中的《本經》藥名與藥數，共367種，完全與《證類本草》所載《本經》佚文相同（僅有極個別的藥物在其藥類與藥品方面小有調整）。

乙、敦煌出土的四種《唐本草》殘卷　在甘肅敦煌出土的《新修本草》殘卷共有四種。均爲唐代中後期寫本。即：

甲卷（原編號：S 4534）——無朱、墨字之分。

乙卷（原編號：S 3714）——有朱、墨字之分。

丙卷（原編號：P 3822）——此係節略本。

丁卷（原爲李盛鐸藏）——無藥名，只有序文部分。

以上四種殘卷中只有乙卷有朱字（《本經》藥物）與墨字之分，但僅存草部下品的30種藥物。故只可提供《本經》部分藥名的參考，却無法對《本經》三品的具體藥名提供依據。至於甲卷、丙卷和丁卷，因爲没有朱、墨字之分，所存藥數又不多，也無直接參考依據。

丙、日本收藏的《唐本草》殘卷　在日本仁和寺中收藏有公元13—14世紀頃日人抄録的《新修本草》殘卷10卷（原書20卷，即卷4、5、12～15、17～20），即尚缺另外10卷。但也没有朱、墨字之分，又没有《神農本草經》的全部藥名。只能通過《唐本草》的注文辨識出僅存10卷中的部分《本經》藥名。

五、《本草經集注》所載的《本經》藥名

南北朝時期陶弘景的《本草經集注》一書，共7卷。惟原書早佚，現僅存有佚文及出土的殘卷。

甲、保存於《證類本草》中的《集注》藥物佚文　在《集注》的7卷中，卷1爲序録，卷2～7記述各類藥物。其中有關各類藥物佚文所收藏的《本經》藥名均可見《證類本草》一書。由於其内容與《證類本草》本身所收的《本經》藥名相同，故這裏不再討論。

乙、出土的兩種《集注》殘卷　近代在地下出土的《集注》殘卷共有兩種。

1. 是在吐魯番出土的《集注》零碎紙片。由於殘文很少，故對復原《本經》藥名並無價值。

2. 是在敦煌出土的《集注》序録殘卷（以下簡稱《集注》敦本）。由於在“序録”中完整地保存了藥物“七情表”一篇，而這種“七情表”是此書撰者陶弘景氏據《本經》與《別録》各藥條下的有關藥物七情舊注重新輯録而成的。因此也可以藉此“七情表”中所載的《本經》藥物及其三品分類法作爲考察《本經》藥名的一種參考依據（按：“七情表”中所載的藥名雖然未記出何者屬於《本經》，何者屬於《別録》，但却均是按照三品所分類。如果根據傳世本《證類本草》中的白字《本經》藥名，對照此“七情表”的藥物時，同樣也可辨出《本經》的藥名）。此外，在陶氏的這種“七情表”中僅收載了《本經》的藥名百餘種。（如殘卷“七情表”所記藥數“一百四十一種”，相當於《本經》原文所記藥物總數365種的1/3强），但作爲《本經》藥名的早期佚文也還是有一定參考價值的，有關這方面的問題，可參考本書第四章《古本草序録七情表所載本經佚文考》一文，這裏從略。

六、《本草綱目》所載的《本經》藥數和藥名

明代李時珍的《本草綱目》一書中所記的《本經》藥數和藥名，主要見於三處。即卷2的“神農本草經目録”，卷2所載的“七情表”和卷7～卷52各類藥物項内所記的《本經》藥數和藥名。

甲、《綱目》卷2所載“神農本草經目録”此目録見於卷2，題名：“神農本草經目録”（以下簡稱“藥目”）。此目録雖未標明其所據藍本的出處，但據文前李時珍小序所記：“故存此目，以備考古云耳。”可知此目是有古本依據的，雖然其淵源尚有待進一步考察，而其出現的時代也較諸前面所記的一些文獻爲晚，但是作爲既符合《本經》原文藥物總數，又符合《本經》原文三品藥數的一種古本依據來説，應當説是迄今爲止最完整而時代較早的一種，因此這一藥目也是值得重視和考察的。

爲了進一步評價這種古本“藥目”符合《本經》原文藥數、藥名復原依據的意義。除了以上所述者外，還可以通過將“藥目”與《證類》各卷所載《本經》藥數、藥名的對比，以及將“藥目”與兩類古“七情表”佚文對比加以考察。

1.“藥目”與《唐本草》、《證類》所載《本經》藥數、藥名的比較：將“藥目”與《唐本草》、《證類》二書各卷中所載的《本經》藥數、藥名對照時，其相同的部分是：“藥目”共記有365種《本經》藥名與《唐本草》注

（見前）、《證類》各卷所載的367種《本經》藥名中的365種（不包括青蘘、赤小豆2藥在内）完全相同。

“藥目”與《證類》各卷所載的藥名相異的部分有以下三點：

其一，《唐本草》與《證類》所載《本經》藥名有2種爲“藥目”所無。《證類》等書之所以多出2種藥名，據李時珍氏考證，即：“神農古本草凡三卷，三品共三百六十五種……至陶氏作《别録》乃拆分各部，而三品亦移改。又拆出青蘘、赤小豆二條；故有三百六十七種”（見《本草綱目》卷2）。

由此可知，《唐本草》與《證類》多出二種《本經》藥的既知原因主要是：

青蘘——此藥《本經》原屬胡麻條内。《唐本草》青蘘條注：“青蘘：《本經》在草部上品中，既堪噉。今從胡麻條下（按胡麻在《本草經集注》米穀部上品）”，故知此藥係自《唐本草》始分出者。

赤小豆——此藥《本經》原屬大豆（即大豆黄卷）條内。《嘉祐本草圖經》赤小豆條注云：“赤小豆，舊與大豆同條，蘇恭分之。”蓋自《唐本草》始另分條者。

其二，《證類》一書所載《本經》三品的藥名、藥數與《本經》原文所記有很多出入，兹列表如下（見表1）。

表1 《證類本草》所載《本經》三品藥數與《本經》原文的對照

品數	《本經》原文藥數	《證類》所載藥數	比較
上品	120	141	《證類》多21種
中品	120	113	《證類》少7種
下品	125	105	《證類》少20種
未分品	—	1	此二類《本經》無之
有名未用	—	7	
共計	365種	367種	

而《綱目》三品藥數與《本經》原文相符。

其三，《證類》一書將《本經》原來的藥物，分類作了更改，而《綱目》的“目録”則仍依原書，如：

例1：橘柚一藥，在《證類》卷23果部上品。原注：“自木部今移。”

可知其原爲木部上品藥。而在《綱目》的“目録”中橘柚藥列入木部上品。

例 2：芫花一藥，在《證類》卷 14 木部下品。原注：“本在草部，今移”，而《綱目》則仍列入草部下品。參見下表（見表 2）。

2.“藥目”與古“七情表”所載《本經》藥物的比較：將“藥目”與兩類古《集注》的“七情表”傳本系統所載《本經》藥物對照比較時，可以看出，在乙傳本系統不僅古《本經》藥名方面全部與“藥目”相符，而且在藥物的三品分類方面，二者也極爲接近。但是甲傳本系統在藥物的三品分類方面則與“藥目”的差異很大。如黄連、黄蓍、防風、續斷、決明子、丹參、五味子、杜若、沙參、龜甲、桑螵蛸、石鐘乳、巴戟天、飛廉等藥在“藥目”及乙傳本系統均作上品；而在甲傳本系統則前 12 種藥物作中品，後 2 種藥物作下品。又如石龍芮、秦椒、水銀、淫羊藿、紫參、地榆、澤蘭、防

表 2 《神農本草經目録》(據《綱目》) 與《證類本草》所載《本經》三品藥物的對照

藥品	藥類	《神農本草經目録》（據《綱目》）的藥數	《證類本草》所載《本經》的藥數	《證類本草》多（或少）出的藥物
上品	玉石	15	18	多3種（石膽、白英、扁青）
	草	66（37+29）	72（38+34）	多6種（柴胡、芎藭、營實、茜根、白兔藿、薇蓹）
	木	17	19	多3種（柏木、五加皮、木蘭）少1種（橘柚）
	果	5	6	多1種（橘柚）
	米穀	2	3	多1種（青蘘）
	菜	4	5	多1種（瓜蒂）
	獸	5	6	多1種（牛黄）
	禽	0	2	多2種（丹雄鷄、雁肪）
	蟲魚	6	10	多4種（海蛤、文蛤、蠡魚、鯉魚膽）
	合計	120種	141種	

續表

藥品	藥類	《神農本草經目録》（據《綱目》）的藥數	《證類本草》所載《本經》的藥數	《證類本草》多（或少）出的藥物
中品	玉石	14	16	多5種（孔公孽、殷孽、鐵精、鐵落、鐵） 少3種（石膽、白青、扁青）
	草	53（36+17）	46（32+14）	多1種（石韋） 少8種（柴胡、芎藭、白兔藿、營實、 茜根、薇蓹、翹根、款冬花）
	木	19	17	多1種（松蘿） 少3種（蘗木，木蘭，五加皮）
	果	4	1	少3種（彼子，核桃仁，杏核仁）
	米穀	0	2	多2種（赤小豆，大豆黄卷）
	菜	6	5	少1種（水斳）
	獸	11（包括人部髮髲1種）	7	少4種（髮髲、牛黄、豚卵、麋脂）
	禽	2	3	多3種（燕屎、伏翼、天鼠屎） 少2種（丹雄鷄、雁肪）
	蟲魚	11	16	多9種（猬皮、蟹、蠐螬、蛞蝓、木虻、蜚虻、蜚蠊、䗪蟲、樗鷄） 4種（蠡魚、鯉魚膽、海蛤、文蛤）
	合計	120種	113種	

續表

藥品	藥類	《神農本草經目録》（據《綱目》）的藥數	《證類本草》所載《本經》的藥數	《證類本草》多（或少）出的藥物
下品	玉石	17	12	少5種（孔公孽、殷孽、鐵精、鐵落、鐵）
	草	53（30+23）	48（30+18）	少5種（芫花、姑活、別羇、石下長卿、屈草）
	木	19	18	多1種（芫花） 少2種（松蘿、淮木）
	果	0	2	多2種（核桃仁，杏核仁）
	米穀	2	1	少1種（大豆黄卷）
	菜	2	2	多1種（水蘄） 少1種（瓜蒂）
	獸	1	4	多3種（豚卵、麋脂、鼺〔鼯〕鼠）
	禽	4	0	少4種（燕屎、天鼠屎、鼺〔鼯〕鼠、伏翼）
	蟲魚	27	18	少9種（蟹、猬皮、蛞蝓、蠐螬、樗鷄、木虻、蜚虻、蜚蠊、䗪蟲）
	合計	125種	105種	
未記何品藥	人	0	1種	多1種（髮髲，《綱目》列入人部中品）
	有名未用	0	7	多7種（翹根《綱目》列入草部中品；姑活，別羇，石下長卿，屈草《綱目》列入草部下品；淮木《綱目》列入木部下品；彼子《綱目》列入米穀部中品）
藥數總計		365種	367種	多2種（青蘘，係自胡麻條分出。赤小豆，係自大豆黄卷條分出）

己、牡丹、款冬花、女菀等藥物在“藥目”及乙傳本系統均作中品；而甲傳本系統則前3種藥物作上品，後8種藥物作下品之類。總括“藥目”與甲傳本在藥物三品方面相差異的藥名凡41種之多，這也進一步證明“藥目”所依據的藍本是有其古本依據的。而這種古本同樣也應溯源自《集注》的乙傳本系統。

乙、《綱目》卷2所載的“七情表”《綱目》的“七情表”見卷2，其標題是：“相須相使相畏相惡諸藥”及“相反諸藥”。前者載藥296種，後者載藥36種，共332種。由於這個表中不少藥物均乃李時珍氏據各家本草所續增，已超過古“七情表”的藥數很多，又未記何藥出自《本經》及其三品分類，故在復原《本經》藥名方面，已無參考價值。

丙、《綱目》卷5～52所載《本經》藥數和藥名　在《本草綱目》各卷分別論述的藥物條下，均記明了該藥的出典，其中凡屬出自《本經》者均記有“本經”二字。如根據《綱目》各卷子目總括這類藥物時，自卷7～52共載有《本經》藥名347個。現將《綱目》各卷所收的《本經》藥數列表如下（見表3）。

按，表3所記的《本經》藥數均是根據《綱目》各卷卷首記文所作的統計。由於《綱目》一書將原來的《本經》藥物重新作了較多的調整，表3中的藥數較《本經》原文所記尚缺18種，這主要是因爲《綱目》卷5～52的《本經》藥名是在《證類》一書基礎上再次加工的結果，故也不適宜作爲復原《本經》藥數、藥名的直接依據。

表3 《本草綱目》各卷所收《本經》藥數

藥類	卷數	《本經》藥數
水部	卷5	0
火部	卷6	0
土部	卷7	2種
金石部	卷8～11	41種
草部	卷12～21	164種
穀部	卷22～25	7種

續表

藥類	卷數	《本經》藥數
菜部	卷26～28	13種
果部	卷29～33	11種
木部	卷34～37	44種
服器部	卷38	0
蟲部	卷39～42	29種
鱗部	卷43～44	7種
介部	卷45～46	8種
禽部	卷47～49	5種
獸部	卷50～51	15種
人部	卷52	1種
合計		347種

七、宋以前文史古籍所載的《本經》藥名

這類古籍以類書爲主，其中包括《博物志》、《抱朴子》、《齊民要術》、《世説新語》注、《藝文類聚》、《初學記》、《後漢書》李注、《六臣注文選》、《一切經音義》、《太平御覽》等書。它們所引用的《本經》藥名與佚文，多散見各卷中，且僅有部分藥名，引文往往也不够完整，所據的傳本也各有參差，引用的書名或稱爲《神農經》，或稱爲《本草經》，或稱爲《本草》，且其所引的佚文有時又與《名醫別録》佚文相混淆。有關這一問題的考察可參見本書第十二章《傳世非藥典性本草學古籍所載本經古本佚文考》一文。此處從略。

八、小結

總結上述各類文獻中有關《本經》藥數、藥名的出處，其中雖以《證類本草》各卷所保存的《本經》佚文爲迄今爲止藥名最全，時代最早的一種，但其藥物的三品分類卻不符原文所記之數。

《本草經集注》一書殘卷是在現存古本草著作中撰年更古者，其佚文有關《本經》藥名及其三品分類的記録，主要只能見於“序録”的“七情表”一篇。而在該篇中僅有相當《本經》總數 1/3 的藥物可供參考。

《新修本草》、《蜀本草》等書（或是僅存部分殘卷，或是保留佚文）均是保存《本經》藥名、藥數的一些重要著作。

《本草綱目》中的“《神農本草經》目録”，雖然其輯録的時代較晚，但卻有其古本淵源的基礎，也是值得參考的。

至於《神農本草經》的各種輯佚本，其所選用的藍本各異，且在藥數、藥名及三品分類方面互有不同程度的調整與增删。惟這種調整大都未能説明每種藥物被調整的理由，缺乏足够的原始根據。

有關《本經》各種輯本的進一步考察，可參考本書第十六章《本經諸輯本所輯佚文異同考》一文，這裏從略。

第二章　《本經》藥物的變動及其輯復要求

在《神農本草經》流傳的過程中，由於反復抄録整理及傳播等客觀條件，使之在原書的藥名、藥數及藥品等方面都經歷了若干變動，其中包括個别藥物的增删及調整等。因此，爲了作好輯佚《本經》工作，必須首先對於導致藥物變動的主要因素及其内容加以分析，以便提出正確的輯復要求。綜括起來，有以下幾方面：

一、《本經》藥物正品與副品的分合

1. 藥物正品與副品的區别　所謂“正品”，就是《本經》正式列爲目録中的藥名（屬於 365 種之列）；而“副品”則是同時附記在正品項内的藥物，故亦可稱之爲“附藥”。實際上，按照現代的藥物區分法，每種副品也應是一種獨立的藥物。但是由於《神農本草經》一書限定於 365 種藥物數字與周天之數相符的要求，同時由於同一種藥物的正品與副品藥基本上都是同一品類等因素，因而在正品之外出現了副品（如在正品藥“郁李仁”條，附有副品藥“根”〔即“郁李樹根”〕之類）。

事實上，正品不一定是包括該藥全部藥用部分的總稱。可以是該藥的某一局部。如獸部藥“馬”的全身各部均可入藥，但在《本經》的正品藥名是

白馬莖。至於馬的其他入藥部位，包括眼、懸蹄、齒、心肺、肉等，均只能排列在白馬莖之後，作爲副品。

2.《本經》藥物正品與副品的關係　主要有以下三種情况：

其一，“副品”藥與“正品”藥爲同一物種的不同部位。如：

（1）“正品”藥爲丹雄鷄，其“副品”藥爲（鷄）頭（鷄）肪、（鷄）腸、（鷄）肶胵、（鷄）翮羽等。

（2）“正品”藥爲葛根，其“副品”藥爲葛穀。

（3）“正品”藥爲牡狗陰莖。其《本經》的“副品”藥爲（狗）膽。而《别録》的“副品”藥則有（狗）心、（狗）腦、（狗）齒、（狗）頭骨、（狗）四脚蹄、白狗血、（狗）肉等。

由此也可以看出正品藥和副品藥之間没有主藥、次藥之分，只有部位之異。

其二，“副品”藥與“正品”藥爲同一物種的不同性狀或亞種。如：

（1）“正品”藥爲乾漆，“副品”藥爲生漆。

（2）“正品”藥爲海蛤，“副品”藥爲文蛤。

由此可以看出，乾漆與生漆本爲一物，但其性狀（乾燥狀與流動狀）有異。而海蛤與文蛤均屬蛤類，但同類異種。

其三，“副品”藥雖非“正品”之同體，但屬與“正品”藥密切相關的屬物者。如：

（1）“正品”藥丹雄鷄項下的“副品”（鷄）屎白。

（2）“正品”藥桃核仁項下的“副品”桃蠹（即桃樹攢心蟲）。

（3）正、副品藥物與兩種併列正品藥物（其品類近似者）的區别：前者如在藥物正品“乾漆”條下加副品（附藥）“生漆”。後者如在“牡桂”一藥之後，併記有“菌桂”一藥（牡桂與菌桂均爲正品）。區别是否後一種藥物爲正品，抑或副品之法有二：

1）即視其有無獨立的性味與毒（有者爲正品，無者爲副品）。

2）即視該藥之後是否附有陶弘景注（因陶注均位於最後一種副品之末，而不在正品之末）。兹將上例列表如下（見表4）。

表 4 《本經》正品與副品藥物記文特徵的舉例

	正品	副品（附藥）	特徵區別	
			同點	異點
藥物正品加副品（附藥）	乾漆——生漆		生漆直接附於乾漆之後	1. 乾漆記有性、味與毒等，而生漆全無。 2. 乾漆之末無陶注，生漆之末有陶注（其內容兼論乾生二漆）。
兩種并列的正品藥物（其品類近似者）	牡桂　菌桂 均無副品		菌桂直接附於牡桂之後	1. 牡桂與菌桂各有該藥的性味與毒等。 2. 牡桂與菌桂之下各有該藥的陶注（其內容互不相涉）

同一《本經》藥（正品）項下的副品又有《本經》副品與《别録》副品之分。由於在傳世藥物佚文中除了白字的《本經》記文外，尚雜有墨字的《别録》記文。因而在《本經》藥物項下的副品藥名也有白字與墨字之異。以下在本文中所説的副品，一般均指《本經》副品而言。但由於《别録》副品文字不供輯佚之用，故必須與《本經》正品加以區别。舉如：在《證類》卷 16,《本經》正品藥“龍骨”條的副品中，既有白字的“（龍）齒”，又有墨字的“白龍骨”與“（龍）角”。

惟這種白字與墨字的區别，在某些副品中也有個别差誤情況。如上記的墨字“白龍骨”，在《證類》卷 2“諸病通用藥”的泄精條中則被記爲白字之類。

3. 經陶弘景調整的藥物正、副品 《本經》一書在其流傳過程中，曾有人對於該書的某些藥物正品與副品進行了調整。從既知資料來看，其中之一即南北朝時的陶弘景氏。根據陶氏在文蛤條下的注文中所説，經他調整的這類藥物共有 4 種（原注文可見後面一節的引文）。陶氏在這裏雖然没有具體指出他調整的 4 種藥物的具體名稱，但是統覽全部陶弘景的注文也可以查出共有以下 4 種經陶氏調整的副品藥物，而它們分屬於三種不同的類型。即：

第一種類型：《本經》中二藥本爲一條，陶氏將其一種列爲同條《本經》“副品”。至《唐本草》以後被誤析爲二藥者：

（1）《本經》古本中“海蛤”與“文蛤”本爲同 1 條。陶氏將“文蛤”作爲“海蛤”的附藥（“副品”）。其遂被誤分爲 2 條《本經》藥者。陶弘景在文蛤條注云："(海蛤與文蛤)此既異類而同條。若别之，則數多(意指超過365種)，今以爲附見，而在副品限也。凡有四物如此"(見《證類》卷20文蛤條注，人衛本P．416)。

按：在陶弘景《本草經集注》以前的《本經》古傳本中海蛤與文蛤同爲一條的佐證仍可見於北宋初官修的《太平御覽》卷988所引的《本草經》佚文中。考《太平御覽》的主要藍本乃北齊時官修的《修文殿御覽》，故其文未受陶氏影響。而自陶弘景以後，《唐本草》及《證類本草》等書，均將文蛤與海蛤分别作爲1種正品藥。本輯本爲了輯復《本經》舊貌，故仍將二藥合爲一條，前者爲正品，後者爲副品。

(2)《本經》古本中"葱實"與"薤"爲一條。陶氏將"薤"作爲"葱實"的附藥("副品")。其後遂被誤分爲二條，《本經》藥者。陶弘景注云："葱、薤異物，而今共條。《本經》既無韭，以其同類故也。今亦取爲副品種數。方家多用葱白及葉中涕，名葱苒，無復用實者"(見《證類》卷28。薤條注，人衛本P.512)。

按：自陶弘景以後，《唐本草》及《證類本草》等書均將葱實與薤分别作爲一種正品藥。本輯本據《本經》仍合爲一條，前者爲正品，後者爲副品。

第二種類型：《本經》中二藥本爲一條，陶氏將其1種列爲異條《别録》藥("副品")者：

(3)《本經》古本中在"決明子"條中雜有墨字"石決明"一藥。陶氏將"決明子"列入草部上品《本經》藥(今《證類》卷7)，仍將"石決明"單獨析出，列入魚蟲部上品(今《證類》卷20》，作爲《别録》藥。陶弘景在石決明條下注云："此一種(指石決明》本亦附見在決明條中(按：晦明軒本"中"訛爲"甲")，既是異類，今爲副品也"(人衛本P.415)。

按：石決明一藥，據《證類本草》作墨字《别録》文。既非《本經》藥，故本輯本僅輯復決明子(正品)一種。

第三種類型：《本經》原書某藥條下的附藥("副品")。多次被析分而更改其藥品者：

(4)《本經》古本中原有牛黄一藥，列爲中品。其條下有附藥("副品")3種。即牛角鰓、牛髓和牛膽。

其後，在《本經》的早期傳本中曾有人(佚名氏)對牛黄條下的附藥作了第一次調整。即：將牛黄條下附藥牛角䚡和牛髓自該條析出仍作中品藥獨立成一種。僅將牛膽仍保留在牛黄條下改爲上品藥。因而在中品中牛角䚡成爲“正品”，而（牛）髓成爲其附藥。這也就是陶氏當時所見到的《本經》傳本情況（即牛黄與牛角䚡分别屬於上、中二品）。

陶弘景在集注《本經》時，第二次對牛黄條下的附藥作了調整。即：將牛黄條下僅存的一味附藥牛膽再次自該條析出，也改歸中品藥，但却不作爲獨立的正品藥，而是放在牛角䚡（正品藥）條下，作爲其附藥之一。這也就是自《本草經集注》以後，《新修本草》、《證類本草》等書中所見到的情況（即在牛黄條下已無附藥）。

關於第二次的調整經過，陶氏在“牛角䚡”條的注文中已有説明。其原文是：

“此朱書牛角䚡、（牛）髓。其（牛）膽，《本經》附出牛黄條中，此以類相從耳。（牛膽）非上品之藥，今拔出，隨例在此，不關件數。猶是墨書别品之限也。”（見《證類》卷17，或《新修本草》殘卷卷15）可見陶弘景所見到當時《本經》的一種古傳本，在上品方面有牛黄正品及其副品牛膽，而在中品方面有牛角䚡正品及其副品牛髓。由於陶氏認爲牛膽不應屬於上品，所以按照上述調整方法，既可調整了藥品，又不影響藥數（所謂：“不關件數”）。

至於第一次調整，因爲是在陶氏所見古傳本以前的事，雖無記載，但是通過傳世的《新修本草》及《證類本草》獸部中品“牛角䚡”的全部《本經》原文來看，其内容僅有藥名和主治，並無該藥的性、味與毒。説明此藥與其他的正品藥物體例不符，而與副品（附藥）之體例一致。且《本經》中的藥物，凡屬同一物種者（如牛、馬、犬等），其自身的局部藥物一概作爲附藥。足以證明陶氏所見的古傳本，也已非《本經》原本舊貌，而是業已有人進行了第一次調整。爲了進一步説明上述經過，茲列表如下（見表5），以供參考。

表5 《本經》牛黄正、副品的演變

《本經》原本→			《本經》早期傳本之一（陶氏所見本）→			陶弘景《本草經集注》		
藥品	藥物正品	藥物副品	藥品	藥物正品	藥物副品	藥品	藥物正品	藥物副品
中品	牛黄	牛角䚡 （牛）髓 （牛）膽	上品	牛黄	（牛）膽	上品	牛黄	
			中品	牛角䚡	（牛）髓	中品	牛角䚡	（牛）髓 （牛）膽

按：傳世古本草雖將牛黄列入上品，但牛黄經文有小毒，與上品藥定義不符，故應同屬中品。本輯本據陶注所記《本經》原書將以上4種併爲1條，以牛黄爲正品，餘爲副品。

4. 陶弘景在注文中提出的藥物副品　有以下二種：

（1）見於鼺鼠（《本經》藥）條下的陶注："又有水馬，生海中，是魚蝦狀，類如馬形。亦主易産。此鼺鼠别類，而同一條中。當以其是皮毛之物也。今亦在副品限也。"

以上的陶注自"此鼺鼠别類，"至"副品限也"共25字，尚保存在《新修本草》卷15（見仁和寺本。但在《證類本草》的鼺鼠條下，此25字已被删除）。考鼺鼠一藥在《新修本草》獸禽部下品，其前方緊鄰之藥爲六畜毛蹄甲（在《證類本草》鼺鼠前方緊鄰之藥爲《别録》藥鼹鼠）。故以上所引陶注之意係指鼺鼠當爲六畜毛蹄甲之副品者。同時在《新修本草》及《證類本草》等書中均沿用陶氏《集注》舊例，仍將鼺鼠作爲正品藥物1種統計藥數，並未按其注文所説改調副品，應係源自《本經》古本者，故今仍從之。

按：本輯本仍依《本經》古本以鼺鼠爲正品。

（2）見於鼠李（《本經》藥）條下的陶注："此條又附見，今亦在副品限也。"

以上的陶注全文12字亦見於《新修本草》（仁和寺殘卷本）卷14中（但在《證類本草》的鼠李條下，此14字已被删除）。考鼠李一藥在《新修本草》木部下品，其前方緊鄰之藥爲郁核（據仁和寺本。《醫心方》本及《本草和名》本同此。但《千金翼》本作"郁李仁"三字。又，在《證類本草》卷14木部下品，鼠李前方緊鄰之藥爲溲疏）。故以上所引陶注之意係指鼠李當爲郁核（郁李仁）之副品者。今鑒於與前述鼺鼠陶注的同樣理由，即不僅鼠李與郁李二藥並非同類，而全無相關。同時在《新修本草》及《證類本草》等書中均沿襲陶氏《集注》舊例仍將鼠李作爲正品藥物1種統計藥數，而未改爲副品，故今仍從之。

5. 經陶弘景及《唐本草》先後調整的藥物正、副品　既知有以下1種。

胡麻——在《本經》原書中，胡麻及青蘘2藥名原爲1條。即胡麻爲正品，青蘘爲副品。證據是在《證類本草》卷24胡麻條白字《本經》文云："胡麻，味甘平……葉名青蘘。"可見青蘘原附於胡麻條下。在陶弘景撰《本草經集注》時將藥物按物性分爲六類。其中將胡麻列爲米穀部上品，將青蘘單獨析出列爲草部上品（改作正品，不作副品）。及《唐本草》，由於青蘘亦可供食用，乃其與胡麻的關係，又將其從草部上品改移入米穀部上品，並排在胡麻之後，分别作爲兩個獨立的正品藥。據《唐本草》注云："青蘘，《本經》草部上品中。既堪噉，今從胡麻條下。"可證。

按：本輯本爲了輯復《本經》舊貌仍將以上2藥併爲1條，以胡麻爲正品，青蘘爲副品。

6. 經《唐本草》調整的藥物正、副品　既知有以下三種：

（1）大豆黄卷：在《本經》及《本草經集注》等古本草書中，大豆黄卷、生大豆及赤小豆3個藥名原爲1條，即大豆黄卷爲正品，餘2種爲副品。但到了《唐本草》時，開始將此3種析分爲3種獨立的正品藥物，其後《開寶本草》、《嘉祐本草》及《證類本草》均依《唐本草》之例。對於這一事實，其根據有七：

其一，據《太平御覽》卷841"大豆黄卷"條所引《本草經》佚文即係將大豆黄卷、大豆和赤小豆三藥作爲1條依次記述的。

其二，據《證類本草》卷25赤小豆條下陶弘景注文，即："大、小豆共條，猶如葱、薤意也。（按：葱與薤在《本經集注》爲1條，分爲正、副品，已如前述。）以大豆爲糵，芽生，便乾之，名爲黄卷。用之亦熬，服食所須煮。大豆，主温毒、水腫，殊效。復有白大豆，不入藥。小豆，性逐津液，久服令人枯燥矣。"可見，陶注在這裏既指出了大、小豆共條，又在同一注文内分别爲大豆黄卷、（生）大豆及（赤）小豆3藥釋義，足徵3藥在陶氏以前原爲1條甚明。

其三，據仁和寺本《唐本草》卷19及《千金翼方》卷4引《唐本草》佚文均在大豆黄卷條之後依次爲生大豆、赤小豆，而仁和寺本大豆黄卷與生大豆同條。

其四，在《證類本草》卷25的生大豆、大豆黄卷及赤小豆3藥條下，僅有大豆黄卷條的白字《本經》文記有性味（作："味甘平"），其他2藥條下均無。《本經》原文被析分之痕跡明確可辨。

其五，在上記《證類本草》3藥之末，只有生大豆條下記有七情舊注。其全文是："惡五參、龍膽。得前胡、烏喙、杏子、牡蠣良。"而其餘2藥均無七情舊注。今考之《太平御覽》卷 841 引吴普《吴氏本草》大豆黄卷條下的七情舊注全文是："得前胡、烏喙、杏子、牡蠣、天雄、鼠屎、共蜜合佳。不欲海藻、龍膽。"二者基本相同，足以證明生大豆條的七情舊注原係附於大豆黄卷一藥之内者。

其六,《證類本草》卷 25 赤小豆條引《嘉祐本草圖經》云："赤小豆，舊與大豆同條，蘇恭（按：指《唐本草》）分之。"

其七，據敦煌出土《本草經集注・序録》的七情表，米（穀部）中品作"大豆及黄卷"，其七情舊注同上。也可佐證（生）大豆及大豆黄卷原爲 1 條。

按：本輯本爲了輯復《本經》舊貌，仍將以上 3 藥併爲 1 條，以大豆黄卷爲正品，生大豆與赤小豆爲副品。

（2）鐵落：在《本經》古本及《本草經集注》中，鐵落、鐵精及鐵三個藥名原爲 1 條，即鐵落爲正品，餘 2 種爲副品。其根據主要是：

其一，在《證類本草》卷 4 鐵精一條的陶弘景注中非針對某一種藥物，而是包括了鐵落、生鐵、鋼鐵和鐵精在内 4 種藥物的混合釋文。足徵該書所記 4 藥原爲 1 條，而以鐵落爲正品，餘均爲副品者。

其二，在傳世的《本經》白字佚文中，"鐵精"一藥僅記藥性、主治未記藥味。"鐵"一藥僅記主治。而以上二藥的記文均甚簡少。惟有"鐵落"一藥不僅記出藥性、藥味，其所記主治之文最詳，且在陶弘景對此三藥的混合注文中也首揭"鐵落"之名。

到了《唐本草》一書時，在其卷 3 雖在藥物排列順序上仍以"鐵落"爲首。其次按照藥物正、副品先後次第的書寫方法記出"鐵"和"鐵精"的藥名，又在"鐵精"條下分附以陶弘景及《唐本草》對此三藥的混合注文。但在《唐本草》同卷卷首排列全卷藥目及統計全部玉石部中品爲 30 種藥數時，卻是分别將"鐵"和"鐵落"單獨計算爲 1 種正品藥物的。可見從《唐本草》開始，出現了鐵落、鐵和鐵精三個獨立的正品藥名（可參見仁和寺卷子本《新修本草》卷 4）。

從傳世的《證類本草》來看，在該書卷 4 玉石部中品，不僅將此三藥單獨排列，且重新改變了此三藥（包括此三藥共同的陶注及《唐本》注）的排列次序。反而將"鐵精"列於前，將"鐵落"及"鐵"列於其後，進一步打亂了《本經》原來的正、副品分列方式。同時也説明了這種 3 藥併列正品的方式直到北宋本草時仍沿襲下來。

在《本經》的各種後代輯本中惟有森立之本未將鐵精與鐵作爲獨立 1 藥，而是附於鐵落條之下，雖未説明原因，但也是獨具卓見者。

按：本輯本仍依《本經》舊貌，以鐵落爲正品，鐵精與鐵爲其副品。

（3）鹵鹹：在《本經》古本及《本草經集注》中，鹵鹹、大鹽及戎鹽三個藥名原爲1條，即鹵鹹爲正品，餘 2 種爲副品。其根據理由基本與上述鐵落條相同，主要是：

其一，據《太平御覽》卷 865 "鹵鹽（鹹）" 條所引《本草經》佚文，即是將鹵鹽（鹹）、戎鹽和大鹽三藥作爲1條依次記述的。

其二，在《唐本草》卷 5 的目録及正文中此三藥均各自成爲獨立的正品藥名，不再有副品之分，但其排列次序卻仍以鹵鹹在先，以大鹽（仁和寺本訛作 "監" 字，下同）、戎鹽在後的《本草經集注》原來形式。

其三，在《唐本草》卷 5 的大鹽與戎鹽條《本經》文均缺藥性、藥味與藥毒，而鹵鹹條則俱全。

其四，在《唐本草》的此三藥之前二藥即鹵鹹及大鹽條下均無陶注，只有在最後一藥即戎鹽條下始有陶弘景氏對此三藥的混合注文。

以上事實都充分説明在《唐本草》中雖已將《本草經集注》的 1 種正品，2 種副品析爲三藥，但原來的藥物性、味、毒及陶注的書寫形式仍舊保存了《本草經集注》的書寫體例，尚未分開。

而到了《證類本草》之時，在其卷 5 上述三藥不僅仍各自獨立，且三藥排列的先後順序又重新作了調整（以戎鹽在前、大鹽、鹵鹹在後），更加改變了《本經》的舊貌。

至於在《本經》的後代輯本中也是只有森本將戎鹽與大鹽作爲副品，附於鹵鹹條下。

按：本輯本仍依《本經》舊貌，以鹵鹹爲正品，大鹽與戎鹽爲其副品。

7. 經陶弘景及《開寶本草》調整的藥物正、副品及其注文　既知有以下 1 種：

生薑——《本經》中的生薑一藥原在乾薑條下爲其副品，陶弘景在《集注》中將生薑改爲《别録》藥單獨析出，而與乾薑並列爲正品。同時又在生薑條内保存了個别《本經》的朱字原文。即："久服去臭氣、通神明" 8 字。

(《開寶本草》以後此8字改爲白字）同時陶氏又在該書菜部中品韭（别録藥）條的注文之後另附記有生薑的注文。即:“生薑是常食物，其已隨乾薑在中品，今依次入食更别題之，而復有小異處，所以彌宜書。生薑，微温，歸五臟，去痰下氣……（中略）但勿過多耳。”（以上引文據仁和寺本《新修本草》卷18，但在《證類本草》韭條已删去）

此後在《唐本草》中又在上記陶注之後再次補注（依據同上）。鑒於生薑的陶注與唐本草注均附在韭條之下，故到了《開寶本草》時才重新將上述生薑注文由菜部韭條移出，改附入草部中品生薑條之下。

這種調整是完全合理的，但是在陶氏《集注》以後雖將生薑一藥作爲《别録》的正品藥名，但在生薑的大字記文中，卻依然誤將《本經》白字記文摻雜其中，則是需要加以分辨的。

按：本輯本爲了復原《本經》舊貌，在將乾薑列爲《本經》正品的同時，將生薑仍併入乾薑條内，作爲副品，至於經《開寶本草》調整陶注及唐本注，因與輯佚本文無關，故不引用。

8.《證類本草》所載《本經》正品藥物與其副品藥物的對照　可綜括爲下表（見表6）。

表6 《證類本草》所載《本經》正品藥物與其副品藥的對照

正品		《本經》白字的副品藥名	備考
藥名	三品		
乾地黄	上（品）	生（地黄）	
菟絲子	上	（菟絲）汁	
茺蔚子	上	莖	
車前子	上	葉及根（墨字）	《通用藥》作白字“車前子葉”
薏苡仁	上	根	《通用藥》作“薏苡根”
遠志	上	葉（小草）	《通用藥》作“小草”
旋花	上	根	
景天	上	花	

續表

正品		《本經》白字的副品藥名	備考
藥名	三品		
榆皮	上	實	
蔓荆實	上	小荆實	
大棗	上	葉	
胡麻	上	青蘘*	
龍骨	上	齒	《通用藥》作"龍齒"
		白龍骨（墨字）	《通用藥》作白字"白龍骨"
丹雞雄	上	頭	
		肪	
		腸	
		肶胵裹黄皮	《通用藥》作"雞肶胵"
		（雞）屎白	
		黑雌雞	嘉本、柯本作白字，晦本作墨字
		翮羽	
		雞子	
		雞白蠹	
石蠶	下	（石蠶）肉	
蜂子	上	大黄蜂子	
		土蜂子	
白石英	上	黄石英	
		赤石英	
		青石英	
		黑石英	
乾薑	中	生薑*	
葛根	中	葛穀	

續表

正品		《本經》白字的副品藥名	備考
藥名	三品		
蠡實	中	花	
		葉	
茅根	中	苗	
雲實	中	花	
竹葉	中	根	
		汁	
		實	
		苦竹葉（墨字）	
吴茱萸	中	根	《通用藥》作“茱萸根”
		根白皮（墨字）	《通用藥》作白字“茱萸根”
桑根白皮	中	葉	
		桑耳	
		五木耳	
桑上寄生	中	實	
柳花	中	葉	
		實	
乾漆	中	生漆	
石南	中	實	
葱實	中	莖	
		薤*	
蓼實	中	馬蓼	
粟米	中	陳（粟米）	
白黍米	中	丹黍米	
麻蕡	中	麻子	

續表

正品		《本經》白字的副品藥名	備考
藥名	三品		
白馬莖	中	眼	通用藥作"白馬目"
		懸蹄	通用藥作"馬懸蹄"
鹿茸	中	角	通用藥作"鹿角"
牡狗陰莖	中	膽	
牛黄	上	牛角鰓*	《證類》牛角鰓、膽、髓等副品均中品
		膽	通用藥作"牛膽"
		髓	
海蛤	中	文蛤*	
烏頭	下	汁（射罔）	
青葙子	下	子（草決明）	
郁李仁	下	根	
芫花	下	根	據《吴氏本草》引《神農》佚文
梓白皮	下	花、葉	
桐葉	下	皮	
		花	
桃仁	下	花	
		桃梟	
		桃毛	
		桃蠹	
大豆黄卷	下	赤小豆*	通用藥作"小豆"
		生大豆*	通用藥作"大豆"
鐵落	下	鐵精*	
		鐵*	
粉錫	下	錫銅鏡鼻*	

續表

正品		《本經》白字的副品藥名	備考
藥名	三品		
鹵鹹	下	戎鹽	
		大鹽*	
豚卵	下	懸蹄	通用藥作“猪懸蹄”
石蠶	下	肉	

注1：凡本表副品藥名記有 * 號者，在《證類本草》中均係被析爲正品藥名者。
2：本表不包括《本經》正品藥物條内的墨字《别録》副品藥名。

9. 本輯本對藥物正品與副品書寫體例　本輯本中凡屬副品藥物均在正品藥物之後重新提行。其有缺藥名主語（如副品藥“肉”條上缺藥名主語“馬”）者，均在副品藥名之上補以主語，並加括號（如“（馬）肉”之類）。

二、《本经》早期傳本中的兼併藥物

早在陶弘景《本草經集注》之前的某些《本經》早期傳本中已有對個别藥物種、數調整的情況。現尚可考者有五色石脂一藥，係由五藥兼併而成。

五色石脂即青石脂、赤石脂、黄石脂、白石脂和黑石脂的合稱。在最古的《本經》中原係獨立的 5 種藥物。亦即在《太平御覽》卷 987 所引《本草經》佚文中分别記載的 5 種石脂佚文。

最古《本經》中原爲 5 種的另一個證據可見於《吴普本草》所引的《本經》佚文中，即分别稱爲：青符、赤符、黄符、白符及黑符者（見《太平御覽》卷 987 引《吴普本草》）。《吴普本草》還明確指出：“五色石脂，一名青、赤、黄、白、黑符。”（見《大觀本草》卷 31 據《嘉祐本草》注文轉引）足證青符即青石脂，赤符即赤石脂，黄符即黄石脂，白符即白石脂，黑符即黑石脂，亦即 5 種藥物的别名。

繼此之後，在《本經》的其他早期傳本及《别録》的不同早期傳本中對於五色石脂的記載又出現了以下三種方式。

其一，在《本經》其他早期傳本中 5 藥兼併爲 1 藥的記載法。這就是不將五種石脂分爲5藥，而併作1條。稱爲“青石、赤石、黄石、白石、黑石脂等”（見《證類本草》卷3的《本經》白字藥名）。

這種記載《本經》五色石脂作爲1藥的方式，在傳世的歷代本草中自陶弘景《本草經集注》以後一直作爲《本經》白字（或朱字），沿襲迄今。

其二，在《别録》的早期傳本之一將5藥兼併爲1藥的記載法。這種《别録》早期傳本所記的藥名稱爲“五色符”。其佚文云：“五色符……青符、白符、赤符、黑符、黄符，各隨色補其臟。白符，一名女木，生巴郡山谷。”（見《大觀本草》卷31，或《政和本草》卷30“有名未用”類）陶弘景注：“方藥皆不復用，今人並無識者。”（同上）

從以上的引文中可歸納出4點結論：

1. 五色符即五色石脂的别名。

2. 上面所引的：“各隨色補其臟”一語，與傳世本草的“五色石脂”《本經》白字：“各隨五色補五臟”（見《大觀本草》卷3）文字基本全同，足證二者同源。

3. 上記引文只有“白符……”的部分佚文，其他四符均缺。這可以説明在此種《别録》早期傳本中文字缺損不完是由來已久的。

4. 迄南北朝陶弘景時代，陶氏雖記載了“五色符”一藥，但已不詳爲何物。

其三，在《别録》的另一種早期傳本中仍保留分爲5種藥的記載法。這就是在傳世的歷代本草中《别録》墨字藥名的青石脂、赤石脂、黄石脂、白石脂及黑石脂5種藥物佚文（見《大觀本草》卷3）。

综上所述，在本輯本中仍恢復五色石脂在《本經》古本原文中分爲5種藥物的舊貌。

三、《本經》早期傳本中的脱遺藥物

《本經》一書，雖經過歷代本草學著作的反復傳抄其内容得以基本完整地保存下來，但在其早期傳本中仍有某些文字脱遺之處。如傳世古本草中的鼠李、鼺鼠二藥均缺其性味毒等文字就是一例。至於在《本經》的具體藥物方面，在陶弘景的《集注》序文中已經提出：“魏晉以來，吴普、李當之等更復損益，或五百九十五，或四百四十一，或三百一十九”的話，充分説明在《本經》早期傳本中藥物多有所增、減的事實。從傳世古本草所保留的《本經》藥物來看，除了在本文前面所説的被陶弘景、《唐本草》及《開寶本草》析出的副品藥物不計算在《本經》藥物總數外，如果再補輯出《本經》早期傳本中的兼併藥物（即五色石脂1種應擴充復原爲5種）時，則共有藥數361種，較《本經》藥物總數尚缺4種，也就是傳世《本經》佚文中被脱遺的藥數。

再從《本經》的各種輯本來看，其所補輯的《本經》藥物及其藥數也互有參差。這就需要廣泛考察現存各種早期文史古籍中所保留的《本經》藥物佚文予以補輯。其中屬於傳世《本經》佚文脱遺的藥物，而有明確證據可考者，有以下四種：

（1）升麻：此藥據《太平御覽》卷990引《本草經》、《太平御覽》同卷引《吴普本草》轉引《神農（本草經）》均有升麻一藥佚文。可證此藥原爲《本經》藥物。惟在傳世古本草中已被誤書作墨字《别録》文。故在《本經》的孫星衍、鄒澍、森立之、蔡陸仙、尚志鈞、曹元宇、王筠默等人的《本經》輯本及輯注本中均改正補輯爲《本經》上品藥物（僅尚本列爲中品）。

按：本輯本根據上述予以補輯，以其符《本經》上品定義，故列入上品。

（2）萱草：此藥在傳世古本草中不見《本經》與《别録》藥名。僅見於《嘉祐本草》所補的草部下品非《本經》藥目中。但此藥原係《神農本草經》一書藥物，爲其早期傳本脱遺者，其根據可以從下引的一些《本經》古傳本佚文中看出：

張華《博物志》卷4“藥物”：“《神農經》曰：上藥養命……中藥養性，合歡蠲忿，萱草忘憂。”（按，991年日本的《弘決外典抄》卷4第10也引《神農經》文，與此大同）

李善等《六臣注文選》卷53引《神農本草》文同上。

《太平御覽》卷996“萱草”條：“《本草經》云：萱（草），一名忘憂，一名宜男。”

以上三種古籍所引的書名分别是：《神農經》、《神農本草》和《本草經》，均係《神農本草經》的不同略稱。足證已有多種古傳本記載此藥。

此外，上面所引“萱草忘憂”的原文在後漢、三國時代的一些古籍中也多引用，如後漢許慎《説文解字》：“萱，忘憂草也。”三國·魏·嵇康《養生論》：“萱草忘憂”（見《太平御覽》卷960引）。按，《説文》撰於公元100年，嵇康卒於公元260年頃（據《魏志·王粲傳》）。此二書雖未直接記明出自《本經》，但也可爲上面所引《本經》佚文的傳本具有很古淵源的事實。

在《本經》輯本中將萱草列爲《本經》藥物者，有尚志鈞本。但被改列入上品。

按，本輯本根據上述，補輯萱草爲《本經》藥。復據《博物志》及《弘決外典抄》所引《本經》佚文將其列爲中品（中藥）。至於其墨字藥效文中的“輕身長年”字樣，應屬《别録》之文，不能作爲上品藥之根據。

（3）粟米（陳粟）及黍米：此二藥在傳世古本草中均作墨字《别録》文。但根據以下幾種《本經》古本佚文均可證明它們是被其後傳本所脱遺的《本經》藥物。

《秘府略》卷864：“《本草經》云：‘黍米，味辛，令人熱。’”

又：“《神農本草經》云：‘陳粟，味苦，無毒。主胃夜熱中渴，利小便。’”

又：“《吴氏本草》云：‘《神農》：（黍米）甘，無毒。七月取，陰乾百日，益中補精。’”

又：“《吴氏本草》曰：‘陳粟，《神農》、《黄帝》：苦，無毒。治痹熱渴，粟養腎（腎）氣。’”

以上4條均引自《秘府略》殘卷。考此書係公元830年日本政府直接根據北齊《修文殿御覽》撰寫的大型類書。其中在黍米的《本草經》引文及《吴氏本草》轉引《神農》古本藥物之文又有小異，乃各自别有所據之本。

此外，在其他古籍中引有此二藥的《本經》佚文者，還有：唐《初學記》卷27，五穀第10引《（神農）本草》的陳粟佚文。《千金要方》卷26據《黄帝神農食禁》引自《本經》佚文的藥物中有粟米、陳粟、丹黍米及白黍米。

關於粟米及黍米的三品隸屬，在《唐本草》：粟米爲中品，黍米爲下品，但在《證類》則全作中品。

在《本經》輯本中最早將粟米及黍米二種輯《本經》藥物者爲孫星衍本，並列入中品。係據《吴普本草》引文補輯。此外曹元宇及王筠默輯本也將此二藥輯入中品。

按：本輯本根據上述予以補輯，並據此二者的藥效、藥毒文與《本經》中品定義全符，而列入中品。至於“陳粟”一名據此藥佚文應以粟米爲正品，陳（粟）爲其副品之名。而《千金》所記的白黍米與《證類》所引黍米全同，乃黍米之《本經》正品藥佚文，而所引丹黍米即《本經》副品藥佚文。

（4）其他：除了以上傳世《本經》脱遺的4種正品藥物外，尚有4種脱遺的《本經》副品藥物。考《本經》一書所記的“石英”共有6種。其中2種作爲正品即白石英及紫石英（均見《證類》卷3），餘4種均附於白石英條下作爲其副品記出。即黄石英、赤石英、青石英及黑石英。惟在《證類本草》中此四種均誤作墨字，且均無主治及藥效記文。今考此4種應爲《本經》原書副品藥之根據有五。即：

其一，據《太平御覽》卷987所引《本草經》佚文，共有6種石英藥名。即：紫石英、赤石英、黄石英、白石英、青石英及黑石英可證。

其二，《嘉祐本草》注在白石英條下引《吴氏（本草）》也記有上述4種石英的佚文。

其三，據王燾《外臺秘要方》卷37“東陵處士煉乳丸餌並補乳法二首”一節引《本草經》佚文“白石英”條下，黄石英、赤石英、青石英、黑石英4種均爲其副品（按，今據《外臺秘要方》（宋本）。至於人衛影印明版《外臺》，此處全部闕文）。

其四，石英共有6種，而傳世本《本經》所記只有2種，是不完整的。

其五，6種石英，除紫、白二種外，其餘4種均無主治功效記文。因而附於白石英條以副品方式記出。

按：本輯本中根據上述將白石英條下的黄、赤、青、黑四種石英墨字記文恢復爲白字《本經》文。

四、陶弘景所記《本經》與《别録》的疑似藥物

在《本草經集注》的陶弘景氏注文中，曾對《本經》與《别録》二書的某些疑似藥物進行了討論與調整。其中主要有以下幾種類型。

1.《本經》、《别録》的二藥爲異名同物，陶氏併爲1條者　如：

《證類》卷6有女萎萎蕤一藥。此藥名前2字“女萎”爲白字《本經》

藥名。後 2 字“萎蕤”爲墨字《别録》藥名。今此 4 字已合爲 1 條。陶弘景注云:“按,《本經》有女萎,無萎蕤。《别録》無女萎,有萎蕤。而爲用正同。疑女萎即萎蕤也。惟名異耳。”可見,將此 2 藥藥名合併爲 1 條者即陶弘景氏。

按:本輯本仍以女萎的白字《本經》文爲據,參考萎蕤的黑字《别録》文。但對《唐本草》新增的女萎一藥(見《證類本草》卷 8)記文除外。

2.《本經》、《别録》的二藥爲異名同物,但仍由陶氏按原貌分作 2 條者　如:

《證類》卷 3 消石一藥爲《本經》藥,又有芒消一藥爲《别録》藥,共 2 條。據陶弘景在芒消條下注云:“按《神農本草經》無芒消,只有消石,名芒消耳。後《名醫》别載此説(指《名醫别録》另有芒消 1 條)。其療與消石同。疑此即消石。”

按:本輯本仍以消石的白字《本經》文爲據,參考芒消的墨字《别録》文。

3.《本經》、《别録》的二藥爲同名異物者　如:

《證類》卷 4 磁石一藥爲《本經》藥,其原文有“一名玄石。”《證類》卷 4 又另有玄石一藥爲《别録》藥。陶弘景在此條下注云:“《本經》磁石,一名玄石。《别録》各一種(即另外一種)。”亦即《本經》某藥之别名,與另一藥之正名相同,但實爲二者。

按:本輯本仍以磁石的白字《本經》文爲據。另一種玄石的墨字《别録》文除外。

4.《本經》、《别録》的二藥爲同物異質,被合爲一物者　如:

《證類》卷 5 錫銅鏡鼻條。按:此藥名共 4 字,據《大觀》本,其中“銅”字爲墨字,《别録》文,餘 3 字爲白字《本經》文。陶弘景注:“古無純銅作鏡者,皆用錫雜之。《别録》用‘銅鏡鼻’即今之破古銅鏡鼻耳。”(人衛本 P·128)據此,《本經》藥原爲“錫鏡鼻”,《别録》藥原爲“銅鏡鼻”。但陶氏所見之本已被合爲一名。其物雖同,其質則異。

5.《本經》中的二藥爲異名異物,但同類,由陶氏分爲二者　如:

《證類》卷 5 粉錫一藥爲《本經》藥,陶注:“此即今化鉛所作胡粉也。”同卷又有錫(銅)鏡鼻一藥,也是《本經》藥,陶注:“此物與胡粉異類,而今共條。當以其非止成一藥,故以附見錫品中也。”(人衛 P·128)今本粉錫與錫（銅）鏡鼻雖已分爲二種《本經》藥，但前者有性、味、毒及一名，後者無之。足徵後者本爲粉錫之附藥（副品），今析出爲正品者。

按：本輯本仍以錫鏡鼻的白字《本經》文爲據，作爲《本經》正品藥“粉錫”的副品。

6.《本經》、《别録》的同一藥物分别有其獨立藥名與條文者　這是由於藥物雖是同一種，但在《本經》與《别録》的名稱不同，致使《别録》誤以爲二藥，而另立一條藥物者如：

《證類》卷 11 有《本經》白字下品藥陸英，又有《别録》墨字下品藥蒴藋。二藥本爲一物。故《唐本草》在陸英條下注云：“此即蒴藋是也。後人不識，浪出蒴藋條。”

按：本輯本以白字陸英文爲據。蒴藋因係墨字《别録》文，不予輯録。

7.《本經》、《别録》的同一藥物，但所説功效完全相反者　如：

《證類》卷 15 雷丸《本經》藥項下，陶弘景注：“《本經》云：‘利丈夫。’《别録》云：‘久服陽痿’。於事相反。”

按：本輯本仍以雷丸的白字《本經》文爲據。鑒於《别録》文義與此相違，故作注文處理，以供參考。

五、《唐本草》所記《本經》與《别録》的疑似藥物

在《唐本草》注文中也對《本經》與《别録》二書的某些疑似藥物作了討論與調整。又有以下兩種類型。

1. 古傳本中《本經》藥物的副品藥被《唐本草》單獨析出爲《别録》正品藥者

（1）《證類》卷 6 草部上品有蓍實一藥（《本經》上品），其大字本文是：“蓍實，味苦〔酸〕，平，〔無毒〕。益氣，充肌膚，明目，聰慧先知。久服不饑，不老，輕身〔生少室山谷，八月、九月採實，日乾〕。”（注：以上〔〕括號外本文爲《證類》白字，括號内本文爲墨字）

同書卷 12 木部上品有楮實一藥（《别録》上品），其大字本文（均墨字）是：“楮實，味甘寒，無毒。主陰痿，水腫，益氣，充肌膚，明目，久服不饑，不老，輕身。生少室山，一名穀實所在有之。八月、九月採實，日乾。”

以上二藥文字多重合。但在楮實條下有陶弘景注，無《唐本草》注；而

蓍實條下有《唐本草》注，無陶弘景注。據蓍實條《唐本草》注："陶誤用楮實爲之。（蓍實）味苦，楮實味甘。其楮實移在木部也。"

根據以上這段注文，可知蓍實與楮實二藥在陶弘景《集注》中原係一條，即蓍實爲《本經》正品（書作朱字）。而楮實爲蓍實條下的《別録》副品（書作墨字）者。迄《唐本草》時，由於二藥同條，而性味不同，草、木各別，遂分爲二藥。因而出現了上述的陶注與《唐本草》注分附一藥，而本文部分又各自保留了部分重復内容所致。同時也出現了《本經》與《別録》兩種獨立的正品藥物項目。

按：本輯本所輯《本經》佚文，只限白（朱）字的蓍實，不涉及墨字的楮實。至於森立之氏的《本經》輯本中將"蓍實"改爲"著實"之説及其不能成立的原因，可參見本文之末的附録"關於森本《神農本草經》中的著實"一文。這裏從略。

（2）《證類》卷27菜部上品有白瓜子一藥（《本經》上品），又有白冬瓜一藥（《別録》上品）。其中在白冬瓜條下有陶弘景注，無《唐本草》注；而白瓜子條下有《唐本草》注，無陶弘景注。值得注意的是在白瓜子條本文最末的墨字記文是："生嵩高平澤。冬瓜人也，八月採。"上文後的《唐本草》注是："經云：'冬瓜人也，八月採'以下爲冬瓜仁説，非謂冬瓜別名。"又："朱書論白瓜之效，墨書説冬瓜之功，功異同條，陶爲深誤。"

據此可知白瓜子與白冬瓜二名原爲一條，前者爲朱書《本經》藥名，後者爲墨書《別録》藥名。由於《唐本草》認爲白瓜當爲甘瓜，與白冬瓜爲二物，故將白冬瓜自白瓜子條單獨分出，作爲另一條《別録》正品。因而也將同一條的陶注與《唐本草》注析分二處。

按：本輯本所輯《本經》佚文只限白（朱）字的白瓜子，不涉及墨字的白冬瓜。至於白瓜子應爲冬瓜子而非甘瓜子的問題，下文還要説明，這裏從略。

2.《本經》、《別録》原爲一藥，被後人析爲二藥者《證類》卷11草部下品有陸英及蒴藋二藥。前者白字、墨字兼有，後者則只有墨字記文（《千金翼方》卷三所引《唐本草》正文也併列此二藥。仁和寺卷子本缺此卷）。值得注意的是陶弘景注文僅見於蒴藋條，而不見於陸英條。而《唐本草》注在陸英條注云："此即蒴藋是也。後人不識，浪出蒴藋條。此葉似芹及接骨花亦一類。故芹名水英，此名陸英，接骨樹名木英。此三英也。花葉並相似。”又在蒴藋條的《唐本草》注云：“此陸英也。剩出此條……陶引此條不知所出處。《藥對》及古方無蒴藋，惟言陸英也。”根據以上注文，可知在陶弘景的《本經》注本中陸英和蒴藋原係一種藥物（1條），而被後人分割二處成爲二藥（並在“蒴藋”條改記以性味毒等文字）者。至於這種析分出自何人之手，雖已不詳，但其歷史上限必在陶弘景以後（據陶注尚未分爲二條可證）。而其下限必在《唐本草》以前（據《唐本草》注所記：“浪出”或“剩出”一條之説可證。但該注因未見陶氏原本，故誤以爲始自陶氏，所謂“陶引此條”云云）。

至於在《證類》卷11蒴藋本文條下“陶隱居云”以前記有“今附”二字，乃是誤文，這也是可以從該卷卷首子目“蒴藋”條仍作爲《别録》藥的體例中得到證實的。

又據：《嘉祐本草圖經》在陸英條下的注文中對於陸英與蒴藋同物異條的現象，根據《爾雅》對“英”字被釋爲“榮而不實”的“花”，認爲陸英條係指蒴藋之花，以此與蒴藋條指該植株全體者區别。但此説既未提出更確切的佐證，又忽略了《本經》藥物在流傳歷史上文字析合變動的客觀事實，因而是缺乏説服力的。

綜上所述，被後人析出的蒴藋仍應予以復原而併入《本經》藥陸英條中，惟蒴藋條全係《别録》佚文，故在輯復《本經》原文時，僅供參考之用。

六、後世對《本經》藥名、藥品、藥類之異説

1. 藥名異説舉例

（例1）白瓜子（《本經》藥名）、甘瓜子與白冬瓜（《别録》藥名）子之異同　白瓜子爲《本經》上品（見《證類》卷27）。該條《别録》文云：“冬瓜仁（人）也。”又，《别録》上品另有“白冬瓜”藥名。陶弘景注以爲取其子“仁”用之。《唐本草》注則以白瓜子的“白”字當係“甘”字之誤。《開寶本草》注否定了《唐本草》之説，仍以白瓜子即冬瓜子。《蜀本草圖經》則釋白瓜子爲：“别有胡瓜，黄赤無味。”《嘉祐本草》注仍據《開寶本草》，並否定了《唐本草》及《蜀本草圖經》二説。其後諸家多從之。

按：本輯本仍從白瓜子即冬瓜子之説，至於“甘”字是否爲“白”字之訛，雖乏確證，但仍可以異名視之。

（例2）腐婢（《本經》藥名）、小豆花與赤小豆（《本經》藥名）之異同　腐婢爲《本經》下品藥，該條《别録》云："即小豆花也。"陶弘景不詳其爲何物。一方面依《别録》之説將其列入米穀部下品，另一方面又提出自己的看法，認爲此物當是："海邊有小樹，狀似梔子，莖條多曲，氣作腐臭，土人呼爲腐婢……恐此當是真。若爾，此條應在木部下品卷中。"《唐本草》注則認爲此物應是葛花，以爲葛花能消酒，而否定了小豆花與海邊小樹。《開寶本草》注，仍以此物爲小豆花，否定了陶氏及《唐本草》之説。《嘉祐圖經本草》則除了主張此處腐婢應是小豆花外，還認爲腐婢也是海邊小木及葛花的異類同名（以上均見《證類本草》卷26，引文從略）。

按：本輯本從《嘉祐圖經》之説，將《本經》藥腐婢與赤小豆2條各自獨立。

（例3）苦菜（《本經》藥名）、荼草、茗與白英（《本經》藥名）之異同　苦菜爲《本經》上品藥。《本經》云："一名荼草。"陶弘景注："疑此即是今茗。茗一名荼……仍（乃）有苦菜，正是苦識爾。上卷白英下已注之。"（見《證類本草》卷27）又白英一藥爲《本經》上品（見《證類本草》卷6）。在該條陶弘景注："益州乃有苦菜，疑或是此。"但《唐本草》在苦菜條注中對陶説予以否定，即"茗乃木類，殊非菜流"。又："苦識乃龍葵耳，俗亦名苦菜，非荼也。"

按：荼有二義。其一，音"tú 途"者爲苦菜之别稱。《詩經·北風》："誰謂荼苦，"傳云："荼，苦菜也。"其二，音"chá 查"，爲茶之古字。《爾雅·釋木》："賈，苦荼"，郝懿行《義疏》："今茶字古作荼……至唐·陸羽著《茶經》，始減一畫作茶。"故苦菜與茶（茗），並非一物，有草本與木本之别。而白英無苦菜之别名，《唐本草》注認爲係"鬼目草"，否定其與苦菜相同。本輯本仍分爲二物，不從陶説。

2. 藥品異説舉例　水蘄在《本草經集注》、《唐本草》及《證類本草》均列爲《本經》下品藥。陶弘景氏據其主治有養精、益氣之説，以爲應列入上品。但僅有其説，並未移動。陶注原文即："蘄主療，合是上品，未解何意乃在下（品）。"

按：根據《本經》三品定義，水蘄原文只有中品定義，陶氏對所見傳本中的水蘄被列入下品提出質疑是正確的，但水蘄也無上品定義，故應列入中品。

3. 藥類異説舉例

（例1）橘柚爲《本經》上品藥，《本草經集注》及《唐本草》均將其分入木部。自《開寶本草》始將其改移入果部上品，該書注云："自木部今移"（見《證類本草》卷23）。

按：鑒於《本經》原書藥物尚未按自然屬性分類，故不影響本次輯佚時對各品藥物的排列，本輯本仍分入上品果部。

（例2）芫花爲《本經》下品藥。《本草經集注》及《唐本草》均將其分入草部。自《開寶本草》始將其改移入木部下品，該書注云："本在草部，今移"（見《證類本草》卷14）。

按：按照與上例相同的原則，本輯本仍以分入木部爲確當。

（例3）長石爲《本經》中品藥。陶弘景氏在《别録》藥物方解石條作注，以兩者係同一物。即："《本經》長石，一名方石。療體亦相似，疑此是也。"爲了證明這一觀點，以下我們將此二藥原文予以引録，以供對照。

《證類本草》卷4，長石條所載《本經》與《别録》原文（以下引文中凡〔〕號以外文字爲白字，其内爲墨字）即："長石，味辛〔苦〕寒，〔無毒〕。主身熱〔胃中結氣〕，四肢寒厥，利小便，通血脉，明目，去翳眇，下三蟲，殺蠱毒，〔止消渴，下氣，除脅肋肺間氣〕，久服不饑。一名方石（下略）"（《新修本草》殘卷同此）。而《證類本草》卷5，方解石條所載《别録》原文是："方解石，味苦辛，大寒，無毒，主胷（胸）中留熱，結氣，黄疸，通血脉，去蠱毒。一名黄石，生方山，採無時。"

二文對照，大致相似，故陶注的説法是有一定見地的。

按：可將《本經》長石條文參考《證類本草》方解石條陶注。

（例4）《證類》目録卷19"伏翼"條下注云："自蟲魚部今移。"今考之《本經》的伏翼及天鼠屎二藥在《新修本草》卷15原均被列入蟲魚部中品（據《醫心方》、《本草和名》等引《新修本草》佚文可證）。但在《開寶本草》中由於二物即蝙蝠及蝙蝠屎之異名，故均改移入禽部中品。此後《證類本草》等均從之。

按：本輯本仍據分入禽部之説。

（例5）彼子一藥在《本草經集注》中本爲蟲部下品藥。到了《新修本草》，雖仍被列爲蟲部下品，但在其注文中卻認爲彼子應與木部的榧實同物，如在榧實條,《新修本草》注:“此物是蟲部中彼子也……”又在彼子條注:“皮(彼)……子名榧子。”並進一步提出了:彼子“宜在果部中也”。而在《醫心方》卷2及《本草和名》卷下蟲魚部下品的彼子條中均記有“宜在木部”4字。而到了《開寶本草》一書卻認爲彼子與榧實並非一類。如在該書木部榧實條注:“彼子與此殊異,即未知所用,退入有名無用。”從而彼子一藥又被分入有名無用卷中。

按,“彼”字爲蟲或木、果之義不見傳世古字書,在《新修本草》彼子注中雖以爲“彼”當係木旁“柀”字(見《證類本草)》引文)之訛,但考之仁和寺本殘卷卷14木部下品榧實條注中所記有“彼子”藥名三處。《醫心方》卷1、《本草和名》卷下,蟲魚部彼子條,以及傳世《證類本草》各本中無不均作“彼”字。故今仍據之不改。至於此藥之歸類問題,古籍衆説不一。且榧實在木部已另有《別録》專條,故今暫仍從《集注》蟲部之説。

七、小結

總括《本經》一書在其長期的流傳過程中所出現的藥物變動情況,除了其古傳本的各種抄録、刊印等因素外,與後世對《本經》藥物的正、副品分、合,兼併,脱遺,以及認識上的疑似與異説等諸多因素有一定關係。兹爲了澄清源流的目的,特將以上所述被傳世古本草所混淆,而亟待重新輯復的《本經》藥物加以歸納,列表如下(見表7)。

附録1:關於森本《神農本草經》中的“著實”問題

森立之氏在輯佚《本經》時,將《唐本草》及《證類本草》中保留的《本經》草部上品“蓍實”條佚文與《別録》本部上品“楮實”條佚文進行了合併調整爲一藥,並重定其藥名爲“著實”,仍列入上品中。同時又作爲“楮實”的古名,取消了蓍實與楮實兩個藥名。經過重新合併調整的《本經》著實條本文,包括了原來的白字及部分墨字内容。即:

“著實,味苦平,生山谷,〔治陰痿水腫〕,益氣,充肌膚,明目,聰慧先知,久服不饑,不老,輕身。”

(注:上面引文中在〔 〕號以外的字爲《證類》“蓍實”條的全部白字,〔 〕號以内的字,爲“楮實”條的部分墨字。)

森立之氏之所以進行了上述的調整改動,用他本人的話主要是因爲:

表 7　有待重新輯復的《本經》藥物備覽表

《證類》中的《本經》藥		《本經》舊目		本輯本調整後的《本經》藥			備考
藥名	藥數	藥名	藥數	正品	副品	正品藥數	
海蛤、文蛤	2	海蛤文蛤	2	海蛤	文蛤	1	
葱實、薤	2	葱、薤	2	葱實	薤	1	
決明子〔石決明《别録》藥〕	1	決明子	1	決明子	—	1	
牛黄牛角鰓附品：牛髓牛膽	2	牛黄、牛角鰓	2	牛黄	牛角鰓、牛髓、牛膽	1	
鼺鼠	1	鼺鼠	1	鼺鼠	—	1	陶注擬作六畜毛蹄甲副品
鼠李	1	鼠李	1	鼠李	—	1	陶注擬作郁核（郁李人）副品
胡麻、青蘘	2	胡麻。附：青蘘	1	胡麻	青蘘	1	
大豆黄卷、赤小豆（生大豆《别録》藥）	2	大豆黄卷。附：赤小豆	1	大豆黄卷	生大豆、赤小豆	1	

續表

《證類》中的《本經》藥		《本經》舊目		本輯本調整後的《本經》藥			備考
藥名	藥數	藥名	藥數	正品	副品	正品藥數	
鐵落、鐵精、鐵	3	鐵落、鐵精、鐵	3	鐵落	鐵精、鐵	1	
鹵鹹、戎鹽、大鹽	3	鹵鹹、戎鹽、大鹽	3	鹵鹹	戎鹽、大鹽	1	
青石、赤石、黄石、白石、黑石脂等〔《别録》文分作5藥〕	1	五色石脂	1	青石脂（符） 赤石脂（符） 黄石脂（符） 白石脂（符） 黑石脂（符）	—	5	輯本仍分作5條，並參考墨字《别録》文
—	—	—	—	升麻	—	1	
—	—	—	—	萱草	—	1	
—	—	—	—	粟米	陳粟米	1	
—	—	—	—	黍米	—	1	
白石英	1	—	1	白石英	黄石英 赤石英 青石英 黑石英	1	輯本應據墨字文輯出

續表

《證類》中的《本經》藥		《本經》舊目		本輯本調整後的《本經》藥			備考
藥名	藥數	藥名	藥數	正品	副品	正品藥數	
女萎〔萎蕤《别録》藥〕	1	女萎	1	女萎	—	1	輯本應參考萎蕤墨字之文
消石〔芒硝《别録》藥〕	1	消石	1	消石	—	1	輯本應參考芒消墨字之文
磁石〔玄石《别録》藥〕	1	磁石	1	磁石	—	1	
錫鏡鼻〔銅鏡鼻《别録》藥〕、粉錫	2	錫鏡鼻粉錫	2	粉錫	錫鏡鼻	1	輯本應參考銅鏡鼻墨字之文
陸英	1	陸英	1	陸英	—	1	
雷丸	1	雷丸	1	雷丸	—	1	輯本應參考《别録》主治文作注
蓍實	1	蓍實	1	蓍實	—	1	原有《别録》副品楮實，不屬輯佚範圍

續表

《證類》中的《本經》藥		《本經》舊目		本輯本調整後的《本經》藥			備考
藥名	藥數	藥名	藥數	正品	副品	正品藥數	
白瓜子	1	白瓜子	1	白瓜子	—	1	原有《別録》副品白冬瓜，不屬輯佚範圍
腐婢	1	腐婢	1	腐婢	—	1	
苦菜	1	苦菜	1	苦菜	—	1	
水斳	1	水斳	1	水斳	—	1	
橘柚	1	橘柚	1	橘柚	—	1	
芫花	1	芫花	1	芫花	—	1	
長石	1	長石	1	長石	—	1	
伏翼	1	伏翼	1	伏翼	—	1	
彼子	1	彼子	1	彼子	—	1	

“蘇敬偶覩‘著’誤作‘蓍’之本，遂定爲‘蓍實’。木部别造楮實條，以爲墨字之物，半割此條文，其文或有與此條相同。是木部楮實條全係蘇敬之手製新增也。”（見《神農本草經・考異》）

爲了證實上述提法，森立之提出的理由可以概括爲以下三條。

其一，森氏據其所見的某些古本中的“著實”二字。即：

“今據蘇敬注（指《唐本草》注）以本條爲蓍實。陶注、蘇注皆作著字。”（見《神農本草經・考異》）

“《真本千金方》畏惡相反條（指“七情表”）作‘決明子，楮實爲之使’。《醫心方》作‘決明，著實爲之使’，而其作著實者，最爲古本。至《證類本草》則作‘蓍實爲之使’，是宋人據《新修本草》而改者矣。”（見《神農本草經考注》）

對於森氏所提出的上述根據，本人又根據下列的現存古籍版本作了復核。其結果是：“著實”二字，只見於以下二處：

《真本千金方》卷 1，“七情表”，決明條：“著實爲之使。”

《本草經集注》（敦煌出土殘卷）“七情表”，決明條，同上。

至於森氏所説的著（蓍、楮）實條下的陶弘景注及《唐本草》注文（包括見於仁和寺本的《唐本草》殘卷或各種刊本《證類本草》在上藥項下引的二家注文）均未直接記有“著實”字樣。

除此之外，本人還核查了下述古籍：

仁和寺本《唐本草》卷 12 木部上品作檸實（即著實之别名）。

《醫心方》卷 1“七情表”決明子條作蓍實。

同書引《唐本草》目録（草上）作蓍實。

同書引《唐本草》目録（木上）作柠實（據江户影刻本及影印半井本），《本草和名》引《唐本草》卷 6（草上）作蓍實。注云：“一名檸實，一名穀實。一名褚實，一名著寘，一名著實，一名私實。”

同書引《唐本草》卷 12（木上）作檸實。注云：“一名穀實，穀紙，一名楮紙。”（據《日本古典全書》影印本）

未經宋臣校改的《孫真人千金方》卷 1“七情表”決明子條作蓍實（據静嘉堂藏本）。

《千金翼方》所引《唐本草》草上作蓍實，木上作楮實（據元大德本）

與《證類本草》同。

特別是在《太平御覽》卷993蓍實條所引《本草經》文（據商務影印宋本），其全文與《證類本草》蓍實條本文（包括白、墨字）全同。森立之氏在《考注》中雖也提到《御覽》的引文，但却以爲應係"宋臣所編入之文，非《修文殿御覽》舊語。"但本人認爲該書撰年早於宋臣官修本草之前，故其引文至少也是源自《新修本草》一書的。

可見，在早期直接源自《唐本草》的各寫本及刻本古籍凡草部上品均直書作"蓍實"，木部上品均作檸實或楮實。至於"著實"僅見於個別古本的七情表及蓍實的别名中。甚至連森立之本人所見的半井本《醫心方》中也作"著實"。儘管森氏在這裏解釋説："是唐人者字或訛作耆者，往往有之。"（見《考注》），但却不能掩蓋"蓍實"之名在《唐本草》中確實是《本經》草部上品的正品藥名之事實。

其二，森氏認爲"著"字應與"楮"字互通。其理由是："其楮實作著實者，猶茈胡或作柴胡。枸杞或作苟忌之類。楸借作秋，見《左傳》、《史記》。蓋古昔草、木互相通稱，每每然也。"（見《考注》）又："楮字異構，或從草冠作著，遂及此弊也。"（見"考異"）因而在森氏《本經》輯本中直接將蓍實之名改爲著實。

但是，既然從著字的字義上來看，無論如何不能取代"楮"字，而從字形上既可作爲楮字之别寫，也同樣不能排除作爲蓍字之别寫。這也就是爲什麽上述《本草和名》中有此别名存在的事實。因此"著實"之名只能是一種異體代字或别名。決不可以用來正式取代"楮實"或"蓍實"。

其三，森氏認爲"蓍實"一藥"古來未聞用之者"，並舉出一些傳世方書爲證。

但是在《本經》藥物中未見於傳世古醫方應用者，爲數不少。故此理由也很難成立。

除了以上三條理由無法成立外，森立之氏在輯本中將蓍實之名取消，改爲著實的作法本身還無法解釋以下兩個事實，即：

其一，爲什麽在《唐本草》注中已指出在《本經》的蓍實條下，原來已有陶弘景注存在的事實（也即蓍實條的《唐本草》注文："陶誤用楮實爲之"）？

其二，爲什麽在《唐本草》注中特别提出了"（蓍實）《本經》云：味苦”而“楮實味甘”的問題?

可見，既然“蓍實”之名先於《唐本草》已有，而“味苦”與‘味甘’之文也非《唐本草》所新增，這些全都是早在《唐本草》以前早已有之的《本經》古傳本舊文。則在以“蓍實”爲藥名的同一條中分爲二藥，當然也絶不是自《唐本草》開始。

至於由《别録》附入《本經》項下的副品藥物與其正品藥物具有草、木異物的事例，在《本經》古傳本中還有多處，當然更不能成爲以“蓍實”列爲正品藥名的理由。

此外，在森本《本經》輯本中將蓍實與楮實條合併後改名爲蓍實（實指楮實）的作法也爲曹元宇氏輯本所採用。但曹本僅是根據森本所改變，並未提出新的理由，故這裏不再討論。

附録 2:《别録》新增的副品藥（《本經》所無者）

［草部藥］澤瀉——葉，實（見《證類》卷 6）。藍實——葉汁。蒺梨子——葉。黄蓍——莖，葉。防風——葉。營實——根（以上均見《證類》卷 7）。葛根——生根汁，葉，花。栝蔞根——實，莖葉。藁本——實（以上均見《證類》卷 8）。烏頭——烏喙（見《證類》卷 10。）

［木部藥］松脂——松實，松葉，松節，松根白皮。槐實——枝，皮。柏實——柏葉，柏白皮。茯苓——茯神。榆皮——花。蘗木——根（以上均見《證類》卷 12）。桑根白皮——黄熟陳白者（桑耳）及金色者（桑耳）。竹葉——淡竹葉，瀝，皮茹，苦竹葉，竹笋。吴茱萸——根白皮。紫葳——莖葉（以上均見《證類》卷 13）。柳花——子汁。楝實——根。鼠李——皮（以上均見卷 14）。

［獸部藥］龍骨——白龍骨，角（見《證類》卷 16）。白馬莖——白馬蹄，赤馬蹄，齒，鬐者頭膏，鬐毛，心，肺，肉，脯，屎，頭骨，溺。鹿茸——骨，髓，腎，肉。牛角鰓——水牛角，心，腎，齒，肉，屎，黄犍牛、烏牯牛、溺。羖羊角——羊髓，青羊膽，羊肺，羊心，羊腎，羊齒，羊肉，羊骨，羊屎。牡狗陰莖——心，腦，齒，頭骨，四脚蹄，白狗血，肉，屎中骨（以上均見《證類》卷 17）。豚卵——猪四足，心，腎，膽，肚，齒，鬐，肪膏，猳猪肉，猪肉，猪屎。麋脂——角（以上均見《證類》卷 18）。

［禽部藥］丹雄鷄——白雄鷄，烏雄鷄，膽，心，血，肝，冠血，黑

雌鷄，血，黄雌鷄，肋骨。鷄子——卵白，卵白中皮（以上均見《證類》卷19）。

［蟲魚部藥］蜜蠟——白蠟。鯉魚膽——肉、骨、齒。鱉甲——肉。蟹——爪。烏賊魚骨——肉（以上均見《證類》卷20）。蠮螉——土房（見《證類》卷22）。

［果部藥］大棗——三歲陳核中仁，生棗。桃核仁——莖白皮，葉，膠，實。杏核仁——花，實（以上均見《證類》卷23）。

［菜部藥］冬葵子——葵根，葉。瓜蒂——花（以上均見《證類》卷27）。蓼實——葉。葱實——葱根，葱汁（以上均見《證類》卷28）。

第二篇 《本經》藥物三品隷屬的確定

第三章 《本經》三品藥物差異考

一、《本經》三品藥物分類及在其古傳本中的差異

甲、南北朝以前《本經》古傳本中的三品差異

《神農本草經》原書的藥物分類方法，根據“序録”所記共分爲三大類，稱爲上藥、中藥及下藥，或統稱爲三品。其中上品藥120種、中品藥120種，下品藥125種，共365種。在《本經》一書早期流傳過程中，由於抄録失誤以及修訂和删、補、拆、併等原因，不僅在書中某些藥名與藥數方面各種不同的古傳本出現了相互差異，而且在藥物的三品歸屬方面也出現了很多變動。這種三品變動的差異現象，早在後漢、三國時期就已産生存在。正如陶氏在《本草經集注》序文中所説：“魏晉以來，吴普、李當之等更復損益，或五百九十五，或四百四十一（敦煌《集注》本作四百三十一），或三百一十九，或三品混糅，冷熱舛錯，草石（敦本作“蟲樹”）不分，蟲獸無辨，且所主治，互有得失（敦本作“多少”）。醫家不能備見，則識智有（敦本作“則識致”）淺深。”上面所提到“三品混糅”的事實，清楚地表明了在《本經》的各種古傳本中藥物三品差異是由來已久的。因而到了陶弘景時代，已難睹《本經》藥物三品排列舊貌，也是很自然的。

再如陶弘景氏在爲《本經》作注時，曾對於當時流傳的《本經》古傳本中水蘄一藥被歸屬於下品的問題提出了懷疑。他説："蘄主療，合是上品，未解何意乃在下。"（語見《新修本草》仁和寺本卷18。《證類》卷29同）在這裏陶氏的這種困惑，也正表明《本經》三品順序早已被調整過的痕迹。

晋代張華氏在《博物志》中引用《神農本草經》（原引文作《神農經》）的部分佚文時也曾記述了三品中的個别藥物。即：

"上藥養命，爲玉石之練形，六芝之延年也。中藥養性，合歡蠲忿，萱草忘憂。下藥治病，謂大黄除實，當歸止痛。"

在這裏，張氏當時所見的一種《本經》古傳本的三品藥物如與傳世古本草中的《本經》佚文對照時，也有一定的差别。玆列表如下（見表8）。

表8 《博物志》所引《本經》古本藥物三品特徵的舉例

《本經》藥名	張華氏所見《本經》古傳本	《新修本草》、《證類本草》、《集注》"七情表"現存各古傳本及《綱目》卷2《本經目録》等所引《本經》藥物
六芝（青芝，赤芝，黄芝，白芝，黑芝，紫芝）	上品	上品
合歡	中品	上品（七情表無此藥）
萱草	中品	缺載
大黄	下品	下品
當歸	下品	中品

從上表可以看出，在當歸一藥的三品歸屬問題上張華所據古本與傳世《本經》佚文的不同，正是古《本經》不同傳本中三品差異的另一具體表現例證。

乙、《本草經集注》及其古傳本中的三品差異

1.《集注》三品分類的依據　在公元6世紀初陶弘景撰寫《本草經集注》一書時，曾參考了不少《本經》的古傳本。這些傳本儘管早已佚失，但從陶氏序文中所説"今輙苞綜諸經，研括煩省"的話來看，當時所能看到的《本經》古傳本種類（即所謂"諸經"）還是很多的。而這些内容參差不一的

古傳本也正是《集注》一書三品分類的依據。

陶氏當時所依據與參考的不同《本經》古傳本事實，還可以從下面所舉的例證中看出。

其一，陶氏在“七情表”小序中說：“《本經》有直云茱萸、門冬者，無以辨山、吴、天、麥、之異。咸宜各題其條。”今考之《證類》卷13有吴茱萸及山茱萸二條目，均《本經》藥，其原文各自獨立，互不相混。又《證類》卷6有天門冬及麥門冬二條目，均（本經）藥，其原文也各自獨立，互不相混。足徵陶氏所見的一種古本和其所根據的古本内容是有一定差異的。

其二，陶氏在注釋《本經》時，往往將其所見到的《本經》其他古傳本逕稱之爲“别本”，或“經云”如在青葙子條，陶注：“别本亦作草蒿”（見《證類本草》卷10）。在桂條，陶注：“經云：桂葉如柏葉，澤黑，皮黄，心赤”（見《證類本草》卷12，《新修本草》仁和寺本卷12同此）。今考之以上陶注所引“經”文，不見《本經》現存佚文中。故同條《新修本草》注：“陶引經云：似柏葉，驗之殊不相類，不知此言從何所出？”以上這些都是很好的證明。正是由於陶氏距《本經》撰年相當久遠，已不可能見到《本經》原本，因此其所整理的《本經》藥物三品分類也必然要出現一定的誤差，從而也對其後本草學所傳録的《本經》佚文及其三品分類産生直接的影響。

2. 兩類“七情表”古傳本所載藥物的三品差異 《本草經集注》一書今雖存有殘卷卷1及保存於《證類本草》中的佚文等資料。但其原書及藥物目録早已不傳，故無從考察其全部三品藥物的分配情況。惟其卷1載有陶氏據《本經》七情舊注重新輯出的“七情表”一文，其中載有部分的《本經》藥物名稱及其三品隸屬。這些藥名雖非全部《本經》藥物，且摻雜有個别《别録》藥名，但却記有各藥的三品歸屬。因此“七情表”中的《本經》藥名儘管不全，但仍不失爲藉以考察《本經》古傳本之一的三品歸屬重要參考依據。

由於《本草經集注》原書不存，故現在只能根據該書“七情表”的六種古傳本進行考察，它們的名稱即：敦煌出土《本草經集注》殘卷卷1、《真本千金方》卷1所輯七情表、《醫心方》卷1所輯七情表、宋版《孫真人千金方》所輯七情表、宋本《千金要方》所輯七情表及《證類本草》所輯七情表。以上六種古本七情表在其所載藥物的三品歸屬，除了各本完全相同者外，也有很多是互有差異的。根據三品差異的傳本不同，又可歸納爲兩類傳本系統，今稱爲甲系統與乙系統。在這兩種傳本系統中具有三品差異的藥物共有 33 種，現列表如下（見表 9）。

表 9　“七情表”甲、乙兩系統三品藥物的比較

《證類本草》各卷所記的三品	七情表		本經的藥名	藥數
	甲系統（敦本《集注》《真本千金》及《醫心方》）	乙系統（《孫真人千金》宋本《千金》及《證類》）		
上品	中品	上品	黄連、黄蓍、芎藭、防風、續斷、决明子、丹參、五味子、杜若、沙參、薇蘅、蘗木、石鐘乳、龜甲、桑螵蛸、海蛤	16種
	下品	上品	巴戟天、飛廉、五加皮	3種
中品	上品	中品	石龍芮、秦椒、水銀	3種
	中品	中品	伏翼、天鼠屎（此二藥除《證類》七情表作下品外各本均作中品）	2種
	下品	中品	淫羊藿、紫參、地榆、澤蘭、防己、款冬花、牡丹、女菀	8種
下品	中品	下品	桔梗	1種
合計				33種

有關兩類“七情表”中《本經》三品的詳細情況，可參見本書第四章《古本草序録“七情表”所載本經佚文考》一文，這裏從略。

3.《集注》未分三品的藥物　陶弘景氏在注釋《本經》時，對於原書中的一些因年久而不詳其爲何物的藥物，單獨列爲一大類，稱爲“有名未用類”，共 173 種（按，173 種的藥物數字及其名稱係據《證類本草》所載“有名未用”類藥共 194 種，除去其中的“唐本退”20 種與“今退”1 種，共

173 種者。將此數字證之以《醫心方》卷 1 及《本草和名》一書所引《唐本草》“有名無用”各 193 種，除去“唐本退”20 種之數全符，但與《千金翼方》卷 4 引《唐本草》“有名未用”藥數小異)。值得注意的是，這些藥物在《本經》一書的古傳本中本來均各自具有其三品歸屬。但被分入“有名未用”類後，已不再記載其三品歸屬。惟在這 173 種有名未用藥物中只有《別録》藥名，尚無《本經》藥名。

丙、傳世唐、宋古本草中的《本經》藥品差異

1.《新修本草》的三品差異　繼《集注》之後的撰寫的《新修本草》(《唐本草》)一書，除了新增加的一些藥物外，其撰寫體例及三品分類的藥物名稱，均全仿自《集注》。但由於在《集注》中的某些藥物也已不詳其爲何物，故在本書中仍沿襲了《集注》的舊例，又新增入了 20 種“有名未用”類藥物。由於這些藥物均係自《集注》一書的各類藥物中剔出者，故又被稱爲“唐本退”。(見《千金翼方》卷 4 及《證類本草》)其中包括 6 種《本經》藥物和 14 種《別録》藥物。前者的藥名即：姑活、別羇、石下長卿、翹根、屈草與淮木。從而在《新修本草》中又有 6 種《本經》藥物也未記明其三品歸屬。

2.《開寶本草》及《嘉祐本草》的三品差異　在宋代的《開寶本草》及《嘉祐本草》中除了陸繼新增加了一些藥物外，其所轉録的《本經》藥物在藥物名稱與其三品歸屬方面，均全依《新修本草》舊制，未作大的改動。僅《開寶本草》在“有名未用”類藥物中新增入“彼子”一藥。爲了有別於該類中的“唐本退”，故又稱之爲“今新退”(見《大觀本草》卷 31,《政和本草》卷 30)。考之彼子一藥在《集注》一書曾作爲蟲類藥被分入蟲獸部中品(參見《證類》彼子條引《唐本》注文)。在《新修本草》中又被列入蟲魚部中品。雖然在該書注文中認爲此即木部榧子，應改歸入果部，但實際上並未改變其品類。直到《開寶本草》中始將彼子改歸有名未用類，而不再標明其三品歸屬。

3.《證類本草》的三品差異　《證類本草》(包括傳世的《大觀本草》及《政和本草》諸版本)是在《嘉祐本草》的基礎上進一步擴充編纂的。故其書中的《本經》藥物及其三品分類也基本未變。惟有以下極個別的 3 種藥物，其三品歸屬有所變異。

其一是髮髲。在《集注》及《新修》等書中均被分入蟲獸部或獸禽（又作禽獸）部上品（參見《新修本草》仁和寺本卷15,《醫心方》卷1及《本草和名》卷下）。但由於《證類本草》單獨將人部藥物析爲1卷（即卷15），而不再分三品，因而髮髲的三品歸屬也被省略。

其二是燕屎。在《新修本草》原屬卷15禽部下品（參見仁和寺本《醫心方》、《本草和名》等），但《證類本草》卷19却分入禽部中品。

其三是水蛭。在《新修本草》原屬卷16蟲魚部中品（參見《醫心方》、《本草和名》及《千金翼》），但《證類本草》卷22却分入蟲部下品。

爲了進一步説明《證類本草》中《本經》藥物的三品分類基本上是完全承襲自其前代《新修本草》一書，而僅有極微小變動的事實，茲將此二書對照結果列表如下（見表10）。

表10 《證類本草》中《本經》藥物的“品”“類”、“數”與《新修本草》對照

三品	類別	《本經》藥數	《證類》與《唐本》中的《本經》藥物之比較
上品	草部	72（種）	二書全同。此外尚有升麻1種《證類》作墨字《別録》藥。以今存《唐本》目録未分朱（白）墨字，故雖也有升麻1種，但不詳其是否列作《本經》藥否
	木	19	二書全同外，《唐》多橘柚1種（《證》在果上）
	果	6	二書全同外，《證》多橘柚1種（《唐》在木上）
	菜	5	二書全同
	穀	3	
	石	18	
	獸	6	
	禽	2	
	蟲	10	

續表

三品	類別	《本經》藥數	《證類》與《唐本》中的《本經》藥物之比較
小計			141種
中品	草	46	二書全同
	木	17	
	果	1	
	菜	5	
	穀	2	
	石	16	
	獸	7	
	禽	3	《唐》無。《證》有燕屎1種（《唐》在禽下） 《證》有伏翼、天鼠屎2種（《唐》在蟲中）
	蟲	16	《唐》多伏翼、天鼠屎2種（《證》在禽中） 《唐》多水蛭1種（《證》在蟲下）《唐》多彼子1種（《證》在有名未用）
小計			113種
下品	草	48	《唐》多芫花1種（《證》在木下）
	木	18	《證》多芫花1種（《唐》在草下）
	果	2	二書全同
	菜	2	
	穀	1	
	石	12	
	獸	4	
	禽	0	《唐》多燕屎1種（《證》在禽中）
	蟲	18	《證》多水蛭1種（《唐》在蟲中）

續表

三品	類别	《本經》藥數	《證類》與《唐本》中的《本經》藥物之比較
小計			105種
未分品	人	1	髮髲。《唐》在獸禽部上品，《證》在人部，未分品
	有名未用	7	有6種藥物二書全同。《證》多彼子1種（《唐》在蟲中）
小計			8種
共計			367種（《證類》中的《本經》藥數）

丁、《本草綱目》所引《本經》舊目的三品差異　《本草綱目》在其卷2，曾引録有“《神農本草經》目録”一篇（以下簡稱《本經》舊目）。雖未記明此目録之出處，但由於此目録所記《本經》藥物的三品分類，與古本“七情表”乙傳本系統的三品分類一致。且爲其後的《本經》一些輯本（包括：盧復本、顧觀光本、姜國伊本、莫文泉本等）所採用。雖然也非《本經》一書原始目録，但仍能保留了《本經》古傳本之一的舊貌，因而也是在輯復《本經》藥物三品時所必須參考的。

如果將此種《本經》舊目與傳世的《證類本草》所載《本經》藥物的三品隸屬加以比較時，則除了完全相同的藥物三品外，具有三品差異的藥物有49種。兹列表如下（見表11）。

二、《本經》後世輯本中的三品差異

正是由於《本經》藥物的三品分類在各種現存不同古傳本及其佚文中存在着差異，因而在《本經》的後世輯本中輯佚者所根據的藍本也各自有别，加之各家所用的輯佚方法及其標準不一，故各輯本對《本經》藥物所出現的三品差異，自然也是無足爲怪的。這些輯本出現的年代雖然均晚於明末以後以迄現代，但均反映了各輯佚學者在從事復原《本經》工作中的學術見解與研究成果，也可以爲進一步全面開展《本經》輯佚提供參考和借鑒。現仍以傳世古本草《證類本草》中的《本經》三品分類爲基礎，

表 11 《本經》舊目與《證類本草》所載《本經》三品藥物差異的對照

證類本草	《本經》舊目	《本經》藥名	藥數
上品	中品	柴胡、芎藭、營實、茜根、白兔藿、薇蘅、蘗木、五加皮、木蘭、牛黃、丹雄鷄、鴈肪、海蛤（副品：文蛤）、蠡魚、鯉魚膽、石膽、白青、扁青	18（種）
	下品	瓜蒂	1
中品	下品	桃核仁、杏核仁、燕屎、伏翼、天鼠屎、蝟皮、蟹、蠐螬、樗雞、蛞蝓、木虻、蜚虻、蜚蠊、䗪蟲、松蘿、大豆黃卷（副品：赤小豆）、孔公孽，殷孽、鐵落（副品：鐵精、鐵）	19
下品	中品	水蘄、豚卵、麋脂	3
未分品	中品	彼子、翹根、髮髲	3
	下品	姑活、別羇、石下長卿、屈草、准木	5
合計			49種

和各種輯本進行對比。其中除了《證類》與各輯本完全同的三品藥物外，具有三品差異的藥物共有 138 種。此外，另有 13 種散見於個別輯本中的《本經》藥物。現將《本經》藥物在《證類本草》所記，與後世輯本不同的三品分類藥名列表如下（見表 12）。

表 12 《證類本草》所載《本經》三品藥物與各輯本的差異

1. 《證類》上品藥與各輯本的差異——有以下53種：

藥名	盧、顧、姜、莫本	孫、黃本	森本	王本	蔡本	尚本	曹本	筠本
防葵	”	”	”	”	中	”	”	”
柴胡	中	”	”	”	”	”	”	”
麥門冬	”	”	”	”	”	”	中	”
木香	”	”	”	”	”	中	”	”

續表

藥名	盧、顧、姜、莫本	孫、黄本	森本	王本	蔡本	尚本	曹本	筠本
龍膽	”	”	”	”	中	”	”	”
巴戟天	”	”	下	”	”	中	”	下
赤箭	”	”	”	”	”	”	中	”
卷柏	”	”	”	”	”	”	中	”
芎藭	中	”	中	”	中	中	中	中
蘪蕪	”	”	中	” *	中	中	中	中
黄連	”	”	中	”	”	中	”	中
蒺藜	”	”	”	”	”	”	中	”
黄蓍	”	”	中	”	”	中	”	中
肉蓯蓉	”	”	”	”	”	”	中	”
防風	”	”	中	”	”	中	中	中
續斷	”	”	中	”	”	中	中	中
營實	中	”	”	”	中	中	下	”
決明子	”	”	中	”	”	中	”	中
丹參	”	”	中	”	中	中	中	中
茜根	中	”	”	”	中	”	”	”
飛廉	”	”	下	”	”	中	下	下
五味子	”	”	中	”	”	中	中	中
旋花	”	”	”	”	中	”	”	”
景天	”	”	”	”	中	中	”	”
茵陳蒿	”	”	”	”	”	”	中	”
杜若	”	”	中	”	”	中	中	中

續表

藥名	盧、顧、姜、莫本	孫、黄本	森本	王本	蔡本	尚本	曹本	筠本
沙參	”	”	中	”	”	中	中	中
白兔藿	”	”	”	”	中	中	”	”
徐長卿	”	”	”	”	中	”	—	”
薇蘅	中	”	中	”	中	中	中	中
雲實	”	”	”	”	中	”	”	”
王不留行	”	”	”	”	中	”	”	”
蘗木	中	”	中	”	中	中	”	中
乾漆	”	”	”	”	”	”	中	”
五加皮	中	”	下	”	”	中	下	下
木蘭	中	”	”	”	中	下	中	”
橘柚	”	”	”	”	”	中	”	”
瓜蒂	下	”	”	”	下	下	” *	”
麻蕡	”	”	”	”	中	”	”	”
石鐘乳	”	”	中	”	”	中	中	中
石膽	中	”	”	”	中	”	中	”
白青	中	”	”	”	”	”	”	”
扁青	中	”	”	”	”	”	”	”
麝香	”	”	”	”	”	中	”	”
牛黄	中	”	”	”	中	中	”	”
丹雄雞	中	”	”	”	”	中	”	”
鴈肪	中	”	”	”	”	”	”	”
龜甲	”	”	中	”	”	中	中	中

續表

藥名	盧、顧、姜、莫本	孫、黄本	森本	王本	蔡本	尚本	曹本	筠本
桑螵蛸	”	”	中	”	”	中	中	中
海蛤	中	”	中	”	中	中	中	中
文蛤	中	”	中*	”	中	中*	中*	中*
蠡魚	中	”	”	”	中	中	”	”
鯉魚膽	中	”	”	”	中	”	”	”

2. 《證類》中品藥與各輯本的差異——有以下55種：

藥名	盧、顧、姜、莫本	孫、黄本	森本	王本	蔡本	尚本	曹本	筠本
當歸	”	”	”	”	”	下	上	”
麻黄	”	”	”	”	”	下	”	”
百合	”	”	”	”	”	”	下	”
淫羊藿	”	”	下	”	”	”	”	下
黄芩	”	”	”	”	”	下	”	”
石龍芮	”	”	上	”	”	上	上	上
敗醬	”	”	”	”	”	下	”	”
紫參	”	”	下	”	”	下	下	下
石韋	”	”	”	”	”	”	下	”
王瓜	”	”	”	”	”	”	下	”
地榆	”	”	下	”	”	下	”	下
海藻	”	”	”	”	”	下	”	”
澤蘭	”	”	下	”	”	下	”	下
防己	”	”	下	”	”	下	”	下

續表

藥名	盧、顧、姜、莫本	孫、黄本	森本	王本	蔡本	尚本	曹本	筠本
款冬花	”	”	下	”	”	下	”	下
牡丹	”	”	下	”	”	下	下	下
馬先蒿	”	”	”	”	”	下	”	”
積雪草	”	”	”	”	”	下	”	”
女菀	”	”	下	”	”	下	”	下
蜀羊泉	”	”	”	”	”	下	”	”
秦椒	”	”	上	”	下	上	”	上
猪苓	”	”	”	”	”	上	下	”
白棘	”	”	”	”	”	”	下	”
龍眼	”	”	”	”	—	上	”	”
松蘿	下	”	”	”	”	”	下	”
衛矛	”	”	”	”	”	”	下	”
合歡	”	”	”	”	上	上	”	”
假蘇	”	”	”	”	”	下	”	”
水蘇	”	”	”	”	”	上	”	”
大豆黄卷	下	”	”	”	”	”	”	”
赤小豆	下*	” *	” *	”	” *	” *	” *	” *
雄黄	”	”	”	”	”	”	上	”
水銀	”	”	上	”	”	上	上	上
石膏	”	”	”	”	”	”	下	”
孔公孽	下	”	”	”	下	”	”	”

續表

藥名	盧、顧、姜、莫本	孫、黄本	森本	王本	蔡本	尚本	曹本	筠本
殷孽	下	”	”	” *	下	”	”	”
鐵精	下	”	” *	”	下	”	” *	”
鐵落	下	” *	”	”	”	”	”	”
鐵	下	” *	” *	”	下	”	” *	”
膚青	”	”	”	”	—	下	”	”
牛角鰓	”	”	上*	”	”	”	上*	上*
燕屎	下	”	下	”	—	下	下	下
伏翼	下	”	”	”	”	”	”	”
天鼠屎	下	”	下	”	下	下	下	下
蝟皮	下	”	”	”	”	”	”	”
露蜂房	”	”	”	”	”	”	下	”
蟹	下	”	”	”	”	”	”	”
蠐螬	下	”	”	”	”	”	”	”
樗鷄	下	”	”	”	—	”	下	”
蛞蝓	下	”	”	”	”	”	”	”
石龍子	”	”	”	”	下	”	”	”
木虻	下	”	”	”	”	下	”	”
蜚虻	下	”	”	”	”	下	”	”
蜚蠊	下	”	”	”	下	下	”	”
䗪蟲	”	”	”	”	”	”	下	”

3. 《證類》下品藥與各輯本的差異——有以下14種：

藥名	盧、顧、姜、莫本	孫、黃本	森本	王本	蔡本	尚本	曹本	筠本
桔梗	”	”	中	”	”	中	中	中
莨菪子	”	”	”	”	”	中	”	”
旋覆花	”	”	”	”	”	”	中	”
蛇含	”	”	”	”	”	”	中	”
蜀椒	”	”	”	”	”	中	”	”
藥實根	”	”	”	”	—	中	”	”
桃核仁	中	”	”	”	”	”	”	”
杏核仁	中	”	”	”	”	”	中	”
水斳	中	”	”	”	中	中	”	”
鉛丹	”	”	”	”	”	中	”	”
豚卵	中	”	”	”	”	”	”	”
麋脂	中	”	”	”	”	”	”	”
蝦蟆	”	”	”	”	”	”	中	”
水蛭	”	”	中	—	”	”	”	中

4. 《證類》未分品藥與各輯本的差異——有以下8種：

藥名	盧、顧、姜、莫本	孫、黃本	森本	王本	蔡本	尚本	曹本	筠本
髮髲	中	上	上	下	中	中	上	中
姑活	下	上	下	上	—	上	下	下
別羇	下	上	下	中	下	下	下	下
石下長卿	下	—	下	上	—	下	下（併入徐長卿）	下

續表

藥名	盧、顧、姜、莫本	孫、黄本	森本	王本	蔡本	尚本	曹本	筠本
翹根	中	中	下	中	下	上	下	中
屈草	下	上	下	上	下	上	下	下
淮木	下	上	下	中	下	中	下	下
彼子	中	—	下	下	下	下	下	下

注：本表中凡“ ”號均爲與《證類本草》相同之藥。凡“—”號均爲該輯本所缺之藥。凡“*”號均爲該輯本之副品藥。

5. 輯本所輯《本經》藥，但在《證類》非《本經》藥者　這類藥物有16種，均見於個别的《本經》輯本中。它們在《證類本草》一書中雖非白字的《本經》佚文，但仍爲某些輯本列入《本經》藥物之内。以下均分别列出它們的名稱及其在有關輯本中的三品歸屬。至於它們是否確爲《本經》藥物的考證，可參考本書第十六章《本經諸輯本所輯佚文考》一文，這裏從略。（見表13）

三、《本經》原文的三品定義及其藥物佚文中的差異

甲、三品定義的類别及其意義　《本經》藥物佚文中的三品差異是指《本經》每種藥物的佚文與《本經》三品定義的符合率而言，也就是根據《本經》的三品定義考查傳世古本草中的每一種《本經》藥物佚文是否符合其三品位置爲指標的。所謂《本經》三品定義，其全文均保存於《本經·序録》中，但在傳世古本草的《本經》佚文中卻仍有存在着某些藥物與《本經》三品定義有相互差異的現象，其中包括：

（1）在傳世古本草的《本經》佚文中雖然分别列舉了各種藥物的三品歸屬，但是除了大部分藥物的文字内容完全符合三品定義外，還有若干藥物並不符合該藥的三品定義。

表 13　各輯本所載與《證類本草》有異的《本經》藥物

藥名	盧、顧姜、莫本	孫、黄本	森本	王本	蔡本	尚本	曹本	筠本
升麻	—	上（品）	上	—	上	上	上	上
大麻仁（即麻子）	—	—	—	—	上	—	—	—
萱草	—	—	—	—	—	上	—	—
粟米	—	中	—	—	—	—	中	中
黍米	—	中	—	—	—	—	中	下
桑耳、五木耳	—	—	—	—	中	—	—	—
雄原蠶蛾	—	—	—	—	中	—	—	—
鷹屎白	—	—	—	—	中	—	—	—
垣衣	—	—	—	—	—	—	中	—
櫻桃	—	—	—	—	—	—	中	—
由跋	—	—	—	—	中	—	—	—
赭魁	—	—	—	—	中	—	—	—
白附子	—	—	—	—	—	—	中	—
烏喙	—	—	—	—	—	—	—	下
側子	—	—	—	—	—	—	—	下

注：本表中凡“—”號均為該輯本所缺之藥。

（2）在很多同一藥物的佚文中，不僅記有符合與傳世古本草的該藥完全相符的該品定義，而且還同時兼有與其他三品定義相同的文字（兼有别品定義）。

（3）將《本經·序録》所載的上、中、下品藥物數字，與傳世《本經》佚文相較，也有很多出入（如《本經》上品藥數爲 120 種，但傳世佚文有上品藥 144 種，多出 24 種。中品藥爲 120 種，傳世佚文有 105 種，減少 15 種。下品藥數 125 種，傳世佚文有 105 種，減少 20 種）。

（4）有少數藥物的三品歸屬文字已失傳而缺如

以上這些事實，都説明現存傳世的《本經》佚文中藥物，在其三品歸屬方面已非盡屬《本經》之舊，而是有待於認真加以辨析鑒别，方可符合輯復的需要。正是基於這一目的，我們有必要對《本經》三品定義重新加以全面地分析歸納。根據《本經·序録》中所記三品定義本身所包括的不同内容範圍，又可將三品定義分爲兩類，也即三品藥毒定義與三品藥效定義。現將其原文分記，如下表所列（見表 14）。

表 14 《本經》的藥物三品定義

藥物三品	《本經·序録》原文		
	三品藥毒定義	三品藥效定義	其他原文
上品	無毒。多服久服不傷人	輕身益氣，不老延年者。	爲君。主養命，以應天
中品	無毒，有毒。斟酌其宜	遏病，補虚羸者	爲臣。主養性，以應人
下品	多毒。不可久服	除寒熱，邪氣，破積聚，愈疾者	爲佐使。主治病，以應地

鑒於《本經》一書藥物的三品分類是以三品定義爲基礎所確定的。因此爲了復原《本經》三品藥目的需要，必須在傳世古本草學所保存的全部《本經》藥物佚文基礎上，進一步對每種藥物的藥毒定義與藥效定義加以對照核查，作爲確定其三品排列位置是否正確的重要依據。

關於《本經》三品藥毒定義的分析研究，將另作專題論述（見本書第七章《本經藥物毒性考》一文），這裏從略。以下僅就《本經》的藥效定義進行考察。

乙、《本經》三品藥效的具體範疇　就三品定義本身來説雖然可爲分辨藥物的各類醫療特性提供鑒别標準，但同時也還是具有某些局限性的。這不僅是由於歷史上的原因《本經》所記述的藥物原文均相當簡單扼要，同時也由於自然界中某些藥性成分往往並不單純只符合單獨三品定義中的某品，而是兼具有程度不等的他品定義成分，從而出現了相互參差出入等因素所決定的。因而三品定義只能是從較大的範圍内對於三類藥性的主要特徵進行的高度概括。並不是也不可能將每種藥物的獨有個別特性收羅無餘的。考慮到《本經》三品藥效定義所記的藥效病證名稱只作了原則規定，爲了將《本經》佚文中的大量藥效病證名稱準確地與定義相對照，特將隸屬於各品《本經》藥效的具體病證名稱加以必要的引申擴延，進一步歸納整理如下：

（1）符合上品藥效定義範疇的具體病證名稱，主要有以下一些《本經》佚文：

輕身——“令人身輕”，“通神明”，“通神”。

益氣——“益氣力”，“補中益氣”，“增志益氣”。

不老——“耐老”。

延年——“增年”，“長年”，“益壽”，“增壽”。

（2）符合下品藥效定義範疇的具體病證名稱，主要有以下一些《本經》佚文：

寒熱——“寒熱洗洗”，“腹中寒熱”，“傷寒”“傷熱”，“大熱”，“身大熱”，“身熱”，“除熱”，“熱氣”，“膀胱熱”，“煩滿”，“風寒”“中風”，“暴風”，“賊風”，“風熱”，“大風”。

邪氣——“邪惡”，“惡氣”，“惡疾”，“惡蟲”，“毒氣”，“毒辟”，“諸毒”，“百毒”，“百蟲毒”，“鬼精”，“鬼疰”，“惡鬼”，“殺精魅”，“邪惡鬼”，“瘴氣”。

積聚——“癥瘕”，“疝瘕”，“堅積”，“堅痞”，“痞”，“伏堅”，“結聚氣”，“結氣”，“瘡膿”，“生瘡”，“惡瘡”，“瘡敗”，“癰腫”，“癰瘍”，“瘍疽”，“疽瘻”，“惡瘍”，“鼠瘻”，“瘰癧”，“瘡疥”，“疥瘙”，“疥蟲”，“疥在皮膚中”，“痂疥”，“蟲蝨”，“皮膚中蝨”，“白禿”，“頭禿”，“赤白癩”，“浸淫”，“赤熛”，“癭瘤”，“惡肉”，“息肉”，“死肌”。

愈疾——“癲疾”，“諸癇”，“驚癇瘛瘲”，“温瘧”，“三蟲”，“五痔”，“腸痔”，“陰蝕”，“脱肛”，“石淋”，“五癃閉不通”，“十二水”，“大腹水氣”，“大水”，“閉血”，“瘀血”，“惡血”，“下血”，“血瘀”。

（3）符合中品藥效定義範疇的病證名稱，即在《本經》佚文中凡不屬於以上所記的上品與下品藥效定義範疇的具體病證名稱，而符合中品阳藥效定義的“遏病”與“補虛羸”原則者均屬之，其名稱從略。

丙、傳世古本草上品藥符合藥效定義的核實　在時代最早，保存《本經》藥物佚文最完整的傳世古本草中以《證類本草》爲其代表。現將該書中的全部《本經》藥物内容根據上述的三品藥效定義加以衡量，作爲提供復原三品的重要依據。以下仍按照該書中的上品、中品、下品及未分品四類，分述如下。

首先在《證類本草》的《本經》上品藥物共 141 種。將其佚文與上品藥效定義對照時，可以分爲四類不同結果。

（1）傳世上品藥的白字記文有上品藥效定義者：屬於這類藥物的共 115 種，它們均兼有中品或下品藥效定義。又可包括：

其一，有上品藥效定義，又兼有中品藥效定義者，凡 40 種，即：

菖蒲，菟絲子，牛膝，茺蔚子，麥門冬，車前子，薏苡仁，澤瀉，石斛，菴藺子，菥蓂子，蓍實，赤芝，黑芝，青芝，白芝，黄芝，紫芝，決明子，飛廉，旋花，牡桂，菌桂，柏實，杜仲，女貞實，藕實莖，葡萄，蓬蘽，鷄頭實，白瓜子，胡麻，玉泉，空青，白石英，白膠，阿膠，鴈肪，乾漆，麻蕡。

其二，有上品藥效定義，又兼有中品及下品藥效定義者，凡 72 種，即：

菊花，人參，天門冬，甘草，乾地黄，术，女萎，防葵，柴胡，獨活，薯蕷，遠志，龍膽，細辛，巴戟天，白英，白蒿，蘼蕪，絡石，蒺藜子，肉蓯蓉，防風，蒲黄，香蒲，續斷，漏蘆，天名精，丹參，蘭草，蛇床子，地膚子，茵蔯蒿，杜若，石龍芻，王不留行，松脂，枸杞，茯苓，榆皮，酸棗，五加皮，蔓荆實，辛夷，蕤核，橘柚，大棗，冬葵子，莧實，苦菜，丹砂，雲母，礬石，消石，朴消，滑石，曾青，禹餘糧，太一餘糧，紫石英，白青，扁青，五色石脂，龍骨，熊脂，丹雄鷄，石蜜，蜂子，蜜蠟、牡蠣，赤箭，龜甲，石膽。

其三，有上品藥效定義，又兼有下品藥定義者，凡 3 種，即：卷柏，藍實，徐長卿。

（2）傳世上品藥的墨字記文有上品藥效定義者：傳世古本草中的墨字記文，本爲摻雜於《本經》白字（或朱字）之間的《別録》文字，但由於早在北宋以前古本草的各種傳本中多有朱字、墨字相互摻混現象。正如《開寶本草》序文所説的："朱字、墨字，無本得同"。因此，墨字記文中的上品藥效定義也應視爲可資判定上品藥物的一種因素。屬於這類藥物的共 8 種，即：

石鐘乳，茜根，木香，槐實，景天，營實，薇蓹，牛黄。

（3）傳世上品藥無上品藥效定義者：屬於這類藥物的共16種。其中有中品藥效定義者2種，即：

五味子，鯉魚膽。

兼有中品及下品藥效定義者14種，即：

芎藭，白免藿，黄蓍，黄連，沙參，木蘭，蘗木，桑螵蛸，海蛤，蠡魚，麝香，雲實（正品），桑上寄生（正品），瓜蒂。

（4）傳世上品藥物中的副品藥：這類副品藥在《本經》原書中本來均附於正品藥物之下，没有作爲獨立的藥物。而是經其後的古本草析出者。屬於這類的藥物有2種。即：

青蘘（原爲胡麻的副品），文蛤（原爲海蛤的副品）。

丁、傳世古本草中品藥符合藥效定義的核實　在《證類本草》的《本經》中品藥物共113種。將其佚文與中品藥效定義對照時，可以分爲三類不同結果。

（1）傳世中品藥的記文有中品藥效定義者：屬於這類的藥物共81種，又可包括：

其一，只有中品藥效定義，無他品藥效定義者；凡6種，即：

乾薑，狗脊，爵床，牡狗陰莖，伏翼，葱實。

其二，有中品藥效定義，又兼有上品藥定義者，凡4種，即：

淫羊藿，桑根白皮，合歡，白馬莖。

其三，有中品藥效定義，又兼有上品及下品藥效定義者，凡21種，即：

葈耳實，蠡實，百合，知母，石龍芮，酸漿，水萍，茅根，紫草，枳實，秦皮，山茱萸，猪苓，龍眼，王瓜，鹿茸，羖羊角，羚羊角，水蘇，芍藥，秦椒。

其四，有中品藥效定義，又兼有下品藥效定義者，凡50種，即：

葛根，栝蔞根，苦參，當歸，麻黄，通草，瞿麥，玄參，秦艽，貝母，白芷，黄芩，紫菀，白鮮，紫參，藁本，石韋，萆薢，地榆，海藻，澤蘭，防己，款冬花，牡丹，馬先蒿，女菀，王孫，竹葉，梔子，蕪荑，厚朴，紫葳，白棘，松蘿，衛矛，梅實，蓼實，天鼠屎，烏賊魚骨，白殭蠶，石膏，磁石，陽起石，孔公孽，殷孽，理石，長石，吴茱萸，石龍子，石硫黄。

（2）傳世中品藥的記文無中品藥效定義者：屬於這類的藥物共27種，其中兼有上品及下品藥效定義者5種，即：

犀角，犦鷄，雄黄，雌黄，水銀。

只有下品藥效定義者22種，即：

敗醬，白薇，積雪草，蜀羊泉，蝟皮，鱉甲，蚱蟬，蛞蝓，大豆黄卷，假蘇，凝水石，鐵落，膚青，燕屎，露蜂房，蟹，鮀魚甲，蠐螬，木宝，蜚宝，蜚蠊，䗪蟲。

（3）傳世中品藥中的副品藥：均爲《本經》原書中的副品，爲其後的古本草析出者。屬於這類的藥物有5種，即薤（原為葱實的副品），赤小豆（原為大豆黄卷的副品），牛角鰓（原爲牛黄的副品），鐵和鐵精（原均爲鐵落的副品）。

戊、傳世古本草下品藥符合藥效定義的核實　在《證類本草》的《本經》下品藥物共105種。將其佚文與下品藥效定義對照時，可以分爲三類不同結果。

（1）傳世下品藥的記文有下品藥效定義者：屬於這類的藥共94種，又包括：

其一，只有下品藥效定義，無他品藥效定義者，凡55種，即：葶藶、蛇含、青葙子、羊蹄、萹蓄、連翹、牛扁、桐葉、梓白皮、豚卵、蛇蜕、白頸蚯蚓、雀甕、螻蛄、鼠婦、螢火、衣魚、代赭、白堊、青瑯玕、蕳茹、鳶尾、藜蘆、貫衆、蕘花、牙子、白頭翁、鬼臼、羊桃、女青、蚤休、石長生、莽草、六畜毛蹄甲、蝦蟆、馬躑躅、狼毒、巴豆、鼠李、鼺鼠、石灰、冬灰、粉錫。

其二，有下品藥效定義，又兼有上品藥效定義者，凡2種，即：夏枯草、天雄。

其三，有下品藥效定義，又兼有上品及中品定義者，凡2種，即：鉛丹、蜀椒。

其四，有下品藥效定義，又兼有中品定義者，凡35種，即：大黄、草蒿、白蘞、雚菌、白及、澤漆、烏韭、鹿藿、藎草、郁李仁、溲疏、麋脂、藥實根、桃核仁、蠮螉、腐婢、鹵鹹、旋覆花、皂莢、楝實、雷丸、芫花、半夏、射干、常山、蜀漆、甘遂、大戟、茵芋、黄環、杏核仁、附子、烏頭、虎掌、鈎吻。

（2）傳世下品藥的記文無下品定義者：屬於這類的藥物共 8 種。其中兼有上品及中品定義者 2 種。即：水靳，葈䓘子。

只有中品定義者 6 種，即：陸英，柳花，欒花，蔓椒，桔梗，石南。

（3）傳世下品藥中的副品藥：均爲《本經》原書中的副品，爲其後的古本草析出者。屬於這類的藥物有 3 種，即：錫鏡鼻（原爲粉錫的副品），戎鹽及大鹽（原爲鹵鹹的副品）。

己、傳世古本草缺載三品的《本經》藥物　在《證類本草》(《新修本草》與《本草經集注》同此）中尚有 8 種缺載三品的藥物。其中包括有名未用藥物 7 種和人部藥 1 種。將它們與藥效定義核證時，即：

（1）記有中品藥效定義者 6 種——即：姑活，屈草，翹根（均兼有上品藥效定義），別羇，淮木，髮髲。

（2）記有下品藥效定義者 2 種——即：石下長卿，彼子。

四、小結

綜上所述，《本經》藥物三品差異所產生的混亂現象是相當複雜而嚴重的。正確輯復全部《本經》藥物的三品歸屬，既不能單純地採用某種傳世古本，又不能主觀地依據個別固定指標。總的原則應當是：必須根據《本經》三品定義原文的前提下，在充分考慮到基本承襲自《本經》原型的傳世古本草基礎上，綜合地對各種現存傳本及輯本中的每一種《本經》藥物逐個進行分析考察與審定。有關這方面的研究，將另作專題論述（參見本書第四篇“復原《本經》藥物目録的具體措施”），本章從略。

第四章　古本草序録“七情表”所載《本經》佚文考

爲了全面地收輯《神農本草經》的佚文，在傳世的古本草中除了見於以朱字或白字陰文方式保存下來的《本經》原文外，仍以墨字形式在“序録”中出現的“七情表”也同樣是反映了《本經》部分藥名、七情及其三品分類的。因此“七情表”也成爲輯復《本經》佚文的一種重要依據。

“七情表”來源自“七情舊注”，因此必須先對“七情舊注”加以考察。

一、七情舊注的内容與名稱

“七情舊注”是在《本經》每種藥物條下，有關該藥“七情”的一項記文，在傳世古本草中這種記文大多以小注形式出現，其位置均在《本經》或《别録》的大字原文之後，而在陶弘景氏小字注文之前，所謂“七情”，即：單行，相須，相使，相畏，相惡，相反，相殺，也即《本經》“序録”所説的“凡此七情，合和視之。”

這種“七情舊注”，初無定名。陶弘景氏曾用過以下二稱：

其一是：“相使”。如陶氏在“七情表”小序中所説：“又《神農本經》相使正各一種。”

其二是：“畏惡”。如前胡一藥陶弘景注：“《本經》上品有柴胡而無此，晚來醫乃用之。亦有‘畏惡’（按：指七情古注）。明‘畏惡’非盡出《本經》也。”

但是“相使”與“畏惡”二稱都無法全面概括這類古注的内容，因此我們統稱之爲“七情舊注”。

至於“七情舊注”在《神農本草經》古傳本的原貌今雖不詳，但據陶弘景在“七情表”小序中曾提出《本經》（古傳本）在每種正品藥物項下，其七情舊注中的七情藥本來均各記有一種。此後才有人參照《藥對》一書逐漸將七情舊注中的七情藥增加到二三種（或以上。按其原文是：“又《神農本經》相使正各一種，兼以《藥對》參之，乃有兩三。於事亦無嫌。”）

此外，在《蜀本草》注中（見《證類本草》卷1），也對《本經》原書七情舊注中的七情藥數作了如下説明：

“（《神農本草經》七情藥數）凡三百六十五種。有單行者七十一種，相須者十二種，相使者九十種，相畏者七十八種，相惡者六十種，相反者十八種，相殺者三十六種。凡此七情，合和視之。”

以上所記七情藥物的總數共365種，與《本經》正品藥數相符。這恰好與陶弘景所謂每藥各有一種七情藥的説法，完全一致。惟上述這種最早的七情舊注中的全部藥名今已不詳。

二、七情舊注的早期演變

七情舊注究竟起源於何時雖已不詳，但根據《神農本草經·序録》原文中已有專論七情之文以及上面所引陶弘景、《蜀本草》均指出在《本經》一書中每種藥物最初只有1種七情藥的記載來看，似乎七情舊注是《本經》原書的一部分内容。但是從傳世古本草的體例來看，《本經》與《别録》文均爲大字，獨七情記文爲其小注。亦即表明七情記文的時代應在《别録》之後，特别是在《本經》的古傳本中七情舊注，不僅見於《本經》藥物項下，也見於《别録》藥物項下。如：

《證類》卷8前胡（《别録》藥）條下七情舊注："半夏爲之使。惡皂莢。畏藜蘆。"陶弘景注："《本經》上品有柴胡而無此（指前胡），晚來醫乃用之。亦有畏惡（指七情舊注），明畏惡非盡出《本經》也。"這説明七情舊注至少在《名醫别録》中即已出現。

迄後漢時期，在《李當之藥録》和《吴普本草》所引的《本經》佚文中也收載了七情舊注。從二書的現存佚文來看，其每種藥物的七情藥數也多在一種以上，且其藥名與藥數也往往與傳本《本經》的七情舊注有若干出入，可知在李、吴二氏本草中的七情舊注又有了新的發展。（有關這方面的具體情況可參考本書第十三章《吴普本草所引神農本草經古本考》及第十四章《李當之藥録所引神農本草經古本考》，這裏從略）。而到了南北朝時的《本草經集注》一書，七情舊注中的七情藥名就更加增多起來。

三、古本七情舊注中所存在的問題

由於《本經》一書在南北朝以前已有很多不同類型的古傳本流傳，因而其所流傳下來的七情舊注佚文也相應地出現了錯訛、混淆和缺佚等現象。其中在古本《本經》七情舊注佚文中的某些錯訛之處，早在陶弘景氏即已有所指出。如：《證類》卷6獨活條下七情舊注有"豚實爲之使"五字。陶弘景注："藥名無豚實。恐是蠡實。"

又如：同書卷6遠志條七情舊注："……畏齊蛤。"陶注："按藥名無齊蛤，恐是百合。"

七情舊注中的七情藥物相互混淆現象，在古本《本經》中也可看到，有關這個問題，陶弘景氏在其所撰的七情表序文中已作了説明。即：

"(《本經》）又（按:《證類》原訛"人"字，今據敦本《集注》改正）有亂誤處。譬如海蛤之與（按,《證類》原缺"與"字，今據敦本補）鮀

（鱓）甲，畏惡正同。”（按，《證類》卷 20 海蛤條下七情注云：“蜀漆爲之使，畏狗膽、甘遂、芫花。”同書卷 21 鮀魚甲下七情注云：“蜀漆爲之使，畏狗膽、芫花、甘遂。”）

“又有諸芝使薯蕷，薯蕷復使紫芝。”（按：《證類》卷 6 薯蕷條下七情注云：“紫芝爲之使”。同卷紫芝條下七情注云：“薯蕷爲之使。”）

陶氏認爲以上現象本來不應當産生，但是他當時所見的《本經》古傳本文字就是這樣，只能照録原文（即：“計無應如此，不知何者是非，亦且並記，當更廣驗正之。”）

此外，從《證類本草》所引全部《本經》藥物（白字陰文）來看，在 367 種藥物中有七情舊注的有 179 種（包括五色石脂中的赤石脂、黄石脂及青石脂 3 種在内），無七情舊注的有 190 種（包括兩種《本經》副品藥即青蘘及赤小豆）。

由此可見，七情舊注在《本經》古本中所出現的這些混亂缺錯等現象，都是和歷史演變過程中的反復傳抄及後人增删等原因不能分開的。

四、“七情表”的特點

陶弘景氏在爲《本草經集注》作注時，由於當時見到《本經》中的七情舊注，均分别散見在藥物條下，爲了使用時的檢索方便，故將《本經》各藥的七情舊注單獨録出集中編録於序録卷中，這就是後代學者所稱的“七情表”。正如陶弘景氏在“七情表”的小序中所説的：“至於諸藥尤能遞爲利害，先聖既明有所説，何可不詳而避之……今按方處治必恐率難尋究本草，更復抄出其事在此，覽略看之易可知驗。”

古“七情表”藥物排列方法是按照《本草經集注》的藥物分類法即玉石、草、木、蟲獸、果、菜、米各部（不包括有名未用部）的順序，而每部又依照上、中、下三品依次排列的。每種藥物均先記出《本經》藥名，其次再記出與該藥有關的七情藥名。從現尚存的古“七情表”佚文來看，在“七情表”的全部藥名中雖然絶大部分是《本經》藥物，但也包括了少數《别録》藥物。但由於它們均無朱、墨字或白字陰文與墨字陽文的區别，所以只能依靠對照《證類本草》來鑒别何者屬於《本經》藥物。

現存世的各種古傳本“七情表”中的藥數也很不一致，但均在 200 種藥上下，雖非全部《本經》藥數，但在此藥數範圍内對於輯復《本經》藥名及藥品方面還是有重要參考價值的。

五、“七情表”古傳本的種類

自陶弘景在其《本草經集注》中，最先輯録出“七情表”之後，在唐、宋時期的藥典性本草學著作如：《新修本草》、《蜀本草》、《開寶本草》、《嘉祐本草》和《證類本草》等書均相繼予以收載，在唐代的《千金要方》及日本的《醫心方》中也全文予以引録，這些都是一些“七情表”的古傳本。但由於上述的《新修本草》、《蜀本草》、《開寶本草》及《嘉祐本草》均已佚，故現尚能完整保存的“七情表”古傳本佚文只有出土的《本草經集注·序録》殘卷，及傳世的《千金要方》、《醫心方》和《證類本草》四書。其中《千金要方》又有三種不同的古傳本。因此這種古“七情表”現存共有六類傳本。至於在明代的《本草綱目》中雖也輯有“七情表”，但其内容已較古本有很大擴充與修訂，輯佚價值不高，故本文不予論述。兹將這 6 類古傳本“七情表”分述如下。

1. 敦煌出土《本草經集注》殘卷中的“七情表”（簡稱：敦本《集注》“七情表”） 敦煌殘卷的《本草經集注》（卷 1 部分）中的“七情表”，是現存“七情表”古傳本中的一種重要實物資料。原書雖是南北朝時陶弘景所撰，但此卷子却並非陶氏撰寫時的原書，而係其在唐代早期的復抄本。雖然其史料價值很高，但就其内容來説尚無法完全如實地反映陶氏原書的舊貌。這是因爲：在此“七情表”全文之末原記有共 141 種的藥數，但在殘卷“七情表”的實有藥數却爲 200 種，即超過原數 59 種，這説明殘卷在其反復傳抄過程中後人已經有所增補。此外，就這一《本草經集注·序録》的敦煌殘卷的抄寫年代與抄寫質量來説，也存在值得研究的問題。主要是因爲該殘卷是唐代民間相互傳抄的一種俗寫本，和正式版刻或官方正式頒行的繕本有異，其抄録文字内容很難嚴格。同時此寫本的時代距離陶弘景所撰原稿的公元 500 年，至少已有百年以上，其中舛訛變易之處還是相當多的。

2. 宋本《千金要方》所輯“七情表”佚文（簡稱宋本《千金》“七情表”） 此書現存最古本爲日本上杉氏舊藏的宋刊本。1849 年由日本江户醫學館影刻，現在通行的人衛影印本即據自此本。其卷 1 輯有源自《本草經集注》的“七情表”全文。

3.《真本千金方》所輯“七情表”佚文（簡稱《千金》真本“七情表”） 此書係日本保存的古卷子本，又在1832年影刻者，但僅存卷1部分。由於此書的祖本是在宋臣校定以前，故能反映了《千金要方》在北宋以前的舊貌。此書雖只存1卷，但其内容恰好是卷1，故“七情表”全文（源自《本草經集注》）均仍保存。

4.《孫真人千金方》所輯“七情表”佚文（簡稱《千金》孫本“七情表”） 此書是清代藏書家黄丕烈原藏的一種宋刊本。其祖本也是未經宋臣校改而反映了北宋以前古貌者。原書只存20卷，由於卷1尚完整無缺，故也有七情表（源自《本草經集注》）的全文。

5.《醫心方》所輯“七情表”佚文（簡稱《醫心方》“七情表” 此書爲日本丹波康賴撰於984年，距陶氏撰《本草經集注》約400餘年。其卷1所輯録的“七情表”也是源自《本草經集注》的。

6.《證類本草》所輯“七情表”佚文（大觀本、政和本全同。以下簡稱《證類》“七情表” 此書卷二所輯的“七情表”曾根據《嘉祐本草》一書將《本草經集注》的“七情表”作了一些藥味的增補。但在所有增補的藥名下方均予以記明。故仍可清楚地分辨出哪些是《本草經集注》“七情表”的藥名。特别是由於《嘉祐本草》撰於1060年，早於1066年宋臣校定《千金要方》6年，故其所輯“七情表”的佚文也是較早的一種。至於《證類本草》雖然主要有《大觀本草》和《政和本草》等傳本，但其“七情表”的内容全同，故這裏不予以區分。

六、六種古本“七情表”所載《本經》藥數的比較

以上所説，在《本草經集注》殘卷與佚文中的“七情表”，共有六種。爲了深入考察《本經》的三品藥名，有必要先將此六種“七情表”中所收的《神農本草經》藥數進行對比考察。

首先，在《集注》敦本的“七情表”之末記有全部藥數，原文即“右一百四十一種”。但該“七情表”的實有藥數却是200種，多出原文59種。

在《真本千金方》“七情表”之末也記有“右一百四十一種”，但該“七情表”的實有藥數共192種，也多出原文51種。

在《孫真人千金方》“七情表”之末記有“右一百九十九種”，但該“七

情表”的實有數字共196種。即少於原文3種。

在《千金方》宋本“七情表”之末記有“右一百九十七種”，與該“七情表”的實有數字197種吻合。

在《醫心方》“七情表”之末，没有記出其全部藥數，在該表中的實際藥物總數共197種。

在《證類》“七情表”之末記有“右二百三十一種”，其末又有《嘉祐本草》小字注文：“三十四種續添。”如對照該“七情表”的具體藥名時，則凡在藥名後附有“臣禹錫等謹按……”注文者均爲《嘉祐本草》續增的藥物。而其數目恰爲34種。今將231種減去34種，共有197種藥數。又在197種藥名中，有1種藥名即“木防己”，此藥原係見於《嘉祐本草》防己一藥的續注中，並非正文，在此“七情表”中乃自防己項下誤被析出改作大字者，如除去此種，實數共196種。（見表15、16）

七、兩大類古“七情表”傳本係統

通過上面六種“七情表”傳本的藥數對照表可以看出，在《集注》敦本和《真本千金方》的“七情表”中均記有：“右一百四十一種”的總數。由於這種傳本，前者是在我國西北出土，後者是早在唐季已傳入日本的卷子本。二者來源不同，但其所記的數字全同，又均與其實際數字不符。這説明141種的藥物數字絶非個别寫本中的筆誤，而恰好説明二種傳本的來源是完全相同的。至於它們的實際藥數之增多，應是由於在《本草經集注》撰成後，其“七情表”業已有人（佚名氏）進行了增補。但“一百四十一種”的原文卻未及時予以改正。

此外，從《醫心方》本“七情表”的藥物實數197種的具體藥名，及其三品藥物的分類方法與《集注》敦本、《真本千金方》均基本相同這一事實來看，説明此三種傳本均來源自一種祖本可以稱之爲：《本草經集注》的甲傳本，並共同形成了甲傳本系統。

將甲系統三種傳本的藥物相比較時，則三本完全相同的藥物各有190種。而在190種藥物以外，敦本《集注》多出10種，共200種。《真本千金方》多出2種，共192種。《醫心方》本多出7種，共197種。其所多出的藥名可見下表（見表17）。

表 15　六種古本“七情表”藥數的比較

陶弘景“七情表”今存見的古本名稱	“七情表”所收的藥數					備考
	見於該“七情表”最末一行的總括性記文	現存傳本中的實有藥數				
		藥物總數	屬於《本經》的藥物	屬於《别録》的藥物	其他	
敦煌本《本草經集注·序録》	141種	200種	184種	15種	未見《本經》與《别録》佚文的藥物1種（即井水藍）	
《真本千金方》	141種	192種	178種	14種		
《孫真人千金方》	199種	196種	185種	11種		
宋本《備急千金要方》（據江户影本）	197種	197種	185種	12種		
《醫心方》	（無記文）	197種	184種	13種		
《證類本草》	231種	231種	185種	11種	《嘉祐》新增藥物34種。《嘉祐》續注藥物1種。	除去《嘉祐》新增藥物及續注藥物外，實有藥物數196種。

表 16　六種古本"七情表"中的《別録》藥物

藥名	敦	真	心	孫	宋	證	備考
黄精	−	+	−	−	−	−	
牡荆實	+	+	+	+	+	+	
葵根	+	−	−	−	−	−	
龍角	+	+	+ （注）	+	+	+	（附入龍骨條）
玉屑	+	+	+	+	+	+	
芒屑	+	+	+	+	+	+	
前胡	+	+	+	+	+	+	
井水藍	+	−	−	−	−	−	未見《本經》、《別録》佚文
大麥	+	+	+	+	+	+	
醬	−	−	−	−	+	−	
鹿角	+	+	+	+	+	+	（附入鹿茸條）
玄石	+	+	+	+	+	+	
占斯	+	+	+	+	+	+	
蕈草	+	+	+	−	−	−	
戈共	+	+	+	−	−	−	
方解石	+	+	+	+	+	+	
特生礜石	+	+	+	+	+	+	
豉	+	−	−	−	−	−	
藥數合計	16	14	13	11	12	11	

注：（注）：龍齒附

表 17　三種甲系統占本“七情表”各自多出的藥名異同

藥名	敦本《集注》	《真本千金》	《醫心方》
黄精	−	+	−
恒（常）山	−	+	+
菴蕳子	+	−	+
蔓荆實	+	−	+
葵根	+	−	−
井水藍	+	−	−
凝水石	+	−	+
理石	+	−	+
白及	+	−	+
辛夷	+	−	+
白馬莖	+	−	−
豉	+	−	−

在甲系統三種傳本的藥物三品排列方法上均完全相同。

其次，從《孫真人千金方》、《千金方》宋本和《證類本草》三種傳本中實有藥數與三品藥名分類特徵來看，也基本全同。而與上述的甲傳本有較大的差别。説明此三種傳本係來源自另一種祖本，可稱之爲:《本草經集注》的乙傳本，並共同形成了乙傳本系統。

乙系統的三種傳本的藥數（但《證類本草》應除去增入的 34 種藥物和 1 種誤被析出的藥物）除三本完全相同的藥物各有 196 種外，惟有《千金方》宋本多出 1 種藥物（即“醬”一味）。

此外，乙系統三種傳本的藥物三品排列方法也完全相同，而與甲系統有較大差異。

至於從這兩類系統的發展過程來看，不論是甲傳本或乙傳本，都是陶弘景《本草經集注》原書的派生産物。它們都在 7 世紀初孫思邈撰成的《千金要方》以前，並且是各具獨自特點的傳本。

甲、乙兩種傳本系統的現存傳本的流傳過程可如下表所示（見表 18）。

表18 兩類傳本系統"七情"的演變

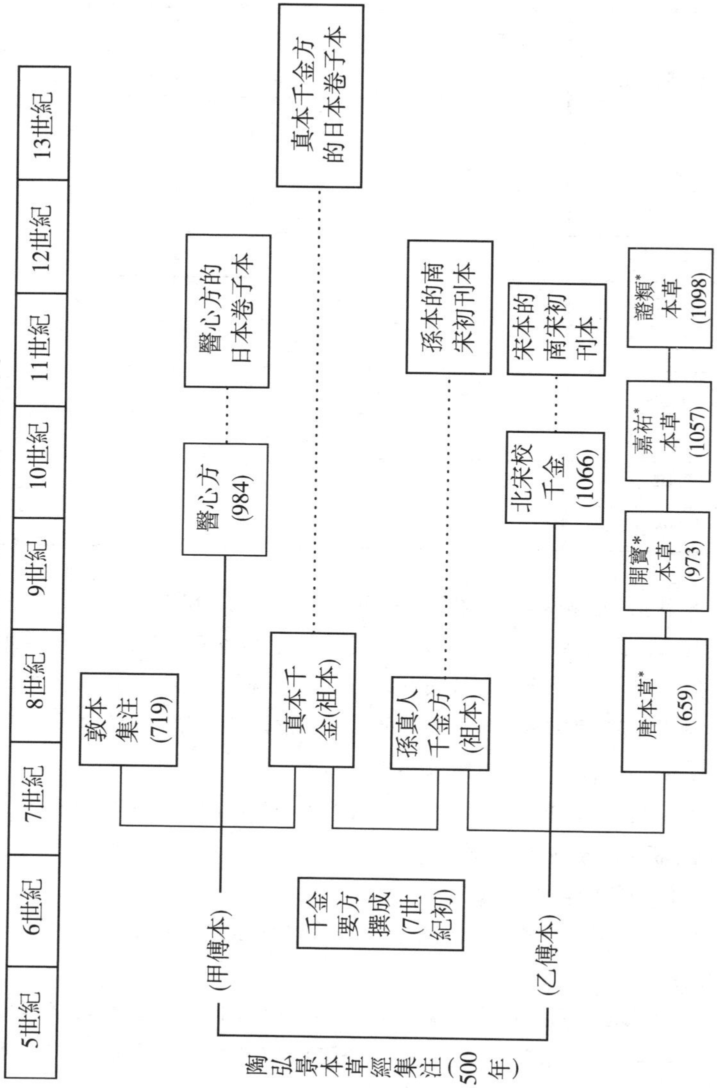

*：包括序録"七情表"及各卷中的《本經》藥物

八、“七情表”兩類傳本系統的區别

主要有以下三點：

1. 藥物有無之異　“七情表”甲、乙兩類傳本係統的藥物除大多數相同外，尚有若干是甲傳本系統的藥物爲乙傳本系統所無，或乙傳本系統的藥物爲甲系統所無者。這可以從下表中看出（見表19）。

表19　兩類“七情表”古本系統藥物之有無

藥　名	甲傳本系統	乙傳本系統
葱　實	無	有
蕈草、戈共	有	無
菴蕳子 蔓荆實 辛　夷 凝水石 理　石 白　及	無（敦、心本有）	有
恒（常）山	有（真、心本有）	有
黄　精	無（真本有）	無
井水藍 白馬莖 葵　根 豉	無（敦本有）	無

從兩類傳本系統分别所收載的藥物總數來看，以乙系統三種傳本的藥物總數最爲一致。其中除《千金方》宋本多出1藥（即米部中品的醬）外，各本總數均同爲196種藥物。

如果將這196種藥名與甲傳本系統對照時，由於甲系統的三種傳本的藥物總數各有不同，故其藥名的相互出入也較大。將兩類系統共有的藥數相比較時，可見下表（見表20）。

2. 藥物三品之異　兩類系統中的藥物三品歸屬，也有很多較大的差異，主要表現是同一藥物在甲傳本系統中均屬於某品，但在乙傳本系統中卻均屬於另一品，也即屬於同藥異品的現象。這類兩個系統異品的藥物計有33種之多。即：

表 20 兩類"七情表"古本系統藥物總數之差異

乙系統（除宋本《千金方》的1種外）		各傳本均爲196種	
甲系統	《醫心方》本	197種	較乙系統 少1種（葱實） 多2種（蕈草、戈共）
	《真本千金方》本	192種	較乙系統 少7種（菴蕳子、蔓荆實、辛夷、葱實、凝水石、理石、白及） 多3種（蕈草、戈共、黄精）
	《集注》的敦煌寫本	200種	較乙系統 少2種（葱實、恒山） 多6種（蕈草、戈共、豉、葵根、井水藍、白馬莖）

（1）甲傳本之上品藥係乙傳本之中品藥者：有 3 種：

石龍芮、秦椒、水銀

（2）甲傳本之中品藥係乙傳本之上品藥者：有 16 種：

黄連、黄芪、防風、續斷、決明子、丹參、五味子、杜若、沙參、薇蘅、桑螵蛸、龜甲、石鐘乳、蘗木、芎藭、海蛤。

（3）甲傳本之中品藥係乙傳本之下品藥者：有 3 種：桔梗、伏翼、天鼠屎（但 2 種在乙傳本的孫本及宋本均作中品）

（4）甲傳本之下品藥係乙傳本之上品藥者：有 3 種：巴戟天、飛廉、五加皮

（5）甲傳本之下品藥係乙傳本之中品藥者：有 8 種：

淫羊藿、紫參、地榆、澤蘭、防己、牡丹、款冬花、女菀

以上兩類傳本三品相異數共 33 種。

〔附〕除了在"七情表"所記的《本經》藥物中有三品之異外，在其所記的《别録》藥物中也有三品相異的情況。如《别録》的占斯一藥，甲傳本作下品，乙傳本則作中品之類。

3. 藥物名稱之異　將甲、乙系統（包括其個别傳本）加以對照時，可以看出其中屬於同一藥物而所記載名稱有異者，有以下 6 種，但多係别名性

質，故不能作爲兩種系統的主要差異。兹列對照表如下（見表21），僅供參考。

表21　兩類“七情表”古本系統藥名之差異

甲系統的藥名	乙系統的藥名	備考
女萎	女萎萎蕤	別名
龍齒角	龍角	別名（敦本、心本作龍角）
淫羊藿	仙靈脾	別名（證類本作淫羊藿）
防己	漢防己	別名（宋本、證類本作防己。又證類本復自嘉祐注中析出木防己1種）
石龍子	蜥蜴	別名（敦本、心本作蜥蜴）
恒山*	常山	藥名避諱（宋本作恒山）

*“恒山”一稱自漢代以後，曾經歷數朝多次避諱。如漢時避文帝諱，改爲常山；唐代避穆宗諱又改爲常山；宋代避真宗諱再改爲常山。故用此諱字在鑒定年代問題上無特殊意義。

此外，在甲系統的敦本“七情表”及《醫心方》本“七情表”中藥名的異體字、俗字訛字及通假字均有很多，這主要是它們均本自民間手寫本輾轉抄録的結果，雖不屬於上表的範圍之内，但也可供參考，現列舉如下：樊—礬（石），慈—磁（石），伏—茯（苓），落—絡（石），薗—（菴）蕳（子），及—（防）己，利—（秦）椒，穹—芎（藭），勺—芍（藥），膏—藁（本），支—梔（子），蠟—蠟（蜜），蜥—蜥（蜴），苗—（班）猫，零—羚（羊角）等。

九、“七情表”對《本經》輯佚的價值

主要有三個方面：

1.《本經》藥名佚文　保留的（本經）藥名約180種左右（各種古傳本的七情表分别有178、184、185種）。

2.《本經》藥品佚文　可以爲上述180種左右的藥物中的每一藥物各屬於上、中、下何品提供參考依據。

3.《本經》藥物七情佚文　可補充校定180種左右藥物的七情舊注佚文。

最後需要指出的是，傳世的七類“七情表”雖然可供輯佚《本經》藥名之參考，但也存在很多嚴重不足之處。其中包括：

其一，是“七情表”中的《本經》藥數（不論甲、乙系統）均只有180種左右，僅爲《本經》藥數的1/3强。

其二，是“七情表”中個别藥物的三品分類有不符《本經》原文三品藥效定義之處，如將有毒而藥效符合下品的水銀在甲系統中反被列爲上品。

其三，不同古傳本“七情表”三品分類彼此参差出入很多，需要認真地加以考察核定。

其四，“七情表”中的某些藥名，據《證類本草》等書的黑白字體分，有一些是非《本經》的藥，而是《别録》的藥。其中包括玄石，醬（宋本），大麥，前胡，方解石，特生礜石，牡荆實等，玉屑、芒消、黄精、占斯、蕈草（甲系統）、戈共（甲系統）等。

其五，“七情表”中的個别藥名，不見於傳世的《本經》藥物佚文。其中如井水藍（見《集注》“七情表”）一藥就是既非《本經》，又非《别録》的藥。

其六，“七情表”中的1種藥名在傳世的（本經）佚文爲6藥，如六芝在傳世的《本經》中分别爲赤芝、黑芝、青芝、白芝、黄芝、紫芝等六種。

其七，“七情表”中的某些藥名係傳世的（本經）佚文的副品藥，如下表（見表22）所記。

表22 《本經》本文與“七情表”中藥物正、副品之互易

七情表中的《本經》副品藥名		本經原文的正品藥名
鹿角（副品）	→	鹿茸（正品）
龍角（副品）	→	龍骨《正品）
葵根（副品見敦本》	→	冬葵子（正品）

第三篇 《本經》藥物特徵專項的確定

第五章 記述《本經》藥物的各種項目及其輯復原則

一、《本經》藥物記文的項目種類及其排列順序

《神農本草經》在每種藥物項目下的原文雖無具體分類，但其所記載的内容卻均有明確的範圍，也即根據各種藥物所具有的不同特點而歸納的項

目。這些不同特點的項目不僅體現在每種藥物的記文中，而且首先在《神農本草經・序録》中已作了綜括的明確説明。在既知的《神農本草經》古傳本佚文（包括摻入的《别録》文在内）中，將這些項目歸納起來，人爲地予以命名時，可以有以下 11 種。即：

（1）正名 （2）别名 （3）性味 （4）藥毒 （5）主治 （6）功效

（7）生境 （8）産地 （9）採製 （10）服用 （11）七情

以上這些項目在同一藥物條内，並非同時俱全。特别是第（9）、(10）兩項。但《本經》藥物較典型的記文大多均能具備八項。僅個别藥物記文的項目已殘脱不全。至於七情一項，則作爲小字注文，與大字本文有異。

以上這些項目在《本經》的不同早期傳本中，其記述方法並不完全相同，推究其原因，有的是屬於不同項目次序排列的先後顛倒；有的是個别藥物條内的某些項目缺如。現在爲了正確地輯復原書舊貌，有必要首先就這些項目的排列順序對照比較，列表如下（見表 23)。(表中的數字，即 1，2，3，……是代表該項目在各傳本或輯本中出現的順序）

下表中的最後一項（“本書順序”）是在本書中爲復原《本經》原貌所遵循的先後順序號數。爲了進一步説明本書之所以確定各項目順序的根據，以及它們的特點，以下我們就分别對於各種項目加以考察，指出其原始根據，并擬定出輯復這些項目的原則。

二、正名（藥物正名）

正名即藥物通用的正式名稱，《本經》365 藥，每藥各有一個正名。即《本經・序録》所説的：“三品合三百六十五種，法三百六十五度。”

由於《本經》一書年代久遠，歷代傳本及本草醫書及復抄録徵引，咸多根據當時字體、字形加以改正更易。其最古的原文字形已不可得見。故本輯本確定正名的主要依據是：

（1）在廣泛調查記載《本經》各藥的古文獻（以北宋以前文獻爲下限）基礎上，採用現在既知的最早文獻（不包括古抄本中的俗、僞字藥名）所記載的藥名文字（舊通用繁體字）作爲主要依據。

（2）對於該藥名的各種文字異寫（包括通假字、俗字、古代簡繁字等）均作爲該藥各項下的校注，依其出現年代的順序先後記出以供參考。

表 23 《本經》藥物專項排列順序在各傳本與輯本之差異

每種藥物的項目出處			正名	別名	性味	藥毒	主治	功效	生境	產地	採製	服用	七情
《本經》佚文	齊民要術舉例	胡麻條	1	2	—	—	—	—	—	—	—	—	—
		蓮條	1	—	—	—	3	2	—	—	—	4	—
	世說新語劉注舉例	王不留行條	1	—	—	—	3	4	2	—	—	—	—
		遠志條	1	2	—	—	—	—	—	—	3	—	—
	藝文類聚舉例	水萍條	1	2	3	—	4	5	—	—	—	—	—
		署預條	1	2	—	—	4	3	—	—	—	—	—
	初學記舉例	水萍條	1	2	3	—	5	6	4	—	—	—	—
		麻子條	1	—	2	—	—	4	—	—	—	—	—
	六臣文選注舉例	石流黄條	1	—	—	3	—	—	3	2	—	—	—
		赤芝條	1	2	—	—	—	3	—	—	—	—	—
	漢書李注舉例	牛黄條	1	—	—	—	2	3	—	—	—	—	—
	一切經音義舉例	藕條	1	2	—	—	—	—	—	—	—	—	—
	太平御覽舉例	大黄條	1	—	2	—	4	5	3	6	—	—	—
		木香條	1	2	3	4	5	6	8	7	—	—	—

續表

每種藥物的項目出處		正名	别名	性味	藥毒	主治	功效	生境	産地	採製	服用	七情
《本經》佚文	吴普本草（據御覽、證類）	1	2	3	4	不定	不定	6	5	不定	—	不定
	李當之藥録所引本經佚文	1	2	3	—	5	5	4	6	—	—	—
	本草經集注（吐魯番殘卷） 新修本草（仁和寺本、敦煌本） 證類本草（大觀、政和）	1	5	2	3	4	4	7	6	8	不定	—
《本經》輯本	盧復本、顧觀光本、莫文泉本	1	4	2	—	3	3	—	—	—	—	—
	孫星衍本、黄奭本、尚志鈞本、曹元宇本	1	4	2	—	3	3	5	—	—	—	—
	王闓運輯本	1	4	2	—	3	3	6	6	7	—	—
	姜國伊輯本	1	5	2	3	4	4	6	—	—	—	—
	森立之輯本	1	2	3	—	5	5	4	—	—	—	—
	蔡陸仙輯本	1	2	—	3	—	—	—	—	—	—	—
本書順序		1 大字	2 大字	3 大字	4 大字	5 大字	5 大字	6 大字	6 大字	7 大字	7 大字	8 大字

（3）某些藥物的正名，在各種《神農本草經》古傳本中也有不同的情況。如在傳世的《本經》白字佚文中紫參爲正名，而牡蒙爲其别名。但在《吴普本草》佚文所引的《本經》古傳本中則以牡蒙爲正名，紫参爲别名。有鑒於牡蒙一稱迄今爲止久已無人曉用，故本書輯佚均依傳世的《本經》白字作爲正名，而將其他古本的“正名”記入注文中。

三、别名（藥物别名）

别名即藥物的異稱。在《本經》365 種藥物中約有 2/5 的藥物没有别名，其餘 3/5 的藥物，均有 1 個至數個别名。其中最多者同一藥物有 8 個别名的，即知母。其他一藥 5 個别名的有蒺藜子、貫衆和連翹。一藥 4 個别名的有款冬、枸杞和蛇蜕，其餘均爲一藥 1 ~ 3 個别名。以上這些别名的數字均是僅見於《本經》白字者，尚不包括《别録》墨字别名，也不包括《本經》副品藥物的别名（如薏苡仁的副品藥薏苡根。遠志的副品藥遠志葉，即小草……）在内。這一事實充分反映了早在《本經》成書之前，我國藥學的發展已經歷了相當悠久的歷史。

别名在《本經》原文中均被記爲：“一名 ××”字樣。别名一項在每種藥物條下所排列的位置，早在《本經》原書中是直接排在藥物正名項目後的第 2 位項目（如《齊民要術》、《世説新語》劉注等多種古籍所引《本經》佚文）。但自陶弘景以後改爲第 5 位（即在功效、主治項目之後）。現在爲了恢復《本經》原貌，仍將别名項目直接列於藥物正名之後，作爲第 2 位項目。

但是，在傳世本《本經》中在個别藥物項内，其别名的記載方式也偶有例外的情況。即《本經》在記述個别藥物别名時，或在“一名”字樣之前附記以戰國時期的國名，或僅記國名，不記“一名”。屬於這類的藥物只有 3 種。即麥門冬及薯蕷及王孫。現分述如下：

麥門冬——《太平御覽》卷 989 麥門冬條引《吴氏本草》：“麥門冬，一名羊韭。秦一名烏韭。楚一名馬韭，越一名羊薺、一名愛韭，一名禹韭，一名門火冬，一名忍冬，一名忍陵，一名不死藥，一名禹餘糧，一名僕壘，一名隋脂。”（又，《嘉祐本草》注麥門冬條引《吴氏（本草）》文，在“一名”之前無秦、楚、越等國名。但在《證類本草》卷 6 麥門冬的墨字文則作：

“秦名羊韭，齊名愛韭，楚名馬韭，越名羊蓍，一名禹葭，一名禹餘糧。”）

薯預——《太平御覽》卷989薯預條引《吴氏本草經》：“薯預，一名諸署。秦、楚名玉延。齊、越名山羊，鄭、趙名山羊（按：原文“山羊”前重出。“羊”乃“芋”字之形訛。今據《證類本草》中《本經》白字及《醫心方》卷30薯預條均作“一名山芋”可證），一名玉延，一名脩脆，一名兒草。”《證類本草》卷6薯預條墨字：“秦、楚名玉延。鄭、越名土藷。”

王孫——《證類本草》卷9王孫條墨字：“吴名白功草，楚名王孫，齊名長孫。”

按，以上在别名前冠以戰國時國名——秦、楚、齊、越、鄭、趙、吴等國名，並絶大多數被《吴普本草》所引用。西漢以後除齊、趙、楚三稱尚一度作爲封國及郡地名外，鄭、越、秦三稱已不再作爲國名及地名。而吴一稱本爲西周至春秋時國名。戰國時有吴城。楚、漢間改爲吴郡，旋於西漢初武帝時（前140年）所廢。直到公元129年（東漢永建四年）始復置。故以上七國之名所記明産地時期應出自先秦時期，而爲《本經》原文誤作墨字《别録》文者。根據以上所述，在本次輯佚中的作法是：

（1）將“别名”一項直接排列於藥物正名項目之後，作爲第2位。

（2）所輯《本經》藥物别名均以《證類》中的白字爲主，並以其他古籍中《本經》佚文的藥物别名進行補輯或校訂。

（3）《證類》中墨字《别録》的别名，因在古人抄録時多與白字（紅字）的《本經》原文摻混，一時難辨。爲了保存古迹，現均收入注文。

（4）除《本經》佚文外，其他散見於先秦古籍及秦漢以降北宋以前文獻所引《本草》中的藥物别名均收入注文。

（5）在麥門冬、薯預及王孫條中的别名，凡加記有戰國時國名的墨字記文，今均恢復爲白字《本經》文。

四、性味

性味即藥性與藥味。《本經·序録》稱爲四氣和五味。即：“藥有酸、鹹、甘、苦、辛五味，又有寒、熱、温、凉四氣。”

在早期本草學古籍中記有“性味”的《本經》佚文，除見於傳世以《證類本草》爲主的《本經》白字佚文外，尚可見於：

(1)《本草經集注·序録》中的“諸病通用藥”所載各藥項下。

(2)《吴普本草》所引《神農》及《(神農)一經》的佚文(分別見於《嘉祐本草》佚文及《太平御覽》中的佚文)。

本次輯佚仍以《證類》白字爲主，并將不同異説分別作注。

五、藥毒

藥毒，即藥物的毒性。《本經·序録》稱之爲：“藥有……有毒、無毒。”《本經》在記述每種藥的毒性時，均係根據在一般治療劑量下該藥毒性的有無與其毒性的大小程度(分爲小毒及大毒)加以區別。在傳世的古本草書(包括《新修本草》、《證類本草》等)於每種藥物項下所記的“有毒”與“無毒”字樣均作墨字《別録》文。但是追溯《本經》的古本原貌時，這種“有毒”、“無毒”字樣，也是《本經》原文的一部分。由於朱墨雜抄的結果而致謬者。其所以爲《本經》原文的理由是：

(1)《太平御覽》所引《神農本草經》原文及《吴普本草》所引《神農(本草經)》文均有“有毒”、“無毒”。

(2)《證類本草》卷11白頭翁條。併列記有白字(《本經》文)“無毒”二字，又記墨字(《別録》文)“有毒”二字(宋本、金本、柯本均同)。

(3)《證類本草》卷12乾漆條，也併列記有白字(《本經》文)“無毒”二字，又記墨字(《別録》文)“有毒”二字(宋本、金本、柯本均同)。

以上(2)、(3)兩條説明在傳世本的《本經》文中也保留了個別古本中的“有毒”、“無毒”字樣。因爲如果在同一藥物條内只是《別録》文才有“有毒”、“無毒”時，絶不可能有先後完全相反的説法。另一方面，在傳世本《本經》文的“有毒”、“無毒”字樣的如果只見於白頭翁及乾漆二藥，而其他各藥均無，這也是不可能的。

(4)在個別的《證類本草》刊本中，也有在某些《本經》藥物中記有白字的藥毒者。如：《本經》藥物羊桃條的“有毒”(見《證類》卷11)，在宋本及柯本作白字，而金本則作墨字。《本經》藥物衣魚條的“無毒”(見《證類》卷22)，在金本作白字，而柯本則作墨字。又如：柯逢時氏在《大觀本草札記》中《本經》藥物車前子(卷6)條、貝母(卷8)條下均記有：“無毒，《政和》作陰文。”

（5）以下各書均主張《本經》有藥毒記文。陶弘景在《本草經集注·序集》“諸病通用藥”小序中云：“其甘苦之味可略，有毒、無毒易知。惟冷熱須明。”

森立之《重輯神農本經序》：“有毒、無毒等字，蓋《本經》既有之。《别録》亦有。陶朱墨雜書時，其相同者皆從墨字例。”

在《神農本草經》輯本中將“有毒、無毒”記文列爲《本經》文者有姜國伊和蔡陸仙等人輯本。

綜上所記，在本次輯佚中仍恢復《本經》原有的“有毒”、“無毒”字樣。

六、主治

主治是每種藥物所能治療的不同疾病名稱。《本經·序録》曾高度概括地提出了藥物有效治療的一些主要疾病名稱。即：“夫大病之主，有中風、傷寒、濕瘧……此大略宗兆，其間變動枝葉，各宜依端緒以取之。”在傳世載有《本經》佚文的古籍中，《本經》的主治和功效項目多混雜在一起。其排列次序雖不易析分，但這兩種項目的涵義則是截然不同的。一般來説，前者是指該藥物所治療的具體病症名稱；而後者則是指該藥物所具有的藥理作用而言（按，日人渡邊幸三氏曾提出醫藥的主治和仙藥的主治兩個名稱。似欠妥當）。主治項目排列的順序大多均在“藥毒”項目之後爲第5位，而在功效項目之前。但也間有主治項目與功效項目摻混在一起者，在本次輯佚工作中則均依所據本的順序，不再析分。

各藥的主治病症有些是和《本經》序録中的病名相一致者，有些則是不見於《本經》序録中的病名。本書在進行校注時均依該病名出現的先後次序，爲首次出現者作注，在其後重出者從略。

七、功效

所謂功效是指該藥物的藥效作用，而不是具體的病症名稱。正如《本經·序録》所指的：“療寒以熱藥，療熱以寒藥，飲食不消以吐下藥，鬼疰蠱毒以毒藥，癰腫瘡瘤以瘡藥，風濕以風濕藥，各隨其所宜。”

這種功效，又可分爲三類。

其一，是臨床的功效。如“補五臟”、“通九竅”、“明耳目”等。

其二，是物性的功效，又可包括化學功效，藥物毒性反應及其他等方面。

在化學功效方面，如：

丹砂條："能化爲汞"（見《證類本草》卷3）。

玉泉條："人臨死服五斤，死三年色不變"（見《證類》卷3）。

朴消條："能化七十二種石，錬餌服之，輕身神仙"（同上）。

石硫黄條："能化金銀銅鐵奇物"（見《證類》卷4）。

水銀條："殺金、銀、銅、錫毒。熔化還復爲丹"（見《證類》卷4）。

石膽條："能化鐵爲銅，成金銀"（見《證類》卷3）。

鉛丹條："煉化還成九光"（見《證類》卷5）。

空青條："能化銅鐵鉛錫作金"（見《證類》卷3）。

曾青條："能化金、銅"（見《證類》卷3）。

在藥物毒性反應方面，如巴豆條、芫花條、莽草條均有："殺蟲魚"（均見卷14）。

烏頭條："其汁煎之，名射罔，殺禽獸"（見《證類》卷10）。

狼毒條："殺飛鳥走獸"（見《證類》卷11）。

馬刀條："殺禽蟲賊鼠"（見《證類》卷22）。

其他效果如：

牛扁條："又療牛病"（見《證類》卷11）。

蟹條："敗漆。燒之致鼠"（見《證類》卷21）。

雞子條："可作琥珀、神物"（見《證類》卷19）。

桐葉及梓白皮條均有："飼猪，肥大三倍"（均見《證類》卷14）。

其三，是藥物的副作用。如：

雲實條："花……多食令人狂走"（《證類》卷7）。

莨菪子條："多食令人狂走"（《證類》卷10）。

雷丸條："利丈夫，不利女子"（《證類》卷14）。

本輯本對以上三類功效處理的原則同上述主治項目。

八、生境

生境是指藥物的生長環境，亦即《本經・序録》中所説的："（藥有）土地所出……並各有法。"綜括《本經》一書中關於藥物生長環境的文字，有以下幾方面的内容。

其一，是和生於山、谷、陵、石有關的山區環境。其中包括："山谷"（丹砂、雲母等），"山陽"（通草），"山之陽"（雄黄），"山陰"（磁石），"山之陰"（滑石），"平谷"（燕屎），"丘陵"（女萎），"山石間"（雲母），"諸山石中"（石蜜），"木石間"（蜜蠟），"石邊"（石龍芮），"石上"（石韋），"石間"（石龍子），"沙石"（蛞蝓），"沙中"（䗪蟲），"山陵"（苦菜），"岩崖間"（菌桂），"有銅處"（空青），"有鐵處"（磁石）。

其二，是生於湖、海、池、澤有關的水域環境，其中包括："湖水中"（龜甲），"江湖"（蝦蟆），"海濱"（莨菪子），"池澤"（大鹽），"鹽池"（鹵鹹），"平澤"（鐵落），"川澤"（菊花等），"下澤"（白芷），"大澤旁"（澤蘭），"坡岸上"（茵蔯蒿），"水岸土穴中"（龍骨），"濕地"（石龍蒭），"陰地"（蛞蝓），"水旁"（石斛）。

其三，是和道、地、田、垣有關的平原環境。其中包括："道旁"（菥蓂子），"道邊"（菴藺子），"阪道中"（車前子），"階地"（螢火），"田中"（莧實），"田野"（薏苡），"城郭垣下"（王孫），"垣下"（蛞蝓）。

其四，是和人家、樹木等有關的環境，其中包括："人屋間"（蠮螉），"人家屋間"（伏翼），"人家垣墻間"（王瓜），"人家墻壁下土中濕處"（䗪蟲），"人家積糞草中"（蠐螬），"樹枝間"（雀甕），"桑樹上"（桑螵蛸），"楊柳上"（蚱蟬），"樗樹上"（樗鷄），"大松下"（茯苓）。

在這裏需要説明的是，在海洋及其附近地域的生産環境方面，《本經》用了："生北海"（戎鹽），"生東海"（禹餘糧，石硫黄，山茱萸，藿菌，海蛤，海藻，文蛤，牡蠣，烏賊魚骨，馬刀，貝子等），"生南海"（龜甲，殷孽，戎鹽，牡桂，香蒲，鮀魚甲，龍眼，水蘄等），"淮海邊"（麋脂），"（生）渤海"（藿菌），西海（紫葳）等海均係先秦時代對我國東部沿海地域（包括我國海洋綫的北部、東部及南部沿海以及淮水至海濱的廣大地域）之統稱。其名稱均由來甚古（此數海的名稱，早已散見於先秦的古籍《尚書》、《禮記》、《春秋》及《山海經》等書中），故此數稱也應屬於《本經》藥物生境範疇。

以上這些《本經》所記述的都是有關藥物生長自然環境的内容，屬於"生境"一項。這種"生境"，與《本經》古傳本中所記述的另一項"産地”（具體地名）雖然有所不同，但它們在傳世的《證類本草》中卻被書作墨字處理，僅在個别藥物項下也有作白字者（如《證類》卷19伏翼條：“生川谷”爲白字。宋本、金本、柯本均同）。又如《證類》卷14柳華（花）條“生川澤”也爲白字之類。而這是必須予以糾正的。首先發現並指出《證類本草》中誤將《本經》藥物的“生境”原文改書爲墨字《别録》文的是清人孫星衍氏。他在《校定神農本草經序》中説：“按，薛綜（三國·吴人）注《張衡賦》引《本草經》：太一禹餘糧，一名石腦，生山谷。是古本無郡縣名。《太平御覽》引《經》，上云：生山谷，或川澤。下云：生某山、某郡。明山谷《本經》文也，其下郡縣名醫所益。今《大觀》本俱作黑字，或合其文，云某山川谷，某郡川澤。恐傳寫之誤，古本不若此。”據此，《本經》的各家輯本中（包括孫本、黄本、森本、尚本、曹本等）均將“生境”一項作爲《本經》原文輯復。其處理原則是完全正確的，故本輯本也仍依此例。

九、産地

産地是指藥物出産的具體郡縣地名。也是《本經·序録》所説：“（藥有）土地所出”生長環境的具體化説明。事實上這些藥物産地的記文，全都是繼《本經》以後由《别録》一書所作的古注。雖非《本經》原文，但根據對這些具體郡縣地名始置年代的考證（參見本書第十八章“《本經》所記古國名地名考”），其年代的下限均早在三國時代以前。由於這些古注可以配合《本經》原文更能如實地反映古代道地藥材的出處，故在本書輯佚中，仍予保留，但均作爲單行小字。又，在不同的《本經》古傳本對於所記的同一地名名稱，每因古今文字差别問題而有所不同。如：冤句（見虎掌條《證類》引《别録》文）與宛句（《御覽》引《吴氏本草》文）。泰山（見青芝條，《證類》金本）與太山（見雲母、生大豆、松脂、紫石英等《證類》金本）。恒山與常山等之類。在本輯本中仍按照原文輯出，不作改易。僅在該地名首次出現時注明。

十、採製

採製是指採藥的季節（時機），生藥的藥用部位及其初步加工等内容，也即《本經·序録》所説的：“根、莖、花、實、草、石、骨、肉”，“（藥有）陰乾、曝乾、採治時月、生熟……真僞陳新，並各有法”，“藥性有宜丸者，宜散者，宜水煮者，宜酒漬者，宜膏煎者，亦有一物兼宜者。”今分述如下：

有關採藥季節方面的記文，在傳世的《證類本草》中絶大部分均爲墨字記文。如：

甘草條：“二月、八月除日採”(《證類》卷6)。

鹿茸條：“四月、五月解角時取”(《證類》卷17)。

石膽條：“二月庚子、辛丑採”(《證類》卷3)。

菊花條：“正月採根，三月採葉，五月採莖，九月採花，十一月採實”(《證類》卷6)。

之類均是，但除此之外，採藥季節爲白字記文者仍可見到以下三處。即：

金本《政和》卷10青葙子條：“三月採莖葉，陰乾（以上爲墨字），五月、六月採子（以上爲白字）。”

按，“五月、六月採子”在宋本、柯本均爲墨字。今據其上文“三月……陰乾”在金本也係墨字，分析金本的上記白字應屬版刻致誤者。

《證類》卷20（宋本、金本均同）桑螵蛸條：“二月、三月（以上爲墨字）採蒸之（以上爲白字）”。

按，“二月、三月”與“採”字同句，而字色有異，亦屬版刻致誤。

《證類》卷22（宋本、金本均同）螻蛄條白字：“夜出者良。”

按，今據《證類》體例，凡採收季節均墨字，故以上四字也屬訛誤之列。

除傳世《證類》各本外，據宋版《太平御覽》引《本草經》採藥季節之佚文尚有二處，但在《證類》中均爲墨字者，即：

《御覽》卷993蓍實條引《本草經》佚文：“八月、九月採。”

同上卷949蜚蠊條引《本草經》佚文：“二月採之。”

按，以上二處，因屬個别孤例，在本輯本中仍依《證類》不作改動。

有關藥用部位的《本經》白字原文，在傳世《本經》古本佚文中，除了作爲獨立的《本經》副品藥物分條記述外，均爲墨字。如：

皂莢條：“採莢”(《證類》卷14)。

蜀椒條：“採實”(《證類》卷14)。

芫花條：“採花”(《證類》卷14)。

阿膠條："煮牛皮作之"(《證類》卷16)。

白膠條："煮鹿角作之"(《證類》卷16)。

菖蒲條："一寸九節者良"(《證類》卷6)。

至於在《本經·序録》中雖然已明確指出"陰乾、曝乾"的藥物初步加工方法，但在傳世古本草的《本經》佚文各藥條下這類記文僅有極個别藥物，如青葙子（見《證類》金本卷10）及蓍實（見《御覽》)，但全是墨字，没有白字。

此外，在傳世《本經》古本佚文的個别藥物項下，尚有關於生藥形態及藥物生長狀況的内容，但也只見於墨字的《别録》文，没有白字《本經》文。

按，根據上述，在本次輯佚中凡屬傳世本中的採制（包括個别白字）文均仍予輯出，但一律排作單行小字，以示區别。

十一、服用

服用是指服藥的方法、劑型及服藥禁忌事項等。也即《本經·序録》所説："藥性有宜丸者，宜散者，宜水煮者，宜酒漬者，宜膏煎者，亦有一物兼宜者。"及"亦有不可入湯、酒者，並隨藥性，不得違越。"這種服用的記文在傳世古本草中也有記作白字與記作墨字兩種方式。其屬於白字記文的有以下一些：

水煎劑有："(可）作湯"（乾地黄、葱實），"煮汁飲"（生大豆），"煮飲之"（當歸），"作煎餌"（术），"其汁煎之"（烏頭）。

水洗劑有："可作浴湯"（爵床、茺蔚〔莖〕)。

丸劑有："可丸藥"（牛膽）。

膏摩劑有："作膏摩"（雷丸），"皆起摩之"（衣魚）。

其他劑型還有："可作酒"（葡萄），"火熬之良"（蜣螂，蛇蜕，露蜂房），"燒用之良"（貝子），"煉食之"（雄黄，雌黄），煉餌服之（朴消，礬石），"煉之如膏"（消石），"酒煮殺之"（蝟皮）等。

按，以上有關服用的白字記文，在本輯本中均作爲《本經》文輯録，但由於《本經》在記述這類服用文字時，每和某些特定的主治病名相聯結，如：

"乾地黄……作湯，除寒熱，積聚。"

"葱白……其莖作湯，治傷寒……"

因而不宜將這類服用文字按照“主治”、“功效”、“生境”、“産地”、“採製”、“服用”之順序截然分出，而排列在“採製”項之後，且有鑒於這類白字記文爲數不多，故仍依照其在傳世《唐本草》及《證類本草》之排列位置不變。

服用的墨字記文如：“可煉餌服之”（巴豆），“可作膏藥”（蜀椒），“可爲沐藥，不入湯”（皂莢），“可作浴湯”（白芷），“臨用當炙”（蜣螂），“不入湯”（鈎吻），“不可食，令人瘕”（蠡魚），“勿令蠹”（蚱蟬），“取自死者，勿令濕中。濕有毒，不可用”（白殭蠶），等。

按，以上有關服用的墨字記文，在本輯本中均仍依照前例作爲單行小字處理，並將其排列於各藥物“採制”項文字之後。

十二、七情

七情（藥物七情）是指某一種藥物的單獨使用或兩種（或以上）藥物配合使用時，産生協同作用與副作用的七種藥效反應而言。也即《本經·序録》所説的：“有單行者，有相須者，有相使者，有相畏者，有相惡者，有相反者，有相殺者。凡此七情，合和視之。”據陶弘景《本草經集注》序録所記：在《本經》三品藥物（365 種）的每種藥物項下，原各附記有該藥的七情一種。後來才有人參考《藥對》一書將每種藥物項下的七情藥各增加到兩三種乃至更多。陶氏的原文即：“《神農本草經》相使正各一種，兼以《藥對》參之，乃有兩三，於事亦無嫌。”而這種每藥項下只記有一種七情藥的《本經》早期傳本及其特點，仍可見於五代時期的《蜀本草》注文中。其説如下：

“臣禹錫等謹按《蜀本草》注云：凡三百六十五種。有：

單行者　71 種

相須者　12 種

相使者　90 種

相畏者　78 種

相惡者　60 種

相反者　18 種

相殺者　36 種

凡此七情，合和視之。”

據此可以證明傳世本《證類》等書各藥物項下除屬於“單行”藥物外，在其他各藥項下，原均有《本經》的七情藥各一種。但傳世的《本經》佚文七情古注中的藥名多已不止一種，究以何種爲最古的七情記文已不可辨。故在本次輯佚中仍用單行小注形式。以保存七情古注。

十三、現存《本經》佚文項目不全的藥物

主要有以下 4 種情況。

（1）缺别名項的——（名稱從略）

（2）缺性味項的——正品藥有：鼺鼠和鼠李。副品藥如：大鹽、戎鹽、鐵等。

（3）缺藥毒的——參見本書第七章《本經藥物毒性考》一文。

（4）缺生境的——正品藥有：五加皮、冬葵子、白膠、阿膠、貝母、竹葉、大戟、腐婢、雀甕、姑活、髮髲、鹿茸、牡狗陰莖、六畜毛蹄甲、豚卵、粟米、黍米（按，自髮髲以後 7 藥均係既缺《本經》之生境文，又缺《别録》之産地文者）。副品藥如：大鹽、戎鹽、鐵、鐵精、牛角鰓等。

所以産生上述項目不全的原因，不外 4 種：

其一，某些藥物的生産不限於某一地區（如髮髲、六畜毛蹄甲等）。

其二，原文不全。

其三，原文雖全，但在某些傳世本中未見（佚脱）。如厚朴一藥在傳世各種版本的《證類本草》中，均缺生境記文。但在《太平御覽》卷 989 引《本草經》文中却保留了“生山谷”的佚文。

其四，在流傳過程中錯亂的藥物原是副品藥，由正品藥中單獨析出改爲正品者。（如牛角鰓自牛黄條析出之類）。

第六章　古本草序録“諸病通用藥”所載《本經》佚文考

第一節　前言

在古本草學著作中自《本草經集注》以後，包括《新修本草》、《開寶本草》、《嘉祐本草》及《證類本草》等書在内其所保存的《本經》藥物佚文除見於各藥物項下外，尚可見於“諸病通用藥”一文中。因此爲了輯復《本

經》的需要，必須將“諸病通用藥”中的《本經》佚文加以辨識和考察。

一、“諸病通用藥”的演變過程

1.《集注》“通用藥”　“諸病通用藥”一文最早是陶弘景在撰注《本草經集注》時輯録而成的。陶氏爲了臨症處方時便於查詢所需藥名及避免用藥的“疑混”等目的，特地將分散在《神農本草經》各藥項下的主治病症摘要輯録歸納爲若干病名，並以每種病名作爲一節，將治療該病的藥名羅列其下而編成一種用藥便覽性質的文字。其前面有小敍一篇，説明編寫宗旨及體例。由於全文没有總的標題名稱，故近代學者爲了研究考察與説明的方便，根據其首篇篇目的“通用”二字及全文内容統稱之爲“諸病通用藥”。現在本文仍採用此稱（以下簡稱“通用藥”）。

陶弘景《本草經集注》“通用藥”的編寫原則方式有以下三個特點。

其一，是在《神農本草經·序録》所記“大病”病名的基礎上確定了各類主要病名 83 個，分爲 83 節。其中除了在勞復，鯁及踒折 3 節（病名）中只有《别録》藥名，無《本經》藥名外，實有《本經》藥名的病名共有 80 個（其名稱可參見本章後面的表 27“通用藥各節記有本經藥目的病名標題”）。

其二，是在每種病名（每節）之下均輯出主治該病的藥名若干。這些藥名雖包括了《本經》藥和《别録》藥，但未按朱墨分書形式加以區别。

其三，爲了進一步使人了解各藥藥性，故採用不同的顔色點記於藥名之上。正如陶弘景在小敍所説：“其甘苦之味可略，有毒無毒易知，惟冷熱須明。今以朱點爲熱，墨點爲冷，無點者是平，以省於煩注也。”（見《集注》“敦煌本”）

2. 唐代以後的“通用藥”　在唐代的《新修本草》中仍沿襲《集注》舊例全部保留了《集注》“通用藥”的全文。《新修本草》的“通用藥”現在雖佚，但根據《開寶本草》在“通用藥”小敍的注文中所説的見於《唐本》以朱、墨點記藥性的話以及傳世的“通用藥”内容來看，可以證明《新修本草》“通用藥”不僅編寫體例未變，而且在藥名方面也未作大的增删。

到了宋代編修《開寶本草》時，雖然仍繼續輯録了《新修本草》“通用藥”的全文，基本未作新的增減。但是由於這時單色鏤版印書，故原來在“通用藥”中用手工色點標幟藥性的方法不能採用。同時在《本草經集注》及《新修本草》“通用藥”沿襲下來所記載的藥名中也未能分辨究屬源自《本經》或《别録》的藥物。因此，開始依照《本經》各藥所記的藥性改刻成注文形式，而不再用朱、墨點記。同時又利用刻印白字與墨字的方法，區别出自《本經》與《别録》的藥名與藥性。此外，又將小敍中的個别文字作了修訂。

這一重要改革雖然較之以前的《新修本草》諸書有了很大進步，使《本經》佚文更加清楚易辨。但其所保留的《本經》佚文，特别是藥性佚文在記述方式上已與《新修本草》等書的“通用藥”有很大差異，是經過重新調整後釐定的。

此後，《嘉祐本草》一書的“通用藥”又在《開寶》“通用藥”的基礎上作了很多補充，即在每節疾病中新增加了一些藥名，又補入了很多病名標題及其主治的藥名、藥性。

《嘉祐》“通用藥”的這次增補工作，具有三個特點。

其一，是忠實地保留了《開寶》“通用藥”的全文。

其二，是在每節（病名）的新增文字之前均冠有：“臣禹錫等謹按……”字樣，以示與《開寶》“通用藥”原文有所區别。

其三，是在每節新補入的各藥名之前均記出所依據的書名出處。這類書名主要有《藥對》及《蜀本草》。其次也有少量藥名係據自《新修本草》（“唐本”）者。

繼《嘉祐本草》以後的《證類本草》再次全文輯録了《嘉祐本草》“通用藥”的全文。同時也在每節病名標題下新增了若干藥名及其藥性。爲了區别《嘉祐本草》原文，故凡在新增藥名之前均冠以◥形符號（所謂“墨蓋子”）的標記。

由於《證類本草》忠實地保留了前代“通用藥”原文，因而其所刻記的白字也起到了代替在此以前已佚的各種古本草中《本經》佚文的重要作用。

至於在宋代以後的本草學如《本草綱目》一書雖然又進一步採用“通用藥”的形式撰成“百病主治藥”二卷（卷 3、4），但由於其内容已大大擴充，而體例也有所改變，不復能看出《本經》佚文的痕迹，在輯佚工作上失去參考價值，故這裏不再討論。

二、傳世的“通用藥”中《本經》佚文情況

雖然陶弘景《集注》一書並有以上多種古本草學著作，保存了《本經》

佚文的“通用藥”，但卻大都失傳。現在能够考察“通用藥”中的《本經》佚文的，只有敦煌出土的《本草經集注》“序録”殘卷和《證類本草》二書，至於《新修本草》雖有出土殘卷，但缺“通用藥”部分，故下面就分別考察上述兩種傳世古“通用藥”中《本經》佚文的情況。

1.《集注》敦本“通用藥”的《本經》佚文　敦煌出土的《本草經集注》“序録”殘卷中載有“通用藥”全文。此殘卷抄録年代雖爲唐代，是迄今爲止存世最早的“通用藥”傳抄本之一種。但由於該卷子係民間俗抄，因而在其所輯録的《本經》佚文方面尚存在着很多不足之處。《本經》佚文的内容主要是藥名佚文成份。

在《本經》藥名佚文方面由於敦本没有朱墨分書，故未能分辨《本經》與《別録》藥名。同時在藥名中還摻雜了大量俗訛假借文字。如梔作枝，防作房，翁與蚣均作公，芍作勺，預作豫……等均爲假借字。臼作舊，加作茄，野作治（冶），丹作舟，牡作生，英作莫……等均爲訛字。

其他如將紫石英誤作紫石，馬目毒公誤析爲馬目及毒公二藥之類爲數不少，這裏均從略。

在《本經》藥性佚文方面，由於《集注》原書只用朱、墨兩種色點符號代替《本經》的“熱（温）”、“寒”二字佚文，以無點者代替“平”字佚文。而影敦本不分顔色，只有墨點。同時這種色點符號經反復傳抄難免致誤。且對於《本經》藥性中的“微寒”、“微温”二性也無法加以表達。

由於《集注》“通用藥”的病名係將《本經》各藥項下的大量疾病症候名稱，歸納於有限的80個病名之内，因而雖能反映出《本經》藥物適應症的範圍，但却很難確切地作爲復原《本經》原文的實際依據，只能提供輯佚校注時的重要參考。

2.《證類》“通用藥”的《本經》佚文　《證類本草》的“通用藥”一文見於該書卷2“序例下”。其所保存的《本經》佚文也以藥名佚文及藥性佚文爲主。而病名佚文則與敦本相同，在整個《本經》佚文所佔比重不大。

在藥名佚文方面，《證類》“通用藥”沿襲了《開寶》“通用藥”舊例，用白字與墨字區別，《本經》與《別録》藥名。在所記的藥名文字方面一律爲舊日通用的規範化字體。這些都提供了更爲可靠的佚文内容。

在藥性佚文方面，由於用文字能更多地輯録出《本經》佚文的“微寒”、

“微温”二性，故較之《集注》及《新修本草》“通用藥”只能標明“寒”、“温（熱）”、“平”三性者更能符合《本經》舊貌。

如果將《集注》敦本“通用藥”中的具體藥性佚文與《證類》“通用藥”加以比較，不難看出前者多有與《本經》藥物佚文不符現象，而後者則基本全符。舉如在“療（治）風通用”一節中的防風及芎藭，“風眩”一節的白芷，“頭面風”一節的芎藭、辛夷、藁本、蘪蕪等藥，《證類》均記爲“温”，與《本經》該藥佚文相同，但敦本却均無點。防己的《本經》藥性爲平，《證類》所記全同，但敦本反而加點。似此之例甚多，足徵《證類》一書的失誤遠較敦本爲少。

至於在《證類》“通用藥”中所存在的主要問題，即其原刊本已佚。現存最早的刊本有《大觀本草》的嘉定刊本，柯逢時氏影刻本，《政和本草》的晦明軒刊本。但這些刊本相互又有個別文字的出入及白墨文字混淆等差誤。

綜括以上所述，在傳世的兩種古“通用藥”中，敦本所存在的大量缺陷與失誤，均不見於《證類》。故在利用“通用藥”的《本經》佚文時，只能以《證類》一書爲基本依據。

第二節 《本經》藥名佚文

《證類》“通用藥”的《本經》藥名佚文主要可包括正品藥名、副品藥名、藥物别名以及記載失誤的藥名等内容。

一、正品藥名佚文

《本經》藥物365種正品在每種正品藥物項下又分别記有爲數不等、或有或無的一些《本經》副品藥物。在《證類》“通用藥”中所載的《本經》藥名均作白字，其實有藥數共246種。由於下文還要提到，這裏從略。

二、副品藥名佚文

在《證類》“通用藥”的白字中多雜有一些《本經》副品藥名。現根據它們記載的不同特徵分述如下。

1. 副品藥名只見於白字本文者　在《證類本草》各種不同早期刊本（主要是《大觀本草》嘉定本，以下簡稱“嘉本”。柯氏影刻本《大觀本草》以下簡稱“柯本”。晦明軒本《政和本草》以下簡稱“晦本”）的“通用藥”中所記載的《本經》副品藥名佚文均記爲白字者有以下幾種（見表24）。

表 24　各本“通用藥”記載全同的《本經》副品藥物

<table>
<tr><th colspan="2">“通用藥”中《本經》
白字的副品藥名</th><th colspan="2">《證類》各卷所記《本經》
白字正品藥名</th></tr>
<tr><th>藥名</th><th>見於何節</th><th>藥名</th><th>見於何卷</th></tr>
<tr><td>戎鹽</td><td>溺血、吐唾血</td><td>鹵鹹</td><td>5（卷）</td></tr>
<tr><td>薏苡根</td><td>蚘蟲</td><td>薏苡仁</td><td rowspan="2">6</td></tr>
<tr><td>小草</td><td>驚邪</td><td>遠志</td></tr>
<tr><td>茱萸根</td><td>蚘蟲、寸白</td><td>吴茱萸</td><td>13</td></tr>
<tr><td>龍齒</td><td>驚邪</td><td>龍骨</td><td>16</td></tr>
<tr><td>牛膽</td><td>大便不通</td><td>牛黄</td><td rowspan="4">17</td></tr>
<tr><td>白馬目</td><td>癲癇</td><td rowspan="2">白馬莖</td></tr>
<tr><td>馬懸蹄</td><td>齒痛</td></tr>
<tr><td>鹿角</td><td>癰疽</td><td>鹿茸</td></tr>
<tr><td>猪懸蹄</td><td>五痔</td><td>豕卵</td><td>18</td></tr>
<tr><td>雞</td><td>小便利</td><td rowspan="3">丹雄雞</td><td rowspan="3">19</td></tr>
<tr><td>雞子</td><td>嘔吐</td></tr>
<tr><td>雞肪</td><td>髮禿落</td></tr>
<tr><td>土蜂子</td><td>癰疽</td><td>蜂子</td><td>20</td></tr>
<tr><td>桃梟</td><td>中惡</td><td rowspan="2">桃核仁</td><td rowspan="2">23</td></tr>
<tr><td>桃毛</td><td>月閉</td></tr>
<tr><td>麻子</td><td>大便不通、小便淋</td><td>麻蕡</td><td>24</td></tr>
</table>

以上通用藥中的“白馬目”，在《證類》卷 17 引《本經》白馬莖的副品名“白馬眼”。“鶏肶胵”在《證類》卷 19 引《本經》丹雄鶏的副品名“肶胵裏黄皮”在名稱上均略有小異。

2. 副品藥名白字與墨字混淆者　《本經》藥名在《證類本草》中本來均係刻作白字，但在其不同的後世刊本中卻出現了個别《本經》藥物白字與墨字相互混淆的現象。因此必須根據其早期刊本（主要是晦明軒刊本的《政和本草》、嘉定刊本及柯逢時氏影刻本的《大觀本草》）加以勘校正訛。爲了方便説明，現將這種混淆現象分爲以下幾類不同情況，進行考訂。

其一，“通用藥”藥名晦本作白字，嘉本及柯本均作墨字者——有以下幾種：

土瓜根（見消渴），貝母（見上氣咳嗽），桑耳、猬皮、藍，狗膽（均見鼻衄血），白殭蠶（見滅瘢），雄黄（見瘻瘡）

按：以上諸藥在本輯本中仍依晦本作《本經》藥。

其二，“通用藥”藥名在嘉本作白字，晦本及柯本的作墨字者——有側子及升麻二種。關於升麻，下文還要説明。關於側子（見墮胎），在“通用藥”中嘉本雖作爲白字，但在《證類》卷10（各種刊本均同）中均爲墨字《别録》藥，足徵在嘉本“通用藥”中的白字“側子”爲訛誤。

按：在本輯本中因側子非屬《本經》本文，故不輯入。

其三，“通用藥”藥名在嘉本及晦本均作墨字，柯本作白字者——有2種：

茯神（見驚邪），苦竹葉（見喉痺痛）

按：以上諸藥在本輯本中仍依嘉本及晦本不作《本經》藥。

其四，“通用藥”藥名在各本均作白字，但在該藥本文的藥名作墨字者——有以下5種。

升麻（見喉痺痛及口瘡）——升麻在《證類本草》各刊本卷6均作墨字藥名。但在“通用藥”藥名在各本的口瘡一節中均作白字。在喉痺痛一節中嘉本作白字，而晦本及柯本作墨字。考之《吴普本草》佚文所引《本經》藥名佚文及《太平御覽》卷990所引《本經》藥名佚文等均記有升麻。足徵以上“通用藥”喉痺痛節之升麻應以白字爲正。

按：據以上理由，本輯本仍復原升麻爲《本經》藥名。

大豆（見中風脚弱）——大豆在《證類》卷25作“生大豆”，並記作墨字《别録》藥名。但在此藥項下的主治文中仍保留有其白字的《本經》文，足徵其在《證類》一書中已有白墨文字摻混的現象。由於在本書第五章《本經藥物的變動及其輯復原則》一文中已考證論述生大豆應爲《本經》藥物大豆黄卷之副品，故此處從略。

按：本輯本仍將大豆作《本經》藥名。

車前子葉及白龍骨（均見泄精）——2藥在各本的“通用藥”均作白字《本經》藥名，但車前子葉在《證類》卷6車前子條，白龍骨在卷16龍骨條均作墨字。

按：本輯本仍依白字藥名將車前子葉作爲車前子的《本經》副品，白龍骨作爲龍骨的《本經》副品。

烏雌鷄（見安胎）——烏雌鷄在各本“通用藥”中均作白字。《本經》藥名係《證類本草》卷19丹雄鷄之副品，原作“黑雌鷄”。其中在晦本中黑雌鷄藥名及其主治文（即：“主風寒濕痹五緩，六急，安胎。”）均作墨字，而在嘉本與柯本中則均作白字，據此可證晦本中的墨字應屬錯訛者。

按：本輯本仍將烏（黑）雌鷄作《本經》副品藥。

其五，各本“通用藥”的同一藥名雜有白字及墨字者——有龍齒角一藥（見癲癇），其中“龍齒”爲白字，“角”爲墨字。這種白墨分出的方式恰好與《證類》卷16龍骨條下的副品龍齒爲白字，龍角爲墨字相同，足徵龍齒應爲《本經》藥名，龍角非《本經》藥名。

按：今仍依各種傳世本《證類》爲據，以龍齒爲《本經》藥龍骨之副品。將龍角的“角”字删去，不作《本經》藥副品。

3. 品種待考的副品藥名　主要有以下幾種：茱萸皮（見漆瘡）——《本經》有吴茱萸及山茱萸二藥但無茱萸皮之稱。考吴茱萸的藥性是：白字“温”，墨字“大熱”。山茱萸的藥性爲白字“平”。在“通用藥”中茱萸皮的藥性也是白字“温”，墨字“大熱”。故知其並非山茱萸，而是吴茱萸副品，應屬《本經》藥名佚名。

按：本輯本據上述理由，補輯茱萸皮爲《本經》副品。

鹽（見火灼）——《本經》藥中以“鹽”字命名者，有戎鹽與大鹽二種，均爲鹵鹹之副品。在“通用藥”中已有戎鹽之名，故此處之鹽應指大鹽。

按：本輯本仍將“鹽”補輯爲《本經》之副品藥。生薑（見轉筋）——此藥在“通用藥”的晦本作“生薑”，在嘉本及柯本均作“薑”。據《嘉祐本草》注云：“《本經》朱字乾薑，温；墨字生薑，微温。若從朱字，則是乾薑，即不當言微温。若從微温，則是生薑，即當作墨字。然二薑俱不主轉筋。難以改正。”今考《證類》卷8（各種刊本均同）乾薑爲白字《本經》藥，生薑爲墨字《别録》藥。惟在乾薑條下白字記有“生者尤良”4字，而在生薑條下白字記有“久服去臭氣，通神明”8字。復考之七情舊注，陶弘景（隱居）注及《唐本》注均只見生薑條不見乾薑條。又據《開寶本草》注云：“生薑别出菜部韭條下，今併唐本注移在本條。”可知生薑本是乾薑之副品，均出自《本經》，陶氏注本將生薑改移菜部，至《開寶本草》復併列於乾薑條之後者。

按，本輯本據上述仍將生薑作爲《本經》副品併入乾薑之後。

銅鏡鼻（見月閉）——在“通用藥”中，銅鏡鼻爲白字《本經》藥。而在《證類本草》卷5所載《本經》藥名則是錫銅鏡鼻。據陶弘景注：“古無純銅作鏡者，皆用錫雜之。《别録》用銅鏡鼻，即是今破古銅鏡鼻耳。”故知銅鏡鼻應爲《别録》藥名，錫鏡鼻爲《本經》藥名，陶氏所見古本已將二者合爲一稱，而“通用藥”所記藥名應佚“錫”字。

復考錫銅鏡鼻乃《本經》藥粉錫項下的副品。有關此問題之考證可參見本書第二章《本經藥物的變動及其輯復要求》一文，此處從略。

按，本輯本中仍將錫銅鏡鼻作爲《本經》副品。

三、藥物别名佚文

1. 記以别名的《本經》藥物　在“通用藥”中所輯録的《本經》藥物，除大部分均用其正名外，尚有不少是記出其别名者。這些别名有的是在其正名上增加一字，或減少一字者，有的則是與其正名全異者。此外尚有若干待考的别名。兹列表説明如下（見表25）。

2. 品種待考的藥物别名　在“通用藥”的白字藥名中有以下幾種均屬别名，但其品種待考者。

荆子（見髮秃落）——荆子即荆實。而荆有蔓荆與牡荆二種，此名究係何種？考《證類》卷12，牡荆實爲《别録》藥，蔓荆實爲《本經》藥，故荆應屬後者别名，又據《嘉祐本草》在“荆子”下注文云：“此只言荆子，據朱字合是蔓荆子。及據《唐本》云：味苦辛，故定知非牡荆子矣。”

表25　“通用藥”中的《本經》别名藥物

一、藥名增一字的别名

“通用藥”中《本經》白字的藥物别名		“通用藥”中《本經》白字的藥物正名	
藥名	見於何節	藥名	見於何卷
白茅根	小便淋	茅根	卷8
酸棗仁（人）	不得眠	酸棗	卷12

續表

“通用藥”中《本經》白字的藥物别名		“通用藥”中《本經》白字的藥物正名	
藥名	見於何節	藥名	見於何卷
白桐葉	五痔	桐葉	卷14
胡燕屎	小便淋	燕屎	卷19
蠐螬汁	目膚翳	蠐螬	卷21
生胡麻	火灼	胡麻	卷24
薤白	嘔吐	薤	卷28

二、藥名減一字的别名

藥名	見於何節	藥名	見於何卷
薏苡	墮胎	薏苡仁（人）	卷6
藍	鼻衄血	藍實	卷7
葈耳	頭面風、賊風攣痛	葈耳實	卷8
栝蔞	消渴	栝樓根	卷8
躑躅	墮胎	羊躑躅	卷10
狗陰莖	陰痿	牡狗陰莖	卷17
蠟	腸澼下痢	蜜蠟	卷20
鮀甲	積聚癥瘕、驚邪、婦人崩中	鮀魚甲	卷21
杏仁（人）	傷寒、上氣咳嗽、心煩、喉痹痛	杏核仁（人）	卷23
桃仁（人）	上氣咳嗽、瘀血、月閉	桃核仁（人）	卷23
小豆	大腹水腫	赤小豆	卷25

三、與藥物正名全異的别名

藥名	見於何節	藥名	見於何卷
薔薇	金瘡	營實	卷7
蝦蟇藍	鼻衄血	天名精	卷7
土瓜根	小便利、消渴、月閉、下乳汁	王瓜	卷9

續表

"通用藥"中《本經》白字的藥物別名		"通用藥"中《本經》白字的藥物正名	
藥名	見於何節	藥名	見於何卷
野葛	鬼疰、尸疰、墮胎	鈎吻	卷10
蛇銜	惡瘡	蛇含	卷10
狼牙	寸白	牙子	卷10
槐子	墮胎、難産	槐實	卷12
鬼箭	中惡、驚邪、墮胎、婦人崩中	衛矛	卷13
皂角	聲音啞	皂莢	卷14
蜥蜴	小便淋、墮胎	石龍子	卷21
橘皮	霍亂、轉筋、嘔吐、心下滿急、寸白	橘柚	卷23

按，據上述理由今以荊子爲蔓荊實別名。

虻蟲（見髮禿落）——在《本經》藥名中有木虻及蜚虻二藥，但無虻蟲之名。而虻蟲在通用藥中爲白字《本經》藥名，其藥性"微寒"。考之《本經》，木虻的藥性爲平。而蜚虻的藥性爲微寒，後者與虻蟲藥性相符，故虻蟲應即蜚虻。而陶弘景在蜚虻條注云："方家皆呼蜚虻爲虻蟲"可證。

按，本輯本據上文將虻蟲作爲蜚虻之別名。

四、"通用藥"記載失誤的《本經》藥名

由於"通用藥"在其輯録及傳抄過程中的某些原因，在傳世本的個別白字藥名中尚存在着訛誤失實的情況，因此在全面地對"通用藥"的《本經》藥名統計之前，必須首先加以辨明，而不列入統計範圍之内。這類藥名有以下幾種（共 7 條）：

馬目毒公（見鬼疰尸疰，驚邪，目膚翳及中蠱各節）——馬目毒公在《本經》原文中係鬼臼一藥之別名（見《證類》卷 11）。但在"通用藥"的鬼疰尸疰及中蠱二節中均同時記有馬目毒公及鬼臼二藥名。又在鬼臼條的陶弘景注中也提出馬目毒公和鬼臼是兩種不同藥物的説法。由於後説與《本經》原文不符，故不能作爲輯復《本經》原文的根據。

按，本輯本仍依據《本經》，以馬目毒公爲鬼臼之别名，不另作一藥。至於在“通用藥”中與鬼臼併見於鬼疰尸疰及中蠱二節的重出藥名（共2條），均不予統計（但在驚癇與目膚翳二節中單獨出現的馬目毒公藥名不在此數）。

羌活（見療風通用）——此藥名在“通用藥”中只有1條，且與獨活1藥見於療風通用一節。考之《本經》的獨活原文中已記有：“一名羌活”字樣，可知在《本經》的羌活乃獨活之别名。迄陶弘景時始在其注文中將獨活與羌活分爲二物。故仍應以《本經》原文爲據。

按，本輯本中仍將羌活作獨活别名。惟在“通用藥”的同一節中出獨活與羌活二名，顯係後者屬於訛誤不實的重出藥名，故不予統計。

枸杞根（見消渴，虚勞）及枸杞子（見虚勞）——此二藥共3條，在各種刊本的《證類》“通用藥”中“枸杞”二字均爲白字，而“根”及“子”均分别爲墨字。考之《證類》卷12枸杞條的《本經》白字記有“枸杞味苦寒”。《别録》墨字記有：“根大寒。子，微寒”。説明枸杞子與枸杞根均《别録》藥。

按，本輯本根據此二藥非《本經》藥物，故不輯録計數。

鰡魚（見積聚癥瘕）——此鰡魚之名不見《本經》藥目中。《嘉祐本草》注：“按《唐本》、《蜀本》云：鮀魚甲，微温。無此鰡魚一味，遍尋本草並無鰡魚。上已有鮀甲，此鰡魚爲文誤，不當重出。”復考之敦煌本《本草經集注》“通用藥”中也無此鰡魚之名，更可作爲應屬訛誤之證。

按，本輯本將鰡魚列爲訛誤藥名，不作《本經》藥統計。

五、“通用藥”所録《本經》藥數

將傳世《證類本草》中的白字《本經》藥名進行統計時，首先必須根據上述《證類本草》不同早期刊本的“通用藥”白字加以互勘。並在此釐定後的基礎上共查出白字藥名749條。

其次，再將這749條白字藥名中除去上文所記的“通用藥”所記載失誤的《本經》藥名7條（即包括馬目毒公、枸杞根各2條，羌活、枸杞子，鰡魚各1條）後，共有屬於《本經》白字藥名742條。

但是，這742條藥名並非“通用藥”所録的實際《本經》藥數，而是在其中混雜了大量名稱相同的藥名，以及副品、别名等重出條數。因此，爲了確切地核查“通用藥”中的《本經》藥數，還需要進一步將這些重出條數的情況與其名稱加以辨析，下面就分別説明。

1. 名稱全同的重出藥名與藥數　在“通用藥”所載全部《本經》藥名749條中，除去只出現1次的藥名外，其名稱完全相同而重復出現1次以上的條數有439條。重復出現最多的次數爲9次，最少的1次。現將它們的藥名及次數列出如下：

（1）重出1次的藥名——70種（70條）：大戟，女青，天門冬，王不留行，巴戟天，水銀，升麻，丹雄鷄，牛黄，石灰，石斛，石龍芮，甘遂，白芷，白膠，白薇，白茅根，白頸蚯蚓，衣魚，地膚子，肉蓯蓉，車前子，吴茱萸，松蘿，狗脊，柏實，茅根，禹餘糧，連翹，秦艽，秦皮，秦椒，桐葉，栝樓，桑耳，桑上寄生，茱萸根，射干，鬼臼，狼毒，乾漆，野葛，莨菪子，猪苓，紫草，草薢，菴䕡子，鉛丹，雷丸，遠志，榆皮，薯蕷，葈耳，葶藶，蕘花，葛根，槐子，雌黄，蜈蚣，蜥蜴，澤蘭，獨活，龍齒，蕤核，螻蛄，磁石，藁本，雚菌，瞿麥，恒（常）山。

（2）重出2次的藥名——55種（110條）：大豆，五味子，孔公孽，水蛭，丹參，玄參，石膽，甘草，白及，白蘞，白石英，白頭翁，白鮮皮，戎鹽，百合，地榆，地膽，瓜蒂，沙參，杜仲，防葵，空青，虎掌，菖蒲，阿膠，知母，卷柏，䖟蟲，苦參，粉錫，桃仁，馬目毒公，茵芋，茵蔯蒿，麥門冬，黄芩，黄耆，蚱蟬，蛇退，敗醬，斑猫，犀牛，紫葳，紫石英，陽起石，猬皮，絡石，漏蘆，澤瀉，鮀甲，䗪蟲，龍膽，礜石，鐵精，蒺藜（包括蒺藜子1條）。

（3）重出3次的藥名——26種（78條）：土瓜根，天雄，五加皮，丹砂，石膏，石硫黄，白殭蠶，朴消，杏仁，防己，芍藥，青葙子，芎藭，枳實，海藻，桑螵蛸，莽草，柴胡，鬼箭，鹿茸，麻子，黄連，滑石，菟絲子，蜀椒，蠐螬。

（4）重出4次的藥名——16種（64條）：石鐘乳，貝母，牡丹，皂莢，芫花，桔梗，桑根白皮，烏頭，麻黄，羚羊角，乾地黄，當歸，麻黄，龍骨，藜蘆，礬石。

（5）重出5次的藥名——10種（50條）：牛膝，半夏，厚朴，茯苓，乾薑，梔子，雄黄，麝香，蘗木，鱉甲。

（6）重出6次的藥名——5種（30條）：人參，巴豆，通草，蛇床子，細辛。

（7）重出 7 次的藥名——4 種（28 條）：大黄，术，橘皮，牡蠣。

（8）重出 9 次的藥名——1 種（9 條）：附子

以上共 188 種，439 條。

2. 藥物别名的重出藥名與藥數 “通用藥” 所記《本經》藥物不少均用其别名。又有以下兩種記載方式。

其一，“通用藥” 中只有别名，無正名者——有 21 種别名。即：

胡燕屎（别名）——燕屎（正名），薤白——薤，酸棗仁——酸棗，葈耳——葈耳實，蠟——蜜蠟，鮀甲——鮀魚甲，杏仁——杏核仁，狗陰莖——牡狗陰莖，薏苡——薏苡仁，桃仁——桃核仁，鬼箭——衛矛，蜥蜴——石龍子，薔薇——營實，蝦蟆藍——天名精，蛇銜——蛇含，橘皮——橘柚，槐子——槐實，土瓜根——王瓜，寅蟲——蜚寅，野葛——鈎吻，鹽——大鹽。

以上各組藥名在横綫以前的藥物均是在該綫以後藥物的别名。由於上記的正品均不見於“通用藥”，因此在計算“通用藥”的《本經》藥數時，均只能以該藥的别名代替其正名作爲單獨 1 種計算。

其二，“通用藥” 中既有别名，又有正名者——有 11 種别名，即：

白茅根——茅根（正名），蠐螬汁——蠐螬，生胡麻——胡麻，白桐葉——桐葉，藍——藍實，躑躅——羊躑躅，栝蔞——栝蔞根，皂角——皂莢，蒺藜——蒺藜子，馬目毒公——鬼臼，荆子——蔓荆子。

以上各組藥名在横綫以前的藥物均是在該綫以後藥物的别名。由於每種别名均係其相應正名的重出藥物，因此在計算《本經》藥數時，只能以其正名作爲 1 種計算，其别名不另外計數。

3. 藥物副品的重出藥名與藥數 “通用藥” 的《本經》藥名中還有不少是藥物副品者。也有以下兩種記載方式。

其一，“通用藥” 中只有副品名，無正品名者——有 5 種副品，分别隸屬於 4 種正品，即：

土蜂子（副品名）——蜂子（正品名），麻子——麻蕡，鐵精——鐵落，戎鹽及鹽（即大鹽）——鹵鹹。

以上副品藥的土蜂子，麻子及鐵精在“通用藥”中各缺其正品藥 1 種，而戎鹽及鹽則共同缺其正品藥 1 種。故在統計“通用藥”的實有《本經》藥數時，後者只能作 1 種計算。

其二，“通用藥”中既有副品名，又有正品名者——有 26 種副品，分别隸屬於 17 種正品，即：

大豆，小豆（即赤小豆）（均副品）——大豆黄卷（正品）；牛膽，牛角——牛黄；白馬目，馬懸蹄——白馬莖；白龍骨，龍齒——龍骨；生薑——乾薑；車前子葉——車前子；小草——遠志；文蛤——海蛤；桑耳——桑根白皮；茱萸根，茱萸皮——吴茱萸；烏雌鷄，鷄子，鷄肪，鷄肶胵——丹雄鷄；鹿角——鹿茸；猪懸蹄——豕卵；銅鏡鼻——粉錫；桃毛，桃梟——桃核仁，薏苡根——薏苡；狗膽——牡狗陰莖。

以上各組的《本經》副品藥在“通用藥”中均兼見有其相應的《本經》正品藥名，故統計藥數時只能以其正品作爲 1 種計算，其副品不另外計數。

4.“通用藥”所載實有《本經》藥數　綜上所述，統計“通用藥”中《本經》正品藥的全部實有藥名時，共有 265 條。這是排除了各種重出藥名條數之後所得出的結果。亦即：

749 條 –（7 條 +439 條 +38 條）=265 條（種）。

以上：749 條爲《證類》“通用藥”的全部《本經》白字藥名條數。

7 條爲記載失誤的《本經》藥名條數。

439 條爲藥名全同的重出條數。

38 條又包括：

别名與正名兼見而重出的 11 條。

副品與正品兼見而重出的 26 條。

兩種副品同屬 1 種正品，但正品缺如的 1 條。

結果表明，在《本經》全部藥物正品 365 種中有 265 種藥物見於《證類》“通用藥”中。

第三節　《本經》藥性佚文

《證類》“通用藥”的《本經》藥性佚文由於均用文字記録方式代替色點標幟，從而在很大程度上避免了佚文的失真性，因而具有較高的輯佚價值。以下就分别對這些佚文的種類及其特點分述如下。

一、“通用藥”藥性佚文的種類

在傳世《證類本草》的“通用藥”中《本經》藥性佚文大多刻印作白

字，但也間有雜以墨字者，爲了進一步加以鑒别，需要和《本經》各藥本文中的藥性加以對比，根據對比結果可以將“通用藥”的藥性佚文分爲兩大類。

1.“通用藥”與本文全同的佚文　在“通用藥”的265個《本經》正品藥名中其所記藥性與本文所記全同者有222個藥名，佔全部藥名的絕大部分。由於這些藥性佚文並無新的輯佚資料，故在此處不作進一步討論。

2.“通用藥”與本文不同的佚文　這類佚文對於輯復《本經》原文來説，多有一定的研究參考價值。通過調查結果，在“通用藥”中共有43種藥名，現將它們的名稱以及與傳世《本經》本文的對照結果列表如下（見表26）。

二、“通用藥”藥性佚文的特點

爲了深入輯復《本經》原文的需要，在上述與傳世《本經》本文有異的藥性佚文中主要有以下兩個特點值得重視。

1.《證類》本文缺載藥性的《本經》佚文　又有三種情況：

其一,《證類》白字墨字均缺載藥性，而“通用藥”載有其白字藥性者。可見以下各藥。

（錫）銅鏡鼻，薏苡根，小草，桑耳，龍齒，牛角鰓，白馬目，馬懸蹄，鼺鼠，烏雌鷄，土蜂子，桃毛，狗膽，豬懸蹄。

其二,《證類》白字墨字均缺載藥性，而“通用藥”載有其白字、墨字藥性者，可見於白龍骨，鹿角，茱萸根3藥。

其三,《證類》白字有藥性，墨字缺藥性，而“通用藥”除白字有相同的藥性外，又有墨字藥性者。可見於菖蒲1藥。

以上三種情況共有藥物18種，都可以作爲輯佚藥性原文的依據。分析這些藥性在本文所以缺載時，首先可以看出，除菖蒲及鼺鼠二藥爲《本經》正品藥外，其餘爲《本經》副品藥。這些本文中缺載藥性的藥物中已有13種在撰修《嘉祐本草》時即已據“通用藥”的該藥藥性予以補注，但其他5種尚缺。其次，“通用藥”中所記的這些副品藥性，有些是與其正品藥物的藥性全同者，包括：薏苡根，小草，白龍骨，龍齒，白馬莖，馬懸蹄，鹿角，狗膽，土蜂子，桃毛，茱萸根等。

也有些是與其正品藥性全異者，包括：（錫）銅鏡鼻，桑耳，豬懸蹄和烏雌鷄。

表 26 “通用藥”與各藥《本經》本文（傳世本）的差異

藥名	《本經》本文（傳世本）				通用藥			備考
	出處	白字	墨字	《嘉祐》補注（有無）	出處	白字	墨字	
鐵精	卷4	平	微温	—	脱肛、陰痿等	—	微温	
（錫）銅鏡鼻	卷5	—	—	+	月閉	平	—	與其正品粉錫藥性寒有異
戎鹽	卷5	—	寒	—	溺血吐唾血	寒	—	
（大）鹽	卷5	—	寒	—	火灼	寒	—	
菖蒲	卷6	温	—	+	久風濕痹等	温	平	
薏苡根	卷6	—	—	—	蚘蟲	微寒	—	與其正品薏苡仁藥性同
小草	卷6	—	—	—	驚邪	温	—	與其正品遠志藥性同
牛膝	卷6	平（柯本）	平（晦本）	—	久風濕痹等	平（柯本）	平（晦）	
獨活	卷6	平	微温	—	療風通用等	平	—	
王不留行	卷7	—	平	—	金瘡等	—	平	
蝦蟇藍	卷7	寒	—	—	鼻衄血	—	寒	

續表

藥名	《本經》本文（傳世本）				通用藥			備考
	出處	白字	墨字	《嘉祐》補注（有無）	出處	白字	墨字	
秦艽	卷8	平	微温	—	療風通用等	平	微温	
敗醬	卷8	平	微寒	—	癰疽	微寒	平	
藁本	卷8	平	微温、微寒	—	頭面風等	温	微寒	
鬼臼	卷11	温（晦本）微温（柯本）	微温（晦本）	—	鬼疰尸疰等	温	微温	
五加皮	卷12	温（晦本），温微寒（柯本）	微寒（晦本）（柯本）	—	中風脚弱等	温	微寒	
茱萸根	卷13	—	—	—	蚘蟲等	温	大熱	與其正品吴茱萸藥性同
桑耳	卷13	—	—	—	鼻衄血等	平	—	與其正品桑根白皮藥性寒有異
蕪荑	卷13	—	平	—	寸白等	—	平	

續表

藥名	《本經》本文（傳世本）				通用藥			備考
	出處	白字	墨字	《嘉祐》補注（有無）	出處	白字	墨字	
石南	卷14	平（柯本）	平（晦本）	－	虛勞	平	－	
白龍骨	卷16	－	－	＋	洩精	平	微寒	與其正品龍骨藥性同
龍齒	卷16	－	－	＋	驚邪	平	－	同上
牛角鰓	卷16	－	－	＋	婦人崩中	温	－	其正品牛黄缺載藥性
白馬目	卷17	－	－	＋	癲癇	平	－	與其正品白馬莖藥性同
馬懸蹄	卷17	－	－	＋	齒痛	平	－	同上
鹿角	卷17	－	－	＋	癰疽	温	微温	與其正品鹿茸藥性同
狗膽	卷17	－	－	＋	鼻衄血	平	－	與其正品牡狗陰莖藥性同
牛膽	卷17	－	大寒	＋	大便不通	－	大寒	

續表

藥名	《本經》本文（傳世本）				通用藥			備考
	出處	白字	墨字	《嘉祐》補注（有無）	出處	白字	墨字	
豚卵	卷18	温	－	－	癲癇	温（晦本、柯本）	温（嘉定本）	
猪懸蹄	卷18	－	－	＋	五痔	平	－	與其正品豚卵藥性温有異
鼺鼠	卷18	－	－	＋	難産	微温	－	
烏雌雞	卷19	－	－	＋	安胎	温	－	與其正品丹雄雞性微温有異
雞肪	卷19	－	－	＋	髮禿落	－	－	嘉祐本草據藥對補藥性爲寒
雞子	卷19	－	－	＋	嘔吐	－	微寒	嘉祐本草據藥對補藥性爲平
雞肶胵	卷19	微寒（柯本）	微寒（晦本）	－	小便利	－	微寒	
土蜂子	卷20	－	－	－	癰疽	平	－	與其正品蜂子藥性同

續表

藥名	《本經》本文（傳世本）				通用藥			備考
	出處	白字	墨字	《嘉祐》補注（有無）	出處	白字	墨字	
文蛤	卷20	–	平	–	癭瘤	–	平	
蟹	卷21	寒（晦本）	寒（柯本）	–	漆瘡	–	寒（晦本、柯本）	
蚱蟬	卷21	寒（晦本）	寒（柯本）	–	驚邪等	寒	–	
白	卷21	–	平	–	鬼疰尸疰	–	–	
鼠婦	卷22	温	微寒	–	月閉	微温	微寒	
桃毛	卷23	–	–	+	月閉	平	–	與其正品桃核仁藥性同
（赤）小豆	卷25	–	平	–	大腹水腫	平	–	與其正品大豆黄卷藥性同

也有其正品缺載藥性者，即：牛角鰓，這説明“通用藥”中的副品藥性並非直接從其正品藥性中轉録而來，而應是《本經》副品藥性佚文的一部分。

2. 與《證類》所載《本經》本文藥性待辨的佚文　又有七種情況：

其一，本文藥性作墨字，而“通用藥”作白字者——有戎鹽，（赤）小豆，牛膝（僅柯本“通用藥”作白字）3 藥。

其二，本文藥性作白字，而“通用藥”作墨字者——有蟹，豚卵（僅嘉定本“通用藥”作墨字），蝦蟆藍 3 藥。

其三，本文的白字藥性，“通用藥”作墨字，而本文的墨字藥性“通用藥”反作白字者——有敗醬 1 藥。

其四，同一藥物的藥性白字在本文與“通用藥”中有小異者——有鼠婦 1 藥。即前者作“温”，後者作“微温”。

其五，同一藥物的藥性在其不同的《證類》刊本中白字、墨字有異者——有鬼臼，五加皮，石南，牛膝，蚱蟬等藥。

其六，“通用藥”的白字藥性與本文相同，但缺載本文的墨字藥性者——有獨活，秦艽，藁本等藥。

其七，本文與“通用藥”的藥性均爲墨字者——有王不留行，蕪荑，白殭蠶，文蛤，牛膽等藥。

以上第一至第三種情況均屬《本經》早期傳本的朱（白）、墨字混淆結果。由於均保留了白字藥性，故今均作爲《本經》佚文並出注説明，第四種情況顯係傳抄致誤，而第五種情況應係屬於刊刻致誤者，今均各據本文並出注説明。第六種及第七種情況因均屬墨字藥性，故僅出注，不作《本經》藥性佚文。

3. 其他佚文　“通用藥”的藥性佚文除了以上兩個特點外，還有兩種情況需要補充説明。

其一，是在本文及“通用藥”中均缺載藥性，或只有在本文中缺載藥性，但在《嘉祐本草》中則均據他書予以補記藥性者。其中屬於前者的有鷄肪 1 藥。在本文及“通用藥”的鷄肪條下《嘉祐本草》均注以：“按，《藥對》：‘鷄肪，寒。’”屬於後者的有鷄子一藥。在其本文中《嘉祐本草》注以：“按，《藥對》云：‘鷄子，平。’”但在“通用藥”的鷄子條下卻有墨字注文“微寒”二字。

鑒於以上鷄肪與鷄子二藥的《嘉祐》注文所引並非《本經》佚文。且後者所引之文與“通用藥”注有異，故均不能提供《本經》輯佚資料。

其二，是在傳世《證類本草》中的《本經》本文被誤作墨字者——屬於此類的有升麻及大豆二藥，升麻本爲《本經》藥物（參見上文的考證，此處從略），在《證類》該藥條内雖被誤作墨字，但在《證類》“通用藥”中，仍保留其白字藥名與藥性。因此在本輯本中同樣予以復原。

大豆在《本經》本文作“生大豆”，原爲《本經》藥大豆黄卷之副品（有關此藥的考證，可見本書第二章《本經藥物的變動及其輯復要求》一文，此處從略）。又在《大觀》柯本卷25“生大豆”爲白字，但在《政和》晦明軒本卷25“生大豆”的藥名及其藥性均被誤作墨字。在其“通用藥”中，“大豆”二字雖仍作白字，但其藥性的“平”字也被誤爲墨字。因此在本輯本中也據《本經》舊貌予以恢復。

第四節　“通用藥”病名中的《本經》佚文成分

在以疾病名稱作爲《集注》“通用藥”標題中，記有《本經》藥名的共80節。每節有1個病名，共80個病名。現將其名稱按照其排列的順序列表如下（見表27）。

表27　“通用藥”各節記有《本經》藥目的病名標題

1. 療風通用（敦本療作治）	16. 腸澼下痢	32. 積聚癥瘕
2. 風眩（敦本作治風眩）	17. 大便不通	33. 鬼疰尸疰
3. 頭面風	18. 小便淋（敦本淋下有瀝字）	34. 驚邪
4. 中風脚弱	19. 小便利	35. 癲癇（敦本作癇癲）
5. 久風濕痹	20. 溺血	36. 喉痹痛
6. 賊風攣痛	21. 消渴	37. 噎病（敦本無病字）
7. 暴風瘙癢	22. 黄疸	38. 齒痛
8. 傷寒	23. 上氣咳嗽	39. 口瘡
9. 大熱	24. 嘔吐	40. 吐唾血
10. 温瘧	25. 痰飲	41. 鼻衄血
11. 中惡	26. 宿食	42. 鼻齆
12. 霍亂	27. 腹脹滿	43. 耳聾
13. 轉筋	28. 心腹冷痛	44. 鼻息肉
14. 嘔噦	29. 腸鳴	45. 目赤熱痛（敦本無赤字）
15. 大腹水腫	30. 心下滿急	46. 目膚瞖
	31. 心煩	47. 聲音啞

續表

48. 面皯皰 49. 鬓秃落 50. 滅瘢 51. 金瘡 52. 瘀血 53. 火灼 54. 癰疽 55. 惡瘡 56. 漆瘡 57. 癭瘤 58. 瘻瘡（敦本無瘡字） 59. 五痔（敦本無五字）	60. 脱肛 61. 䘌 62. 蚘蟲 63. 寸白 64. 虚勞 65. 陰痿 66. 陰㿗 67. 囊濕（敦本囊作鼠字） 68. 泄精 69. 好眠 70. 不得眠	71. 腰痛 72. 婦人崩中 73. 月閉 74. 無子 75. 安胎 76. 墮胎 77. 難産（敦本作産難） 78. 産後病 79. 下乳汁 80. 中蠱

注：1. 本表據《證類》編製，以敦本對校。2. 表中的病名編號爲原書所無。

在上表所列的80個病名雖然均在其各自的標題下羅列有若干白字的《本經》藥名佚文，似乎這些病名本身也屬於《本經》佚文之一，但事實上卻並非全部如此。

首先，“通用藥”的病名（標題）不論在《集注》本與《證類》本文均爲墨字，而無一朱字或白字。也是與“通用藥”以白字記載藥名與藥性的體例之最大不同。説明輯者並未直接視其爲《本經》佚文。

其次，將“通用藥”的病名與其下屬各藥的《本經》佚文對照時，這些病名很多均不見於該藥佚文中。舉例來説，在“通用藥”的丹砂藥名，分見於“中惡”、“鬼疰尸疰”、“驚邪”及“虚勞”四節中。但以上四個病名卻均不見於《證類》卷3丹砂一藥的白字。僅“中惡”見於墨字。而白字中的“殺精魅惡鬼”則爲與“鬼疰尸疰”相近似病名。

上述情況並非見於個别藥物。如果將“通用藥”所記病名與其主治藥物的該藥《本經》佚文加以對照調查時，可以看出在“通用藥”所録《本經》藥名總條數的742條（即前述的749條減7條）中，“通用藥”病名與該藥白字病名完全相同者約近90條，僅佔實際總條數的十分之一强，足徵“通用藥”所記的病名，只能是《本經》佚文的一小部分，而且除對照各藥原文外，又乏明顯地標誌作爲識别佚文的根據。這是與“通用藥”的藥名佚文藥性佚文有所不同的。但是絶不能因此而忽視“通用藥”的病名作爲校勘《本經》佚文的參考與依據，仍是一種重要的參考資料。

據此，在本文中特在“通用藥”所載全部《本經》藥物基礎上分别將其所主治的病名逐一重新輯出，附於各藥名及其藥性之下，作爲提供校注《本經》藥物主治時的參考。

表 28 “通用藥”中《本經》白字藥名、藥性佚文與病名的對照

二畫
人參　微寒，微温——12，24，25，27，28，34，64
三畫
大豆黄卷〔平〕——27
大豆〔平〕（副品）——4，15，78
小豆〔平〕（副品）（正名赤小豆）——15
大黄〔寒，大寒〕——9，17，22，25，26，32，52，54
大棗〔平〕——64
大戟〔寒，大寒〕——15，76
土瓜根〔寒〕（正名·王瓜）——19，21，73，79
土蜂子〔平〕（正品·蜂子）——54
山茱萸〔平微温〕——3
女青〔平〕——10，33
女萎〔平〕——48
四畫
天雄〔温，大温〕——3，4，5，76
天門冬〔平，大寒〕——5，64
王不留行〔平〕——51，58
五加皮〔温，微寒〕——4，64，67，71
五味子〔温〕——23，64，65
巴豆〔温，生温，熟寒〕——10，11，15，17，26，32，76
巴戟天〔微温〕——64，65
木蘭〔寒〕——48
孔公孽〔温〕——4，47，69
水蛭〔平，微寒〕——52，73，76
水蘇〔微温〕——40
水銀〔寒〕——55，76
升麻〔平，微寒〕——36（據宋本《大觀》），39
丹砂〔微寒〕——11，33，34，64
丹參〔微寒〕——4，5，29
丹雄雞（微温　微寒〕——34，72
烏雌雞〔温〕（副品）——75
雞子〔微寒〕（副品）——24
雞肶胵〔微寒〕（副品）——19
雞肪〔臣禹錫等謹按藥對云：雞肪寒〕（副品）——49
牛黄〔平〕——35，76
牛膽〔大寒〕（副品）——17
牛角〔温〕（副品）——72
牛膝〔平〕——5、52、53、64、73、76
五畫
半夏〔平，生微寒，熟温〕——23、24、25、30、54、57
玄參〔微寒〕——9、54、64
术〔温〕——5、8、12、25、26、27、28、30
石灰〔温〕——51、55
石南〔平〕——64
石韋〔平〕——18
石斛〔平〕——4、64
石蜜〔平，微温〕——17
石膏〔微寒，大寒〕——8、9、21、31
石膽〔寒〕——45、51、72
石蠶〔寒〕——18
石硫黄〔温，大熱〕——4、16、32、55
石龍芮〔平〕——5、64
石鐘乳〔温〕——4、47、64、74、79
甘草〔平〕——27、28、31
甘遂〔寒，大寒〕——15、25
白及〔平，微寒〕——6、54、55
白芷〔温〕——2、24
白棘〔寒〕——64
白膠〔平，温〕——72、75
白堊〔温〕——73
白蘞〔平，微寒〕——35、54、55
白薇〔平，大寒〕——10、34
白瓜子〔平，寒〕——48
白石英〔微温〕——21、64、65
白馬莖〔平〕——65
白馬目〔平〕（副品）——35
馬懸蹄〔平〕（副品）——38
白頭翁〔温〕——10、51、57
白鮮皮〔寒〕——6、9、22
白殭蠶〔平〕——33、35、50
白頸蚯蚓〔寒，大寒〕——9、43

續表

續表

續表

薯蕷〔温，平〕——3、64
當歸〔温，大温〕——11、16、28、38、64
葈耳〔温〕（正名　耳實）——3、6
葶藶〔寒，大寒〕——15、18
蕘花〔寒，微寒〕——15、25
萹蓄〔平〕——59
葛根〔平〕——8、21
菟絲子〔平〕——46、48、64、65
蜀漆〔平，微温〕——10
蜀椒〔温，大熱〕——5、23、28、38
貫衆〔微寒〕——63
熊脂〔微寒，微温〕——48
鼠婦〔微温，微寒〕——73

十四畫

漏蘆〔寒，大寒〕——19、55、79
酸漿〔平，寒〕——77
酸棗人〔平〕（正名酸棗）——70
鴈肪〔平〕——49
槐子〔寒〕（正名槐實）——76、77
蜚蠊〔寒〕——52
雌黄〔平，大寒〕——55、76
蒲黄〔平〕——18、20、41、52、72
蒺藜子〔温，微寒〕——7、36
　蒺藜〔温，微寒〕（別名）——66、77
蜈蚣〔温〕——32、76
蜥蜴〔寒〕（正名石龍子）——18、76

十五畫

蔓荆實〔微寒，平，温〕——3
　荆子〔微寒，温〕（別名）——49
蝦蟆〔寒〕——54
蝦蟆藍〔寒〕（正名無名精）——41

十六畫

澤漆〔微寒〕——15
澤瀉〔寒〕——15、64、68
澤蘭〔微温〕——15、78
凝水石〔寒，大寒〕——9
橘皮〔温〕（正名橘柚）——12、13、14、23、24、25、30、63
蜣蜋〔寒〕——35
蕪荑〔平〕——63
獨活〔平〕——1、38
鮀甲〔微温〕（正名鮀魚甲）——32、34、72

十七畫

䗪蟲〔寒〕——52、73、76
龍骨〔平，微寒〕——16、19、20、64、72
　白龍骨〔平，微寒〕（副品）——68
　龍齒〔平〕（副品）——34、35
龍膽〔寒，大寒〕——8、34、39
蕤核〔温，微寒〕——42、45
薤白〔温〕（正名薤）——24
薔薇〔温，微寒〕（正名營）——51
薏苡〔微寒〕（正名薏苡仁）——76
　薏苡根〔微寒〕（副品）——62
螻蛄〔寒〕——76、77
爵床〔寒〕——71

十八畫

磁石〔寒〕——43、64
藁木〔温，微寒〕——3、48
雚菌〔平，微温〕——55、62
藺茹〔寒，微寒〕——76
瞿麥〔寒〕——18、76
鯉魚膽〔寒〕——45

十九畫

藜蘆〔寒，微寒〕——7、16、44、55、76
藍實〔寒〕——80
　藍〔寒〕（別名）——41
礜石〔大熱，生温，熟熱〕——28、32、58
蟹〔寒〕——56

二十畫以上

麝香〔温〕——10、11、27、34、46、48
鼈甲〔平〕——8、10、32、58、71、72
礬石〔寒〕——16、38、41、44、55
蠐螬〔微温，微寒〕——40、73、76、79
　蠐螬汁（別名）——46
蠟〔微温〕（正名蜜蠟）——16
蘗木〔寒〕——16、39、45、55、67、72
蘼蕪〔温〕——3
鐵精〔微温〕（正名鐵落）——60、65、66
續斷〔微温〕——64
蠡魚〔寒〕——15
鼺鼠〔微温〕——77

注：以上在本表中將“通用藥”的白字藥名均按其筆劃順序排列。各藥主治的病名則均記以表27的病名數字代號（1—80號），請參照該表。

第七章 《本經》藥物毒性考

第一節 《本經》藥物毒性的特點

《本經》所載各種藥物的毒性是《本經》原文的重要組成部分，也是《本經》輯佚工作中必須正確對待與處理的問題。但是，以《證類本草》爲代表的傳世古本草中，由於所收載的《本經》與《别録》佚文朱墨混淆的結果，在絶大多數《本經》藥物項下的藥毒記載均被誤作墨字（即《别録》文）。有關這一問題的考證在本書第五章《記述本經藥物的各種項目及其輯復原則》一文中已作了專門論述。故在本文中均依重新輯復後的《本經》藥毒記文爲據，不再另作説明。

爲了深入考察《本經》藥毒記文的内容及意義，首先需要對《本經》原文所説的藥物毒性特點加以考察，其中又可包括藥毒的涵義，藥毒的程度，藥毒的三品定義等方面，現分述如下。

1. 藥毒的涵義　在《本經》原文中對藥物毒性均統稱爲“毒”字。所謂“毒”，是指藥物在産生治療效用的同時對正常人體生理機能産生的某種不良影響（副作用）而言。從字義上看，正如《博雅》所説：“毒，惡也。一曰：害也”。但是毒藥雖有其不利因素，而如果正確地掌握藥毒的性質與程度，又同樣可以轉化爲醫療用途上的有利因素。

2. 藥毒的程度　《本經》所記述的藥毒程度是以毒性的有無與毒性的大小爲制定標準的。在《本經》中分爲4級：即無毒和有毒；有毒又可分爲小毒、毒和大毒3級。它們在《本經》藥數中各占的比例是：

無毒藥——在《本經》中這類藥物爲數最多。在《證類本草》所載《本經》365種（此係除去青蘘、赤小豆兩種副品的數字）藥物中有279種無毒藥，佔總藥數的76.4%。

小毒（又稱微毒）藥——據《證類本草》所載《本經》藥物統計有17種，佔總藥數的4.7%。

有毒（又稱毒）藥——據《證類本草》所載《本經》藥物統計有61種，佔總藥數的16.7%。

大毒藥——此類藥數最少，據《證類本草》所載《本經》藥物有8種，佔總藥數的 2.2%。

（按，以上統計數字包括了經重新考訂的傳世《本經》佚文缺載毒性的 7 種藥物。有關考訂結果可參見下文）。

在以上 4 級中，除無毒 1 級外，其餘 3 級（小毒、有毒、大毒）都是屬於廣義的毒藥範圍。其總數占《本經》藥數的 23.6%。

3.《本經》三品藥毒定義在《本經·序録》中有關三品藥毒性質的記述文字雖很簡練，但却非常扼要而概括。因此也可以稱之爲《本經》三品的藥毒定義。這就是：

"上藥一百二十種……無毒，多服久服不傷人。"

"中藥一百二十種……無毒有毒，斟酌其宜。"

"下藥一百二十五種……多毒，不可久服。"

以上述三品藥毒定義爲基礎，結合《本經·序録》的其他文字進一步考察藥毒性質時，可引申歸納爲三條結論，即：

（1）凡毒藥皆非上品藥，只有中品及下品藥中才有毒藥。

（2）由於毒藥佔下品藥中的大多數，因此凡具有"除寒熱邪氣、破積聚、愈疾"等下品功效的，也大都是毒藥。

（3）凡是有"鬼疰、蠱毒"適應症的藥物均是毒藥，這也是根據《本經·序録》所確定的。

以上（2）（3）兩條毒藥性質都是屬於毒藥的臨床功效範圍。實際上毒藥的功效當然不止於此，這就需要參考《本經·序録》以外的各種毒藥條下所記文字，此處不再説明。

第二節　傳世《本經》佚文中毒性待考藥物

1. 傳世《本經》佚文缺載毒性的藥物　《本經》原書在每種藥物條下本來均有與其相應的"藥毒"記文，但在傳世的各種《本經》佚文中由於部分内容的脱失，從而造成個別藥物没有藥毒記載。其中在《證類本草》及《新修本草》（見《千金翼方》卷 2～4 及《新修本草》仁和寺本殘卷）中均有 7 種藥物缺載藥毒，即石灰、鉛丹、錫鏡鼻、冬灰、赤箭（仁和寺殘本無此藥之卷）、鼠李及鼺鼠。此外在本輯本根據《太平御覽》所引《本經》佚文所補輯的萱草一藥也是缺載藥毒記文的。鑒於上述 8 種藥物同樣見於各種後世《本經》輯本中（姜國伊輯本除外），爲了進一步考察統計《本經》原文全部藥物毒性的需要，必須就古本草學中對這 8 種藥物的毒性記載加以補充説明。現將這 8 種藥的考察結果列表如下（見表 29）。

表 29　八種《本經》缺載毒性藥物的考察

藥名	傳世《本經》佚文	古本草所記毒性	本輯本釐定的藥物毒性
石灰	《證類》、《唐本草》缺藥毒記文	《本草綱目》作“有毒”，姜本同。《日華子諸家本草》作“無毒”	有毒
鉛丹	同上	《日華子諸家本草》作“無毒”，姜本同	無毒
錫鏡鼻	同上	《證類本草》引《藥訣》作“無毒”，姜本同	無毒
冬灰	同上	《本草綱目》作“有毒”，姜本同	有毒
赤箭	同上	《證類本草》引《藥性論》作“無毒”，姜本同	無毒
鼠李	同上	此藥《本經》原文雖未記毒性，但《别録》墨字記其副品（即鼠李皮）作“無毒”。《唐本草》注記其副品皮及子作“小毒”，《食療本草》記：“其根有毒”，姜本作“微毒”	小毒
鼺鼠	同上	《本草綱目》作“有毒”，姜本同	有毒
萱草	《太平御覽》引《本經》佚文缺藥毒	《嘉祐本草》引《本草拾遺》及《日華子諸家本草》（見《證類本草》卷11）作“无毒”	無毒

以下本文爲了便於統計各種《本經》傳本及輯本中的藥毒數字比例均依照上表將所釐定的 8 種藥毒予以補齊後進行計算，不再另行説明。

按：在本輯本中對於以上 8 藥所補充説明的藥毒係爲統計參考之用，均一律不補輯入《本經》本文中，僅在注文加以説明。

2. 傳世《本經》藥物毒性佚文中記載相反的藥物　現存《本經》佚文中在同一藥物項下分别記以“无毒、有毒”字樣的，有 2 種藥物。即草部下品的白頭翁與木部上品的乾漆。在《證類本草》中“无毒”作白字、“有毒”

作墨字，《新修本草》仁和寺本僅存乾漆。産生這種矛盾現象的原因主要在於傳世《本經》佚文中所保留的不同古傳本記文所致，同時也説明了《本經》古傳本存在某些差異情況（參見本書第五章“記述（本經）藥物的各種項目及其輯復原則”5.“藥毒”）。

按：本輯本在輯復《本經》原文時參考以上二藥的實際毒性，均只有用“有毒”之文，而將“無毒”二字出注説明。

第三節　傳世古本草所載《本經》三品藥毒歸屬

有鑒於在現存《本經》古本佚文及各種《本經》輯本中對於毒性藥物在三品中的分配比例數字互有不同，因此必須根據《本經》原書的三品藥數及藥毒定義爲指標，對於各本的三品藥毒比例加以核查，驗收是否與之符合，從而得以正確評估現存《本經》傳本及輯本中在藥毒問題上的情況，並爲輯佚工作提供重要依據。

首先，就古本草所載《本經》佚文中的三品藥毒進行分析。在傳世古本草中，收載《本經》全部藥物佚文的主要是《證類本草》一書（包括《大觀本草》及《政和本草》），其次是《新修本草》(《唐本草》）一書保留於《千金翼方》中的藥物佚文。將二者加以對照時，發現其三品藥毒記文全同，足徵不論是《證類本草》或《唐本草》都是輯録了陶弘景《本經集注》中的《本經》三品藥物。其分類與藥名亦完全一致。因此，考察《證類本草》所載《本經》藥毒的結果也完全適用於《唐本草》。在以下的本文對於後者不再另加説明。

《證類本草》所收載的全部《本經》藥物爲 367 種，其中無毒 281 種，有毒 86 種，將該書的三品藥毒統計結果製表如下（見表 30）。

通過表 30 可以明顯看出古本草所載的《本經》佚文中尚存在以下幾個問題：

其一，在《證類本草》等古本草所載《本經》藥物中有三品分類者共 359 種（即 141+113+105）。此外尚有缺載應屬何品的藥物 8 種，即人部的髮髲，有名未用的姑活、别羇、屈草、淮木、翹根、石下長卿及彼子。這説明自陶弘景開始區分出有名未用類及人部藥物後，屬於該二類的 8 種藥物之品類歸屬已亡所載。

其二，《證類本草》等古本草中所載《本經》上品藥物中有毒者 6 種，即小毒牛黄 1 種，毒藥瓜蒂、乾漆、龜甲、石膽、麻蕡 5 種。這顯然與《本

表 30 《證類本草》所載《本經》三品藥毒數目的統計

<table>
<tr><th colspan="2" rowspan="2">毒性</th><th colspan="3">上品</th><th colspan="3">中品</th><th colspan="3">下品</th><th colspan="3">未分品</th><th colspan="2" rowspan="2">藥數小計</th></tr>
<tr><th colspan="2">藥數</th><th>百分率</th><th colspan="2">藥數</th><th>百分率</th><th colspan="2">藥數</th><th>百分率</th><th colspan="2">藥數</th><th>百分率</th></tr>
<tr><td colspan="2">無毒</td><td colspan="2">135（種）</td><td>95.74%</td><td colspan="2">94</td><td>83.19%</td><td colspan="2">47</td><td>44.76%</td><td colspan="2">5</td><td>62.5%</td><td colspan="2">281</td></tr>
<tr><td rowspan="3">有毒</td><td>小毒</td><td>1</td><td rowspan="3">6</td><td rowspan="3">4.26%</td><td>5</td><td rowspan="3">19</td><td rowspan="3">16.81%</td><td>10</td><td rowspan="3">58</td><td rowspan="3">55.24%</td><td>1</td><td rowspan="3">3</td><td rowspan="3">37.5%</td><td>17</td><td rowspan="3">86</td></tr>
<tr><td>毒</td><td>5</td><td>14</td><td>40</td><td>2</td><td>61</td></tr>
<tr><td>大毒</td><td>0</td><td>0</td><td>8</td><td>0</td><td>8</td></tr>
<tr><td colspan="2">合計</td><td colspan="3">141</td><td colspan="3">113</td><td colspan="3">105</td><td colspan="3">8</td><td colspan="2">367</td></tr>
</table>

經》明文記載的上品藥無毒的規定不符。這也是由於在陶弘景時將《本經》三品藥物重新進行調整所致。

其三，在上表中還可以看出下品藥中無毒藥佔44.76%，有毒藥佔55.24%，雖基本符合《本經》藥數367種（多出原書2種）且又有8種未能分出品類，因而造成有毒與無毒的比例差距尚不十分顯著。

第四節　《本經》輯本中的藥毒記文及其三品歸屬

《本經》藥物的毒性記文除主要見於上述傳世古本草《證類本草》的墨字外，尚可見於其他古籍中。如《太平御覽》所引大量《本經》藥物佚文中均有藥毒記文就是明證之一。至於後世各種《本經》輯本中除少數輯本（如姜國伊輯本及蔡陸仙輯本）外，由於受《證類本草》墨字的影響，率多未輯出藥毒項目。但是，不論哪種輯本，既然都輯出了《本經》的全部藥，而每種藥物的毒性又根據《本經》藥物墨字記文，並且在傳世的歷代古本草中始終沒有變動。因此我們同樣可以根據這種《本經》佚文中的藥毒記文對各種輯本《本經》三品藥物的毒性歸屬進行衡量和調查。現就以下三方面進行考察。

1.《本經》三品藥毒在個別輯本中的異説　《本經》藥物的毒性記文雖然在歷代本草所載的佚文中均與《證類》墨字相同，但是在近世《本經》輯本之一的姜國伊本中對於《本經》的各種藥物毒性記文除絕大部分依據墨字外，又對《本經》個别藥物毒性進行了修正，出現了與《本經》原文不同的異説。經查姜本所輯《本經》藥毒與傳世《本經》藥毒佚文相異者有：鐵，芍藥，芫花，苦瓠，石南，莨菪子，杏仁，蟹，燕屎，巴豆，鈎吻11種。姜本還對《本經》的乾漆與白頭翁二藥藥毒佚文（按，此二藥的白字佚文均作“無毒”，墨字佚文均作“有毒”），只採用了“無毒”之説，未用“有毒”之文。同時還對未記毒性的兩種《本經》藥物佚文（即赤箭與鼠李）補記了藥毒（見表31）。

姜本對上述十餘種《本經》藥毒修改的原因未加説明，但從後世臨床用藥的觀點上來看姜氏的調整顯然是與此有關的。當然，作爲輯復《本經》原文的要求，這種摻雜了輯佚者主觀意見修改原文的方式顯然缺乏原始的文獻依據，是無法成立的。

2. 傳世古本草所載《本經》未分品藥物在各輯本中的三品歸屬　在

表 31　姜輯本《本經》三品藥毒的異説

藥　名	傳世《本經》佚文所記之毒性	姜本所記之毒性
鐵	無毒	有毒
芍藥	小毒	無毒
芫花		毒
苦瓠、石南、莨菪子	毒	無毒
杏仁、蟹		小毒
燕屎		缺載毒性
巴豆、鈎吻	大毒	毒
乾漆、白頭翁	無毒、有毒	無毒
赤箭	未記毒性	無毒
鼠李		微（小）毒

傳世古本草所載《本經》藥物中雖然有 8 種未分品的藥物（其名稱見本章前節），但這 8 種藥物的三品歸屬在《本草綱目》所載的《本經》舊目以及《本經》的各種輯本中均將其分别歸屬於相應的品類中，由此出現了相互的差異。現列表如下（見表 32）。

在上表中對於 8 種藥物的歸屬雖其説不一，但考之《本經・序録》三品藥效定義時則會發現除石下長卿和彼子 2 藥的療效符合下品藥效定義應列入下品外，其餘 6 藥符合中品藥效定義，其中姑活、屈草、翹根又兼符合上品藥效定義。但因其均屬有名未用藥類，故在本輯本中均列爲中品。

3.《本經》毒性藥物在現存各傳本及輯本中的三品歸屬　在《新修本草》、《證類本草》等傳世古本草及《本經》舊目中，雖然所載《本經》藥物總數分别爲 367 種和 365 種，但它們之中的毒性藥物相同的有 86 種，佔全部藥數的 1/4 弱。其中小毒藥 17 種，毒藥 61 種、大毒藥 8 種。

在各種《本經》輯本中，毒性藥物有的仍爲 86 種，有的雖略有小調整，但毒藥名稱基本相同。

至於這 80 餘種毒性藥物的三品歸屬方面則不論在現存《本經》傳本、舊目或輯本中相互均有很多差異，亦非完全符合《本經》舊貌中三品毒性分配標準。爲了説明這一事實，現將《本經》毒性藥物在各本的三品歸屬列表説明如下（見表 33）。

表 32　傳世《本經》佚文未分品藥物在輯本中的歸屬

藥名	姑活		別羇		屈草		翹根		石下長卿		淮木		彼子		髮髲	
證類	未分品類															
舊目	草	下	草	下	草	下	草	中	草	下	木	下	果	中	人	中
綱目	草，別録	有名未用	草，本經	有名未用	草，本經	有名未用	未收		併入徐長卿條		木	下	果，別録	下	人	—
孫本	草	上	草	上	草	上	草	中	未收		草	上	未詳		人	上
王本	草	上	草	中	草	上	草	下	草	上	木	中	魚蟲	下	人	下
森本	草	下	草	下	草	下	草	下	草	下	草	下	蟲魚	下	人	上
姜本	草	下	草	下	草	下	草	中	草	下	木	下	果	中	人	中
蔡本	未收		—	下	—	下	—	下	未收		—	下	—	下	—	中
尚本	草	上	草	下	草	上	草	上	草	下	木	中	草	下	人	中
本輯本	中		中		中		中		下		中		下		中	

表 33 《本經》毒性藥物在現存傳本及輯本中的三品歸屬

一、小毒藥

藥名	唐本草、證類	本經舊目、盧本、顧本、莫本	孫本、黄本	森本	王本	姜本	蔡本	尚本	曹本	筠本	備考
牛黄	上（品）	中（品）	上（品）	上（品）	上（品）	中（品）	中（品）	中（品）	上（品）	上（品）	
葈耳實	中	中	中	中	中	中	中	中	中	中	
芍藥	中	中	中	中	中	中	中	中	中	中	姜本無毒
吴茱萸	中	中	中	中	中	中	中	中	中	中	
樗雞	中	下	中	中	中	下	—	中	下	中	蔡本缺此藥
石龍子	中	中	中	中	中	中	下	中	中	中	
桔梗	下	下	下	中	下	下	下	中	中	中	
旋覆花	下	下	下	下	下	下	下	下	中	下	
雚菌	下	下	下	下	下	下	下	下	下	下	
大戟	下	下	下	下	下	下	下	下	下	下	
蔄茹	下	下	下	下	下	下	下	下	下	下	
皂莢	下	下	下	下	下	下	下	下	下	下	
雷丸	下	下	下	下	下	下	下	下	下	下	

續表

藥名	唐本草、證類	本經舊目、盧本、顧本、莫本	孫本、黄本	森本	王本	姜本	蔡本	尚本	曹本	筠本	備考
芫花	下	下	下	下	下	下	下	下	下	下	姜本有毒
鼠李	下	下	下	下	下	下	下	下	下	下	森本、曹本、筠本均爲郁核副品
楝實	下	下	下	下	下	下	下	下	下	下	
翹根	未分品	中	中	下	下	中	下	上	下	中	
鷹屎白	—	—	—	—	—	—	中	—	—	—	唐本草，證類均作别録藥

二、毒藥

藥名	唐本草、證類	本經舊目、盧本、顧本、莫本	孫本、黄本	森本	王本	姜本	蔡本	尚本	曹本	筠本	備考
乾漆	上	上	上	上	上	上	上	上	中	上	姜本無毒
瓜蒂	上	下	上	上	上	下	下	下	上	上	
麻蕡	上	上	上	上	上	上	中	上	上	上	曹本麻蕡併入甘（白）瓜子條
石膽	上	中	上	上	上	中	中	上	中	上	

續表

藥名	唐本草、證類	本經舊目、盧本、顧本、莫本	孫本、黄本	森本	王本	姜本	蔡本	尚本	曹本	筠本	備考
龜甲	上	上	上	中	上	上	上	中	中	中	
秦椒	中	中	中	上	中	中	下	上	中	上	
雄黄	中	中	中	中	中	中	中	中	上	中	
雌黄	中	中	中	中	中	中	中	中	中	中	
石硫黄	中	中	中	中	中	中	中	中	中	中	
水銀	中	中	中	上	中	中	中	上	上	上	
燕屎	中	下	中	下	中	下	—	下	下	下	姜本缺記毒性 蔡本缺此藥
露蜂房	中	中	中	中	中	中	中	中	下	中	
蟹	中	下	中	中	中	下	中	中	中	中	姜本蟹小毒
蠐螬	中	下	中	中	中	下	中	中	中	中	
鮀魚甲	中	中	中	中	中	中	下	中	中	中	
木虻	中	下	中	中	中	下	中	下	中	中	
蜚虻	中	下	中	中	中	下	中	下	中	中	
蜚蠊	中	下	中	中	中	下	下	下	中	中	

續表

藥名	唐本草、證類	本經舊目、盧本、顧本、莫本	孫本、黄本	森本	王本	姜本	蔡本	尚本	曹本	筠本	備考
䗪蟲	中	下	中	中	中	下	中	中	下	中	
半夏	下	下	下	下	下	下	下	下	下	下	
鳶尾	下	下	下	下	下	下	下	下	下	下	姜本鳶尾大毒
莨菪子	下	下	下	下	下	下	下	下	下	中	姜本莨菪子無毒
藜蘆	下	下	下	下	下	下	下	下	下	下	
射干	下	下	下	下	下	下	下	下	下	下	
常山	下	下	下	下	下	下	下	下	下	下	
蜀漆	下	下	下	下	下	下	下	下	下	下	
甘遂	下	下	下	下	下	下	下	下	下	下	
茵芋	下	下	下	下	下	下	下	下	下	下	
貫仲	下	下	下	下	下	下	下	下	下	下	
蕘花	下	下	下	下	下	下	下	下	下	下	
牙子（狼牙）	下	下	下	下	下	下	下	下	下	下	
商陸	下	下	下	下	下	下	下	下	下	下	

續表

藥名	唐本草、證類	本經舊目、盧本、顧本、莫本	孫本、黄本	森本	王本	姜本	蔡本	尚本	曹本	筠本	備考
白頭翁	下	下	下	下	下	下	下	下	下	下	姜本白頭翁無毒
鬼臼	下	下	下	下	下	下	下	下	下	下	
羊桃	下	下	下	下	下	下	下	下	下	下	
女青	下	下	下	下	下	下	下	下	下	下	
蚤休	下	下	下	下	下	下	下	下	下	下	
石長生	下	下	下	下	下	下	下	下	下	下	
蜀椒	下	下	下	下	下	下	下	中	下	下	
莽草	下	下	下	下	下	下	下	下	下	下	
石南	下	下	下	下	下	下	下	下	下	下	姜本石南無毒
黄環	下	下	下	下	下	下	下	下	下	下	
杏核仁	下	中	下	下	下	中	下	下	中	下	姜本杏核仁小毒
苦瓠	下	下	下	下	下	下	下	下	下	下	姜本苦瓠無毒
礜石	下	下	下	下	下	下	下	下	下	下	
六畜毛蹄甲	下	下	下	下	下	下	下	下	下	下	

續表

藥名	唐本草、證類	本經舊目、盧本、顧本、莫本	孫本、黄本	森本	王本	姜本	蔡本	尚本	曹本	筠本	備考
蝦蟇	下	下	下	下	下	下	下	下	下	下	
馬刀	下	下	下	下	下	下	下	下	下	下	
蜈蚣	下	下	下	下	下	下	下	下	下	下	
水蛭	下	下	下	下	中	—	下	下	下	中	姜本缺此藥
斑蝥	下	下	下	下	下	下	下	下	下	下	
貝子	下	下	下	下	下	下	下	下	下	下	
石蠶	下	下	下	下	下	下	下	下	下	下	
蟯蝍	下	下	下	下	下	下	下	下	下	下	
馬陸	下	下	下	下	下	下	下	下	下	下	
地膽	下	下	下	下	下	下	下	下	下	下	
石灰	下	下	下	下	下	下	下	下	下	下	
冬灰	下	下	下	下	下	下	下	下	下	下	
鼺鼠	下	下	下	下	下	下	下	下	下	下	姜本鼺鼠爲六畜毛蹄甲之副品

續表

藥名	唐本草、證類	本經舊目、盧本、顧本、莫本	孫本、黄本	森本	王本	姜本	蔡本	尚本	曹本	筠本	備考
石下長卿	未分品	未分品	—	下	上	下	—	下	下	下	孫、黄、蔡本缺此藥
彼子	未分品	未分品	未分品	下	下	中	下	下	下	下	

三、大毒藥

藥名	唐本草、證類	本經舊目、盧本、顧本、莫本	孫本、黄本	森本	王本	姜本	蔡本	尚本	曹本	筠本	備考
附子	下	下	下	下	下	下	下	下	下	下	
烏頭	下	下	下	下	下	下	下	下	下	下	
天雄	下	下	下	下	下	下	下	下	下	下	
虎掌	下	下	下	下	下	下	下	下	下	下	
鈎吻	下	下	下	下	下	下	下	下	下	下	姜本鈎吻有毒
羊躑躅	下	下	下	下	下	下	下	下	下	下	
狼毒	下	下	下	下	下	下	下	下	下	下	
巴豆	下	下	下	下	下	下	下	下	下	下	姜本巴豆有毒

除了上表中所列出的《本經》毒性藥物外，在個别的後世輯本中尚有以下兩種情况應予説明。其一，修改毒藥性質：只有1例，即在姜本中將《本經》一種無毒正品藥（鐵）改爲毒藥，因無古文獻依據，故無輯佚價值。其二，移充副品毒藥：只有2例，均見蔡本中。即將《别録》的小毒藥物2種（原蠶娥、鷹屎白）改充爲《本經》正品小毒藥物。當然也是不能作爲輯佚依據的。

第五節　三品藥毒在現存《本經》傳本、輯本中所占比例

1. 上品藥及中品藥　根據《本經》上品藥的藥毒定義標準對現存《本經》各種傳本佚文及輯本進行核查，在各本上品藥物中均摻雜有至少2種，最多7種毒性物，呈現出與《本經》三品定義不符的現象。這説明在《本經》上品藥毒性問題上的錯亂現象長期以來未能引起注意。現列表説明如下（見表34）。

爲了正確輯復《本經》，必須完全遵照藥毒定義恢復上品藥完全無毒的舊貌。因此在表34的最下一欄内附記出本輯本重新輯佚後的上品藥毒數（即等於零）以供對照。

至於中品藥，由於藥毒定義並未明確有毒與無毒的具體比例，故在此不予討論。但有一點是明確的，即在現存各種《本經》傳本與輯本的中品藥物中均一律只有小毒藥及毒藥，没有大毒藥。這種情況雖未見明確記載，卻完全與三品藥毒定義的原則相符。因而就其本身來説也是一項客觀指標。

2. 下品藥　根據《本經》藥毒定義，在下品藥中的毒藥應多於無毒藥。用此指標來檢查現存各種《本經》傳本與輯本，並將無毒藥與有毒藥的相差比例加以統計，其結果可歸納如下表（見表35）。

從表35得出的下品毒性藥物數據比例中又可概括爲三類：

其一，無毒藥數稍多於毒藥者（即無毒藥多於毒藥數的0.8%），有尚本一種。

其二，毒藥與無毒藥數相接近者（即毒藥稍多於無毒藥數在3.5%以下者），據各本藥數相差的比例，依次有曹本、森本、姜本及筠本四種。

其三，毒藥數稍多於無毒藥者（即毒藥多於無毒藥數在13.7%以下者），據各本藥數相差的比例，依次有《本經》舊目、盧本、顧本、莫本、蔡本、王本、《新修本草》、《證類本草》、孫本、黄本等十種。

表 34 《本經》現存傳本及輯本所記的上品毒性藥名與藥數

上品毒藥 / 各本	小毒藥		毒藥									上品毒性藥總數
	牛黄	翹根	水銀	膽石	秦椒	乾漆	麻蕡	瓜蒂	龜甲	石下長卿	雄黄	
新修本草證類本草	+	–	–	+	–	+	+	+	+	–	–	6
本經舊目、盧本、顧本、莫本	–	–	–	–	–	+	+	–	+	–	–	3
孫本、黄本	+	–	–	+	–	+	+	+	+	–	–	6
姜本	–	–	–	–	–	–	+	–	+	–	–	2
王本	+	–	–	+	–	+	+	+	+	+	–	7
森本	+	–	+	+	+	+	+	+	–	–	–	7
蔡本	–	–	–	–	–	+	–	–	+	–	–	2
尚本	–	+	+	+	+	+	+	–	–	–	–	6
曹本	+	–	+	–	–	–	+	+	0	–	+	5
筠本	+	–	+	+	+	+	+	+	–	–	–	7
本輯本	–	–	–	–	–	–	–	–	–	–	–	0

注：+ 被該本列爲上品的毒性藥　– 未被該本列入上品的毒性藥

表 35 《本經》現存傳本及輯本所記的下品毒性藥名與藥數

《本經》傳世本或輯本的名稱	所載《本經》下品藥總數	下品藥毒性				下品的無毒藥與有毒藥相差比率		備考
		無毒藥		有毒藥				
		藥數	佔下品百分比	藥數	佔下品百分比	藥數差	相差百分比	
尚志鈞輯本	125（種）	63	50.40%	62	49.60%	−1	−0.8%	
曹元宇輯本	122	60	49.18%	62	50.81%	2	1.63%	
森立之輯本	118	58	49.15%	60	50.85%	2	1.7%	
姜國伊輯本	125	61	48.80%	64	51.20%	3	2.4	
王筠默輯本	122	63	51.60%	59	48.40%	4	3.2%	
《本經》舊目、盧復、顧觀光、莫文泉諸輯本	125	58	46.40%	67	53.60%	9	7.2%	
蔡陸仙輯本	120	54	45.00%	66	55.00%	12	10%	

續表

《本經》傳世本或輯本的名稱	所載《本經》下品藥總數	下品藥毒性				下品的無毒藥與有毒藥相差比率		備考
		無毒藥		有毒藥				
		藥數	佔下品百分比	藥數	佔下品百分比	藥數差	相差百分比	
王闓運輯本	106	47	44.34%	59	55.66%	12	11.32%	據原書所記藥數統計
《證類本草》《新修本草》	107	47	43.93%	60	56.07%	13	12.14%	《新修》出土卷子不全今據《千金翼方》本統計
孫星衍輯本黄奭輯本	102	44	43.14%	58	56.86%	15	13.72%	
本輯本	125	53	42.4%	72	57.6%	19	15.2%	

在第三類中，毒藥數越多，其比值也越大，則該本中的下品藥數也越能接近下品藥毒定義。

除此之外，在上表的最末一欄附記了本輯本的下品藥毒比例數值，這是在經過重新輯佚後的《本經》藥目基礎上計算得出的。較之其他諸本藥毒的比值最高（佔 15.20%），也是更符合《本經》藥毒定義的。

第六節　小結

綜上所述，可以看出三品藥毒在《本經》後世傳本及輯本中的實際數字比例，正是客觀評估《本經》輯佚質量的一項指標。它和其他客觀輯佚指標同樣是有着不可忽視的重要價值的。其評估標準概括起來有以下三點：

1.《本經》的全部上品藥均應爲無毒性藥物（包括小毒、毒及大毒）。

2.《本經》的全部中品藥均無大毒藥。

3.《本經》下品藥中的毒藥較之無毒藥的比例應爲顯著多數（明顯優勢）。這就是説既非稍微多數，又非大致相等，更非毒藥反少於無毒藥。

第四篇　復原《本經》藥物目録的具體措施

第八章　釐定《本經》三品藥目的原則與要求

通過上述有關《本經》藥物目録的多方面考察，可以對《本經》原書藥目的現存最古出典，藥名與藥數的異説，藥物變動的情況，記述藥物的各項特徵，以及藥物毒性與其品類的關係等問題，均能有一個比較全面地了解，從而更能客觀地爲《本經》藥目的復原工作提供充分的條件和原則，因而我們可以進一步確定輯復《本經》三品藥目的依據和要求。總的來説，又可分爲基本依據和主要參考依據兩大類。每類又各有其相應的一些措施。即：

一、基本依據

有以下四項指標：

1. 在以《證類本草》爲代表的傳世古本草學著作（包括《新修本草》殘卷）的基礎上，對於《本經》三品藥物佚文進行初步輯録。

理由是：《證類本草》不僅是當前保存《本經》佚文最完整，而時代最古的本草學專著。同時，在《證類本草》中的《本經》佚文及其三品分類基本上是完全承襲了源自《本草經集注》、《新修本草》及《開寶本草》、《嘉祐本草》所相繼碾轉輯録的《本經》佚文原型的。上述這四種古本本草雖已亡佚或保存不全，但通過現尚保存完整的《新修本草》目録（見於《醫心方》、《本草和名》及《千金翼方》），及其出土殘卷，已可充分證明上述事實。因而儘管在《證類本草》中的《本經》三品藥物已出現了相當的變動，但它能基本反映了《本草經集注》一書的面貌。故其中大部分的《本經》藥物還是符合三品定義，可以徵信的。

2. 在輯録古本草所載《本經》藥物白字佚文的同時，必須對摻雜其間的墨字佚文進行必要地分析與評估。

理由是：早在《本經》的古傳本中其原文已有朱字與墨字混淆的事實。後者雖已不易辨識出盧山真面，但在個別的墨字中卻仍可看到完全符合《本經》原文在記述三品藥效定義時的特定用語。其中特別是符合上品藥效定義的"輕身、益氣、不老、延年"文字。爲了不使與《本經》藥物三品隸屬的原文有所脱漏，因而對於這一類墨字佚文進行必要的清理與掌握，以供進一步輯佚工作的參考，是完全必要的。

3. 根據《本經》三品藥毒定義對於具有毒性的《本經》藥物，在其三品隸屬問題上進行全面地核查。

理由是:《本經》的三品藥毒定義，凡屬《本經》的上品藥物全部均爲無毒。而中品及下品藥物也根據其毒性的程度及其數量的多少，在《本經》各有一定數量比例。因此必須作爲一種尺度，先進行核查《本經》的各種傳世本及後世輯本中的毒藥分布情況是否符合定義的要求。此項工作不僅是衡量傳録與輯佚質量的重要步驟之一，同時也是對《本經》三品中某些毒性藥物的初篩。有關此項研究工作的結果，已在本書第七章《本經藥物毒性考》中進行了論證。

4. 根據《本經》三品藥效定義，對於每一種《本經》藥物的藥效記載原文及其三品隸屬進行全面地核查。

理由是:《本經》的三品藥效定義是《本經》藥物區分三品分類的重要標準。凡屬不符合某一品的藥效定義而在《本經》傳本與輯本中非隸屬於該品的藥物，既與《本經》所確立的定義相違，因此肯定也是與《本經》原書的三品分類不符的。因此必須在首先明確三品藥效的具體範疇的基礎上逐藥進行核實。有關此項研究工作的結果，已在本書第二篇《本經藥物差異考》

中進行了論證。

綜括以上所述的四項基本依據，都是釐定《本經》藥物必須核查判定的。在這裏還需特别説明的是：《本經》本文中所規定的三品藥效定義雖是鑒别三品藥物的重要依據，但是由於各種藥物的藥效並不可能都單純一致，而是具有一定的相互交叉性質，因此確定三品隸屬的首要指標，仍不能脱離傳世古本中的《本經》三品藥物序列的基礎。這也就是，爲什麽將此項指標列爲首條的原因。

二、主要參考依據

有以下六項指標：

1. 對於某些《本經》藥物，在其三品隸屬問題上，尚有待進一步審定者，則參據傳世的《本經》舊目、各種古本“七情表”中的該藥三品隸屬進一步加以衡量審考。

2. 參考利用各種《本經》輯本，在其從事輯復三品藥目方面所取得的有價值的成果（合理的考據與正確的結論）。

3. 對於傳世《本經》佚文中個别藥物脱載三品歸屬者，參據證有關古本草文獻予以補輯。

4. 將原屬《本經》副品，被後世本草析分後改爲正品的藥物重新併入原來的正品，而使之復原。

5. 將原爲《本經》正品，被後世本草合併改爲副品的藥物重新析分爲獨立的正品，而使之復原。

6. 進一步考證核實在文史古籍保存的《本經》藥物佚文，補輯其藥目及其三品隸屬。

第九章　在傳世古本草基礎上《本經》三品藥目的輯復

爲了力求客觀如實地輯復《本經》原書中的三品藥物，在本書中首先已將與《本經》藥物目録有關的多方面專題，包括藥數與藥名的變動，三品藥物的異説，藥物特徵專項的確定等進行了考察，並製定出“釐定《本經》三品藥目的原則與要求”（見上章），從而爲提供對傳世古本草（以《證類本草》爲代表）（以下簡稱“古本草”）所載《本經》三品藥物逐一進行核實奠定了基礎，以便有可能將被傳世古本草所混亂錯訛的某些三品藥物進行復原調整。茲再將這些藥物所以必須加以調整方可使之復原的理由分述如下。

第一節　上品藥目的輯復

傳世古本草中的《本經》上品藥物，共有 141 種。其中包括被混淆錯亂的上品藥物與未被混淆錯亂的上品藥物兩大類。此外，在傳世古本草中尚有未列入上品的一些藥物，它們除了具有本品藥效定義外，又均兼有上品藥效定義。爲了與上品藥物加以區別，故附將其列爲第三類，加以說明。

一、第一類，被傳世古本草混淆錯亂的《本經》上品藥物

根據考察共有 31 種。包括應予刪減、合併者 26 種，應予增加、補輯者 5 種。將它們的藥名、藥數與本輯本輯復後的上品藥相比較，可見下表所記（見表 36）。

表 36 《證類本草》的載《本經》上品藥與本輯本復原後的對照

證類本草		本輯本		
分類	各類種數	所減的藥數與藥名	所增的藥數與藥名	各類種數
玉石	18	減1種（石膽）	增4種（五色石脂種復原爲5種）	21
草	72	減10種（芎藭、黃連、黃耆、營實、五味子、沙參、白兔藿、薇蘅、雲實、茜根）	補1種（升麻）	63
木	19	減4種（蘖木、乾漆、桑上寄生、木蘭）	—	15
獸	6	減2種（麝香、牛黃）	—	4
禽	2	—	—	2
蟲魚	10	減5種（龜甲、桑螵蛸、海蛤、蠡魚、鯉魚膽）。併1種（文蛤）	—	4
果	6	—	—	6
米穀	3	減1種（麻蕡）。併1種（青蘘）	—	1
菜	5	減1種（瓜蒂）。	—	4
計	141種	共減26種	共增5種	120種

1. 傳世古本草所載《本經》上品藥應刪減、合併者　這類藥物有的是屬於後人改動部分三品藥序，將原來的中品或下品藥物改動混入上品。有的則是在原來某些上品藥中將其所附的副品藥物單獨分出，而改爲另一種上品（正品）藥物。因而均應予以刪減或合併。其具體藥物及主要理由即：

（1）古本草雖列爲《本經》上品藥，但該藥原爲副品，非正品藥者，有2種：

青蘘（今併入其正品藥胡麻項下），文蛤（今併入其正品藥海蛤項下）。（按，此二藥被併入的根據已在本書第二章《本經藥物的變動及其輯復要求》中論述，此處從畧）。

（2）古本草雖列爲《本經》上品藥，但該藥有毒，不符上品藥毒定義者，有6種：

瓜蒂（有毒）、乾漆（有毒）、麻蕡（有毒）、牛黄（小毒）、石膽（有毒）、龜甲（有毒）。

（3）古本草雖列爲《本經》上品藥（無毒），但該藥白字、墨字均無上品藥效定義者，有15種：

芎藭、白兔藿、黄蓍、黄連、沙參、五味子、雲實、木蘭、蘗木、桑上寄生、麝香、桑螵蛸、海蛤、蠡魚、鯉魚膽。

（4）古本草雖列爲《本經》上品藥（無毒），而該藥墨字有上品藥效定義，但其白字無上品藥效定義，且舊目也未列入上品者，有3種：

營實，茜根，薇蘅。

2. 傳世古本草所載《本經》上品藥應增加、補輯者，共5種。其主要理由是：

（1）在《本經》原書中本爲五種各自獨立的上品藥物，但在傳世古本草的白字（朱字）中被合併爲一種（1藥）者，有4種，即：

青石脂、赤石脂、黄石脂、白石脂、黑石脂5藥被後人併爲1藥。合稱爲“五色石脂”。現仍析爲5種，各恢復其本名，但實增藥數爲4種。（按，其增補的根據，可見本書第二章）。

（2）在傳世古本草中由於傳抄致誤，將朱字改爲墨字，而被脱漏的《本經》上品藥物，應予補輯者，有1種。即：

升麻

（按，此藥被重新復原補輯爲正品的根據，已在本書第二章中論述，此處從畧）。

二、第二類，未被傳世古本草混淆錯亂的《本經》上品藥物

在傳世古本草所載《本經》上品141種藥物中，除了上述第一類應予删減、合併的26種藥物外，尚有115種是未被混淆錯亂的藥物。它們均係仍然繼續承襲《本經》舊貌，保持其爲上品未變。故在本輯本中均仍作爲上品藥物。其具體藥物及主要理由即：

（1）古本草列爲上品藥，其白字雖無上品藥效定義，但墨字有上品藥效定義的無毒藥，且《本經》舊目及"七情表"古傳本系統均列爲上品者，有4種：

木香、槐實、景天、石鐘乳。

（2）古本草列爲上品藥，其白字均有上品藥效定義，且無毒者，有110種：

菖蒲、菊花、人參、天門冬、甘草、乾地黄、术、菟絲子、牛膝、茺蔚子、女萎、防葵、柴胡、麥門冬、獨活、車前子、薯蕷、薏苡仁、澤瀉、遠志、龍膽、細辛、石斛、巴戟天、白英、白蒿、菴蕳子、菥蓂子、蓍實、赤芝、黑芝、青芝、白芝、黄芝、紫芝、卷柏、藍實、蘪蕪、丹參、絡石、蒺藜子、肉蓯蓉、防風、蒲黄、香蒲、續斷、漏蘆、天名精、決明子、飛廉、旋花、蘭草、蛇床子、地膚子、茵陳蒿、杜若、徐長卿、石龍蒭、王不留行、牡桂、菌桂、松脂、枸杞、柏實、茯苓、榆皮、酸棗、蔓荆實、辛夷、五加皮、杜仲、女貞實、蕤核、藕實莖、橘柚、大棗、葡萄、蓬蘽、鷄頭實、冬葵子、莧實、白瓜子、苦菜、胡麻、丹砂、雲母、礬石、消石、朴消、滑石、空青、玉泉、曾青、禹餘糧、太一禹糧、白石英，紫石英、白青、扁青、五色石脂、龍骨、熊脂、白膠、阿膠、鴈肪、丹雄鷄、石蜜、蜂子、蜜蠟、牡蠣。

三、第三類，在傳世古本草中具有上品藥效定義的非上品《本經》藥物

《本經》的上品藥效定義，雖是每種上品藥物所必須具備的條件，但並非在上品以外的藥物中，不可能兼有上品藥效定義。屬於這類的藥物，由於它們在傳世古本草所録《本經》藥序中均已列入中品或下品之内，且又各自具有與其所屬該品相應的藥效定義，因此均不能將它們改歸於上品。屬於這類具體藥物及主要理由即：

（1）古本草列爲中品，且具有中品或下品藥效定義，雖兼有上品藥效定義，但均不能列爲上品的藥物，有 30 種：

雄黄、雌黄、水銀、樗鷄、犀角、芍藥、秦椒、淫羊藿、桑根白皮、合歡、白馬莖、莫耳實、蠡實、百合、知母、石龍芮、酸漿、水萍、茅根、紫草、枳實、秦皮、山茱萸、猪苓、龍眼、王瓜、鹿茸、羚羊角、羖羊角、水蘇。

（2）古本草列爲下品，且具有下品或中品藥效定義，雖兼有上品藥效定義，但均不能列爲上品的藥物，有 6 種：

莨菪子、桔梗、石南、水蘄、夏枯草、鉛丹

（3）古本草列爲有名未用類藥（未分品），且具有中品藥效定義，雖兼有上品藥效定義，但不能列爲上品的藥物，有 3 種：

姑活、屈草、別羇

（4）古本草所載《本經》非上品藥（正品）的副品藥物，雖有上品藥效定義，但因凡副品藥在《本經》正文中，均不作爲 365 種藥名與藥數中的獨立藥物，而附於其相應的正品項内，故也不能列爲上品者，有 4 種：

桑耳（爲中品桑根白皮之副品。白字有："益氣"、"輕身"等藥效）。

生薑（爲中品乾薑之副品。白字有："通神明"）。

竹實（爲中品竹葉之副品。白字有："通神明，輕身，益氣"）。

（牛）髓（爲中品牛黄之副品，傳世古本草列於副品牛角䚡項内。白字有"久服增年"）。

第二節　中品藥目的輯復

傳世古本草中的《本經》中品藥物共有 113 種。也分爲被混淆錯亂的中品藥物與未被混淆錯亂的中品藥物兩大類。此外再將兼有中品藥效定義的非中品藥列爲第三類加以説明。

一、第一類，被傳世古本草混淆錯亂的《本經》中品藥物

根據考察，共有 71 種。包括應删減、合併者 32 種。應予增加、補輯者 39 種。將它們的藥名、藥數與本輯本輯復後的中品藥相比較，可見下表所記（見表 37）。

表 37 《證類本草》所載《本經》中品藥與本輯本復原後的對照

證類本草		本輯本		
分類	各類種數	所減的藥數與藥名	所增的藥數與藥名	各類種數
玉石	16	減6種（雄黄、雌黄、水銀、凝水石、膚青、鐵落）。併2種（鐵精、鐵）	—	8
草	46	減4種（敗醬、白薇、積雪草、蜀羊泉）	增17種（芎藭、黄連、黄耆、營實、五味子、沙參、白兔藿、薇蓹、雲實、茜根、桔梗、莨菪子、陸英、姑活、屈草、别羈、翹根）補1種（萱草）。	60
木	17	—	增9種（蘗木、乾漆、桑上寄生、木蘭、柳花、石南、蔓椒、欒花、淮木）	26
獸	7	減1種（犀角）。併1種（牛角䚡）	增2種（麝香、牛黄）	7
禽	3	減1種（燕屎）	—	2
蟲	16	減13種（蝟皮、露蜂房、鱉甲、蟹、蚱蟬、蠐螬、鮀魚甲、樗鷄、蛞蝓、木寅、蜚寅、蜚蠊、䗪蟲）	增4種（桑螵蛸、海蛤、蠡魚、鯉魚膽）	7
果	1	—	—	1
米穀	2	減1種（大豆黄卷）。併1種（赤小豆）。	增1種（麻蕡）。補2種（黍米、粟米）	3
菜	5	減1種（假蘇）。併1種（薤）。	增2種（瓜蒂、水靳）	5
其他	0	—	增1種（髮髲）（按，此爲人部藥，但《證類》人部藥未分三品，故列入其他欄）	1
計	113種	共減32種	共增39種	120種

1. 傳世古本草所載《本經》中品藥應删減、合併者，共32種。其主要理由是：

（1）古本草雖列爲《本經》中品藥，但該藥原爲副品，非正品藥者，有5種：

鐵精、鐵（今併入其正品鐵落項下）、牛角鰓（今併入其正品牛黄項下）。赤小豆（今併入其正品大豆黄卷項下）、薤（今併入其正品葱實項下）。（按，此五藥被併入的根據已在本書第二章中論述，此處從畧）。

（2）古本草雖列爲《本經》中品藥，但該藥白字無中品藥效定義，只有下品藥效定義（或兼有上品藥效定義）者，有27種：

敗醬、白薇、積雪草、蜀羊泉、蝟皮、鱉甲、蚱蟬、蛞蝓、大豆黄卷、假蘇、凝水石、鐵落、膚青、燕屎、露蜂房、蟹、鮀魚甲、蠐螬、木宝、蜚宝、蜚蠊、䗪蟲、樗鷄、雄黄、雌黄、水銀、犀角。

2. 傳世古本草所載《本經》中品藥應增加、補輯者，共39種。其主要理由是：

（1）古本草列爲《本經》上品藥，但無上品藥效定義，而有中品藥效定義者，有21種：

茜根、營實、薇蓹、乾漆、麻蕡、五味子、鯉魚膽、芎藭、白兔藿、黄蓍、黄連、沙参、雲實、桑上寄生、木蘭、蘗木、桑螵蛸、海蛤、蠡魚、麝香、髮髲（按：此藥在《新修本草》係獸禽部藥，列入上品。《證類本草》係人部藥，未分品）。

（2）古本草列爲《本經》下品藥，但無下品藥效定義，而有中品藥效定義者，有8種：

莨菪子、水靳、桔梗、石南、陸英、柳花、欒花、蔓椒。

（3）古本草列爲“有名未用”類《本經》藥，未分品。有中品藥效定義者，有5種：

姑活、屈草、別羇、淮木、翹根。

（4）在傳世古本草被脱漏的《本經》中品藥物，而保留於其他《本經》古佚文中，應予補輯者，有3種：

萱草、粟米、黍米

（按，此三藥被重新復原補輯爲正品的根據，已在本書第二章中論述，此處從畧)。

二、第二類，未被傳世古本草混淆錯亂的《本經》中品藥物

在傳世古本草所載《本經》中品113種藥物中，除了上述第一類應予删減、合併的32種藥物外，尚有81種是未被混淆錯亂的藥物。故在本輯本中仍作爲中品藥物。其具體藥物及主要理由即：

古本草列爲中品藥，其白字均有中品藥效定義者，有81種：

乾薑、葈耳實、葛根、栝蔞、苦參、當歸、麻黄、通草、蠡實、瞿麥、芍藥、玄參、秦芁、百合、知母、貝母、白芷、淫羊藿、黄芩、狗脊、石龍芮、茅根、紫菀、紫草、白鮮皮、酸漿、紫參、藁本、石韋、萆薢、水萍、王瓜、地榆、海藻、澤蘭、防己、款冬花、牡丹、馬先蒿、女菀、王孫、爵床、桑根白皮、竹葉、梔子、蕪荑、枳實、厚朴、秦皮、山茱萸、吴茱萸、秦椒、紫葳、猪苓、白棘、龍眼、松蘿、衛矛、合歡、梅實、蓼實、葱實、水蘇、石膏、磁石、陽起石、孔公孼、殷孼、石硫黄、長石、理石、白馬莖、鹿茸、羖羊角、羚羊角、牡狗陰莖、烏賊魚骨、白殭蠶、石龍子、伏翼、天鼠屎。

三、第三類，在傳世古本草中具有中品藥效定義的非中品《本經》藥物

本類藥物均是在《本經》的上品或下品藥物中，兼有中品藥效定義者，故應以其主要的上品或下品隸屬關係及與其相應的上品或下品定義爲據，不能改歸中品。其具體藥物及主要理由即：

1. 古本草列爲上品，且具有上品藥效定義，雖同時兼有中品藥效定義，但均不能列爲中品藥物　有112種。

赤箭、菖蒲、菟絲子、牛膝、茺蔚子、麥門冬、車前子、薏苡仁、澤瀉、石斛、菴䕡子、菥蓂子、蓍實、赤芝、黑芝、青芝、白芝、黄芝、紫芝、决明子、飛廉、旋花、牡桂、菌桂、柏實、杜仲、女貞實、藕實莖、葡萄、蓬虆、鷄頭實、白瓜子、胡麻、玉泉、空青、白石英、白膠、阿膠、鴈肪、菊花、人參、天門冬、甘草、乾地黄、术、女萎、防葵、柴胡、獨活、薯蕷、遠志、龍膽、細辛、巴戟天、白英、白蒿、蘼蕪、絡石、蒺藜子、肉蓯蓉、防風、蒲黄、香蒲、續斷、漏蘆、天名精、丹參、蘭草、蛇床子、地膚子、茵陳蒿、杜若、石龍芻、王不留行、松脂、枸杞、茯苓、榆皮、酸棗、五加皮、蔓荆實、辛夷、蕤核、橘柚、大棗、冬葵子、莧實、苦菜、丹砂、雲母、礬石、消石、朴消、滑石、曾青、禹餘糧、太一餘糧、紫石英、白青、扁青、五色石脂、龍骨、熊脂、丹雄鷄、石蜜、蜂子、蜜蠟、牡蠣、石鐘乳、木香、槐實、景天。

2. 古本草列爲下品，且具有下品藥效定義，雖同時兼有中品藥效定義，但均不能列入中品藥物　有 37 種。

蜀椒、鉛丹、旋覆花、皂莢、楝實、雷丸、芫花、半夏、射干，常山、蜀漆、甘遂、大戟、茵芋、黄環、杏核仁、附子、烏頭、虎掌、鈎吻、大黄、草蒿、白蘞、雚菌、白及、澤漆、烏韮、鹿藿、藎草、郁李仁、溲疏、麋脂、藥實根、蠮螉、腐婢、鹵鹹、核桃仁。

第三節　下品藥目的輯復

傳世古本草中的《本經》下品藥物共有 105 種。也分爲被混淆錯亂的下品藥物，與未被混淆錯亂的下品藥物兩大類。此外再將兼有下品藥效定義的非下品藥列爲第三類加説明。

一、第一類，被傳世古本混淆錯亂的《本經》下品藥物

根據考察，共有 42 種。包括應予删減、合併者 11 種。應予增加、補輯者 31 種。將它們的藥名、藥數與本輯本輯復後的下品藥相比較，可見下表所記（見表 38）。

表 38 《證類本草》所載《本經》下品藥與本輯本復原後的對照

證類本草		本輯本		
分類	各類種數	所減的藥數與藥名	所增的藥數與藥名	各類種數
玉石	12	併3種（錫鏡鼻、戎鹽、大鹽）	增7種（石膽、雄黄、雌黄、水銀、凝水石、鐵落、膚青）	16
草	48	減3種（桔梗、莨菪、陸英）	增5種（敗醬、白薇、積雪草、蜀羊泉、石、下長卿）	50
木	18	減4種（柳花、石南、欒花、蔓椒）	—	14
獸	4	—	增1種（犀角）	5
禽	0	—	增1種（燕屎）	1

續表

證類本草		本　輯　本		
分類	各類種數	所減的藥數與藥名	所增的藥數與藥名	各類種數
蟲魚	18	—	增15種（龜甲、蝟皮、露蜂房、鱉甲、蟹、蚱蟬、蠐螬、鮀魚甲、樗鷄、蛞蝓、木宝、蜚宝、蜚蠊、䗪蟲、彼子）	33
果	2	—	—	2
米穀	1	—	增1種（大豆黄卷）	2
菜	2	減1種（水蘄）	增1種（假蘇）	2
計	105	共減11種	共增31種	125

1. 傳世古本草所載《本經》下品藥應删減、合併者，共 11 種，其主要理由是：

（1）古本草雖列爲《本經》下品藥，但該藥原爲副品，非正品藥者，有 3 種：

錫鏡鼻（今併入其正品粉錫項下）、戎鹽、大鹽（今併入其正品鹵鹹項下）。（按，此三藥被併入的根據，已在本書第二章中論述，此處從畧）。

（2）古本草雖列爲《本經》下品藥，但該藥白字無下品藥效定義，只有中品藥效定義者，有 8 種：

水蘄、莨菪子、桔梗、陸英、石南、柳花、欒花、蔓椒。

2. 傳世古本草所載《本經》下品藥應予增加者，共 31 種。其主要理由是：

（1）古本草列爲《本經》上品藥，但無上品藥效定義，而有下品藥效定義，且有毒者，有 2 種：

石膽、龜甲。

（2）古本草列爲《本經》中品藥，但無中品藥效定義，而有下品藥效定義者，有 27 種：

［按，此 27 種藥物名稱可見本章第二節“中品藥目的輯復”第一類，1(2)］。

（3）古本草列爲“有名未用”類《本經》藥，未分品。有下品藥效定義者，有 2 種：

石下長卿，彼子。

二、第二類，未被傳世古本草混淆錯亂的《本經》下品藥物

在傳世古本草所載《本經》下品105種藥物中，除了上述第一類應予刪減、合併的11種外，尚有94種是被混淆錯亂的藥物。故在本輯本中仍作爲下品藥物。其具體藥物及主要理由即：

古本草列爲下品藥，其白字均有下品藥效定義者——94種。

藺茹、鳶尾、藜蘆、貫衆、蕘花、牙子、商陸、白頭翁、鬼臼、羊桃、女青、蚤休、石長生、莽草、六畜毛蹄甲、蝦蟇、馬刀、蜈蚣、水蛭、斑蝥、貝子、石蠶、蜣蜋、馬陸、地膽、苦瓠、礜石、粉錫、羊躑躅、狼毒、巴豆、葶藶、蛇含、青葙子、羊蹄、扁蓄、冬灰、連翹、牛扁、桐葉、梓白皮、豚卵、蛇蜕、白頸蚯蚓、雀甕、螻蛄、鼠婦、螢火、衣魚、代赭、白堊、青琅玕、鼠李、鼺鼠、石灰、天雄、夏枯草。（按，以上共57種藥名，此外尚有37種藥物，其名稱可見前面本章第二節“中品藥目的輯復”第三類2）。

三、第三類，在傳世古本草中具有下品藥效定義的非下品《本經》藥物

本類藥物均是在《本經》的上品或中品藥物中兼具有下品藥效定義者，故應以其主要的上品或中品隸屬關係及與其相應的上品或中品定義爲據，不能改歸下品。其具體藥物及主要理由即：

（1）古本草列爲上品，且具有上品藥效定義。雖同時兼有下品藥效定義，但不能列爲下品藥物，有77種：

菊花、人参、天門冬、甘草、乾地黄、术、女萎、防葵、柴胡、獨活、薯蕷、遠志、龍膽、細辛、巴戟天、白英、白蒿、蘼蕪、絡石、蒺藜子、肉蓯蓉、防風、蒲黄、香蒲、續斷、漏蘆、天名精、丹参、蘭草、蛇床子、地膚子、茵陳蒿、杜若、石龍蒭、王不留行、松脂、枸杞、茯苓、榆皮、酸棗、五加皮、蔓荊實、辛夷、蕤核、橘柚、大棗、冬葵子、莧實、苦菜、丹砂、雲母、礬石、消石、朴消、滑石、曾青、禹餘糧、太一禹糧、紫石英、白青、扁青、五色石脂、龍骨、熊脂、丹雄鷄、石蜜、蜂子、蜜蠟、牡蠣、卷柏、藍實、徐長卿、木香、槐實、景天、營實、薇蓹。

（2）古本草列爲中品，且具有中品藥效定義。雖同時兼有下品藥效定義，但不能列爲下品藥物，有71種：

芍藥、秦椒、葈耳實、蠡實、百合、知母、石龍芮、酸漿、水萍、茅根、紫草、枳實、秦皮、山茱萸、猪苓、龍眼、王瓜、鹿茸、羖羊角、羚羊角、水蘇、吴茱萸、石龍子、石硫黄、葛根、栝樓根、苦參、當歸、麻黄、通草、瞿麥、玄參、秦艽、貝母、白芷、黄芩、紫菀、白鮮皮、紫參、藁本、石韋、萆薢、地榆、海藻、澤蘭、防己、款冬花、牡丹、馬先蒿、女菀、王孫、竹葉、梔子、蕪荑、厚朴、紫葳、白棘、松蘿、衛矛、梅實、蓼實、天鼠屎、烏賊魚骨、白殭蠶、石膏、磁石、陽起石、孔公孽、殷孽、理石、長石。

第十章　新輯《本經》藥物的依據及目録

第一節　輯復《本經》三品藥物依據檢索表

1. 見於傳世古本草所引《本經》藥物
 2. 傳世古本草已分三品的藥物
  3. 傳世古本草列爲上品的藥物
   4. 未被後世本草合併的藥物（共 141 種）
    5. 正品藥
     6. 無毒藥
      7. 有上品藥效定義的藥
       8. 白字有上品藥效定義的藥（110 種）
        9. 兼有中品藥效定義的藥 ——————上品　38 種

菖蒲	菟絲子	牛膝	茺蔚子	麥門冬
車前子	薏苡仁	澤瀉	石斛	菴蕳子
菥蓂子	蓍實	赤芝	黑芝	青芝
白芝	黄芝	紫芝	決明子	飛廉
旋花	牡桂	菌桂	柏實	杜仲
女貞實	藕實莖	葡萄	蓬蘽	鷄頭實
白瓜子	胡麻	玉泉	空青	白石英
白膠	阿膠	鴈肪		

        9. 兼有中品及下品藥效定義的藥 ————上品　69 種

菊花	人參	天門冬	甘草	乾地黄

术	女萎	防葵	柴胡	獨活
薯預	遠志	龍膽	細辛	巴戟天
白英	白蒿	蘗蕪	絡石	蒺藜子
肉蓯蓉	防風	蒲黄	香蒲	續斷
漏蘆	天名精	丹參	蘭草	蛇床子
地膚子	茵陳蒿	杜若	石龍蒭	
王不留行	松脂	枸杞	茯苓	榆皮
酸棗	五加皮	蔓荊實	辛夷	蕤核
橘柚	大棗	冬葵子	莧實	苦菜
丹砂	雲母	礬石	消石	朴消
滑石	曾青	禹餘糧	太一餘糧	紫石英
白青	扁青	青石脂（原五色石脂）		龍骨
熊脂	丹雄鷄	石蜜	蜂子	蜜蠟
牡蠣				

9. 兼有下品藥效定義的藥 —————————— 上品　3 種

卷柏　　藍實　　徐長卿

8. 白字無上品藥效定義；墨字有上品藥效定義的藥

10.《本經》“舊目”列入上品的藥

11. 白字有中品定義的藥 —————————— 上品　1 種

石鐘乳

11. 白字有中品及下品定義的藥 —————————— 上品　3 種

木香　　槐實　　景天

10.《本經》“舊目”列入中品的藥

12. 白字有中品定義的藥 —————————— 中品　1 種

茜根

12. 白字有中品及下品定義的藥 —————————— 中品　2 種

營實　　薇蓹

7. 無上品藥效定義（白、墨字均無），有中品藥效定義的藥

13. 白字有中品定義的藥 —————————— 中品　2 種

五味子　　鯉魚膽

13. 白字有中品及下品定義的藥 ——————————— 中品 13 種

芎藭 白兔藿 黄耆 黄連 沙參 雲實 桑上寄生

木蘭 蘗木 桑螵蛸 海蛤 蠡魚 麝香

6. 有毒藥

14. 有上品藥效定義的藥

15. 白字有上品藥效定義的藥

16. 白字兼有中品定義的藥 ——————————— 中品 2 種

乾漆 麻蕡

16. 白字兼有中品、下品定義的藥 ——————————— 下品 2 種

龜甲 石膽

15. 墨字有上品藥效定義的藥（白字無上品定義，有中、下品定義。“舊目”列入中品）——————————— 中品 1 種

牛黄

14. 無上品藥效定義，有中品定義的藥 ——————————— 中品 1 種

瓜蒂

6. 未記毒性的無毒藥（原有闕文），（有上品定義，兼有中、下品定義）——————————— 上品 1 種

赤箭

5. 副品藥 ———————————（併入 2 種）

青蘘（併入胡麻）文蛤（併入海蛤）

4. 被後世本草合併的藥（無毒）——————————— 上品 補 4 種

赤石脂 黄石脂 白石脂 黑石脂

3. 傳世古本草未列入上品的藥物

17. 傳世古本草列爲中品的藥物（共 113 種）

18. 正品藥

19. 白字有中品藥效定義的藥（81 種）

20. 只有中品定義（無他品定義）的無毒藥 —— 中品 6 種

乾薑 狗脊 爵床 牡狗陰莖 伏翼 葱實

20. 兼有他品定義的藥

21. 兼有上品定義的藥（無毒）——————————— 中品 4 種

淫羊藿　桑根白皮　合歡　白馬莖

21. 兼有上品及下品定義的藥

22. 有毒

23. 小毒（藥）———— 中品　1種

芍藥

23. 毒（藥）———— 中品　1種

秦椒

22. 無毒 ———— 中品　19種

莫耳實　蠡實　百合　知母　石龍芮　酸漿　水萍

茅根　紫草　枳實　秦皮　山茱萸　猪苓　龍眼

王瓜　鹿茸　羖羊角　羚羊角　水蘇

21. 兼有下品定義的藥

24. 有毒

25. 小毒（藥）———— 中品　2種

吴茱萸　石龍子

25. 毒（藥）———— 中品　1種

石硫黄

24. 無毒 ———— 中品　47種

葛根　栝蔞根　苦參　當歸　麻黄　通草　瞿麥

玄參　秦艽　貝母　白芷　黄芩　紫菀　白鮮皮

紫參　藁本　石韋　萆薢　地榆　海藻　澤蘭

防己　款冬花　牡丹　馬先蒿　女菀　王孫　竹葉

梔子　蕪荑　厚朴　紫葳　白棘　松蘿　衛矛

梅實　蓼實　天鼠屎　烏賊魚骨　白殭蠶　石膏

磁石　陽起石　孔公孽　殷孽　理石　長石

19. 白字無中品藥效定義的藥

26. 兼有上品及下品定義的藥

27. 有毒（藥）

28. 小毒（藥）———— 下品　1種

梣鷄

28. 毒（藥）———————————————— 下品　3 種

雄黄　雌黄　水銀

27. 無毒 ———————————————— 下品　1 種

犀角

26. 只有下品定義的藥

29. 毒（藥）———————————————— 下品　9 種

燕屎　露蜂房　蟹　鮀魚甲　蠐螬　木宝　蜚宝

蜚蠊　䗪蟲

29. 無毒 ———————————————— 下品　13 種

敗醬　白薇　積雪草　蜀羊泉　蝟皮　鱉甲　蚱蟬

蛞蝓　大豆黄卷　假蘇　凝水石　鐵落　膚青

18. 副品藥 ———————————————— （併入 5 種）

薤（併入葱實）　赤小豆（併入大豆黄卷）

牛角（併入牛黄）　鐵、鐵精（併入鐵落）

17. 傳世古本草列爲下品的藥（共 105 種）

30. 正品藥

31. 白字有下品藥效定義的藥（94 種）

32. 只有下品定義（無他品定義）的藥

33. 有毒

34. 小毒（藥）———————————————— 下品　1 種

䕡茹

34. 毒（藥）———————————————— 下品　27 種

鳶尾　藜蘆　貫衆　蕘花　牙子

商陸　白頭翁　鬼臼　羊桃　女青

蚤休　石長生　莽草　六畜毛蹄甲　蝦蟆

馬刀　蜈蚣　水蛭　斑蝥　貝子

石蠶　蜣蜋　馬陸　地膽　苦瓠

礜石　粉锡

34. 大毒（藥）———————————————— 下品　3 種

羊躑躅　狼毒　巴豆

33. 無毒 ———————————————— 下品　20 種

葶藶　蛇含　青葙子　羊蹄　萹蓄　連翹　牛扁

桐葉　梓白皮　豚卵　蛇蜕　白頸蚯蚓　雀甕　螻蛄

鼠婦　螢火　衣魚　代赭　白堊　青瑯玕

33. 未記毒性的有毒藥（原有闕文）———————— 下品　4 種

鼠李　鼺鼠　石灰　冬灰

32. 兼有他品定義的藥

35. 兼有上品定義的藥

36. 大毒（藥）———————————————— 下品　1 種

天雄

36. 無毒（藥）———————————————— 下品　1 種

夏枯草

35. 兼有上品及中品定義的藥

37. 毒（藥）———————————————— 下品　1 種

蜀椒

37. 未記毒性的無毒藥 ———————————— 下品　1 種

鉛丹

35. 兼有中品定義的藥

38. 有毒

39. 小毒（藥）———————————————— 下品　9 種

旋覆花　皂莢　楝實　雷丸　芫花

39. 毒（藥）———————————————— 下品　9 種

半夏　射干　常山　蜀漆　甘遂　大戟　茵芋　黄環　杏核仁

39. 大毒（藥）———————————————— 下品　4 種

附子　烏頭　虎掌　鈎吻

38. 無毒 ———————————————— 下品　17 種

大黄　草蒿　白蘞　雚菌　白及　澤漆　烏韭　鹿藿　藎草

郁李仁　溲疏　麋脂　欒實根　桃核仁　蠮螉　腐婢　鹵鹹

31. 白字無下品藥效定義的藥

40. 兼有上品及中品定義的藥

41. 毒（藥）——————————————— 中品　1 種

莨菪子

41. 無毒（藥）——————————————— 中品　1 種

水蘄

40. 只有中品定義的藥

42. 有毒

43. 小毒（藥）——————————————— 中品　1 種

桔梗

43. 毒（藥）——————————————— 中品　1 種

石南

42. 無毒 ——————————————— 中品　4 種

陸英　柳花　欒花　蔓椒

30. 副品藥 ——————————————— （併入 3 種）

錫鏡鼻（併入粉錫）戎鹽、大鹽（併入鹵鹹）

2. 傳世古本草未分三品的藥（包括人部及有名未用藥）

44. 有中品藥效定義的藥

45. 兼有上品藥效定義的藥

46. 小毒（藥）——————————————— 中品　1 種

翹根

46. 無毒（藥）——————————————— 中品　2 種

姑活　屈草

45. 無上品藥效定義的無毒藥 ——————— 中品　3 種

髮髲　別羇　淮木

44. 有下品藥效定義的有毒藥 ——————— 下品　2 種

石下長卿　彼子

1. 見於傳世文史古籍所引《本經》藥物

47. 本輯入《本經》365 種正品的藥物

48. 有上品藥效定義的無毒藥 ————— 上品　補 1 種

升麻

48. 有中品藥效定義的無毒藥 ————— 中品　補 3 種

萱草　粟米　黍米

47. 本輯本未輯入《本經》365 種正品的藥（從畧）

第二節　新輯《神農本草經》藥物目録

一、上品——共一百二十種，現列表如下（見表 39）。

表 39　新輯《本經》上品藥目

“草部”	1菖蒲（1）	菊花（2）	3人参（3）
4天門冬（4）	5甘草（5）	6乾地黄（6）	7术（7）
8菟絲子（8）	9牛膝（9）	10茺蔚子（10）	11女萎（11）
12防葵（12）	13柴胡（126）	14麥門冬（13）	15獨活（14）
16車前子（15）	17木香（16）	18薯蕷（17）	19薏苡仁（18）
20澤瀉（19）	21遠志（20）	22龍膽（21）	23細辛（22）
24石斛（23）	25巴戟天（24）	26白英（25）	27白蒿（26）
28赤箭（27）	29菴蕳子（28）	30菥蓂子（29）	31蓍實（30）
32赤芝（31）	33黑芝（32）	34青芝（33）	35白芝（34）
36黄芝（35）	37紫芝（36）	38卷柏（37）	39藍實（38）
40蘼蕪（39）	41丹参（52）	42絡石（41）	43蒺藜子（42）
44肉蓯蓉（44）	45防風（45）	46蒲黄（46）	47香蒲（47）
48續斷（48）	49漏蘆（49）	50天名精（50）	51決明子（51）
52飛廉（53）	53旋花（55）	54蘭草（56）	55蛇床子（57）
56地膚子（58）	57景天（59）	58茵陳蒿（60）	59杜若（61）
60徐長卿（63）	61石龍蒭（64）	62王不留行（66）	63升麻（補）
“木部”	64牡桂（67）	65菌桂（68）	66松脂（69）
67槐實（70）	68枸杞（71）	69柏實（73）	70茯苓（74）
71榆皮（75）	72酸棗（76）	73蔓荆實（78）	74辛夷（79）
75五加皮（190）	76杜仲（80）	77女貞實（82）	78蕤核（83）
[果部]	79橘柚（72）	80大棗（85）	81葡萄（86）
82蓬虆（87）	83藕實莖（84）	84雞頭實（88）	

續表

[菜部]	85冬葵子（89）	86莧實（90）	87白瓜子（91）
88苦菜（92）			
[穀部]	89胡麻（附：青蘘）（93）		
[石部]	90丹砂（106）	91雲母（107）	92玉泉（108）
93石鐘乳（109）	94礬石（110）	95消石（111）	96朴消（112）
97滑石（113）	98空青（114）	99曾青（115）	100禹餘糧（116）
101太一余糧（117）	102（白石英）（118）	103紫石英（119）	104青石脂（120）
105赤石脂（補）	106黃石脂（補）	107白石脂（補）	108黑石脂（補）
109白青（238）	110扁青（239）		
[獸部]	111龍骨（95）	112熊脂（97）	113白膠（98）
114阿膠（99）			
[禽部]	115丹雄雞（214）	116鴈肪（215）	
[蟲部]	117石蜜（100）	118蜂子（101）	119蜜蠟（102）
120牡蠣（103）			

注：本表所列各藥名上的數字，爲本輯本新排列的《本經》藥物序號；在各藥名下方括號中的數字爲《本草綱目》所載《神農本草經目録》的順序。

二、中品——共一百二十種，現列表如下（見表40）。

表40　新輯《本經》中品藥目

[草部]	121乾姜（121）	122葈耳實（122）	123葛根（123）
124栝樓根（124）	125苦參（125）	126芎藭（127）	127當歸（128）
128麻黄（129）	129通草（130）	130芍藥（131）	131蠡實（132）
132瞿麥（133）	133玄參（134）	134秦艽（135）	135百合（136）
136知母（137）	137貝母（138）	138白芷（139）	139淫羊藿（140）

續表

140黄芩（141）	141石龍芮（142）	142茅根（143）	143紫菀（144）
144紫草（145）	145茜根（146）	146白鮮皮（148）	147酸漿（149）
148紫参（150）	149藁本（151）	150狗脊（152）	151萆薢（153）
152白兔藿（154）	153營實（155）	154薇蘅（157）	155水萍（159）
156王瓜（160）	157地榆（161）	158海藻（162）	159澤蘭（163）
160防己（164）	161牡丹（165）	162款冬花（166）	163石韋（167）
164馬先蒿（168）	165女菀（170）	166王孫（171）	167雲實（165）
168爵床（173）	169黄耆（43）	170黄連（40）	171五味子（54）
172沙参（62）	173桔梗（249）	174莨菪子（250）	175陸英（289）
176姑活（272）	177屈草（293）	178別羇（273）	179翹根（158）
180萱草（補）			
[木部]	181梔子（174）	182竹葉（175）	183蘗木（176）
184吴茱萸（177）	185桑根白皮（178）	186蕪荑（179）	187枳實（180）
188厚朴（181）	189秦皮（182）	190秦椒（183）	191山茱萸（184）
192紫葳（185）	193猪苓（186）	194白棘（187）	195龍眼（188）
196木蘭（189）	197桑上寄生（81）	198柳花（297）	199衛矛（191）
200合歡（192）	201松蘿（308）	202乾漆（77）	203石南（304）
204蔓椒（310）	205欒花（311）	206淮木（312）	
[果部]	207梅實（194）		
[菜部]	208蓼實（197）	209葱實（薤）（198）	210水蘇（20）

續表

211瓜蒂（313）	212水蘄（202）		
[穀部]	213粟米（補）	214黍米（補）	215麻蕡（94）
[石部]	216石硫黄（229）	217石膏（231）	218磁石（232）
219陽起石（234）	220理石（235）	221長石（236）	222孔公孽（349）
223殷孽（350）			
[人部]	224髮髲（203）		
[獸部]	225白馬莖（204）	226鹿茸（205）	227羖羊角（207）
228牡狗陰莖（208）	229羚羊角（209）	230牛黄（附：牛角鰓）（211）	
231麝香（96）			
[禽部]	232天鼠屎（319）	233伏翼（321）	
[蟲部]	234蠡魚（218）	235鯉魚膽（219）	236烏賊魚骨（220）
237海蛤（附：文蛤）（221）	238石龍子（223）	239白殭蠶（226）	
240桑螵蛸（105）			

注：本表所列各藥名上的數字，爲本輯本新排列的《本經》藥物序號；在各藥名下方括號中的數字爲《本草綱目》所載《神農本草經目録》的順序。

三、下品——共一百二十五種，現列表如下（見表41）。

表41　新輯《本經》下品藥目

[草部]	241附子（241）	242烏頭（242）	243天雄（243）
244半夏（244）	245虎掌（245）	246鳶尾（246）	247大黄（247）
248葶藶（248）	249草蒿（251）	250旋覆花（252）	251藜蘆（253）

續表

252鈎吻（254）	253射干（255）	254蛇含（256）	255恒山（257）
256蜀漆（258）	257甘遂（259）	258白蘞（260）	259青葙子（261）
260雚菌（262）	261白及（263）	262大戟（264）	263澤漆（265）
264茵芋（266）	265貫衆（267）	266蕘花（268）	267牙子（269）
268羊躑躅（270）	269芫花（271）	270商陸（274）	271羊蹄（275）
272萹蓄（276）	273狼毒（277）	274鬼臼（278）	275白頭翁（279）
276羊桃（280）	277女青（281）	278連翹（282）	279石下長卿（283）
280藺茹（284）	281烏韮（285）	282鹿藿（286）	283蚤休（287）
284石長生（288）	285藎草（290）	286牛扁（291）	287夏枯草（292）
288敗醬（147）	289白薇（156）	290積雪草（169）	291蜀羊泉（172）
[木部]	292巴豆（294）	293蜀椒（295）	294皂莢（296）
295楝實（298）	296郁李仁（299）	297莽草（300）	298雷丸（301）
299梓白皮（302）	300桐葉（303）	301藥實根（309）	302黄環（305）
303溲疏（306）	304鼠李（307）		
[果部]	305桃核仁（195）	306杏核仁（196）	
[菜部]	307假蘇（200）	308苦瓠（314）	
[穀部]	309大豆黄卷（附：赤小豆）（315）	310腐婢（314）	
[石部]	311石膽（237）	312雄黄（227）	313雌黄（228）
314水銀（230）	315膚青（240）	316凝水石（233）	

續表

317鐵落（附：鐵精、鐵）（352）	318鉛丹（354）		
319粉錫（附：錫鏡鼻）（355）	320代赭（357）		
321鹵鹹（附：戎鹽、大鹽）（360）	322青琅玕（361）	323礜石（362）	
324石灰（363）	325白垩（364）	326冬灰（365）	
[獸部]	327六畜毛蹄甲（317）	328犀角（210）	
329豚卵（212）	330麋脂（213）	331鼺（鼯）鼠（320）	
[禽部]	332燕屎（318）		
[蟲部]	333龜甲（104）	334蝦蟆（322）	335鮀（鱓）魚甲（217）
336鱉甲（216）	337蚱蟬（225）	338露蜂房（224）	339馬刀（323）
340蟹（324）	341蛇蜕（325）	342猬皮（326）	343蠮螉（327）
344蜣螂（328）	345蛞蝓（329）	346白頸蚯蚓（330）	347蠐螬（331）
348石蠶（332）	349雀瓮（333）	350樗鷄（334）	351斑蝥（猫）（335）
352螻蛄（336）	353蜈蚣（337）	354馬陸（338）	355地膽（339）
356螢火（340）	357衣魚（341）	358鼠婦（342）	359水蛭（343）
360木宝（344）	361蜚宝（345）	362蜚蠊（346）	363䗪蟲（347）
364貝子（348）	365彼子（193）		

注：本表所列各藥名上的數字，爲本輯本新排列的《本經》藥物序號；在各藥名下方括號中的數字爲《本草綱目》所載《神農本草經目録》的順序。

第二部 輯復《本經》藥物本文的研究

第五篇 《本經》佚文淵源出處的核實

第十一章 收載《本經》佚文的藥典性本草學古籍考

爲了復原《神農本草經》一書的原貌，首先要充分掌握現尚存世的《本經》佚文。而收載《本經》佚文數量最多也是最全面的古籍就是以《本草經集注》、《唐本草》和《證類本草》爲主的藥典性本草學古籍。由於這些古籍的撰寫時代、版本種類及保存情況各有不同，因而其所保存的《本經》佚文特徵、數量及失誤程度也有所差異。故必須在重新輯録甄别《本經》佚文之前對於這些現存的藥典性本草學古籍情況，進行較深入的考察，以便明確各種《本經》佚文在輯復工作中的淵源出處以及價值與得失，俾更好地有所抉擇。

現在就根據現存藥典性本草學古籍所保存的佚文完整程度依次分爲：《證類本草》類，《唐本草》類、《本草經集注》類三節加以論述。此外尚有撰年更晚的《本草品匯精要》及《本草綱目》二書，收載《本經》佚文較全，也可提供參考之用，故另作爲專節補充論證。

第一節 證類本草類

《證類本草》即《經史證類備急本草》的簡稱，爲北宋，唐慎微撰。傳世主要有三類傳本，即《大觀本草》、《政和本草》和《紹興本草》。

一、《大觀本草》

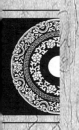

此書全稱是《大觀經史證類備急本草》，共 31 卷。這是迄今爲止，保存《本經》佚文最完整的一種。根據此書體例，凡屬《本經》佚文均刻作白色大字，故其標幟明顯，極易識别。其初刊本爲1180年（北宋大觀二年），南宋及元、明、清各代均有不少重刊本。惟現存世最佳的版本主要有三種，即

1. 南宋刊本《大觀本草》（以下簡稱宋本） 此本現存世只有一部，爲北京圖書館藏。刊刻年代爲1211年（南宋嘉定四年），故也可稱爲嘉定本或劉甲本（目前國内尚無影印本）。這是現存時代最古的一種《證類本草》原刊本。此刊本刻工工整，質量亦高。其版本特點主要有：

（1）書名爲《經史證類備急本草》，實係《大觀本草》，但無“大觀”字樣，共31卷。

（2）卷首缺（《大觀本草》）艾晟原序，但原藏書家誤配補以曹孝忠“重修政和經史證類備用本草序”（字體、刻工、紙墨均異嘉定本）。

（3）將卷尾嘉定4年劉甲跋文，移置卷首，但此跋文缺前部文字，其末也略有缺文。

（4）原缺目録的開始數頁（包括序例及卷1—卷11的目録），而也是配補的目録。

（5）正文部分卷2缺開始數頁，卷4缺開始2頁。卷7缺2頁（丹參有圖無文，蛇床子無圖文）。卷8缺2頁（栝蔞有圖無文）。卷27缺1頁（莧實無圖文）。

（6）據劉甲跋後所記，知此本係直接重刊自淳熙十二年（1185年）之刊本。但改正了原本的一些錯訛。正如跋文所記的原本訛誤如：“麥誤爲來，槐誤爲魏，射干爲射十，驚癇爲馬癇之類非一。”

（7）此本在卷30正文之末，卷31正文之前刻有嘉祐二年上書（按：此係“奏勑”，在《政和本草》則刻於全書最末，即卷30之末），（嘉祐）補注本草所引書傳（共16家書目，按此目在《政和本草》收入卷1“序例上”）及“嘉祐五年八月十二日進”記文等。在此之後，方是卷31正文。

（8）此本在各種書口下端有刻工姓名（如王申、田山、余正、田光、祝先……等）間記有版數。

（9）此本文字有避宋諱者，如殷字缺末筆（𣪊），貞字缺末筆（貞），慎字避諱作“謹”字。

2. 元刊本《大觀本草》 除上述南宋版本外，現存最早的《大觀本草》刊本爲1302年（元大德六年）刊本。此版本的主要特點是：

（1）卷首有木記二行，記以“大德壬寅孟春宗文書院刊行”。

（2）此版本各卷所題的書名有四種：

在卷 1 首行題：《經史證類大觀本草》

卷 22 末行題：《經史證類備急本草》

卷 30 末行題：《重廣補注圖經神農本草》

在其他各卷卷首及卷末均題：《經史證類大全本草》

（3）此版本卷 30 之末載有《嘉祐本草》一書引用的主要醫書 16 種的書目簡介即題爲：“補注所引書傳”者。而此書目在其他《證類本草》中均排列於卷一的“林樞密重廣本經序”之前。正如《經籍訪古志》所說：“蓋陳子承本舊目之偶存者耳。”

（4）此版在卷 8，卷 18，卷 23 中的葛根、葛粉、栝樓、鼓皮、蓬蘽、杏核仁等藥分别有全部或局部的脱文。

（5）此版本除《證類本草》31 卷外，尚全刊有寇宗奭氏《本草衍義》20 卷。

3. 柯逢時氏影刊本《大觀本草》 此刊本爲《武昌醫學館叢書》之一種。刊於 1900 年（光緒 30 年），係柯逢時氏根據楊守敬（惺吾）氏提供的影摹本所刊刻者。據柯氏《重刊大觀本草凡例》：“此本字體行款與大德本同，序後顧無宗文木記，惟刻印較精，今據以上板。”

此外，據日本渡邊幸三氏的看法，認爲柯氏刊本應係根據一種明代影刻的大德宗文書院本（亦即《經籍訪古志》所記的“明代重修大德本”再次影刊者。理由是將柯本與元大德刊印的宗文書院本對照時，除版式相同外，爲大德本卷 8 所脱的葛根、葛粉等藥原文在柯本均完整不缺（參見該氏《唐慎微之經史證類備急本草的系統與其版本》一文）。雖然明代重修的大德刊本今已不見，但渡邊氏的上述見解還是合理的。

至於近現代的個别書目中有將這種柯氏刊本認爲直接影刻自宋本者（見《國學用書綜述》及《全國中醫圖書聯合目録》等），則是缺乏根據的。

由於此本版刻質量較佳，書末又附有柯逢時氏參據《政和本草》所作的《大顴本草札記》（即校勘記）2 卷。加之其刊刻年代較近，故迄今在國内各大圖書館内多有保存。此外在 1970 年日本東京廣川書店將柯本影印，並附有“解說”及“索引”。1971 年臺北中國醫藥研究所再次影印，並附有“解題”，“證類本草學名考訂”及“藥名索引”。

4. 其他《大觀本草》刊本　現存《大觀本草》除上述宋元二種及影刊本外，尚有明、清及近代日本的數種刊本，其書名也有逕稱爲《經史證類大全本草》者也有在各藥物條下分別加入與其相應的《本草衍義》文字者，但其卷數、編排順序及基本内容未變。由於刊年較晚，且均爲碾轉翻刻訛誤較多者，在本研究中均不用作輯佚之用。

二、《政和本草》

此書全稱是:《政和經史證類備用本草》，共30卷。這是在《大觀本草》基礎上，於1116年（政和六年）北宋政府以曹孝忠爲首的醫官將該書重加修定校勘而成者。其内容與體例均與《大觀本草》基本相同，除書名略有更易外，原書各卷正文與注文（包括《本經》佚文），藥名與藥數均未改變，僅將《大觀本草》的卷30與卷31二卷合併爲卷30一卷。因而也可以説此書是《大觀本草》的同書異名著作。

1. 金人刊本《政和本草》（以下簡稱金本）《政和本草》的初刊本雖在北宋末年，但原刊早佚。現存世最早的刊本爲金末遺民張存惠氏（晦明軒）於1249年（蒙古定宗九年）所刊印。其卷首題記爲:“泰和甲子下己酉”。其中的“泰和甲子”本爲金章宗四年，即1204年。而所謂“下己酉”，則係指在上記甲子年後的第一個己酉年，也即1249年。當時金國已爲元朝滅亡15年。由於張氏不忘故國，故仍沿用金國年號。這種版本正是現尚存世的《政和本草》中刊年最早，刻工質量最佳者，1957年人民衛生出版社有此書之影印本二種（綫裝原大本及精裝四合一本），故此書可簡稱爲金本，或晦明軒本（按，1921年上海涵芬樓影印並收入《四部叢刊》中的《政和本草》雖也稱爲晦明軒本，但實係被明刊本所誤者。其刊刻質量亦差）。此書版本特點主要有:

（1）書名上冠有“重修”字樣，係金本在刊印此書前，曾在各藥物條下分别增入了與其相應的《本草衍義》内容。

（2）此本在各葉書口下端絶大多數有刻工姓名（如姜、張一、張環、吕、吕一、楊三、吉、柯、薛、賈、鄧、鄧一、鄧二、鄧三、梁、丁、丁一、何川、趙、李等）。

（3）此本已將原宋版中的宋帝諱字（如殷、貞、愼等字）改過。

（4）將此本與上記宋（嘉定）本中的《本經》佚文對照時，可見有多處差異，如卷13猪苓條的“苦”字，卷17牡狗陰莖條的“膽主明目”諸字，在宋本均作墨字《別録》文，而金本則均作白字《本經》文之類。又如卷19丹雄雞條的“東門上者尤良”諸字，卷28水蘇條的“主下氣，殺穀，除飲食”諸字，在宋本均作白字《本經》文，而在金本則均作墨字《別録》文之類均是。

2. 其他《政和本草》刊本　現存的《政和本草》除金刊本外，尚有多種明、清時的刊本和收入《四庫全書》中的手抄本。由於均爲晚出而其卷數與内容未變的碾轉刻本，故在本研究中也不作輯佚之用。

三、《紹興本草》

此書全稱是《紹興校定經史證類備急本草》共32卷。係南宋醫官王繼先等人在《大觀本草》基礎上於1159年（紹興二十九年）修定而成的。但其南宋刊本早佚，在國内也未見其他傳世本。僅在中世紀以後日本方面尚有此書的多種寫本，均爲日人碾轉抄録者。惟其最早抄録的年代不詳，而各本所抄卷數又有數種類型。其中有爲5卷本者，有爲19卷本者，有爲28卷本者，也有彩色藥圖本者。其收藏處所除大部分在日本外，也有數部分别收藏於中國（北京及臺灣）、英國及美國，其種類有二十餘種。每種類型所抄文字也多寡不等。其中以京都龍谷大學所藏28卷本（即寫字臺文庫本）及北京大學藏日人神谷克楨氏抄録的19卷本的記文較多。此書體例全襲《大觀本草》，僅在部分藥目與個别文字方面有所調整，並新增有“紹興校定”的校語及“紹興新添”的個别藥目。

此書的近現代影印本有二種。其一爲1933年日本春陽堂書店影印的5卷本，附中尾萬三氏解題一册。其二爲1971年日本春陽堂書店據龍谷大學藏，寫字臺文庫本影印的28卷本，附岡西爲人氏解題一册。

如據龍谷大學本加以考察，該本的特點主要有以下一些。

（1）此本未收本草的“序録”部分。

（2）此本藥目分類及其排列順序大致全襲自《大觀本草》，僅在部分藥目與個别文字方面有所調整。

（3）全書均用墨筆書寫，不用朱書。

（4）每種藥物記文，均作大字，其順序爲藥名、性、味、毒、主治及藥效、產地及採用等，也全仿自《大觀本草》。惟較之《大觀本草》(或《政和本草》)缺乏其下的小字注文（包括七情舊注，陶弘景注、唐本注及宋臣注等）。代替小字注文的則是用標題爲“紹興校定”的大字單行注文。

（5）此書中尚增有爲《大觀本草》(《政和本草》)所無的6種藥物記文，並在該藥上方記有“紹興新添”字樣。

（6）此書中的各種藥圖均與《大觀本草》的藥圖同源，除新增6圖外，無所改易。(此本藥圖總數少於《大觀》)。

在上述的各種《紹興本草》日本抄本中被重新印行者只有日本春陽堂的影印本二種，即1933年該堂據日本大森文庫的5卷抄本影印者（名《紹興校定經史證類備急本草畫》）和1971年據龍谷大學的28卷抄本影印（名《紹興校定經史證類備急本草》)。除此之外近現代均無其他刊本。由於《紹興本草》的抄本文字互有多寡優劣，又難以定出最早的抄本，且其所載《本經》原文均一律墨筆書寫，無朱字或陰文之別。故本研究中主要根據龍谷本並參考北大收藏的神谷本供作校勘之用。

第二節　《唐本草》類

《唐本草》即《新修本草》的簡稱，爲唐朝政府組織醫學官員由李世勣領銜編撰。包括《新修本草》本文20卷，目録1卷，《新修本草圖》25卷，目録1卷，《新修本草圖經》7卷，共54卷。但原書早佚，今存世者只有見於傳世古書中的佚文及殘缺不完的幾種卷子本。

一、敦煌出土唐人書寫的殘卷本

這類出土殘卷，又有以下四種不同的寫本。由於它們均爲唐代手寫抄録，故其中雜有很多俗、繁、訛字，異寫字及通假字。

1.《唐本草》甲本　現藏英國倫敦不列顛博物館，該館編號爲S.4534，又有兩個殘片（即甲卷與乙卷）。其中甲卷只存有《唐本草》卷17果部的栗、櫻與梅實三藥殘文。乙卷只存有《唐本草》卷18菜部之末的蕺、葫、蒜、堇汁及芸薹五藥殘文及卷19之首的米部藥目，及胡麻一藥殘文。以上只有梅實與胡麻爲《本經》藥物。全用墨筆書寫，不用朱書。

2.《唐本草》乙本　現藏法國巴黎圖書館。該館編號爲P.3714。内容包括《唐本草》卷10草部下品之一的30種藥物，其中屬於《本經》的藥物有

26種，即桔梗、甘遂、葶藶、芫花（《證類》改入木部藥）、澤漆、大戟、旋覆花、蕘花、鈎吻、藜蘆、烏頭、天雄、附子、羊躑躅、茵芋、射干、鳶尾、貫衆、半夏、虎掌、莨菪子、蜀漆、恒山（即常山）、青葙子、牙子、白蘞。此本中凡《本經》原文全寫成紅字（朱書），以與《本經》以外文字相區别。

3.《唐本草》丙本　現此殘卷收藏處同甲本、其編號是S.3822。此本只存殘紙二葉。共存菜部藥品8種。其中屬於《本經》的藥物4種，即葱實、苦瓠、水蘇和蓼實。此本文字全用墨字，没有朱字。

4.《唐本草》丁本　此殘卷由近代藏書家李盛鐸氏所藏。現原物下落不詳，其内容只有《新修本草》的原序及所收入陶弘景《本草經集注》序文。没有《本經》原文。

二、日本仁和寺收藏日人書寫的殘卷本

這是在公元8世紀早期日人手抄的《唐本草》卷子本，但現僅存原書本文部分20卷中的10卷（即卷4、5、12—15，17—20）。此種殘本曾在1832年被發現，並出現了相應的影抄本。1889年由傅雲龍氏首先將其影刻本收入《纂喜盧叢書》中，這也是此本公開發表最早和最全的一種。此後在1936—1937年日本大阪本草圖書刊行會又據仁和寺所藏原抄本中的六卷（即先印4、5、12、17、19各卷，後補印卷15一卷）予以影印，但較之傅氏影刻本尚少4卷。而傅氏的影刻本於1955年及1957年先後由上海的羣聯出版社及科技出版社影印。

這種仁和寺古抄本的特點是：全書均爲墨字，没有朱字。同時也雜有很多俗、訛、異寫及通假文字。（如“邪”作“耶”，“蛇”作“虵”，“筋”作“肕”，“五加”作“五茄”，“茯苓”作“伏苓”，“葡萄”作“蒲陶”……）。又在此本卷15之末記有唐代顯慶四年修纂此書的官員職銜及姓氏共21人以及日本天平三年抄録者田邊史氏之名。

從現尚殘存的十卷所載藥名中可以看出屬於《本經》的藥物共135種，即：

卷4——玉石部中品：《本經》藥16種（原寫本作“玉石等部”）。

卷5——玉石部下品：《本經》藥12種。

卷12——木部上品：《本經》藥20種。

卷13——木部中品:《本經》藥17種。

卷14——木部下品:《本經》藥17種。

卷15——獸禽部:《本經》藥21種。

卷17——果部:《本經》藥8種。

卷18——菜部:《本經》藥12種。

卷19——米部:《本經》藥6種。

卷20——有名無用:《本經》藥6種(原寫本未記此6種爲《本經》藥,今據《證類》補記)。

三、保存《唐本草》佚文的傳世古籍

由於上述現已發現的《唐本草》殘卷其内容嚴重不全,故《唐本草》的基本全貌只能有賴於傳世古籍中的佚文始得以考察。這類佚文主要有以下幾種:

1.《證類本草》中的《唐本草》佚文《證類本草》一書是保存《唐本草》(本文部分)佚文最多、最完整的一種,其中也同樣輾轉引録了較完整的《本經》佚文。而有關《證類本草》的版本在上文已經作了交待。這裏從畧。

2.《千金要方》宋本中的《唐本草》佚文　唐代孫思邈《千金要方》的撰年在7世紀初期,早於《唐本草》一書。在該書卷一"用藥第六"與"合和第七"兩篇的大部分内容均直接録自陶弘景《本經集注》的序録(即序例)部分(如傳世的《千金要方》早期傳本之一《真本千金方》即屬此類)。但到了北宋時期校定醫書局校定《千金要方》一書時,對於該書卷一"用藥第六"所引本草序録中"七情表"的部分文字據《唐本草》加以改動(可參見本書第四章《古本草序録七情表所載本經佚文考》)。

3.《千金翼方》中的《唐本草》佚文　在《千金翼方》卷2,3,4三卷中的内容均爲《唐本草》藥物的佚文。其中也混雜有《本經》佚文在内。

4.《本草和名》中的《唐本草》佚文《本草和名》是日本深江輔仁在918年(延喜十八年)撰寫,書中的藥物名稱及其分類順序均主依《唐本草》。但此書是記述藥名(包括《本經》藥物的正名與别名)爲主的書,没有藥物性味、主治、採收、産地等内容。

5.《醫心方》中的《唐本草》佚文《醫心方》是日本丹波康賴在983年(永觀元年)所撰。其卷一"諸藥和名第十"引録了《唐本草》卷三至二十的全部藥名及其分類法(但未引卷二十的"有名無用"藥名)。而在

《醫心方》卷三十則引録《新修本草》一書中有關食療藥物的内容，其中包括《本經》、《别録》原文以及陶弘景注（“弘”字避唐諱作：“陶景注”），《唐本草》注（作“蘇敬注”）在内，又增入《本草拾遺》、《崔禹錫食經》等資料，均一律作大字墨書。此外在《醫心方》的其他各卷中也間引有個别《唐本草》佚文。

由於《唐本草》内包含《本經》文字，故同樣也見於上述内容中。

第三節　《本草經集注》類

《本草經集注》是南北朝齊梁間陶弘景撰。原7卷，成書於公元500年（梁武帝天監元年）前後，這是撰修《唐本草》一書所依據的藍本。原書早佚，今存世者只有見於傳世古書中的佚文及殘缺不完的兩種殘卷。

一、出土的殘卷

1. 敦煌出土的殘卷　這種殘卷只存有《本草經集注》的卷一。全部爲“序録”部分。此卷子除在卷首部分原脱2—3行，又在本文的“七情表”後部有個别缺損外，全卷文字基本完整，其内容大致可分爲以下七個部分：

第一部分爲陶弘景氏序文，但缺陶氏姓名及撰序年月。

第二部分論各卷藥數，三品定義、君臣佐使、藥物陰陽配合、七情、五味、四氣，藥用丸散諸法，論治病察源，用藥諸法及藥物主治各類病名。

第三部分爲諸藥採治之法（即“合藥分劑料治法”）。

第四部分爲諸病通用藥（前有小序）。

第五部分爲服藥忌食（即《證類》所稱的“服食禁例”）。

第六部分爲藥不宜入湯酒者。

第七部分爲“七情表”（包括“小序”）。

由於此殘卷全用墨字書寫，故其中抄録的《本經》佚文只能通過《證類本草》中的大字陰文加以識别。通過考察可見以上七部分中只有第二部分有《本經》佚文。在該部分又可分爲十一段。每段前部爲《本經》佚文，後部自“本説如此”以下諸字均爲陶弘景注文。

此殘卷出土後曾爲日人橘瑞超師所得，並由小川琢治氏拍照後發表於《支那歷史地理研究》第十章。其後在1915年，羅振玉氏又在《吉石庵叢書》中將此殘卷本石印刊行。據渡邊幸三在《敦煌出土本草經集注序録》一文考證，將羅本與殘卷實物對照考察時，羅氏可能根據小川氏的照片重新手摹後再影印的。因爲羅氏在其跋文中提到："此卷以一日之力寫畢，故僞誤不少。"而在羅本中確實可見到一些錯誤。舉如原卷中有一行文字即："臣佐之中亦當如此所以門冬遠志别有君"17字在羅本中被脱漏。又如在原卷"諸病通用藥"部分的藥名上均有朱點和墨點之分，但羅本則全爲墨點。此外尚有個别誤字等。

將渡邊氏的考察加以復核，這種説法是正確的。惟羅氏在影抄時不論在體例、行款、字形以及原書中的補字、改字、破損等方面均一仿原卷，如不細辨是較難識出的。

關於此殘卷的實物，現存日本龍谷大學。

2. 吐魯蕃出土的殘片　這是一種殘存的約27.5公分左右見方的卷子碎片，其首尾均無。原卷只存有《本草經集注》卷4蟲獸部的四種藥物殘文。即豚卵的後半部注文，燕屎及天鼠屎全文及鼹鼹鼠的前部文字。其中豚卵、燕屎及天鼠屎均《本經》藥。凡《本經》原文均作朱書紅字，《别録》等文均作墨字。

二、保存《本草經集注》佚文的傳世古籍

《本草經集注》佚文保存迄今最多、最完整的也只有《證類本草》一書。此外，原書卷一"序録"的部分佚文尚可見於《千金要方》卷一的治病略例第三，診候第四，處方第五，用藥第六（包括"七情表"）及合和第七（均陶弘景注文。以上均作墨書，也未分記《本經》原文與陶注）。又可見於《醫心方》卷一的第四至第九篇中（其中有《本經》原文者僅見於第六、七篇，而第九篇爲"七情表"全文）。

第四節　其他藥典性本草學古籍

一、《本草品匯精要》

此書是明朝政府於1505年（弘治十八年）組織劉文泰等醫官集體所編。全書共42卷，只有手寫本存於皇宫内，當時並未刊印。在此書各卷中共輯録《本經》藥物367種，玆分類列表如下（見表42）。

此書對於以上《本經》各藥均先記《本經》原文（墨字），並在原文之後的雙行小注中記有"以上朱字《神農本經》"字樣。由於此書中的《本經》

原文均係據自《證類本草》的轉手資料，雖可提供輯佚參考，但此書在引録原文時，每有逕自加以删改，因而很難作爲直接依據。

表 42 《本草品匯精要》所收的《本經》藥數

藥物類别	見于《品匯》的卷數	所載《本經》藥物數目	備考
玉石部	卷1—5	46種	卷6玉石部無
草部	卷7—15	164種	
木部	卷16—21	54種	
人部	卷22	1種	
獸部	卷23—25	17種	
禽部	卷26—28	5種	
蟲魚部	卷29—31	44種	
果部	卷32—34	10種	
米穀部	卷35—37	6種	
菜部	卷38—40	13種	卷41無
有名未用部	卷42	7種	包括唐本退6種宋本退1種
共計		367種	

二、《本草綱目》

此書是李時珍在 1587 年（萬歷六年）寫成，於 1593 年（萬歷二十一年）初刊的。初刊地點在金陵，故也稱金陵本。此書中保存的《本經》佚文，首先在卷一序例上“神農本經名例”中以大字引録了《本經》“序録”的原文，以小字注文集録各家之説，卷二序例下録有“神農本草經目録”一篇，共收載《本經》藥名三百六十五種。但在卷五～卷五十二的全書各類每一種藥物條下收載的《本經》藥物實數卻只有三百四十七種，這是根據李時珍在《綱目》各卷卷首所記出自“《神農本草經》”的數字統計的（可參見本書第一章的表 3“《本草綱目》各卷所收《本經》藥數”）。

《綱目》卷五～五十二收載的《本經》藥數之所以較原書總數爲少，主要是由於在上記的三百四十七種《本經》藥物中，有的藥名被《綱目》所更易、簡化，也有的藥物附於其他藥物項下，或將數種藥物合併爲一個藥名，或將原副品另行分出成爲獨立的藥物。此外還有將原係《本經》藥物缺載（如藥實根），或誤析爲非《本經》藥物（如將姑活列入《别録》藥中）等原因。爲了輯佚考察的便利，兹依照《綱目》各卷的順序分别將這類藥物説明如下：

《綱目》卷8——將粉錫的副品錫鏡鼻分出，列入古鏡條内。將玉泉附入玉條内。

卷12——將女萎改用其别名萎蕤。

卷13——將茅根改用其别名白茅。將石下長卿附入徐長卿條内。

卷15——將草蒿改用其别名青蒿。將蓍實附入蓍條内。

卷16——將蓼實附入蓼條内。將藍實附入藍條内。將翹根附入連翹條内。

卷17（子目）——將茵芋改爲茵蕷（本文未改）。

卷17上——將牙子改用其别名狼牙。

卷19——將蒲黄與香蒲二藥合併入香蒲條内。

卷21——將《證類》有名未用類的屈草與别羇二藥仍作爲《本經》藥列入雜草類，而將姑活一藥改作《别録》藥列入雜草類。

卷22——將麻蕡附入大麻條内。

卷26——將乾薑附入生薑條内。將葱實附入葱條内。另將葱實條的副品薤單獨分爲一條。

卷28——將白瓜子附入冬瓜條内。將桑根白皮的副品藥五木耳等改稱木耳，單獨分爲一條。

卷29——將梅實附入梅條内。

卷31——將彼（柀）子附入榧實條内。

卷32—卷37——將青芝、赤芝、黄芝、白芝、紫芝及黑芝六藥合爲一條，稱爲六芝。

卷33——將瓜蒂附入甜瓜條内。將鷄頭實附入芡實條内。

卷34——將柏實附入柏條内。將松脂附入松條内。將牡桂附入桂條内。

卷35上——將乾漆附入漆條内。將梓白皮附入梓條内。將桐葉附入桐條内。將楝實附入楝條内。將槐實附入槐條内。

卷35下——將柳花附入柳條内。將榆皮附入榆條内。

卷36——將梔子改爲巵子。將桑根白皮附入桑條内。將枳實附入枳條内。

卷 37—將竹葉附入竹條内。

卷 39——將桑螵蛸附入螳螂條内。將石蜜附入蜂蜜條内。將蜂子附入蜜蜂條内。將白殭蠶附入蠶條内。

卷 42——將白頸蚯蚓附入蚯蚓條内。

卷 43——將鮀魚甲附入鼉龍條内。將龍骨附入龍條内。

卷 44——將蠡魚改用其别名鱧魚。將烏賊魚骨附入烏賊魚條内。將鯉魚膽附入鯉魚條内。

卷 45——將龜甲附入水龜條内。將鱉甲附入鱉條内。

卷 46——將海蛤的副品藥文蛤單獨分爲一條。

卷 47——將鴈（雁）肪附入雁條内。

卷 48——將天鼠屎附入伏翼條内。將鼺鼠改用其别名鸓鼠。將丹雄雞附入雞條内。

卷 50 上——將豕卵附入豕條内。將牡狗陰莖附入狗條内。將羖羊角附入羊條内。

卷 50 下——將牛黄的副品藥牛角䚡、牛膽分出别附入牛條内。將白馬莖附入馬條内。

卷 51 上—— 將犀角附入犀條内。將熊脂附入熊條内。將羚羊角附入麢羊條内。將鹿茸及白膠二藥均附入鹿條内。將麋脂附入麋條内。將麝香附入麝條内。

卷 51 下——將猬皮附入猬條内。

按,《綱目》一書無《本經》的膚青與藥實根二藥名。但卷 21 有膚精一名，列入雜草類的《别録》藥物中，其佚文大同，似即作爲膚青之别名者。又,《綱目》卷 13 貝母條將“藥實”列爲貝母一藥之别名。

由於《本草綱目》輯著的時代較晚，故其中《本經》佚文的直接依據主要是《證類本草》。惟明、清以降的某些《神農本草經》輯本仍多擷自《綱目》，故仍可提供參考之用。

《本草綱目》的版本除初刻的金陵本外,傳世最早的尚有 1603 年的夏良心刊本和 1640 年的錢蔚起刊本。由於金陵本是能反映李氏原書本貌者，故在本研究中也以此本爲據。

附記：現代排印校點本的《本草綱目》雖然通行範圍較廣，但因其已將原書中的《本經》藥數與藥名進行了若干改動，如 1975 年人衛版《本草綱目》卷十二之首所記草部目録中將原文的"《神農本草經》一百六十四種"逕改為"一百六十二種"，其内容也作了相應的調整。這種根據校注者個人見解來更改原書的作法，與輯復《本經》的要求已有很大距離，也是值得注意的。

三、小結

以上簡要地分析了現在尚存的收載《本經》佚文的藥典性本草學古籍。但除此之外，尚有很多《本經》佚文分散地收載於其他非藥典性本草學的早期醫學著作及文史典籍中，這也就是將在本書下一章所要研究的中心問題。

第十二章　傳世非藥典性本草學古籍所載《本經》古本佚文考

根據全面深入地輯佚《神農本草經》的需要，力求盡可能恢復其原始面貌，除了在傳世的藥典性本草學古籍中保存的《本經》佚文外，還必須廣泛收集傳世的其他古籍中的《本經》佚文，進行深入地考察研究，以便爲進一步補充訂正輯本内容質量提供可靠依據。

以下本文將根據載録《本經》佚文的傳世古籍撰寫時代順序依次説明這些佚文的出處、主要内容及其在輯佚工作中的價值。

又按，本文下面爲了簡化説明用語起見，特將"傳世古本草中的《本經》佚文"一詞簡稱爲"今本（《本經》）"，以省篇幅。

第一節　傳世漢魏古籍中的《本經》古本佚文

一、《神農黄帝食禁》所引佚文

《神農黄帝食禁》七卷，其書名首載《漢書·藝文志》"經方"類中。原書早佚，其佚文較集中地保存於《備急千金要方》卷 26"食治篇"中。此篇内容重點爲食用藥物的效用與禁忌。共輯録食用藥物 154 種。每種多分别在"黄帝"、"扁鵲"、"華佗"、"胡居士"等人名下記有各自引文。而在每藥最先方所載記文則又有 126 種藥物與《神農本草經》和《名醫别録》文全同，惟未記引書名稱或人名，又無各藥的生境，服用及七情等文字。

按，《黄帝神農食禁》一書撰年至少在《漢書》的藍本《七略》撰年

（公元前26年）以前的西漢時代。故其所引《本經》佚文雖是較早的一種，惟其業經後代文獻輾轉傳録（如摻入部分華佗、胡居士等佚文），故其中的《本經》佚文只能提供參考。

在上述126種《本經》古本佚文中見於今本《本經》藥物者，共33種。其名稱即：

葡萄、大棗、藕實（即藕實莖），雞頭實，橘柚、梅實、杏核人（仁）、桃核人（仁），瓜子（即白瓜子）、冬葵子、莧菜（即莧）、苦菜、蓼實、葱實（包括薤）、雞蘇（同水蘇）、蒼耳子實（葈耳實），乾薑（包括生薑）、薏苡人（仁）、胡麻、大豆黄卷（包括赤小豆）、陳粟米（即粟米）、丹黍米、白黍米（即黍米）、羖羊角、狗陰莖、豘（即豚）卵、麋脂、丹雄雞肉、鴈肪、越燕屎（即燕屎）、石蜜、烏賊魚骨、蟹（見《備急千金要方》卷26“食治”，江户醫學館影宋刊本）。

又按，此卷的全部内容現在日本静嘉堂文庫所保藏的未經宋臣校定的宋刊《孫真人千金方》中爲其卷22，其中個别文字互有出入，可供互勘。

二、《楚辭章句》所引佚文

《楚辭》是西漢劉向氏收集戰國時學者屈原、宋玉等各家辭賦所編成的文集。原書十六篇，東漢時王逸又爲之擴編加注而成《楚辭章句》十七卷。今本此書引有古本《本經》佚文一條。即：

“苴蓴……蘘荷也。見《本草》。”（見《楚辭章句·離騷》王注，汲古閣刊本）

李時珍在《本草綱目》中指出上文在：“今之《本草》無之，則脱漏亦多矣。”

按，苴蓴爲蘘荷之别名。而蘘荷爲《别録》藥名。雖見於《本經》的古傳本中，但非《本經》藥物，故此佚文不作本研究輯佚之用。

三、《爾雅樊氏注》所引佚文

《爾雅》是先秦時期的一種解釋古籍詞義的書。原撰者不詳。漢代時期已有多種古注出現。後漢樊光氏曾爲該書撰注六卷（見《爾雅·序》邢昺疏：“樊光注六卷”）。但樊氏的這種注本早佚。清代學者馬國翰氏曾輯出其佚文爲《爾雅樊氏注》1卷。在其佚文中有以下2藥是引自《本經》古傳本者。即：

其一,“《本草》云：白蒲，一名苻離。楚南之莞。”（見《爾雅樊氏注·釋草第十三》。《玉房山房輯佚書》本）

按,《爾雅·釋草》:“莞，苻蘺。其上蒚”條，邢昺疏：“某氏曰：《本草》云：白蒲，一名苻蘺，楚謂之莞蒲。其上臺，别名蒚。”復考之白芷（《本經》中品藥）的《别録》文中有：“一名莞。一名苻離……葉名蒚麻。”可知白蒲即白芷之異名，而《爾雅》原文之“上”字，當爲“葉”字之訛。

其二,“《本草》云：陵蒔，一名陵苕。”（出處同上）

按,《爾雅·釋草》:“苕，陵苕。”郭璞注：“一名陵時,《本草》云。”邢昺疏：“苕，一名陵苕。《本草》一名陵時。”陸璣疏：“一名鼠尾，生下濕水中，七、八月花紫，似今之紫草。可以染皂。煮以沐髮即黑。”又，在《本經》藥物中雖然木部中品的紫葳，其别名也是“陵苕”(《别録》文)，但却無“陵時”之别名。同時紫葳的花色赤黄與紫色全異，既不生於濕水中，又無染髮令黑之效。可知此處《爾雅》所説的苕與陵苕並非《本經》的紫葳，而是《别録》的藥物鼠尾草，又稱爲陵時者。

又按,《爾雅·釋草》又有“葝，鼠尾”一條，郭璞注：“可以染皂。”這是鼠尾草的另一别名。

四、《淮南子》高誘注所引佚文

《淮南子》高誘注二十一卷是後漢高誘氏爲《淮南子》所撰的注本。《淮南子》是西漢劉安組織門客廣採先秦諸子之説寫成的書。在傳世本中其所引《本經》古本佚文有以下一藥。

“(王瓜)《本草》作段契。”（見《淮南子·時則訓》。1921年中華書局排印本）

按，王瓜爲《本經》中品，上記别名不見今本《本經》佚文。

五、《吕氏春秋》高誘注所引佚文

《吕氏春秋》高誘注二十六卷，是後漢高誘氏爲《吕氏春秋》所撰的注本。《吕氏春秋》是秦·吕不韋組織門客編集而成者。在《吕氏春秋》高注的傳世佚文中所引《本經》古本佚文有以下一藥。

“《本草》云：戎鹽，一名胡鹽。”（見《太平御覽》宋本卷865，飲食部，塩條,“《本草經》曰鹵塩”項的注文）

按，戎鹽爲《本經》正品鹵鹹的副品藥。上記别名不見今本《本經》佚文。又與《太平御覽》引《本草經》的“大鹽”佚文相重。

六、《嵇中散集》所引佚文

《嵇中散集》是三國·魏人嵇康（公元224—263年）撰寫的個人詩文集。原書十卷。此書中收載嵇氏《養生論》一文，其中引《本經》古傳本佚文有以下二條：

“《神農》曰：上藥養命，中藥養性。”（見《嵇中散集·養生論》,《百三名家》刊本。又見《太平御覽》卷720）

“嵇康《養生論》曰：萱草忘憂，合歡蠲忿。”（見《太平御覽》卷960，又見同書卷996）

按，以上第2條佚文與《博物志》引《神農經》文同（參見後文），但不見今本《本經》。

七、《爾雅孫氏注》所引佚文

三國魏人孫炎曾爲《爾雅》撰寫了一種古注本。原書三卷（見《爾雅·序》邢疏：“孫炎注三卷”），但早佚。清·馬國翰氏曾輯出其佚文爲《爾雅孫氏注》一卷。在其佚文中有以下1藥是引自《本經》古傳本者。即：

“《本草》云：蘦，今甘草也。蔓生。葉似荷，青黄。其莖赤，有節。”“或云：蘦似地黄。”（見《爾雅孫氏注》卷下釋草第十二,《玉函山房輯佚書》本。原文見傳世本《毛詩·邶風》“隰有苓”句,《正義》引孫炎佚文，惟“蔓”後有“延”字，“節”後有“節有枝相當”五字）

按，此條孫炎注所引《本草》佚文與《爾雅》的晉·郭璞注文大體相同，惟郭注中將“甘草”二字誤作“甘藥”。

又按，此條《本經》古傳本佚文不見於傳世本的甘草條下（包括白字與墨字）記文。

八、《毛詩草木鳥獸蟲魚疏》所引佚文

《毛詩草木鳥獸蟲魚疏》二卷，是三國吴人陸璣撰。原書久佚。　傳世本爲後人據自《毛詩正義》的輯佚本。此書對《詩經》中的動、植物進行了考釋。其引《本經》古傳本的佚文有2藥，即：

“《本草》云：茺蔚，　一名益母。”（見《毛詩草木鳥獸蟲魚疏》卷上，《續百川學海》本）

“《本草》又謂：螻蛄爲石鼠，亦五伎。”（同上卷下）

按，茺蔚子爲《本經》上品，以上引文與今本同。螻蛄爲《本經》下品，但上記引文不見今本。

九、《李當之藥録》所引佚文

有關此書中的《本經》佚文請參考本書第十四章《李當之藥録輯注神農本草經的考察》，此處從略。

十、《吴普本草》所引佚文

有關此書中的《本經》佚文，請參考本書第十三章《吴普本草所引神農本草經古本的考察》，此處從略。

第二節　傳世晋及南北朝古籍中的《本經》古本佚文

一、《博物志》所引佚文

《博物志》係晉·張華（公元232—300年）撰。原書四百卷，傳世本爲十卷，内容廣泛涉及社會人文及自然界的各類見聞遺事。書中所引《本經》佚文，有稱爲《神農本草》凡1條，記以用鷄卵作琥珀之戲術（見卷4，“戲術”），有稱爲《神農經》者凡4條（見卷4“藥物”及《太平御覽》卷989轉引《博物志》）。有稱爲《神農本草經》者凡1條（見《太平御覽》卷918轉引《博物志》。内容同上記用鷄卵作琥珀法）。其中引《神農經》的3條，即：

“《神農經》曰：上藥養命，爲五石（指五色石脂）之練形，六藝之延年也。中藥養性，合歡蠲忿，萱草忘憂。下藥治病，謂大黄除實，當歸止痛。夫命之所以延，性之所以利，痛之所以止，當其藥，應其痛也。違其藥，失其應，即怨天尤人，設鬼神矣。”（見《博物志》卷4“藥物”，《格致叢書》本。按，《太平御覽》卷989轉引《博物志》：“《神農經》曰：下藥治病，謂大黄除實，當歸止痛”）

“《神農經》曰：藥有大毒不可入口、鼻、耳、目者，即殺人。　一曰：鈎吻。二曰鴟。狀如雌鷄，生中山。三曰陰命，赤色著木，懸其子海中。四曰内童，狀如鵝，亦生海中。五曰鴆，羽如雀，黑頭，赤喙。六曰螭蟜，生海中。雄曰蟜，雌曰螭蟜也。”（同上）

“《神農經》曰：藥種有五物，一曰狼毒，占斯解之。二曰巴豆，藿汁解

之。三曰黎盧，湯解之。四曰天雄、烏頭，大豆解之。五曰班茅（蝥），戎鹽解之。毒菜害小兒，乳汁解，先食飲二升。”（同上）

按，以上3條均不見今本《本經》。在上記藥名方面，除鴟、鴆（“唐本退”作“鴆鳥毛”）、占斯均爲《別録》藥，陰命即《證類》卷11“陳藏器餘”的蔭命，而内童與蝺蟒不詳外，其餘各藥名均見今本《本經》中。

二、《抱朴子·内篇》所引佚文

《抱朴子》七十卷，晉葛洪（約公元238—363年）撰，又分《内篇》二十卷，《外篇》五十卷。《内篇》内容是雜有宗教思想的道家養生所涉有關化學、藥物技術知識的論著。書中所引《本經》佚文有稱爲《神農四經》（即四卷之義）者，凡3條，即：

“《神農四經》曰：上藥令人身安，命延，升爲天神，遨游上下，使役萬靈，體生羽毛，行厨立至。

又曰：五芝及餌丹砂，玉札（即玉泉别名），曾青、雄黄、雌黄、雲母、太乙禹餘糧，各可單服之，皆令人飛行長生。

又曰：中藥養性，下藥除病，能令毒蟲不加，猛獸不犯，惡氣不行，衆妖併辟。”（見《抱朴子·内篇》卷十一，“仙藥”。《平津館叢書》本）

又有稱爲《神藥經》者，凡1條。即：

“《神藥經》曰：必欲長生，常服山精。（即术之别名）。”（見卷十一，同上）

按，上引各條佚文均與今本《本經》不盡相同。

三、《肘後備急方》所引佚文

《肘後備急方》三卷。又名《肘後卒救方》。晉，葛洪撰。傳世本叠經其後陶弘景、楊用道等人增修，已非盡屬原本面貌。此書佚文中有引自《本經》佚文1條。即：

“《本草》：鈎吻，　一名野葛。又云秦鈎吻。”（見《外臺秘要》卷31，“解諸藥草中毒方”。《東洋善本醫學叢書》影宋刊本）

按：以上佚文中的第二異名不見今本中。

四、《爾雅郭氏注》所引佚文

《爾雅郭氏注》原是晉·郭璞（公元276—324年）爲《爾雅》所作注本。原書已佚。其注文被宋代的邢昺收入《爾雅注疏》一書，亦即今之傳世本。此外，在宋初的《太平御覽》一書中也直接引有若干《爾雅》的郭璞注文。由於在郭注中引用了很多古籍，其中也包括了《本經》的一種古傳本在內，在郭注中則逕稱爲《本草》。這種《本經》古傳本佚文見於傳世本《爾雅注疏》(《十三經注疏》本）的共11條，其中屬於《本經》的藥物有9條（9種），即：

术（見“术”條），天名精（即“彘盧”正名，見“葝蘵”條），天門冬（即“門冬”正名，見“蘠蘼”條），商陸（即“蓫”的正名，見“蓫薚”條），連翹（即“連”正名，見該條），莽草（即“芒草”正名，見“葞”條），紫葳（即“陵時”正名，見“苕”條），大戟（即“邛鉅”正名，見“蕎”條），海藻（即“海蘿”正名，見“薚”條）(以上均見“釋草第十三”)。

屬於《別録》的藥物有2條（2種）即石芸（見“釋草第十三”“葝”條）和鮆（即“魁”，見“釋魚第十六”“魁陸”條）。

見於《太平御覽》宋本（轉引《爾雅》郭璞注）的《本經》古傳本佚文共2條，均屬《本經》藥物。即：术（見卷989术條）與彘盧（天名精。見卷992豕首條）。其中术條所引佚文與《注疏》本全同。而彘盧條所引佚文則與《注疏》本以及《證類本草》本有異。如將此三種佚文加以對照時即：

《御覽》宋本引文：“《本草經》曰：‘彘盧，一名諸蘭。’”

《注疏》引文：“《本草》曰：‘彘盧，一名蟾蠩蘭。’”

《證類》(白字)：“(天名精，一名彘顱）一名蝦蟇藍。(墨字作：“一名蟾蜍蘭。”)

以上是三種古傳本所録的同一條佚文，雖然各有所異，但其相互遞傳演化痕跡則是不難分辨的。

此外從上述佚文中還可以看出，郭注所引《本經》古傳本佚文的特點，主要有二：

其一，是引文除了只録有關藥物的别名外，並不涉及該藥的性味、功效、主治等其他内容。

其二，是由於《爾雅》所記的某些品物名稱，係相當於《本經》中的藥物别名者。而郭注則在其引文中仍略於《本經》的正名不用。故必須對照傳世本的《本經》原文方可正確判定。舉如：在《爾雅》“豕首”條所引古本草佚文的藥名是“彘盧”。並未直接記出“天名精”三字，即是一例。

五、《蜀都賦注》所引佚文

《蜀都賦》是晉·左思所撰賦文。晉·劉逵（淵林）爲之作注者。注中所引《本經》佚文1條，即：

"《神農本草經》曰：菌桂，出交趾，圓如竹。爲衆藥通使。"

按，上條佚文中包括《別録》之文（即"出交趾"）。

六、《養生要集》所引佚文

《養生要集》十卷，其書目首見《隋書·經籍志》中，爲張湛氏撰。按古史所載張湛有二人。其一，見《後漢書》卷57本傳。其二，見《北史》卷34（《魏書》卷52同）本傳。但均未載其撰有此書事。今考後漢之張湛，爲公元一世紀初人。而在傳世的《養生要集》佚文中曾轉引有兩漢、三國、魏、晉時學者及著作之名。如劉安、張衡、張仲景、《抱朴子》等（參見本人所撰《醫心方中的古醫學文獻初探》一文，見《日本醫史學雜志》31卷3號）。可以證明《養生要集》著者非後漢時張湛而是晉末、南北朝初時的張湛（據本傳：張氏初仕北凉，後入北魏）。故此書撰年應爲公元5世紀初。今此書佚文尚散見多種古籍中。惟其中只有《本經》藥物麻子（即麻勃）及术2條佚文，分見於《初學記》及《太平御覽》中，雖未記援引的《本經》書名，但均與今本《本經》之文基本相同。現引録如下：

《養生要集》："麻子，味甘，無毒。主補中益氣，服之令人肥健。麻子，一名麻蕡，一名麻勃。"（見《初學記》卷27，五穀第10。又《太平御覽》卷841麻子條引文同此）

《養生要集》："术，味苦，小温。生漢中南鄭山谷。五月五日採。"（見《太平御覽》卷31，商務影宋本）

七、《養生略要》所引佚文

《養生略要》一書撰人及具體撰寫年代均不詳。惟其佚文見《太平御覽》中，據該書卷首"經史圖書綱目"中記作《養生要略》。其佚文有以下一段。

"《神農經》曰：五味：養精神，强魂魄。五石：養髓，肌肉肥澤。諸藥：

其味酸者，補肝，養心，除腎病。

其味苦者，補心，養脾（原訛庳），除肝病。

其味甘者，補脾，養肺，除心病。

其味辛者，補肺，養腎，除脾病。

其味鹹者，補腎，養肺，除肝病。

故五味應五行，四體應四時。夫人性生於四時，然後命於五行，以一補身不死命神。以母養子，長生延年。以子守母，除病究年。”（見《太平御覽》卷 984，“藥”，引《養生略要》）

按，上面一段佚文不見今本中。

八、《世説新語注》所引佚文

《世説新語》三卷是劉宋時劉義慶撰。記述自後漢至東晉時的歷史瑣事。南朝梁·劉孝標（公元 462—521 年）爲之作注。劉注中引有《本草（經）》佚文 2 藥，即遠志和王不留行，（均見卷下之下），與今本佚文互有出入，可供輯校之用。

九、《水經注》所引佚文

《水經》一書原爲漢·桑欽撰，記述中國境内 130 條江水的地文地誌。北魏·酈道元（約 5 世紀中期）撰《水經注》40 卷，廣引古書原文。其中引有《本經》佚文 1 條。即：

“《神農本草》曰：地有固活、女疎，銅芸（即防風别名）、紫菀之族也。”（見《水經注》卷 6，涑水注。《漢魏叢書》本）

按，以上佚文不見今本中。

十、《齊民要術》所引佚文

《齊民要術》十卷，北齊·賈思勰撰，約公元 544 年頃成書。共 92 篇，是一部較系統地總結六世紀以前華北地區農業經驗的農書。書中所引《本經》佚文有稱爲《本草經》者，凡 4 藥，即：

胡麻、紫草、雞頭（即雞頭實之别名）。桃梟（即桃核仁之副品）之主治。（分見《齊民要術》卷 2、4、5、6。《四部叢刊》本）

又引有稱爲《本草》者，凡 7 條，即：

水靳（同芹字），王瓜、木蜜（即木香别名），蘧（菜），淳菜，蕁，蓮（即藕實莖别名）之主治。（分見《齊民要術》卷 3、6、10）

按，以上除蕁爲《别録》下品，蘧和淳菜未見今本外，其餘均《本經》藥物，可資輯校之用。

十一、《毛詩義疏》所引佚文

《毛詩正義》二十八卷，其書目載《隋書經籍志》。係後梁·沈重撰（沈氏在公元562—584年即明帝時任朝官)。原書早佚，其佚文引《本經》古傳本有陵召1藥。即：

"《本草》曰：陵召，一名陵時，一名鼠毛，似王芻。生下濕水。七月、八月花紫。似今紫草，可以染帛。煮，沐頭，髮即黑(按，陸疏作："可以染皂。煮以沐髮即黑，"於義爲長)。葉青如藍，而多花。"(見《太平御覽》卷1000"苕"條引《詩義疏》)

按，上引佚文與《爾雅》邢昺疏引陸璣《毛詩草木鳥獸蟲魚疏》文大同小異。惟後者未記引自《本草》，且"陵召"作"陵苕"，與《本經》藥紫葳别名"陵苕"二字相同。但紫葳不生於下濕水地，其花又非紫色，無染皂諸效，應屬同名異物。上記佚文係出自《别録》，故今不作本書輯佚之用。

十二、《玉篇》殘卷所引佚文

《玉篇》三十卷是南朝梁·顧野王撰寫的一部字書。撰於公元534年(大同九年)。此書於唐宋間曾多次修訂。特别是在1013年北宋政府以陳彭年爲首曾進行了規模較大的一次重修，並改名《大廣益會玉篇》。此次重修雖然其卷數與部首等未變，並增補了較多的新字，但却把原書中解釋字義的文字和所引用的大量書證與按語均予以删除。此即現在傳世通行本的《玉篇》。至於原本《玉篇》則早已失傳，清末時，黎庶昌、羅振玉等先後在日本發現了原本《玉篇》的殘卷。並分别影刻問世。1984年中華書局又匯合此二本影印，書名《原本玉篇殘卷》。現存此殘卷雖然只是原書的一小部分内容，但從其部分引書書證中仍可窺視有《本經》古本佚文1條，即：

"《本草》：雲母，一名磷石，色正白，皎然純白明徹者名磷。"(見卷22"石部")

按，此條佚文和傳世古本草對照時，可知第一、二句同《本經》文，第三句同《别録》文。第三句同陶注文。

第三節　傳世隋、唐、五代古籍中的《本經》古本佚文

一、《北堂書鈔》所引佚文

《北堂書鈔》一百六十卷，是隋·虞世南氏在秘書省任職時自朝廷藏書處之北堂所閲大量古文獻中分類抄録而成的類書。書中引録《本經》佚文11

條，共6藥。即：

大鹽（1條），戎鹽（2條），鹵鹽（即鹵鹹，2條），石蜜（1條，又以食蜜重出3條，共4條），崖蜜，茶（各1條）（見《北堂書鈔》卷144、146、147、引《本草經》文）。（光緒戊子校刊本）

按，以上除崖蜜和茶外，均《本經》藥。

二、《五行大義》所引佚文

《五行大義》五卷是隋·蕭吉撰寫的一部論述陰陽五行學説的專書。在此書卷三，第十四“論雜配”的“三、論配氣味” 一篇中引有古《本草》的部分佚文。其中列舉了15種歸屬五行藥物的藥味。其原文是：

“《本草》云：石（藥）則：玉，甘。金，辛。雄黄，苦。曾青，酸。赤石脂，鹹。草（藥）則：茯苓，甘。桂心，辛。天門冬，苦。五味子，酸。玄參，鹹。蟲（藥）則：蜚零，甘。蛂蝈，辛。蛇蚺，苦。伊威，酸。蜥蜴，鹹。”

在這15種藥中除玉（玉屑）、金（金屑）、蛇蚺（即蚺蛇）3藥爲《别録》藥外，共有12種《本經》藥。將其佚文與《證類》白字比較時，即：

雄黄，苦（《證類》白字同）。曾青，酸（白字同）。赤石脂，鹹（白字：苦。墨字：甘、酸）。茯苓，甘（白字同）。桂心，辛（《本經》藥牡桂、菌桂白字均辛）。天門冬，苦（白字同）。五味子，酸（白字同）。玄參，鹹（白字苦，墨字鹹）。蜚零（即蜚蠊），甘（白字鹹）。蛂蝈，辛（按，蛂爲馬蛂，即馬陸。白字辛）。伊威（即蛜威，爲鼠婦别名），苦（白字酸）。蜥蜴（即石龍子别名），鹹（白字同）。

可見《五行大義》所引《本草》的個别藥味（赤石脂、蜚零、蛜威）和傳世《本經》文有所不同，故其所據的古傳本亦自有異。

三、《經典釋文》所引佚文

《經典釋文》三十卷是隋末唐初人陸德明（約公元550—630年》爲了學習與鑽研先秦時代一些儒、道“經典”著作而編撰的一部注釋性工具書。這些“經典”著作包括《周易》、《尚書》、《毛詩》、三《禮》、《春秋》三傳，《孝經》、《論語》、《老子》、《莊子》及《爾雅》14書。陸氏即按照每一部“經典”原文的卷、篇順序，將其中需待訓釋的字、詞分别列項予以注釋。釋文中大量引據了各種古籍原文及其書名出處。特别在此書的《毛詩音義》及

《爾雅音義》注釋中均引有《本經》古傳本的一些佚文。這些佚文所記的出處書名主要用《本草》一稱（其中包括《本經》藥，與《别録》藥以及部分的陶弘景注文）。引文内容主要是有關藥物的别名，或其生境、形狀，但無藥物的性味、功效、主治等。

由於本書撰年約在《唐本草》成書以前或與其先後同時，故本書所引《本草》也直接引自《本草經集注》古本。

在本書中所引的《本經》古傳本佚文又可分爲三類。

其一，是屬於《本經》的藥物——共34條。其中在《毛詩音義·上》有2條。即：

車前（芣苢條），甘草（有苓條）（均見《經典釋文》卷5）。

在《毛詩音義·中》有1條。即：

羊桃（萇楚條）（見《經典釋文》卷6）。

在《爾雅音義·下》（見《經典釋文》卷30）有31條。即：

术（术條），栝樓（同條），苦菜（荼條），茺蔚子（萑蓷條），貝母（莔條），亭歷（歴條），白芷（茝條），麋蕪（同條），蒺蔾（同條），知母（蒁藩條），澤瀉（蕍蕮〔陶注〕條），藕（同條），天門冬及麥門冬（均見虋條），貫衆（同條），連翹（翹條），瞿麥（蘧麥條），旋復（花）（覆條），蛇床（虵牀條）。款冬（涷條），地黄（苄條），枲（葈）耳（卷耳條），大戟（蕺）（邛鉅條），遠志（葽條），海藻（藻條），車前（蝦蟆條）（以上均見“釋草第十三”）。

（吴）茱萸（椒條），（見“釋木第十四”），鼠負（婦。同條），（見“釋蟲第十五”），鱻（魚）（鱧條），水蛭（蛭條，又見蟣條），海蛤（魁條）（以上見“釋魚第十六”）。

其二，是屬於《别録》的藥物——共5條，均《爾雅音義·下》所引。即：

稷米（稷條），秫米（秫條），秔米（稌稻條），蒴藋（堇草條），杜衡（杜條）（以上見“釋草第十三”）。

其三，是《本經》或《别録》的藥物，但所引佚文却僅有陶弘景注者。在本書中均稱爲：“陶注本草”（或“陶弘景注本草”）——這類藥物共5條，均《爾雅音義·下》所引。即：

白糧（即粱）粟（見粢條。《證類》見粟米條陶注），萹蓄（萹蓄條），繁蔞（蔜條）（以上見“釋草第十三”），鮧（魚）（同條）（見“釋魚第十六”)，麢（即羚羊角，見該條）（見“釋獸第十八”）。

總括以上三類佚文共 44 條（包括重出“車前”1 條）。

四、《甄氏本草》所引佚文

《甄氏本草》三卷，其書目見《隋書經籍志》中，惟未記撰人姓名。同書又記　有：“《本草音義》七卷，甄立言撰”（《唐書經籍志》“〔立言〕一作權”）。據《唐書》卷 194“甄權列傳”，其弟名立言。則《甄氏本草》應爲甄氏兄弟所撰。惟其書早亡。零星佚文收入《太平御覽》（見卷 998）者有 1 條。即：

“覆盆子（即《本經》蓬蘽别名。）一名馬瘻，一名陸荆。”按，《本經》藥蓬蘽一藥的《本經》别名爲“覆盆”。而“覆盆子”又是另一條《别録》藥的正名。陶弘景注：“蓬蘽是根名……覆盆是實名。”但後世也有人以爲係兩種植物者。惟此條佚文所記該藥的兩個别名，均不見傳世《本經》與《别録》佚文中。

五、《藝文類聚》所引佚文

《藝文類聚》一百卷，爲唐朝初期於公元 624 年（武德七年）政府官員以歐陽詢氏爲首奉敕撰修的類書。全書共 100 卷，分成 46 部。書中所引《本經》佚文有稱爲《本草經》者，凡 26 條。其中除 1 條總論三品藥性與傳世《本經·序録》的佚文大同外，其餘各條共記有藥物 28 種（每條 1 種或數種）。即：

空青、芍藥、款冬、天門冬、薯蕷、术、杜若、蘪蕪、薔薇（即營實）、水萍、貝子、梟桃、水芝（即白瓜子之别名），松脂，桑根旁行出土上者，柳花、蜀椒、合歡、黄連、梔子、熊脂、文蛤、烏賊、魚骨、赤芝、黄芝、白芝、黑芝、紫芝（分見《藝文類聚》卷 81 ~ 83，86 ~ 89，95，97，98）。

又有稱爲《本草》者，凡 3 條。即：

梅核（即梅實），芋及蒲（葡）萄（分見《藝文類聚》卷 86~87）。

按，以上各藥除桑根旁行出土上者及芋爲《别録》藥，梟桃爲《本經》副品外，均《本經》正品藥物。其佚文可供輯校之用。

六、《千金要方》所引佚文

唐初孫思邈撰《千金要方》三十卷，約成書於公元 659 年以前。書中直接記有《神農本草經》的佚文 1 條，即：

“《神農本草經》説：小兒驚癇有一百二十種。其證候微異於常，便是癇也。”（見《備急千金要方》卷5上，驚癇第三。江户醫學影宋本。又静嘉堂文庫藏《孫真人千金方》本卷5，第2同此）

按，上記佚文不見今本中。

七、《千金翼方》所引佚文

孫思邈撰《千金翼方》三十卷，約成書於659年以後。書中雖無直接引自《本經》佚文。但其卷2～4全文均録自《新修本草》一書各藥的本文。在這些本文中雜有源自《本經》的佚文。雖無引書標題，又無朱、墨字之别，但仍可供輯校之用。

八、《外臺秘要方》所引佚文

唐・王燾氏《外臺秘要方》四十卷，撰於公元752年。書中卷35“小兒將息衣裳厚薄致生諸癇及諸疾方並灸法二十八首”一節中引《千金（要方）》文中，有間接引《神農本草經》的佚文1條。其内容與前面所記的《千金要方》卷5，第2引文基本相同。

又，卷37“東陵處士鍊乳丸餌並補乳法二首”一節中又引有《本草經》古傳本佚文2條。即：

“《本草經》曰：白石英，味甘辛，微温，無毒。主消渴，陰痿不足，欬逆，胸膈間久寒，益氣，除風濕痹，療肺痿，下氣，利小便，補五臟，通日月光明，久服輕身長年，耐寒熱。生華山山谷及太山。大如指長，二三寸，六面如削，白澈有光，其黄端白稜名黄石英。赤端名赤石英。青端名青石英。黑端名黑石英。二月採，亦無時……

又，經云：紫石英，味甘辛，温，無毒。主心腹欬逆邪氣，補不足。女子風寒在子宫，绝孕十年無子。療上氣，心腹痛，寒熱邪氣結氣，補心氣不足，定驚悸，安魂魄，填下焦，止消渴，除胃中久寒，散癰腫，令人悦澤，久服温中，輕身，延年，生太山山谷，採無時……”（據宋版《外臺秘要方》卷37。按，以上引文中雜有《别録》文在内。又在上引《本經》佚文之後尚附有七情舊注，陶注及《唐本草》注等。今均從略）

九、《後漢書》李賢注所引佚文

《後漢書》一百二十卷。劉宋・范曄撰。本書是記述後漢歷史的專著。唐人李賢氏等爲之作注。其中在卷64延篤傳中引有《神農本草》的1條佚文，即牛黄（《本經》上品》的主治。可供輯校之用（見《後漢書》卷64，1965年中華書局校點本）。

十、《昭明文選》李善注所引佚文

《文選》一書是南朝・梁・蕭統氏將南北朝以前優秀文學作品的選集，唐代顯慶時（7世紀初）李善爲之作注，而成《昭明文選》注六卷。唐開元間（8世紀初）又增入吕廷祚等五家注。南宋時合刻以上六注稱爲《六臣注文選》，即今傳世通行本。

在李善注文中所引的《本經》佚文中有稱爲《神農本草經》者，凡3條。其中1條爲桂葉，1條爲赤、黄、白、黑、紫芝别名。1條只有“秋冬爲陰”4字（以上3條分見《六臣注文選》卷11及卷14。《四部叢刊》本）。

有稱爲《神農本草》者，凡8條。其中7條均係“春夏爲陽，秋冬爲陰”爲主要内容的重出引文，1條爲“合歡蠲忿，萱草忘憂。”（以上各條分見《六臣注文選》卷16、18、20、22、29、31、34及53）

有稱爲《本草經》者，凡13條，15藥。即：

石流（硫）黄，紫石英，太一禹糧（禹後脱餘字），麋蕪，琥珀，丹青，禹餘糧，白芝，蔓荊實，赤芝，白芝（重出），紫芝，白芷，术，黄精（以上各條分見《六臣注文選》卷4、12、15、18、21、22、31、35、及43）。

有稱爲《神農》者，凡2條，1藥。即猪肉（另1條爲豘肉，係重出藥名。）（均見《六臣注文選》卷53）。

有稱爲《本草》者，凡3條，其中2條爲藕（即藕實莖略稱）和黑芝之别名。1條論述三品藥數及藥性（分見《六臣注文選》卷6、19及53）。

按，以上各藥名中的桂葉及丹青均不見於今本，琥珀、黄精及猪肉爲《别録》藥物，餘均《本經》藥，可供輯校。

十一、《初學記》所引佚文

《初學記》三十卷，爲公元721年（開元十五年）由徐堅領銜官修的一部綜合性類書。書中所引《本經》佚文，有稱爲《神農本草》者，凡1條。即神護。（見《初學記》卷5。1962年中華書局校點本）

有稱爲《本草經》者，凡4條，4藥。即：秔米、麻子（爲麻蕡之副品）、菊（花）、及水萍（均見《初學記》卷27）。

有稱爲《本草》者，凡10條13藥。即稷米、陳粟、白粱、黄粱、水萍、李根、李實、李皮、柰、梟桃（核桃仁之副品》、櫻桃、棗（大棗）及竹葉（見《初學記》卷 27、28）。

按，以上神護（草）爲《别録》藥。《唐本草》以後列入“有名未用”中。而秔米（即粳米）、稷米、白粱（米）、黄粱（米）、柰、櫻桃、李實（即李核仁）、李根、李皮（應即李核仁之副品，但今本無之）等均爲《别録》藥物。僅菊花、水萍、陳粟（米。今本作《别録》墨字）、（大）棗及竹葉，梟桃爲《本經》藥，可供輯校參考。

十二、《一切經音義》所引佚文

《一切經音義》一百卷，唐・釋慧琳撰。此書是供研究學習中文古代佛家典籍時查閲疑難字詞的工具書。書中引有大量古籍原文，可供輯佚之用。其所引《本草》佚文凡 24 條，但均雜以《别録》及陶弘景注文，而《本經》佚文也多節略。即：

菌桂、牡桂、藕、蓋草、蝦蟇、羊躑躅、蜈蚣、薏苡實、胡麻、磁（磁）石、龍目（眼）、雲母、薯蕷、蘪蕪、（又，重出 1 條），紫菀（以上均《本經》藥）。（甘）蔗、豆蔻（又，重出 2 條），葳（蕤）蕤（又，重出 2 條）（以上均《别録》藥）及“莖稈”（釋詞，非藥名）。（以上各藥分見《一切經音義》卷 1、5、8、9、11、24、30、50、51、54、59、64、66、81、86、98 及 99。上海古籍出版社 1986 年影印本）

按，以上的《本經》藥佚文可供輯校參考。

十三、《刊謬補缺切韵》殘卷所引佚文

《切韵》原是公元 601 年（仁壽元年）隋・陸法言所撰的一部韵學著作。7 世紀時（唐初）王仁昫、長孫訥言等人均先後對此書進行了修定和補注工作。此後不久裴務齊氏又在以上兩種修定本基礎上撰成《刊謬補缺切韵》。惟其書早佚，裴氏及原書卷數均不詳。僅知其成書應在公元 751 年（天寶十年）孫愐氏所撰的《唐韵》以前，約 8 世紀初產物。此書現僅存有殘卷一種爲北京故宫博物院舊藏清宫遺物，係由唐代婦女吴彩鸞所抄録者。其圖影於 1983 年被收入周祖謨編的《唐五代韵書集存》上册（中華書局出版）。在此殘卷“七支（韵）”的“虋”字下原注中引有《本經》古傳本佚文 1 條。即：

“（虋），薔虋。按《本草》云：天門冬也。　一名滿冬。秦名羊韭。齊名

爰韭。楚名馬韭。越名羊耆。見《山海經》也。”（見《集存》P.545 第 5 行）

將此條佚文與傳世本《證類本草》所引《本經》佚文對照時，不見於天門冬條，而見於麥門冬條。故上記的“天”字應爲“麥”字之訛。又《證類》的天門冬與麥門冬條均無“一名滿冬”之名（此四字在《爾雅》郭璞注中也見引用）。此外，上引佚文與《證類》麥門冬條佚文雖然大同，但“爰韭”在《證類》作“愛韭”，“羊耆”在《證類》作“羊蓍”，微有小異。

按，以上所記佚文可供輯佚之用。

十四、《四聲本草》所引佚文

《四聲本草》五卷，是唐・蕭炳撰。原書早佚，其佚文散見《嘉祐本草》注文（今見《證類本草》轉引），其所引《本經》佚文有以下 1 條。即：

“《本經》：（秦艽，一　）名秦瓜。”（見《證類本草》卷 8，秦艽條）

按，此別名不見今本，當據補。

十五、《黄帝内經素問》王冰注所引佚文

唐代王冰注《黄帝内經素問》二十四卷撰於 762 年（寶應元年）。注文中將所引的《本經》古傳本稱爲“古《本草經》”或古《本草》、或《神農》。共引有佚文 10 條，包括以下 10 種藥物：

烏側魚骨（即烏賊魚骨），藘茹（按《太素》卷 30《甲乙經》卷 11 均作藺茹，與傳世古本草同名），雀卵，鮑魚（以上均見腹中篇第四十王注引“古《本草經》”），雞屎（即雞屎白之酒劑，見同上篇王注引古《本草》），朮、麋銜（即薇銜），澤瀉，鐵洛（即鐵落，以上均見病能論篇第四十六王注），蘭（即蘭草，見奇病論篇第四十七王注引《神農》注）。

以上 10 種藥物中除雀卵與鮑魚 2 種爲《别録》藥外，餘 8 種均《本經》藥物古傳本的佚文。將這些《本經》佚文與《唐本草》所引的《本經》佚文對照時可見有很多出入之處（如烏賊魚骨此處記其性“冷平”，而《唐本草》所引《本經》文爲微温，又如蘭草此處記性“熱平”，而《唐本草》所引《本經》文爲“辛平”之類。故對以上各藥具有輯校價值。

十六、《説文解字繫傳》所引佚文

《説文解字繫傳》又名《説文解字通釋》，共四十卷，爲五代南唐徐鍇（公元 920—974 年》注釋漢代許慎《説文解字》的一部著作。徐氏在草、木等部的注文中共引有《本草》古傳本佚文 44 條，凡 40 藥，即：

直接記有《本草》字樣的佚文共三類，即：

（1）屬於《本經》的藥物有：萱草（即鹿葱。見蕙條），芎藭（營條），蘭草（蘭條），人參（蕩條），白芷（凡2條。見繭條及蔬條），車前（苢條），知母（凡3條。見蕁條、蕣條及芪條），澤瀉（藿條），薏苡仁（贛條），遠志（葾條），烏頭（蔚條），菟絲子（蔦條），白蘞（薟條），黄芩（荃條），菊花（凡2條。見蘜條及蘜條），昌蒲（茚條），天門冬（蘠條），紫菀（菀條），貝母（莔條），芫花（華。芫條），甘草（蘦條），杜若（若條），蠡實（即馬藺，荔條），（以上均草部）。菌桂（桂條），秦皮（木岑條），桔梗（桔條），蘗木（檗條）（以上均木部），礜石（礜條）（石部）。

（2）屬於《别録》的藥物有：莎草（莎條），忍冬（葱條）。

（3）屬於《唐本草》的藥物有：蘿藦（芄條），蒟（醬）（蒟條）。

此外尚有未記《本草》書名，僅記藥用的《本經》藥物8種，即：

旋復（花）（蕧條），蒺藜（薺條），決明（蔆條），枳實（枳條），厚朴（朴條），五加《茄條），紫葳（即陵霄，陵苕。蕽條），茜（根）（蒐條）。

第四節　傳世宋遼古籍中的《本經》古本佚文

一、《太平御覽》所引佚文

《太平御覽》一千卷，是北宋初於公元983年（太平興國八年）由朝廷組織李昉等官員分類抄録各種古籍所編纂的一部大型類書。也是在傳世的文史類書中引録《本經》佚文爲數最多的一種。書中所引《本經》古本佚文共264條，其引書名稱或稱爲《本草經》，或稱爲《神農本草》，或稱爲《神農本草經》，或稱爲《本草》。現依次說明如下：

1. 稱爲《本草經》的佚文　共有244條。將其佚文與傳世古本草中的《本經》佚文對照時，又可分爲以下四類：

（1）與今本《本經》藥名相同的藥物佚文：共有藥物231條。如果除去其中已有副品藥物11條（即：生大豆、赤小豆、梟桃、麻子〔2條〕，戎鹽〔2條〕、大鹽〔2條〕、文蛤〔2條〕），有正品藥物220條。如果再除去正品藥物中的重出藥名6條（包括同名同藥4條：即石流黄、鹵鹹、玉泉、石蜜〔各重出1條〕。異名同藥2條：即木香〔重出其别名“木蜜”者1條〕、羊蹄〔重出其别名“鬼目”者1條〕）時，則實有正品藥物214條（種）。現將這 231 條藥名依照其在《御覽》出現的先後順序分記如下：

膠（即白膠），玉泉，貝子，青瑯玕，大豆黄卷（包括副品：大豆、赤小豆），麻子（爲麻黄之副品，與後面重出），石蜜，鹵鹽（即鹵鹹。包括副品：戎鹽、大鹽），熊脂，丹鷄（即丹雄鷄），文蛤（海蛤之副品，與後面重出），蟹，螢（即螢火），白魚（即衣魚），馬陸，蝤蛣（即蠮蛣），蠐螬，蜚廉（即蜚蠊），水蛭，沙虱（即石蠶），班猫（即斑猫、斑蝥），元青（即地膽），松脂，柳華（即柳花），支子（即梔子），辛夷，合歡，梟桃（即桃梟，爲桃核仁副品），蒲萄（即葡萄），鷄頭（即鷄頭實），芥葅（即水蘇），瓜（即白〔冬〕瓜子），麝香，木蜜（即木香别名。按，此木蜜佚文見《御覽》卷 982 云："一名木蜜香，性辛温。"又同書卷 991 木香條作："一名木蜜香。味辛温……"考木部上品"陳藏器餘"有蜜香和木蜜二藥。前者性味辛温，與木香主治相同。後者性味甘平，主治與木香有異。亦即木蜜，蜜香及木蜜香均木香之異名。至於此外别有同名異物的木蜜，見於陳藏器者，自與此非一物。又按，此條與後面的木香爲重出條），草蘭（即蘭草），杜若（見杜蘅條），白芷、青芝、黄芝，赤芝，黑芝，紫芝，紫石英，白石英，赤石英，黄石英，青石英，黑石英（按，以上 4 種在《證類本草》均附於白石英下，爲墨字副品），石流黄，石流黄（與上條重出），石膽，青石脂，赤石脂，黄石脂，白石脂，黑石脂（按，《證類》将以上五種合爲五色石脂 1 種），凝水石，陽起石，石鐘乳，孔公孽，礜石，太一禹餘糧（即太一餘糧），禹餘糧，消石，朴消，雌黄，磁石，石膏，滑石，礬石，曾青，空青，白青，扁青，長石，石蜜（重出），玉泉（重出），水銀，草決明（即決明子），代赭，白堊，鹵鹽（包括副品戎鹽、大鹽。按，此條重出），龍骨，牛黄，海蛤（包括重出副品：文蛤），犀牛角（即犀角），靈羊角（即羚羊角），鹿茸，麋指，鴈肪，鳶（應即鳶尾之略稱。按，"鳶"字同"鳶"。有二義。一爲鳥類，即鴟，見《爾稚·釋鳥》。一即鳶尾〔草藥〕之略稱。《本草》所説均指後義。但《御覽》卷 998 將其列爲鴈肪之後，乃誤爲鳥類者。故其節之標題即：'鳶頭〔並尾〕'），麥門冬，茯苓、賭零（即猪苓），卷柏，甘草，厚朴，胡麻，當歸，遠志，細辛，續斷，肉蓯蓉，署豫（即薯蕷），地黄，附子，烏頭，五味（即五味子），雷公丸（即雷丸），藜蘆（即藜蘆），虎掌，貫衆，鈎吻，芎藭，升麻（按，此藥《證類》作墨字），芍藥，澤蘭，狗脊，白頭翁，枸杞，白及，玄參，沙參，紫參，苦參，山茱萸，茱萸（即吴茱萸），黄耆，黄連，防己，王不留行，徐長卿，奄閭（即菴蕳子），閭茹（即蕳茹），漏盧（即漏蘆），旋復花，爵麻（‘麻’字爲‘床’字之訛），石長生，鬼都郵（即赤箭），白蘚（即白蘚皮），翹根，藎草，盧精（即膚青。按，盧精與膚青為同一藥物的問題，請參見本節末的〔附記一〕“關於盧精一藥的考證”〕），屈草根實（即屈草），陸英，槃菜（即白英），木香（重出），欵冬，芫華（即芫花），羊躑躅，旋華（即旋花），黄芩，恒山（即常山），蜀漆，蕪荑，秦皮，枳實，防風，大黄，石斛，半夏，射干，通草，牛膝（即牛膝），牡丹，獨活，紫威（即紫葳），大戟，栝蔞，蕤核，地膚，海藻，豕首（即蠡實），商陸，敗醬，雲實，桔梗，巴豆，莽草，淫羊藿，狼牙（即牙子），香蒲，郁核（即郁李仁），腐婢，落石（即絡石），衛矛，房葵（即防葵），麻黄，茈胡（即柴胡），女萎，蓍實，地椹（即石龍芮），黄環，甘遂，馬刀，女青，王孫，因塵（即茵蔯），龍鬚（同龍循，即石龍蒭），鹿藿，麻蕡（包括與前重出的副品：麻子），葛根，羊蹄，菊，萱（即萱草，《證類》作墨字），蒺藜（即蒺藜），車前實（即車前子），景天，萹萹（即萹蓄，後一萹字疑訛），鬼目（即羊蹄，與前記羊蹄重出），菖蒲，水萍，地榆。（以上各藥分别見《太平御覽》卷766，805，807，809，841，857，865，908，918，942，943，945，946，948~951，953，955，957，959，960，967，970，972，975，977，978，981~984，986~1000。1935年商務印書館影印宋本）

（2）與今本《别録》藥名相同的藥物：有《别録》藥物10種，即：

桑根旁行出土上者（即伏蛇。按此條佚文與《藝文類聚》卷88引《本草經》佚文全同），棕（即柰），芋，石流赤，石肺，石脾（按，以上3藥均列入有名未用類中的《别録》藥），石决明，占斯（列入“唐本退”中的《别録》藥），綸布（即昆布），忍冬。（以上各藥分别見《太平御覽》卷955，970，975，987，988，992，993）

（3）不見於今本《本經》及《别録》的藥物：有以下2種。即：

玳瑁——此即瑇瑁之别名，見《御覽》卷943所引《本草經》。在其原文中有：“余寄居廣南日，見盧亭獲活玳瑁龜一枚，以獻連帥嗣薛王……”考“薛王”爲唐時人。據《嘉祐圖經本草》：“昔唐嗣薛王之鎮海南。海人有獻生璹瑁者……”其所述事全符。而上文不見《别録》、陶注及《唐本草》中，可知《御覽》所引《本草經》“玳瑁”之文，應屬唐代中晚期人所附記，其非《本草經》原文顯然可見。

陵若——此藥見《御覽》卷996引《本草經》：“生下濕水中，七月、八月花、花紫似金紫草，可以染帛。煮沐頭髮即黑。”按，此條佚文内容與前面談到的在《爾雅樊氏注》及《毛詩義疏》等書《本經》古傳本佚文的“陵召（苕）”一藥佚文相同。考“若”與“召”上古音爲同源字。日定準旁紐，鐸宵旁對轉。故“召”可假爲“若”而陵若當屬《别録》藥物之未見傳世本草者，但究屬何物，尚待續考。

（4）屬於藥論内容的佚文共1條。即：

“《本草經》曰：太一子曰：凡藥，上者養命，中藥養性，下藥養病。神農乃作赭鞭鈎鍘，從六陰陽與太一，升五岳四瀆，土地所生，草石骨肉，心皮毛羽萬千類，皆鞭問之，得其所能主治，當其五味，百七十餘毒。”（見《太平御覽》卷984）

2. 稱爲《神農本草》的佚文　共有7條。即：

粉錫，桑根白皮，辛夷，合歡，薔薇（即營實）（以上均《本經》正品藥。但其中辛夷及合歡2種與前面所記《本草經》佚文中的同名藥物重出。此5種藥物的佚文分别見《太平御覽》卷719，955，958，960，及998），鸛骨（《别録》藥），鴆（即鴆鳥毛，爲《别録》藥，被列入“唐本退”者）。（以上2藥佚文分别見《太平御覽》卷925及927）

3. 稱爲《神農本草經》的佚文　共有2條，2藥。即：地榆（《本經》正品藥，與前面所記《本草經》佚文中的同名藥物重出），鷄卵（即鷄子，爲《本經》藥丹雄鷄之副品）。（以上2藥佚文分别見《太平御覽》卷1000及808）

4. 稱爲《本草》的佚文　共有11條。將其藥名與傳世古本草中的《本經》藥名對照時又可分爲四類：

（1）與今本《本經》藥名相同的藥物：共有7條，7藥，即：（大）棗，丹砂，鈆丹（即鉛丹），天雄、人參、紫草、酢漿（即酸漿）。（以上均《本經》正品藥。其佚文分别見《太平御覽》卷965、985、990、991、996及998）

（2）與今本《别録》藥名相同的藥物：共有2條，2藥，即：稷米及白粱（米）。（此二藥分别見卷840及842）

（3）與今本《唐本草》藥同的藥物：只有1條，1藥，即龍腦香（見卷981）。

（4）不見於今本《本經》及《别録》的藥物：有1條1藥，即竹花（華）（見卷962）。

綜括《御覽》一書所引《本經》古傳本的上述各類佚文時，除藥論1條及重出藥13條外，統計其實有藥數即：《本經》正品藥物224條，《本經》副品藥物8條，《别録》藥物14條，《唐本草》藥物1條，待考藥物3條。兹列表如下（見表43）。

表43 《太平御覽》所收的《本經》古傳本名稱及其藥物條數

名稱／佚文／條數／出處		稱爲《本草經》的佚文				稱爲《神農本草》的佚文	稱爲《神農本草經》的佚文	稱爲《本草》的佚文	計
		與今本《本經》藥名相同的條數	與今本《别録》藥名相同的條數	待考的藥名條數	藥論條數				
《本經》藥	正品	214條（又有重出6條）（注1）	—	—	—	3條（又有重出2條）（注5）	重出1條（注7）	7條（注9）	224條（又有重出9條）
	副品	7條（又有重出4條）（注2）	—	—	—	—	1條（注8）	—	8條（又有重出4條）
《别録》藥		—	10條（注3）	—	—	2條（注6）	—	2條（注10）	14條
《唐本草》藥		—	—	—	—	—	—	1條（注11）	1條

續表

<table>
<tr><th rowspan="2" colspan="2">名稱
佚文
條數
出處</th><th colspan="4">稱爲《本草經》的佚文</th><th rowspan="2">稱爲《神農本草》的佚文</th><th rowspan="2">稱爲《神農本草經》的佚文</th><th rowspan="2">稱爲《本草》的佚文</th><th rowspan="2">計</th></tr>
<tr><th>與今本《本經》藥名相同的條數</th><th>與今本《别録》藥名相同的條數</th><th>待考的藥名條數</th><th>藥論條數</th></tr>
<tr><td colspan="2">待考藥</td><td>—</td><td>—</td><td>2條（注4）</td><td>—</td><td>—</td><td>—</td><td>1條（注12）</td><td>3條</td></tr>
<tr><td colspan="2">藥論</td><td>—</td><td>—</td><td>—</td><td>1條</td><td>—</td><td>—</td><td>—</td><td>1條</td></tr>
<tr><td rowspan="2"></td><td rowspan="2">計</td><td>221條（又有重出10條）共231條</td><td>10條</td><td>2條</td><td>1條</td><td rowspan="2">5條（又有重出2條）共7條</td><td rowspan="2">1條（又有重出1條）共2條</td><td rowspan="2">11條</td><td rowspan="2">251條（又有重出13條）共264條</td></tr>
<tr><td colspan="4">共244條</td></tr>
</table>

注：1.《本經》正品藥共 214 條，其中重出的共 6 條，即：石流黄（石硫黄），鹵鹹（鹵塩），木香（木蜜），羊蹄（鬼臼），玉泉，石蜜。

2.《本經》副品藥共 11 條。即：生大豆、赤小豆，梟桃（以上各 1 條），戎鹽、大鹽、文蛤、麻子（以上各重出 1 條）。

3.《别録》藥 10 條。即：桑根旁行出土者，柰、芋、石流赤、石肺、石脾、石決明、占斯、綸布、忍冬。

4. 待考藥 2 條。即：玳瑁及陵若。

5.《本經》正品藥 5 條。即：粉錫，桑根白皮、薔薇（即營實）（以上各 1 條），辛夷，合歡（以上 2 種均各重出 1 條）。

6.《别録》藥 2 條。即：鸛骨，鴟。

7.《本經》正品藥 1 條。即：地榆（係與前重出藥）。

8.《本經》副品藥 1 條。即：鷄卵（其正品名即丹雄鷄）。

9.《本經》正品藥 7 條，即（大）棗、丹砂、鉛丹、天雄、人參、紫草、酢漿。

10.《别録》藥 2 條。即：稷米、白粱米。

11.《唐本草》藥 1 條。即：龍腦香。

12. 待考藥 1 條。即：竹花。

將上表中的《本經》正品藥實有總數 224 種和《别録》、《唐本草》藥實有總數 15 種相加時，共 239 種。在 239 種藥物總數中，《本經》正品藥物占 93. 7%，非《本經》藥物占 6.3%。這一數字充分表明《御覽》所引的《本經》古傳本中《别録》藥數所占的比例遠遠小於包括《本草經集注》、《唐本草》及《證類本草》在内的傳世古本草中的非《本經》藥數，這也表現了其所據傳本具有更古的淵源。因而其佚文的歷史價值也是很高的。故在本輯本中也將作爲輯校的重要參考。

附録1：關於盧精一藥的考證——盧精一藥之名首見於《太平御覽》引《本草》文。即："盧精，治蠱毒，味辛平，生益州。"但此藥名及其佚文均不見《證類本草》及《唐本草》收載。惟《本草綱目》卷11"雜草"類所列"《名醫别録》七十八種藥物"之一即爲盧精。其文云："《别録》曰：味平，治蠱毒，生益州。"又，森立之氏《本草經考異》在膚青一藥項下記有："《御覽》作盧精"五字，黄奭辑本《神農本草經》膚青條也記有："按，《御覽》引作盧精，誤。"今核《御覽》卷991盧精條原文雖無"膚青"字樣。但與下記傳世古本草所載膚青佚文基本相同，即：

"膚青，味辛，平。主蠱毒及蛇、菜、肉諸毒，惡瘡，一名推青（以上均白字）。生益州川谷（以上均墨字）"。（見《證類本草》卷4）

"《本草經》曰：盧精，主蠱毒。味辛，平。生益州"。（見《御覽》卷991）

如果再將膚青與盧精二藥從文字學方面加以考察時，不僅可以看出"膚"與"盧"，"青"與"精"的字形均極接近，而且在古音學上膚與盧均魚部韵，膚爲幫母，盧爲來母，故盧可假爲膚。而青與精均耕部韵，青爲清母，精爲精母，故精也可假爲青。可見這兩個藥名均屬形訛與音假之誤。由此也可證明此二名爲一物之説是完全可信的。至於《御覽》將盧精列入該書卷991的草類藥中，與膚青本爲石藥不符，説明該書所據之《本草經》古本中早有此文，《御覽》編者已不詳何類，故錯分於此。其爲時已甚久。及《綱目》一書復據《御覽》文，而改題《别録》藥物，則更屬以訛傳訛。但綜覽《綱目》全書，並未收膚青一藥。故最早以盧精爲膚青者，仍應首推《綱目》始。

附録2：《御覽》所引陶弘景《本草經集注》一書的藥物佚文：——有4種。即：白頸蚯蚓，蝛蝓（即蛞蝓。此二藥均見《御覽》卷947，作"陶弘景《集注本草經》"），螻蛄（見《御覽》卷948，作"陶弘景《集注本草》"），水蛭（見《御覽》卷950，作"陶弘景《集注本草經》"）。但其内容主要是《别録》文及陶注。

二、《事類賦》所引佚文

《事類賦》三十卷，是北宋初吳淑於990年左右撰寫的一部類書。吳氏首先曾參加過《太平御覽》的編纂工作。此書將社會及自然界各類事物概括爲一百類（目），每類撰賦1首，並以注釋方式廣泛引用古籍作證。其中引有《本經》佚文者，均稱爲《本草》，共4條，4藥。即：

景天，桑根白皮，桑根旁行出土者（即伏蛇），棗（即大棗）（以上分别見《事類賦》卷24、25及26。清・芸生堂刊本）。

按，以上桑根白皮、棗和景天爲《本經》藥，可供輯校之用。

三、《爾雅疏》所引佚文

《爾雅疏》又稱《爾雅注疏》。共十卷。是北宋初邢昺氏在《爾雅》郭璞注一書基礎上新增加的一種續注本。邢氏將自己所補的注文稱之爲“疏”。此書的撰年約在11世紀初（宋真宗時）邢氏在翰林院任職並奉命校定經籍期間，也即相當於北宋政府組織人力編撰《開寶本草》的稍後不久，而在《嘉祐本草》成書以前（按，《嘉祐本草》在其注文中曾引用了《爾雅疏》邢昺氏所引古《本草》文。例如在“女萎，萎蕤”條〔見《證類》卷6〕下的《嘉祐》注文中引用的“《爾雅》云：釋曰……”一段文字即係直接引自邢疏）。可見在《爾雅疏》中所引的《本經》古傳本佚文，乃是直接據自《開寶本草》及《唐本草》、《本草經集注》等古本草者。

由於此書内容是注釋《爾雅》原文中的各種名物，與《爾雅》郭璞注文、《經典釋文・爾雅釋文》二書的性質相同，因此這三種古注（即郭注、陸注和邢注）在引用《本經》古傳本時，往往可見互見於同一藥物項下。玆舉三例加以説明。

例1：在《爾雅・釋草》的“連，異翹”條下，郭璞注所引古《本草》佚文是：“一名連苕，又名連草。”而在邢昺疏中所引的古《本草》佚文却是：“今本連翹：一名異翹，一名蘭華，一名折根，一名軹，一名三廉。”（按，邢疏引文與《經典釋文・爾稚釋文》陸德明注所引《本草》以及《證類》一書中的白字記文全同）故邢昺疏在解釋所以與郭注引文有異的原因時説：“不同者，所見本異也。”

例2：在《爾雅・釋草》的“亹冬”條下，以上三家《爾雅》古注均引有古《本草》佚文。但各本引文又互有某些參差出入。特别是郭注所引《本草》佚文中有“一名滿冬”的别名，而在陸注與邢疏的引文中均無此文，故邢昺氏在其疏文中也明確指出：“蓋所見（傳）本異也。”

例3：在《爾稚·釋草》的“馬尾”條下，郭璞注所引《本草》與邢昺疏所引《本草》之文互異。邢疏也記以：“不同者，所見本異也。”

可見邢注雖較以上兩家注文晚出，但其所據的古傳本並不盡同。

在《爾雅疏》中所引《本經》古傳本佚文又可分爲五類。

其一，是屬於《本經》的藥物——共39條，37藥，即：

菥蓂（同條），栝樓（同條），苦菜（同條），茺蔚（萑蓷條），粟米（粢稷條），天名精（豕首條），女萎（委萎條），酸漿（寒漿條），蕪荑（莁荑條），貝母（同條），葶藶（亭歷條），蘪蕪（同條），澤瀉（蕍蕮條），鹿藿（鹿藿條），天門冬，麥門冬（均虋冬條），貫衆（同條），商陸（馬尾條），水斳（芹條），連翹（連條），海藻（藫條），菊花（蘜條），蓬虆（葝葢條），旋復花（蕧條），紫草（茈草條），莽草（葞條），五味子（菋條），王瓜（鉤條），蛇床子（虵牀條），款冬（涷）（顆涷條），紫葳（即陵苕，苕條），地黄（芐條），大戟（邛鉅條），遠志（葽條），海藻（薻條，重出藥名），羊桃（銚芅條）（以上均見“釋草第十三”），蕪荑（無姑條，重出藥名）（以上見“釋木第十四”），鼠婦（鼠負條），衣魚（白魚條）（以上均見“釋蟲第十五”）。

其二，是屬於《别録》的藥物——15條，即：

白蒿（皤蒿條），稷米（粢稷條），鼠尾（草）（同條），虎杖（同條），薺苨（苨條），䔲（同條），粳米（稻條），稻米（同條），繁蔞（蔜條），白蒲（莞條），薺（薺實條），陟釐（藫條），杜衡（杜條），石芸（葝條），魁蛤（魁陸條）（以上均見“釋草”）。

其三，是屬於《唐本草》的藥物——共4條，即：

雀麥（同條），馬蘄（《唐本草》名馬芹子，牛蘄條），菟葵（同條），堇葵（《唐本草》稱爲堇汁，苦堇條）（以上均見“釋草”）。

其四，是《本經》或《别録》的藥物，但所引佚文僅有陶弘景注者。在本書中均稱爲“陶隱居本草注”或“陶注本草”。這類藥物共5條。即：

萹蓄（同條），決明（薢茩條），蘇（同條），知母（莐藩條）。蝦蟇（蟾諸條）。

其五，是《本經》的藥物，但所引佚文僅有《唐本草》注者。有以下 1 條。

（橘）柚（柚條）（見“釋木第十四”）。

總括以上五類佚文共有 64 條，62 藥。

四、《續一切經音義》所引佚文

《續一切經音義》十卷，是遼釋希麟撰。也是爲《一切經音義》的補充續集，其體例與該書全同。其所引《本草》佚文凡 21 條。除去重復藥名外共 17 藥。即：

蝦蟆，羊躑躅，水蛭，薏苡，菖蒲，蘪蕪（以上均《本經》藥），秔米（又重出 1 條），稻米（又重出 2 條），紫鉚（又重出 1 條），粳米（又重出 1 條），蘿菔（又重出 1 條），水蛭、蒜、豆蔻、猪膽、乾柿（以上均《別録》藥），甲（即甲香，爲《唐本草》藥）。（以上各藥分見《續一切經音義》卷 3—10。上海古籍出版社 1986 年影印本）

按，以上《本經》藥佚文可供輯校參考。

五、《圖經衍義本草》所引佚文

此書是自南宋以後開始出現的一種將《證類本草》和《本草衍義》二書予以節要合編的著作。其書名除《圖經衍義本草》外，又有《新編類要圖經（或“注”）本草》、《類編圖經集注衍義本草》等。

宋、元、明時期此書又有數種不同刊本，而其書名也互有不同。其中除《圖經衍義本草》外，又有《新編類要圖經（或“注”）本草》、《類編圖經集注衍義本草》等稱。此書撰者不詳，其卷首雖記有“寇宗奭撰”字樣，但寇氏係北宋時人，爲《本草衍義》撰者。顯係託名。此外，在其不同的刊本中多分別記有“校正”者劉信甫、許洪及僧慧昌之名。據此則本書的初刊年代約在 13 世紀初期。由於此書係在《證類本草》基礎上的節編而成，故全書卷數雖然擴充爲四十二卷，但實際所收藥數却減少了數百種，而且文字内容也有很多删略。此書既知有宋刊、元刊與明正統《道藏》等刊本。前二種刊本雖仍保留有白字與墨字，但全書僅存殘本，而《道藏》本雖存完帙却全刻作墨字。由於此書係《證類本草》的派生産物，且有所殘缺與節略，故其所引《本經》佚文的輯復價值不高。

六、《寶慶本草折衷》所引佚文

此書共二十卷，但存世者僅有十八卷。其撰者陳衍，撰於 1248 年（南宋淳祐八年）。此書係在《套證類本草》基礎上增删改編而成。書中只有墨字，没有白字。同時在其所記各藥的《本經》、《别録》文字之間也大量摻入了其他内容，删除了一些《本經》文字。以附子一藥爲例：在《證類》中附子的《本經》主治中原有“金瘡”、“血瘕”、“膝痛”等白字，但在此書中均被删除。而其餘的主治文字或爲《本經》、《别録》所無，或將《别録》之文加以修改。因而與《本經》古傳本面目全異。已無法充分利用其作爲輯復《本經》原文之依據。

七、《急就篇補注》所引佚文

《急就篇》爲西漢史游氏編寫的一種識字課本。全書記有日常習見的各種不同内容共二千餘字，其中也包括了部分常見藥名約60餘字。唐代顔師古曾作了注釋，南宋王應麟又補注而成《急就篇補注》四卷。王氏在對常用68種藥名的補注中引有《本草》佚文的有33藥。即：

黄芩、礬石、柴胡、牡蒙（即王孫）、甘草、紫菀、藜蘆、烏頭、秦椒、芫花、半夏、皂莢、芎藭、厚朴、菌桂、款冬、貝母、狼牙（牙子）、遠志、續斷、人參、丹參、紫參、玄參、沙參、苦參、葶藶、桔梗、龜甲、雷丸、雚菌、藎草、兔盧（即菟絲子）。

按，王應麟氏爲13世紀末人，其所引《本草》均係據自《證類本草》一書者。

第五節　傳世日本早期古籍中的《本經》古本佚文

一、《秘府略》殘卷所引佚文

《秘府略》一千卷，是公元830年（日本天長三年）時日本政府組織以滋野貞主爲首的諸儒撰集的一部大型類書。此書内容與體例主要是以中國六朝時的官修類書《修文殿御覽》爲依據。原書早佚。現僅存在日本平安朝時期（相當中國唐、宋時期）的殘卷二軸，分别收藏於日本成簣堂及尊經閣文庫中，只有卷864及868二卷。其卷864爲“百穀部”，其中引有《本經》佚文2條，分别稱爲《本草經》和《神農本草經》，各記《本經》藥物一種，即：

黍米（見《秘府略》卷864“黍”條引《本草經》。據日本雄辯會講習社影印《吉石盦叢書三集》本），陳粟（見《秘府略》卷864“粟”條引《神農本草經》)。

按，黍米及粟米（即陳粟）原爲《本經》古本中藥物，但爲今本所遺者。其根據可參見本書第二章《本經藥物的變動及其輯復要求》。故本輯本予以補輯。

二、《本草和名》所引佚文

《本草和名》二卷，是公元918年（日本延喜十八年）深根輔仁氏對唐代官修的《新修本草》(《唐本草》)卷3～20每種藥物的正名，異稱及日本的和名予以逐一標注，間或附有音釋及簡略説明的一部書。也是爲日本人學習與使用《新修本草》的工具書。書中雖無藥物性味、主治等佚文，但却輾轉保留了《本經》藥名。故也可提供輯校參考。

三、《和名類聚鈔》所引佚文

《和名類聚鈔》(即《倭名類聚鈔》)二十卷，是日人源順氏以漢語詞匯分類，引用古籍原文及和名注音所編纂的一種詞書。原書撰成於公元931年（日本承平元年）。書中引用的《本草》佚文有五類。其中稱爲《本草》的佚文有216條，稱爲“陶隱居”或“陶隱居本草注”者有38條，稱爲“蘇敬”或“蘇敬本草注”(即《唐本草》注）者有41條，稱爲《本草疏》者5條，稱爲《新鈔本草》者有2條。由於上記陶注、蘇注及《本草疏》、《新鈔本草》均非《本經》佚文，故不在本文中予以討論。在上記稱爲《本草》的216條佚文中，屬於《本經》藥物者以下116種：

滑石，陽起石，凝水石，慈（磁）石，理石，長石（均見卷1)，牛角鰓，銕（鐵）落，雲母（均卷11)，朱（丹）砂（卷13)，紫草，冬灰（均卷14)，大豆，小豆，柏實，杏子（杏核仁)，桃人（桃核仁)，署預（薯蕷)，澤寫（瀉)，海藻，水芹，莧（實)(均卷17)，鼺鼠，熊脂，豚卵（均卷18)，蠡魚，鱉（甲)，蝙蝠（即伏翼)，蜚蠊，地膽，馬陸，蜣螂，蠐螬，䗪蟲，衣魚，蚱蟬，水蛭，白頸蚯蚓、蝦蟇（均卷19)，紫菀，桔梗，龍膽，瞿麥，牡丹，麥門冬，款冬，薔薇（即營實)，天門冬、地黄、甘草、黄連、人參、石斛、卷柏、獨活、升麻、茈（柴）胡，女青，巴戟天，地膚，蒺蔾（藜)，狼毒，藺茹，天名精，黄蓍，漏蘆，飛廉草（即飛廉)，當歸，秦艽，藎草，麻黄，知母，大青，連翹，旋花，青葙，紫參，大黄，半夏，甘遂，蕘花，藜蘆，亭藶子（葶藶)，大戟，鳶尾，菴蘆（䕡)

子，商陸，車前子，茺蔚（子），石龍蒭，石龍芮，射干，玄參，苦參，酢漿草（即酸漿），白蒿，徐長卿，白薇，王孫，百合，莨菪（即莨菪子），貫衆，蛇床子，防己，絡石，枸杞，蔓椒，吴茱萸，厚朴，茵芋，衛矛，蕪荑，紫葳（陵苕），黄芩，木蘭，溲疏（以上均見《和名類聚鈔》卷 20，日本古典全集刊行會影印本）。

按，以上各藥引文均甚簡略，但可供輯校參考。

四、《醫心方》所引佚文

《醫心方》三十卷。是公元 982 年（日本永觀二年）日本丹波康賴氏所撰的一部綜合性醫學方書。書中大量援引中國唐代及唐以前傳入日本的中醫古籍原文，並記明出處。其中除了卷 1 "本草和名第十" 一節引有《唐本草》（卷 3 ~ 30）全部藥物目録共 850 種及卷 1"藥畏惡相反法第九" 一節引有《本草經集注 · 序録》的 "七情表" 藥物外，全書所引《本經》古本佚文共 561 條（包括正文大字及原書中的眉注，旁注等）。其引書名稱或稱爲《神農本草經》，或稱爲《神農經》，或稱爲《本草經》，或稱爲《本草》，或稱爲《本經》。現依次説明如下：（注：爲了便於核查，以下所引《醫心方》人衛本均記出其卷、頁數）

1. 稱爲《神農本草經》的佚文　共 1 條，即：

"《神農本草經》云：小兒驚癇有百二十種。其證候異於常。"（見《醫心方》卷 25，P.570。據 1955 年人衛出版社影印江户影刻本）

按，此條佚文與《千金要方》卷 5 上，所引《神農本草經》文大同小。

2. 稱爲《神農經》的佚文　共 2 條，即：

"《神農經》云：（葵菜），味甘寒，久食利骨氣。"

"《神農經》云：（生薑）令少志，少智，傷心性，不可過多耳。"（均見《醫心方》卷 30，P.706）

按，葵菜即《本經》藥冬葵子，上記佚文與今本大同小異。生薑係《本經》藥乾薑之副品，但上記佚文不見今本。

3. 稱爲《本草經》的佚文　共 351 條。將其與傳世古本草中的《本經》佚文對照時，又可分爲四類。

（1）與今本《本經 · 序録》白字基本相同的條文 5 條。其中有關服藥法度者 5 條（見卷 1——P.2，P.8〔2 條〕，P.20，　P.21）。

（2）與今本《本經·序録》墨字（係陶弘景注文，誤作大字者）基本相同的條文 339 條。其中包括：

有關服藥法度者 6 條（見卷 1——P.2，P.7，P.12〔4 條〕）；

有關十一種食物禁忌者 1 條（見卷 1——P.12）；

有關服藥過劑及二十五種藥毒解治法者 26 條（見卷 1——P.14 ~ 15）；

有關藥物秤量法者 16 條（見卷 1——P.19 ~ 20）；

不入湯酒的藥名 93 條（見卷 1——P.21 ~ 21）；

“七情表”中的藥名 197 條（見卷 1——P.21 ~ 24)。

（3）屬於《本經》藥物，並摻有其佚文的條文 1 條。即：石鐘乳（見卷 19，P.443）。

（4）非《本經》藥物（爲《別録》或《唐本草》等書的藥物）有 6 條，即：

鱧腸（見卷 4—P.104），豬肉（見卷 10—P.226），蓖麻子（見卷 10—P.230），鯽魚（見卷 11—P.251），葎草（見卷 14—P.311），酢漿草（酸漿。見卷 7—P.383）。

4. 稱爲《本草》的佚文　共 205 條。將其與傳世古本草中的《本經》佚文對照時，又可分爲四類。

（1）與今本《本經·序録》墨字（系陶弘景注文，誤作大字者）相同的條文有 39 條。其中包括：

有關制藥（炮炙）諸法者，24 條（見卷 1—P.16 —P.19）。

有關藥物秤量法者 7 條（多與上記《本草經》文重出）（分別見卷 5—P.173，卷 10—P.227，卷 11—P.238，P.239，P.251，卷 22—P.495，卷 25—P.551）。

有關解飲食及諸藥毒者 8 條（分別見卷 29—P.676，P.678，P.679，P.680，P.681 及 P.683。與《證類》卷 2“解百藥及金石等毒例”所引佚文大同）。

（2）屬於《本經》藥物，將其文字與傳世古本草對照，可辨出有《本經》佚文者。有 39 條。各條的藥名即：

卷 13 知母及孔公孽（均 P.287）。

卷 30 有以下 37 條（藥）（分見於 P.688，P.690，P.629，P.693，P.695 ~ 706，P.708，P.710 ~ 712）。即：

胡麻，大豆，赤小豆，粟米，丹黍米（即黍米），橘，柚（《本經》今本橘柚共爲1條），乾棗（即大棗），杏實（即杏核仁），桃實（即桃核仁），梅實，郁子（即郁李仁），通草，蒲陶（即葡萄），署預（即薯蕷），藕實（即藕實莖），雞頭實，鴈肪，鯉魚（即鯉魚膽），蠡魚（即蠡魚），烏賊魚（即烏賊魚骨），牡蠣，海蛤，蟹，白瓜子，苦瓠，葵菜（即冬葵子），莧菜（即莧實），羊蹄，蓼（即蓼實），榆皮，辛夷，海藻，葱（即葱實），蜀椒，薤，菊（即菊花）。

（3）屬於《本經》藥物，但其所引文字爲《別録》或《唐本草》等書佚文者，有20條，即：

鐵精，鐵屑（均見卷4—P.116），羊蹄（卷6—P.174），鯉魚（膽）（卷8—P.185），雄黄（卷9—P.200），橘柚，蜀椒（均見卷11—P.246），寒水石（即凝水石），石膏，粟米、赤小豆，鯉魚（重出）（均見卷12—P.263，P.264），班苗（即斑蝥）（卷16—P.369），地膽（卷16—P.371），雄黄（重出），蛞蝓等（均見卷18—P.411，P.416），桑根，蜂房等（均見卷18—P.414），凝水石（重出）（卷19—P.437），生薑（卷30—P.706）。

（4）非《本經》藥物（爲《別録》及《唐本草》等書的藥物）有107條，其中包括：

以藥物單方形式簡單記述的條文有42條。各條的藥名（注：因非《本經》藥，故下面僅記其所出卷數），是：

白瓷瓦（卷1），越燕，蘇（卷2），呵梨勒（卷6），豺皮（卷8），鹿髓等3種，1條（卷9），小麥等10種，10條（卷11），大麥等15種，15條（卷12），紫真檀等5種，5條（卷16），胡燕（卷17），鱧腸等3種，3條（卷18），敗舩茹（卷23），蒿（卷25）。

較完整記述藥物的條文有65條。各條的藥名是：

藊（扁）豆，大麥（附：又云1條），穬麥，小麥，青粱米，黄粱米，白粱米，秫米，稷米，粳米，稻米，蘗米，粭糖，酒，酢酒，醬，鹽，生棗，李，栗子，柿，梨子，㮏，石榴，枇杷，橡實，榧實，覆盆子，甘蔗，芋，烏芋，芰實，千歲虆汁，牛乳，酪，蘇，鹿肉，猪肉，雉，鴨，鯽魚，鯸魚，石决明，田中螺汁，竹笋，白冬瓜，龍葵，免葵，薺，芜菁，菘菜，蘆茯（即萊菔），芥，薊菜，蘩蔞，蘘荷，芹，蔛菜，蓴，牛蒡，昆布，葴，韮，蒜，葫（以上均見卷30—P.688—691，P.693—701，P.703—711）。

5. 稱爲《本經》的佚文　有1條，即：

“《本經》：吴公（蜈蚣），一名蝍蛆。”按，此文據《證類》卷22蜈蚣條及陶弘景注文。

按，以上第（3）與第（4）兩類引書名稱爲《本草經》與《本草》的佚文中凡與今本《本經·序録》白字基本相同或屬於《本經》藥物並摻有其佚文者均可供《本經》輯校之用。

五、《弘决外典鈔》所引佚文

《弘决外典鈔》四卷，是公元991年（日本正曆二年）具平親王撰。其内容是將佛家典籍《止觀輔行傳弘决》一書中有關儒書（即所謂“外典”）的典故引用中國古籍原文爲之箋注者。所引原文雖多有節略，但其所見傳本較早，在其所引書目（即“外典目”）中有“《神農本草》三卷”及“《新修本草》二十卷”。此書所引《本草》佚文有稱爲《神農經》者，凡1條，論三品藥性及其代表性的藥物。（見《弘决外典鈔》卷4第10。據日本西東書房影印寶永四年本）

有稱爲《本草》者，凡16條。即：

石膏，黍米，麻（即胡麻），石鐘乳，（五）石脂，（六）芝，合歡，大黄，當歸，鈎吻（以上各藥均《本經》藥，見上書卷4第9及第10），酒（見卷3第5），稷，麥，稻（均卷4第9），黄精（卷4第10）（以上各藥均《別録》藥），緑鹽（《唐本草》新增藥，見卷2第4）。

此外，尚有稱爲“陶弘景本草注”的佚文2條，“本草注”的佚文1條。因非《本經》佚文，從略。

按，上記屬於《本經》藥的佚文均可供輯校參考。

六、《香要抄》所引佚文

《香要抄》二卷和《藥種抄》二卷，均爲日本僧人亮阿闍梨兼意所撰“四抄”中的二種。兼意氏生於1072年，約歿於1156年之後，此二書均抄録了有關香藥和藥物的古本草書及其他古籍原文而成，其年代均爲12世紀初期。《香要抄》的現存刊本主要有日本八木書店據天理圖書館所藏古卷子影印本及收入《續羣書類從》卷895的排印本二種（二本的個别文字有互異之處）。《香要抄》全書共載39種香藥。其中屬於《本經》藥物並摻有其佚文的有 9 種，即：

木香，白芷，菌桂，牡桂，木蘭，麝香，石流（硫）黄，术，萱草（出處見上文）。

按，上記屬於《本經》藥的佚文均可供輯校參考。

七、《藥種抄》所引佚文

《藥種抄》二卷是亮阿梨兼意氏抄録各種古籍中的原文而成。惟現僅存卷上（即“本”卷），有八木書店據天理圖書館藏卷子影印本。　共載藥 7 種，其中屬於《本經》藥物並摻有其佚文的有 6 種。即：

人參，茯苓，甘草，遠志，枸杞，天門冬（出處見上文）。

按，上記屬於《本經》藥的佚文均可供輯校參考。

八、《香藥抄》所引佚文

《香藥抄》二卷，據森鹿三氏在《香要抄・藥種抄・解題》一文中，認爲此書應是將《香要抄》和《藥種抄》合編而成者。但考之此書中的某些藥物並不見於上述二書。森氏又據其卷尾記有“永萬元年（1165 年）……勝賢（僧人名）以書本兩度比較了……”字樣，而定出其年代。但在此書現存的《續羣書類從》本中未見此文。此書内容僅上卷（即“本”卷）中分别收藏有 68 藥的古籍引文。包括“香部”藥 52 種，“藥部”藥 16 種。其中屬於《本經》藥物並摻有佚文的，有 19 種，即：

麝香，桂，白芷，澤蘭，木蘭，石流（硫）黄，白术，人參，茯苓，甘草，遠志，枸杞，天門冬，地黄，烏頭，菖蒲，赤箭，射干，巴豆。（見《香藥抄・本卷》、《續羣書類從》本卷 896）

按，上記屬於《本經》藥的佚文均可供輯校參考。

九、《香字抄》所引佚文

《香字抄》是亮阿闍梨兼意《香要抄》另一種古卷子傳本的書名。現有《續羣書類從》本，爲該書卷 894。其中摻有《本經》佚文的藥物除與後書相同者外，尚有澤蘭，淫羊藿及牙子（即狼牙）3 藥，可供輯校參考。

十、《長生療養方》所引佚文

《長生療養方》二卷，撰者佚名。據小曾户洋氏記載，此書撰於 1184 年（壽永三年）。現存有日本宫内廳寫本，及《續羣書類從》卷 898，排印本。書中載有各種藥物的主治功效。據卷 1 所記體例云：“朱點，《神農本經》載之。墨點,《名醫别録》後注。朱輪點,《新修本草》之説也。墨輪點，諸食療經内也。無點,《證類本草》新補。”但考之《續羣書類從》本中，此種朱、墨點及輪點等標幟所代表的《本經》藥名頗多差異，不足爲據。故現將該書所載屬於《本經》藥物並摻有其佚文者統計有146種，依其出現的先後順序分記如下。

丹砂，雲母，石鐘乳，滑石，空青，雄黄，雌黄，石硫黄，水銀，磁石，鐵精，鐵落，石灰，鉛丹，粉錫，白堊，菖蒲，菊花，人參，天門冬，甘草，乾地黄，术，菟絲子，牛膝，茺蔚子，升麻，車前子，木香，薏苡仁，澤瀉，遠志，龍膽，細辛，白蒿，赤箭，菴䕡子，藍實，蓍實，芎藭，黄連，絡石，防風，蒺藜子，營實，天名精，丹參，茜根，蘭草，五味子，蛇床子，地膚子，景天，杜若，乾薑，葈耳實，葛根，栝蔞，苦參，當歸，通草，芍藥，蠡實，瞿麥，玄參，百合，淫羊藿，黄芩，狗脊，茅根，紫菀，紫草，酸漿，水萍，蒲黄，欵冬花，牡丹，積雪草，附子，半夏，大黄，桔梗，射干，鈎吻，常山，白及，茵芋，貫首（貫衆），牙子（狼牙），羊躑躅，商陸，羊蹄，白頭翁，藎草，萱草，槐實，桔皮（柚），桃仁，杏人（仁），枸杞，柏實，茯苓，榆皮，黄蘗（木），乾漆，五加皮，桑上寄生，木蘭，桑根白皮，（箽）竹葉，松脂，梔子，枳實，厚朴，秦皮，紫葳，合歡，巴豆，蜀椒，皂莢，柳華（花），楝實，郁李仁，桐葉，梓白皮，石南，溲疏，鷹屎（訛作尿），伏翼，龍骨，麝香，牛黄，熊脂，鹿茸，羚羊角，犀角，羖羊角，鼺鼠，石蜜，牡蠣，龜甲，桑螵蛸，露蜂房，貝子，螢火，衣魚。

十一、《本草色葉抄》所引佚文

《本草色葉抄》（不分卷），是1284年（弘安七年）日本・惟宗具俊撰的一種本草著作。現存有日本白井文庫藏，明治二十三年抄本2册。全書根據《證類本草》（《大觀）本系統）的藥名（包括正名與别名），按照其藥名首字漢音的（イ、ロ、ハ、）音序順次排列。在每藥項下均記以《大觀本草》卷數，在正名之下，抄録藥效記文。此外還適當補充了《大觀本草》藥物以外的部分藥物。此書内容雖本自《證類》，但屬節抄性質，且未能明確分出哪些是《本經》佚文。故較之其他前後同時的有關著作，其輯佚價值不大。今不作輯佚之用。

十二、《頓醫抄》所引佚文

《頓醫抄》五十卷，是日本梶原性全於1304年（嘉元二年）撰成的一部大型綜合性醫書。全書用日文寫成，但廣泛引用了中國古代醫籍原文。其中卷48—49爲本草部分，均係節録自中國本草古籍者，惟未記引録出處，且引文不全。在森立之《本經》輯本“札記”中曾在“序録”部分及個别藥物項中（丹砂、陽起石、人參、麥門冬各條）引此書出校。

十三、《覆載萬安方》所引佚文

《覆載萬安方》六十二卷，是梶原性全在撰成《頓醫抄》之後的另一部大型綜合性醫書。全書用古漢文寫成。其中卷59～60爲本草部分，全稱：“藥名類聚”（上、下）。此二卷編排的特點是：

（1）藥物分類方法與諸書有異，爲根據藥名（包括正名與别名）的涵義進行象徵性的人爲分類，共10類。即：天象、地儀、植物、動物、人倫，人體、人事、飲食、雜物和負數。

（2）每類均分記藥名附記以藥性。個别藥項下附有採制及該藥之異名。

（3）各藥雖未記明所引原文出處（包括《本經》、《别録》等），但仍偶引有陶弘景以後的個别唐宋古籍書名。

（4）在所記藥名中原出自《本經》的藥物，或記其原名，或記其别名，後者如：本書將《本經》藥名的“寒水石”記於凝水石條下。反以凝水石爲正名。又如，以《本經》藥名“菊花”記於正名“日精”條下。……之類。

（5）由於所記藥物既有正名又有别名，因而同一藥物的重出次數很多。

兹舉“天象類”及“地儀類”首出於《本經》的藥物條目列舉如下（其他各類從略）。

辰砂（即丹砂），雲母，夏石（即石鍾乳），夕冷（即滑石），空青，寒水石（即凝水石），陽起石，冬灰，日精（即菊花），天門冬，天名精，雲母（重出），天薺（即漏蘆），天瓜（即栝蔞），商草（即貝母），宿芩（即黄芩），天豆（即石龍芮），春草（即白薇），昔邪（即垣衣），天雄，天仙子（即莨菪子），夜合（即何首烏），商陸，天臼（即鬼臼），夏枯草，天精（即枸杞），春草（即莽草），雷丸，天鼠屎，露蜂房，天螻（即螢火），冬葵子，凍葱（即葱實），（以上均“天象類”藥物）。磷石（即雲母，重出），石膽（即礬石。又，此名重出），石腦（即太一禹餘糧），石硫黄，水銀，石膏，磁石，石生（即陽起石），土石（即長石），石灰，石珠（即青琅玕），地門冬（即天門冬），地髓（即乾地黄），山薊（即术），地薰（即柴胡），屋葵（即薏苡人），澤瀉，山芋（即薯蕷），地節（即女萎），房慈（即防葵），陵游（即龍膽），京芎（即芎藭），石防風（即防風），野蘭（即漏蘆），石鯪（即絡石），牆薇（即營實），地菘（即天名精），地血（即茜根），山姜（即旋花），杜若，沙參，石龍蒭。禁宮花（即王不留行），水香（即蘭草），地葵（即葈耳），地樓（即栝樓），水槐（即苦參），石竹（即瞿麥），山丹（即百合），野蓼（即百合），澤芬（即白芷），石龍芮，地菅（即茅根）（以上均“地儀類”藥物）。

在森立之《本經》輯本“札記”中僅有個別藥物項中（辛夷、大棗、藕實節、蓼實、生大豆、馬刀）引此書出校。在本輯本中則根據臺北故宫博物院藏日本天保三年抄本就其所引古《本草》藥物異名作爲校注。

十四、其他日本古籍所引佚文

除了前面所舉的日本古籍外，既知尚有以下幾種，但均時代晚出，故輯佚價值較小。

1.《類聚名義抄》 撰人未詳，約成書於12世紀末（平安朝末期）。爲類書性質，全書共分一百二十部。分記各類事物。並引有個別古籍原文。

2.《伊吕波字類抄》 此書爲字書之類，係由12世紀中末期橘忠兼撰《色葉字類抄》二卷，經後人增補爲十卷，並改易書名者。但以上二書所引《本草》佚文，均極簡略。在森立之輯本（“札記”）中僅見澤瀉與莨菪子二條同時採用此二書引文作校。

3.《福田方》 此書爲日本僧人有鄰（一作有林）撰，共十二卷，約撰於1362—1368年（貞治中）。書中引録有中國宋、元以前的古醫籍達百餘種之多。此書卷1“諸藥炮炙論”及卷11“雜説門”中均引有《本草》佚文，但内容經過增删改易，很難作爲復原《本經》之用。

4.《延壽類要》 一卷日本竹田昭慶撰。爲養生學著作。撰於1456年（康正二年）其第5篇“服食用捨”篇，記有各種食物藥的性味、主治，其中雖也夾雜節録古《本草》佚文，但未記出處，不易識别。

第六節　小結

以上所述的各種《本經》古本佚文，其所收載的古籍均係見於非本草學著作之中。這些古籍的撰寫年代下限至少在12世紀以前（日本古籍約在

14 世紀以前)。其時去古尚未遥遠,《本經》原書雖佚，但其各種不同的古傳本尚多存世。其佚文的信實程度也較高，因而對於這些古傳本中的佚文，在進行綜合地分析考察和客觀地評估後，可以配合傳世古本草學所保存的《本經》佚文作爲輯佚的根據或重要參考。

到了 12—14 世紀以後(中國方面相當南宋時代以後，日本方面相當吉野朝〔南北朝〕時代以後)，隨着中國官修本草——《證類本草》一書的大量刻版印刷行世的和廣泛傳播。手寫抄録的《本經》古傳本率多潛踪滅迹。而在此之後的各種著作中，均以《證類本草》及其後繼性著作爲藍本依據，輾轉迻録《本經》佚文。至於其他各種非本草學文獻所引《本經》佚文，更是一再轉手抄引資料。由於它們缺乏輯佚《本經》之價值，故本文均不論及。

第十三章 《吴普本草》所引《神農本草經》古本的考察

第一節 《吴普本草》是《神農本草經》在二、三世紀間的輯注本

《吴普本草》是漢魏之際華佗弟子吴普氏在《神農本草經》一書基礎上輯注編寫的藥學著作。正如陶弘景在《本草經集注序》中所説:“(《神農本草經》)魏晉以來，吴普、李當之等更復損益。”《嘉祐本草·補注所引書傳》也説:“(吴)普，華佗弟子，修《神農本草》，成四百四十一種。”此書名稱《隋書經籍志》作《吴普本草》，兩《唐志》)均作《吴氏本草因》(按，“因”字當為“音”之通假字)。此外也有稱爲《吴氏本草經》或《吴氏本草》者。

此書撰年約在公元 2—3 世紀之間。(據《漢書》卷一百十二下華佗傳。在魏明帝時〔公元 227—239 年〕，吴普年近 90 歲，其生年應在公元 130 年左右的後漢時期推算)。原書 6 卷(見《隋志》、兩《唐志》。迄五代時又有 1 卷本(見《蜀本草》在陶弘景序文“吴普”二字下的注文)。原書自南宋以後已佚。現在既知的《吴普本草》佚文出處及其引用的條數主要有以下一些古籍:

後魏·賈思勰《齊民要術》卷 1~4，引《吴氏本草》————————7 條。

唐·虞世南《北堂書鈔》卷146、147，引《吴氏本草》————2條。

唐·歐陽詢《藝文類聚》卷81~97，引《吴氏本草》，或《吴氏》————9條。

唐·徐堅等《初學記》卷27~28，引《吴氏本草》————2條。

唐·李賢等《後漢書》卷64，引《吴普本草》————1條。

唐·玄應等《一切經音義》卷59、67，引《吴普（譜）本草》——2條。

日本·滋野貞主等《秘府略》（殘卷）卷864，引《吴氏本草》——2條。

五代·韓保昇等《蜀本草》（據《證類本草》卷28），引《吴氏本草》————1條。

北宋初·李昉等《太平御覽》卷805~1000，引《吴氏本草》（141條），卷934~996，引《吴氏本草經》（53條），又《吴氏本草》佚文，引"（神農）一經"者（3條），合計————197條。

北宋初·吴淑《事類賦》卷9，引《吴普本草》————1條。

北宋·掌禹錫等《嘉祐補注神農本草》注，據《證類本草》卷3~31引《吴氏（本草）》————56條。

北宋·蘇頌等《嘉祐本草圖經》，據《證類本草》卷3~23引《吴普本草》————5條。

北宋《證類本草》卷23唐慎微注，引《吴氏本草》————2條。

日本·亮阿闍梨兼意《香藥抄》本卷，引《吴氏本草》————3條。

日本·亮阿闍梨兼意《香要抄》末卷，引《吴氏（本草）》————1條。

日本·亮阿闍梨兼意《藥種抄》本卷，引《吴氏本草》————1條。

明·李時珍《本草綱目》卷11、16、19、20、41、44、46引"吴普"（或："普"，或《吴普本草》）————9條。

（按，《綱目》所引"吴普"文，多與《太平御覽》引《本草經》文相重，疑或有訛誤者）

以上合計301條。其中除去重出的條文，既知藥名共217種。

《吴普本草》一書的內容，據《嘉祐本草·補注所引書傳》共載藥物441種，"其説藥性寒温五味，最爲詳悉。"如果通過此書現存佚文來考察其內容時，主要可以看出以下兩點。

其一，佚文所載均是個別藥物項目中的部分文字，並非全部原文，其中主要是有關該物的名稱、别名、性、味、毒、採收及配伍宜忌（即“七情”）等方面内容，而對於各藥物的主治功效方面的内容則引述很少，或全未引用。

其二，佚文中對各種藥物的性、味、毒的考察，尤爲重視。主要表現在廣泛引用了前代八家本草文獻中的異同學説作爲對比。充分表現了此書的一大特色。所謂八家古本草文獻，包括：①《神農》(即《神農本草經》古傳本之一）及“一經”(《神農本草經》的另一古傳本)；②《黄帝》及“一經”；③《歧伯》(或《歧伯經》) 及“一經”；④《扁鵲》及“一經”；⑤《醫和》(按，以上各書原名全稱雖不詳，但均爲以該古人命名的一些古本草書)；⑥《桐君》(即《桐君藥録》)；⑦《雷公》(即《雷公藥對》古傳本之一）及“一經”(即《雷公藥對》的另一古傳本)；⑧《李氏》(即《李當之藥録》，又名《李當之本草經》)。吴氏引録這八家佚文的順序，基本上是按照其時代順序排列，故首先記載《神農本草經》，最末記載其同時代的《李氏》。由於本文主要是考察《吴普本草》所引《神農本草經》的古本（以下簡稱“《本經》吴本”)，故封於其他七家古本草的佚文均不在此處討論。

再從以上古籍中所引《吴普本草》佚文的條數與字數來看，以《太平御覽》最多，而《嘉祐本草》注次之。至於其餘各書均爲10條以下的零星佚文。而在這些佚文中再引有《神農》等古本草書佚文者，也只有見於《太平御覽》及《嘉祐本草》注二書，其餘各書則均未見引用。如再將《太平御覽》及《嘉祐本草》注所引的《吴普本草》佚文文字逐條加以對比，則可發現《嘉祐本草》注所引的《吴普本草》的藥名僅多出《太平御覽》引文2種(即朮和百合二藥)。而其他各藥不僅藥名二書全同，且其所引文内容也大多相同或相似（其中有引文全同者。如太一禹餘糧、雄黄、磁石等條。有《太平御覽》引文字數稍多者。如扁青條。有《嘉祐本草》注引文字數稍多者，如白石英條多出青、赤、黄、黑四種石英文字均不見《太平御覽》引文中，也有二者互有個别文字出入者)。這説明在北宋中期官撰《嘉祐本草》時所引的《吴普本草》佚文其祖本與北宋初官撰《太平御覽》時所引者爲同一傳本系統而其書内容已不完整者（按，《嘉祐本草・補注所引書傳》謂此書在“《唐經籍志》尚存六卷，今海内不復有，惟諸子書多見引據”)，也爲上述論點提供了佐證。

以下本文所要論述的內容，僅限於《吴普本草》所引《本經》古本的考察，至於《吴普本草》一書的其他特點，如《吴普本草》所引其他古本草的探討，《吴普本草》所載非《本經》藥物的考察，及吴普氏新收載的某些藥物，迄陶弘景時代已不復識為何物等問題，這裏均從略。

現在為了便於考察了解存世的《吴普本草》藥名、條數及其出處，特列表如下（見表44），以供參考。表中需說明：

1.《太平御覽》所引《吴普本草》條數——據自中華書局影宋本《太平御覽》，其中：

A——為所引書名作《吴氏本草》者（“吴”字或訛“吕”）。

B——為所引書名作《吴氏本草經》者。

C——為《吴氏本草》佚文所引的別本（“一經”）。

2.《嘉祐本草》注所引《吴普本草》條數——據自宋嘉定劉甲刊本《經史證類備急本草》（原引書名作“吴氏”）。

3. 其他古籍所引《吴普本草》條數及出處（書名略稱如下）：

藝文——《藝文類聚》，北堂——《北堂書鈔》，初學——《初學記》，齊民——《齊民要術》，綱目——《本草綱目》。

按，《本草匯言》卷4刺蒺藜一藥主治文“化癥”二字之旁有行外小注“吴普”二字。訛文，本表未予統計。

表44　古籍的藥名與條數

	藥名	《太平御覽》所引《吴普本草》條數			《嘉祐本草》注所引《吴普本草》條數	其他古籍所引《吴普本草》條數及出處
		A	B	C		
二畫	人參	1	—	—	—	
三畫	大麥	1	—	—	—	
	大黄	1	—	—	—	
	大豆黄卷	1	—	—	—	
	馬刀	—	1	—	—	
	馬陸（蚿）	—	1	—	—	
	小花（華）	1	—	—	—	

續表

	藥名	《太平御覽》所引《吴普本草》條數			《嘉祐本草》注所引《吴普本草》條數	其他古籍所引《吴普本草》條數及出處
		A	B	C		
三畫	小麥（麥種）	1	—	—	—	
	小豆花	1	—	—	—	
	山茱萸	1	—	—	—	
	千歲垣中膚皮	1	—	—	—	
	女青	1	—	—	—	
	女菀	1	—	—	—	
	牛黄	—	1	—	1	1（《後漢書》李注）
四畫	王芻	1	—	—	—	
	王不留行	—	1	—	—	
	雲實	—	1	—	—	
	五味	1	—	—	—	
	五色石脂（五石脂）（1）	5	—	—	6	
	木瓜	1	—	—	—	
	木甘草	—	—	—	—	1（藥種抄）
	木防己	—	1	—	—	
	太一禹餘糧	—	1	—	1	
	孔公孽	1	—	—	1	
	巴豆	—	1	—	—	
	水萍	1	—	—	—	
	牛膝	1	—	1	—	
	升麻	1	—	—	—	
	丹砂	1	—	—	—	
	丹參	1	—	—	—	
	丹雞卵	1	—	—	—	
	丹雄雞	—	—	—	—	1《綱目》“發明”條
五畫	玄參	1	—	—	—	

續表

	藥名	《太平御覽》所引《吴普本草》條數			《嘉祐本草》注所引《吴普本草》條數	其他古籍所引《吴普本草》條數及出處
		A	B	C		
五畫	半夏	—	1	—	—	
	玉泉	1	—	—	—	
	石芸	1	—	—	—	1《香藥抄》本卷
	石膽	—	1	—	1	
	石蠶	1	—	—	—	
	石斛	1	—	—	—	
	石蜜（食蜜）（2）	2	—	—	—	
	石龍子	—	1	—	—	
	石龍芮（3）	—	2	—	—	
	石龍蒭	1	—	—	—	見《御覽》卷989續斷條
	石長生	1	—	—	—	
	石鐘乳（鐘乳）	1	—	—	1	
	石硫赤	—	—	—	—	1《綱目》卷11“集解”條
	术	—	—	—	1	1《藝文》卷81
	龍骨	—	1	—	1	
	龍齒	—	1	—	1	
	龍眼	1	—	—	—	1《齊民》卷4
	甘遂	—	1	—	—	
	長石	1	—	—	—	
	白玉	1	—	—	—	1《事類賦》卷9
	白及	1	—	—	1	
	白芷	1	—	—	—	
	白堊	—	—	—	—	2《一切經音義》卷59、67

續表

	藥名	《太平御覽》所引《吴普本草》條數			《嘉祐本草》注所引《吴普本草》條數	其他古籍所引《吴普本草》條數及出處
		A	B	C		
五畫	白青	1	—	—	—	
	白頭翁	1	—	—	—	
	白石英（4）	1	—	—	5	
	白兔藿	—	1	—	—	
	生大豆	1	—	—	—	
六畫	羊躑躅花	1	—	—	—	
	衣中白魚	—	1	—	—	
	決明子	1	—	—	—	
	地膽	—	1	—	—	
	朴消石	1	—	—	—	
	百合	—	—	—	1	1《藝文》卷81
	戎鹽	—	—	—	—	1《北堂》卷146
	地朕（地綿）	—	—	—	—	1《綱目》卷20“釋名”條
	芍藥	1	—	—	1	
	當歸	1	—	—	1	
	防風	1	—	—	—	
	陽起石	1	—	—	1	
	肉蓯蓉	1	—	—	1	
	瓜子（即白冬瓜子）	1	—	—	—	
	伏翼	—	—	—	—	1《藝文》卷97
七畫	（白）沙參	1	—	—	—	
	谷（穀）木皮	1	—	—	—	
	運日	1	—	—	—	
	豖首（天名精）	1				
		1	—	—	—	
	麥門冬	1	—	—	1	

續表

	藥名	《太平御覽》所引《吴普本草》條數			《嘉祐本草》注所引《吴普本草》條數	其他古籍所引《吴普本草》條數及出處
		A	B	C		
七畫	杜仲	1	—	—	—	
	赤小豆	1	—	—	—	
	李核	1	—	—	—	
	芎藭	1	—	—	1	
	芫花	1	—	—	—	1《證類》卷14（嘉祐圖經）
	芫花根	1	—	—	—	1（同上條）
	附子	1	—	—	—	
	陳粟	1	—	—	—	1《秘府略》卷864
	芥葅	1	—	—	—	1《齊民》卷1（葅作菹）
	牡丹	1	—	—	—	
	牡蒙（紫參）	1	—	—	1	
八畫	房（防）葵	—	1	—	—	
	空青	1	—	1	—	
	扁青	—	1	—	1	
	扁蓄（萹蓄）	1	—	—	—	
	澤蘭	1	—	—	1	
	（大）棗	—	—	—	—	1《證類》卷23（唐慎微），1《齊民》卷2
	青蘘	1	—	—	—	
	郁核（雀李）	1	—	—	—	
	虎掌	1	—	—	1	
	知母	1	—	—	1	
	狗脊	—	—	—	1	
	側子	1	—	—	1	
	委萎（葳蕤）	—	1	1	—	

續表

	藥名	《太平御覽》所引《吴普本草》條數 A	B	C	《嘉祐本草》注所引《吴普本草》條數	其他古籍所引《吴普本草》條數及出處
九畫	卷柏	1	—	—	1	
	恒山（常山）	1	—	—	—	
	枳實	1	—	—	—	
	枸杞	1	—	—	—	
	茵陳（因塵）	1	—	—	—	
	茵芋	1	—	—	—	
	薺實	1	—	—	—	
	茯苓	1	—	—	—	
	貫仲	1	—	—	—	
	胡麻	1	—	—	1	
	獨活	1	—	—	—	
	醮石（香蒲）	1	—	—	—	
十畫	消石	—	1	—	1	
	海蛤	—	1	—	1	
	岑皮（秦皮）	1	—	—	—	
	厚朴	1	—	—	1	
	栝蔞	1	—	—	—	
	桂	—	—	—	—	1《齊民》卷1 1《香藥抄》本卷
	桔梗	—	1	—	—	
	通草	1	—	—	—	
	桑（螵）蛸	—	1	—	—	
	柴胡	—	—	—	—	
	烏頭	1	—	—	1	
	烏喙	1	—	—	1	
	徐長卿（石下長卿）	1	—	—	—	
	鬼臼	—	1	—	—	
	鬼箭（衛矛）	—	1	—	—	

續表

	藥名	《太平御覽》所引《吴普本草》條數 A	B	C	《嘉祐本草》注所引《吴普本草》條數	其他古籍所引《吴普本草》條數及出處
十畫	鬼督郵	1	—	—	—	
十畫	狼牙	—	1	—	—	
	缺盆	1	—	—	—	
	射干	1	—	—	—	1《香藥抄》本卷
	烏賊魚骨	—	—	—	—	1《綱目》卷44“氣味”條
	綸布（昆布）	—	—	—	—	1《綱目》卷19“釋名”條
十一畫	麻勃	—	1	—	—	
	麻藍（麻蕡）	—	1	—	—	
	麻黄	—	1	—	—	
	麻子中仁	—	1	—	—	
	豉	—	—	—	—	1《北堂》卷146
	淮木	1	—	—	—	
	莽（草）	—	1	—	—	
	菥蓂	1	—	—	—	
	萆薢	1	—	—	—	
	菖蒲	1	—	—	1	1《藝文》卷81
	菴蕳	—	1	—	—	
	菊花	—	1	—	—	1《初學》卷27
	黄芩	1	—	—	—	1《證類》卷8引（嘉祐圖經）
	黄孫	—	1	—	—	
	黄連	1	—	—	—	
	梅核	1	—	—	—	1《證類》卷23（唐慎微），1《初學記》卷28

續表

	藥名	《太平御覽》所引《吴普本草》條數			《嘉祐本草》注所引《吴普本草》條數	其他古籍所引《吴普本草》條數及出處
		A	B	C		
十一畫	蛇退	—	1	—	—	
	蛇床	—	1	—	—	
	蚯蚓	—	1	—	—	
	鹵鹹	—	—	—	—	1《綱目》卷11“釋名”條
	敗醬	—	—	—	—	1《綱目》卷16“集解”條
	假蘇	1	—	—	—	1《齊民》卷1 1《證類》卷28引（蜀本注）
	細辛	1	—	—	1	
	猪苓（賭零）	1	—	—	1	
	梨	—	—	—	—	1《齊民》卷2
十二畫	淫羊藿	—	1	—	—	
	硫黄（流黄）	—	1	—	—	1《香要抄》末卷
	斑猫（蝥）	—	1	—	—	
	款冬	—	—	—	—	1《藝文》卷81
	雄黄	1	—	—	1	
	紫芝	—	1	—	—	
	紫菀	—	1	—	—	
	紫葳	1	—	—	—	
	紫石英	1	—	—	1	1《證類》卷3引《嘉祐圖經》
	紫草節	1	—	—	—	
	葛根	1	—	—	—	
	菟絲實	—	1	—	—	
	蕳茹	—	1	—	—	

續表

	藥名	《太平御覽》所引《吴普本草》條數			《嘉祐本草》注所引《吴普本草》條數	其他古籍所引《吴普本草》條數及出處
		A	B	C		
十二畫	蠐螬	—	—	—	—	1《綱目》卷41“釋名”條
	黍	1	—	—	—	1《秘府略》卷864
	落（絡）石	—	1	—	—	
	（秦）鈎吻	1	—	—	1	
十三畫	雷丸	1	—	—	1	
	鳶尾	1	—	—	—	
	署預（薯蕷）	1	—	—	1	1《藝文》卷81
	萱草	—	—	—	—	1《綱目》卷16“釋名”條
	蜀黄環	—	1	—	—	
	蜀漆葉	1	—	—	—	
	蒲陰實	1	—	—	—	
	鼠尾	1	—	—	—	
	鼠李	1	—	—	—	
十四畫	鴈肪	—	1	—	1	
	磁石	1	—	—	1	
	酸漿	1	—	—	—	
	蜚廉蟲	1	—	—	—	（又見《綱目》卷41蜚蠊“發明條”）
	蓼實	1	—	—	—	1《藝文》卷82
十五畫	櫻桃	1	—	—	—	1《齊民》卷21《藝文》卷88
	蕤核	1	—	—	—	1《證類》卷23引《嘉祐圖經》
十六畫	凝水石	1	—	—	1	

續表

	藥名	《太平御覽》所引《吴普本草》條數			《嘉祐本草》注所引《吴普本草》條數	其他古籍所引《吴普本草》條數及出處
		A	B	C		
十六畫	螢火	—	—	—	—	1《藝文》卷97
	薇蓹	1	—	—	—	
	薔薇	1	—	—	—	
十七畫	蟅蟲	1	—	—	—	
	爵床	—	1	—	—	
十八畫	藜蘆（梨蘆）	1	—	—	1	
	翹根	1	—	—	—	
	（白）礜石	1	—	—	1	
十九畫以上	鶩肪	1	1	—	—	
	礬石	1	—	—	—	
	蘪蕪	1	—	—	—	
	蠡實	1	—	—	—	
小計		141條	53條	3條	56條	48條
合計		301條217種藥名（包括五石脂的青、赤、黄、黑符5種。白石英及黄、赤、青、黑5種）				

注：1. 五色石脂：《太平御覽》卷 987 作“五石脂”，包括（青符）、赤符、黄符、白符、黑符 5 條。《嘉祐本草》注分别見《證類本草》卷 3 黑石脂項（5 條）及卷 31 五色符項（1 條）。

2. 石蜜：見《太平御覽》卷 988，又有重出條作“食蜜”，見卷 857。

3. 石龍芮：見《太平御覽》卷 992，又有重出條，見卷 993。

4. 白石英：《證類本草》卷 3 白石英項下《别録》文及《嘉祐本草》注均包括白石英、青石英、赤石英、黄石英和黑石英 5 條。

第二節　吴本《本經》與傳本《本經》佚文的對照

現在存世的吴本《本經》佚文藥物雖然均係自古本《吴普本草》中節録的内容，文字多有省略，但所保存的記文主要是有關藥物性、味、毒的部分資料。如將其與傳本《本經》（這裏指傳世的歷代主要本草古籍中保存的《本經》佚文，其中以《證類本草》中的白字記文爲代表。以下簡稱同此）

相對照時,《吴普本草》佚文中的《本經》藥名主要可分爲以下兩大類。

一、在《吴普本草》佚文中既有《本經》藥名，又保留了《本經》佚文者

這種佚文也是現存《本經》最古傳本的一種。今統計其藥數有125種(其中包括五色石脂1藥條内的5種石脂，作爲5個藥名計算，及白石英1藥條内的黄、赤、青、黑4種石英共作爲5個藥名計算)。如將這些吴本《本經》中的藥物記文與傳本《本經》相對照時，它們的異同之點主要有三。即：吴本《本經》同一藥物的性、味、毒完全相同者。性、味、毒大致相同者(指屬於“小寒”與“寒”之異,“小毒”與“毒”之異，其記文大致相同者)及性、味、毒的個别記載不同者三類。現分别列表如下(見表45)。

表45 《本經》藥的性味毒在吴本與《證類》引文引之異同注

1. 性、味、毒全同的藥(共89種)

(1)酸味藥(3種)

藥名	《吴普本草》引《神農本草經》	《證類本草》引《神農本草經》
山茱萸	酸無毒	酸〔無毒〕
紫葳	酸	酸
礬石	酸	酸

(2)苦味藥(28種)

王不留行	苦平	苦〔平〕
丹參	苦無毒	苦〔無毒〕
玄參	苦無毒	苦〔無毒〕
石長生	苦	〔苦〕
石龍芮	苦平	苦平
白及	苦	苦
白頭翁	苦無毒	苦〔無毒〕
芍藥	苦	苦
牡蒙(紫參)	苦	苦
委萎(萎蕤)	苦(一經、甘)	甘
狗脊	苦	苦

續表

藥名		《吴普本草》引《神農本草經》	《證類本草》引《神農本草經》
恒（常）山		苦	苦
獨活		苦無毒	苦〔無毒〕
麻黄		苦無毒	苦〔無毒〕
消石		苦	苦
海蛤		苦	苦
厚朴		苦無毒	苦無毒
茵蔯（蒿）		苦無毒	苦〔無毒〕
柴胡		苦無毒	苦〔無毒〕
鬼箭（衛矛）		苦無毒	苦〔無毒〕
狼牙		苦有毒	苦〔有毒〕
菴蕳		苦小温無毒	苦微温〔無毒〕
黄芩		苦無毒	苦微温〔無毒〕
黄孫（王孫）		苦無毒	苦〔無毒〕
黄連		苦無毒	苦〔無毒〕
雄黄		苦	苦
貫仲		苦有毒	苦〔有毒〕
雷丸		苦	苦
（3）甘味藥（28 種）			
人參		甘小寒	甘微寒
太一禹余糧		甘平	甘平
五（色）石脂	青符	甘	甘
	黄符		
	赤符		
	白符		
	黑符		
牛膝		甘〔一經：酸〕	酸

續表

<table>
<tr><th colspan="2">藥名</th><th>《吴普本草》引
《神農本草經》</th><th>《證類本草》引
《神農本草經》</th></tr>
<tr><td colspan="2">升麻</td><td>甘</td><td>〔甘〕</td></tr>
<tr><td colspan="2">丹砂</td><td>甘</td><td>甘</td></tr>
<tr><td colspan="2">玉泉</td><td>甘</td><td>甘</td></tr>
<tr><td colspan="2">石斛</td><td>甘平</td><td>甘平</td></tr>
<tr><td colspan="2">石蜜</td><td>甘平</td><td>甘平</td></tr>
<tr><td colspan="2">白青</td><td>甘平</td><td>甘平</td></tr>
<tr><td colspan="2">白石英</td><td rowspan="5">甘</td><td rowspan="5">甘</td></tr>
<tr><td rowspan="4">附</td><td>青石英</td></tr>
<tr><td>黄石英</td></tr>
<tr><td>赤石英</td></tr>
<tr><td>黑石英</td></tr>
<tr><td colspan="2">當歸</td><td>甘無毒</td><td>甘〔無毒〕</td></tr>
<tr><td colspan="2">防風</td><td>甘無毒</td><td>甘〔無毒〕</td></tr>
<tr><td colspan="2">麥門冬</td><td>甘平</td><td>甘平</td></tr>
<tr><td colspan="2">空青</td><td>甘</td><td>甘</td></tr>
<tr><td colspan="2">胡麻</td><td>甘平無毒</td><td>甘平無毒</td></tr>
<tr><td colspan="2">猪苓</td><td>甘</td><td>甘</td></tr>
<tr><td colspan="2">葛根</td><td>甘</td><td>甘</td></tr>
<tr><td colspan="2">鴈肪</td><td>甘無毒</td><td>甘〔無毒〕</td></tr>
<tr><td colspan="2">醮石（香蒲）</td><td>甘</td><td>甘</td></tr>
<tr><td colspan="4">（4）辛味藥（19 種）</td></tr>
<tr><td colspan="2">女青</td><td>辛</td><td>辛</td></tr>
<tr><td colspan="2">孔公孽</td><td>辛</td><td>辛</td></tr>
<tr><td colspan="2">木防已</td><td>辛</td><td>辛</td></tr>
<tr><td colspan="2">芎藭</td><td>辛無毒</td><td>辛〔無毒〕</td></tr>
<tr><td colspan="2">附子</td><td>辛</td><td>辛</td></tr>
</table>

續表

藥名	《吴普本草》引《神農本草經》	《證類本草》引《神農本草經》
牡丹	辛	辛
（秦）鈎吻	辛	辛
通草	辛	辛
麻藍（蕡）	辛	辛
徐長卿	辛	辛
莽（草）	辛	辛
菥蓂（子）	辛	辛
淫羊藿	辛	辛
斑猫（蝥）	辛	辛
蜀漆（葉）	辛有毒	辛〔有毒〕
凝水石	辛	辛
藜蘆	辛有毒	辛〔有毒〕
藺茹	辛	辛
白礜石	辛有毒	辛〔有毒〕
（5）鹹味藥（2 種）		
肉蓯蓉	鹹	鹹
桑（螵）蛸	鹹無毒	鹹〔無毒〕
（6）吴本缺載藥味的藥（9 種）		
大豆黄卷	無毒	〔無毒〕
朴消石	無毒	無毒
（白）沙參	無毒	〔無毒〕
知母	無毒	〔無毒〕
淮木	無毒	〔無毒〕
甘遂	有毒	〔有毒〕
芫花	有毒	〔有小毒〕
側子	有大毒	〔有大毒〕
石龍蒭	小寒	微寒

續表

2. 性、味、毒大同的藥（13 種）

（1）酸味藥（1）種

藥名	《吴普本草》引 《神農本草經》	《證類本草》引 《神農本草經》
石膽	酸小寒	酸寒
（2）苦味藥（2 種）		
桔梗	苦無毒	〔苦有小毒〕
落（絡）石	苦小温	苦温
（3）甘味藥（4 種）		
冢首（天名精）	甘辛無毒	甘〔無毒〕
烏頭	甘有毒	甘〔有大毒〕
署預（薯蕷）	甘小温	甘温
翹根	甘有毒	辛〔有小毒〕
（4）辛味藥（5 種）		
雲實	辛小温	辛温
巴豆	辛有毒	辛〔有大毒〕
羊躑躅花	辛有毒	辛〔有大毒〕
防（房）葵	辛小寒	辛寒
細辛	辛小温	辛温
（5）吴本缺載藥味的藥（1 種）		
烏喙	有毒	有大毒

3. 性、味、毒之一有異的藥（18 種）

（1）酸味藥（3 種）

澤蘭	酸無毒	苦〔甘無毒〕
岑（秦）皮	酸無毒	苦無毒
陽起石	酸無毒	鹹〔無毒〕
（2）苦味藥（4 種）		
大黄	苦有毒	苦〔無毒〕
虎掌	苦無毒	苦〔有大毒〕

續表

藥名	《吴普本草》引《神農本草經》	《證類本草》引《神農本草經》
（陳）粟	苦無毒	〔鹹無毒〕
青蘘	苦	甘

（3）甘味藥（2 種）

紫石英	甘平	甘温
蕤核	甘無毒平	甘温〔無毒〕

（4）辛味藥（4 種）

石鐘乳	辛	甘
麻子中人（麻子）	辛	甘
卷柏	辛平	辛温
（蜀）黄環	辛（一經：有毒）	苦〔有毒〕

（5）鹹味藥（4 種）

馬刀	鹹有毒	辛有毒
石蠶	鹹無毒	鹹〔有毒〕
赤小豆	鹹	〔甘酸〕
硫（流）黄	鹹有毒	酸〔有毒〕

（6）吴本缺載藥味的藥（1 種）

扁青	小寒無毒	平〔無毒〕

4. 傳本《本經》缺載性、味、毒的藥（共 5 種）

小豆花	甘無毒	傳本《本經》缺載性、味、毒
龍齒	大寒	
生大豆	生熟寒 按，“生”後應脱一字。	
芫花根	辛〔又條：苦有毒〕	
薺實	甘毒 按，此藥原文只記“毒”字，未記“有”與“無”字樣。	

以上共有《本經》藥數 125 種。

注：以上表内凡如〔 〕號的文字，均《證類本草》的黑字《别録》文。

二、在《吴普本草》佚文中雖係《本經》的藥名。但尚缺《本經》佚文者

這類藥物現存知有 54 種。由於已無法利用它們考察《本經》原文，故僅附列其藥名於後。

馬陸　女菀　牛黄　五味（子）水萍　丹鷄卵（按，傳世《本經》文作鷄子）半夏　石龍子　朮　龍眼　白芷　白兔藿　衣（中白）魚　決明子　地膽　百合　戎鹽　（白）瓜子　杜仲　萹蓄　（大）棗　枳實　枸杞　茵芋　茯苓　栝蔞　鬼臼　射干　草薢　菊花　蛇床（子）（白頸）蚯蚓　梅核（梅實）紫芝　紫菀　菟絲實（子）鳶尾　鼠李　磁石　假蘇　酸漿　蜚蠊（蟲）蓼實　薇蘅　䗪（蟅）蟲　爵床　蘪蕪　蠡實　丹雄鷄　烏賊魚骨　鹵鹹　敗醬　萱草　蠐螬

以上共有《本經》藥數 54 種。

將以上兩類《吴普本草》佚文中《本經》藥物相加時共存有總數 179 種《本經》藥數。

通過以上的調查統計，可以初步得出三點結論。即：

（1）《吴普本草》原書共 441 種藥物，其中除收載《神農本草經》的 365 種藥物外，其餘 76 種均爲吴氏所增入的《本經》以外藥物。這些藥物所佔全部藥數的百分率，前者爲 83%，後者爲 17%，如果用現在存世的《吴普本草》佚文來比較，則既知的 217 種藥數中有《本經》藥名的藥數 179 種，佔既知藥物總數的 82.5%，而非《本經》藥名的藥數爲 38 種，佔既知藥物總數的 17.5%。這個數字恰好與《吴普本草》原書的藥數比例大致相同，也爲《吴普本草》佚文中的“神農”佚文係據自《神農本草經》古本提供了佐證。現將《吴普本草》所收《本經》藥數列表如下（見表 46）。

表 46 《吴普本草》所收《本經》藥數在原書與佚文中的比例對照

	《吴普本草》原書的藥物		《吴普本草》現存佚文的藥物	
	藥數	百分率	藥數	百分率
實有藥物總數	441種	100%	217種	100%
所收《本經》藥數	365種	83%	179種	82.5%
所收非《本經》藥數	83種	17%	38種	17.5%

（2）存世的吴本《本經》佚文藥名共125種，其中除去傳本《本經》缺載性、味、毒的5種藥數外，在吴本《本經》記有性、味、毒的120種藥物佚文中與傳本《本經》完全相同者有89種藥物，基本相同者有13種藥物，二者相加，共102種藥物，佔全部現存藥數的85%。而吴本《本經》所記的個别性、味、毒與傳本《本經》相異者有18種藥物，佔全部現存藥數的15%。這個數字清楚地表明了吴本《本經》與傳本《本經》的佚文是基本相同，而個别記文小異，它們都是源自統一祖本的。

將吴本《本經》與傳本《本經》内容的符合率加以比較，可見表47。

表47　吴本《本經》與傳本《本經》内容符合率的比例對照

<table>
<tr><th rowspan="2">《本經》藥物佚文所記的性、味、毒
《本經》藥數及百分率</th><th colspan="2">吴本《本經》與傳本《本經》所記内容基本相同者</th><th rowspan="2">吴本《本經》與傳本《本經》所記内容有個别差異者</th><th rowspan="2">合計</th></tr>
<tr><th>全同者</th><th>大同者</th></tr>
<tr><td>保存有《本經》佚文的藥數</td><td>89種</td><td>13種</td><td>18種</td><td>120種</td></tr>
<tr><td rowspan="2">百分率</td><td>74%</td><td>11%</td><td rowspan="2">15%</td><td rowspan="2">100%</td></tr>
<tr><td colspan="2">85%</td></tr>
</table>

（3）在吴本《本經》的佚文，絶大部分均與傳本《本經》佚文相同。小部分則與傳世的《别録》佚文（《證類本草》中的黑色大字）相同。（即以上表45中〔〕號内的記文）。這進一步證明了《開寶重定本草序》（見《證類》卷1）中所説的："朱字墨字。無本得同。"所呈現的《本經》與《别録》文字相互摻雜致誤的情況。

第三節　吴本《神農本草經》的特點

通過《吴普本草》所載《本經》佚文的分析，可以對於《本經》的這種早期傳本内容特點有進一步了解。現在綜括起來，有以下六個方面。

一、《吴普本草》所據《神農本草經》古本的種類

吴普當時所見的《神農本草經》至少有兩種古傳本，這就是吴氏所引的主據本即稱爲《神農》者（及别本（即在《神農》引文逕稱爲"一經"者）。

後者在現存《吴普本草》佚文中雖然只有3條（分見於空青、牛膝及委萎三藥條下），但也可以看出當時已有《神農本草經》的異本在流傳着。

二、吴本《本經》的藥名文字和傳本《本經》的異同

吴本《本經》的藥名文字絶大部分均與傳本《本經》相同。但也有個别藥名文字互有差異者。造成這種差異的原因主要有以下幾種。

（1）同一藥名的音假文字

落石（吴本）——即傳本《本經》絡石。落與絡爲同音通假。按，《太平御覽》卷993落石條引吴普文有："一名明石，一名縣石。"而《證類》卷7絡石條《别録》文也有"一名明石"、"一名懸（縣）石"可旁證。

班猫（吴本）——即傳本《本經》斑蝥。班猫與斑蝥爲同音通假。按，《太平御覽》卷951引吴普文作"班"。《證類》卷22引吴普文作"斑"可旁證。

食蜜（吴本）——即傳本《本經》石蜜。按，《太平御覽》卷35食蜜條引吴普文有："生武都山谷。"而《證類》卷20石蜜條《别録》文也有"生武都山谷"可旁證。

房葵（吴本）——即傳本《本經》防葵。按，《太平御覽》卷993房葵條引吴普文有："一名利如，一名方蓋。"而《證類》卷6防葵條《别録》文也有"一名利茹（如），一名方蓋"可旁證。

委萎（吴本）——即傳本《本經》女萎。《别録》名萎蕤者。按，《太平御覽》卷991委萎引吴普文有："一名葳蕤"，"一名玉竹"。葳與委爲同音通假，蕤與萎爲叠韵通假。而《别録》又記女萎（萎蕤）"一名玉竹"可旁證。

䐗零（吴本）——即傳本《本經》猪苓。按，"䐗"字同"猪"，見《玉篇·由部》。零與苓爲同音通假。

流黄（吴本）——即傳本《本經》硫黄。流與硫爲同音通假。

因塵（吴本）——即傳本《本經》茵陳蒿。因塵與茵陳爲同音通假。

（2）藥名附加的説明語

衣中白魚（吴本）——即傳本《本經》的衣魚。按，《證類》卷22衣魚條《本經》文："一名白魚。"

麻子中仁（吴本）——即傳本《本經》麻蕡的副品"麻子"。陶弘景注："其子中人（仁）合丸藥　釀酒大善"，《嘉祐本草》引《藥性論》及"陳士良”均作“大麻人（仁）”。

蜀漆葉（吴本）——即傳本《本經》的蜀漆。按,《别録》:“生蜀漢中，常山苗也。五月採，陰乾。”

（3）藥名之諱字：

恒山（吴本）——即常山之原名。常字係先後避漢文帝（公元前179—前157年）、唐穆宗（公元820—824年）及宋真宗（公元997—1022年）諱名所改。

（4）藥名的簡稱與繁稱

菥蓂（吴本）——菥蓂子的簡稱。

莽（吴本）——莽草的簡稱。

龍蒻（吴本）——石龍蒻的簡稱。

龍芮（吴本）——石龍芮的簡稱（見《太平御覽》卷992。又在卷993地椹條後重出《吴氏本草經》“石龍芮”1條）。

鐘乳（吴本）——石鐘乳的簡稱。

朴消石（吴本）——即朴消的繁稱。按,《太平御覽》卷988消石條記有:“生益川，或山陰，入土千歲不變”，與《證類》卷3朴消條《别録》文相同。

（5）藥名的異寫、訛字和脱字

（藜）蘆　芫華（花）　紫威（葳）　奄間（菴蕳子）　牛膝（膝）　虵（蛇）　床（子）　茈（柴）胡　青襄（蘘）　兔絲實（菟絲子）　蚤（螽）實（以上均異寫）　孔公蘖（孽）　䗪（蟅）蟲（以上均訛字）　桑（螵）蛸（以上脱字）。

（6）藥名前附加産地

蜀黄環（即黄環,《别録》記黄環“生蜀郡”）。

秦鈎吻（即鈎吻）。

三、吴本《本經》中藥物正名與别名的混淆

在《本經》的早期不同傳本中的正名與别名已有某些混亂現象。其中包括：

（1）吴普所見《本經》古傳本的藥名，爲後世所據《本經》古傳本的别名者：

豕首（吴本）——傳本《本經》爲天名精别名。按,《證類》卷7天名精條《本經》文:“一名豕首”。又按,《太平御覽》卷991已引《吴普本草》

蠡實項的《本經》文。此“豕首”藥名見《太平御覽》卷 992，乃另出一條者，其“一名澤藍”，亦與《證類》天名精條“一名蟾蜍藍”者同具“藍”字之名相合。故此條非蠡實别名。又按，獨活《本經》藥條，陶弘景注：“藥名無豚實，恐是蠡實”（見《證類》卷 6）。

醮（吴本）——傳本《本經》爲香蒲條：“一名醮石，一名香蒲”，與《證類》卷 7 香蒲條同。

牡蒙（吴本）——傳本《本經》爲紫參别名。按，《證類》卷 8 紫參條《本經》文：“一名牡蒙。”

黄孫（吴本）——傳本《本經》爲王孫别名。按，《證類》卷 9 王孫條《别録》文：“一名黄孫。”

鬼箭（吴本）——傳本《本經》爲衛矛别名。按，《證類》卷 13 衛矛條《本經》文：“一名鬼箭。”又按，《太平御覽》卷 993 鬼箭條記有“一名衛矛”，可旁證。

麻藍（吴本）——傳本《本經》麻蕡别名。《太平御覽》卷 995 引吴普本草：“麻藍，一名麻蕡。”

狼牙（吴本）——傳本《本經》牙子别名。按，《證類》卷 10 牙子條《本經》文：“一名狼牙。”

白礜石（吴本）——傳本《本經》礜石别名。按，《證類》卷 5 礜石條《别録》文：“一名白礜石。”

白沙參（吴本）——傳本《本經》沙參别名。按，《證類》卷 7 沙參條，《别録》文：“一名白參。”又按，此用其白根，故名。

岑（cén）皮（吴本）——傳本《本經》秦皮别名。按，《證類》卷 13 秦皮條《别録》文：“一名岑皮。”

徐長卿（吴本）——傳本《本經》石下長卿别名。按，《太平御覽》卷 991 徐長卿條：“一名石長卿”，與《證類本草》卷 31 石下長卿條“一名徐長卿”相同。又按，《證類本草》卷 7 另有徐長卿一藥，但無石下長卿之别名。故陶弘景在石下長卿條注：“此又名徐長卿，恐是誤耳。”

（2）吴普所見《本經》古傳本的藥名同“七情表”所記的《本經》藥名，而與後世所據《本經》古傳本藥名相異者：

木防己——陶弘景曾輯出《本經》藥编成藥物“七情表”。在該表的草部中品所列的《本經》藥名木防己，正好與吴普所見《本經》佚文中的木防己藥名全同。

四、吴本《本經》中藥物正品與副品的混淆

這種混淆現象也是在其他《本經》早期不同傳本中不同程度存在的。在吴本《本經》中的具體表現有以下 3 種。

（1）吴本《本經》的正品藥物係傳本《本經》的副品藥物者。如：

龍齒（吴本）——爲傳本《本經》龍骨（正品）的副品（見《證類》卷 16）。

芫花根（吴本）——爲傳本《本經》芫花（正品）的副品（見《證類》卷 14）。

生大豆（吴本）——爲傳本《本經》大豆黄卷（正品）的副品（見《證類》卷 25）。

（2）吴本《本經》的副品藥物，在《别録》另作一藥（正品）者。如：

側子（吴本）——《太平御覽》卷 990 側子爲《吴普本草》烏喙一藥的副品。而《證類本草》卷 10 烏頭（《本經》藥名）及烏喙（《别録》藥名）條下均無此副品。側子係作爲《别録》的獨立 1 條正品藥物。

（3）吴本《本經》正品藥名應爲傳本《本經》的副品，但尚未見於傳世所引《本經》或《别録》佚文者。如：

小豆花（吴本）——應爲傳本《本經》赤小豆（正品）的副品（見《證類》卷 25）。今缺載。

薺實（吴本）——應爲傳本《别録》薺（正品）的副品。（見《證類》卷 27）。今缺載。

五、吴本《本經》中藥物朱字與墨字的混淆

自《神農本草經》撰成後，在其早期流傳過程中已出現了以朱書《本經》原文，和墨書《名醫别録》文的一些最古傳本。由於反復抄録結果，逐漸産生了某些朱、墨文字的混淆。而這種現象在《吴普本草》中同樣也是有所反映的。如果將吴本《本經》和傳本《本經》佚文相互對照，吴本《本經》中的朱墨摻雜現象主要表現在以下兩方面：

（1）藥名出處的混淆：在以朱色墨色分書《本經》與《别録》藥名所致的混淆中，出現了《吴普本草》所引的《本經》藥物（名）在傳本《本經》中作爲墨字《别録》藥物（名）的分歧。屬於這類藥物的有以下一些。

升麻——“升麻”在《證類本草》卷6爲《别録》藥。《太平御覽》卷990引《本草經》升麻條、同卷引《吴普本草》升麻條的“神農”佚文及《本草綱目》卷13升麻條均爲《本經》藥。

陳粟——“粟”在《證類本草》卷25作“粟米”，爲《别録》藥。“粟”字前無“陳”字。按，陶弘景注：“(粟)陳者，謂經三五年者……尤解煩悶”。《唐本草》注“主霍亂，卒熱、心煩、渴。”其説與《太平御覽》卷840陳粟條所記“治痹，熱，渴”相同。(《秘府略》卷864殘卷引《吴普本草》與此大同)

黍——在《證類本草》卷25爲《别録》藥。《太平御覽》卷841據《吴普本草》所引神農文爲《本經》藥(《秘府略》卷864殘卷引《吴普本草》與此大同)。

五(色)石脂——此藥在傳本《本經》佚文中，作爲五種“石脂”藥物的統稱。而在《别録》中則單獨將其5種藥名分别列爲一種。即青石脂、赤石脂、黄石脂、白石脂和黑石脂。此外,《名醫别録》重出此藥統稱爲“五色符”。分爲青符、赤符、黑符、黄符、白符5種。陶弘景因不詳其爲何物，故列入“有名未用類”中，並注云：“方藥皆不復用，今人並無識者。”《嘉祐本草》注則據《吴普本草》以爲應是“五色石脂，一名青、赤、黄、白、黑符。”(見《大觀本草》卷31)

但在吴本《本經》中(《太平御覽》卷987)不僅將“五色石脂”之統稱列爲《本經》藥，而且也將其所分的5種藥名即：青符、赤符、黄符、白符及黑符也列爲《本經》藥名。(按,《太平御覽》987卷引《本草經》文也分記有青、赤、黄、白、黑五種石脂)

(2)藥毒記文的佐證：所謂“藥毒”記文，是指在每種藥物項下所記的“有毒”、“無毒”、“有大毒”、“有小毒”一類文字。這類記文在傳本《本經》中均一律作爲墨字《别録》文對待。但在《吴普本草》却在其所引的《神農本草經》佚文中一律列入藥毒記文，也即作爲朱字對待。這種情況恰好和《太平御覽》所引《神農本草經》古本佚文完全相同。這些事實正好爲《神農本草經·序録》原文所記的“有毒，無毒”，提供了藥毒文字原係《本經》原文的有力佐證，澄清了《本經》早期傳本中藥毒記文朱墨混淆之訛誤。

六、《吴普本草》和《本經》七情舊注的關係

在最古的《神農本草經》傳本中，除了《名醫别録》的注文與《本經》原文分别用朱墨文字記作大字外，尚有在《名醫别録》以後的一種古注被記作小字者，這就是所謂“七情舊注”。在傳世的古本草著作中，“七情舊注”均排列在陶弘景注文之前。説明其時代也是早於陶氏。但是究竟早在何時，尚未記載。陶弘景在其《本草經集注·序例》所輯的“七情表”小序中曾提到：“《神農本經》相使（按，指“七情舊注”中的藥名）正各一種，兼以《(雷公）藥對》參之，乃有兩、三（種)。於事亦無嫌。”可見：《神農本草經》古傳本每種藥物條下的七情藥數最早只有1種，以後才逐漸增至2 ~ 3種以上藥數的。現在，有鑒於在《吴普本草》佚文中不僅已有藥物七情記文，而且其藥數也往往超過2 ~ 3種，因此完全有可能從中進一步探索七情舊注的年代及其發展過程等問題。如果將《吴普本草》的七情文與傳本《本經》七情舊注加以對比，則可以有以下一些結果：

(1)《吴普本草》的七情記文與傳本《本經》的七情舊注完全相同者：

(例1)《吴普本草》丹砂條：“畏磁石，惡鹹水。”(見《太平御覽》卷985）按，上文與《證類本草》卷3丹砂條七情舊注全同。

(例2)《吴普本草》龍角條：“畏乾薑、蜀椒、理石。”(《太平御覽》卷988）按，上文與《證類本草》卷16龍骨條七情舊注全同。龍角在該卷爲《别録》文。

(2)《吴普本草》的七情文少於傳本《本經》七情舊注者：

(例1)《吴普本草》署預條：“惡甘遂。”(《太平御覽》卷989)

按，《證類本草》卷6署預作：“紫芝爲之使。惡甘遂。”《吴普》無紫芝句。

(例2)《吴普本草》“麻藍，一名麻蕡”條：“畏牡蠣，白薇。”(《太平御覽》卷995)

按，《證類本草》卷24麻蕡條作：“畏牡蠣，白薇。惡茯苓。”《吴普》無茯苓句。

(例3)《吴普本草》菥蓂條：“得細辛（良，畏）乾薑、苦參。”(《太平御覽》卷980，括號内二字原脱，今補)

按，《證類本草》卷6菥蓂子條作：“得荆實、細辛良。惡乾薑、苦參。”《吴普》無荆實一藥。

（3）《吴普本草》的七情文多於傳本《本經》七情舊注者：

（例）《吴普本草》玉泉條："畏冬華，惡青竹。"（《太平御覽》卷 988）

按，《證類本草》卷 3 玉泉條作："畏款冬花。"缺"惡青竹"句。

（4）《吴普本草》的七情文與傳本《本經》七情舊注互有出入者：

（例）《吴普本草》大豆黄卷條："得前胡、烏喙、杏子、牡蠣、天雄、鼠屎共蜜和佳。不欲海藻、龍膽。"

按：《證類本草》卷 25 大豆黄卷條《（嘉祐）圖經》云："文具生大豆條下。"同卷生大豆條的七情舊注："惡五參、龍膽，得前胡、烏喙、杏人、牡蠣良"，與《吴普本草》記文互有出入。

（5）七情舊注記文尚見於吴本《本經》佚文，而傳本《本經》已缺者：

（例 1）《吴普本草》烏喙條："所謂惡使，盡與烏頭同也。"（《太平御覽》卷 990）

（例 2）《吴普本草》側子條："畏惡與附子同。"（《太平御覽》卷 990）

上述事實説明：

①《本經》七情舊注的年代至少要在《吴普本草》成書以前，並成爲該書七情記文的主要依據。

②《吴普本草》每種藥物的七情記文較之傳本《本經》七情舊注在藥名、藥數方面有多、少、同、異等區别，其原因應與各種早期傳本的寫録失誤以及當時醫家對七情藥物本身的認識等因素有直接關係，同時也爲七情藥物的發展過程提供了重要史料。

總的來説，《吴普本草》作爲《神農本草經》的一種早期輯注本，不僅在很大程度上保留了《神農本草經》的早期面貌，並有所補充發揮，而且在總結前代藥學成就的基礎上又新增加多種藥物。其佚文文字在今天雖很不完整，但在《本經》的輯復工作方面仍可提供很有價值的參考依據。

附録：《吴普本草》能辨識的《别録》藥物，迄陶弘景時已不復識者——既知有 2 種：

其一，木甘草——日本《藥種抄》本卷引吴普佚文一條，即：

"《吴氏本草》曰：'木甘草，葉四四相當。'"（據日本天理大學圖書館影印卷子本，P.322）

按，木甘草一藥本爲《名醫别録》藥，在陶弘景《本草經集注》中被列入“有名未用類”中。可見傳世的《大觀本草》卷31（或《政和本草》卷30）“有名未用草木類”，引《別録》文云：

“木甘草，主療癰腫，盛熱煮，洗之。生木間，三月生大葉如蛇狀，四四相值。但折枝種之便生。五月花白，實核赤，三月三日採。”

又按，在上記《藥種抄》的木甘草條下，除引《吴氏本草》佚文外，又引“《圖經》曰：‘水甘草……’”之文及藥圖。考《藥種抄》所引《圖經》乃《嘉祐本草圖經》。其佚文今見《大觀本草》（或《政和本草》卷30所引“《本草圖經》本經外草類”）有“水甘草”一藥佚文及藥圖。其圖名：“筠州水甘草”，其佚文云：“《圖經》曰：水甘草，生筠州，味甘，無毒。治小兒風熱，丹毒瘡，與甘草同。煎飲服。春生苗，莖青色，葉如楊柳，多生水際，無花。七月、八月採。彼土人多單使，不入衆藥。”

可見木甘草與水甘草原非同物，爲《藥腫抄》誤合爲一者。

其二，石芸——《太平御覽》卷982引《吴氏本草》（又，日本《香藥抄》本卷同之）佚文，一條即：

《吴氏本草》曰：“石芸，一名蔽列，一名頃啄。”

按，石芸爲《名醫別録》藥，陶弘景將其列入“有名未用類”（見《大觀本草》卷31，或《政和本草》卷30）：“石芸……一名螫列，一名顧啄……”

第十四章 《李當之藥録》輯注《神農本草經》古本的考察

第一節 《李當之藥録》是二世紀頃《神農本草經》的輯注本

《李當之藥録》即《李當之本草經》，是後漢時李當之爲《神農本草經》所撰寫的一種注釋著作。以上兩個書名最早均見於《隋書經籍志》引梁《七録》中，並分別記爲6卷及1卷。可知在梁時此書已有兩種不同卷數的傳本。在《唐書經籍志》及《新唐書藝文志》中則稱此書爲：“《李氏本草》三卷”，從而又出現了3卷本。此外又有稱此書爲《李當之本草》者（見《嘉祐圖經本草》據《證類本草》卷20，鮑魚條）。

關於李當之的生平，不見於傳世的史傳中。陶弘景在《本草經集注》本中曾提到：“（《神農本草經》）魏晉已來，吴普、李當之等更復損益……互有得失，醫家不能備見”，五代韓保昇爲上引序文作注時提到：“（李當之），華佗弟子，修《神農舊經》，而世少行用。”但此二説均係後人追述之言，特别是韓氏所謂華佗弟子一事，在《漢書》及《三國志》華佗傳中雖記有其弟子吴普、樊阿及同時人冷壽光、唐虞、魯女生諸人事略較詳，但對李當之氏全未提及。而韓保昇距華佗時期已有七個世紀之久，其説是否確切尚值懷疑。惟從《吴普本草》佚文中已大量引用了《李當之藥録》一事來看，李當之氏生年必早於吴普則是無可置疑的。據此也可確定《李當之藥録》至少應撰於二世紀左右。

《李當之藥録》一書自北宋以後已佚，現僅存有南北朝以後，北宋以前一些古籍中引録此書的佚文。爲了進一步説明《李當之藥録》、《李氏本草》、《李當之本草經》和所謂“李云”等名稱均爲一書，我們也可以通過此書佚文的内容加以證實。

首先，在梁人陶弘景注文中，所引的本書佚文，多簡稱“李云”。但《證類本草》卷14溲疏條陶注中在先引“李云：……”之後，又繼記以“……李當之此説。”而在《證類本草》卷12牡荆條陶注中則直接引用此書的全名，即：“《李當之藥録》乃注溲疏下云：……”足以證明陶氏所引的：“李云:”、“李當之”與“李當之藥録”源出一書。

其次，《唐本草》(《新修本草》）在天鼠及伏翼二藥的注文中（均見《證類本草》卷19）均引有“李氏本草”佚文。而在遠志一藥的注文中（見《證類本草》卷6）則逕記以“（李當之）《藥録》下卷有齊蛤”。即在這里不僅記有書名，且記有卷數——“下卷”。也進一步證明當時所見《藥録》傳本必應爲3卷或2卷本，而不可能是其他卷數本。再從既知的古籍所引的《李當之藥録》佚文來看，其内容或是直接引有全部的《神農本草經》原文，或是直接針對《神農本草經》的藥物原文（或《名醫别録》原文）所作的注釋（有關這方面的説明及例證後文還要談到）。足徵《李當之藥録》和《李當之本草經》具有共同的内容，故應屬於同書的不同古傳本之異名。

迄今爲止，既知《李當之藥録》的佚文出處及其引用條數，據本人所見有以下一些。

後漢·吴普《吴氏本草》佚文（包括：《北堂書鈔》卷146引有1條，《太平御覽》卷980~993引有57條及《證類本草》載《嘉祐本草》引有25

條〔但均與《太平御覽》重出〕。按，以上引文每多將“李氏”訛作“季氏”，但也有未誤而書作“李氏”者，如卷985丹砂條，卷989肉蓯蓉條，卷993地椹〔即石龍芮〕條等均是）————————（以上共）83條。

梁·陶弘景《本草經集注》（據《證類本草》卷5〔兩條〕，7，12，13，14，15，22，23，27及30）所引（作“李云：……”又作“李當之藥録”）——————————————————————————————17條。

唐·歐陽詢等《藝文類聚》卷87所引（作“李當之藥録”）———1條。

唐·蘇敬等《新修本草》（《唐本草》正文，據《證類本草》卷8）所引（作“李氏本草”）————————————————————————1條。

同上書注文（《唐本草》注，據《證類本草》卷12，13，19，20，23）所引（作“李氏本草”，“李當之本草”，“李云：……”及“又云：……”）——————————————————————————————8條。

五代·韓保升等《重廣英公本草》（《蜀本草》）注文（據《證類本草》卷22，23）所引（作“李云：……”）——————————————2條。

北宋·李昉等《太平御覽》（據該書卷959，971）所引（作“李當之藥録”）——————————————————————————————2條。

宋·蘇頌等《嘉祐圖經本草》（據《證類本草》卷12，20）所引（作“李當之”、“李當之本草”）————————————————————2條。

元·陶宗羲《説郛》（據該書弓106）所輯《李當之藥録》一書——　15條。

以上合計　————————————————————————131條。

按，《説郛》弓106的輯本《李當之藥録》，全書共收佚文15條。但其中陽起石的第二條文字與《太平御覽》卷987引《吳普本草》同藥文字全同。而菥蓂條文字也全同而略少，可知這種輯本的《藥録》並不完全是原書，其中也雜有《吳普本草》文字。

從現存的《李當之藥録》佚文來看原書内容時，可知在此書中除了輯録有《神農本草經》古本的原文以及李氏對原文的注釋外，還補充了李氏個人對於某些藥性的新見解和新增加的部分藥物（即《本經》以外藥物）。

關於《李當之藥録》全書所收的藥物總數，尚未見確切的古籍記載。現僅能從此書全部存世的131條佚文中除去其重出的藥名條數，共知有83種藥名。在這83種藥名中，其來源出自《本經》的藥物共72種（112條），《本經》

以外，爲李氏新增的藥物 11 種（19 條）。現列表説明如下（見表 48）。

表 48 《李氏本草》佚文的藥名與藥數

1. 源自《神農本草經》的藥物

藥名		出處（及條數）		
		太平御覽引吴普本草，再引李氏本草（括號内所記爲御覽卷數）	證類引嘉祐，再引吴普，三引李氏（括號内所記爲人衛本政和本草頁數）	其他古書所引李氏本草（括號内所記爲人衛本政和本草頁數及其他各書卷數）
大黄		1（992）		
馬刀		1（993）		2（陶注 441下，唐本注〔茯苓條〕296）
馬陸		1（馬蚿948）		1（陶注 453下）
女萎		—		1（唐本草正文 214下）
太一禹余糧		1（998）	1（92上）	
天門冬		—		5（均説郛106）
天鼠屎		—		1（唐本注 402下）
木防己		1（991）		
五（色）石脂	青符	1（987）	1（93上）	
	赤符	1（987）	1（93上）	
	黄符	1（987）	1（93上）	
	白符	1（987）	1（93上）	
	黑符	1（987）	1（93上）	
巴豆		1（993）		
丹砂		1（985）		
丹參參		1（991）		

續表

藥名	出處（及條數）		
	太平御覽引吴普本草，再引李氏本草（括號内所記爲御覽卷數）	證類引嘉祐，再引吴普，三引李氏（括號内所記爲人衛本政和本草頁數）	其他古書所引李氏本草（括號内所記爲人衛本政和本草頁數及其他各書卷數）
牛膝	1（992）		
玄參	1（991）		
蘭草	—		1（陶注 186上）
玉泉	1（988）		
石斛	1（992）		
石蠶	—		2（陶注 499下，蜀本草注 499下）
石膽	1（987）	1（90上）	1（説郛106）
石龍芮	1（993）		
(石)龍芻	1（989續斷條）		
石流黄	—		1（説郛106）
龍齒	1（988）	1（368上）	
麻黄	1（993）		
黄連	1（991）		
黄芩	1（992）		
側子	1（990）		
淫羊藿	1（993）		
溲疏	—		2（陶注353上，嘉祐圖經枸杞條294上）
雷丸	1（990）	1（347上）	
菥蓂	1（980）		1（説郛106）
菴蕳	1（991）		

續表

藥名	出處（及條數）		
	太平御覽引吴普本草，再引李氏本草（括號内所記爲御覽卷數）	證類引嘉祐，再引吴普，三引李氏（括號内所記爲人衛本政和本草頁數）	其他古書所引李氏本草（括號内所記爲人衛本政和本草頁數及其他各書卷數）
牡蒙（紫參）	1（990）	1（211下）	
白及	1（990）	1（256上）	
（白）沙參	1（991）		
（白）礜石	1（988）	1（124上）	
戎鹽	—		2北堂書鈔146引吴普本草再引李氏，陶注129下
鹵鹹	—		1（陶注〔戎鹽〕條又云103上
肉蓯蓉	1（989）	1（174上）	
當歸	1（989）	1（199上）	
陽起石石	1（987）	1（113上）	2（説郛106二條）
防風	1（992）		
伏翼	—		2（唐本草注〔伏翼〕402上，唐本草注〔天鼠屎〕402下）
麥門冬	1（989）	1（156下）	
附子	1（990）		
芍藥	1（990）	1（201下）	
莧實	—		—（陶注500下）
牡丹	1（992）		
澤蘭	1（990）	1（222下）	

續表

藥名	出處（及條數）		
	太平御覽引吴普本草，再引李氏本草（括號内所記爲御覽卷數）	證類引嘉祐，再引吴普，三引李氏（括號内所記爲人衛本政和本草頁數）	其他古書所引李氏本草（括號内所記爲人衛本政和本草頁數及其他各書卷數）
芎藭	1（990）	1（174下）	
芫花	1（992）		
細辛	1（989）	1（164下）	
狗脊	1（990）	1（207下）	
恒山（常山）	1（992）		
枳實	1（991）		
厚朴	1（989）	1（342下）	
桔梗	1（993）		
岑（秦）皮	1（992）		
烏喙	1（990）		
紫葳	—		1（陶注 327上）
紫石英	1（987）	1（93上）	
落（絡）石	1（993）		
蕳茹	1（991）		
髮髲	—		1（陶注 363下）
蓬蘽	—		1（陶注 465上）
續斷	—		1（陶注 181上）
凝水石	1（981）	1（112下）	
藜蘆	1（990）	1（251下）	

續表

藥名	出處（及條數）		
	太平御覽引吴普本草，再引李氏本草（括號内所記爲御覽卷數）	證類引嘉祐，再引吴普，三引李氏（括號内所記爲人衛本政和本草頁數）	其他古書所引李氏本草（括號内所記爲人衛本政和本草頁數及其他各書卷數）
計	57條	25條	30條
	112條（72種藥）		

2.《神農本草經》以外的藥物

藥名	出處（及條數）
石肺	各1條均説郛106
石脾	
石流青	
石流赤	
占斯	1（陶注 546下）
白棘（棘實、棘針）	3（陶注 329上，唐本草注 328上，太平御覽959引李當之藥録）
牡荆實	1（陶注 302下）
檳榔	3（藝文類聚87，太平御覽 971引李當之藥録，説郛106）
酸草	1（陶注 541上）
鮑魚	2（唐本草注 419上，嘉祐本草圖經 417上）
覆盆子	3（陶注，唐本草注，蜀本草注，均 465上）
計	19條（11種藥）

以上共 131 條，83 種藥名。

第二節　李本《本經》原文及李氏注釋

一、李本《本經》原文及其特點

《李當之藥録》既是《神農本草經》的早期注本，當然已輯録了全部《神農本草經》的原文。李當之氏當時所依據的這種《神農本草經》古傳本，我們可以稱之爲李當之本《本經》(以下簡稱李本《本經》)。惟現尚存世的《李當之藥録》佚文中，大多保留了李當之氏的注釋文字及李氏新增入的一些内容。至於所存的《本經》原文則字數極少，儘管如此，我們還是可以看到《本經》的某些部分原文内容的。現將李本《本經》的原文舉例如下，並與傳本《本經》相比較。

（例1）李本《本經》佚文："石流黄，味酸，生谷中。治婦人陰蝕，疽，痔，作金銀物（按，以上在《證類》一書全作《本經》文）。生東海（按，以上在《證類》一書作《别録》文）"（見《説郛》弓106《李當之藥録》石流黄條）。在傳本《本經》中石流黄條的白字陰文是："石流黄，味酸温，主婦人陰蝕，疽，痔，惡血。堅筋骨，除頭秃，能化金銀銅鐵奇物"。同條的墨字陽文是："生東海牧羊山谷中……"（見《證類本草》卷4）。

（例2）李本《本經》(佚文)："陽起石，一名白石。味酸，微温。生山谷。治崩中，補（不）足，肉攣，藏中血結氣，寒熱，腸痛、漏下，無子，陰陽不合（按，以上在《證類》一書全作《本經》文）。生齊地（按，以上在《證類》一書作《别録》文）"（見《説郛》弓106《李當之藥録》陽起石條）。

在傳本《本經》中陽起石條的白字陰文是："陽起石，味鹹，微温。主崩中，漏下，破子藏中血，癥瘕，結氣，寒熱，腹痛，無子，陰痿不起，補不足，一名白石"。同條的墨字陽文是"……生青山山谷……"（見《證類本草》卷4）。

從以上二例中，不僅可以看出李本《本經》原文與傳本《本經》原文基本相同的事實。而且還可以從它們之間相互小異的方面，初步看出李本《本經》的原文具有以下三個特點。

其一，在每種藥物條内的文字是《本經》文在先，《别録》文在後。

其二，在每種藥物條内的項目順序是：①藥名；②别名；③味、性；④生境；⑤功效、主治；⑥其他（以上是《本經》項目）；⑦所出郡縣（以上是《別録》項目)。

其三，藥物的生境和所出郡縣二項是先後分别書寫，與較晚傳本的混合書寫者有别。

二、在李本《本經》佚文中辨識李注的證據

現存的《李當之藥録》佚文内容，大都是李當之氏爲《本經》原本所作的注文。由於現存佚文中雖然記出了李氏注文，但又未同時附記出與其相應的原文。爲了充分説明它們確實是屬於注釋文字，以及它們和原文的呼應關係。我們特舉出以下2例作爲證據，並首先引用傳本《本經》的原文與之對照印證。

(例1)《神農本草經》髮髲條的原文是："髮髲……仍還自神化。"(見《證類本草》卷15)《李當之藥録》對於上文的注釋佚文(見《本草經集注》陶弘景注文所引)是：

李云："('髮髲')是童男髮。'神化'之事，未見别方。"(見《證類本草》卷15)按，上面李氏注文的第1句是爲"髮髲"藥名作釋。第2句則是針對《本經》原文"仍還自神化"説的。由於李氏注釋此句時不了解原文何意，又未見他書説明，故用上述口氣説明。

但是"仍還自神化"一語，李氏雖未能作解，但到了五代時的《蜀本草》注卻找到一條答案。其原文是："《本經》云：'仍還自神化。'李云：'神化之事，未見别方。'按，《異苑》云：'人髮變爲鱓魚。'神化之異，應此者也。"今考《異苑》一書乃劉宋時人劉敬叔所寫。在這里《蜀本草》引用其説爲《本經》原文解釋，姑不論其是否正確與有無科學價值。但《蜀本草》注卻從另一個角度上爲上述一條《李當之藥録》佚文提供了確屬《本經》注文的有力的佐證，也是毋庸置疑的。

(例2)《神農本草經》有石蠶一藥。記其："一名沙蝨。"而《别録》則記其産地爲"生江漢"(均見《證類本草》卷22)。陶弘景則在引用李當之注文(按，李氏以此藥爲草類藥)之後並對其説加以否定，而將此藥列入蟲部藥中。其説如下："(石蠶)，李云：江左無識此者。謂爲草根。其實類蟲，形如老蠶。生附石傖(即亂石處)。人得而食之。味鹹而微辛。李之所言有理。但江漢非傖地耳。大都應是生氣物，猶如海中蠣蛤輩附石生，不動，亦皆活物也。今俗用草根黑色，多角節，亦似蠶，恐未是實，方家不用。沙蝨自是東間水中細蟲，人入水浴，著人略不可見，痛如針刺，挑亦得之。今此名或同爾，非其所稱也。”

《唐本草》注則認爲石蠶“形似蠶，細小有角節，青黑色。生江漢側石穴中，岐隴間亦有。北人不多用，採者遂絶耳。今隴州採送之。”

《嘉祐本草》引《蜀本草》注認爲：“李云：江左無識此者。謂是草根。生附石間，其實如老蠶。如此則合在草部矣。今既在蟲部，又一名沙蝨，則是沙石間所生一種蟲也。陶云：‘猶如蠣蛤輩，附石而生。’近之矣。蘇（按，即蘇敬，此處指《唐本草》注）亦未識，而云：‘似蠶，有節，青黑，生江漢石穴中。’此則半似説蟲，半似草。更云：‘不採遂絶。’妄亦甚也。按，此蟲所在水石間有之，取以爲鈎餌者是也。今馬湖石間最多，彼人好噉之。云：‘鹹，微辛。’李、蘇二説殆不足憑也。”

現在我們可以從以上各家對石蠶一藥的注釋中得出三點結論：

其一，李當之所謂“江左無識此者”，分明是針對《本經》藥名“石蠶”而作的注釋語，絶不可能是無的放矢。

其二，李氏上面這段對石蠶性狀，生境的描述，此後又一再引起了陶弘景和《蜀本草》注的兩次駁正。正説明了它們都同樣屬於《神農本草經》古注的連續與互補。

其三，石蠶是《本經》藥物的一種。李氏雖然提出了“草根”的個人見解，但當時廣大江左地區已無人確識其爲何物。這説明李當之所生活的時代上距《本經》的撰寫年代已相當久遠。否則是不可能大多數人均已不再識爲何物的。

三、李當之注文的主要内容

從《李當之藥録》的既知佚文來考察該書内容，除了《本經》原文及李氏注文外，尚有爲李當之新增的一些非《本經》藥物。

如果僅就李注本身的内容來看，主要又有以下兩方面。

其一，是釋《本經》藥物名實：

〔例 1〕《證類本草》卷 7，蘭草（本經藥）條，陶弘景注：“李云：‘是今人所種。似都梁香草。’”

〔例 2〕《證類本草》卷 23，蓬蘽（本經藥）條，陶弘景注：“李云：‘即是人所食莓耳。’”

〔例3〕《證類本草》卷19，伏翼（本經藥）條，唐本注："《李氏本草》云：'即天鼠也。'又云：'西平山中別有天鼠，十一月、十二月取，主女人生子餘疾，帶下病。無子。'"

〔例4〕《證類本草》卷19天鼠屎（本經藥）條，唐本注："《李氏本草》云：'即伏翼屎也。'"

其二，是補充《本經》藥物主治功效：

〔例1〕《證類本草》卷8，女萎（本經藥。《證類》重出此藥名）條，《唐本草》原文："《李氏本草》云：'止下消食。'"

四、李當之對於某些《本經》藥物實物的補充説明

李當之在注釋《本經》時，對於某些藥名凡是其所採用的實物在經歷了相當長的歷史過程後，已經有了很大改變的，都作了認真的補充説明。這些説明對於考證《本經》藥物是很有意義的。綜括起來有以下四種類型。

其一，是《本經》藥的代用品：李氏既指出《本經》藥的原物，又指出了在後漢時期（所謂"今人"）的代用藥。

〔例〕《證類本草》卷13白棘（本經藥）條，陶弘景注："李云：'此是酸棗樹針。今人用天門冬代之，非是真也。'"（按，《太平御覽》卷959棘實條引《李當之藥録》文與此大同）

其二，是《本經》藥的罕用品：《本經》原書所收的365種藥物，原是撰寫該書時的常用藥物。但迄後漢時代，其中某些藥物大多數人已不詳其爲何物，而形成爲罕用藥，李氏也有説明，如前面所引的石蠶一藥注釋。此外還可舉出以下二例。

〔例1〕《證類本草》卷22馬刀（本經藥）條。陶弘景注："李云：'生江漢中，長六七寸，漢閩人名爲單姥。亦食其肉，肉似蜯。今人多不識之。大都以今蛑蝛，而非。方用至少。'……"

〔例2〕《證類本草》卷13紫葳（本經藥）陶弘景注："李云：'是瞿麥根，今方用至少'"（按，《唐本草》注否定是瞿麥根，其文從略）。

其三，是《本經》藥的疑似品：《本經》某種藥物的別名被李氏疑爲異物者。

〔例〕《證類本草》卷27莧實（本經藥）條的《本經》原文記有"莧實……一名馬莧"。《別録》文記有："一名莫實，細莧亦同。"陶弘景注：

“李云：‘即莧菜也。今馬莧别一種，布地生實至細，俗呼爲馬齒莧，亦可食，小酸。恐非今莧實。（按，以上是李氏對《本經》所記别名的懷疑）。其莧實當是白莧，所以云細莧亦同，葉如藍也。（按，以上是李氏對《别録》所記别名的評述）……’”

其四，是《本經》藥的誤釋品：這類藥物是由於李氏對某些《本經》藥的實物説明不儘確切，而爲其後學者訂正者。玆舉例如下：

〔例 1〕《證類本草》卷 14 溲疏（本經藥）條陶弘景注：“李云：‘溲疏，一名楊櫨，一名牡荆，一名空疏。皮白，中空，時有節子，似枸杞子，冬月熟，色赤，味甘苦。末代乃無識者，此實真也。非人籬援（疑爲“垣”字之假）之楊櫨也。’李當之此説於論牡荆，乃不爲大乖。而濫引溲疏，恐斯誤矣。”（按，以上《證類》卷 14 溲疏條所載陶注引用的這段李氏佚文又重見於《證類》卷 12 牡荆實條所載陶注中，惟個别文字畧有出入，本文後面還要引用，可以互參）

〔例 2〕《證類本草》卷 7 續斷（本經藥）條，陶注：“李云：‘是虎薊。’與此大乖，而虎薊亦療血耳。”

〔例 3〕《證類本草》卷 22 馬陸（本經藥）條，陶注：“李云‘此蟲形長五六寸，狀如大蛩。夏月登樹鳴。冬則蟄。今人呼爲飛蛟蟲也。’恐不必是馬陸耳。今有一細黄蟲……”（按，自“恐不必是馬陸耳”以下乃陶氏注文，陶氏否定了李説，又舉出一蟲形，並懷疑後者爲馬陸，引文從略）

五、李當之對《别録》藥物名實的注釋

李當之不僅爲《本經》藥物作注，而且也爲《名醫别録》的藥物作注如：

〔例 1〕《證類本草》卷 20，鮑魚（别録藥）條，唐本注：“《李當之本草》亦言：胸中濕者良，鮑魚肥者，胸中便中濕。”

〔例 2〕《證類本草》卷 23 覆盆子（别録藥）條，陶注：“李云：是莓子，乃似覆盆之形，而以津汁爲味，其核微細。”

六、李當之能辨識的《别録》藥物，迄陶弘景時已不復識者

《名醫别録》中的某些藥物在李當之撰寫《藥録》時尚能辨識其爲何物，並予以注釋説明。但到了公元 6 世紀初的南北朝時期陶弘景注釋《本經》時，已不知其爲何物。因而列入在該書中專門分出的一類項目，即“有名未用類”藥物中。屬於這類《李氏本草》的佚文，現可考知者有以下 4 藥。

（1）酸草：《大觀本草》卷31，有名未用草木類，酸草條，《別録》文：“酸草，主輕身，延年。生名山、醴泉上，陰居。莖有五葉，青澤，根赤黄，可以消玉，一名醜草。”

同上，陶弘景注：“李云：‘是今酸箕，布地生者。今處處有。’然恐非也。”

按，從上文來看：①酸草一藥最早見自《別録》；②李當之曾爲之作注，始釋酸草爲酸箕；③陶弘景氏又認爲李說不確。以上的時代關系是：《別録》→李氏→陶氏。

（2）薰草：《大觀本草》卷31，唐本退二十種，薰草條，《別録》文：“薰草，味甘平，無毒。主明目，止淚，療泄精，去臭惡氣，傷寒，頭痛，上氣，腰痛。一名蕙草，生下濕地。三月採，陰乾。脱節者良。”

同上，陶弘景注：“俗人呼鷰草，狀如茅而香者爲薰草，人家頗種之。《藥録》云：‘葉如麻，兩兩相對。’《山海經》云：‘薰草，麻葉而方莖，赤花而黑實，氣如蘪蕪。可以已癘。’今市人多用鷰草，此則非。今詩書家多用蕙語，而竟不知是何草。尚其名，而迷其實，皆比類也。”

按，從上文來看：①薰草一藥首見於《山海經》中，其次見於《別録》；②李當之《藥録》繼之對薰草形態作了描述；③陶弘景雖對薰草作了簡單説明，但其解釋尚不够明確；④《唐本草》將薰草列入20種“退”藥，說明已不詳其爲何物。（按，薰草迄唐代陳藏器《本草拾遺》一書又釋其爲零陵香）。

（3）占斯：《大觀本草》卷31，唐本退二十種，占斯條，《別録》文云：“占斯，味苦温，無毒，主邪氣，濕痹……生太山山谷，採無時。”

同上，陶弘景注：“解狼毒毒。李云：‘是樟樹上寄生，樹大銜枝在肌肉。今人皆以胡桃皮當之。非是真也。’按，《桐君録》云：‘生上洛，是木皮。狀如厚朴，色似桂白，其理一縱一横。’今世人皆削，乃似厚朴，而無正縱、横理，不知此復是何物？莫測真假，何者爲是也。”

按，據上文可知：①《別録》首載此藥；②李當之補充作了解釋；③李氏所引《桐君藥録》也有此藥記述；④陶弘景對於此藥究係何物已不能詳。

（4）《大觀本草》卷12，牡荆實（別録藥）條陶弘景注：“仙術多用牡荆。今人都無識之者。《李當之藥録》乃注溲疏下云：‘溲疏，一名陽櫨，一名牡荆，一名空疏。皮白，中空，時有節子，似枸杞子，赤色，味甘苦。冬月熟。俗仍無識者，當此實是真，非人籬域（垣）陽（楊）櫨也。’按，如此説溲疏主療與牡荆都不同，其形乖異。恐乖實理……並莫詳虚實。須更博訪，乃詳之耳。”

七、李當之所引的《本經》藥物七情舊注

《神農本草經》在各種藥物項下的七情注，乃是繼《名醫别録》以後的另一種注釋。據陶弘景氏則稱之爲“相使”，並且指出：“《神農本經》相使正各一種，兼以《藥對》參之，乃有兩三。”但七情舊注始於何時，陶氏並未指出。而現在從《李氏藥録》佚文中已能見到其所引用的七情舊注。足徵其歷史也是早於此時的。舉例如下：

〔例1〕《證類本草》卷12，茯苓（本經藥）條。七情舊注：“馬間爲之使。”陶注：“按，藥無馬間，或是馬莖，聲相近故也。”《唐本》注：“《李氏本草》云：‘馬刀，爲茯苓使。’無名馬間者，間字草書，似刀字。寫人不識，訛爲間耳。陶不悟，云：‘是馬莖。’謬矣。”（P.296）。據此可以證明，《李氏本草》一書中已引七情舊注。

〔例2〕《證類》卷6遠志（《本經》的條下七情舊注：“……畏真珠、藜蘆、蜚蠊、齊蛤。”陶注：“按，藥名無齊蛤，恐是百合。”《唐本》注：“（李當之）《藥録》下卷齊蛤。即齊蛤原有，有得言無。今陶云‘恐是百合。’非也。”

按，以上是陶弘景及《唐本草》對齊蛤條的七情舊注。據此可知李氏《藥録》中已有齊蛤一藥，也證明了七情舊注是有根據的。

第三節　李當之新記藥性與傳本《本經》的比較

李當之氏在《藥録》一書中除了爲《本經》原文作注外，還對《本經》中某些藥物的藥性提出了與《本經》原文不同的個人新見解。這些新的藥性大多和《本經》原文有較大的出入。这一事實可以從現存佚文的內容中看出。在既知的李氏佚文中，記有藥性的藥物共56種。其中除了5種藥物的藥性爲傳世《神農本草經》文（指以《證類本草》爲代表所收録的《本經》文，以下簡稱“傳本《本經》”）缺載者外，共51種藥。將這些藥物的藥性與傳本《本經》的藥性加以對照時，其結果是：

1. 藥性全同　共4種。即：石龍蒭，均小温（微温）。玉泉，均平。凝水石，均大寒。肉蓯蓉，均小温（微温）。

2. 藥性大同　共21種，可參見表49。

表49 《李氏本草》與傳本《本經》藥性大同的藥

傳本《本經》所記藥性	李氏新記藥性	藥名	李氏佚文的藥物種數
寒	小寒	大黄、牡丹、牡蒙（紫參）、黄連、淫羊藿	5種
微寒	寒	玄參	1種
寒	大寒	石膽、恒（常）山、枳實、雷丸、蔄茹、藜蘆	6種
微寒	大寒	丹砂、丹參、白沙參	3種
温	小温	當歸、厚朴	2種
微温	温	澤蘭	1種
温	大温	附子	1種
温	生温熟寒	巴豆、芎藭	2種

3. 藥性全異　有26種，可參見下表（見表50）。

表50 《李氏本草》與傳本《本經》藥性全異的藥

傳本《本經》所記藥性	李氏新記藥性	藥名	李氏佚文的藥物種數
平	小寒	太一禹餘糧、五石脂（青符、赤符、黄符、白符、黑符）、芍藥	7種
微温	小寒	陽起石、烏喙（傳本《本經》作《別録》文）	2種
温	小寒	細辛	1種
平	大寒	木防己、白及、石龍芮	3種
微温	大寒	桔梗	1種
温	大寒	芫花、落（絡）石、紫石英	3種
大熱	大寒	白礜石、側子（傳本《本經》作《別録》文）	2種

續表

傳本《本經》所記藥性	李氏新記藥性	藥名	李氏佚文的藥物種數
平	寒	石斛	1種
温	平	麻黄	1種
平	温	牛膝	1種
微寒	温	菴蕳	1種
平	小温	麥門冬、狗脊、黄芩	3種

以上李當之新記藥性與傳本《本經》所記藥性基本相同的共25種（包括全同4種，大同的21種），全異的26種。數字表明相同與相異的比例各佔佚文藥數的1/2左右。李氏新提出的這些藥性，姑不論其説法是否已得到後世絶大多數學者的承認，但是爲了追求科學真理，李氏的這種敢於提出與傳統學術觀點完全不同的個人見解，不僅其精神極爲難能可貴，同時也是輯注《神農本草經》的一種探索性嘗試。

總括以上所述，《李當之藥録》是在後漢時期《神農本草經》的輯注本之一。它不僅具有很高的歷史價值，而且也有重要的學術意義。其現存佚文雖然爲數很少，但是在輯核《神農本草經》的部分原文與考釋《神農本草經》内容方面都提供了珍貴的資料，是很值得重視的。

第六篇　《本經》輯佚的學術成果與存在的問題

第十五章　《本經》諸輯本所輯《本經》佚文考

《神農本草經》成書於先秦時期，迄漢魏六朝時雖有多種古傳本，但自從唐、後蜀及北宋政府的多種官修本草全部收載了《本經》内容而陸續問世後，《本經》原書早已失傳。故自南宋以降開始出現了多種《本經》的輯佚本。

就《本經》輯本的輯録方式來看，又可以分爲兩類。其一，是單純的輯本。這是只將《本經》原文輯出，但不加注釋的白文本（間或附加校注與音釋，但無訓解性注文）。其二，是輯注本。這是除了輯有《本經》原文外，還有對原文所作的注釋訓解或集注。

爲了進一步做好《本經》輯佚工作，有必要對既知的各種輯本進行認真的分析和比較，以便有所借鑒。因而以下即在本章和次章中對《本經》的輯本和輯注本分别加以考察。

第一節　輯本的源流及其種類

《神農本草經》的既知最早輯本是12世紀中南宋王炎氏（1138—1218年）的《本草正經》3卷，現只有該書自序被收入其所撰寫的《雙溪集》中。據其自序所説，該書所輯《本經》佚文係據自《嘉祐本草》一書者，即："國朝開寶中盧多遜重訂（指《開寶本草》），增百三十有三種。嘉祐中掌禹錫補注（指《嘉祐本草》），附以新補八十有二種，新定十有七種，合一千八十有二種，分二十有一卷。新舊混併，經之本文遂晦，今摭舊輯爲三卷。（中略）。存古者，不忘其初也。"

按，北宋官修的《嘉祐本草》其書原名全稱雖是《嘉祐補注神農本草》（據"補注本草奏敕"，見《證類本草》卷末所附），但該書中所謂"補注"的範圍及其内容均極大地超過《神農本草經》原書，並非《本經》輯本。故輯本仍應首推《本草正經》始。

又按，王炎氏字晦叔，係南宋乾道時進士，也是有名的文學家，而並非醫家（陸心源《宋史翼》有傳）。他的這種輯本當時曾有過刊本，但今已早佚。王炎輯本到了明朝時代又出現了一種翻刻本。而這種"明翻宋本"直到近代尚有保存，並先後被汪宏輯本、王闓運輯本等作爲重要依據。

《本經》的明代輯本既知有1616年（萬歷四十四年）盧復氏所輯《神農本草經》1卷係盧氏所撰《醫種子》（叢書）的一種。此書始録《本經》的序録佚文，但未記"序録"二字標目。其後依次爲"上經"、"中經"及"下經"，亦即《本經》藥物三品佚文。全書均爲白文，無注文。

1687年（清康熙六年）過孟起輯《本草經》3卷，現僅存自序之後半部分及卷上一卷，卷上包括序録及上品藥兩部分。此書也是全部《本經》白文，没有注文。

（附）：1732年（雍正十年）王子接撰《得宜本草》1卷。此書雖非《神農本草經》輯本或注本，但却記有"《本經（藥物）目録》"，記《本經》上、中、下三品各有118種，共有354種之數。而實際該書所記《本經》藥物也不符此數，如上品藥名稱只有 90 種，並另雜有《本經》以外藥物 33 種（所謂：“集補時用三十三種”）。中品藥物實有 139 種，下品藥物實有 100 種，均包括後世常用藥在內。

1736—1795 年（乾隆時期）王謨輯《本草經》一書（見《叢書書目匯編》），但已失傳。

約 1778 年（日本安永七年）日本丹波元簡輯《神農本草經》一書（見《聿修堂藏書目録》），也已失傳。

1779 年（嘉慶四年）孫星衍、孫馮翼等輯《神農本草經》3 卷。此輯本除主據《證類本草》輯出全部白文外，又參考了其他多種古書。附輯《名醫別録》、《吴普本草》等佚文，作爲古注。又將“序録”（作“序例白字”）、見於其他古書中的《本經》佚文、“吴氏本草十二條”及“諸藥制使”附於卷三之末。這是現在傳世刊本較多，影響較大的一種輯本。

1824 年（日本文政七年）日本狩谷望之志輯，澀江籀齊訂《本草經》3 卷。現僅存有抄本。

1844 年（道光二十四年）顧觀光輯《神農本草經》4 卷，此輯本將“序録”作爲卷 1，卷 2~4 分列三品，書中除附記部分校注外，全部爲《本經》白文。無注釋。

1854 年（日本嘉永四年）日本森立之輯《神農本草經》5 卷。即卷 1 爲序録，卷 2~4 爲藥物三品的白文，卷 5 爲“考異”（ 爲校注性質）。此書所輯佚文除主據《證類本草》外，旁參有在日本保存的卷子本《唐本草》、《真本千金方》及其他日本古醫書。這也是流傳較廣的一種輯本。森立之氏除輯有此書爲《本經》白文外，另撰有《本草經考注》一書，對《本經》原文詳加注釋。

1885 年（光緒十一年）汪宏輯《注解神農本草經》10 卷。包括《本經》序例 1 卷及上、中、下輯注 9 卷。據其卷首程珽氏序此書雖成書於 1885 年，但刊行則爲 1888 年（光緒戊子）。今此書在上海中醫學院圖書館尚存二部。其一爲單行殘本爲歙東汪村竹里刊本。其二爲收入《汪氏醫書六種》的會賢堂刊本。此輯本除輯録《本經》白文外，尚附有汪氏的注釋。

1885 年（光緒十一年）王闓運輯《神農本草》4 卷。第一至第三卷爲《本經》三品藥物白文（將各藥的生境、採收記文作雙行小注），第四卷（原題：“本説——神農本草卷上”爲《本經》序録白文。在三品藥物各卷中又分爲玉石部、草部上、草部下、木部、獸部、禽部、蟲魚部（上品無）、果部、米谷部、菜部及人部（上品及中品無）。全書只有白文，没有校注。

1890年（光緒十六年）王仁俊輯《神農本草》1卷，收入王氏所撰的《玉函山房輯佚書續篇·子部醫家類》中。據其跋語，知其係補孫星衍輯本之不足者。原書只有稿本未刊印。直到1989年上海始有影印本。

1892年（光緒十八年）姜國伊輯《神農本經》1卷，收入《姜氏醫學叢書》中，此外姜氏另撰有《神農本草經釋》1卷，爲《本經》的注釋本，也刊入該叢書中。

1893年（光緒十九年）黄奭輯《神農本草經》3卷。此書實係全部抄自孫星衍氏輯本者。僅在其卷下之末增入"補遺"一文，爲補充的《本經》藥物佚文共23條。

約18—19世紀田伯良輯《神農本草經原文（藥性增解）》1卷，收入《中華古聖醫經大全》中，有中華書局鉛印本。

1981年尚志鈞輯《神農本草經》一書，鉛印本，爲白文附校注本。

（附），除了以上所記的《本經》輯本均以校訂《本經》白文爲主外，還有五種輯注本也都是在校訂《本經》白文的基礎上附加注釋的。由於它們所輯的《本經》藥物名、數、三品等内容各有其特點，故在下面也一併論述。這五種輯注本即：

1900年（光緒二十六年）莫文泉輯《神農本草經》3卷，卷首"凡例"、"神農本經釋例"均莫氏所撰，其次爲《本經》"序録"白文，但無"序録"二字標目。卷上、中、下分列三品藥物。每藥首列《本經》原文，次附以莫氏注文（包括校注及訓釋）。

1937年蔡陸仙輯《神農本草經》3卷。收入其個人撰寫的《中國醫藥匯編》（醫學類書）第一編，"經部"中，共2册。卷首爲4篇論述《本經》文章及"神農本草經總目"，卷上、中、下爲三品藥物，末附"藥物研究撮要" 一文。每藥均首列《本經》佚文，次記"諸家選注"。

1942年劉復輯《神農古本草經》一書，共5卷，第一、二、三卷爲三品藥物。其内容全依王闓運輯本。此外另有卷上"本草"，即"序録"原文（附"序録"佚文），卷下"逸文"，係主依孫星衍、顧觀光輯本所輯藥物佚文，但增入了若干校注。

1987 年曹元宇輯《本草經》一書共一册，3 卷，包括卷上的“序録”及卷中下的三品藥物。此書爲鉛印本。除白文外，另加注釋。

1988 年王筠默輯《神農本草經校證》共一册，4 卷。包括卷 1 的序録及卷 2~4 的三品藥物鉛印本。也是白文加注釋本。

第二節　南宋王炎輯本的考證

如上所述南宋王炎輯本最早爲宋刊本。此後明代有其翻刻本一種。這種宋刊本及明翻刻本雖然今日均佚，但其明翻刻本卻直到近代尚有個别殘書散見民間，並受到某些本草學家的重視。這可以從以下的事實中加以考證。

一、汪宏輯本所據《本草正經》的明翻刻本

王炎《本草正經》的明代翻刻本在清・汪宏《注解神農本草經》一書中稱爲“重刊宋本”。汪氏據之又加以注釋共撰成十卷。在該書的“注解凡例”中汪氏特别將其所據的藍本作了如下的説明。

“宋嘉祐二年（1057 年）掌禹錫、林億等校定《嘉補注本草》，復將内府所藏古本草三百六十五種校正。熙寧元年（1068 年）同奉聖旨鏤版行世。余於咸豊六年（1856 年）得重刊宋本，其蠹蝕殊難披閲。因取《綱目》諸書校對，鈔録成帙。故今注解，悉如其舊。”

又在此書卷首的程珽氏序中也作了補充説明。即：

“汪君廣菴，幼志於醫。已按宋人目録編集成書。後於兵燹之時得宋臣校正單行古本。喜若獲璧，隨取今文爲之重校，又聚古書爲之注解，有疑斯析，無意不搜，證候一一分明，採取條條節録。”

按，上面汪氏所説的“宋本”，程氏所説的“宋臣校正單行古本”，實際上均非宋時的《嘉祐本草》，而是南宋王炎氏自《嘉祐本草》輯出的《本經》佚文，書名《本草正經》者。

汪氏還在其“凡例”中强調所輯佚文絶對忠實本貌的原則，即：“今悉依舊，有不敢删，無不敢改。”程氏也在其序中補充説：“（汪本）以序例爲卷首，而三百六十五種悉依古次， 一萬數千餘字，盡屬原文。”因而可以認爲汪氏輯注本的《本經》佚文基本全係録自《本草正經》者。

二、王闓運輯本所記《本草正經》的明翻刻本

清末王闓運在其《本經》輯本《神農本草》一書的自“敍”中曾記有下

面的話：

“今世所傳唯嘉祐官本尚有圈别如朱墨之異。而湘、蜀均無其書。求之六年，嚴生始以長安得明翻本。其圈頗雜糅移奪，略依例正，而以藥品分卷。”

又：“其藥無古名……蓋方家以今名改之。嘉祐本又大移改，前後悉不可復理，聊存梁以來之仿佛耳。”

按，上面所説的“嘉祐官本”的“明翻（刻）本”，實際上也是指王炎氏的《本經》輯本，即《本草正經》説的。因爲實際上真正的嘉祐官本只有北宋官修的《嘉祐本草》一書。而王闓運所見的只是以《嘉祐本草》爲藍本的《本經》輯本。當然也是指王炎的《本草正經》而言。

惟王闓運輯本中的《本經》藥物與汪宏輯本也有某些相異之處，這應當是和王氏所謂“略以例正”而並未全據自王炎輯本之故。

三、《本草正經》與《嘉祐本草》的關係

《本草正經》既然與《嘉祐本草》並非一書，但爲什么汪宏與王闓運都不約而同的稱其爲“（嘉祐）宋本”或“嘉祐官本”？這個問題一方面是由於王炎自序中明確指出了該書是據自“嘉祐”（補注）的記文。另一方面在王炎氏的這一輯本中在輯録《本經》佚文的同時可能也將《嘉祐本草》卷首的“嘉祐補注總敍”，“嘉祐本草奏敕”等文字（按，此二文《證類本草》也予以引録）一併收録，而王炎氏的自序已不復見等因素有一定關係。汪宏與王闓運雖是同時代人，但他們都分别看到了這種明翻宋本的王炎輯本，足徵該明翻刻本當時散見民間的並不只有一本。

四、《本草正經》所輯《本經》藥物的特點

據汪宏輯本的凡例所記，汪氏曾將其所據的古本（即王炎輯本）目録與《本草綱目》卷2所載的《神農本草經目録》作了對照。其中：

（1）藥目的區别是：“《本草經》古本目録（以下簡稱“古本”）與《綱目》所存目録不同者七種。古本有青蘘、大豆、赤小豆、原蠶蛾、由跋、赭魁、鷹屎。無王不留行、膚青、龍眼、姑活、石下長卿、梣雞。”

（2）三品歸屬的區别是：“古本上品有白青、扁青、柴胡、蠡實、石龍芮、屈草、合歡、山茱萸、青蘘、雁肪一十種。無礬石、消石、朴消、龍膽、黄連、絡石、景天、營實、王不留行、槐實一十種。

中品有孔公孽、殷孽、礬石、消石、朴消、龍膽、黄連、景天、絡石、青葙、營實、槐實、蜀椒、大豆、赤小豆、大豆黄卷、腐婢、伏翼，原蠶蛾一十九種。無雄黄、雌黄、石硫黄、水銀、石膽、白青、扁青、膚青、柴胡、蠡實、石龍芮、翹根、山茱萸、龍眼、合歡、桃核仁、雁（鴈）肪、石龍子、露蜂房一十九種。

下品有雄黄、雌黄、石硫黄、水銀、石膽、由跋、赭魁、翹根、桃核仁、鷹屎、石龍子、露蜂房一十二種。無孔公孽、殷孽、青葙、姑活、石下長卿、屈草、蜀椒、大豆黄卷、腐婢、燕屎、㹀雞一十二種。”

（3）此外，在汪輯本所引的古本中某些《本經》藥與《别録》藥的區别方面也和《證類本草》的白字與墨字有别。其中主要可舉如：《證類本草》爲墨字《别録》藥物，而汪本列爲《本經》藥者有：（生）大豆、原蠶蛾、由跋、赭魁、鷹屎（白）。

《證類本草》爲白字《本經》藥物，而汪本未收入《本經》中者有：龍眼。

五、《本草正經》對於其他本草學的影響

《本草正經》除直接爲汪宏輯本和王闓運輯本提供《本經》藥物佚文的依據或重要參考外，還對於以下四種本草學有一定的影響。

其一，是明·李時珍《本草綱目》。在《本草綱目》卷 2 雖然輯録有《神農本草經（藥物）目録》，但此藥目的個别藥名與藥物三品分類與《本草綱目》卷 7~52 的《本經》藥物本文尚有一定差異。而這種差異之點，却恰好與汪宏輯本所録的《本經》佚文有頗多相同之處。這不能不引起我們的重視。例如汪本中的《本經》藥物有由跋、赭魁與鷹屎白三種。這三藥在傳世及出土的各種古本草中均記作墨字，爲《别録》藥，而在《綱目》卷 17 下由跋條，卷 18 赭魁條均記以下“《本經》下品”。在卷 49 鷹條（包括鷹屎白）則記以《本經》中品。其説正與汪本同出一源（但汪本中的《本經》藥物原蠶蛾，在《綱目》卷 39 却列爲《别録》中品），這種情況絶非偶然巧合，而是有一定依據的。這依據也只有出自《本草正經》一書。

其二，是清·姜國伊輯本的《神農本經》在其卷首有“《本經》舊目補正”一節，而在此節中根據李時珍（《綱目》）也將鷹屎白、由跋及赭魁列入《本經》藥。

其三，是在吴保神輯注本的《本經集義》與蔡陸仙輯注本的《神農本草經》二書均在《本經》的藥物中補入了鷹屎白、由跋及赭魁三藥，同時也補入了在《綱目》與姜輯本中均非《本經》藥目的雄原蠶蛾。而原蠶蛾一藥也恰好是汪輯本中的《本經》藥目。蔡輯本雖未提到其據自何書，但必然與汪輯本所據的藍本同出一源。自然也是受到《本草正經》影響的。

第三節　明代以後《本經》諸輯本的依據及其特徵

一、盧復輯本

盧輯本的藥物三品藥物目録全依《本草綱目》卷二所載的《神農本草經目録》。而佚文則全依《證類本草》的《本經》白字記文。

二、過孟起輯本

過輯本的藥物排列次序基本按照《證類本草》的次序。但在藥數方面又有所調整。如《證類本草》中的《本經》上品藥共 141 種。而此書上品藥則爲 120 種。（中、下品部分原書缺佚）。

此外，在《本經》每種藥物項下所記的“一名”二字佚文，此書均改爲“又名”，也是和《證類本草》的白字《本經》文不同的。

三、孫星衍輯本

孫輯本的藥物三品目録係依《證類本草》白字藥名排列順序調整而成，全書三品藥物共 358 種。每品藥物又分爲玉石、草、木、人（中、下品無）、獸、禽（下品無）、蟲魚、果、米穀、菜及未詳（上、中品無）各類。每種藥物均首列《本經》原文，次列孫氏所輯古注及孫氏校語。古注主要是輯《吴普本草》文（或記作“吴普”）及《名醫别録》文（記作“名醫曰”）。

《本經》藥名多借用古字，包括通假字或古異寫字。前者如菖作昌，菟作兔，菊作鞠，花作華之類。後者如屎作矢、羚作羺、菝作茇之類。

孫輯本卷三之末附有“本經佚文”多條，係對書中所輯“序録”及三品藥物本文的補充。《本經》佚文的依據除《證類本草》外，尚輯自一些古代類書，如《博物志》、《藝文類聚》、《太平御覽》、《初學記》、《事類賦》等。

孫輯本雖然取材較廣，義例亦較嚴謹，但也存在某些不足之處。其中包括：書中引文每有借用轉手資料者。舉如續斷一藥所引的《范子計然》、《桐君藥録》等書佚文，而此二書在孫氏撰寫時代早已亡佚，故其佚文，實係源自《太平御覽》卷 989 及《證類本草》卷 7 者，但均未能標出其原始出處。

書中引用古注之文多有節略，特別是《别録》佚文中的主治與功效記文。如菖蒲條即是。

孫輯本所輯原文尚有個别訛誤文字。如卷3所引的《吴氏本草》佚文中有“運日”及“蒲陰實”二藥名。均出自《太平御覽》（分别見中華書局影宋本卷927“鴆”及卷993“蒲陰實”）。但孫輯本則訛作“暉日”及“滿陰實”（見人衛排印本P.133及P.132）。

四、狩谷望之志輯本

日本狩谷氏本全用漢文所輯。《本經》佚文係據自《證類本草》、《本草和名》、《千金翼方》等書（見澀江籀齋氏序）。其中上品共142種，中品114種，下品105種，共361種。此外另有“《唐本草》退”藥6種，全部藥數爲367種。但此書只存有日本抄本。未見刊本行世。

五、顧觀光輯本

顧輯本所據的《本經》藥物目録，全依《本草綱目》所載的《本經》藥目。而所輯《本經》佚文的依據主要是《證類本草》在元、明時期刊本。如在龍膽、白英等藥之末均記以“此條依明萬歷本”。在犀角、丹雄鷄等藥之末均記以“依元大德本”均是。此外尚有《本草綱目》、盧復的《本經》輯本（作“盧本”）以及清道光時鄒澍氏的輯注本《本經疏證》（作“鄒本”）三書。

顧氏在校注中所用的參考文獻則除《證類本草》（包括其所引用的各家古本草）及《本草衍義》外，也有一些文史類書。如《抱朴子》、《博物志》、《初學記》、《水經注》、《文選》、《太平御覽》、《北堂書鈔》等。

由於顧輯本的《本經》佚文均以《證類》白字爲據，故未能輯入各藥的毒性（有毒、無毒）、藥物生境及其産地的記文。

惟顧輯本在校注中所引古籍中也有選用的版本欠佳者。如車前子條“利水道小便”，顧注：“《綱目》無小便二字”。但今考之金陵本及張紹棠本《綱目》均有“小便”二字。

又如澤蘭條“内衄”，顧注：“《御覽》卷九百九十‘内’作‘血’。”今考之宋版《御覽》“内衄”作“衄血”均是。

六、森立之輯本

森輯本的《本經》藥目及其佚文均係在《證類本草》中《本經》白字的基礎上參考日本保存的《唐本草》殘卷及有關古籍所校定。這些古籍除中國的古本草及文史類書外，還有很多是一些日本的古籍，包括卷子本的《醫心方》、《本草和名》、《藥種抄》、《和名類聚抄》等。故其所輯藍本範圍較之孫星衍輯本取材更廣，因而也是質量較高的一種輯本。

惟森輯本所主據的《證類本草》由於未能見到宋本及金本，其他所據校本也均未記明何種版本，故其所校佚文每多與現存早期版本相異之處。爲了説明此點，兹特舉例如下。

（1）森輯本伏翼條《本經》文："生川谷"。森氏《考異》云："此三字《證類》爲白字，蓋此僅存舊面者也。"

按，今以《大觀》宋本及《政和》金本上記"生川谷"三字均爲墨字，非白字。

（2）森輯本女萎條及奄閭（菴蕳）子條《本經》文均有"生川谷"三字。森氏《考異》云："川，原作山，今據《御覽》正。"

按，核之《大觀》（宋本）、《政和》（金本）均作"生川谷"，並非"生山谷"。可證森氏所據之《證類》刊本有誤。

（3）森輯本蛇全（含）條，森氏《考異》云："（蛇）全，《政和》本作'合'，誤。"

按，今核金本《政和》仍作"全"，非"合"字。

（4）將森輯本引用《醫心方》所載《本經》藥名，與江户醫學館影刻半井氏藏卷子本《醫心方》相對照，也有很多差異。現擇其要者列表説明（見表51）。

表51　森輯本所見《醫心方》與半井本《醫心方》所引《本經》藥名的對照

森輯本藥名	森輯本"考異"原文	影刻半井本醫心方
乾地黄	"醫心方作干"	仍作"乾"
兔絲子	"兔，原作菟，今據醫心方正"	仍作"菟"
奄閭子	"醫心方作菴閭"	作"菴蘆子"
析蓂子	"析，原作菥，今據醫心方正"	作"菥"
著實	"著，原作蓍，今據醫心方正"	仍作"蓍"
石鐘乳	"醫心方無石字"	有"石"字
石韋	"醫心方作葦，俗字"	仍作"韋"
大豆黄卷	"黄上醫心方有及字"	無"及"字
蟹	"醫心方作蠏，俗字"	仍作"蟹"

七、汪宏輯注本

汪輯本所輯《本經》藥物佚文其三品隸屬均據自王炎氏《本經》輯本（即《本草正經》）。由於王炎輯本的特征在上面已經説明，而汪本的《本經》佚文與之全同，故此處從略。

八、王闓運輯本

如前所述，此輯本在其所輯《本經》佚文方面，主要參考了王炎輯本（即所謂“嘉祐官本”）的明翻刻本。惟據王闓運氏自敍，由於其所據的一種明翻宋本“雜糅移奪”之處甚多，故曾作了某些調整，因而與原來的“宋本”也不盡全同。

此輯本的體例係將《本經》藥物上、中、下品分列三卷，又將序録原文題爲“本説”，另列一卷。《本經》各藥物項下除將佚文記作大字外，另將各藥生境、産地及時月採收等文字記作小字注文，而七情舊注則均未收載。

九、王仁俊輯本

此輯本名爲《神農本草》。雖然原題1卷，實則只有1條佚文，係出自《意林》一書。但其内容係“太一小子”問答之文，與《本經》序録及三品藥物的佚文迥異，乃别出一家之言。

十、姜國伊輯本

姜輯本的《本經》佚文根據主要是《本草綱目》及當時行世的兩種《吴普本草》輯佚刊本（即“粤東”本及“蜀局”本）。爲了便於考察現從以下幾個方面加以説明。

1. 所據《本經》佚文的藍本　姜輯本中的藥物目録及其排列順序完全是按照《本草綱目》卷2所載的《神農本草經目録》，這也就是姜氏所謂的：“陶氏猶存三品舊目”（按，姜氏認爲該目録應源自陶弘景氏，而《綱目》卷2未記該目是出自陶氏）。《本草綱目》雖載録了《本經》“舊目”，但在其各卷中的藥物排列及其分合，實際不僅未按照“舊目”，同時還作了很多改動。因此，姜氏對《綱目》的這種作法提出了批評（如姜序説：“《神農本經》爲時珍《綱目》所亂”），並採取了直接根據“舊目”不做任何變易的方法。

姜本所輯《本經》的原文字句，其底本也是《本草綱目》一書所引的《本經》佚文（除“序録”部分外，均見各藥“主治”及“氣味”二項）。所用的校本則是在清代中期的一種《吴普本草》輯本（按，姜氏在該書中並未記出這種《吴普本草》輯本的輯者姓名）。而姜氏輯本就是按照："兹據《本經》舊目，考次李本（按，指李時珍《本草綱目》所引《本經》佚文），詳附吴本（按，在姜輯本中，凡以《吴普本草》校出之異文均出以校注），一字無遺。所多'六藥補正'附記。"（按，姜本對《本經》舊目的藥名作了適當調整，其調整的藥物共6種，即新增了：升麻、鷹屎白、赭魁、粟米、黍米和由跋。姜氏將其調整的設想理由附於書末，但全書藥目仍遵舊目未動）的編輯要求進行輯佚的。

2. 採用《吴普本草》輯本及《本草綱目》作爲輯佚依據的理由　姜輯本之所以採用《吴普本草》輯本及《本草綱目》作爲輯出《本經》佚文，其主要原因除了没有重視與考慮《證類本草》一書外，用姜氏自己在序文中的話來解釋，其理由有四。現分别引録其原文如下，並逐一加以分析。

（1）"夫陶氏所傳，本於仲景"：按，此句所指的大意是：《本經》原文保存迄今的一個重要途徑，是通過漢代張仲景，輾轉傳到六朝時的陶弘景，再輾轉下來，直到明代的《本草綱目》中。

（2）"吴普所傳，本於華佗"：按，此句所指的大意是：《本經》原文保存迄今的另一個重要途徑，是通過漢代華佗傳授給其弟子吴普。吴普氏寫成了《吴普本草》，然後輾轉保存迄於清季亡名氏佚本中。

（3）"兩本品味參差，文字多寡，互有出入"：按，此句指上記《綱目》中的《本經》佚文，與《吴普本草》輯本中的《本經》佚文在三品藥物排列及文字内容等方面均有所不同。

（4）"幸陶氏猶存三品舊目，三百六十五藥列具陳"：按，此句所指的"舊目"釋義前面已作了解釋。

當然，姜氏在輯佚的藍本問題上是完全没有從古籍的版本和所輯資料的原始出處等方面考慮的。因爲《綱目》中的《本經》佚文在傳世古籍中爲時已晚。而其所見的《吴普本草》輯本更是不足取信的。

3. 有關《吴普本草》輯本的考察　在姜輯本中所用作重要校本之一的《吴普本草》（輯佚本）究竟是一部怎樣的書，有必要在這裏作一番考察。

首先，是這種《吴普本草》輯本的輯者及其撰年問題。在姜氏書中雖然未記其所引《吴普本草》輯本的輯者姓氏，但從書目方面考察在清代早期已出現了王謨氏的《吴普本草》輯本。此輯本曾被收入《漢唐地理書抄》（叢書)。其書目見1919年出版的沈乾一氏撰《叢書書目匯編》中，其撰年爲1736年(乾隆元年)，早於姜氏輯本156年。姜氏所見應即此一書。惟此書今已未見藏所。

其次，是姜氏所見《吴普本草》的版本，據姜氏自序所記當時又有廣東及四川兩種刊本。但其内容均有不少錯誤。即："粵東、蜀局所刊《吴普(本草)》本，字句乖訛，不勝指數。"姜氏在其序末附記又說："蜀局本任意增減處甚多，廣東本則繕寫刊校者均以粗心貽誤。"關於此書藥目，則"吴本目録不合三品次序多寡"。關於藥物别名，則"蜀局本任意增減處最多"。關於《本經》藥物中的山谷、川、澤等原文，則"蜀局本以《别録》混之，亦欠斟酌。惟廣東本猶屬完備"。

從内容來看，這種《吴普本草》輯本，又可包括"序録"和"三品"兩部分，"序録"的文字較之《證類》所引《本經・序録》則甚簡。從姜氏校注中可知只有上藥、中藥及下藥的三品定義，和"三品合三百六十五種……以成一歲"等文字。至於此後的"序録"内容，據姜注云："自此以下吴本無。"

三品藥物的部分，包括各藥的性味、别名、主治、功效等文字。如果用此輯本來和保存《吴普本草》佚文的各種古籍(如《太平御覽》、《證類》所引《嘉祐本草》、《藝文類聚》……等書)相對照，也有不少出入之處，這裏從略。

4. 姜輯本的其他特點　主要有以下一些：

(1)姜輯本的卷首係以"名例"(即《本經》序録白文附姜氏校注)、"名例補正"、"本經目録"(據《綱目》)、"本經舊目補正"及"本經考證"(姜氏所撰)五部分組成。"上經"、"中經"及"下經"三卷分記三品藥物，其大字爲《本經》白文，小字注文記有各藥的生境及姜氏校注。

(2)由於姜輯本的《本經》佚文主要據自《綱目》，而《綱目》所載《本經》佚文又每摻入《證類》中的墨字《别録》文，故姜輯本也同樣不免仍襲其誤。舉如姜輯本在菖蒲條的《本經》文中有："主耳聾、癰腫、温腸胃、止小便利"和"益心智、高志不老"諸字，均與《綱目》所載《本經》佚文全同，但在《證類》一書則均爲墨字之類。

(3)在姜輯本的《本經》佚文中也有些全不見於《證類》的白字與墨字，僅見於《綱目》一書，但在《綱目》中並未記其爲《本經》佚文者。這種情況説明應屬姜輯本在轉引《綱目》一書時的疏誤。兹舉例如下。

姜輯本在葡萄及藕實節二藥的《本經》文性味“甘平”二字後均增以“濇”字。按，“濇”字雖見於《綱目》，但未記爲《本經》文。下面各例均屬此類，不再説明。

在大棗的副品藥“(大棗)葉”條增性味文：“性味甘温”四字。

在龍骨的副品藥“(龍)齒”條增性味文：“氣味凉”四字。

在蜂子條增入别名：“一名蟺蜂”四字。

在土蜂子（蜂子副品藥）性味文增“甘”字。

在冬葵子性味文“甘寒”之後增入“滑”字。

（4）在每藥的《本經》佚文“味”字之前均增入“氣”字（與《綱目》同，但《證類》、《唐本草》殘卷等均無）。

十一、黄奭輯本

黄輯本絶大部分均全部抄自孫星衍輯本。即輯本的卷數、三品藥名、藥數及序録（附於下品）的排列順序，《本經》原文與注文，以及卷末附《本經》佚文，《吴氏本草》12條佚文，諸藥制使，《藥對》所載佚文等内容與孫星衍輯本完全相同，孫輯本在每條注文之首多冠以“案”字，而黄輯本也一字未動（但在黄輯本中完全未提及孫輯本）。以上事實均説明黄輯本係抄襲自孫輯本者。

惟在黄輯本中也有少數文字係黄氏新補者，其中包括：

（1）黄輯本在《本經》的個别藥物條下附加了自己的注文。其標誌是黄氏在其注文之上均冠以“按”字，以與孫注區别。這些注文據本人統計共有20條，分别見於：

滑石，女萎，車前子，木香，營實，旋華（花），柏實，乾漆，殷孽，膚青，淫羊藿，白鮮，酸醬（漿），紫參，亭歷（葶藶），白及，堯（蕘）花，扁（萹）蓄，蘭（蕳）茹，藥實根。

（2）黄本在卷下（下經）之末新附有《本經》佚文之“補遺”共21條，爲孫本所無。其注文仍用“案”字。

綜上所述，黄本除與孫本全同外，僅補充了少量注文與佚文。

十二、尚志鈞輯本

尚輯本對《本經》的藥物三品目録重新進行了調整，其依據主要有三。

其一，以《本草經集注·序例》敦煌本殘卷中“七情表”所記的藥物三品爲主要依據。

其二，由於“七情表”中所記的《本經》藥名不全。故凡“七情表”所缺的《本經》藥物三品隸屬均依照收入《醫心方》及《千金翼方》中的《唐本草》目録的次序予以補充。

其三，在上述基礎上再參考《證類本草》白字序録中三品定義加以調整作爲輯本的《本經》藥目。

尚輯本所輯《本經》佚文的依據則以《證類本草》白字爲其底本，以《集注》敦煌本殘卷，日本《唐本草》仁和寺本殘卷，以及《真本千金方》、《醫心方》、《太平御覽》爲主要校本。此外，尚輯本還參考了多種古代醫書與類書，明代以後的數種《證類》版本以及《本經》的一些輯本、注本等。

尚輯本的内容，首爲前言、校點説明和《神農本草經》簡介。次爲“神農本草經校點”包括序文（即《本經》序録）上、中、下三品365種藥物的《本經》白文及校注，古書所引《本草經》藥物，最後爲“神農本草經研究”的一些研究文章。

尚輯本所輯《本經》佚文，大多採用國内通行的簡化字，但同時也採用部分古代的簡化字及異體字。如“參”作“参”，“藭”作“䓖”，“茯”作“伏”……之類。

尚輯本雖然在重定《本經》藥目方面有以上三條依據。但實際上“七情表”係經陶弘景所編制，敦煌殘卷“七情表”中的藥物三品與《唐本草》目録相互差異之處不少，且“七情表”中的三品藥物與《本經》序録所記的三品定義也多有不合之處。舉如尚輯本據敦本“七情表”將水銀與秦椒列爲上品，但此二藥均係有毒者，據《本經》三品定義凡上品藥皆無毒。可見“七情表”與《本經》原文不符。而此類矛盾情況在尚輯本中均未能加以解決。

十三、莫文泉輯注本

莫氏輯注本中的《本經》藥目全依自《本草綱目》中的《神農本草經目録》。其所輯出的原文則主要依據顧觀光輯本。至於顧本所引用的各本在莫本仍多保留。正如莫氏在卷首“釋例”中所説：“其稱元大德本、明萬歷本、鄒本，則據顧説。”但莫本也非全襲顧本，而是作了一些改動。如龍膽條的《本經》性味文顧本作“味苦澀”（原注：“鄒本作寒”）。其末注：“此條依明萬歷本。”而莫本則作“味甘苦寒”。惟莫本在此處並未説明多出“甘”字的出處。

莫本中《本經》藥物佚文無生境及産地，在各藥别名之前也無“一名”二字。

莫本除對《本經》佚文校注外，還在其注釋中作了很多訓釋考證，並提出了很多獨到的見解。

十四、蔡陸仙輯注本

蔡氏輯注本的《本經》目録及佚文均未記其依據出處。全書共365種藥物名稱及其排列既與《證類》白字不同也與《綱目》中的《本經》藥目有别，乃經蔡氏重新調整者，但未説明調整理由。此本開始爲題名“本草經之真諦考”等4篇文章，次爲“神農本草經總目”，並附記各藥别名（包括非《本經》别名）。以下分爲上、中、下三卷，分記《本經》藥物，每藥均首列《本經》佚文，次列諸家選注。後者爲集注性質。全書之末附以“藥物研究撮要”一篇作爲補充。

十五、劉復輯本

此輯本名《神農古本草經》，係以王闓運輯本爲其藍本而命名者。共分三卷。卷上爲“本説”，首録《本經》序録，内容全同王本，但劉氏有個别校注。次爲“附餘”，係雜録有關序録佚文及古籍中有關神農本經之論述。卷中又分第一、二、三卷，爲《本經》三品藥物本文，内容與王本全同。卷下爲“三品佚（逸）文考異”，主要根據孫輯本、顧輯本及其他古籍中的佚文進行輯録與校注。

十六、曹元宇輯注本

曹氏輯注本的《本經》目録係在《證類本草》白字基礎上予以補充（如新增櫻桃、白附子、垣衣）和調整而成。其中除去副品藥（該書所謂“附條”）外，共有361種。而《本經》佚文則主依《證類本草》，並主要參考孫星衍及森立之兩種輯本和其他多種古今文獻。

曹本的卷上爲本草經序録。卷中爲玉石部三品，草部三品及木部三品藥物。卷下爲蟲獸部三品、果菜部三品、米食部三品藥物。各卷均除列出各部藥目外，每藥均首記《本經》佚文，次記曹氏注文。曹注中並結合現代動、植、礦物學對有關藥物的基原作了説明。

曹本的藥名及本文基本採用國内通行的簡化字，但同時也採用了部分古代的異體字，如“柴”作“茈”，“斑蝥”作“盤蝥”，“白堊”作“白惡”，“芍”作“勺”等。

此外，曹本還根據某些古籍對於舊目中《本經》的個別藥名作了修改。如據《爾雅》將萎蕤改爲委萎。據《本草和名》將白英改爲白莫。據森立之輯本（依《醫心方》）將蓍實改爲著實。據《唐本草》注將白瓜子改爲甘瓜子。據孫星衍輯本將肉蓯蓉改爲肉松容等。

十七、王筠默輯注本

此輯注本的輯佚根據在其“凡例”中作了如下説明：

“本書諸藥品次第及藥目先以《唐本草》定之。唐本殘缺者以《千金翼方》本草目録補之。然後以陶氏《集注・序録》校正之……並校以《證類》。經文序録以陶氏集注、《千金》、《證類》等定之。三品内容以《唐本草》、《千金翼方》、《證類》等定之。並參考唐宋類書……以及各家有關筆記。”

此本卷 1 爲序録，卷 2~4 爲上經、中經、下經各品藥物。其後附録各本《本經》藥物目録及藥名索引。書中凡《本經》原文均作大字，附以各輯本的異文作爲雙行小注，原文之後的“校證”，即王筠默氏的注釋和摘録各注家之言。

第四節　《本經》諸輯本的藥名與藥數

《本經》的各種輯本除了對各種藥物的三品各自進行了調整外，在其所輯的全部《本經》藥名、藥數方面也互有差異。如果與《本草綱目》所載的《本經》舊目 365 種藥名、藥數相對照，則各輯本的差異主要如下：

一、與《本經》舊目藥物名數全同的輯本

這類輯本主有盧復輯本、顧觀光輯本、姜國伊輯本和莫文泉輯注本，由於它們所記的藥名與藥數與《本經》舊目完全相同，故這裏不再説明。

二、與《本經》舊目藥物名數相異的輯本

1. 孫氏輯本的藥物名數　孫星衍輯本（黄奭輯本全同）共載《本經》藥物 358 種。其中包括：

上品——142 種，中品——113 種，下品——102 種。

未詳（未詳何品）——1 種（即梔子）。

將孫輯本與《本經》舊目的 365 種藥物比較，孫輯本共減少舊目中的 11 種。即：

將赤、黑、青、白、黃、紫六芝（6 藥）合爲 1 種 ——— 減去 5 種。

將錫鏡鼻作爲副品併入粉錫 ——— 減去 1 種。

將鐵及鐵落作爲副品併入鐵精 ——— 減去 2 種。

將戎鹽及大鹽作爲副品併入鹵鹹 ——— 減去 2 種。

未收入石下長卿 1 種 ——— 減去 1 種。

孫輯本新增加 4 種，即：升麻（草部上），粟米及黍米（均米穀部中），又將青蘘自胡麻條單獨析出爲 1 種。

但孫輯本均未説明所以增減藥物的理由。

以上：365 種 –11 種 +4 種 =358 種

2. 森氏輯本的藥物名數　森立之輯本共載《本經》藥物 357 種。其中包括：

上品——125 種，中品——114 種，下品——118 種。

森本較之舊目的 365 種藥物減少其中 10 種正品，又另外新增 2 種正品。減少的 10 種，均係將舊目中的正品改爲副品而附於相應的正品條下者。即：

將鼠李列入郁核（即郁李仁）條。

鼺鼠列入六畜毛蹄甲條。

錫鏡鼻列入粉錫條。

文蛤列入海蛤條。

薤列入葱實條。

牛角鰓列入牛黄條。

鐵及鐵精列入鐵落條。

戎鹽及大鹽列入鹵鹹條（以上均未記出減藥的理由）。

增加的 2 種，即《本經》舊目中的副品青蘘自胡麻條析出而作爲正品藥的 1 種。此外又新增升麻一種。

以上：365 種 –10 種 +2 種 =357 種

3. 王闓運輯本的藥物名數　此輯本雖然共記所收《本經》藥數 365 種，但實際所載《本經》藥物正品藥名共 360 種。即：

上品——本書原記 144 種，實載 141 種。

中品——本書原記 115 種，實載 115 種。

下品——本書原記 106 種，實載 104 種。

王闓運本所載的 365 種藥名與《本經》舊目全同。但實際上有 2 種藥物漏載，即水蛭及蠮螉。

王闓運本又將舊目中的 4 種正品藥物改爲副品藥物，附入與其相應的正品條下。即：

將殷孽作爲副品，列入孔公孽條下。

將錫鏡鼻作爲副品，列入粉錫條下。

將大鹽作爲副品，列入戎鹽條下。

將蘼蕪作爲副品列入芎藭條下。

以上較之舊目共減少 5 種藥物，故共有 360 種正品藥名。但王氏並未説明調整上述各藥的理由。

4. 姜氏輯本對調整《本經》藥物所提方案　在姜國伊輯本中雖然其藥名與藥數均與《本經》舊目相同。但姜氏卻在該輯本中提出了《本經》舊目重加調整的具體方案。現歸納其要點如下：

（1）減少舊目中的 3 種正品（均將其改爲副品藥，併入相應的正品藥條下），而新增加 3 種正品藥物以代之。其中包括：

①減去徐長卿 1 藥，將其併入石下長卿條下（理由是：吴普本無石下長卿。陶弘景謂與徐長卿是一物。神農時無徐姓）。

新增補入升麻 1 藥（上品藥）以代之（理由是升麻一藥已見於《吴普本草》中）。

②減去天鼠屎 1 藥，將其併入伏翼條下（理由是：《本經》伏翼一名天鼠。故應將天鼠屎作爲副品）。

新增鷹屎白 1 藥（下品藥）以代之。

按，鷹屎白爲墨字《别録》藥，姜本擬補入者，但未提出理由。

③減去連翹 1 藥，將其併入翹根條下（理由是：“蘇恭謂：大翹生下濕地，故用根。小翹生岡原上，故用翹，況連翹無毒，翹根有毒，自應併連翹（下品藥）入中品翹根條”）。

按，翹根在陶弘景《集注》中係有名未用藥。

新增豬魁 1 藥（下品藥）以代之。

按，赭魁爲墨字《别録》藥，姜本擬補入者，但未提出理由。又，《吴普本草》佚文亦無此藥。

（2）姜氏還提出新增加爲舊目所無的 3 種藥物，但均作爲副品藥，列入與其相應的正品藥項下。由於這 3 種藥物均不列爲正品藥物，故不影響舊目的 365 種藥數。（正如姜國伊在卷末所説的“……則三百六十五品無復多寡”）新增的 3 種副品即：

①補入粟米及黍米 2 種，均附在大豆黄卷（米穀中品）條下（理由是：“神農五穀，而稻、麥不入藥品者，以其爲南北人所日用也。自應併粟米、黍米入大豆黄卷條。”以及“吴本”有此二藥）。

按，粟米及黍米在《本經》古本佚文中已有，自應補入。但姜本作爲大豆黄卷條下之副品，則未能申明理由根據。

②補入由跋爲墨字《别録》藥，姜本雖擬調整《本經》舊目的方案，在該輯本中也僅是作爲一種意見，並未使用。這是由於姜氏自稱：“今不敢竄改古目”，故將上述補入的藥物名稱别列“本經舊目補正”一節“附記於後”。

5. 蔡氏注本的藥物名數　蔡陸仙輯注本共載《本經》藥物 365 種。其中包括：

上品——120 種，中品——125 種，下品——120 種。

與《本經》舊目相比較，蔡本較之舊目的 365 種藥物，減去其 6 種正品，又另外新增 6 種正品。

減少的 6 種均係在蔡本未收載的舊目中正品藥物，即：藥實根，龍眼，姑活，燕屎，樗雞，石下長卿。

至於爲什麽蔡本缺載此 6 藥，在該書中並無説明理由。

增加的 6 種即：

赭魁（草部下品）及鷹屎白（禽部下品）：——此 2 種均係墨字《别録》藥。蔡本雖未説明增加的理由，但在前述姜本提出的調整《本經》藥目方案中均已提出此二藥理由。故蔡本當係據此而補入者。

原蠶蛾（蟲魚部中品）：該藥出自墨字《别録》藥，蔡本未記其新增理由。在姜本中也未提到此藥。

桑耳（木部中品）：該藥在《證類本草》中原係《本經》正品藥物桑根白皮的副品藥物之一。蔡本將其改爲正品藥物單獨列爲 1 藥，但未記其新增理由。

按，桑耳“有毒”，本係寄生於桑樹上的菌類植物。而桑根白皮無毒。故蔡本或據此而分列者。

大麻仁（米部上品）：該藥在《證類本草》中原名“麻子”，係《本經》藥物麻蕡的副品藥物。蔡本將其改爲正品藥物單獨列爲 1 藥，未記其新增理由。

按，麻蕡爲有毒藥，舊目列爲上品，蔡本改爲中品。而大麻仁（麻子）爲無毒藥，蔡本仍作上品。

青蘘：原爲舊目正品藥物胡麻的副品，蔡本單獨析出作爲正品藥 1 種。

以上：365 種 – 6 種 + 6 種 = 365 種

6. 尚氏輯本的藥物名數　尚志鈞輯本共載《本經》藥物 365 種。其中包括：

上品——120 種，中品——120 種，下品——125 種。

尚本的三品藥數雖與《本經》舊目完全相同，在藥名方面卻作了若干改動。即較之舊目減少其中 3 種正品，又另外新增 3 種正品。

減少的 3 種均係將舊目中的正品藥物改爲副品，而分別附入其相應的正品藥物條下者。即：將文蛤列入海蛤條；錫鏡鼻列入粉錫條；薤列入葱實條（以上均未記出減藥的理由）。

增加的 3 種即：新增萱草（草部上品）及升麻（草部中品）2 藥。又將舊目中的副品青蘘自胡麻條中析出，改爲正品。

以上：365 種 –3 種 +3 種 =365 種

7. 曹氏輯注本的藥物名數　曹元宇輯注本共載《本經》藥物 361 種。其中包括：

上品——119 種，中品——120 種，下品——122 種。

與《本經》舊目相比較，曹本較之舊目的 365 種藥物減去其中 9 種正品，又另外新增 5 種正品。

減少的 9 種即：

將鼠李（舊目正品）併入郁核（正品）條下，成爲其副品。

將錫（銅）鏡鼻（舊目正品）併入粉錫（正品）條，成爲其副品。

將文蛤（舊目正品）併入海蛤（正品）條，成爲其副品。

將薤（舊目正品）併入葱實（正品）條，成爲其副品。

將牛角（舊目正品）併入牛黄（正品）條，成爲其副品。

將鐵（舊目正品）併入鐵落（正品）條，成爲其副品。

將大鹽（舊目正品）併入鹵鹹（正品）條，成爲其副品。

將徐長卿（舊目正品）併入石下長卿（正品）條，成爲其副品。

將瓜蒂（舊目正品）併入甘（白）瓜子（正品）條，成爲其副品。

增加的 5 種即：

將青蘘（舊目爲胡麻的副品）自胡麻條析出，使成爲單獨的正品藥。

又新增加爲舊目所無的升麻、白附子、粟米及黍米 4 種作爲正品藥。

以上：365 種 –9+5=361 種

8. 王筠默輯注本的藥物名數　此輯注本共載《本經》藥物 365 種。其中包括：

上品——125 種，中品——118 種，下品——122 種。

王筠默本雖然在《本經》藥物總數方面和舊目全同，但在各品的藥數方面則有所差異，同時在個別藥名方面也作了很多調整，也即在舊目的 365 種藥名中新增加 6 種正品藥物，又減少了原來的 6 種正品藥物（均未説明所以增減的理由）。

新增加的 6 種正品藥物包括：

（1）升麻、粟米、黍米。

（2）將舊目中的副品藥青蘘自胡麻條析出而作爲單獨的正品藥。

（3）將原《别録》藥（《證類》墨字藥名）改爲《本經》正品藥者 2 種，即：烏喙（爲烏頭條的《别録》副品）及側子。

減少的 6 種藥物，係將舊目中的 6 種正品藥改爲副品藥，而併入與其相應的正品藥條下者（合併 6 種藥物）。即：

將鼠李（舊目正品）併入郁核條。

將鼺鼠（舊目正品）併入六畜毛蹄甲條。

將錫鏡鼻（舊目正品）併入粉錫條。

將文蛤（舊目正品）併入海蛤條。

將薤（舊目正品）併入葱實條。

將牛角鰓（舊目正品）併入牛黄條。

以上：365 種 – 6 種 + 6 種 = 365 種

三、《本經》諸輯本中藥物的增減（參見第十六章第一節三）

第五節　《本經》諸輯本藥物名數的類别

通過上一節關於各種《本經》輯本藥物名稱與數目的考察，可以看出除了絶大多數《本經》藥物的名稱爲各輯本所公認外，還有部分藥名在是否屬於《本經》藥物方面存在着争議。而追究其原因主要是由於對《本經》藥物正與副品的分合，以及如何判定其爲《本經》藥物的標準方面互有不同認識所致。如果以《本經》舊目的藥名來對照考察不同輯本藥名的相互差異時，其主要表現形式可總括爲以下幾類。

一、將舊目的正品藥改爲副品藥，而合併於其他正品藥者

1. 上品藥有

蘪蕪→併入芎藭（川芎）（王闓運輯本）

蒲黄——→併入香蒲（蔡輯注本）

瓜蒂——→併入白（甘）瓜子（曹輯注本）

青蘘——→併入胡麻（盧輯本、顧輯本、姜輯本、莫輯注本）

文蛤——→併入海蛤（森輯本、尚輯本、曹輯注本、王筠默輯注本〔改中品〕）

2. 中品藥有

牛角䚡——→併入牛黄（上品）（森輯本、曹輯注本、王筠默輯注本）

赤小豆——併入大豆黄卷（盧輯本、顧輯本、姜輯本、莫輯注本、王筠默輯注本）

殷孽——→併入孔公孽（王闓運輯本）

鐵落、鐵——→併入鐵精（孫輯本）

鐵精、鐵——→併入鐵落（森輯本、曹輯注本）

3. 下品藥有

鼠李——→併入郁核（郁李仁）（森輯本、曹輯注本、王筠默輯注本）

錫鏡鼻——→併入粉錫（孫輯本、森輯本、王闓運輯本、尚輯本、曹輯注本、王筠默輯本）

大鹽、鹵鹹——→併入戎鹽（孫輯本）

戎鹽、大鹽——→併入鹵（森輯本、曹輯注本）

大鹽——→併入戎鹽（王闓運輯本）

鼺鼠→併入六畜毛蹄甲（森輯本、王筠默輯本）

二、將舊目的正品藥併於其他正品藥者

1. 將數藥（正品）併爲1藥（正品）的有赤芝、黑芝、青芝、黄芝、白芝、紫芝6藥合併1藥（一條），改稱“赤黑青白黄紫芝（孫輯本）”。

2. 將1藥（正品）併入别藥正品，而將原藥名取消的有徐長卿（上品）1藥。即將徐長卿的藥名取消，將徐長卿的《本經》佚文改移入石下長卿（《本經》正品，“唐本草”藥）項中者（按，此種調整方法本係在姜國伊輯本中提出的設想方案，但在曹輯注本予以“完成”）。

三、將《本經》的副品藥自原正品藥中析出，改爲另一種正品藥者

有3種，即：

桑根白皮（正品）的副品藥桑耳、五木耳2種，均單獨析出改爲正品藥（蔡輯注本）。

麻蕡（正品）的副品藥麻仁（大麻子）單獨析出改爲正品藥（蔡輯注本）。

烏頭（正品）的副品藥烏喙單獨析出，改爲正品藥（王筠默輯注本）。

四、據《本經》古本補入的《本經》正品藥

有4種，即：

升麻（孫輯本、森輯本、尚輯本、蔡輯注本、曹輯注本、王筠默輯注本。據《太平御覽》引《吴普本草》補入）。

粟米（孫輯本、曹輯本、王筠默輯注本。據《太平御覽》等書補入）。

黍米（孫輯本、曹輯本、王筠默輯注本。據《太平御覽》等書補入）。

萱草（尚輯本。據《博物志》等書補入）。

關於以上4藥的古本出處，請參見本書前面第二章“本經藥物的變動及其輯復要求”。

五、將《證類》墨字的《别録》正品藥改爲《本經》的正品藥者

有以下一些，但均未見古本依據。

1.《别録》上品藥有　櫻桃——→改爲《本經》上品（曹輯注本）。

2.《别録》中品藥有　鷹屎白——→改爲《本經》中品（蔡輯注本）。

垣衣——→改爲《本經》中品（曹輯注本）。

3.《别録》下品藥有　由跋——→改爲《本經》下品（蔡輯注本）。

赭魁——→改爲《本經》下品（蔡輯注本）。

白附子——→改爲《本經》下品（曹輯注本）。

側子——→改爲《本經》下品（王筠默輯注本）。

第六節　《本經》諸輯本的其他差異

各種《本經》輯本之間所存在的差異，除了以上重點説明的藥名有別，藥數不同外，還有很多相異之處，其中包括：

1. 藥物三品隸屬的差異　有關這方面的問題已在本書第三章“本經三品藥物差異考”中作了考察。

2. 記述各種藥物項目的有無及其排列次序的差異　有關這方面的問題，已在本書第五章“記述本經藥物的各種項目及其輯復原則”中作了考察。

3. 記述藥物毒性的有無以及毒性藥數在三品中的差異　有關這方面的問題，已在本書第七章“本經藥物毒性考”中作了考察。

此外，由於各種輯本所據的藍本互有差參，故各輯本所輯《本經》佚文字句的有無，增删，錯訛，正倒，必然出現相應的差異，也是很自然的。

小結

本章考察了各種《本經》輯本在復原《神農本草經》一書工作中作出的學術成果，但這些輯本也存在某些不足之處，其中包括原始資料的取材範疇及其著作、版本時代是否採用自第一手或轉手資料、對佚文真實程度的客觀評估，以及輯佚學者本人的主觀判定等諸多因素，但儘管如此，所有這些《本經》輯本在一定歷史時期所作出的重要貢獻都是功不可滅，並爲做好進一步復原工作奠定了有價值的參考和基礎的。

第十六章　《本經》諸輯注本所輯佚文考

《神農本草經》的輯注本是指該書在輯録《本經》原文的基礎上對原文進行解説、訓詁，或對《本經》各藥物的藥性與治效加以發揮的注釋類著作。輯注本又可分爲兩類。一類是只收載《本經》藥物的輯注本，另一類是兼收載《本經》藥物和《本經》以外的後世藥物。這兩類輯注本的共同特點是除輯有《本經》佚文外，其書名均標記有《神農本草經》或《本經》之類的字樣。惟在其中不少輯注本的内容每多側重於臨床藥理闡述，而在《本經》佚文的輯校方面則每嫌不足。

現在本章即就這些輯注本中《本經》佚文的特點加以考察，以供輯復《本經》的參考。

第一節　只收載《本經》藥物的輯注本

這類《本經》輯注本中所收載的均係屬於《本經》的藥物，而不包括在《本經》以外出自其他古醫書（如《名醫别録》及唐、宋官修本草等書）後來所增加的藥物。又可分爲以下二類。

一、收載全部《本經》藥名、藥數的輯注本

1. 鈴木素行《神農本經解故》（一本“故”作“詁”） 此書是在1813年（日本文化10年）以前，日人鈴木素行氏輯注。但從未見正或刊行，傳世者均爲抄本。其書名也有稱爲《神農本草經解詁》或《神農本經考異》，《神農本經略抄》者，全書共10卷，又有3卷節略本一種。其内容全用漢文撰寫。

此書内容：卷1爲“發題”，係鈴木氏所輯有關藥物總論性質的論述。卷2至卷10均爲鈴木氏對盧復輯《神農本草經》一書中的有關字詞的訓釋，其中包括：盧本卷2盧復的“刻本經正文緣起”及《本經》序録的原文，卷3~10《本經》上、中、下三品藥物的原文。正是由於此書係專爲盧復輯本注釋而撰，故書中未將盧輯本的全文逐字逐段録出，而是根據盧本中原文出現先後的順序將其中難釋或需要發揮闡述的原文字詞逐條摘出，然後分别加以注釋。全書共載藥365種（即是上品120種，中品120種，下品125種）。其中藥名，藥品，順次等全據盧本。

2. 葉志詵《神農本草經贊》 此書最早刊於1850年（道光三十年）粤東撫署。全書共3卷，附《月令七十二候贊》1卷。内容只有三品藥物，無《本經》序録。《本經》藥物的名稱、品次及原文全部均據自孫星衍輯本。但葉氏在每種藥物原文之後均記有葉氏所撰的四言韵文詩句，再後即葉氏本人撰寫的注釋。在注釋方面雖有所發揮，但在輯佚方面則無新的修訂。

3. 汪宏氏《注解本草經》 此書於1888年初刊。有關此輯注本的情況可參考本書第十五章。

4. 森立之《神農本草經考注》 此書是森立之氏繼其所輯《神農本草經》一書之後所續撰，成書於1892年。共4卷。但森氏生前並未能刊行，只存手稿本。直至近年（本世紀九十年代）始由臺灣影印出版。卷1爲《本經》序録，卷 2~4 爲《本經》三品藥物。其中各藥名稱數目及品次均全同森氏輯本。森氏在此書中對《本經》原文逐條進行了較全面的訓釋與發揮。也是在同類著作中質量較高的一種。

5. 姜國伊《(神農)本經經釋》 此書原與姜氏所輯《神農本經》一書共收入《姜氏醫學叢書》中。共 1 卷。初刊於 1892 年，爲成都茹古書局刊本。其内容首爲“神農本經經釋序例”，爲凡例性質。次爲“神農本經經釋目録”，其藥名、品次均與《本草綱目》所載《神農本草經目録》相同。再次爲本文部分，按照上品、中品、下品順序對每種藥物的名稱及效用等，進行了闡述與發揮。也是爲配合姜輯本《神農本經》(參見前面第十五章)而撰寫的。

6. 莫文泉《神農本草經校注》 此書有 1900 年莫氏家刻本一種，有關此輯注本的情況可參見本書第十五章。

7. 佚名氏《神農本草經解》 此書爲中醫研究圖書館所藏手稿本。具體撰年不詳，約在 1911 年前後與同一撰人的《方藥集義闡微》同時抄録者。

8. 佚名氏《神農本草經注》 此書爲中國科學院圖書館所藏手稿本。具體撰年不詳，約在 1911 年前後。

9. 高峻松《神農本草經注》 此書共 4 卷，於 1920 年印行。

10. 吴保神《本經集義》 此書共 6 卷。1932 年千頃堂書局鉛印。書中輯有《本經》藥物 365 種，各藥除輯録《本經》原文外，吴氏還選録了有關各家注釋及其本人的注語，具有集注性質，但書中未收載《本經》序録。在三品藥數方面本書的上品藥爲 120 種，中品藥爲 125 種，下品藥爲 120 種，據吴氏在卷首例言中説：“舊本有以上品爲一百二十五種者，有以下品爲一百二十五種者，均失編次準繩，本書不從。”

在各品藥物的排列次序方面，此書係根據藥的五味作爲標準依據。正如例言所説：“上品之藥補正者多。補正以甘爲主，即以甘部(藥)爲首，辛、苦、酸、鹹次之。中、下二品治病者多。治病者辛苦爲主，即以苦先，辛次，甘、鹹、酸部殿之。”

此外，本書還將鷹屎白、豬魁、由跋、雄原蠶蛾等列爲《本經》藥物，與王炎、汪宏等輯本一致，也是其特點之一。

11. 蔡陸仙注《神農本草經》 此書爲 1937 年收入蔡氏的《中國醫學匯海》一書者。有關此輯注本的情況可參見本書前面第十五章。

12. 中醫研究院中醫教材編委會《神農本草經語釋》 此書是1956年編印的一種“未經審定教材草稿”。雖然全部收録了以《本草綱目》所載《神農本草經》的365種藥物。但未收載《本經》序録。同時又將藥物分爲四部分，其中《本經》上品藥83種（1~83種），中品藥80種（84~163種），下品藥93種（164~236種），以上共263種藥物，均先録《本經》原文，其後進行注釋。至於其他的130種《本經》藥物則作爲單獨一部分稱爲“不常用藥”，只將各藥的《本經》原文録出，但不加注釋。

13. 安徽省中醫進修學校《（增圖）神農本草經通俗講義》 此書於1959年出版。其所載《本經》原文全部據自顧觀光輯本。書中首載《本經》序録原文，但無注釋。其次分載《本經》三品藥物，每藥均分爲科屬，形態，地産，經文（《本經》原文），詞解，性味，歸經，藥理，用量，禁忌，儲藏，炮制和參考各項，並附有該藥的原植物、動物或礦物的插圖。

14. 小曽户丈夫等《意釋神農本草經》 此書爲小曽户丈夫與浜田善利合撰，於1980年築地書館出版。係將《神農本草經》譯成日文，並加注釋的一種輯注本。

15. 曹元宇注《本草經》 有關此輯注本的情況可參見前面第十五章。

16. 王筠默《神農本草經校注》 有關此輯注本的情況可參見本書第十五章。

二、收載部分《本經》藥名、藥數的輯注本

這是一類專門節録《本經》藥物的輯注本。主要有以下幾種：

1. 徐大椿《神農本草經百種録》 共1卷，爲徐大椿撰於1736年（清·乾隆元年）。書中只收載《本經》中的常用藥物100種，其中包括上品63種，中品25種，下品12種。所輯《本經》佚文係據自明代復刻本的《大觀本草》白字，但將白字中的藥物生境（包括地名）及藥物别名均删去未録（據其凡例云：“諸藥有所出地名，雜以後漢時郡縣……故不復列而解之”。“《本經》所載‘一名’甚多，因無可解，故亦不列”）。此外在各藥的《本經》原文之下附加徐氏對該藥藥性及功效的闡發注釋。

2. 佚名氏《本草經匯校》 此書共1卷，爲中國中醫研究院圖書館所藏朱絲欄舊抄本。原缺撰人，撰年及序跋，從内容來看當係本世紀日本佚名氏所撰者，此抄本板心印有“望嵩堂”三字。扉葉背面記有“此本據《千金》，乃真本”字様〔按《真本千金方》乃1832年（日本天保三年）據卷子本影刻時始得其名者〕。

此書共收載《本經》藥物194種。無“序録”部分，也無藥品分類。每藥除《本經》原文外，均有簡要的校注其所參考文獻，主要有《真本千金方》、卷子本《新修本草》、《千金翼方》、《太平御覽》、《爾雅》、《醫心方》、《本草和名》、《香藥抄》、《藥種抄》、《萬安方》、《證類本草》(《大全》本及《政和》本),《藝文類聚》、《初學記》、《長生療養方》等。

3. 山東省中醫研究所《本草經百五十味淺釋》一册，為該所研究班於1958年編印。書中共收載《本經》三品藥物150種，其中除輯録《本經》佚文外，各藥條下附有“淺釋”一項，對於該藥的藥用以注釋形式予以解説。

4. 佚名氏《神農本草經歌訣》　此書共1卷。爲中國中醫研究院圖書館所藏舊抄本，約1956年成書。全書分爲上經，中經及下經。分載上品藥93種，中品藥75種，下品藥47種。每種藥物均編成歌訣。無《本經》原文。每歌之後附以難釋文字的注釋。據扉葉所記爲《玉函濟世方》三種之一。

三、《本經》諸輯本及輯注本中藥物的增減

在收載全部《本經》藥物的輯本和輯注本中其藥物並不全是符合《本經》舊目365種之數，而是略有多少之異。這主要是由於不同輯本對《本經》中的個别藥物有所增減所致。而推究對於那些藥物予以增減及其主要原因，通過下述各種輯本（輯注本）的比較即可有一個較完整的認識。

1. 藥物名數與《本經》舊目全同的輯（注）本　主要有盧復輯本，鈴木輯注本，顧觀光輯本，莫文泉輯本等。

2. 輯（注）本較《本經》舊目減少的藥物　又有以下兩種情況。

（1）輯（注）本合併的藥物：這是指在《本經》舊目中兩種以上的藥物被輯本合併爲一種的。由於被合併的藥物都作爲該藥副品，故正品藥數雖減，但實際藥物未減。舊目和各輯（注）本在這類藥物的異同可參考下表（見表52）。

表 52　被各輯本合併的《本經》藥

《本經》舊目所記的《本經》藥（盧本、顧本、莫本同）	被輯本併入的《本經》藥	孫星衍本	森立之本	汪宏本	王闓運本	姜國伊本	吳保神本	蔡陸仙本	尚志鈞本	曹元宇本	王筠默本
赤芝—— 黑芝—— 青芝—— 黃芝—— 白芝—— 紫芝——	→六芝	+	−	−	−	−	−	−	−	−	−
錫鏡鼻——→粉錫		+	+	−	+	−	−	−	+	+	+
鐵—— 鐵落——	→鐵精	+	−	−	−	−	−	−	−	−	−
鐵—— 鐵精——	→鐵落	−	+	−	−	−	−	−	−	−	−
鐵——→鐵落		−	−	−	−	−	−	−	−	+	−
戎鹽—— 大鹽——	→鹵鹹	+	+	−	−	−	−	−	−	−	−
大鹽——→戎鹽		−	−	−	+	−	−	−	−	−	−
大鹽——→鹵鹹		−	−	−	−	−	−	−	−	+	−
鼠李——→郁核（即郁李仁）		−	+	−	−	−	−	−	−	+	+
鼺鼠——→六畜毛蹄甲		−	+	−	−	−	−	−	−	−	+
文蛤——→海蛤		−	+	−	−	−	−	−	+	+	+
薤——→葱實		−	+	−	−	−	−	−	+	+	+
牛角鰓——→牛黄		−	+	−	−	−	−	−	−	+	+
殷孽——→孔公孽		−	+	−	+	−	−	−	−	−	−
蘪蕪——→芎藭		−	+	−	+	−	−	−	−	−	−
徐長卿——→石下長卿		−	−	−	−	+	−	−	−	+	−

續表

《本經》舊目所記的《本經》藥（盧本、顧本、莫本同）	被輯本併入的《本經》藥	孫星衍本	森立之本	汪宏本	王闓運本	姜國伊本	吳保神本	蔡陸仙本	尚志鈞本	曹元宇本	王筠默本
石下長卿——→徐長卿		–	–	–	–	–	+	–	–	–	–
天鼠屎——→伏翼		–	–	–	–	+	–	–	–	–	–
連翹——→翹根		–	–	–	–	+	–	–	–	–	–
瓜蒂——→甘瓜子		–	–	–	–	–	–	–	–	+	–

注："+"號爲合併，"–"號同舊目未變。

按，黄奭輯本的《本經》藥物同孫星衍輯本。劉復輯本的《本經》藥物同王闓運本，故均從略（下同）。

（2）輯（注）本所無的藥物：這是指在《本經》舊目中的《本經》藥物被輯本遺漏或未收的。舊目和各輯本在這類藥物的異同可參考下表（見表 53）。

表 53　不見於各輯本的《本經》藥

見於《本經》舊目的《本經》藥物	孫星衍本	森立之本	汪宏本	王闓運本	姜國伊本	吳保神本	蔡陸仙本	尚志鈞本	曹元宇本	王筠默本
石下長卿	無	同	無	同	同	同	無	同	同	同
水蛭、蠮螉	同	同	同	無	同	同	同	同	同	同
樗雞、姑活、龍眼、藥實根	同	同	無樗雞、姑活及龍眼	同	同	無	同	同	同	同
蒲黄、膚青	同	同	無膚青	同	同	無	同	同	同	同
燕屎	同	同	同	同	同	同	無	同	同	同
王不留行	同	同	無	同	同	同	同	同	同	同

注：本表中的"同"字表示《本經》舊目與該輯本均有此藥。"無"字表示該輯本未收此藥。

3. 輯（注）本較《本經》舊目多出的藥物　又有以下四種情況，即：

（1）輯（注）本據古本所增的《本經》藥：這是指在《本經》舊目中所無的藥物，輯本根據《本經》古本佚文所增入的《本經》藥，屬於這類藥物共有 4 種，其見於各輯本者如下表所列（見表 54）。

表 54　各輯本據古本所補的《本經》藥

輯本所增的《本經》藥	孫星衍本	森立之本	汪宏本	王闓運本	姜國伊本	吳保神本	蔡陸仙本	尚志鈞本	曹元宇本	王筠默本
升麻	+	+	–	–	+	+	–	–	–	–
粟米	+	–	–	–	作為大豆黄卷副品	–	–	–	–	–
黍米	+	–	–	–	同上	–	–	–	–	–
萱草	–	–	–	–	–	–	–	+	–	–

注：本表中的“+”號表示該輯本已補入此藥，“–”號表示未補入此藥。

（2）輯（注）本將《本經》副品改爲《本經》正品的藥：這是指在《本經》舊目中的藥物（正品藥），輯本將其副品（據《證類》白字《本經》文）單獨析出改爲獨立的一種正品藥物。屬於這類藥物有 3 種，其見於各輯本者如下表所列（見表 55）。

表 55　各輯本將《本經》副品改爲正品的藥

輯本自《本經》副品中析出的藥物	孫星衍本	森立之本	汪宏本	王闓運本	姜國伊本	吳保神本	蔡陸仙本	尚志鈞本	曹元宇本	王筠默本
胡麻→{一胡麻 一青蘘	+	+	+	–	–	+	+	+	+	+
桑根白皮→{一桑根白皮 一桑耳	–	–	–	–	–	+	+	–	–	–
麻蕡→{一麻蕡 一大麻仁（即麻子）	–	–	–	–	–	+	+	–	–	–

注：本表中的“+”號表示該輯本將《本經》副品藥改為正品，“–”號表示未改。

（附記）:《證類本草》（包括《大觀》、《政和》）中的白字《本經》藥物總數，共367種。較舊目多出2種。其中之一即青蘘，係自胡麻條析出（原副品藥），另一種即赤小豆，係自大豆黄卷條析出（原副品藥）。

（3）輯（注）本將《别録》正品改爲《本經》正品的藥：這是指《本經》舊目所無，在《證類》墨字中的《别録》正品藥物，輯本將其改爲《本經》正品者。屬於這類的藥物有7種。其見於各輯本者如下表所列（見表56）。

表56　各輯本將《别録》正品改爲《本經》正品的藥

輯本將《别録》藥物改為《本經》的藥物	孫星衍本	森立之本	汪宏本	王闓運本	姜國伊本	吴保神本	蔡陸仙本	尚志鈞本	曹元宇本	王筠默本
鷹屎白、赭魁	−	−	+	−	+	+	+	−	−	−
由跋	−	−	+	−	作為虎掌副品	+	+	−	−	−
雄原蠶蛾	−	−	+	−	−	+	+	−	−	−
白附子、垣衣、櫻桃	−	−	−	−	−	−	−	−	+	−

注：本表中的“+”號表示該輯本將《别録》正品藥改為《本經》正品，“−”號表示未改。

按，由跋原爲《别録》下品藥。但在《本草綱目》卷17下由跋條則記以《本經》下品，蓋李時珍云“此即天南星之小者”，故依天南星一藥而列入下品者。赭魁原爲《别録》下品藥，而《本草綱目》卷18赭魁條則記以《本經》下品。鷹屎白原爲《别録》中品藥，《本草綱目》卷49鷹條則記以《本經》中品，此二藥在《綱目》中均未記明所以改爲《别録》藥的理由，也是和《本經》舊目不符的。

（4）輯（注）本將《别録》副品改爲《本經》正品的藥：這是一種罕見的情況，在各種輯本中只見於王筠默輯本。即將《本經》藥烏頭的《别録》副品烏喙及側子二種藥物單獨析出作爲《本經》正品藥。

第二節　兼收載非《本經》藥物的諸輯注本

這類的《本經》輯注本中雖然其書名均多冠有“本經”字樣，但書中所收載的藥物除屬於《本經》者外，尚包括非《本經》的後世醫書藥物。既知有以下一些。

1. 滕弘《神農本經會通》10卷。原撰於15—16世紀間，直到1617年（萬歷四十五年）始由滕弘六世孫滕萬里刊行。此書雖有“神農本經”之稱，但全書共載藥物1003種，而其中《本經》藥物只有288種，其餘715種均非《本經》藥物。書中以三品分類，而將藥物分爲草、木、果、穀、菜、玉石、人、獸、禽、蟲魚等10部。全書未收《本經》序録。在每藥項下均首記以該藥所屬君臣佐使，七情，藥用部位等。其次爲該藥性，味，毒與藥性，歸經等。再次則引録各家本草有關該藥主治之文，其中也包括引録的《本經》文（均記有“《本經》云”字樣）在内。但將其所引《本經》文與《證類》白字對照時，則多有所删略（包括性味、别名、以及“久服輕身，明目”等字樣），且多雜有《别録》墨字之文，或全爲《别録》墨字，在輯佚要求上不够嚴格。

2. 繆希雍《神農本草經疏》原撰於1625年（明天啓五年）。此書有以下兩種早期刊本：

第一種刊本爲天啓五年緑竹亭刊本，共30卷。卷1與卷2爲續（本草）序例上、下。所謂“續序例”，是爲補充《證類本草》卷1，2序例而作。其内容包括有關藥性、七方、十劑、藥物補寫及用藥法等論述，以及臨床各類病證（陰陽表裏，五臟六府，六淫，雜證，婦、兒、外科等）所應用的藥物。卷3至卷29主要根據《證類本草》的藥物部類次序分别選擇常用藥物加以注疏。其中在此各卷卷首之子目前均記以：“× 部 × 品總 ×× 種，今疏 × 種”，（如：卷6的子目前爲：“草部上品之上總八十七種（按，此87種係指在《證類本草》一書該部的藥物總數），今疏三十二種”之例，其餘可類推）。由卷3~29共疏注藥物463種，而卷30爲“補遺藥物”均係不見於《證類本草》的藥物27種，總計全書共疏注藥物490種。

在每種藥物項下，首載該藥在《證類本草》（卷30除外）的大字記文（包括藥名、性、味、毒、主治，功效及七情舊注全文），其次爲繆氏對該藥的“疏”文，再次爲“主治參互”，爲該藥的配伍應用，及摘録的一些單驗方，最後爲“簡誤”，係該藥的禁忌及按語評述。

值得注意的是：此書所疏注的各部類藥物並非全屬《本經》藥物。同時也包括了很多非《本經》在内。即在490種藥物中，《本經》藥物有236種，非《本經》藥物有254種，如在草部上品的黄精爲《别録》藥，辟虺雷爲《唐本草》藥，藥王，草犀根等均《本草拾遺》藥之類。至於所録的該藥大字記文同樣也摻以《別録》以下本草古籍中的文字，並非單純《本經》佚文，因而此書雖以“神農本草經”名書，實際不能算作真正的輯注本。

此書的第二種早期刊本也是明天啓間所刻，但共有12卷，其書名則稱爲:《繆仲淳先生讀神農本草經疏》(見其各卷子目前的書名標題)。此本的卷1~3爲“續序例”，内容與30卷本大同。卷4~11分别爲玉石與草部各品以及木部上品所疏注的藥物。而卷12則僅列有木部中、下品以及人、獸、禽、蟲魚、果、米穀、菜等各部的藥數，既未列具體藥名，更無藥性主治記文。(按，《全國中醫圖書聯合目録》1991年版將此本誤題作《續神農本草經疏》)

3. 張志聰《本草崇原》3卷。原撰於17世紀。但張氏生前未及刊行。張氏殁後經其同邑高士宗(世栻)氏加以整理並補充注文而成。據此書王琦氏跋文，高氏生前也未能刊行。後輾轉經王氏之手於1767年(乾隆三十二年)收入其所編集的《醫林指月》中。

此書内容基本按照《本經》三品藥物選録注釋而成，但未收本草序録。每藥均以黑大字首載其《本經》或其他古本草書的原文。其後則低一格以黑大字載張氏的注釋與考證(後者記有“愚按”字樣)。而在以上兩種大字之間用雙行小字低一格記以該藥的産地、形態、品種等記文，乃高世栻所補注者。

全書共收藥物290種。即上品125種，中品103種，下品62種。但在290種内有51種“附”藥，所謂“附”藥，大都出自《名醫别録》以後諸本草者。而其他139種藥物中有些則是將原《本經》的副品藥改爲正品者。如將桑寄生的《本經》副品藥桑寄生實改爲1種正品藥。又如將茺蔚子的《本經》副品藥茺蔚莖再加《本經》原無的茺蔚葉與花穗改稱“茺蔚莖葉花穗”，作爲一種獨立的正品藥之類。此外，也有將《本經》的個别藥名加以改稱者。如將《本經》的胡麻改稱“巨勝子”，作爲其正名。將橘柚改用其别名橘皮作爲正名。不用《本經》的正品藥麻蕡，而改用其副品麻子，並改稱爲大麻仁，等均是。

在引用《本經》的原文方面，基本上均與《本草綱目》所載的《本經》文一致，而《綱目》係將《證類》中的白字《本經》文已作過某些小的修定者。如細辛的《本經》主治文是在《證類》白字只有“欬逆”二字，但此本則援《綱目》引文在“欬逆”之後另加“上氣”二字。又如橘皮條的氣味，《證類》白字無“苦”字，而此本則據《綱目》文所增之類。故其所引録《本經》佚文的藍本更爲晚出。

4. 張璐《本經逢原》 此書共4卷。係1695年（康熙三十四年）刊行。全書主依《本草綱目》分類之法將藥物分爲水、火、土、金、石、鹵石、山草、芳草、隰草、毒草、蔓草、水草、石草、苔草、穀、菜、果、水果、味、香木、喬木、灌木、寓木、苞木、臟器、蟲、龍蛇、魚、介、禽、獸和人等32部。每部各列其所屬藥物，共773種。每種藥物項下均首載該藥的性、味、製、用等文，其次，凡屬《本經》藥物均引其《本經》之文，再次，則爲張氏本人對該藥的注釋與發揮。故此書雖以《本經》名書，實則屬於《本經》的藥物只有282種，其餘491種均非《本經》藥物。而所引《本經》原文也係轉録自《綱目》一書，缺乏輯佚的價值。

5. 姚球《本草經解要》 此書又名《(臨證指南)本草經解》，共4卷。其傳世本原題："古吴葉桂、天士集注。河東楊緝祖、遠齋閱定"，前有同年楊緝祖及王雲錦二序，均記此書爲葉天士（桂）所撰。而清·曹禾《醫學讀書志》卷下"國朝陳氏念祖"條則指出此書撰者並非葉桂，實爲姚球。其説如下：

"《本草經解要》四卷，爲梁溪姚球，字頤真撰。自序學醫始末，著書原委。門人王從龍跋。從龍叔海文序。又列參校華元龍等一十八名。爲六安州楊公子字遠齋者所刻。稱：'尚有《南陽經解》、《幼科新書》、《删補慎齊遺書》、《評點景岳全書》、《類經》諸稿未梓'。坊賈因書不售，剜補（葉）桂名。遂至吴中紙貴。（陳）念祖未見原本，故踵其訛誤如此。"

今復考之在《本草經解要》原書之末附有楊友敬氏《附餘》1卷。其内容包括"(本草)考證"和"音訓"二部分，而其卷首有楊友敬小序。序中提到："今姚先生"撰寫此書字樣，正是書賈在更易撰人姓氏時未及剜汰之遺迹，也益足佐證曹禾氏據原書實物所言之有據，故今從之。

此書内容未收《本經》序録，全載各類藥物。係按照草、木、竹、果、金石、穀菜、禽獸、蟲魚及人，分爲9部，共載藥物174種。據"目録"所記，其中《本草經》藥有116種，其餘58種藥物均散出自《别録》,《唐本草》以下各本草書中。

每藥均先録該藥性、味、主治文，其次爲作者對該藥功效之注文（均低一格），再次爲"制方"一項，羅列該藥的加減配伍方劑及其臨床應用。惟將此書中《本經》藥物的主治文與《證類》白字（《本經》佚文）對照來看，則此書頗有改易增删原文之處。如在各藥記文均增以"氣"、"味"二字，又删去《本經》的别名内容等均是。

6. 陳念祖《神農本草經讀》 此書撰於1803年（嘉慶八年）共4卷。書中未收《本經》序録，只載藥物。正文部分係按照上、中、下三品分類。共119種，均出自《本經》藥物。但其中除黑脂麻即《本經》胡麻别名，荆芥爲假蘇别名，木通爲通草别名，升麻爲《證類本草》白字，所脱的《本經》藥外，生薑及紫蘇（即蘇）二藥爲《别録》藥。葛穀一藥爲葛根的副品藥。故正文部分實有《本經》藥116種，非《本經》藥3種。除了正文部分的三品藥物外，此書文有“附録”一篇，收載藥物48種，係録自《别録》、《唐本草》、《開寶本草》等後世本草書者，但其中有3藥即蜀椒、草萆薢及龍眼肉也是《本經》藥物。故總計全書共載藥167種，包括《本經》藥119種，非《本經》藥48種。

7. 吴世鎧《神農本草經疏輯要》 此書共10卷，係1809年（嘉慶十四年）吴世鎧氏在繆希雍《本草經疏》一書基礎上删改而成，吴氏鑒於《本草經疏》内容繁多，故先取其書藥物454種，並將該書内容大量精簡，個别辭句也有所改動。卷1爲治病序例，卷2~8爲藥物各論，卷9、10爲“附（録）”，又分兩部分：前者係收載朱紫垣的《痘疹秘要》一書，後者收載《集效方》（無撰人名氏）一書。在此書所輯藥物中也仿照《本草經疏》收載了多種非《本經》藥物。而所録原文，也非全屬《本經》佚文。

8. 鄒澍《本經疏證》等三書　19世紀初鄒澍撰《本經疏證》12卷，《本經續疏》6卷及《本經序疏要》8卷。鄒氏殁後始於1849年（道光己酉）刊行（據湯用中氏跋）。《本經疏證》一書共載藥物172種，包括《本經》藥物81種，其他見於張仲景著作等早期古醫書的藥物31種。每藥均首録該藥的古籍原文，凡《本經》藥原文均本自《證類本草》者，以白字記《本經》文，以墨字記《别録》等書之文。其後爲注釋，包括各家之説及鄒氏本人的訓釋發揮。特别是更多引用了劉潛江（若金）《本草述》及盧子繇（之頤）《本草乘雅半偈》的學術見解。

《本經續疏》爲補充上書之著，共載藥物142種，包括《本經》藥物106種，其他藥物36種。其編寫體例與上書全同。總計二書共收藥物314種，包括《本經》藥物247種，非《本經》藥物67種。

《本經序疏要》係鄒氏將《本經》序録及陶弘景《本草經集注》中的序

録部分，包括“療風通用”、“風眩通用”、“頭面風通用”等各種病證用的“諸病通用藥”内容加以注釋與發揮者。

9. 郭汝聰《本草三家合注》 此書或題名:（張隱庵、葉天士、陳修園三先生原本）《神農本草經合注》。係19世紀初郭汝聰氏將《本草崇原》、《本草經解要》及《神農本草經讀》三書的注文合纂而成，係一種集注本。全書共有藥物269種，其中上品105種（包括正品73種，附32種），中品103種（包括正品89種，附14種），下品61種（包括正品57種，附4種），所載的正品藥219種，均爲《本經》藥物。而所附的50種藥物或爲《本經》副品，或爲非《本經》藥。惟此書雖係一種集注本，但三書中的某些内容並未全部輯入。例如書中無《本草崇原》的高世栻注文，也未收載《本草經解要》的《附餘》一卷内容及《神農本草經讀》的“附録”等内容。因而此書並不能完全代替上述三書。

同時在此書中尚有極個别的注文爲郭氏新增者，如在中品乾薑條張隱庵注之後有:“按:《神農本經》止有……”一段文字等均是。

10. 戈頌平《神農本草經指歸》 此書係19世紀末戈頌平氏撰寫，而在戈氏歿後由其子戈仁壽抄録（見其序文）者。現只有原寫本，存長春中醫學院，未刊印行世。全書共5卷，包括附録1卷。全書按上、中、下三品分類藥物，計上品84種，中品70種，下品35種，附録59種，共248種。在三品藥中絶大部分均爲《本經》藥，但也有個别非《本經》藥（如甘李根皮，紅藍花等）。而附録藥物則均爲《本經》以後藥物，但均注明該藥出典（僅列有葈耳實一藥誤記作陳藏器藥）。故全書實有《本經》藥物187種，非《本經》藥物61種。

11. 仲學輅《本草崇原集説》 3卷，此書是1900年（宣統二年）仲學輅在《本經崇原》基礎上進一步將《本草經解要》、《神農本草經讀》、《神農本草經百種録》、以及張志聰《侣山堂類辯》、高士宗《醫學真傳》等書内容加以補充，仲氏本人也作了補注。書中共載藥物335種。其中《本經》正品藥物289種，非《本經》正品藥物46種。

12. 孫子雲《神農本草經注論》 2卷，此書成於1929年，有濟生書室鉛印綫裝本。其卷上爲上品藥，卷下爲中品及下品藥。共載藥318種，但其中包括了《本經》副品藥和其他非《本經》藥89種，故實際此書所收的

《本經》正品藥只有229種。在每藥項下均首載《本經》(或其他古籍)文。其次爲孫氏對該藥的注文。注文之後每多記有孫氏的“附論”，以伸述該藥藥性。

13. 阮其煜等《本草經新注》 此書於1933年上海千頃堂書局鉛印平裝本一册。屬《仁盦醫學叢書》(又名《國醫讀本》八種)之一。原題撰者阮其煜外尚有王一仁及董志仁二氏。

此書以《神農本草經三家注》爲底本(見董志仁序)。序中指出：“《本經》的藥物‘古有今無的已居三分之一。三家注本不但已經棄去採不到的藥品，並且有陳、張、葉三家的注釋可供我們作參考。’”。全書共收録《本經》三品藥物281種，但未收載“序録”。其中上品122種，中品101種，下品58種。每種藥物項内均首列《本經》原文，其次爲注釋，又包括有“注意”、“禁忌”、“劑量”及“附注”等項目。此書最後附録有謝誦穆《神農本草疾病之分析》及董志仁《本草經考》二文。

14. 陳善華輯《本草十三家注》 此書撰成於1935年(僞滿康德二年)。係陳氏所輯《華漢醫學四要》之一種。現僅有寫本存長春中醫學院圖書館。全書原題有“初编”二字，共分上集、中集及下集三集。

上集名:《神農本草經四家(合)注》。共5卷。係在《(神農)本草三家合注》的基礎上，按照原次藥目排列次序將徐大椿《神農本草經百種録》的注文逐條加入三家注文之後。而將《百種録》所輯爲《三家合注》所無的藥物5種另列“補遺”一篇將徐注補入。故此書上集實有《本經》藥224種，非《本經》藥50種。至於《百種録》所輯有個别《本經》藥物的三品隸屬與其他三家不合者。則均在該藥條下單獨記出(如在中品的丹參、龍膽、髮髲、黄蘗四藥下均記以“徐氏上品”，在中品的桃仁一藥記以“徐氏下品”之類)。

中集及下集均名《本草經解各家學説》，每集各5卷，其内容按照《本草綱目》的分類方法，將藥物分爲天水、地水、火、土、金等共57部，並從《綱目》全書所載的1618種藥物中擇出其中1212種，另外又據他書增入66種，共收藥1278種(包括《本經》藥與非《本經》藥在内)。每種藥物均輯録自金代李東垣以下九家藥學著作内容，其中包括：李東垣(杲)《珍珠囊本草》(據《雷公藥性》)、朱丹溪(震亨)《本草衍義補遺》、王海藏(好古)《湯液本草》、李時珍《本草綱目》、李士材(中梓)《本草徵要》、李梴《本草分類》(見《醫學入門》)、汪訒菴(昂)《本草備要》、張兆嘉(秉成)《本草備讀》、黃宫繡《本草求真》第 9 書。如果連同此書上集的 4 家注釋，共有 13 家。這也就是此書取名爲《本草十三家注》的原因。惟此書中、下二集中雖有不少與上集重出的《本經》藥物，但已不再録《本經》原文，且絶大多數均非《本經》藥物，故並非全屬《本經》的注釋性質。

【附】其他輯注本

除以上所記的一些《本經》輯注本外，在國内外還有其他一些輯注本。但由於有些是現存原書不全或已早佚，有些則是著者手頭暫缺其書。今簡記如下。

1. 喬氏《本經注疏》 此書撰人名不詳，據張璐《本經逢源》“小引”，稱其在“三十五年前”(相當 1660 年以前)曾在李念莪處見到此書抄本，惟其書早佚，内容不詳。

2. 平賀國倫《神農本草經講》 1 卷，刊於 1764 年(日本寶歷十四年)。

3. 太田元澄《神農本草經紀聞》 此書是日本太田元澄於 1792 年(日本寬政四年)譯注的《神農本草經》，復經其弟子關本伯典，朝倉公均，柴田斗百等人分别編録成多種不同書名的手抄本，但從未見其出版。其不同的書名有:《神農本草經口授》,《神農本草經解》,《神農本草經臆斷》等。其卷數有 1 卷者，有 3 卷者。既知有 9 種之多。

4. 小野職博《神農本經紀聞》 3 卷，約撰於 18 世紀末期。

5. 穗積惟正《神農本經温故》 3 卷，卷首 1 卷，附録 1 卷刊於 1830 年(日本文政十三年)。

6. 日本佚名氏注《神農本草》 1 卷。此書係黑川氏舊藏者。約 19 世紀時成書。

7. 瀯江榴齋注《本草經》 3 卷。此書名見《現存本草書録》，只有日抄本，未見刊行。

8. 錢雅樂等《湯液本草經雅正》 10 卷，稿本。現存上海中醫學院。

9. 陸懋修《神農本草經擇讀》 稿本。現存北京圖書館。

10. 陳葆善《本草時義》 此書爲《湫漻齋醫學叢書》之一種，撰於 1897 年。在 1931 年上海中醫書局有鉛印本。

第七篇 《本經》佚文的特點及其科學價值之評估

第十七章 《本經》佚文古字考

在《神農本草經》的佚文的傳寫過程中不斷摻入很多俗寫、錯訛與避諱文字，還有不少是取代本文的通假字混雜其間，這些文字的異寫，除了訛誤者外，都屬於廣義的古字範疇。自從北宋時期廣泛雕版印刷醫書本草後，這些異寫文字大都被重新進行了釐正，而改易爲以後世通行體爲主的本字。但即使到了宋代以後的各種本草書版本中仍有一些不及改正而删汰未盡的異寫古字間可見到。因此爲了深入恢復《本經》原文的要求，搞清這些古字的原委是非常必要的。故在本章將分爲以下五個方面加以考察。

第一節 《本經》古本佚文中的異寫字

由於迄今爲止傳世《本經》古本的實物最早只能上溯窺見及隋、唐時代的遺迹，至於《本經》的原始底本及其後不久的傳録本實物均久已亡佚。因而撰寫《本經》時所書寫的文字，也即與其撰寫時代相適應的通行篆體及隸體字形當然也無從得見。因此，考察《本經》中的異寫文字，只能從現在尚存的一些《本經》最古傳本入手追踪。其中主要可見於敦煌出土的《本草經集注序録》殘卷，敦煌出土的數種《唐本草》殘卷，日本仁和寺古卷子本《唐本草》與《醫心方》，以及《真本千金方》,《本草和名》等書中，這類《本經》古本均係宋代以前的各種卷子寫本。它們書寫所用的文字既無統一的規範化標準，同時也摻入了六朝、隋、唐時代民間慣用的大量古代俗字、別字，甚至錯訛文字在内，現分別説明。

1. 古俗、別字舉例　在《本經》古寫本中的俗字、別字雖非正體，但礙於約定俗成的習慣勢力，却往往在相當長的歷史時期中取代了正體文字的地位，甚或使後者湮没不彰。有鑒於以上這些古傳本中所記的同一文字的書寫體大致相同，並與敦煌大量出土的卷子文書（包括醫書）相一致，故在這裏不分別記出，僅將其中與後世字體有顯著差異的文字合併舉例如下表（見表 57)。

表 57 《本經》卷子寫本中的古俗、別字舉例

古俗、別字	後世用繁體字	古俗、別字	後世用繁體字	古俗、別字	後世用繁體字	古俗、別字	後世用繁體字
蜂	蜂	臈、蝎	蠟	鷄	雞	栢	柏
翅	翅	茈	柴	賭	猪	蓬	蓬
藁	藁	棗	棗	蔾	蓼	柳	柳
麝	麝	膠	膠	茅	茅	漆	漆
蜜	蜜	橘、橘	橘	礜	礜	紫	紫
粮	糧	蘖	蘖	蟯	蟯	廉、廉	蠊
班	班	華、華、華	花	鹹、鹹	鹹	疏	疏
酸、酸、酸	酸	蒲	蒲	萸、萸、萸	萸	夷	夷
蚚	蜥	瓠	瓠	欵	款	鹿	鹿
麋	麋	皷、鼓	鼓	湙	决	狗	狗
秦	秦	皀	皂	蝅	蠶	膚、膚	膚
剏	創	脂、脂、脂	脂	鷰、鷰	燕	蔓、蔓	蔓
巳	巴	枲	葈	夘	卵	椒、椒、椒、椒	椒
殭	殭	苎	芒	戟	戟	衧、野	野
鼺	鼺	鼠、鼠	鼠	蘭	蘭	英	莢
文	文	瓮	盆	系	絲	苽、苽	瓜

古俗、別字	後世用繁體字	古俗、別字	後世用繁體字	古俗、別字	後世用繁體字	古俗、別字	後世用繁體字
薇、薇、薇、薇	薇	亲、桑	桑	藻	藻	皰、皰、皰	疱
茵	茵	膝	膝	虎、虎	虎	屖、屖	犀
蚕、蚍、蝨	蚕	瞖	翳	蒂、蒂	蒂	鼈	鼈
僵	殭	齿	齒	洩	泄	匿、蠹	蠹
葉	葉	椽、核	核	苑	菀	督	督
聾	聾	带	帶	絲	絲	参、参	參
磁、慈	磁	瘫	癰	滿、滿	滿	鉛、鉛	鉛
沙	砂	淡	痰	癰、癰	癰	葱	葱
腦	腦	虵	蛇	筋	筋	注	疰
胷、胷	胸	𧖧	血	闗	關	宍	肉
殺	殺	逆	逆	蟲	蟲	蛊	蠱
鼓、鼓	鼓	熱	熱	臭	臭	坚	堅
干	乾	伏	茯	支	梔	悪、恶	惡
昌	菖	勺	芍	麦	麥	盐	鹽
腸	腸	窮	藭	斂、斂	蘞		
猗	枸	芷	芷	復	復		

2. 訛誤字舉例　在傳世的各種《本經》古寫本中還可看到一些頻見的訛誤字，爲了避免影响輯復質量，也是必須加以認真辨識的。現也摘要舉例如下表（見表 58）。

表 58 《本經》卷子寫本中的訛誤字舉例

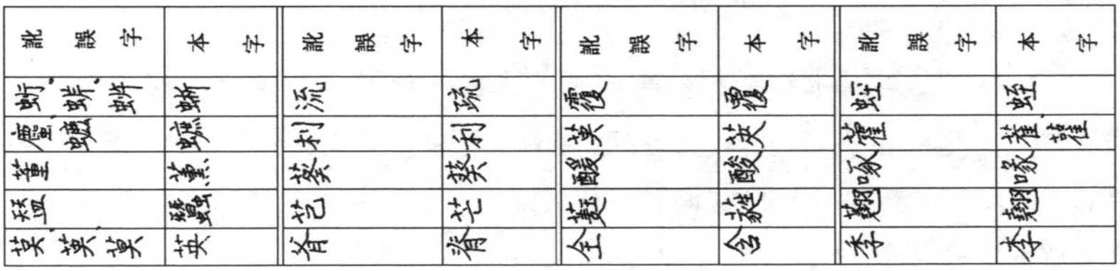

第二節 《本經》佚文中的諱字

諱字是在中國歷代封建皇朝統治時期爲了不用本朝帝王名字所規定的代用字，或將原字的最後筆劃省略（缺筆）。代用字多用同義字，間也有用同音字者。這種避諱字主要見於本朝的文書中，逾朝即將本字復原，因而諱字多具有一定時代特徵。但也有些個别諱字因係同義的慣用字，逾期未改並一直沿用下來的。現將《神農本草經》佚文中較常見的一些諱字説明如下。

1.“恒”字　《本經》下品有常山一藥，其原名恒山。恒山本爲五岳中的北岳。《尚書·禹貢》:“大（太）行、恒山，至於碣石，入於海。”《周禮·夏官·職方》:“正北曰并州，其山鎮曰恒山。”《爾雅·釋山》:“恒山爲北岳”，均指此山而言，其位置相當今河北省與山西省交壤處，舊曲陽縣境。西漢初高祖時始在其地置恒山郡。而恒山一藥當即由其産地而得名者。及漢文帝劉恒即位後，因避其諱名而改恒爲常，恒山郡改爲常山郡。恒山一藥也隨之改易。漢代以後恒山地名復舊，恒山藥名也仍用舊名。這一事實可以在下面的唐代及日本早期卷子本文獻中得到證實。即：

敦煌出土《本草經集注·序録》“諸病通用藥”的“温瘧”條下及“瘻瘡”條下均作“恒山”。

敦煌出土《新修本草》乙本（巴黎圖書館編號：P.3714）所記《本經》藥名亦作“恒山”。

《真本千金方》卷 1“七情表”及《醫心方》卷 1“藥畏惡、相反法第九”均作“恒山”。（仁和寺本《唐本草》缺該卷）。

但是到了北宋初期，由於宋真宗名趙恒，因避恒字，恒山一藥又再度改爲常山，這可以從宋嘉定刊本的《大觀本草》常山條中看出。但至此以後，“常山”藥名已爲醫家所習用並沿用及此後的金、元、明、清迄今，而恒山一名遂晦而不顯。

2.“堅”字 《本經》在其流傳過程中於隋代時因避隋高祖楊堅名諱改“堅”爲“牢”字。如《本經》戎鹽條有“堅肌骨”三字（見《大觀》、《政和》諸本，嘉定本《大觀本草》“堅”作“緊”）。而《北堂書鈔》卷 164 引《本草經》作“牢肌骨”。

3.“治”字 “治”字是在《本經》全書中出現次數最多的一個諱字。在唐代時期，因避唐高宗李治的名諱，故在各種文書中“治”字被避而不用。故唐人寫本的《神農本草經》或其他載有《本經》佚文的文獻均將“治”字改過。其中也包括某些在唐代以後但直接承襲唐人寫本未動的某些較晚期的版本。

從現尚存世的各種古本《本經》佚文來看，除了只有一處的“治”字仍被各本保留未變外，其餘各處的“治”字均可看到被改用他字的踪迹。這一處的原文即見於“序録”中的：“下藥一百二十五種……主治病”的“治”字。推其原因，有可能是唐時抄録此書時未及改動所致。

至於在《本經》其他各處的“治”字，則唐人每視其所在原文中的不同位置，據其字義分别用其同義字所代替。現分述如下：

（1）“採治時月生熟”（見《本經》“序録”）

按，《大觀》宋本、《政和》金本、《千金》宋本（卷 1、第 6 節）及《本草綱目》等均作“採造時月生熟”。將“治”改爲“造”，係沿襲唐寫本未改者，惟敦煌出土本《本草經集注》、《真本千金方》及宋版《孫真人千金方》等書中則此文仍作“治”字未改。

（2）“凡欲治病，先察其源”（見《本經》“序録”，但《證類》諸本無“凡”字）

按，《大觀》宋本、《政和》金本及《本草綱目》等“治”字均作“療”。而《孫真人千金方》宋本、《千金》宋本（均卷 1、第 4 節）“治”字均作

“理”。至於《本草經集注》敦煌本及《真本千金方》則仍作“治”字未變。

（3）“若用毒藥治病”（見《本經》“序録”）

按，《大觀》宋本、《政和》金本及《本草綱目》等“治”均作“療”。而敦煌本《集注》、《真本千金方》、《孫真人千金方》宋本、《千金》宋本（均卷 1，第 8 節）等則仍作“治”字未變。

（4）“治寒以熱藥，治熱以寒藥”（見《本經》“序録”）

按，《大觀》宋本、《政和》金本，《孫真人千金方》宋本及《千金》宋本（均見卷 1，第 5 節）等“治”均作“療”。而《集注》敦煌本，《真本千金方》（卷 1，第 5 節）及《醫心方》（卷 1，第 3 節）等則仍作“治”字未變。

（5）在《本經》早期傳本佚文中對於每種藥物項内主治各種病證的開始，大多均冠以“治”字，即“治 ××（某病證）……”字樣。這種古記文形式迄今在傳世的某些古籍中仍可看到。現舉例如下。

《藝文類聚》引“《本草經》”文有：卷 82 水萍條：“治暴熱……”卷 89 合歡條：“治安五臟……”黄連（蓮）條：“治熱……”卷 89 烏賊魚骨條：“治寒熱驚氣……”等。

《太平御覽》卷 984~993“藥部”所引録的《本經》各藥佚文中絶大多數均在其主治文之前記以“治”字。如，石硫（流）黄條：“治崩中”等均是。而同書“藥部”所載録的《吴氏本草（經）》佚文同樣也多記以“治”字。

而到了唐代在傳寫的《本經》佚文中各藥物條的“治”字已全部用其他的字代替。其中最多的代用字即“主”字。這可以從以下兩類本草文獻中看出。

其一，是在敦煌出土的唐人寫本《唐本草》殘卷（包括甲本的甲卷與乙卷，乙本及丙本等）中凡《本經》藥物佚文的主治病證之前均作“主”字。

其二，是在《證類本草》各類傳本系統（包括《大觀》、《政和》、《紹興》等）在其所載《本經》佚文主治病證之前均作“主”字。

此外，《本經》藥物主治文前的“治”字也有少數用“療”字代替，如《太平御覽》卷 1000“萍”條引《本草經》佚文：“水萍……療暴熱”，就是一例。

4.“葉”字　唐太宗名李世民，唐人避其名諱將“葉”字改爲“枽”字，這種“枽”的諱字書寫法可以從以下三種卷子本醫書所引《本經》藥名中看出。即：

其一，是在《本草經集注·序録》敦煌本“諸病通用藥”、“久風濕痺”條的“松葉”，“不得眠”條的榆葉等

其二，是在《新修本草》仁和寺本卷13的“桑葉（桑根白皮副品）”、“柳葉（柳花副品）”等。

其三，是在《醫心方》半井　本卷1所引《新修本草》目録的桐葉等。

但在上述《本草經集注》及《新修本草》兩種寫本中仍可見個别的“葉”字係在傳録時尚未及改正者。

5.“薯”和“蕷”字　《本經》上品有薯蕷一藥。但經過唐、宋兩代時均因避帝諱而一再改名爲“山藥”，並在廣大民間沿習應用至今未再改過，僅在本草文獻中仍予保留。並在北宋時的《本草衍義》中，首先作了改正和説明。即：

“山藥。按《本草》上一字犯英（宗）廟諱，下一字曰‘蕷’，唐代宗名預，故改下一字爲藥。今人遂呼爲山藥。如此則盡失當日本名。慮歲久以山藥爲别物，故書之。”

按，在《本草經集注·序録》敦煌本的“諸病通用藥”中作“署豫”，“七情表”中作“署預”（《真本千金方》“七情表”同。按：“預”爲“豫”的通假字）。在《醫心方》卷1作“暑（爲“署”的通假字）預”。在南宋嘉定本《大觀本草》卷6仍作“薯蕷”，金晦明軒本《政和本草》卷6作“薯蕷”。

6.“玄”字　《本經》中品有玄參一藥。但在北宋時期，因避宋始祖趙玄朗名諱改“玄”爲“元”，將玄參改稱元參。或將“玄”字缺其末筆。如在敦煌出土唐寫本《本草經集注》中仍作“玄參”。但在《本經》的孫星衍輯本、顧觀光輯本及姜國伊輯本均改作“元參”。而在王闓運輯本則作“玄”字。

7.“驚”字　“驚”病在《本經》佚文中可見“龍膽”、“牡蠣”諸藥，此外又有“驚邪”（見防葵條），“驚悸”（見人參等藥），“驚恐”（見桔梗條）等。宋代因避宋太宗之祖趙敬名諱，將“驚”字缺“敬”之末筆。如宋版《太平御覽》卷991沙參條引《本草經》文作“驚”，即是。

8.“癥”字　“癥瘕”一病名在《本經》藥物條下可見於卷柏、龍骨等藥條中。宋人因避仁宗趙禎諱，在宋版《證類》中將“癥”字缺末筆作“癥”。

9.“丸”字　“丸”字在北宋末期因避欽宗趙桓諱字改丸爲圓。在宋代

醫籍中多沿此例。《本經》牛膽（牛黄條副品藥）文有“膽可丸藥”一句，在元代梅溪書院本《千金翼方》卷3引此文時作“膽可圓藥”，即係因沿襲宋版未及改正者。

第三節　《本經》藥名的通假字

我國宋代以前文獻的記載主要爲抄寫方式，由於缺乏統一的文字規範標準，和抄寫者爲了一時的方便，因而出現了大量用字音相同或近似的通假字代替本字現象。這在古本草醫書中通假字也同樣是普遍存在的。通假字雖然主要以諧音爲主，但我國文字的古音數千年來迭經變化。秦漢以前屬於上古音系，和其後的中古音系以至現代的字音之間均已有很大區别。特别是在《本經》古本佚文中的很多通假字和其原來的本字之間不僅字形異，而且古今字音也往往懸殊，從而直接影響了對《本經》内容的正確辨識。因此，在這裹先就《本經》藥名中最常見的一些通假字加以考釋。

1.《本經》藥名的“華”字　在《本經》一書中除“序録”所記有“根、莖、花、實”的“花”字外，以“花”字作爲正名的藥物有旋花、款冬花、旋復花、蕘花、柳花、欒花、芫花等。作爲别名的藥物有筋根花，爲旋花的别名。水花，爲水萍的别名。作爲副品的藥物的景天（花），雲實（花），蠡實（花），桐（花），桃（花）等。

考“花”字的古寫爲“華”，而“花”爲後起的通假字。據邵瑛《説文解字羣經正字》：“《説文》無花字，覩其各部解釋可證……皆以華作今花字用。經典亦只作華，無作花者。《詩》、《禮》、《爾雅》歷歷可據。不知何時以花爲花果，而華但爲榮華字耳。”但從現存古籍來看，魏·張輯《廣雅·釋草》：“蘤、葩、菁、蘂、花，華也。”可以説是既知最早釋花爲華的記載。至六朝時期，花與華多已通用。如《玉篇·草部》：“花，今爲華、荂字。”

如果再從現存的古本草傳本來看，在敦煌出土的《本草經集注·序録》“七情表”中的菊花、欒花均作“花”，而同書“諸病通用藥”“温瘧”條的蕘花，“大腹水腫”條的蕘花、芫花，“痰飲”條的芫花、旋覆花等則均作“華”字。在敦煌出土的卷子本《新修本草》乙本（P.3714）中的芫花、蕘花、旋覆花等均“華”字。仁和寺卷子本《唐本草》、《醫心方》卷1“七情表”，同卷又引《唐本草》目録及《本草和名》等書“花”也作“華”字。《太平御覽》卷957楊柳條引《本草經》柳花，卷992芫花條及旋花條引《本草經》均作“華”字。而嘉定本《大觀本草》及晦明軒本《政和本草》的菊花（卷6）、旋花（卷7）、款冬花（卷9）、旋覆花、蕘花（均卷10）、芫花（卷14）均作“花”字，而卷14的柳花及欒花則均作“華”字。

按，“花”與“華”上古音均曉母，魚部韵，爲同音通假字。

2.《本經》藥名中的“人”字　在《本經》藥名中有郁李仁、桃核仁及杏核仁，均以“仁”字命名。但在古本草傳本中“仁”字每多書作“人”。這是由於“仁”與“人”古音相同，二字均日母，真部韵，故可互通。

據清·段玉裁《説文解字注》：“果仁之字，自宋元以前本草、方書、詩歌記載，無不作人字。自明成化重刊《本草》，乃盡改爲仁字。”但段氏此説是不對的。

首先，在秦漢古籍中“仁”與“人”互通之例證很多，舉如：《禮記·中庸》：“仁者，人也。”《周易·繫辭下》：“何以守位？曰：人。”《經典釋文》卷2：“（《周易》）王肅（本）、卞伯玉（本）、桓玄（本）、明僧紹（本均）作仁。”《論語·雍也》：“井有仁焉。”朱注引劉聘君云：“仁，當作人。”《春秋公羊傳·成公十六年》：“此其言舍之何，仁之也。”《禮記·表記》：鄭玄注引上文“仁”作“人”。

其次，在現存的一些宋、元版本實物醫籍中用“仁”字作爲果仁之名的實例很多。如在宋版《史載之方》、宋版《鷄峰普濟方》、宋版《傷寒總病論》（均現藏日本静嘉堂文庫），宋版《嚴氏濟生方》、宋版《魏氏家藏方》（均現藏日本宫内廳）等書凡醫方中的果仁藥名均作“仁”。而在宋版《類證普濟本事方》、《增廣校正和劑局方》（五卷本）（均藏日本宫内廳）及元版《御藥院方》（現藏静嘉堂文庫）等書醫方中的果仁藥名“仁”字與“人”字互見。

以上事實充分説明醫書果仁的“仁”字絶不始自明代成化年間，其與“人”字互爲通假，也是具有很古淵源的。惟在後代醫書中的果仁藥名已不再用“人”字，故在本輯本中也以此爲據。

3. 卷子寫本中的《本經》藥名假字　鑒於《本經》原書實物早佚，而現存最早記載《本經》佚文的古醫籍實物只有個别的卷子寫本，其時代均爲唐宋之際。因而從這些卷子寫本中考察《本經》藥名的通假字，具有更能接近原貌文獻的特徵。故以下就將敦煌本《本草經集注》、《新修本草》乙本、仁和寺本《新修本草》、《醫心方》以及《真本千金方》等卷子本中所載的《本經》藥名假字加以考察。

（1）植物藥名：主要的通假字有：

遽麥——正名即瞿麥。“蘧麥”之名見《真本千金方》和宋本《孫真人千金方》卷1的“七情表”中。蘧與瞿上古音均羣母，魚部韵。同音通假。

篇蓄——正名即萹蓄。篇與萹上古音均真部韵。篇爲滂母，萹爲幫母紐。叠韵通假，故篇假爲萹。

澤寫或澤舄——正名即澤瀉。寫與瀉上古音均心母，魚部韵。同音通假。舄上古音爲心母，鐸部韵，與瀉字雙聲通假。故寫與舄均假爲瀉。

析冥子——正名即菥蓂子。析與菥上古音均心母，錫部韵。同音通假。故析假爲菥。冥與蓂上古音均明母，耕部韵。同音通假。故冥假爲蓂。

菴蘆子——正名即菴藺子。蘆與藺上古音均來母，魚部韵。同音通假。故蘆假爲藺。

款東——正名即款冬花。東與冬上古音均端母紐。東爲東部，冬爲冬部韵。故東假爲冬。

菴閭——正名即菴藺子。閭與藺上古音均來母，魚部韵。同音通假。故閭假爲藺。

槀本，或膏本——正名即藁本。藁、槀與膏三字上古音均見母，宵部韵。同音通假。故槀與膏均假爲藁。

署預，署豫，或暑預——正名即薯蕷。署與薯上古音均禪母，叠韵通假。故署與暑均假爲薯。豫、預、蕷中古音均去聲，御韵（見《廣韵》）。同音通假。故豫與預均假爲蕷。

昌蒲——正名即菖蒲。昌與菖上古音均昌母，陽部韵。同音通假。故昌假爲菖。

茵陳——正名即茵蔯蒿。陳與蔯上古音均定母，真部韵。同音通假。故陳假爲蔯。

萆解——正名即萆薢。解與薢上古音均見母，錫部韵。同音通假。故解假爲薢。

充尉子——正名即茺蔚子。充與茺上古音均昌母，東部韵。同音通假。

故充假爲茺。尉與蔚上古音均影母，物部韵。同音通假。故尉假爲蔚。

梨盧、蔾盧或梨蘆——正名即藜蘆。梨、蔾與藜上古音均來母，脂部韵。同音通假。故梨與蔾均假爲藜。盧與蘆上古音均來母，魚部韵。同音通假。故盧假爲蘆。

勺藥——正名即芍藥。勺與芍上古音均禪母，藥部韵。同音通假。故勺假爲芍。

蜀柒及澤柒——正名即蜀漆及澤漆。柒與漆上古音均清母，質部韵。同音通假，故柒假爲漆。

房葵——正名即防葵。房與防上古音均並母，陽部韵。同音通假。故房假爲防。

白頭公——正名即白頭翁。公與翁上古音均東部韵。公爲見母，翁爲影母紐。雙聲通假。故公假爲翁。

亭歷或亭藶——正名即葶藶。亭與葶上古音均定母，耕部韵。同音通假。故亭假爲葶。歷與藶上古音均來母，錫部音。同音通假。故歷假爲藶。

蝭母——正名即知母。蝭與知上古音均端母，支部韵，同音通假。故蝭假爲知。

搜疏——正名即溲疏。搜與溲上古音均山母，幽部韵。同音通假。故搜假爲溲。

莨蓎——正名即莨菪子。蓎與菪上古音均定母，陽部韵。同音通假。故蓎假爲菪。

落石——正名即絡石。落與絡上古音均來母，鐸部韵。同音通假。故落假爲絡。

王不流行——正名即王不留行。流與留上古音均來母，幽部韵。同音通假。故流假爲留。

白芨——正名即白及。芨與及上古音均緝部韵。芨爲見母，及爲羣母紐。叠韵通假。故芨假爲及。

夜干——正名即射干。夜與射上古音均鐸部韵。夜爲余母，射爲船母紐。叠韵通假。故夜假爲射。

縱容——正名即肉蓯蓉，縱與蓯上古音均精母，東部韵。同音通假。故縱假爲蓯。容與蓉上古音均余母，東部韵。同音通假。故容假爲蓉。

乾畺——正名即乾薑。畺與薑上古音均見母，陽部韵。同音通假。故畺假爲薑。

紫威——正名即紫葳。威與葳上古音均影母，微部韵。同音通假。故威假爲葳。

女宛——正名即女菀。宛與菀上古音均影母，元部韵。同音通假。故宛假爲菀。

當陸——正名即商陸。當與商上古音均陽部韵。當爲端母，商爲書母，故當假爲商。

練實——正名即楝實。練與楝上古音均來母，元部韵，同音通假。故練假爲楝。

無荑——正名即蕪荑。無與蕪上古音均明母，魚部韵。同音通假。故無假爲蕪。

枝子——正名即梔子。枝與梔上古音均章母，支部韵。同音通假。故枝假爲梔。

苟起根——正名即枸杞。苟與枸均見母，侯部韵。同音通假。故苟假爲枸。起與杞上古音均溪母，之部韵。同音通假。故起假爲杞。

五茄——正名即五加皮。茄與加上古音均歌部韵。茄爲羣母，加爲見母。叠韵通假。故茄假爲加。

蒲陶——正名即葡萄。蒲與葡上古音均並母，魚部韵。同音通假。故蒲假爲葡。陶與萄上古音均定母，幽部韵。同音通假。故陶假爲萄。

蜚蠊——“蜚蠊”原係蟲類的《本經》藥物。但在《本草經集注》敦煌本“七情表”（草藥下〔品〕部）及《孫真人千金方》宋本卷1“七情表”（草藥上〔品〕部）中均記有：“蜚蠊”一名，其七情注云：“得烏頭良。惡麻黄。”但事實上，上述二書的蜚蠊均見於草部，顯係訛誤。今以《大觀》宋本對勘。則在“七情表”的草藥上部”者其正名實爲飛廉。而所以致誤的原因，是由於蜚蠊與飛廉上古音全同之故。也即：飛與蜚均幫母，微部韵。而廉與蠊均來母，談部韵。今復核以《本經》上品藥飛廉原文下的七情古注（見《證類本草》卷7），與上記二書所引注文全同。益可佐證敦本《集注》與《孫真人千金方》中的“蜚蠊”二字乃因古音通假而致誤書者。

（2）礦物藥名：主要的通假字有：

白惡——正名即白堊。惡與堊上古音均影母，鐸部韵。同音通假。故惡假爲堊。

大一禹餘糧——正名即太一餘糧。大與太上古音均月部韵。大爲定母，太爲透母紐。故大假爲太。

留黄，或流黄——正名即石硫黄。留與流上古音均來母，幽部韵。同音通假。故留假爲流。《集韵·平·尤》："硫，硫黄，藥石。或作石留，通作流。"

樊石或焚石——正名即礬石。樊與礬上古音均並母，元部韵。同音通假。而焚字爲並母，文部韵，叠韵通假。故樊與焚均假爲礬。

慈石——正名即磁石。慈與磁上古音均從母之部韵。同音通假。故慈假爲磁。

（3）動物藥名：主要的通假字有：

零羊角——正名即羚羊角。零與羚上古音均來母，耕部韵。同音通假。故零假爲羚。

射香——正名即麝香。射與麝上古音均船母，鐸部韵。同音通假。故射假爲麝。

天鼠矢——正名即天鼠屎。矢與屎上古音均書母，脂部韵。同音通假。故矢假爲屎。

吴公——正名即蜈蚣。吴與蜈上古音均疑母，魚部韵。同音通假。故吴假爲蜈。公與蚣上古音均見母，冬部韵。同音通假，故吴假爲蜈。

牡厲——正名即牡蠣。厲與蠣上古音均來母，月部韵。同音通假。故厲假爲蠣。

鱓魚——在敦煌本《本草經集注》"諸病通用藥""驚邪（耶）"條有"鱓甲"一藥名。而在《證類》各本"諸病通用藥"的"驚邪"條則作"鮀甲"。

考之"鱓"有二義。其一，音、義均同"鮀"字，係指鰐魚類動物（揚子鰐類）而言。亦即《説文·魚部》："鱓，魚名，皮可爲鼓"者。其二，"鱓"字音善。乃"鱔"字的古俗寫。《龍龕手鑒·魚部》："鱔、鱓，蛇形魚也。"由於鱔魚身無甲鱗，故此處的鱓字係指第一義而言。

復考鮀字上古音爲定母，歌部韵。而鱓與驒字均禪母，元部韵。竊疑在古傳抄"鮀"字時初用其同音假字"驒"。而後又以字形近似而誤書爲鱓者。若然，則鱓字最古當只有第二義。在本輯本中用其正名鮀魚甲。

殭蝅——正名即白殭蠶。殭與殭上古音均陽部韵。殭爲羣母，殭爲見母紐，叠韵通假。故殭假爲殭。而蝅乃蠶字之訛。

鱧魚——正名即蠡魚。鱧與蠡上古音均來母紐。鱧爲脂部。蠡爲支部。雙聲通假。故鱧假爲蠡。

斑苗或盤猫——正名即斑蝥。盤與斑上古音均元部韵。盤爲並母，斑爲幫母紐。故盤假爲斑。苗、猫與蝥上古音均明母紐。苗與猫爲宵部韵。蝥爲幽部韵。故苗、猫均假爲蝥。

蜚廉——正名即蜚蠊。廉與蠊上古音均來母，談部韵。同音通假。故廉假爲蠊。

4. 傳世古籍中的《本經》藥名假字　這裏所説的“傳世古籍”是指除了上述卷子寫本外現存最古的宋、金版古籍而言。這些古版書中所記的《本經》藥名雖已將寫本中絶大多數的各種古俗訛字及通假字釐定爲統一的繁體漢字，但仍有個别假字保留未動者。例如宋·嘉定本《大觀本草》及金·晦明軒本《政和本草》中郁李仁的“人”字，欒花的“華”字，菖蒲的昌字之類，均與寫本的假字相同，在上文均已説明。但除此之外，還有以下兩個字形與今日字音全異的通假字藥名，兹特予以重點地考證説明。

（1）薰草：此藥名今見宋版《大觀本草》卷31（金版《政和本草》卷30）“有名未用”類的“唐本退二十種”内，作墨字《别録》文。但此藥名的“薰”字乃係“萱”之假字。而萱草乃《本經》藥名，爲《證類》白字所遺者（有關萱草的考證已見本書第五章，此處從略）。按，薰與萱上古音均曉母紐。薰爲文部，萱爲元部韵。雙聲通假。故薰假爲萱。薰草即係萱草除聲假關係外，尚有以下的旁證可資。

首先，據《本草和名》卷下“本草外藥七十種·薰草”條：“薰草，一名萱草，一名鹿葱，一名兆婆香（原注：‘胡人名之’），一名忘憂（原注：‘出（本草）稽疑’），一名宜男（原注：‘出《兼名苑》’）。”

其次，萱（草）的古名又作“藼（草）”。據《説文·艸部》“藼”條云：“藼，令人忘憂草也。從艸，憲聲。《詩》曰：‘安得藼草’（馬按，今本《詩經》‘安’作‘焉’）。”同上條又出“藼”的異寫二字。即“蕿，或從煖。萱，或從宣”。徐鍇《説文繫傳》：“（藼），令人憂草也……《本草》即今之鹿葱也。”這與嵇康《養生論》所説的：“萱草忘憂”（見《太平御覽》卷996

引）完全吻合。

復次，《詩經·衛風·伯號》："焉得諼（一本作'藼'）草。"《經典釋文》卷5："（諼），本又作萱……《説文》作藼。云：令人忘憂也。或作蕿"，也和《證類本草》卷11引《嘉祐本草》："萱草根，一名鹿葱。花名宜男。"之説相符。

最後，再從《别録》的薰草條性味主治文："味甘平，無毒，主明目，止淚……腰痛……"與《嘉祐本草圖經》的萱草根條主治文"味甘而無毒，主……輕身，明目"相符。

以上事實均可證明薰草即萱草，又與藼、諼、萲、蕿諸字爲一聲之轉，均屬同音假借之例。

（2）盧精：此藥名不見《證類本草》。但在宋版《太平御覽》卷991引《本草經》佚文有盧精一藥。其文與《證類本草》等書所記膚青（玉石部中品）的《本經》文基本相同。而盧與膚上古音均魚部韵。精與清均耕部韵。此二藥名不僅均叠韵通假。且字形相近。故膚精實即膚青。有關此問題的考證可參見本書第十二章所附"關於盧精一藥的考證"一文，玆從略。

5.《本經》輯本中的藥名假字 《本經》輯本均是後代學者自《本經》佚文中所編録，故其根據主要來自傳世的《證類本草》、《本草綱目》等書。由於這些古籍，歷經反復傳寫刊刻，距《本經》原本時代較遠，故其藥名假字也多經釐定，非復舊貌。此外，有些輯本的撰年雖晚，但輯者基於復古要求，對《本經》原文也採用了較多的通假字。其中在藥名假字方面有些屬於古寫本中習見者，如砂作沙。硝作消，茺作充……之類。有些則係較偏僻而不經見的古字。例如在孫星衍輯本中：將人參的"參"寫作"蓡"。

將菊花寫作"鞠華"。

將麥門冬或天門冬的"門"寫作"虋"。

將羚羊角的"羚"寫作"麢"。

將燕屎、天鼠屎的"屎"寫作"𡳾"。

將秦椒的椒寫作"尗"……等。其中的蓡、鞠、虋、麢諸字雖始見於《爾雅》、《説文》等書，但卻尚乏直接記載《本經》藥名的古籍實物佐證，故這裏不再申論。

第四節　《本經》病證名的通假字

《本經》藥物主治文中所記的各種病證名稱在其古傳本中的通假字也是普遍存在的。在這裏只能舉出與後世病證名稱極混淆的幾種加以説明。

1.“淋”字　“癃”本爲“淋”的通假字。二字的上古音均來母紐。癃爲東部，淋爲侵部。故淋假爲癃。但在《本經》中的傳世本佚文中此二字每多互用。如在《證類本草》中，“癃”字的病名及主治藥物有以下一些：

癃——見冬葵子條，石韋條，髮髲條，石龍子條，豚卵條，燕屎條，石蠶條，貝子條。

癃閉——見滑石條。

石癃——見斑蝥條。

氣癃——見車前子條。

癃結——見瞿麥條。

又，“淋”字的病名有以下一些：

五淋——見桑螵蛸條。

石淋——見石龍子條、石膽條、石蠶條、馬刀條。

熱淋——見貝母條。

淋閉——見石龍蒭條。

上面的“五淋”，實與“五癃”同義。“癃閉”即“淋閉”，“石癃”即“石淋”、“氣癃”即“氣淋”。在馬王堆出土古醫書《五十二病方》中已記有石癃（瘁）、血癃、膏癃及女子癃四種名稱。武威漢簡《治百病方》則記有石癃、血癃、膏癃及泔癃四種（該書有“五癃”總稱，但缺一名）。在六朝以後，五癃多改稱五淋。而五淋之名又有多説。如《集驗方》記石、氣、膏、勞、熱爲五淋（見《外臺》卷27），而《病源》（卷14）又增以熱、寒二種。《千金》（卷21第2）又增有肉淋、卒淋二種。

按淋病的淋字古又書作“痳”。據《釋名·釋疾病》的解釋，即：“痳，懔也。小便難，懔懔然也。（按《説文·疒部》釋“痳”爲“疝病”，乃另有一義，與此不同）

又據《玉篇·疒部》：“痳，小便難也。”

而唐人楊上善氏則更進一步指出淋與癃二字的關係。即：

《黄帝内經太素》卷2《調食》:“食之令人癃(𤸷)”楊上善注:“(𤸷),淋也。篆字癃也。”同書卷8“遺溺閉𤸷”句,楊注“𤸷,篆文痳字,此經淋病也”,同書卷30“𤸷洩”條楊注:“𤸷,痳也。”

從《黄帝内經》的傳世本中也可以見到癃、淋二字互通之例。如《素問·五常政大論》有“其病癃閟”。而同書《六元正紀大論》則有“淋閟之病生矣”的字様。

在《諸病源候論》卷14“氣淋候”有“氣淋者……亦曰氣癃”。

以上這些都可以作爲癃、淋二字互通的旁證。

2.“瀝”字　在《本經》木香一藥主治文中有“淋露” 一病。考《本經》白鮮一藥主治文有“淋瀝”二字,在貝母一藥也有“淋瀝邪氣”之文。在這裏的“瀝”實即“露”的通假字,二字上古音均來母紐。瀝爲錫部,露爲鐸部韵。故瀝假爲露。淋露爲古病名。係因霧露之氣所引起的疫病。正如《靈樞·九宫八風》所説:“兩虚一實則淋露寒熱。”《素問·四時調神大論》:“則上應白露不下。”王冰注:“露者,雨之類。”《大戴禮記·曾子天圓》:“陽氣盛則散爲雨露。”《病源》卷10“疫癘病候”:“或由暴風疾雨,霧露不散,則民多疾疫。”

至于“淋瀝”二字除上述假字外,另外尚有指淋病或女子漏下症狀之義。前者如《病源》卷14“諸淋候”:“腎虚則小便數,膀胱熱則水下澀,數而且熱,則淋瀝不宜。”後者如《病源》卷38“(女子)漏下候”:“故血非時而下,淋瀝爲斷,謂之漏下也。”又,“漏五色俱下候”:虚則淋瀝,或漏(下)。”而這些都是需要和“淋露”之義加以區别的。

3. 酸痟　酸痟是古代的一種症狀名稱,係指肌肉軟弱而有酸楚疼痛的感覺。“酸痟”在《本經》藥物主治文中可見於磁石條,即“洒洒酸痟”(“洒洒”二字《證類》作“洗洗”,係假借字)。但在《本經》木寅條“酸痟”二字却書作“酸㪲”(原文即“寒熱酸㪲”)。而在《别録》蘗蘘草條又書作“酸嘶”。如果再從其他古書來考察,“酸痟”一詞的各種通假字又可見於以下各書:

《周禮·天官·疾醫》:“春時有痟首疾。”鄭玄注:“痟,酸削也。”賈公彦疏:“言痟者,謂頭痛之外,别有酸削之痛。”同上,又:“人患頭痛則有酸嘶而痛,酸削則酸嘶也。”

《禮記·内則》："烏皫色而沙鳴。"鄭玄注："沙猶嘶也……嘶音西。字又作斯。"孔穎達疏："嘶，謂酸嘶。古之嘶字，單作斯耳。"

《列子·黄帝》："指擿無痟癢。"釋文："痟，酸削也。疼痛也。"

《説文·疒部》："痟，酸痟，頭痛。"《玉篇·疒部》"（痟），渴病也。"

《金匱要略·血痺虛勞病脈證》："勞之爲病……酸削不能行。"

《諸病源候論》卷3"虛勞候"："六極者……四曰骨極，令人酸痟。"

同上："男子勞之爲病……痟㾷。"

《外臺秘要》卷16"骨極論"引《删繁論》："手足酸痟"（此依宋本）。明本"痟"作"痏"。

同上卷17引《病源》作"痠削"。

以上均"酸痟"的通假字。如再加上《本經》輯本中的記文，總括起來有以下一些：

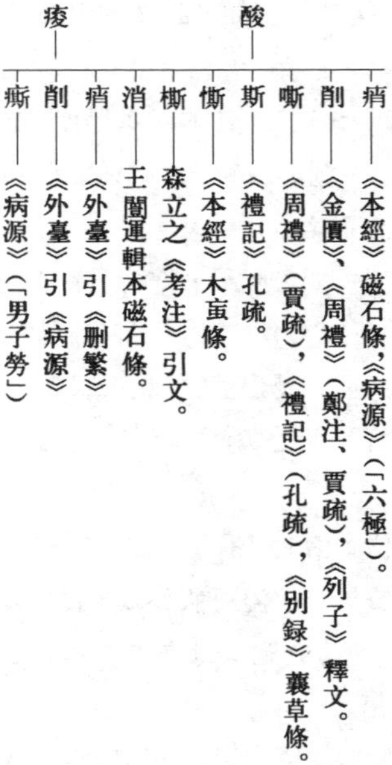

從古音來看，酸與痟均心母，元部韵。同音通假。而痟、削、消、㾷、嘶、斯、㒋均心母紐。痟與消爲宵部韵，削爲藥部韵，㾷、嘶、斯、㒋均爲支部韵，係一聲之轉，可以互通。

再從字義上來看，“酸”字有酸楚疼痛之義。如《釋名·釋疾病》：“酸，遜也。遜遁在後也。言脚疼，力少，行遁在後，似遜遁者也。”《廣雅·釋詁》：“痠，痛也。”

消（痟）字有肌肉無力，或酸痛之義。如《釋名·釋疾病》：“消，弱也。如見割削，筋力弱也。”同上書《釋言語》：“消，削也。言減削也。”《説文·疒部》：“痟，酸痟，頭痛。”《周禮·天官》鄭注：“痟，酸削也。”《一切經音義》卷19引《聲類》：“㾓，酸痛也。”

4.“胅”字　在《大觀本草》宋本的蛞蝓條《本經》白字主治文中有“胅筋”一症狀。“胅”字音 di ē（爹），在《政和本草》金本和《本草綱目》卷42蛞蝓條“胅”又假爲“軼”。在《本經》的盧復輯本及莫文泉輯本中，“胅”又假爲跌。這是由於胅與軼上古音均質部韵，屬叠韵通假，故可互通。而胅與跌均定母，質部韵，屬同音通假之故。

胅字古有二義。其一指扭挫傷。如《説文·肉部》：“胅，骨差也。從肉，失聲，讀與跌同。”

軼字音 diē（爹），又音 yì（逸），其本義爲過度，或易位。《廣雅·釋詁二》：“軼，過也。”《淮南子·覽冥訓》：“軼鶤鷄於姑餘。”高誘注：“自後過前曰軼。”故軼筋也指扭挫傷而言。

跌字本義爲差錯，或超過。如《廣雅·釋詁下》：“跌差也。”（據《廣雅疏證》本補）《春秋公羊傳·莊公二十二年》：“肆者何跌也。”何休注：“跌，過度。”《説文·足部》：“跌，一曰越也。”可見“胅筋”、“軼筋”互通，且均指筋肉的扭挫傷。而《本經》乾地黄條主治文“折跌”的“跌”即“胅”的假字。

此外，在《本經》竹葉條主治文又有“溢筋急”三字。溢與軼字上古音均余母紐。溢爲錫部，軼爲質母。故溢可假爲軼。溢字本義爲滿溢，流出。《説文·水部》：“溢，器滿也。”《史記·封禪書》集解引蘇林：“溢，流出也。”故溢筋也指筋肉的扭挫傷。

而“胅”字的第二義爲腫脹，或肉瘤。如《廣雅·釋詁二上》：“胅，腫也。”王念孫《疏證》：“胅之言胅起也。《爾雅》‘犦牛’句郭璞注云：‘領上肉犦胅起，高二尺許。’《衆經音義》卷一引《通俗文》云：‘肉胅曰瘤。’《説文·疒部》：‘瘤，腫也。’”故《本經》女萎條所記的“胅筋結肉”及營實條所記的“結肉朕筋”均指筋肉腫瘤。

5. 痿躄　在《本經》附子條主治文有“踒躄”二字。踒應假爲痿。痿與踒上古音均影母，微部韵。同音通假。按，踒字義爲足部受傷。如《一切經音義》卷13引《蒼頡篇》：“挫足爲踒。”同上又引《通俗文》：“足跌傷曰踒。”《廣雅・釋詁一》：“踒，折也。”《說文・足部》：“踒，足跌也。”“痿”字義爲下肢肌肉無力，不能行步。如《吕氏春秋・重已》：“多陽則痿”。高誘注：“痿，躄不能行也。”《漢書・哀帝本紀・贊》集注引如淳：“病兩足不能相過，曰痿。”《說文・疒部》：“痿，痹也。”《素問・痿論》：“五臟使人痿，何也。”王冰注：“痿，謂痿弱無力以運動。”“躄”字古又作“壁”。《說文・止部》：“壁，人不能行也。”可見痿與躄二字古義相同，故痿躄係指下肢行動困難而言。同時，“痿躄”一名也屢見《内經》中。如《素問・痿論》：“五臟因熱葉焦發爲痿躄。”又：“急薄著則生痿躄也。”王冰注：“躄，謂彎躄，足不得伸以行也。”同上書《疏五過論》：“皮焦筋屈，痿躄爲攣。”《靈樞・經脉》：“虚則痿躄，坐不能起。”等均是。

又在《本經》牛膝條主治文中有“痿痹”二字。痹字爲風濕之病。據《說文・疒部》：“痹，濕病也。”《漢書・藝文志・方技略》顔師古注：“痹，風濕之病。”其義與躄字不同，故痹字應假爲躄。

6.“利”字　在《證類本草》的《本經》白字佚文中以“痢”字作爲病證的名稱，可見於以下各藥條中：

記以“洩痢”者，見礬石，黑石脂，黄芩，女菀，雲實，蘗木，殷孽，藜蘆，腐婢。記以“泄痢”者，見青石脂（按，泄與洩均心母，日部韵，同音通假）。

記以“下痢”者，見乾薑，葛根，黄連。

記以“洩痢膿血”者，見龍骨。

記以“下痢膿血”者，見蜜臘。

記以“下痢赤白”者，見禹餘糧，赤石脂。

記以“大人小兒泄痢”者——見黄石脂。

此外，在《本經》的“序録”中也記有“下痢”二字。

以上這些“痢”字記文均見於《大觀本草》嘉定本，金・晦明軒本《政和本草》等書。此外在《真本千金方》,《孫真人千金方》宋本、《千金要方》

宋本各書卷1所引《本經》"序録"文，以及現存的《脈經》宋本、《病源》宋本、《外臺》宋本中也都記以"痢"字。

但"痢"爲晚出之字，在六朝以前古籍中本作"利"字。其中包括《十三經》、《説文》、《廣雅》、《素問》、《靈樞》、《傷寒論》、《金匱要略》、《金匱玉函經》，北齊龍門石刻藥方，凡泄下之病均作"利"字。

至於在《本經》古本佚文的個别藥物條下仍保留原來"利"字的也不乏見。如：

《太平御覽》宋本卷988禹餘糧條引《本草經》文作"下利赤白"。

《千金要方》宋本卷26引《神農黄帝食禁》佚文"乾薑"條作"腸澼下利"。(《孫真人千金方》宋本卷22引上文同)。

《本草經集注》敦煌本殘卷"序録"作"腹澼下利"。

而"痢"在古籍中最早見於《玉篇·疒部》。即："痢，瀉痢也。"至宋代以後，在字書中(如《廣韵》、《集韵》、《類篇》等)已普遍收入"痢"字。

今考之利與痢中古音均去聲，至部韵(見《廣韵》)，故痢假爲利。但後世醫家多以"利"指一般水瀉而無膿血者，以"痢"指有膿血及裹急後重症狀的痢疾，已與古義有别。

7. "痂"字　在《證類本草》的《本經》白字佚文中以"痂"字作爲病證的名稱可見於以下各藥條中：

痂疥——見雌黄、藎草二條。

瘡痂疥氣——見鐵落條。

痂癢——見草蒿條。

馬疥痂瘡——見柳花條。

疥瘘痂瘍——見水銀條。

"痂"字自六朝以後多指瘡傷愈後所形成的瘢痕組織而言。如《宋書·劉穆之列傳》："(劉)邕嗜食痂瘡。"而唐代顔師古在爲漢代的《急就篇》(史游撰)"痂、疕、疥、癘、癡、聾、盲"條作注時，更是直接指出："痂，創上甲也。"

事實上，"痂"字的古義是指皮膚疥病言。故上記《本經》各藥主治文中的"痂"字均没有任何瘢痕組織的涵義。這可以從下面引用的漢代以前古醫籍中得到證明。

首先是在馬王堆漢墓出土的《五十二病方》中已有“痂”病專篇，其中記載了24條，共25個醫方。這些醫方中的治療方法均係利用藥物外治的塗、敷、灸、封、約、蓋、洗、熨諸法。所用主要藥物有雄黄和水銀等均屬古人治疥要藥，與《本經》、《别録》等書所記主治疥病之文相符。

其次在下記漢代以前醫書中也大都指“痂”爲皮膚搔癢疥病而言。

《靈樞·經脉》:“手太陽之别……虚則生肬，小者如指痂疥。”武威出土漢簡《治百病方》第87簡有:“治痂（加）及灸（久）瘡（創）及馬鞍（脊）方。”

《金匱要略·水氣病脉證並治》:“風氣相搏，風强則爲隱診，身體爲癢，癢爲泄風，久爲痂癩。”(《傷寒論·平脉法》大同)

《説文·疒部》:“痂，疥也。”

《廣雅·釋詁一》:“痂，創（瘡）也。”

《玉篇·疒部》:“痂，瘡疥也。”

按，痂與疥上古間均見母紐。痂爲歌部，疥爲月部，屬雙聲通假，故痂可假爲疥。

第五節　《本經》佚文中的其他通假字

《本經》佚文中的通假字除了見於藥名和病名者外，還有其他名物中的一些，這裏只舉出其中較常見的幾個。

1.“洒洒”《本經》藥物佚文多用“洒洒”或“洗洗”二詞作爲惡寒戰慄的形容語，其中有:

“勞極洒洒如瘧狀”——見阿膠條（以下均據《證類本草》白字）。

“温瘧洒洒”——見牡蠣條。

“寒熱洗洗”——見當歸條。

“風寒洗洗”——見女菀條。

“洗洗酸痛”——見磁石條。

“洗洗寒氣”——見秦皮條。

“皮膚洗洗”——見天鼠屎條。

“惡風洗洗”——見烏頭條。

“温瘧洗洗”——見白薇條。

“心腹寒熱洗洗”——見䗪蟲條。

又，在《别録》藥物主治中也有：

“洗洗惡風寒”——見貝母條（以下據《證類本草》墨字）。

“洒洒惡寒”——見常山條。

上面的“洒洒”與“洗洗”實爲同一詞。洗與洒的上古音均心母，文部韵。故“洗”假爲“洒”。此二字在古籍中互通之例也不乏見。如《經典釋文》卷27“洒心”條云：“洒，本亦作洗。音同。”《孟子·梁惠王上》：“願比死者一洒之。”朱熹注：“洒，與洗同。”按，“洒”（xǐ 洗）字的本義爲淵深，又義爲洗滌。如《爾雅·釋丘》：“洒，深也。”《説文·水部》：“洒，滌也。”而“洒洒”二字聯用則係其引申義，指惡寒之貌。正如楊上善在《太素》注中所説的：“洒洒惡寒……謂如水灑洗寒也。”（見《太素》卷8第1“是動則病洒洒惡寒”注）。又王冰氏也解釋爲：“洒洒，寒貌”（見《素問·疏五過論》：“洒洒然時驚”注）。此外，“洒”字别有驚恐之義。《莊子·庚桑楚》：“洒然異之。”《經典釋文》卷28“洒然”條釋云：“洒，驚貌。”

值得注意的是“洒洒”一詞（包括其多種通假字）在其他古醫書中也是屢見不鮮的，現舉例如下：

《素問·診要經終論》：“令人洒洒（《甲乙》卷5第1上作“悽悽”）時寒”。

《素問·刺熱》：“肺熱病者，先淅然（《太素》卷25“五臟熱”篇同。《甲乙》卷7第1上作“悽然”）厥，起毫毛，惡風寒。”

《素問·刺瘧》：“足陽明之瘧，令人先寒，洒淅洒淅。”（《太素》卷25，《十二瘧》,《甲乙》卷7第5,《病源》卷11均同。《外臺》卷5,《五臟及胃瘧方》作“洒洒淅淅”）

同上：“腎瘧令人洒洒然。”（《太素》卷25《十二瘧》及《病源》卷11均無“然”字。《甲乙》卷7第5作“悽悽然”）

《素問·風論》：“腠理開則洒然寒。”（《太素》卷28《諸風數類》“寒”後有“閉”字。《甲乙》卷10第2上作“悽然寒”）

《素問·調經論》：“洒淅（《太素》卷24《虚實補瀉》作“洫洒”。《甲乙》卷6第3作“悽厥”）起於毫毛。”

《素問·疏五過論》：“洒洒然時驚。”

《靈樞·邪氣臟府病形》：“虚邪之中人也，灑淅（《太素》卷15《色脉尺診》作“洫泝”。《甲乙》卷4第2上作“洒淅”）動形。”

《靈樞·經脉》：“是動則病洒洒振寒。”（《太素》卷8第1篇同，《甲乙》卷2第1上作“凄凄然”）

《靈樞·雜病》：“淅淅（《太素》卷30《刺腹滿數》作“泝泝”。《甲乙》卷9第9作“索索然”）身時寒。”

《靈樞·百病始生》：“毛髮立則淅然。”（《太素》卷27《邪傳》同。《甲乙》卷8第2作“洒然”）

同上：“在經之時，洒然喜驚。”（《太素》卷27《邪傳》作“洫泝善驚”。《甲乙》卷8第2作“洒淅善驚”）

《靈樞·官能》：“邪氣之中人也，洒淅（《太素》卷19《知官能》）動形。”

《傷寒論·辨太陽病脉證上》：“太陽中風……淅淅惡風。”

《金匱要略·百合狐惑陰陽毒病》：“淅然者，四十日愈。”

《千金要方》卷7第3“秦艽散”主治云：“洗洗寒熱。”

《病源》卷7《傷寒候》引《養生法》：“治傷寒頭痛洗洗。”同上書，卷13《脚氣緩弱候》：“或脚指及膝脛洒洒爾。”

以上各例中的淅、悽、泝、索與洒字上古音均心母紐。淅與悽爲錫部韵，泝與索爲鐸部韵，均雙聲通假。而淅與灑爲同源字，心山準雙聲，錫脂通轉。故洒淅、淅淅、泝泝、悽悽、索索均同洒洒或洗洗，爲一聲之轉。

2.“能”字　在仁和寺卷子本《新修本草》所引的《本經》藥物佚文中每記有“能老”二字。主要見於以下各藥：

合歡，杜仲，猪苓，枸杞，辛夷，乾漆，蔓荊實，鴈肪，白瓜子，苦菜，水蘇，姑活，翹根，屈草等。

在《太平御覽》宋本所引的“《本草經》”藥物主治佚文中，也可見到“能老”二字。如：

翹根、屈草、王不留行（均見卷991），牛膝（見卷992），香蒲、茵陳（因塵，均見卷993）等。

但上述“能老”二字在傳世本《證類本草》中均作“耐老”。能與耐上古音均泥母，之部韵。同音通假。在古籍中此二字也多互通。如《禮記·禮運》：“故聖人而以天下爲一家。”鄭玄注：“耐，古能字。”同上書《樂記》：“故人不耐無樂。”鄭注：“耐，古書能字也。”《漢書·鼂錯列傳》：“其性能寒。”顔師古注：“能，讀曰耐。其下‘能暑’亦同。”

又按，耐字有可以勝任，或克服之義。《荀子・正名》：“能有所合謂之能。”楊倞注：“能，謂堪任其事。”故“耐老”係指延遲老年期到來，與《本經》所説“不老”同義。

3.“耶”字　《本經》佚文中的“耶”字可見於下記的幾種出土的本草書：

敦煌出土《本草經集注・序録》殘卷的《本經》佚文中“悰（驚）耶”一詞前後有二處。

新疆吐魯番出土《本草經集注》殘片的《本經》佚文燕屎條有“逐不祥耶氣”5字。

敦煌出土《新修本草》甲本乙卷（倫敦編號 S.4534–2）殘卷蒜條《別録》佚文有“除耶痹毒”4字。

敦煌出土《新修本草》乙本（巴黎編號：P.3714）殘卷的《本經》佚文蕘花條有“寒熱耶氣”4字。天雄條有“耶氣金創”4字。《別録》佚文葶藶條有“皮間耶水”4字。

敦煌出土《新修本草》丙本（巴黎編號：P.3822）殘卷的《別録》佚文葱實條有：“除肝耶氣”4字。

仁和寺本《新修本草》殘卷卷4的《本經》佚文雄黄條有“惡鬼耶氣”4字。雄黄條有“耶氣諸毒”4字。孔公孽條有“耶結氣”3字等。

以上《本經》等書佚文中的“耶”均爲“邪”的假借字，耶與邪上古音均余母，魚部韵。故耶假爲邪。在其他古籍中“邪”又可假爲耶（疑問助詞）。如《荀子・哀公》：“敢問何如取之邪？”《史記・魏其武安候列傳》：“王孫寧可以上邪？”等均是。故“邪”、“耶”二字互通。

第十八章　《本經》所記古國名、地名考

在《神農本草經》的全部原文中可以散見到某些國名和地名。由於它們大都可以從有關古籍中考查出該國家開始建立與最後消亡的時期，或是該有關地名最初設置與其相應變遷的歷史，因而對於《神農本草經》一書的時代考證也具有重要的參考意義，特别是從這些國名和地名全部均係在秦朝以前即已得名的事實來看，也爲《本經》是在先秦時代早已成書的歷史提供了有力地佐證。現在就從兩個方面就《本經》原文中的國名與地名加以説明。

一、《本經》和《别録》在記載藥物生境及産地的區别

1. 古人的考證　在《本經》及其古注《别録》的藥物原文中均分别記有藥物的生境及其産地。其中《本經》所記主要是屬於藥物的生長環境範圍，没有具體的郡縣地名。而《别録》所記則均係郡縣産地的名稱，關於這個問題清人孫星衍在其所輯的《神農本草經》序文首先摘録隋人顔之推《顔氏家訓》的一段話來證明在古書中大都有後人增補文字的事實，現將顔書的原文引證如下，以供參考。

"或問：'《山海經》夏禹及益所記，而有長沙、零陵、桂陽、諸暨，如此郡縣不少，以爲何也？'答曰：'史之缺文，爲日久矣。加復秦人滅學，董卓焚書，典籍錯亂，非止於此。譬猶《本草》，神農所述，而有豫章、朱崖、趙國、常山、奉高、真定、臨淄、馮翊等郡縣名出諸藥物。《爾雅》周公所作，而云張仲孝友。仲尼修《春秋》，而經書：孔丘卒。《世本》左丘明所書，而有燕王喜、漢高祖。汲冢《瑣語》，乃載秦望碑。《蒼頡篇》李斯所造，而云：漢兼天下，海内並厠，豨黥韓復，畔討滅殘……皆後人所摻，非本文也。"（見《顔氏家訓·書證第十七》）

在上述孫序中又説：

"陶弘景亦云：'（《本經》中）所出郡縣，乃後漢時制，疑（張）仲景、（華）元化（按，指華佗）等所記。'按，薛綜注張衡賦（按，指三國吴人薛綜注解漢·張衡撰《二京賦》）引《本草經》：'太一禹餘糧，一名石腦，生山谷'，是古本無郡縣名。《太平御覽》引（《本草》）經，上云：'生山谷'，或'（生）川澤'；下云：'生某山'、'（生）某郡'。明'生山谷'，《本經》文也；其下郡縣名，名醫所益。今《大觀》本俱作黑字，或合其文，云：'某山川谷，某郡川澤'，恐傳寫之誤，古本不若此。"

此後，日本森立之氏也在其所輯的《神農本草經》序文中附議了上述意見。他説：

"《御覽》（引《本草經》文）氣味下每有'生山谷'等語，必是朱書原文。主治末亦有'生太（泰）山'等字，必是墨書原文。蘇敬新修時一變此體，直於主治下，記'生太（泰）山山谷'等語。《開寶》以後，全仿此體，古色不可見。今依《御覽》，補：生山谷等字。陶氏以前舊面，蓋如此矣。"

2. 著者的考證　著者認爲上述顔之推、孫星衍和森立之等人在有關

《本經》藥物産地問題上的論述是有充分根據的。因此在著者的《中醫文獻學》一書中也就此問題作了以下的補充，即：

“從藥物産地的記文中進行考察。我們將現存各種早期的《本經》傳本内容進行了分析：按照事物發展的客觀規律，越是古老的傳本文字越趨於簡樸的原則，可以看出，在最古的《本經》傳本中僅記有藥物的生長環境（山、谷、川、澤等字樣），沒有記載具體的地名。（按：這類古傳本的形象仍可見於三國・吴人薛綜氏所引《本草經》文中（見其所注張衡《二京賦》）

在較晚的《本經》傳本中開始在《本經》原文之後直接附加以具體的郡縣地名（按：具體地名記有郡縣之制，在先秦時期縣統轄郡，秦朝以後郡統轄縣。《説文・邑部》：“周制：天子地方千里，分爲百縣。縣有四郡……至秦初，置三十六郡，以監其縣”）。這就是由秦、漢時期的醫家（即所謂“名醫”，實際上是經過多數佚名的醫家之手陸續補記的）所增入的《名醫别録》（或《别録》）文字。（按：這些郡縣地名絶大部分均秦、漢以前始設置的名稱，可作爲《别録》是漢代寫成的一個證明）。爲了將《本經》和《别録》文字加以區别，當時曾將藥物的生長環境文字用朱書寫在前面，而將補入的郡縣地名用墨字寫在後面。（這類傳本的形象現仍可見於：①《藝文類聚》所引《本草經》文；②《文選》唐・李善注引《本草經》“太一餘糧”條；③《太平御覽》引《本草經》；④《説郛》卷106《李當之藥録》“石硫黄”等條）

在更晚的《本經》傳本中經過歷代醫家反復傳抄的結果，這種以文字先後和朱墨字爲鑒别的標幟逐漸泯滅不顯，從而將地名與生長環境記文的排列顛倒混糅。（按：這類傳本中有的全部記作墨字。如：①敦煌出土的《新修本草》殘卷，現存於法國巴黎者；②各種《證類本草》刊本；③《説郛》弓106《李當之藥録》“石膽”等條。此外也有全部記朱字者。如吐魯蕃出土的《本草經集注》殘卷。但該卷本身即有自相混雜失誤處。）”

正是由於藥物具體産地的記文出自《别録》，故在這不再予以討論。

二、見於藥物正名的國名和地名

在《本經》一書中記有國名和地名字樣的原文主要可見於兩種場合，即見於藥物正名的國名或地名與見於藥物别名出處的國名。現在先就藥物正名中的國名或地名加以考察。

1. 冠有古國名的藥名

（1）蜀：《本經》藥物有蜀漆，蜀羊泉和蜀椒三種。“蜀”字作爲國名或地名，在先秦時代可有三處：

首先，蜀是商代至戰國時期的國名。故治在今四川省境，曾參加武王伐紂戰役，後建都成都。公元前 316 年爲秦所滅。古籍記載如《戰國策·秦策》：“蜀，西僻之國也。狄之長也。”

其二，爲商代至周代的蜀邑，在今河南禹縣境。《逸周書·世俘》：“新荒命伐蜀。”

其三，爲春秋時魯地，在今山東泰安縣境。《國語·楚語》：“懼之以蜀之役。”韋昭注：“蜀，魯地。”

（2）吴：《本經》藥物有吴茱萸。“吴”爲西周至春秋時期的國名。最初係周太王之子太伯、仲雍所建立，始都蕃蘺，後都吴地，均在今江蘇境内。《禮記·坊記》：“吴，大（太）伯之後，魯同姓也。”《漢書·高帝本紀下》：“吴，古之建國也。”

（3）秦：《本經》藥物有秦皮，秦椒和秦艽三種。“秦”是西周至戰國時的國名，在今陝西、甘肅省境的區域，其後在公元前 211 年秦始皇統一六國，建立秦朝。《説文·禾部》：“秦，伯益之後所封國。”

此外，春秋時期，魯國所屬有秦地。在今河南范縣境内《春秋左傳·莊公三十一年學》：“築臺於秦。”

（4）胡：《本經》藥物有胡麻。“胡”字作爲地（國）名，在先秦時期有以下三義：

其一，指中國北方和西方的少數民族。漢代以後又作爲匈奴的别稱。如《周禮·考工記總目》：“胡無弓車。”鄭玄注：“鄭司農云：‘……胡，今匈奴。’”《戰國策·趙策二》：“今吾將胡服騎射以教百姓。”《漢書·匈奴列傳上》：“南有大漢，北有强胡。”按，上文所引的“鄭司農”即東漢初的鄭衆，鄭氏曾於永平初，即公元 58 年頃作爲漢朝官員出使匈奴。他在注文中所説的“今匈奴”，乃相對地稱“胡”字爲當時的古國名，也是遥指先秦時期而言。

其二，西周時姬姓國名。在今河南郾城縣境。春秋時爲鄭國所滅。

其三，西周、春秋時歸姓國名。在今安徽阜陽縣境。《春秋左傳·定公十五年》:“楚子滅胡。”

至於胡麻一藥作爲《本經》藥名，後世也有人逕以爲“胡”字即指西域，而胡麻應是自漢代始由西域傳入中國的。由於此説曾有一定影響，故在這裏加以訂正。現舉出北宋沈括氏在《夢溪筆談・藥議》中的意見。

“胡麻直是今油麻，更無他説。余已於《靈苑方》(今佚) 論之。其角有六棱者，有八棱者。中國之麻今謂之大麻是也。有實爲苴麻，無實爲枲麻。又曰麻牡。張騫始自大宛得油麻之種，亦謂之麻，故以胡麻別之。謂漢麻爲大麻也。”

今考張騫氏通使西域的年代是在西漢武帝時期，並在公元前 126 年 (元朔三年) 自月氏國回到漢朝。但事實上早在先秦時期胡麻已爲中國養生家作爲服食藥的用途。如西漢劉向氏在《列仙傳》中記有:“關令尹喜與老子俱游流沙，服 (巨) 勝 (《本經》胡麻條:“一名巨勝。”) 實”(見《太平御覽》卷 989 引)。考老子李耳是春秋末期人物，足徵早在張騫氏五六百年前已有服食胡麻實之説。

又如西漢初劉安氏在《淮南子》一書中記有:“汾水濛濁，而宜服胡麻”(引文同前書)。《淮南子》一書撰於公元前二世紀中期，也早於張騫氏返國前數十年。而當時在中國中原地區民間已有廣泛服食胡麻之俗。

此外，有關服食胡麻的記載也可見於西漢的其文獻中。如西漢的《孝經援神契》云:“巨勝延年。”三國魏・張揖《廣雅・釋草》則更是記出胡麻的三個別名即:狗蝨，鉅 (一作巨) 勝 (一作艖)，藤 (一作藤) 宏 (一作弦、弘)。至於在後漢末《吴普本草》中除記述了胡麻的二個別名即方莖和狗蝨外，還引用了先秦本草古籍《神農 (本草經)》和《雷公》二書的佚文，以及其葉青蘘 (襄) 的佚文。以上事實都可證明胡麻在我國早在秦漢代以前即已有之。

又，南北朝時陶弘景氏在《本草經集注》中又據“胡”字義爲西域，而逕指爲生於大宛之説。即:“(胡麻)，本生大宛，故名胡麻。”同上書“青蘘”條陶注又説:“(青蘘)，胡麻葉也……本生大宛，度來千年耳。”考之大宛爲西域古國之一，國都在貴山城 (今蘇聯塔什干東南卡散賽)。公元前 60 年 (西漢神爵二年) 屬西域都護府。陶氏所記胡麻來自大宛之説雖不知何據，但陶氏爲五世紀末人。如據其説上溯一千年，則相當公元前六世紀初，相當春秋末期，也是早於張騫出使西域三四百年前的。

（5）衛：《本經》藥物有衛矛。此藥的《本經》別名爲鬼箭。按，衛矛的小枝多呈四棱形，枝上生有扁條狀的木栓翅，狀如矛狀或劍羽之狀。正如陶弘景注所説："其幹有二羽，狀如箭翎羽。"《本草衍義》："其莖……三面如鋒刃。"故"矛"與"箭"字的取名均以此而得。至於"衛"字的涵義，《本草綱目》卷36曾作爲"自衛"解釋。即："此物幹有直羽，如箭羽，矛刃自衛之狀，故名。"但其説比較牽强，似應改釋爲國名爲宜。衛國是西周初姬姓封國，故治在今河南省境内。公元前209年爲秦所滅。《釋名・釋州國》："衛，衛也。既滅殷，立武王庚爲殷後，三監以守衛之也。"

2. 冠有古地名的藥名

（1）巴：《本經》藥物有巴豆及巴戟天二種。"巴"字作爲地（國）名，在先秦時期有以下二義：

其一，爲商代至戰國時期國名，又名巴子國者。其故治在今四川東南部地區。《春秋左傳・昭公九年》："巴、濮、楚、鄧，吾南土也。"《墨子・兼愛》："又有君大夫之遠使於巴、越、齊、荆。"

其二，爲戰國時秦地，即巴郡。在今四川重慶市附近。《讀史方輿紀要・四川四・重慶府》："《禹貢》：梁州之域，周爲巴子國。秦滅巴，置巴郡。"

（2）阿：《本經》藥物有阿膠。"阿"爲地名。春秋時爲齊國柯邑。戰國時稱爲阿邑，或阿。秦代又稱東阿。漢代改置爲縣（參見《漢書・地理志上》）。《春秋左傳・莊公十三年》經："公會齊侯，盟於柯。"杜預注："今齊北東阿。"今在山東省陽谷縣境内。

按，"膠"字指獸膠而言。在古本草中有用牛皮煮膠者（如《别録》、《本草拾遺》、《嘉祐圖經本草》等）。有用鹿角者（如《本草經》陶弘景注），有用以驢皮者（如《本草拾遺》,《開寶本草》等），有用犎牛、水牛、猪、馬、騾、駝等皮者（如《本草綱目》）。阿膠一藥之取名乃因煮膠所用的水取用自阿地的井水爲上乘之故。

（3）淮：《本經》藥物有淮木。"淮"指淮水，爲古代四瀆之一。發源於河南省桐柏山，東流經安徽、江蘇入海。《爾雅・釋水》："江、河、淮、濟爲四瀆。四瀆者發原注海者也。"《説文・水部》："淮，水。出南陽平氏桐柏大復山，東南入海。"《尚書・禹貢》："淮、沂其乂，蒙羽其藝。"孔安國傳：

“二水已治，二山已流。”

（4）白：《本經》藥物以“白”字命名者有白青、白膠、白石英、白及、白蘞、白鮮皮、白兔藿、白芷、白芝、白蒿、白英、白棘、白殭蠶、白頭翁、白薇、白堊、白頸蚯蚓等。其中絕大多數“白”字之涵義，乃取其色白而言。僅有個别藥物如白青一藥的“白”字則似指古地名而言。

“白”爲春秋時楚國地名，在今河南省息縣境内。《史記·楚世家》：“惠王二年，子西召故平王太子建之子勝於吴，以爲巢大夫，號曰白公。”集解：“服虔曰：‘白，邑名。’”

3. 以古地名代用的藥名　在《本經》中有恒山一藥。恒山是中國名山五岳之一的北岳。《爾雅·釋山》：“河北恒。”郭璞注：“北岳恒山。”《尚書·禹貢》：“太行恒山，至於碣石，入於海。”《周禮·夏官·職方氏》：“（并州）其山鎮曰恒山。”西漢初置恒山郡，周時改置恒山州。《廣韵·平·登》：“恒，州名。春秋時鮮虞國地。漢爲恒山郡。”而恒山一藥當係以其原産地而得名者。

又，恒山地名在歷史上曾三度因避帝王諱字而改爲常山。即第一次爲漢文帝（劉恒）時，第二次爲唐穆宗（李恒）時，第三次爲宋真宗（趙恒）時。而恒山一藥也同樣改稱爲常山。其名遂延用迄今代替了原來的恒山藥名。

三、見於藥物别名出處的古國名

在《證類本草》所保存的《本經》與《别録》佚文中，有以下三藥的墨字所記藥物别名特别記有其出處的國名。現將此三藥有關别名的原文抄録如下：

麥門冬：“秦名羊韭，齊名愛韭，越名羊耆，一名禹葭，一名禹餘糧。”（以上均墨字）

王孫：“吴名白功草。楚名王孫。齊名長孫。一名黄孫，一名黄昏，一名海孫，一名蔓延。”（以上均墨字）。

署預：“一名山芋。”（以上爲白字）“秦、楚名玉延。鄭、越名土儲。”（以上均墨字）

分析以上所引這三種藥的原文，可以有三個特點：

其一，將同一藥物的多種别名根據不同國家（地區）的民俗稱謂加以區别，這種行文體例除此三藥外，尚不見於其他《本經》或《别録》的藥物記文。

其二，上述三藥記録以國家區分的別名在該藥記文中的位置，在傳世的《證類本草》中均在白字陰文的："一名 ××" 之後，和在墨字陽文的："一名 ××" 之前。它們自身的文字雖然也均以墨字陽文表示，但其所記的全部六個國名（即：越、楚、齊、鄭、吴、秦）則均屬先秦古國名稱。故仍應屬於《本經》佚文，被誤摻入墨字者。

其三，記有上述六個國家藥物別名的《本經》古本佚文同樣也可見於今日尚存世的三國・吴普氏注釋的《本草經》(又名《吴氏本草經》,《吴氏本草》) 佚文中，爲進一步佐證它們本屬《本經》原文提供了有力實物依據。有關此問題的考證可參見本書第五章中，此處從略。

有關見於藥物別名六個古國中的吴、秦二國前面已有説明。故下面僅就越、楚、齊、鄭四國的時代加以考證。

（1）越：越是西周至戰國時的姒姓封國。在今浙江東部地區。戰國時建都於會稽（今浙江省紹興市），又遷都琅邪（今山東省膠縣境），後爲楚所滅。《禮記・明堂位》："越棘大弓。" 鄭玄注："越，國名也。"《釋名・釋州國》："越，蠻夷之國，度越禮義，無所拘也。" 秦漢以後未再有此國名與地名。

（2）楚：楚是戰國時芊姓封國。在今湖北、湖南及其鄰近地區。西周時遷都於郢（今湖北省江陵縣境）。公元前 223 年爲秦所滅。《戰國策・楚策》："楚，天下之强國也。"

（3）齊：齊是西周至戰國時的吕姓封國。在今山東半島東部地區。先後在營丘（今山東臨淄縣境）及薄姑（今山東博興縣境）建都。公元前 221 年爲秦所滅。《春秋左傳・莊公三十一年》："齊，大國也。"

（4）鄭：鄭是西周至戰國時的姬姓封國。在今河南南方中部地區。先後在鄭（今陜西華縣境）及新鄭（今河南新鄭縣境）建都，公元前 375 年爲韓所滅。《説文・邑部》："鄭，京兆縣。周厲王子友所封。"

四、小結

以上本章討論了《本經》原文中的古國名與地特點及其出處。由於它們所反映的時代均在先秦時期，因而必然爲《本經》成書的歷史提供重要參考資料。至於在傳世的以《證類本草》爲代表的古本草中其所保留的墨字藥物産地名稱雖也有不少是源自先秦始置的地名（或國名），但因屬《別録》之文，故本章未予伸論。

第十九章 《太平御覽》引用《本經》佚文的價值

在輯復《神農本草經》的各種輯本中，其所輯佚的依據每多以古本草學著作所保存的佚文爲其主要來源。而對於保存於古代類書中的《本經》佚文其重視程度則頗嫌薄弱。我國古代早期的類書大多源自政府組織官員集體撰修而成。由於類書的内容均自各種古籍原書抄録，故早期類書所反映的古籍佚文往往更能接近於該書的原貌。就保存《本經》佚文的類書來説，在現尚存世古類書中佚文數量最多的一種即《太平御覽》（以下簡稱《御覽》）。《御覽》成書的時代雖然已是公元十世紀事，但是由於此書作爲政府官修的大型類書，實際上是沿襲漢魏以降的多種官修古類書體例及其基本内容所撰録。其中主要包括後世久已失傳的三國·魏時官修類書《皇覽》（222 年），南北朝·北齊時官修類書《修文殿御覽》（572 年），以及現尚傳世的唐代官修類書《藝文類聚》（624 年）及《初學記》（727 年）等。故在《御覽》一書中實際上也有不少引用的古籍是碾轉迻録自前一代類書者。這種情況表明《御覽》所載録的古籍佚文往往具有更爲早期出處依據。爲了進一步判明在《御覽》一書中所載《本經》佚文的可信性程度，故本章將就《御覽》所引《本經》佚文的淵源及其特點等問題加以考察。

第一節 《御覽》所引《本經》佚文的淵源繼承性

《御覽》一書雖然匯集引録了大量《本經》佚文，但是這些佚文大多係間接轉録自隋唐以前古類書中的早期古籍，並非直接自該書的當時流傳本中所引用。這可以從以下所舉的實例中看出。

一、《御覽》與《藝文類聚》二書所引相同佚文的比較

《藝文類聚》100 卷，是早於《御覽》360 年唐代歐陽詢等人官修的類書。將此二書所引用同一條《本經》佚文相比較時，可舉以下二例。

例 1，《藝文類聚》卷 89，合歡條的《本經》佚文，即：

“《本草經》曰：‘合歡，味甘平。生川谷，安五臟，和心志，令人歡樂無憂。久服輕身、明目、生益州。’”

此條文字也見於《御覽》卷 960 合歡條引《本草經》文中。其中除“和

心志”的“志”字作“氣”字，係一字之差外，其餘不論在藥物項目順序及文字内容方面全部相同。

又，此條文字在《證類本草》中其藥物項目順序及文字内容均有較多差異。即：“合歡，味甘平（以上白字）。無毒（以上墨字）。主安五臟，利心志，令人歡樂無憂。久服輕身，明目，得所欲（以上白字）。生益州山谷（以上墨字）。”

例2,《藝文類聚》卷88，桑條“桑根出者”一藥的《本經》佚文，即：“《本草經》曰：桑根旁行出土上者名伏蛇，治心痛。”

此條文字也見《御覽》卷955桑條引“《本草經》”文中，所記“桑根旁行出土者”與之完全相同。

又，此條文字不見於《證類本草》“桑根白皮” 一藥白字。其墨字則作：“（桑根）出土上者殺人。”也與此條異。

二、《御覽》與《初學記》二書所引相同佚文的比較

《初學記》130卷，是早於《御覽》257年唐代徐堅等人官修的類書。

將此二書所引同一條《本經》佚文相比較時，舉例如下：

《初學記》卷27，“萍第十五”：“《本草經》曰：‘水萍，一名水華。味辛寒。生池澤水上。療暴熱，身癢，下水氣，勝酒。’”

同上，又：“《本草》曰：‘水萍，一名水華。味辛寒。治暴熱，身癢，下水氣，烏鬚髮。久服輕身。生雷澤。’”

《御覽》卷1000“萍”：“《本草經》曰：‘水萍， 一名水華。味辛寒。生池澤水上。療暴熱，（此處有脱文一字）癢，下水氣，勝酒，長鬢髮。久服輕身。’”

又，此條文字也見於《證類本草》卷9“水萍”條，其白字即：

“水萍，味辛，寒。主寒熱，身癢，下水氣，勝酒，長鬢髮。止消渴。久服輕身。一名水花。”

三、《御覽》與《藝文類聚》、《初學記》三書所引相同佚文的比較

兹將此三書所引相同的《本經》佚文舉例如下：

《藝文類聚》卷86桃條：“《本草經》曰：梟桃，在樹不落，殺百鬼。”

上條文字與《初學記》卷28“桃第三”引《本草經》“梟桃”文全同。在《御覽》卷967桃條引《本草經》“梟桃”文則僅脱其中一“百”字，作

“殺鬼”。如果將《證類本草》桃條的“梟桃”文加以對照時即：“桃梟（此一字爲白字）……是實著樹不落實中者，正月採之（此數字均墨字。又無“殺百鬼”之文）。”

按，從上條《御覽》所引《本經》佚文來看，很明顯是源自《藝文類聚》,《初學記》等類書者，而與《證類本草》所保留的《本經》佚文有很大差異。

四、《御覽》與《秘府略》二書所引相同佚文的比較

《秘府略》1000卷是公元823—833年左右（日本淳和天皇時）以滋野貞主爲首的日本官員撰寫的一部類書，早於《御覽》150餘年。將此二書所引相同的古本草文相比較，舉例如下：

例1,《秘府略》卷864黍條引古本草佚文二條，即：

“《本草經》云：‘黍米，味辛，令人熱。’

《吴氏本草》云：‘黍,《神農》：甘，無毒。七月取，陰乾百日，益中補精。’”

在《御覽》卷842黍條無上記《本草經》文，只有《吴氏本草》文，其內容與《秘府略》引文全同，僅在《御覽》脱“百日”二字。

例2,《秘府略》卷864粟條引古本草佚文二條，即：

“《神農本草經》云：‘陳粟，味苦，無毒。主胃夜熱。中渴利小便。’

《吴氏本草》曰：‘《神農》、《黄帝》：苦，無毒。治痺，熱渴。粟，養腎氣。’”

在《御覽》卷840粟條無上記《神農本草經》文，只有《吴氏本草》文，其內容與《秘府略》引文全同。

按，根據以上《秘府略》與《御覽》所引《吴氏本草》佚文基本全同這一事實，可以看出中、日兩國類書中所引的古本草佚文具有共同淵源。

第二節　《御覽》所引《本經》佚文的特點

據著者考察《御覽》一書共引有《本經》佚文264條，約近《本經》原書365種藥物佚文的三分之二。將這些《本經》佚文與傳世的《證類本草》所載《本經》佚文比較,《御覽》有以下兩個顯著特點。

一、《御覽》所引用的《本經》古傳本

由於《神農本草經》在唐、宋以前早已出現了多種不同名稱及抄録各異的古傳本，因而在《御覽》所引録的《本經》佚文同樣也是引録自若干不同類型的傳本，而不是單獨一種。這種情況主要又可反映在以下兩方面。

1.《御覽》引用《本經》古傳本的種類。這可以從《御覽》所引《本經》古傳本記有不同的書名看出。這些書名有：《本草經》、《神農本草經》、《神農本草》及《本草》，此外尚有以《本經》早期注本得名的：陶弘（洪）景《集注本草（經）》等稱。有關《御覽》所引這些書名佚文的藥名及條數的考證可參見本書第十二章，這裏從略。而從這些名稱各異的引書名稱中不難看出《御覽》所引用的《本經》佚文乃是來自多種不同古傳本者，故其所記文字也互有出入。

2. 同一藥物所引不同《本經》古傳本的例證。《御覽》所引的多種《本經》書名，不僅散見於各藥項下，而且也多見於同一藥物項中。舉如：

在《御覽》卷955“桑”條下除引有“桑根（白皮）”的“《本草經》”書名佚文外，同時還併列有“《神農本草》”書名佚文。

又如，在《御覽》卷1000“地榆”條下除引有“《本草經》”書名佚文外，同時還併列有“《神農本草經》”書名佚文。

二、《御覽》所引《本經》佚文的體例

將《御覽》所引《本經》佚文内容與早期藥典性本草學所引《本經》佚文相比較，除了互有某些文字多寡與變易外，還有在編寫體例上的差異，這就是：

1.《本經》原文與注文的標記方式　由於在《本經》古傳本中除《本經》原文外，往往摻入多級注文。爲了辨識方便，故在《新修本草》以前的古本草均將《本經》與《別録》文分別用朱字與墨字書寫，而在北宋的官修本草中則分別刻成白字與墨字。至於陶弘景注及《唐本草》注則以上各書均記作雙行小字。

以上這種標記原文與注文的方式在《御覽》一書中則全不可見，而是均用墨字，其標記方式又有以下幾種。

（1）同一藥物項内，以“《本草經》”之名列爲一條者：

①條文内容與《證類》白字全同或大同者——這類條文佔《御覽》所引

《本經》藥物的絶大多數。其例甚多，從略。

②條文内容雜見於《證類》白字與墨字（《别録》文），也間有不見於《證類》所引，但均未記其他書名者——這類條文爲數極少。如《御覽》卷996“菊”。

③條文内容雜見於《證類》白字與陶弘景氏小字注文（其前面記有：“陶隱居云”四字）者——這類條文也只見於個别藥物。如《御覽》卷991“木香”。

（2）同一藥物項内以“《神農本草》”，或“《神農本草經》”，或逕以“《本草》”之名列爲一條者。

①條文内容與《證類》白字全同，或大同者——這類條文均爲數極少。其中用“《神農本草》”之名者，如《御覽》卷719“粉錫”。用“《本草》”之名者，如《御覽》卷985“丹砂”。

②條文内容雜見於《證類》白字與墨字（《别録》文），或不見於《證類》所引，但均未記其他書名者——這類條文也數目不多。其中用“《神農本草》”之名者如《御覽》卷998“薔薇（即營實）。”用“《神農本草經》”之名者如《御覽》卷808“鷄卵”。用“《本草》”之名者如《御覽》卷991“人參”等。

（3）同一藥物項内以“《本草經》”與“《神農本草》”）之名分别列爲兩條者——這類條文只見於個别藥物。如《御覽》卷960的辛夷與合歡。

（4）同一藥物項内以“《本草經》”與“《神農本草經》”之名分别列爲兩條者——這類條文只有《御覽》卷1000“地榆”一藥。

（5）同一藥物項内以“《本草經》”與“陶弘（原作“洪”字）”景《本草經》（或“陶弘景《集注本草經》”之名分别列爲二條者——這類條文也只見於極個别的藥物。其中：

①所引《本草經》文與《證類》白字相同。所引“陶弘景《集注本草經》”文與《證類》墨字（《别録》文）相同者，有《御覽》卷950“水蛭”。

②所引《本草經》文與《證類》白字相同。所引“陶弘景《本草經》”文與陶弘景注文相同者，有《御覽》卷948“螻（原作“蝤”蛄）。

③所引《本草經》文不見《證類》等書。所引“陶弘景《本草經》”文雜見於《證類》的《本經》、《别録》及陶注中者，有《御覽》卷951“地膽”。

（6）同一藥物項内以“陶弘（洪）景《集注本草經》”之名列爲一條

者——這類條文只見一條即《御覽》卷 947“蚯蚓”。但其內容卻雜有《别録》及陶注之文。

2.《本經》藥物的各種項目排列次序　在同一藥物各種項目的次序方面,《御覽》所引《本草經》與《證類》白字互有不同之處。如《御覽》在藥物正名項之後即爲藥物别名項。二項先後緊密在一起。而《證類》的藥物别名項均排在藥物主治功效項記文之後。

再如《御覽》所記的藥物生境一項均排在其主治功效項之前，而將産地一項排在藥物記文之最末。而《證類》則將藥物生境與産地二項合併爲一項，並排在藥物别名項之後。玆舉沙參一藥爲例爲代表。即：

《御覽》卷 991：“《本草經》曰：沙參（正名），一名知母（别名），味苦，微寒（性味）。生川谷（生境）。治血積，驚氣。除寒熱，補中，益肺氣（主治及功效）。生河内（産地）。”

《證類》卷 7：“沙參（正名：白字）。味苦，微寒（白字。性味）。無毒（墨字）。主血積，驚氣。除寒熱，補中，益肺氣（以上白字）。療胃痹，心腹痛，結熱，邪氣，頭痛，皮間邪熱。安五臟，補中（以上墨字）。久服利人（白字。以上均主治及功效）。一名知母（白字），一名苦心，一名志取，一名虎須，一名白參，一名識美，一名文希（墨字。以上均别名）。生河内（産地），川谷（生境）及冤句、般陽、續山（墨字。以上均産地）。二月、八月採根，曝乾（墨字。採製）。”

三、《御覽》引録《本經》個别藥物的分條失誤

在《御覽》所載的《本經》佚文中有 5 種藥物在其條文分類方面有所失誤，雖屬個别現象，但也是其不足之處。爲了澄清本源，玆特説明如下：

1. 郁李仁一藥的《本草經》佚文見於《御覽》圈 993“爵李”條下（稱爲“郁核”），而其《吴氏本草》佚文見於《御覽》卷 973“鬱”條下（稱爲“郁核”）。

2. 女委一藥的《本草經》佚文見於《御覽》卷 993“女萎”條下（稱爲“女萎”），而其《吴氏本草》佚文見於《御覽》卷 991“委萎”條下（稱爲“委萎”）。

3. 續斷一藥的《本草經》佚文見於《御覽》卷 989“續斷”末下（稱爲“續斷”）。但在卷 989“續斷”條下所引的《吴氏本草》佚文藥物，實際上卻是“龍蒭”（即石龍蒭），其别名雖也有“續斷”（或稱“草續斷”）一稱，但郤和《本草經》中的正名續斷並非一藥。由於與後者的别名相同，才被《御覽》編者誤摻入同一條中的。

至於《御覽》卷 994 所引《本草經》的“龍須”，一名龍循（一名續斷），也是石龍蒭的佚文。與正名的續斷無關。

4. 蠡實一藥的《本草經》佚文見《御覽》卷 992“豕首”條下（稱爲：“豕首”，一名劇草。一名蠡實）。而其《吴氏本草》佚文卻見於卷 991“蠡實華（花）”條下，稱爲“蠡實”。

至於《御覽》卷 992“豕首”條下所引《吴氏本草》的“豕首”（稱爲“一名澤藍”），實係天名精一藥，而非蠡實，這是因爲天名精也有豕首及澤藍的别名，因而被《御覽》誤摻混於同一條“豕首”條内的。

5. 羊蹄一藥的《本草經》佚文見《御覽》卷 995“羊桃”條下。但羊桃爲《本經》的另一種藥物，與羊蹄不同，是爲誤植之誤。此外《御覽》卷 998 又重出羊蹄一藥，見於“鬼目”條下。這是由於鬼目爲羊蹄别名之故。

第二十章 《本經》古本佚文信實程度的評詁

有鑒於在各種《本經》古傳本中的《本經》佚文，多散見於不同的傳世古籍中，而其内容往往有相互參差出入甚或迥然全異者，同時也有不少雜以後世摻入之文而其真膺待辨者。爲了進一步掌握這些佚文本身的特徵，並澄清其混淆疑似，訂正其訛誤增缺，使之所輯佚文具有更高質量要求，就必須根據歷史演變的自然規律，和事物發展的因果關係製定明確的標準，作爲判斷和鑒定這些佚文信實程度的客觀依據。因此在本文中重點就以下三個問題加以説明。

一、《本經》佚文和《本經》古本佚文的區别

這裏所説的《本經》佚文，是指該佚文内容全部屬於《本經》原書者。而所謂《本經》古本佚文，則是指早在傳世最早、最完整的古本草著作（主要指《證類本草》）以前，《本經》各種古傳本的佚文而言。

從傳世的各種《本經》古本佚文來看，其内容有的則全屬於《本經》佚文，有的則除《本經》佚文外其中尚摻有《名醫别録》佚文，甚至陶弘景氏注文及《唐本草》注文等佚文在内（後者本係小字注文，被誤書作大字正文

者）。也即在後一類古傳本中已非單純地《本經》佚文。推究這類古本形成的原因，主要是由於自《神農本草經》成書後，在其早期古傳本中雖不斷地在轉抄時採用朱、墨分書的形式摻入《别録》佚文，但又不可避免地伴隨産生了只用墨字，不用朱字的古傳本結果。這類並非全屬《本經》佚文的古本，雖然對《本經》原文有所混淆，但如藉助於傳世古本草學中的佚文，仍可加以分辨。而從輯佚的角度來看，這些古本均具有時代較早的特點，其中所包含的《本經》佚文成分，能够碾轉保存到今天，都是屬於早期歷史的見證，是難能可貴的，因而必然也是輯復《本經》的重要參考依據。基於以上原因，在採用《本經》古傳本佚輯時，必須將《本經》古本佚文與《本經》佚文這兩個截然不同的概念與實質加以區别，方可有效地充分排除混入《本經》佚文中的其他古本草佚文成分。

二、傳世《本經》古本佚文的共同規律

綜括地歸納現尚存世的各種《本經》古本佚文的共同規律，主要有以下四個方面：

1. 佚文的悠久歷史　迄今爲止，收載《本經》佚文的傳世本草學文獻雖然爲數不多，但是却包括了距離現在近千年之久，歷經魏、晉、南北朝、隋、唐、五代、北宋，以及日本在鐮倉朝以前很長階段所撰寫的著作時期。至於在元、明以後引録《本經》佚文的文獻，由於其時代晚出，且均屬後代碾轉引録的資料，訛誤已多，距離《本經》原貌更遠，故在本專題中均不涉及。

2. 佚文的廣泛引録　就引録《本經》佚文的古籍種類來看，其範圍之廣，包括了經傳訓詁，史書古注，諸子百家之言，類書，文集，本草學以外的有關醫書，以及國外古籍（現存者主要是日本方面的）等有關中國傳統文化領域各種學科的多方面著作。由此也不難看出《本經》一書在古代學術界所産生的巨大影響。

3. 佚文的傳本繁多　從古籍所引《神農本草經》的異名或其略稱來看，其中有稱爲《本草經》者，有稱爲《神農》者，有稱爲《神農經》者，有稱爲《本草》者，有稱爲《本經》者，等不一而足。除此之外，還有所引内容純屬《本經》原文，但却略去所引書名，故只能從其與傳世佚文對照方可證實者。以及各書所引的同一條文面目全非者。以上這些情況都可以證實：内容互有差異的《本經》古傳本是相當衆多的。

4. 佚文的叠經訂補　從《本經》佚文的内容來看，雖有很多是源自《本經》原書而未加修改增删的文字，但也不乏業經《本經》早期傳本轉引節録，以及混雜有《名醫别録》及其以後古本草著作之文在内者。這些佚文雖然都是經過反復引用或節録，但也有明確地注明其間接所引的書名而出現多級佚文者。後一種情況可以舉例如：《太平御覽》引自《吴普本草》，而《吴普本草》又引自《神農（本草經）》之類。這説明《本經》佚文在其流傳過程中是經歷了後代的反復修改和删補過程的。

由此可見，這些散在各種非本草學古籍中的《本經》佚文，其保存迄今的數量雖然不多，但其所涉的範圍之廣，時代之長，傳本之多，以及其對古代亞洲地區醫學和文化事業的影響是相當深遠的。

三、古籍佚文的信實程度

在傳世古籍的《本經》佚文是否符合其原書内容的本來面目，也即如何判定其信實程度的問題。概括起來，決定佚文信實程度的主要條件有以下幾個方面。

1. 古籍的撰年時代性　收載《本經》佚文的各種不同古籍本身其撰寫年代有先後之異，而撰年早的古籍較撰年晚的古籍其所載佚文大多具有更高的信實程度。舉如：

在傳世的古本草著作中，《證類本草》與《本草綱目》二書均收載有較完整的《本經》佚文。但前書撰於11世紀末期，而後書撰於16世紀中期。且《綱目》在撰寫時又參考了《證類》一書。因而在《本經》佚文的信實程度上，《證類》明顯地要勝於《綱目》。

2. 古籍的傳本原始性　又可包括兩個方面。

其一，收載《本經》佚文的同一種古籍，其所依據的不同傳本有年代先後之異，而時代早期傳本佚文的信實程度較之晚期傳本中的佚文往往更高。舉如：

在《證類本草》的同一書中，不僅有間接據自6世紀初陶弘景《本草經集注》中《本經》古傳本的《本經》佚文者，這些佚文均見於該書白色大字中，而且還有間接據自2—3世紀間《吴普本草》中《本經》古傳本的《本經》佚文者，這些佚文均見於該書墨色小字注文中。前者係經歷了：《唐本草》、《開寶本草》及《嘉祐本草》等碾轉引録，後者則經歷了古類書及《嘉祐本草》等碾轉引録。二者流傳過程雖異，但《吴氏本草》所據的《本經》古傳本年代早於《集注》，更具有原始性的特徵，因而其信實程度並不亞於《集注》所據的《本經》古傳本。

其二，在早期古籍引録《本經》佚文的同時，間有參用《本經》的其他異本佚文者，這也是屬於接近原始傳本形態的一種類型。現舉二例説明。

例 1，三國時期《本經》異本的個別佚文可以從傳世的某些《吴普本草》佚文中見到，也即該書所謂“一經”者，如：

《吴普本草》“委萎”（萎蕤）條：“《神農》：苦。一經：甘。”（見《太平御覽》卷 991 引）

《吴普本草》“牛膝”條：“《神農》：甘。一經：酸。”（見《太平御覽》卷 993 引）

例 2，南北朝時期陶弘景氏在撰寫《本草經集注》時所見《本經》異本在陶注中稱爲“別本”，或“經”。如：

“青葙子”條陶注：“別本亦作草蒿。”（見《證類》卷 10）

“桂”條陶注：“經云：桂葉，如柏葉，澤黑，皮黄，心赤。”（見《證類》卷 12）

按，“桂”條陶注所引“經云”之文，不見《本經》的現存佚文。故同條的《唐本草》注云：“陶引‘經云’：‘似柏葉。’驗之殊不相類。不知此言從何所出。”可見陶氏所引“經云”的古傳本，即使到了唐代也已不可得見。

其三，收載《本經》佚文的同一種古籍，該書的版本年代有先後之異。而其初刊本或早期刊本在佚文的信實程度上必高於其後的各種復刊本（但影刊本或影印本除外）。舉如：

收載《本經》佚文的《證類本草》一書，現尚存世最早刊本年代的南宋劉甲本《經史證類大觀本草》（1211 年）和金朝遺民晦明軒本《重修政和經史證類備用本草》（1249 年）兩種刊本均較之其後的各種元、明、清及清以後各種復刊本的信實程度爲高。

3. 古籍的底本精確性 《本經》佚文的信實性不僅和時代早期的佚文因素有密切關係，而且也不可低估另外一個重要因素，即作爲輯佚底本的古籍本身其寫録或刊印質量有關。這就是凡底本在抄、刊時曾經嚴格地校勘要求者，其所録佚文的信實程度必然超過未經嚴格校勘的民間抄本或坊刻本。特別是曾經過認真校勘的晚期底本中的佚文，在其信實程度上甚至可以超過抄刊質量低下的早期刊本。舉如：

例 1，敦煌出土的殘卷本《本草經集注・序録》及數種《新修本草》片斷，其寫録年代均在隋唐時期，而《證類本草》一書則撰成於北宋時期。前者雖係較後者提早數百年之久的古籍，但均係民間學子抄録之本，文字内容均未經嚴格校勘，故其間錯訛俗簡之字頗多；而後者則係經政府官修校定刊行後的版本，文字比較規範。故從佚文的信實程度上互相對比時，後者在某些内容方面並不遜於前者，甚且或有勝過之處。

例 2，森立氏輯本的《神農本草經》一書"烏頭"條"喙"字，在該書《札記》(即該書校語)中說：

"喙,《香藥抄》、《藥種抄》作啄"。

按，"啄"本是誤字，森氏特氏特標而記出是正確的。但森氏當時所見的《香藥抄》係日本流傳的多種手抄本之一。惟著者在《本經》校注時所據的《香藥抄》乃日本八木書店影印天理藏本(原石山寺卷子本)，係屬古本，而該本在烏頭條中仍爲"喙"字。足徵原書未誤。這是由于森氏只記書名，未能記明版本，也未參校他本，故出此校語。

4. 古籍的承襲一脉性　所謂承襲一脉性，又可包括兩種情況。

其一，是指古籍的傳授與繼承在其内容引録的相互銜接問題上的完全相同或基本一致。舉如在下記的三種傳世古代類書著作中，均引有《本經》古本的佚文。

7 世紀初，唐代的《藝文類聚》。

9 世紀初，日本的《秘府略》。

10 世紀中後期，宋代的《太平御覽》。

在上述三書的佚文内容中多可見到内容基本相同之條文。而推溯此三書所據的主要藍本之一，則均係襲自 6 世紀，南北朝時代的北齊官修類書《修文殿御覽》一書者。這個事實可以從下引宋代古籍的記述中證明：

《太宗實録》："(《太平御覽》)以前代《修文御覽》、《藝文類聚》、《文思博要》及諸書，分門編爲一千卷。"(見《玉海》卷 54 引)。

《直齋書録解題》卷 14："《太平御覽》一千卷……以前代《修文御覽》、

《藝文類聚》、《文思博要》及諸家，參詳條次修纂。”

據此可知，以上三書所據祖本在其承襲過程中具有一脉相承的關係。因而晚期的類書同樣可以反映時代更古的《本經》古本佚文。

其二，是指不同古籍各自所引的《本經》古傳本系統，是否屬於同一體系的問題。

這可以從其所引佚文的具體內容、形式、風格等方面加以判斷。舉如《抱朴子》所引《神農四經》中的“上藥”藥性是：“令人身安命延，昇爲天神，遨游上下，使役萬靈，體生羽毛，行厨立至。”與傳世古本草中的《本經》佚文相較，後者是：“上藥一百二十種，爲君主，主養命，以應天，多服、久服不傷人，欲輕身、益氣、不老、延年者本上經。”可見，二者在文字、風格、基調方面均相距較遠。而前者應屬《本經》古本之旁枝，並非《本經》嫡系，雖可提供輯佚參考，但不能據作底本之類。

5. 古籍出處的優先性　有些收載《本經》佚文的古籍其時代雖然較晚，與《本經》撰年相距較遠，但在該古籍中又直引用了更早期的古籍，後者再次引用的古籍（屬於二三級引文），其佚文具有時代更古的特點，且爲其他傳世古籍引文所未見者，因而這類佚文同樣具有較高價值的信實性。現在舉出 12 世紀初期日本亮阿闍梨兼意所撰的《藥種抄》及《香藥抄》二書爲例説明這一问題。

其一，在《藥種抄·本卷》“木甘草”條有以下的引文：

“《修文殿御覽》卷 300 云：木甘草——《吴氏本草》曰：木甘草，葉四四相當。”

考木甘草爲《別録》藥物，陶弘景《本草經集注》將其列入“有名未用”類中。在此藥的《別録》佚文中有“葉四四相值”之文，與上記《吴氏本草》佚文基本相同。足徵此文乃《本經》古本佚文之一，由《修文殿御覽》卷 300 直接轉録自漢、魏時吴普氏的《吴氏本草》者。據此可知，《藥種抄》一書撰年雖晚，但其所引古籍出處年代却甚古，其佚文的歷史價值是很值得重視的。

其二，在《香藥抄·末卷》“芸香”條第三行記有下列文字：

“以（已）下出《御覽》第 301 卷。”

考之古代類書以“御覽”二字名書者有《修文殿御覽》和《太平御覽》二書。前書早佚，後書尚存。上記的“御覽”究爲何書？經查《太平御覽》卷301，此卷乃“兵部三·陣”，與芸香無關。而其芸香條却見於《太平御覽》之卷982，與上記佚文的卷數不符。此外，如將《太平御覽》芸香條所引古籍名稱與《香要抄》芸香條引書對照時，除二者相同與相似的引文外，在後者尚多出：《博物志》、曹植、《玉篇》、《説文》（重出條）、淮南王等古籍佚文均爲《太平御覽》所無。足徵在《香要抄》所引“《御覽》”的各書佚文，並非源自984年的《太平御覽》，而是直接本自公元572年的《修文殿御覽》卷301者。其史料價值又提前了四百年之久。

至於芸香一藥，《吴普本草》稱爲石芸。在上述《香藥抄》據《修文殿御覽》所引古籍中有《吴氏本草》佚文。即：

“石芸一名蔽列，一名顧啄。”（按，《太平御覽》卷982引《吴氏本草》，同上，惟“蔽”作“敝”）

今考石芸也是《别録》藥物，陶弘景氏將其列入“有名未用”類中。而在《别録》佚文中也有與上記《吴氏本草》基本相同的内容。即：

“石芸……一名螫烈，一名顧啄……”（見《大觀本草》卷31）

可見，“螫”與“蔽”，“烈”與“列”均因字形相似而致訛誤者。而石芸雖非《本經》藥物，但確屬《本經》古本佚文。由此可見，《香藥抄》一書的時代雖然較晚，但却直接佔有了更古文獻的依據，故其所載《本經》古本佚文的信實程度仍是很高的。

四、小結

綜上所述傳世《本經》古本佚文的共同規律和有關古籍佚文信實程度的要求，都是屬於判定是否接近《本經》原貌的一些基本因素或探索的途徑。但是，每種因素的正確性都只能是具有其相對地意義。因此，在客觀、完整地評詁《本經》古本佚文的信實程度時，必須綜合各方面的條件予以全面考察，以冀輯佚質量最大限度地提高。

第八篇　本書輯復《本經》的方案與步驟

第二十一章　《神農本草經》書名和卷數的確定

有鑒於《神農本草經》在既知的早期古籍中著録或引用此書時，對其稱謂與卷帙問題每多存在異説，爲了澄清原委，故在輯復工作之前，首先應從確定原書的書名及其卷數入手，以便有所遵循，爲制訂輯復工作的總體方案奠定物質基礎。這也就是本章所要考證的任務。

第一節　原書書名及其異稱

一、確定原書名的依據

《神農本草經》古傳本的書名據唐宋以前文獻記載可考者有:《本草》、《本草經》、《神農》、《神農經》、《神農本草》、《神農本經》、《神農本草經》、《經》、《本經》、《正經》、《神農四經》、《神藥經》等不下十餘種之多。但究以何者爲其原來的本名，由於原書早佚已無法覓其實物勘證，故只能從其直接傳承的現存古本草著作中找尋答案。而這類著作應首推《本草經集注》一書。該書撰者陶弘景（隱居）在其序文中記述原書書名時説:

“舊説皆稱《神農本草經》，余以爲信然”。（按，此引文可見敦煌出土《本草經集注・序録》殘卷本，但《證類本草》引録此文脱佚“草”字）

根據這一説法，《神農本草經》作爲原書書名，不僅信而有徵，而且也能充分全面地反映了此書名涵義的三個特點，即，“神農”二字係借用古代傳説假托的人名；“本草”二字代表了該學科名；而“經”字則爲“經典”一詞的略稱。故本書輯佚本也正式以“神農本草經”作爲復原書名的依據。

二、古異稱的考證

除了《神農本草經》是原書書名外，其他 13 種書名稱均是由《神農本草經》演化出的。其中，《本草》 一稱是用學科名代書名；《神農》一稱是用人名代書名，《經》、《本經》、《正經》和《舊經》四稱都是用經典名代書名；《神農本草》、《神農氏本草》二稱是用人名加學科名代書名；《本草經》一稱是用學科名加經典名代書名；《神農經》和《神農本經》二稱都是用人名加經典名代書名，《神農四經》一稱則是用人名、經典名加卷數代書名，其他還有用《神藥經》之類的書名作爲書名的。玆爲了便於考察這些異稱的演化由來、文獻出處及其引用情況，現分述如下。

1. 稱爲《本草》者　在我國古代，“本草”二字不僅具有廣義的本草學專科涵義，而且也多用作《神農本草經》一書的略稱。正如皇甫謐在《帝王世紀》中說：“炎帝神農氏……嘗味草木，宣藥療疾……著《本草》四卷。”顔之推在《顔氏家訓》中也說：“譬猶《本草》，神農所述。”

值得注意的是，在漢、魏、六朝時期還出了用“本草”二字爲書名，並冠有注家姓氏的一些《神農本草經》注本。既知者主要有：“吴普《本草》六卷”，“蔡邕《本草》七卷”，“秦承祖《本草》六卷”，“隋費《本草》九卷”等（均見《隋書經籍志》引《七録》）。

徵之傳世早期古籍中所保存的《神農本草經》佚文，逕呼爲《本草》書名的更是不乏其例，它們在這些古籍中的出處主要有以下一些：

漢·王逸《楚詞章句》注、漢·樊光《爾雅》注、漢·高誘《淮南子》注及《吕氏春秋》注、三國·孫炎《爾雅》注、三國·陸璣《毛詩草木鳥獸蟲魚疏》、晉·葛洪《肘後備急方》、晉·郭璞《爾雅》注、晉·劉孝標《世說新語》注、北齊·賈思勰《齊民要術》、梁·顧野王《玉篇》、梁·沈重《毛詩義疏》、隋·蕭吉《五行大義》、隋·陸德明《經典釋文》、唐·歐陽詢《藝文類聚》、唐·李善《昭明文選》注、唐·徐堅《初學記》、唐·慧琳《一切經音義》、宋·李昉《太平御覽》、宋·吴淑《事類賦》等（以上列舉各書引文的具體内容請參閱本書第十二章）。

2. 稱爲《本草經》者　《本草經》一稱作爲《神農本草經》的别名在今存古本草學著作中已有很多記述。如唐·孔志約在《新修本草序》中說：“……以爲《本草經》者，神農之所作，不刊之書也。”在《嘉祐本草》的《嘉祐補注總敍》中也說：“舊說《本草經》神農所作。”（均見《證類本草》卷1）

在戰國以後，隋唐以前《神農本草經》的注釋性著作直接取用“本草經”作爲書名，並在其上冠有注家姓氏的也爲數不少。而其中最古的一種即戰國末期名醫扁鵲弟子子儀的注本。該書名曾收録於三國·魏·鄭默《中經簿》（書目著作）中。原文即：“子義（儀）《本草經》一卷”（見《周禮·天官》賈公彦疏）。

繼之以後的此類古注本據可考者尚有：

三國時期的“李當（讜）之《本草經》一卷”。

南北朝時期的“王季璞《本草經》三卷”，“談道術《本草經鈔》一卷”，“趙贊《本草經》一卷”（以上均見《隋書經籍志》引梁《七録》）。

隋朝的“蔡英撰《本草經》四卷”（見《隋書經籍志》）。

除了冠有注家姓氏的《本草經》書名外，還有用《本草經》附記有其他字樣的一些六朝時期的古注釋類書名。其中有：“《本草經輕行》一卷”、“《本草經利用》一卷”、“陶弘景《本草經集注》七卷”（均見《隋書經籍志》引《七録》）、“《本草經類用》三卷”、“《本草經略》一卷”（均見《隋書經籍志》）。特别在《本草經集注·序録》即直接記以“《本草經》卷上……《本草經》卷中……《本草經》卷下……合三百七十四種”字樣（按，此引文據敦煌出土本。《證類本草》卷也引此文，但無最末一句）。

引用《神農本草經》佚文而記以《本草經》書名的傳世早期古籍出處主要有以下一些：

北齊·賈思勰《齊民要術》、隋·虞世南《北堂書鈔》、唐·歐陽詢《藝文類聚》、《昭明文選》李善注、徐堅《初學記》、《素問》王冰注、王燾《外臺秘要》、宋·李昉《太平御覽》等（以上列舉各書引文的具體内容請參閲本書第十二章）。

3. 稱爲《神農》者　神農本是傳説中上古“三皇”之一的帝王，又稱“炎帝”者。根據古代民間傳説神農氏曾用藥草爲民治病。如《淮南子·修務訓》：“（神農）嘗百藥之滋味，水泉之甘，令民知所避就，當此之時，一日而遇七十毒。”《帝王世紀·炎帝紀》：“炎帝神農氏，嘗味草木，宜藥療疾，救夭傷之命。”

因此古代也以《神農》作爲《神農本草經》代稱。如漢·鄭玄在《周禮·天官》“五藥養其病”條的注文中就明確指出：“五藥，草、木、蟲、石、谷也。其冶合之齊，則存乎《神農》、《子儀》之術。”唐·賈公彦疏：“張仲景《金匱》云：‘神農能嚐百藥，則炎帝者也……言此二人（指神農與子儀）能合此術耳。’”

在後漢的《吴普本草》一書各藥條下，凡引用《神農本草經》時均稱爲“《神農》”，或“《神農》一經。”此外，三國·嵇康《養生論》一文（見《太平御覽》），《昭明文選》李善注及《素問》王冰注中所引佚文也均稱爲“《神農》”。

4. 稱爲《神農經》者　將《神農本草經》直稱爲《神農經》的古書如晉·張華《博物志·文籍考》：“太古書，今見存有《神農經》、《山海經》。”

在晉·葛洪《抱朴子》所引《神農本草經》佚文時所用的書名也是“《神農經》”，“《神農經》曰：上藥令人身安命延……又曰：中藥養性，下藥除病”（按，此引文係據《太平御覽》卷984轉引。但在傳世本的《抱朴子·内篇·仙藥》，則在“農”下有“四”字）。

此外，晉·張華《博物志》（卷4，“藥物”）及六朝·佚名氏《養生要略》（《太平御覽》卷984引）均引有《神農經》佚文。

5. 稱爲《神農本草》者　早在先秦時期的民間傳説中就已將《神農本草》列爲上古三世（三代）的醫書之一，同樣也是用以代替《神農本草經》書名的。如《禮記·曲禮下》：“醫不三世，不服其藥。”唐·孔穎達疏：“三世者，一曰《黄帝針灸》，二曰《神農本草》，三曰《素女脉訣》。”因此，三國魏·皇甫謐在《針灸甲乙經序》中也説：“伊尹（爲商湯臣）以亞聖之才，撰用《神農本草》，以爲《湯液》。”

六朝、隋、唐時期以《神農本草》作爲書名的古傳本及其注本已有多種：其中見於《七録》者有“《神農本草》五卷”本及“《神農本草》四卷，雷公集注”（均見《隋書經籍志》轉引。《唐書藝文志》則作雷公集注《神農本草》四卷）。見於《隋書經籍志》者有“《神農本草》八卷”本。見於《舊唐書經籍志》者有“《神農本草》三卷”本（《新唐志》同）。

在北宋的《（嘉祐）補注本草奏勑》一文中，北宋官方已將《神農本草》列爲重要古典醫書書目中，即：“所有《神農本草》、《靈樞》、《太素》、《甲乙》、《素問》之類”（見《證類本草》卷30之末）。

現存原稱《神農本草》的佚文見於早期古籍者，主要可見於北魏的酈道元《水經注》、唐代的《後漢書》李賢注、《昭明文選》李善注及宋代的《太平御覽》等（以上各書引文的具體内容請參閲本書第十二章）。

6. 稱爲《神農本經》者　如：

《本草經集注》陶弘景注：“以《神農本經》合三百六十五爲主”（按，

此條引文敦煌出土殘卷本與傳世《證類》本全同)。

《七情表》"小序":"又《神農本經》相使正各一種"(見《證類本草》卷2)。

《嘉祐本草·序録》注:"本草例:《神農本經》以朱書"(見《證類本草》卷1)。

7. 稱爲《神農氏本草》者　如:

林希《重廣本草圖經序》:"世所傳曰《神農氏本草》三卷"(見《證類本草》卷1)。

8. 稱爲《經》者　如:

《開寶重定本草序》:"三墳之書,神農予其一,百藥既辨,《本草》存其録,舊《經》三卷,世所流傳。"

9. 稱爲《本經》者　如:

《本草經集注》陶弘景序:"今之所存,有此四卷,是其《本經》。"

《新修本草》孔志約序:"《本經》雖闕,有驗必書。《别録》雖存,無稽必正。"

《(嘉祐)補注本草奏勑》:"及見唐顯慶中詔修《本草》,當時修定注釋《本經》……"

此外,唐·蕭炳《四聲本草》所引《神農本草經》的書名即作《本經》(見《證類本草》卷8秦艽條轉引)。

10. 稱爲《正經》者　如:

唐·李珣在《海藥本草》中分别引有《神農本草經》和《名醫别録》之文,前者逕稱其書名爲《正經》,後者則直呼其書全稱。今《海藥本草》已佚,其個别引有《正經》之佚文,散見《證類本草》卷12沉香,卷21秦龜、真珠,卷22蚺蛇膽等條。

11. 稱爲《舊經》者　如:

《開寶重定本草序》:"《舊經》三卷,世所流傳。"

《嘉祐補注總敍》:"《舊經》才三卷。"

12. 稱爲《神農四經》者　如:

《抱朴子·内篇·仙藥》:"《神農四經》曰:上藥令人身安命延……又曰:中藥養性,下藥除病。"按,"四經",即四卷之義。

13. 稱爲《神藥經》者　如:

《抱朴子·内篇·仙藥》:"术，一名山薊，一名山精。故《神藥經》曰：必欲長生，常(《大觀本草》卷6术條作"當")服山精。"

通過以上考證,《神農本草經》在早期古文獻中雖有多種不同的書名，但或屬於原名之省略，或屬於便宜之取代。均不難從其原書書名尋覓其演變淵源。這也是本輯本主張以《神農本草經》爲其原書名的依據，但在本書内容中爲了行文的簡練，仍以《本經》一稱作爲略稱。這也是需要補充説明的。

第二節　原書卷數

《神農本草經》最古本原書的卷數今已不復能見知。但從可考的古史料追溯，至少在漢、魏六朝前後隨着此書不同書名及其古傳本數量的增多，不同的古傳本其卷數也多有不同。而在既知古籍中記載最多的卷數有三卷本和四卷本兩大類。此外，還有五卷本，八卷本等。至於各種古注本的卷數尚不包括在内。

一、既知古籍所載的卷數

1. 五卷本及八卷本的古説　這兩種卷數均爲《神農本草經》古傳本的一種。其中五卷本僅見於阮孝緒《七録》佚文，即"《神農本草》五卷"(據《隋書經籍志》轉引)。

八卷本則見於《隋書經籍志》(《通志·藝文略》及《玉海》卷63均同)，即"《神農本草》八卷"。

按，以上這兩種古傳本均未能傳世，又未載其他古籍中。而其卷數均較之大多數古籍所記的三卷本及四卷本超出一倍左右，可知其應係在三卷或四卷本基礎上發展的晚出傳本。既非《神農本草經》原本卷數，故此處不再討論。

2. 四卷本的古説 《神農本草經》最古本爲四卷之説，首見於晉·皇甫謐《帝王世紀》一書。即"炎帝神農氏……著《本草》四卷"。

晉·葛弘在《抱朴子·内篇》中在引録古本《神農本草經》原文時，則直接採用了《神農四經》這個書名。而所謂"四經"，正是指四卷而言。

梁·陶弘景也在其《本草經集注·序録》的自序中明確指出《神農本草經》保留到當時的古傳本是四卷。即"今之所存，有此四卷"(敦煌出土本及《證類》卷1引文均同)。

此後在唐代的《新修本草》及五代的《蜀本草》中也同樣以爲四卷。這可以見《嘉祐本草》在爲上記陶序所作的注文中。即：

“《唐本》亦作四卷。韓保升（按，即指《蜀本草》）又云：‘《本草》上、中、下序録合四卷。’”（見《證類本草》卷 1）

3. 三卷本的古説　在上述陶弘景《本草經集注・序録》自序中雖已記載了《神農本草經》當時所存的古本爲四卷。但同一序録在引《神農本草經》本文時，卻以朱字引録了三卷本的内容。原文如下：

“《本草經》卷上……（此處原有墨字注文，兹從略）。《本草經》卷中……（此處注文從略）。《本草經》卷下……（此處注文從略）。此下又有陶弘景墨字記文，即：右三卷，其中下二卷藥合七百三十種，各别有目録，並朱、墨雜書，并子注，今大書分爲七卷。”（敦煌出土本及《證類本草》引文全同）

據此可知陶氏當時雖已見到四卷古本，但卻以另一種三卷本爲基礎重新分卷和注釋的。

《神農本草經》三卷傳本見於古書目最早的一種説法是在南北朝・梁・阮孝緒《七録》。即：

《嘉祐補注總敍》：“惟梁《七録》載《神農本草》三卷。”（按，今考《隋書經籍志》卷三《神農本草》條下引《七録》作五卷，與此説不符）

《唐書經籍志・醫術》：“《神農本草》三卷。”（《新唐書藝文志・醫術類》及《玉海》卷 63 同此）

《開寶重定（本草）序》：“三墳之書，神農預其一，百藥既辨，《本草》存其録。《舊經》三卷，世所流傳。”

《嘉祐補注（本草）總敍》：“然《舊經》才三卷，藥止三百六十五種。”

宋・林希（即林樞密）《重廣本草圖經序》：“《神農氏本草》三卷。”（以上三條引文均見《證類本草》卷 1）

二、後世輯本的卷數及對卷數的爭議

1. 輯本的卷數　後世的各種《神農本草經》輯本同樣也有三卷本與四卷本之異。其中，三卷輯本如：

宋・王炎《本草正經》，明・盧復《神農本經》，清・孫星衍等《神農本草經》卷末附“本草經序例”〔即“序録”〕，清・葉志詵《神農本草經贊》，清・黄奭《神農本草經》，清・莫文泉《神農本草經校注》（上、中、下三卷分列三品，上卷包括序録部分），日本・狩谷望之志《本草經》，近人曹元宇

《本草經》(上、中、下三卷，根據藥物玉石、草、木、蟲獸、果菜、米食分類。其中卷上包括序録部分)。

四卷輯本如：

清・顧觀光《神農本草經》(卷1爲“序録”，卷2~4分列上、中、下三品)，清・王闓運《神農本經》(其中一卷爲“本説”〔即序録〕，餘三卷分列上、中、下三品)，日本・森立之《神農本草經》(上、中、下三卷分列三品，另有一卷爲“本説”〔即序録〕)，近人王筠默《神農本草經校證》(卷1爲序録，卷2~4分列上、中、下三品)。

不分卷輯本如：

清・姜國伊《神農本經》(卷首有“名例”，爲“序録”部分。又有“名例補”，共分上、中、下三經，分列三品)，今人尚志鈞《神農本草經校點》(“序録”部分稱爲“序文”，其後分列三品)。

2. 三卷説與四卷説的爭議　《神農本草經》原本卷數究爲三卷，或四卷的問題在學術界曾據理提出過兩種不同的意見。其中主張應爲三卷，而否定四卷的。如：

《嘉祐本草》注對陶弘景《本草經集注》序中所記爲四卷的説法提出否定的意見。即：

“今按，‘四’字當作‘三’，傳寫之誤也。何則？按，梁《七録》云：‘《神農本草》三卷。’又據今《本經》陶序後朱書云：‘《本草經》卷上、卷中、卷下。’卷上注云……即不云三卷外别有序録……今當從三卷爲正。”(見《證類本草》卷1，陶序注)

至於主張爲四卷，而否定三卷的，如：

森立之在引用了主張三卷的上記《嘉祐本草》注之後，評論説：“此説非是。何以知然？陶序後有云：‘右三卷，其中、下二卷藥合七百三十種。’據此則知陶所云三卷者，即《唐書》、諸類書等所引《本草經》朱、墨混雜者。而梁《七録》、《隋志》所稱《神農本草經》三卷，蓋斥是也。若陶氏以前本則必是四卷，非三卷也。”(見森立之輯《神農本草經》森序)

三、原書卷數及各卷内容的確定

1. 確定原書卷數的依據　根據以上《神農本草經》古本卷數的考察，可以認爲在各説之中不僅以四卷之説的出處最古，而且早期的藥典性本草學古籍（包括《本草經集注》、《唐本草》、《蜀本草》）對此也均無異詞。因此《神農本草經》古本卷數仍應以四卷爲正，故本輯本也以此説爲據。

2.《本經》各卷主要內容的分配　歷來在各傳本與輯本中大抵有三種方式。

其一，是早期三卷本採用的各卷內容分配法。即卷上爲："序藥性之原本，論病名之形診，題記品録，詳覽施用"（此處引文均見陶弘景《本草經集注》序。這段文字就是説卷上全部爲"序録"部分，也包括全部三品藥名在內）。卷中爲："玉石、草、木三品"（這是説卷中爲玉石等三類藥物的原文，每類藥物均按三品分類）。卷下爲："蟲獸、果菜、米食三品，有名未用三品"（這是説卷下爲蟲獸等四類藥物的原文，每類藥物均按三品分類）。按，近人曹元宇輯本也採用此種內容分配法。但無"有名未用"部。

其二，是後世某些三卷輯本採用的各卷內容分配法。即卷上爲序録原文及上品藥原文，卷中爲中品藥原文，卷下爲下品藥原文。

其三，是後世大多數四卷輯本採用的各卷內容分配法。即卷一爲序録原文，卷二爲上品藥原文，卷三爲中品藥原文，卷四爲下品藥原文。

本輯本既以四卷本爲據，故各卷內容分配也與第三説全同。

第二十二章　輯復《本經》首要解決的課題

《神農本草經》一書自撰寫迄今已有兩千年以上歷史。此書文字內容雖碾轉不斷地叠經抄録、刊印等變遷，而仍能較完整地保存下來，但由於存世衆多的各種傳本及佚文，其內容每多參差，因而在所收載某些《本經》藥物的名稱、數目、品種、類别以及其他有關藥物特徵的項目方面，也必然出現了各種形式的增删、分合、摻雜、疑似等紊亂現象。現在我們爲了客觀合理、如實地輯復《本經》一書的需要，必須追溯其所以致誤的根源，並通過多方面地考證以明確組成《本經》一書結構(撰寫體例)，及其內容特徵的原始依據。基於這種原因，必須首先在正式開展輯復工作以前進行一系列地有關輯復《本經》依據的專題研究。故著者將這些屬於輯佚前的研究工作製定了二十項專題，並共同構成了輯復《本經》藥物的總體方案。現在歸納起來，又可分爲：輯復《本經》藥物目録和輯復《本經》原文兩個方面，共七大類亟待研究的系列課題，現分述如下。

第一節 《本經》藥物目録的確定

輯復《本經》藥物目録的專題研究又可包括以下四類課題:

一、第一類課題:《本經》藥名的確定

《本經》原書據其本文所載,共365種藥物。但在傳世的各類佚文中,其藥數與藥名屢有所變易,而説者不一。本類課題主要是對於在《本經》各類傳本、佚文與輯本中涉及產生藥數與藥名紊亂的由來、現狀、原因及其輯復要求的研究工作。

爲此目的,本項研究主要進行了下記兩個專題:

專題1:古籍所載《本經》藥名、藥數考。

專題2:《本經》藥物的變動及其輯復要求(以上均見本書第一篇,第一~二章)。

此外,又在專題3及專題4等論文對上述問題進行了補充研究。

二、第二類課題:《本經》藥物三品隸屬的確定

在《本經》一書中將藥物分爲上、中、下品三類,各類均有其特定的涵義與藥數。但不論其傳世佚文或輯本中對三品藥物隸屬的問題,均互有參差出入。本類課題主要是考察有關每種《本經》藥物在其三品隸屬問題上的各種異説,闡明《本經》藥物的三品定義,爲進一步確定藥物三品提供客觀指標奠定輯復基礎的研究工作。

爲此目的,本項研究主要進行了下記兩個專題:

專題3:《本經》三品藥物差異考。

專題4:古本草序録"七情表"所載《本經》佚文考(以上均見本書第二篇,第三~四章)。

此外,又在專題7及專題8等論文中,對上述問題進行了補充研究。

三、第三類課題:《本經》藥物特徵專項的確定

《本經》在記述每種藥物時,均分别對該藥的藥名、藥性、藥味、藥毒、功效、主治,以及其他特徵作了專項記述。由於在《本經》古傳本中長期以來所產生的《本經》原文與《别録》古注混合書寫,以及流傳過程中反復轉録等原因,必然也影響不同項目的摻雜、混淆、疑似與謬誤。本類課題主要是針對記述《本經》每種藥物特徵的項目,所出現的紛亂現象進行溯源與辨析。

爲此目的，本項研究進行了下記三個專題。

專題 5：記述《本經》藥物的各種項目及其輯復原則。

專題 6：古本草序録“諸病通用藥”所載《本經》佚文考。

專題 7：《本經》藥物毒性考（以上均見本書第三篇，第五 ~ 七章）。

此外，又在專題 8 論文中作了補充研究。

四、第四類課題：復原《本經》藥物目録的具體措施

爲了儘可能作到正確輯復《本經》原書的藥物目録，必須全面分析其産生訛誤的原因，並儘可能作到正確無誤地輯復。本類課題主要是在以上各項專題研究的基礎上，根據《本經》原文的内證，參考各種有關資料的對比，以及後世學者所取得輯佚成果進行綜合考察，從而製定出客觀的輯復原則要求，並進一步將《神農本草經》三品藥物目録重新復原。

爲此目的，本項研究主要進行了下記三個專題。

專題 8：釐定《本經》三品藥目的原則與要求。

專題 9：在傳世古本草基礎上《本經》三品藥目的輯復。

專題 10：新輯《神農本草經》藥目的依據及目録（以上均見本書第四篇，第八 ~ 十章）。

第二節　《本經》原書佚文的考察

對於現存《本經》佚文的專題研究又可包括以下三類課題：

一、第五類課題：《本經》佚文淵源出處的核實

輯復《本經》一書最基本的物質依據是其傳世佚文。但由於《本經》佚文散見於古今各類典籍，其中不乏轉手引用的資料，或業經加工、節録者。因而爲了作好輯佚原文的需要，必須首先就現存《本經》佚文的淵源出處加以考察。本類課題，根據《本經》一書流傳歷史的全面探索，對迄今尚存世的各類早期中外古籍包括漢、魏、六朝、隋、唐、北宋（約 12 世紀以前）以及日本平安朝、及鐮倉時代（約 13 世紀以前）的傳世與出土古籍中所保存的《本經》佚文，進行深入地發掘、收集和系統地整理。以便分析歸納出各類佚文的根據與相互繼承演變系統，哪些是該系統的直接佚文，哪些是第二三手乃至更多層次的間接佚文，以便提供輯佚工作的原始可靠根據和客觀取捨的標準。

爲此目的，本項研究主要進行了下記四個專題。

專題 11：輯録《本經》佚文的傳世古本草學著作考。

專題 12：傳世非藥典性本草學古籍所載《本經》佚文考。

專題 13：《吴普本草》所引《神農本草經》古本的考察。

專題 14：《李當之藥録》輯注《神農本草經》古本的考察。（以上均見本書第五篇，第十一 ~ 十四章）

其中專題 11 的考察對象，可以總稱爲收載《本經》佚文的第一大類古籍（以中國早期藥典性本草學著作爲主）。而專題 12、13、14 的考察對象可以總稱爲收載《本經》佚文的第二大類古籍（包括非藥典性的古本草學著作，醫方類著作以及有關的文史類中外典籍）。

二、第六類課題：《本經》輯佚的學術成果與尚待發展的任務

自《本經》原書失傳後，歷代學者爲之重新輯佚而成書者，迄今爲止在國内外已不下數十家之多。儘管不同學者、不同時代的輯本其所根據的藍本不一，所採用的輯佚標準與方法各異。但各自均有其相應的學術成就，足資本次重新輯佚時的效法與參考。但同時各輯本也往往限於各種條件與原始資料收集的情況，而不可避免地有其一定的局限之處。本類課題主要就是分别就既知的各種輯本及輯注本的内容特點、其所採用的方法、藍本、主要成就，不同輯本的相互對比以及尚有待進一步完善、發展的問題加以探討。以便取其所長，有所前進。

爲此目的，本研究進行了下記兩個專題：

專題 15：《本經》輯本所輯《本經》佚文考。

專題 16：《本經》輯注本所輯《本經》佚文考（以上均見本書第六篇，第十五 ~ 十六章）。

三、第七類課題：《本經》佚文的特點及其科學價值之評估

在傳世的各種古本《本經》佚文中，不論在其所記的古文字或某些名物方面，往往保留有其時代特點的明顯烙印，因而也爲進一步輯復原文提供更爲原始地依據。另一方面，對收載《本經》佚文的古籍本身，進行必要地史學考察與對比，也將有助於更客觀地認識該類佚文的學術價值。本類課題主要就歸納《本經》佚文的特點，並對佚文價值進行的評估。以期更完善地作好輯佚工作。

爲此目的，本項研究進行了下記四個專題。

專題 17:《本經》佚文古字考。

專題 18:《本經》所記古國名、地名時代考。

專題 19:《太平御覽》引用《本經》佚文的價值。

專題 20:《本經》古本佚文信實程度的評估（以上均見本書第七篇，第十七 ~ 二十章）。

第二十三章　輯復《本經》的步驟

第一節　擬定體例

一、文字處理

1. 字體標準　自《本經》撰成後流傳千餘年來，叠經歷代碾轉抄印，其原文字體必然有多種形態，迄今可見者不僅在卷子本中有多種古代的俗、異、繁、畧等字體以及某些行、草文字，而且在各類印刷本中也不乏異寫文字。至於通假及避諱文字更是在古書中所習見者。現在本輯本爲了統一體例，對原文字體的處理，一概採用現代通行的繁體字（以《辭源》一書爲標準）。但在注文所引的個别現代輯本原文採用國内現行簡化字者（包括曹元宇輯本，王筠默輯本，尚志鈞輯本），則仍據其原樣。對於古本中的通假、諱字等則均改用其本字以恢復原貌。而行文的排列則採取竪排方式。

2. 字體大小及排列格式　在本輯本中凡屬《本經》原文均一律排作大字記文。凡屬《本經》古注則均排作單行小字，附於《本經》大字之下。所收古注的時代範圍，均係六朝以前的注文，其中包括:《本經》藥物的七情古注、《名醫别録》古注、《吴普本草》與《李當之藥録》的古注以及與注釋《本經》原文有關的陶弘景注、諸病通用藥等。至於隋、唐以後的古注則均不收録。

凡本輯本的《本經》原文及古注需要進行校勘與訓釋的字、辭、或小的段落均用〔 〕號及一、二、三、……的順序另行逐條排列。

二、每種藥物項目的書寫規格要求

《本經》原書的體例是對每種藥物均按照藥物正名，藥物别名，藥物性、味及毒，藥物主治及功效，藥物生境、藥物産地、藥物採制，藥物服用等項

目依次記述（參見本書第三篇第五章“記述《本經》藥物的各種項目及其輯復原則”）。此外，鑒於在《本經》傳世古本佚文中每種藥物之末均附有小字的七情古注一項，故在本輯本也予保留，而列於藥物服用項目之後。現在就將這些項目的特點及其書寫規格要求分述如下：

1. 藥物正名　藥物正名一項全部爲《本經》原文。故均用大字記文排列在該藥原文之開始。在大字記文之下單行小字注文的内容主要是對藥物正名的輯校與訓詁。

2. 藥物别名　藥物别名又有《本經》原文的别名與《别録》等古注所記的别名兩類。前者在《證類》中多作白字，後者則爲墨字。在本輯本則對前者均作大字，而將後者則均排作單行小字。

在《本經》别名直下本輯本的單行小字注文其内容或爲對該别名的輯校，或爲對該别名的訓詁，或爲《别録》等漢魏以前古本草（均記明出處）對該别名的補充説明。

對於《别録》等古注（均單行小字）所記别名的處理辦法是：

凡屬《别録》的别名者，均在該别名之下不再注明出自《别録》字樣。

凡係《别録》以外古籍（如《吴氏本草》之類）所記别名者，均在該别名之下用單行小字在括號中注明其出處。

3. 性、味、毒　藥物的性、味、毒專項也有出自《本經》原文與出自其他古注之别。

在本輯本中對《本經》原文的性、味、毒，均作大字。

對於《本經》以外古注中有異於《本經》的性、味、毒，則作單行小字引録原文，並記明其出處。

4. 主治、功效　藥物的主治與功效專項，也有《本經》原文與見於古注所載者兩類。前者在本輯本中均作大字。在大字直下的單行小字，則係對該原文的輯校與訓詁。同時在此處的單行小字中還將《别録》等古注所記與某條主治、功效基本相同或相類似的内容予以收載。

至於僅見於《别録》等古注中的主治、功效記文凡與《本經》同一條記文基本相同或相似的内容，可以直接爲《本經》文注釋者，則均予保留，在本輯本中以單行小字輯録（屬於《别録》的注文，不另記書名出處）。

5. 藥物生境與産地　藥物生境一項均係《本經》原文（白字），故在本輯本中均作大字。而藥物産地一項均係《別録》文（墨字），故在本輯本中均作單行小字，附記其出處。

6. 藥物採製及服用　藥物採製一項在傳世古本草中絶大多數均作墨字《別録》文，故除極個別藥物爲白字《本經》文者在本輯本中作大字外，其餘均作單行小字，不另記出處。而藥物服用一項同此。

至於見於《吴氏本草》等古注中的採製及服用文則除作單行小字外，均標記該注的出處。

又，在本輯本中凡屬服用一項的記文，其排列順序均放於採制一項記文之後。但也有個別服用項的白字記文，在傳世古本草中其内容與《本經》的主治功效項白字記文密切相關者，則仍依傳世古本草的排列順序不予改動。

7. 七情舊（古）注　藥物七情舊注是《本經》古注的一種，在傳世古本草中均排在每一種藥物的《本經》與《別録》大字之後作爲雙行小注。在本輯本中則全部保留，並作爲單行小字處理，但不另記其出處。至於出自吴普及李當之等古注中的藥物七情文字與此有異者，則另行記出，記明其出處，也作單行小字處理。

8.《別録》新增的副品藥記文　在《本經》一書的365種藥物中，每附有該藥的副品。這些副品藥物有係屬於《本經》原文（白字）者，則本輯本仍作爲大字。但也有屬於《別録》新增（墨字，大字）者，其記文内容包括該副品的名稱、性、味、毒、主治、功效、服用等。凡此類記文因不屬《本經》原文，故均不在本輯本輯注之列。

第二節　採用版本

輯佚《本經》所需用的依據首先是保存有《本經》佚文的古籍，其中包括傳世的、出土的以及可供間接輯佚的（指在某些古籍佚文中可再次輯出《本經》佚文者）古籍。這些古籍的種類則有本草著作、醫方著作和文史類書等。爲了儘可能地反映各書原貌，因而在本輯本中對於每一種古籍都力求選擇其最佳版本。現在就將本輯本在輯録《本經》原文及其古注時所採用的主要典籍版本書名與簡稱分述如下。至於有關本輯本所採用各種《本經》訓釋、考證、後世輯注本及其他參考文獻的版本名稱在此均從略。

一、《證類本草》類

《證類本草》有《大觀本草》,《政和本草》, 及《紹興本草》三類。本輯本所用的版本書名及其簡稱即:

1.《(大觀)經史證類備急本草》 本輯本所用的主要版本爲1211年即南宋嘉定四年(1211年)劉甲刊本, 簡稱:"《大觀》宋本"。

同時又參考採用1904年柯逢時氏武昌醫學館影刊本(按, 此刊本係據自明代影刊的元·大德宗文書院本者。有關此本情況可參見本書第五篇第十一章第一節), 簡稱"《大觀》柯本"。此本之後附有柯逢時撰《大觀本草札記》2卷。係柯氏爲此書寫的校勘記。本輯本中簡稱"柯本《札記》"。

2.《重修政和經史證類備用本草》 本輯本所用版本爲1249年所謂"泰和甲子下己酉"金末遺民張存惠氏晦明軒刊本,(1957年人衛影印本同)。簡稱"《政和》金本"。

在本輯本中對於上述《大觀本草》刊本與《政和本草》刊本文字全同的引文, 均統一簡稱爲《證類》。

3.《紹興校定經史證類備急本草》 本輯本所用的版本爲寫字臺文庫的28卷寫本及日本神谷克楨氏抄繪的19卷本, 簡稱"《紹興本草》"。

二、《新修本草》類

《新修本草》又簡稱《唐本草》。由於此書今僅存殘本及其佚文, 故本輯本所用的版本書名及其簡稱有以下一些。

1.《新修本草》日本藏卷子本 即日本仁和寺藏《新修本草》的古卷子本殘卷。今存其卷4、5、12~15、17~20, 共10卷。本輯本主據1936—1937年日本大阪本草圖書刊行會的先後兩次影印本, 共有卷4、5、12、15及17五卷, 其他尚有卷13、14、18、19、20五卷則據自傳雲龍氏影刻本(有1955年羣聯出版社影印本)及羅振玉氏藏日人影抄本(有1985年上海古籍出版社影印本)。今簡稱"《唐本草》寺本"。

2.《新修本草》唐人寫本的敦煌出土殘卷甲本 本輯本據英國倫敦博物院藏原卷的拍攝膠片(該館編號: S.4534), 又分爲甲卷及乙卷, 今簡稱爲"《唐本草》敦甲本(甲卷、乙卷)", 其中甲卷只存1種《本經》藥佚文(即"梅實")。乙卷也存1種《本經》藥佚文(即胡麻)。

3.《新修本草》唐人寫本的敦煌出土殘卷乙本 本輯本據法國巴黎圖書

館藏原卷的拍攝膠片（該館編號：P.3714），今簡稱爲“《唐本草》敦乙本”。此本今存25種《本經》藥佚文（即：甘遂、葶藶、芫花、澤瀉、大戟、蕘花、旋覆花、鈎吻、藜蘆、烏頭、天雄、附子、羊躑躅、茵芋、射干、鳶尾、貫仲、半夏、虎掌、莨菪子、蜀漆、恒山、青葙子、牙子、白蘞）。

4.《新修本草》唐人寫本的敦煌出土殘卷丙本　本輯本據法國巴黎圖書館藏原卷的拍攝膠片（該館編號：P.3822。今簡稱爲“《唐本草》敦丙本”。此本今存4種《本經》藥佚文（即葱實、苦瓜、水蘇、蓼實）。

5.《千金翼方》中的《新修本草》佚文　其中又間接引録了《本經》的同藥佚文。本輯本據清人影刻元·大德梅溪書院刊《千金翼方》（1955年人衛有影印本），簡稱“《千金翼》（卷2~4）”。

6.《本草和名》中的《新修本草》佚文　日本深江輔仁《本草和名》撰於公元918年。其中引録有《新修本草》各卷的全部藥名，其中也包括有《唐本草》所引《本經》藥名在內。本輯本據1926年《日本古典全集》影印寬政丙辰本，簡稱“《本草和名》”。

7.《醫心方》中的《新修本草》佚文　日本·丹波康賴《醫心方》卷1引録《新修本草》全部藥名，其他各卷也引有若干《新修本草》佚文。它們均又間接引録有《本經》佚文。本輯本據1859年日本江户醫學館影刻卷子本《醫心方》（1955年人衛有影印本），簡稱“《醫心方》（卷1~30）”。

在本輯本中對於上述各種《新修本草》傳本相同的佚文均統一簡稱爲“《唐本草》”。

三、《本草經集注》類

梁·陶弘景《本草經集注》原書早佚。今只有以下兩種殘卷本即：

1.《本草經集注》的敦煌出土殘卷　此殘卷僅存卷一序録部分。本輯本據日本·龍谷大學藏原卷的影印件及《吉石庵叢書》中的影印本，簡稱“《集注》敦本”。

2.《本草經集注》的吐魯番出土殘片　此殘片僅存4種藥物殘文，其中有《本經》佚文者只有燕屎及天鼠屎2種。本輯本據德國·普魯士學士院藏原卷照片。簡稱“《集注》吐本”。

四、收載《本經》部分佚文的中國古醫書類

1.《神農黄帝食禁》　原書已佚。其所引用的《本經》藥物佚文在本輯本係據自下列二書。

（1）《神農黄帝食禁》宋本：即日本嘉永六年江户醫學的影宋刻本《備急千金要方》（有 1955 年人衛影印本）的卷 26“食治”篇轉引《神農黄帝食禁》佚文，簡稱“《神農黄帝食禁》（宋本）”。

（2）孫真人本《神農黄帝食禁》佚文，簡稱“《神農黄帝食禁》（孫真人本）”。

在本輯本中對於上述兩種《神農黄帝食禁》佚文相同者統一簡稱爲“《神農黄帝食禁》”。

2.《養生論》 此係三國・魏・嵇康所撰，收入《嵇中散集》者。其所引《本經》佚文本輯本主據《嵇中散集》（《百三名家》本）及《太平御覽》宋本轉引，簡稱“嵇康《養生論》”。

3.《肘後備急方》 本輯本所據此書引用的《本經》佚文，係自《外臺秘要方》（宋刊本及明刊本均同）卷 31“解諸藥草中毒方二十九首”轉引者（按：該佚文不見傳世《肘後備急方》）。

4.《養生要集》 晉・張湛《養生要集》所引《本經》佚文。本輯本係據《太平御覽》宋本轉引者。

5.《養生要略》 佚名氏《養生要略》所引《本經》佚文。本輯本係據《太平御覽》宋本轉引者。

6.《甄氏本草》 唐代的《甄氏本草》（甄權或其弟甄立言撰）所引《本經》佚文。本輯本係據《太平御覽》宋本轉引者。

7.《千金要方》及《千金翼方》 唐・孫思邈《千金要方》所引《本經》佚文。本輯本係據江户醫學影宋本《備急千金要方》，簡稱“《千金》宋本”，又參考《孫真人千金方》宋本，簡稱“《千金》孫真人本”。至於《千金翼方》所引《本經》佚文均係間接引録《新修本草》佚文者，前面已經説過。

8.《四聲本草》 唐・蕭炳《四聲本草》所引《本經》佚文係據《證類本草》所引《嘉祐本草》佚文轉引。本輯本主據自晦明軒本《政和本草》。

9.《素問》王冰注　唐・王冰注《素問》所引《本經》佚文。本輯本主據自明・顧從德影宋本《黄帝内經素問》。

10.《圖經衍義本草》 此書爲宋人編集。其所引《本經》佚文在本輯本僅供參考之用。所用版本爲《道藏》本《圖經集注衍義本草》，簡稱《圖經衍義本草》。

11.《寶慶本草折衷》 南宋·陳衍《寶慶本草折衷》所引《本經》佚文。在本輯本僅供參考之用，所用版本係其元代復刻殘本。

12.《本草綱目》 明·李時珍《本草綱目》所引《本經》佚文。在本輯本僅供參考之用，所用版本係其金陵原刊本。簡稱“《綱目》原本”。

五、收載《本經》部分佚文的日本古醫書類

1.《香要抄》及《藥種抄》 此二書均日本亮阿闍兼意輯録。本輯本主據八木書店影印的日本石山寺古卷子本《香要抄》及《藥種抄》。

2.《香藥抄》及《香字抄》 此二書都是《香要抄》的不同古傳本。本輯本主據自日本《續群書類從》排印本。

3.《長生療養方》 日本佚名氏的《長生療養方》所引《本經》佚文在本輯本僅供參考之用，所用版本爲《續群書類從》本。

4.《本草色葉抄》 日本·惟宗時俊《本草色葉抄》所引《本經》佚文，在本輯本僅供參考之用，所用版本爲《續群書類從》本。

5.《頓醫抄》及《覆載萬安方》 此二書均日本梶原性全撰。所用版本爲日本科學書院發行的影印内閣文庫藏延享二年寫本及臺北故宫博物院藏天保三年寫本的拍攝膠片（複印件）。

六、收載《本經》部分佚文的訓詁注釋古籍類

1.《爾雅樊氏注》及《爾雅孫氏注》 前書係漢·樊光爲《爾雅》所撰的注文。後書爲三國·魏·孫炎所撰注文。本輯本均據《玉函山房輯佚書》本，簡稱“《爾雅》樊光注”及“《爾雅》孫炎注”。

2.《爾雅郭氏注》及《爾雅疏》 前書係晉·郭璞爲《爾雅》所撰的注文，後書爲宋·邢昺爲《爾雅》所撰的注文。本輯本均據《玉函山房輯佚書》本，並參考清·阮元重刻宋板《十三經注疏·爾雅注疏》本（有 1979 年中華書局影印本）。簡稱“《爾雅》郭璞注”及“《爾雅》邢昺疏”。

3.《楚辭章句》 此書爲漢·王逸將劉向所輯《楚辭》編注而成。本輯本據《湖北叢書》本《楚辭章句》，簡稱“《楚辭》王逸注”。

4.《吕氏春秋》 此書有漢·高誘所撰注文。本輯本據《四部叢刊》本，稱爲“《吕氏春秋》高誘注”。

5.《淮南子》 此書有漢·高誘等所撰注文。本輯本據《諸子集成初編》本稱爲“《淮南子》高誘注”。

6.《毛詩草木鳥獸蟲魚疏》 此書爲三國·吴·陸璣爲《詩經》中某些動、植物的撰注編集而成。本輯本據《叢書集成初編》本，簡稱"《毛詩》陸璣疏。

7.《世説新語》 此書爲南朝梁·劉孝標撰注。本輯本據1956年文學古籍出版社影印明刻朱墨印本。稱爲"《世説新語》劉孝標注"。

8.《玉篇》 此書爲南朝梁·顧野王所撰的字書，惟今通行本原文不全。本輯本據1984年中華書局影印的古本殘卷《原本玉篇殘卷》。簡稱"《玉篇殘卷》"。

9.《經典釋文》 此書爲隋唐間陸德明氏爲先秦"經書"所撰的字詞注釋。本輯本據1985年上海古籍出版社影印的宋刻元修本《經典釋文》，仍稱"經典釋文"。

10.《後漢書》 此書爲唐·李賢撰注。本輯本據開明書店《二十五史》本《後漢書》，稱爲"《後漢書》李賢注"。

11.《一切經音義》及《續一切經音義》 此二書分别爲唐·釋慧琳及遼·釋希麟爲古代中文佛學典籍編寫的字書。本輯本據1986年上海古籍出版社影印合編本。仍稱各書原名。

12.《刊謬補缺切韵》 此書爲唐·裴務齊爲《切韵》一書補注修定而成。本輯本據中華書局出版的《唐五代韵書集存》影印唐代寫本，仍稱原書書名。

13.《説文解字繫傳》 此書爲五代南唐·徐鍇爲《説文解字》所撰的注釋。本輯本據道光間祁寯藻刊本（1986年中華書局影印本），簡稱"《説文繫傳》"。

14.《急就篇補注》 此書爲南宋·王應麟爲《急就篇》所撰的補充注釋。本輯本據明萬歷間刊《格致叢書》本，稱爲"《急就篇》王應麟注"。

七、收載《本經》部分佚文的古類書類

1.《北堂書鈔》 此係隋·虞世南撰的類書。本輯本據光緒十四年孔廣陶校注本，仍用原書名。

2.《藝文類聚》 此係唐·歐陽詢等人撰的類書。本輯本據1959年中華書局影印宋本，並參考1965年同書局的校勘排印本，仍用原書名。

3.《初學記》 此係唐·徐堅等人撰的類書。本輯本據1962年中華書局校點排印本，仍用原書名。

4.《事類賦》 此係宋·吴淑等人撰的類書。本輯本據清代芸生堂刊本，仍用原書名。

5.《秘府略》 此係日本·滋野貞主等人撰的類書。本輯本據日本雄辯會講習社影印《吉石庵叢書三集》本，仍用原書名。

6.《和名類聚鈔》 此係日本・源順氏所撰。本輯本據《日本古典全集》刊行會影印本，仍用原書名。

7.《弘決外典鈔》 此係日本・具平親王撰寫的類書。本輯本據日本西東書房影印寶永四年刊本，仍用原書名。

八、收載《本經》部分佚文的其他古文史書類

1.《博物志》 晉・張華撰。本輯本據1980年中華書局出版的點校本《博物志校正》，仍稱爲"《博物志》"。

2.《抱朴子》 晉・葛弘撰。本輯本據清刊《平津館叢書》本，仍用原書名。

3.《齊民要術》 北齊・賈思勰撰。本輯本據《四部叢刊》影印明抄本，仍用原書名。

4.《水經注》 北魏・酈道元撰，本輯本據1985年巴蜀出版影印光緒二十三年新化三味書室刊王先謙校本《水經注》，仍用原書名。

5.《五行大義》 隋・蕭吉撰。本輯本據嘉慶十八年《知不足齋叢書》第26集本，仍用原書名。

6.《六臣注文選》 唐・李善等選注。本輯本據《四部叢刊》本，仍用原書名。

九、收載《本經》古注的典籍類

1.《名醫別録》及七情舊（古）注 《名醫別録》及七情舊注均是《本經》的早期古注，前者在傳世古本草（包括《集注》、《唐本草》、《證類本草》）中均記作大字與《本經》文相互摻雜，後者則作小字注文。有關它們在本輯本的處理方法已在本章第一節中作了説明，故此處從略。

2.《吴普本草》 在漢魏之際成書的《吴普本草》一書中，包含了很多吴普氏爲《本經》原文作的注釋。惟其原書早佚。而其佚文散見於《齊民要術》、《北堂書鈔》、《藝文類聚》、《初學記》、《後漢書》李注、《一切經音義》、《秘府略》、《蜀本草》、《太平御覽》、《事類賦》、《嘉祐本草》、《證類本草》、《香藥抄》、《藥種抄》、《香要抄》、《本草綱目》等書中。其書名則或作《吴氏本草》、《吴氏本草經》、《吴氏》等不一。本輯本即據上述各書轉引的《吴普本草》佚文，統稱爲"《吴氏本草》"（並在其引文後用括號記出該佚文出處的書名、卷數)。

3.《李當之藥録》 此書是後漢・李當之爲《神農本草經》撰寫的古注之一種。其原書早佚，而其佚文散見於《本草經集注》、《藝文類聚》、《新修本草》、《蜀本草》、《太平御覽》、《嘉祐本草》,《説郛》等書。其書名又有《李氏本草》及“李(氏)”等稱。本輯本即據上述各書轉引的《李當之藥録》佚文，仍稱“《李當之藥録》”(並在其引文後用括號記出該佚文出處的書名、卷數)。

4. 陶弘景注 “陶弘景注”係《本草經集注》的注釋。在《證類本草》中記有“陶隱居云”標題的小字注文者。在本輯本中均記作“陶弘景注”。

5.“七情表” “七情表”原是陶弘景氏爲醫家便於查閱藥物七情，從七情舊注抄出集中列於卷首者。由於在其編排上保留了最早的《本經》三品分類記述。因而在輯復《本經》藥物三品目録時也是重要參考資料之一。惟今存的早期“七情表”佚文共有四類。故在本輯本中所據版本也兼採用參考。即:

(1)《本草經集注》:本輯本據敦煌出土《本草經集注・七情表》,簡稱“《集注・七情表》敦本”。

(2)《真本千金方》:本輯本據日本・天保三年刊《真本千金方》卷1轉引的《本草經集注・七情表》,簡稱“《千金・七情表》真本”。

(3)《孫真人千金方》:本輯本據宋刻《孫真人千金方》卷1轉引的《本草經集注・七情表》,簡稱“《千金方・七情表》孫本”。

(4)《備急千金要方》:本輯本據江户醫學影宋本《備急千金要方》卷1,轉引的《本草經集注・七情表》,簡稱“《千金方・七情表》宋本”。

6.“諸病通用藥” “諸病通用藥”原係陶弘景將《本經》各藥條下的相同主治病名集中輯録於卷首者，雖非直接古注，但也保留了某些《本經》的藥名與藥性佚文。故本輯本也予以全面輯出，作爲單行小字注文附於與其相應的該藥主治病證條下。至於本輯本所據的版本則仍以宋・嘉定刊《大觀本草》卷2“序録”的“諸病通用藥”白字爲據，簡稱“通用藥”。

第三節 輯復程序

在完成了前述對《神農本草經》原書書名、卷數、藥物目録的考證工作以及如實地確定《本經》原文等各項輯復準備工作的條件下，並且以本研究結果所總結的原則要求與方法爲基礎，按照所擬定的編寫體例和三品藥目排列順序，本書開始進行《神農本草經》的輯復工作。

全部輯復程序是嚴格地按照下列四個階段分步驟進行的。

一、藥典性古本草所載《本經》佚文的輯復

這是本書輯復程序的第一階段。又分爲下列步驟。

1.《證類本草》中的佚文　《證類本草》一書刊刻的白色大字（陰文）是現存字數最多也最完整的《本經》佚文，故本書即以此作爲第一類底本。而《證類本草》傳本中現存刊年最古者即南宋嘉定本《大觀本草》，因而即以此本爲基礎，開始對於《本經》的序録及三品藥物原文逐字逐句地順次輯録。

在宋本《大觀》白字輯佚的基礎上，再以金刊晦明軒本《政和本草》白色大字（陰文）將以上全部原文校勘一過，寫出相應的校注。更校以柯逢時影刊《大觀本草》（附“札記”）重新校注全部原文。最後則以保留佚文最多的一種寫字臺本（並參考神谷本）《紹興本草》用上法作同樣之校注。

2.《新修本草》中的佚文　《新修本草》的撰年雖較《證類本草》爲古，但其現存傳本或爲古鈔卷子的殘本，或爲收載於某些古籍中的部分佚文，均非全帙。

從古卷子殘本的《新修本草》内容來看，日本所藏殘卷，只存《本經》三品藥物中約佔半數的佚文，且“序録”部分全佚。敦煌出土的甲、乙、丙本三種殘卷也僅存有片斷的《本經》藥物佚文，而丁本則全無《本經》佚文。

再從古籍所引録的《新修本草》來看，在《證類本草》中雖收載了較完整的《新修本草》内容，但其所間接引録的《本經》佚文已在本書第一類底本中所輯用。

在傳世的《千金翼方》中，雖已收載了《新修本草》的全部藥物内容，但卻未能將其中有關《本經》與《别録》佚文用朱、墨色加以區分而摻混莫辨。同時《本經》“序録”部分也已不存。

至於在《醫心方》及《本草和名》所載《新修本草》内容中的《本經》佚文其量更少。

基於上述原因，故本書將現存《新修本草》傳本中的《本經》佚文作爲第二類底本，用以核實校定第一類底本，按照下列順序依次進行。

《唐本草》仁和寺本，《唐本草》敦煌甲本，《唐本草》敦煌乙本，《唐本草》敦煌丙本，《唐本草》千金翼本，《唐本草》醫心方本，《唐本草》本草和名本（藥目部分）。

核校之法，凡與第一類底本相同的佚文均逐字逐句對比，並作出相應的校注。

3.《本草經集注》中的佚文 《本草經集注》的撰年較《新修本草》、《證類本草》更古，而其存世傳本的内容也更少。其中敦煌出土殘卷只存有《本經》“序録”佚文，而吐魯蕃出土殘片只有2種藥物有《本經》佚文。至於收載於《證類本草》及《新修本草》中的《本草經集注》内容，其所間接引録的《本經》佚文已在本書第一類及第二類底本中輯用。

據此，本書將現存《本草經集注》傳本中的《本經》佚文作爲第三類底本。按照敦煌本與吐魯蕃本先後的順序進行與前法相同的核實與校注。

此外，在《本草經集注》卷一“序録”中所輯録的“七情表”及“諸病通用藥”兩部分中也保留了相應的《本經》佚文。故在本書的輯復程序中也將其作爲重點，並按照下記順序進行核實與校注。

敦煌本《本草經集注》殘卷“七情表”中的《本經》藥名佚文。

《孫真人千金方》卷一所引《集注》“七情表”中的《本經》藥名佚文。

《真本千金方》卷一所引《集注》“七情表”中的《本經》藥名佚文。

宋本《備急千金要方》卷一“七情表”中的《本經》藥名佚文。

敦煌本《本草經集注》殘卷“諸病通用藥”中的《本經》藥名、藥性及主治病證佚文。

但由於以上各本的朱、墨字（或陰、陽文）未能區别，故利用晦明軒本《政和本草》中的白字作爲辨識《本經》佚文的參考。

4.《本草綱目》中的佚文 《本草綱目》是明·李時珍於16世紀所撰，其時代雖屬近世晚期，但考慮到有不少《本經》輯本均以此書爲其輯佚依據，且此書所載《本經》佚文是在《證類本草》之後收録較爲全面完整的一種，具有一定參考作用，故本書採用此書的金陵刊原本對《本經》藥物佚文補充參校，並作出相應校注。

二、其他古籍所載《本經》佚文的輯復

這是本書輯復程序的第二階段，重點是對於除藥典性本草以外各類早期古籍所載《本經》佚文進行全面地輯校工作。所謂早期古籍，是指中國典籍的撰年在南宋末（相當13世紀末）以前；日本古漢文典籍的撰年在鐮倉時代末（相當14世紀初）以前者。這是因爲時代越早的古籍其所能接觸到《本經》傳本越古，而其被轉録，修易的可能性越少之故。

從這類古籍每種所保存的《本經》佚文數量來看，大都少於某一種藥典性本草學著作，但其佚文内容卻在很大程度上可以彌補後者的不足，或訂正其疏誤。因而同樣是爲復原《本經》，提高輯佚質量不可或缺而必須予以重視的。

以下僅將本階段輯復工作每一個步驟中所採用的古籍名稱及其順序分别記述，而對於每一種古籍的輯復方法和要求，由於和上述第一階段全同，故在这裏不再重述。

1. 漢魏古籍中的《本經》佚文　本書所採用這類古籍的先後順序依次（下同）是：

《神農黄帝食禁》（宋本），《神農黄帝食禁》（孫真人本），《楚詞章句》王逸注，《爾雅樊氏注》，《吕氏春秋》高誘注，《淮南子》高誘注，《嵇中散集·養生論》，《爾雅孫氏注》，《毛詩草木鳥獸蟲魚疏》，《李當之藥録》（據《北堂書鈔》等書），《吴普本草》（據《齊民要術》等書）。

2. 晉、南北朝古籍中的《本經》佚文　本書採用的順序依次是：

《博物志》，《抱朴子内篇》，《肘後備急方》，《爾雅郭氏注》，《蜀都賦》劉逵注，《養生要集》，《養生略要》，《世説新語》劉孝標注，《水經注》，《齊民要術》，《毛詩義疏》（據《太平御覽》），《玉篇》。

3. 隋、唐五代古籍中的《本經》佚文　本書採用的順序依次是：

《北堂書鈔》，《五行大義》，《經典釋文》，《甄氏本草》（據《太平御覽》），《藝文類聚》，《千金要方》，《千金翼方》，《外臺秘要方》，《後漢書》李賢注，《昭明文選》李善注，《初學記》，《一切經音義》，《刊謬補缺切韵》，《四聲本草》，《黄帝内經素問》王冰注，《説文解字繫傳》。

4. 宋、遼古籍中的《本經》佚文　本書採用的順序依次是：

《太平御覽》，《事類賦》，《爾雅疏》，《續一切經音義》，《圖經衍義本草》，《寶慶本草折衷》，《急就篇補注》。

5. 日本早期古籍中的《本經》佚文　本書採用的順序依次是：

《秘府略》，《本草和名》，《和名類聚鈔》，《醫心方》，《弘決外典鈔》，《香要抄》，《藥種抄》，《香藥抄》，《香字抄》，《長生療養方》，《本草色葉抄》，《覆載萬安方》，《類聚名義抄》，《伊吕波字類抄》，《福田方》，《延壽類要》。

三、《本經》輯本的參校

這是本書輯復程序的第三階段。在完成了藥典性古本草及其他各類古籍中《本經》佚文的輯復工作後，還需要進一步考察《本經》輯本中已被輯出的佚文。歷代的各種《本經》輯本均有其一定的學術成就和各自特點。故本階段的中心工作即對現存的國内外輯本中的《本經》全文逐本進行輯校，並將輯本中的重要成果或異文作出相應的校注。以下即將本輯本核察現存各輯本中《本經》佚文的校注按照其撰年先後分述如下。

1. 十七世紀的《本經》輯本　本書採用的順序依次是：

明・盧復輯《神農本經》(本輯本簡稱"盧輯本")，清・過孟起輯《本草經》(本輯本簡稱"過輯本")。

2. 十八世紀的《本經》輯本　現存只有清・孫星衍等輯《神農本草經》一種（本輯本簡稱"孫輯本")。

3. 十九世紀的《本經》輯本　本書採用的順序依次是：

日本・森立之輯《神農本草經》(本輯本簡稱"森輯本")，王闓運輯《神農本草》(本輯本簡稱"王輯本")，清・王仁俊輯《神農本草》(仍用原稱)，清・姜國伊輯《神農本經》，清・黄奭輯《神農本草經》(簡稱"黄輯本")。

4. 20世紀的《本經》輯本　本書採用的順序依次是：

莫文泉輯《神農本草經》(本輯本簡稱"莫輯本"，蔡陸仙輯《神農本草經》(本輯本簡稱"蔡輯本")，尚志鈞輯《神農本草經》(本輯本簡稱"尚輯本"，曹元宇輯《本草經》(本輯本簡稱"曹輯本")，王筠默輯《神農本草經校證》(本輯本簡稱"筠輯本")。

四、《本經》古注的輯復

這是本書輯復程序的第四階段。即本書除將全部《本經》原文輯復外，還輯録了漢魏以前的早期《本經》古注。兹將這些古注的名稱及本書輯復的順序説明如下。

1.《名醫别録》古注　《名醫别録》是現存《本經》的最古注文，在本書均全部輯録。其中，就每一種《本經》藥物項下的《别録》注文而言，又可包括兩類性質：

其一，是該《别録》之文可直接爲與其相應的《本經》文注釋，或提出異説可資參考者。凡屬此類，本輯本均將該“《别録》”一稱及其注文以單行小字直接附於與其相應的《本經》大字文之後。

其二，是在《本經》各藥物本文中未提到的事項，而獨出自《别録》者。凡屬此類，本輯本均將該《别録》文以單行小字附於每種《本經》藥物大字本文的最後，但在其前不再記“《别録》”一稱。

2. 七情舊（古）注　七情舊注也是《本經》早期古注之一，故本輯本也全部輯録，並將其作爲單行小字附於每一種藥物條末的《别録》注文之後，其前也不再記“七情舊注”字樣。

3.《李當之藥録》及《吴普本草》中的注文　這兩類注文均係此二書中對《本經》藥物所作的注文。在本輯本中均分别以單行小字注文予以輯録，並在其前記明各自出處。

4. 古農書中可供參考的注文　在後漢以前的古農書中具有某些與《本經》藥物内容相關的資料，雖非《本經》注文，但却足資參考作注者，在本輯本中也予以採用。此類古農書主要有《范子計然》及《四民月令》二種。前者舊題春秋越人計然撰，後者爲後漢·崔寔撰。惟此二書早佚，本輯本即據其佚文予以引録，作爲《本經》古注之參考，在其引文之前除直記其書名外，並以括號記出該佚文的出處（如“出自《太平御覽》卷 ×”之類）。

5. 關於陶弘景氏以後古注的處理　在本輯本中凡屬梁·陶弘景注以後的歷代《本經》注文均不在輯復的範圍之内。至於個别的陶弘景注，《唐本草》注等後世注文中有某些内容可直接爲《本經》原文訓釋者，則屬於本書輯復程序第五階段的任務，這裏不再作説明。

五、《本經》本文的訓詁

這是本書輯復程序的第五階段，也是在完成了輯復《本經》本文及其早期古注的基礎上對於全部已輯出的《本經》四卷本文的訓詁工作。

本輯本對於訓詁的基本要求是：凡屬經文的字、詞義理有待闡明者，則均以漢、唐訓釋典釋及經學考證信而有徵之解説爲據，而直接引録其本文第一手資料作釋。凡屬古本本文字形、字音有别於今而疑似莫辨者，則根據文字演化過程，古韵原音，通假原則以及諱、訛之故而申明其原委。其餘所有釋義之法也悉尊諸整理漢學古籍的一般通則，此處從略。

六、按語及統稿

在輯復《本經》的各項工作基本完成的基礎上爲了對《本經·序録》中有關藥物總論方面的本文進一步加深理解與考察，特將本輯本卷一（“序録”部分）中的共十四節本文根據其中心要點加以分析、歸納與評述，並列舉對同一問題的各種學説，專門列出“按語”一項，以供學者研究之用。

最後，爲了進一步協調統一本輯本全書的内容，再一次將以上工作各階段與步驟中所從事的輯佚原文、古注、以及訓詁等的原稿與成稿、卡片等核查校對、抄清與打印而完成。

附録：主要引書的畧稱、全稱及其版本依據一覽表

引書畧稱	引書全稱	版本依據
《大觀》宋本	南宋本《大觀經史證類備急本草》	一二一一年（南宋嘉定四年）劉甲刊本
《政和》金本	金本《重修政和經史證類備用本草》	一二四九年（金泰和甲子下己酉）晦明軒刊本（一九五七年人衛影印本）
《大觀》柯本	柯逢時影刻《大觀經史證類備急本草》	一九〇四年武昌醫學舘影刻本（所謂“影宋刊本”，實係明人影刊元本）
《證類》，《證類》各本	泛指包括上記“宋本”、“金本”及“柯本”在内的《經史證類備急（用）本草》	版本依據參見上記相應各條
柯本《札記》	柯逢時《大觀本草札記》	附刊於柯逢時影刻《大觀經史證類備急本草》之後
《唐本草》寺本	日本仁和寺藏《唐本草》（即《新修本草》）的古卷子本殘卷（包括卷四、五、十二~十五、十七~二十）	主據一九三六—一九三七年日本大阪本草圖書刊行會兩次影印本共有卷四、五、十二、十五、十七（凡五卷）。其他尚有卷十三、十四、十八、十九、二十（凡五卷）則據自傳雲龍影刻本（有一九五五年郡聯出版社影印本）及羅振玉藏日本影抄本（有一九八五年上海古籍出版社影印本）

續表

引書略稱	引書全稱	版本依據
敦本《唐本草》甲本（甲卷、乙卷）	敦煌出土《唐本草》的唐人寫本殘卷甲本（英國編號：S.4534）甲卷與乙卷	據英國倫敦博物院藏原卷的照片。其中甲卷存一種《本經》藥佚文（即梅實），乙卷存一種《本經》藥佚文（即胡麻）
敦本《唐本草》乙本	敦煌出土《唐本草》的唐人寫本殘卷乙本（法國編號：P.3714）	據法國巴黎圖書舘藏原卷的照片。共存二十五種《本經》藥佚文（即甘遂、葶藶、芫花、澤漆、大戟、蕘花、旋覆花、鈎吻、藜蘆、烏頭、天雄、附子、羊躑躅、茵芋、射干、鳶尾、貫衆、半夏、虎掌、莨菪子、蜀漆、恒山、青葙子、牙子、白蘞）
敦本《唐本草》丙本	敦煌出土《唐本草》的唐人寫本殘卷丙本（法國編號：3822）	據法國巴黎圖書舘藏原卷的照片。共存四種《本經》藥佚文（即葱實、苦瓠、水蘇、蓼實）
《千金翼》卷二、三、四	《唐本草》所引《本經》藥物佚文（據《千金翼方》卷二—四轉引）	清人影刻元·大德梅溪書院本《千金翼方》（有一九五五年人衛影印本）
《本草和名》卷上、下	《唐本草》所引《本經》藥物名録（據《本草和名》卷上、下轉引）	日本深江輔仁《本草和名》（九一八年撰）（據一九二六年《日本古典全集》影印寬政丙辰〔一七九六年〕本。其中引有《唐本草》（包括《本經》）的藥物名録）
《醫心方》卷一—卷三十	《唐本草》所引《本經》藥物名録及佚文（據《醫心方》卷一—卷三十轉引）	據仁和寺卷子本及一八五九年日本江户醫學舘影刻卷子本《醫心方》（有一九五五年人衛影印本），其中卷一引有全部《唐本草》（包括《本經》藥物名録）
《神農黄帝食禁》（宋本）	《神農黄帝食禁》宋本所引《本經》藥物佚文	據《千金要方》宋刊本卷二十六食治轉引《神農黄帝食禁》

續表

引書略稱	引書全稱	版本依據
《神農黄帝食禁》（孫真人本）	《神農黄帝食禁》孫真人本所引《本經》藥物佚文	據《孫真人千金方》宋刊本卷二十二食治轉引《神農黄帝食禁》
《神農黄帝食禁》	泛指包括上記‘宋本’、‘孫真人本’在内的《神農黄帝食禁》佚文	版本依據參見上記相應各條
《桐君》	《桐君藥録》佚文	據《證類本草》所載陶弘景注轉引
《李氏（本草）》	《李當之本草經》佚文	據《證類本草》所載陶弘景注（或《唐本草》注、《嘉祐本草》注）轉引
《吴氏（本草）》	《吴普本草》佚文	據《齊民要術》、《北堂書鈔》、《藝文類聚》、《太平御覽》、《證類本草》等書轉引
《别録》	《名醫别録》	據《證類本草》轉引
《集注》敦本	敦煌出土陶弘景《本草經集注》殘卷甲本（日本編號：龍・五三〇）	據日本龍谷大學藏原卷的照片（又有《吉石盦叢書》影印本）
《集注》吐本	吐魯番出土陶弘景《本草經集注》殘卷乙本（德國編號：TIIT[up]）	據德國普魯士學院藏原卷的照片，共存二種《本經》藥佚文（即燕屎、天鼠屎）
《集注・七情表》敦本	《本草經集注》七情表（敦煌出土本《本草經集注》）	據日本龍谷大學藏卷子本的照片
《千金・七情表》宋本	《備急千金要方》七情表（南宋刊本）	一八四九年（日本嘉永二年）影刻宋本《備急千金要方》卷一，用藥第六
《千金・七情表》真本	《真本千金方》七情表（日刊本）	一八三二年（日本天保三年）影刻卷子本《真本千金方》卷一，用藥第六
《千金・七情表》孫真人本	《孫真人千金方》七情表（宋刊本）	日本静嘉堂文庫藏宋刻本《孫真人千金方》卷一，用藥第六
《通用藥》	《本草經集注》諸病通用藥所載《本經》藥物、藥性佚文	據《證類本草》卷二序例下所載《本經》白字

續表

引書畧稱	引書全稱	版本依據
《藥性論》	《嘉祐本草》注引《藥性論》	參見《證類本草》條
《四聲本草》	《嘉祐本草》注引蕭炳《四聲本草》	參見《證類本草》條
《食療本草》	《嘉祐本草》注引孟詵《食療本草》	參見《證類本草》條
《甄氏本草》	《太平御覽》引《甄氏本草》	參見《太平御覽》條
《雜注本草》	《醫心方》引蔣孝琬《雜注本草》	參見《醫心方》條
《日華子》	《嘉祐本草》注引《日華諸家本草》	參見《證類本草》條
《本草別説》	《證類本草》引陳承《重廣補注神農本草並圖經》	參見《證類本草》條
《紹興本草》（寫字臺本，神谷本）	《紹興校定經史證類備急本草》	《紹興校定經史證類備急本草》日本寫字臺文庫藏古鈔二十八卷本。又：日本神谷克楨氏古鈔十九卷本。
《圖經衍義本草》	《圖經集注衍義本草》	一九二六年商務印書舘影印正統《道藏》本
《寶慶本草》	《寶慶本草折衷》	元刊本
《蜀本》注	《嘉祐本草》注引蜀、孟昶《重廣英公本草圖經》注	參見《證類本草》條
《潔古珍珠囊》	張元素《潔古老人珍珠囊》	上海涵芬樓影印一三一五年（元·延祐二年）刊《濟生拔萃》本
《珍珠囊藥性賦》	張元素《珍珠囊藥性賦》	明·經廠刊《醫要集覽》本
《湯液本草》	王好古《湯液本草》	明·周日校刻《東垣十書》本
《本草發揮》	徐彥純《本草發揮》	清刊《薛氏醫案十六種》本
《本草集要》	王綸《本草集要》	明刊黑口本
《本草蒙筌》	陳嘉謨《本草蒙筌》	明·崇禎刊本
《綱目》原本	李時珍《本草綱目》	一五九〇年（明，萬曆十八年）金陵胡承龍氏原刊本

續表

引書畧稱	引書全稱	版本依據
《本草通玄》	李中梓《本草通玄》	清，善成堂刊《士材三書》本
《本草備要》	汪昂《本草備要》	清・乾隆間文苑堂刊本
《香要抄》	日僧亮阿闍梨兼意《香要抄》	日本八木書店影印天理圖書館藏古卷子本
《藥種抄》	亮阿闍梨兼意《藥種抄》	八木書店影印天理圖書館藏古卷子本
《香藥抄》	亮阿闍梨兼意《香藥抄》	日本《續羣書類從》卷八九六（排印本）
《香字抄》	亮阿闍梨兼意《香字抄》	《續羣書類從》卷八九四
《藥治通義》	丹波元堅《藥治通義》	一八三九年（日本天保十年）《存誠藥室叢書》本
《本草經解故》	鈴木素行《神農本草經故》	中國中醫研究院藏十九世紀末稿本
《考注》	森立之《神農本草經考注》	日本北里研究所藏原稿的複印本
盧輯本（盧）	盧復輯《神農本經》	一七九九年（日本寬政十一年）重刊本
過輯本（過）	過孟起輯《本草經》	一六八七年（康熙六年）刊本（現僅存序錄及上品藥物）
孫輯本（孫）	孫星衍等輯《神農本草經》	一九三七年商務印書館《叢書集成初編》本
顧輯本（顧）	顧觀光輯《神農本草經》	一八八三年（光緒九年）《武陵山人遺書》本
森輯本（森）	森立之輯《神農本草經》	一八五四年（日本嘉永七年）温知藥室重刊本
汪輯本（汪）	汪宏輯注《注解神農本草經》	一八八八年（光緒戊子）刊本
王輯本（王）	王闓運輯《神農本草》	一八八五年（光緒十一年）成都尊經書院刊本
姜輯本（姜）	姜國伊輯《神農本經》	一八九二年（光緒十八年）《姜氏醫學叢書》本
莫輯本（莫）	莫文泉輯注《神農本草經校注》	一九〇〇年（光緒二十六年）莫氏家刊本

續表

引書畧稱	引書全稱	版本依據
蔡輯本（蔡）	蔡陸仙輯注《神農本草經》	一九四〇年中華書局排印《中國醫藥匯海》本
尚輯本（尚）	尚志筠輯《神農本草經校點》	一九八一年皖南醫學院排印本
曹輯本（曹）	曹元宇輯注《本草經》	一九八七年排印本
筠輯本（筠）	王筠默輯注《神農本草經校証》	一九八八年排印本
《陰陽十一脉灸經》甲本	以上兩種帛書圖影與釋文均收入《馬王堆漢墓帛書》第肆函	一九八五年文物出版社第一版
《五十二病方》		
《陰陽十一脉灸經》丙本	此書漢簡釋文發表於一九八九年《文物》第七期	
《治百病方》	此書漢簡圖影與釋文均收入《武威漢代醫簡》	一九七五年文物出版社第一版
《素問》	《黄帝内經素問》王冰注	一九五六年人衛影印顧從德覆宋刊本
《靈樞》	《靈樞經》	一九五八年人衛影印趙府居敬堂刊本
《太素》	《黄帝内經太素》	一九五五年人衛影印蘭陵堂刊本
《難經》	《黄帝八十一難經》	一九五六年人衛影印《難經集注》本
《傷寒論》	《傷寒論》	一九五六年人衛影印《注解傷寒論》本
《金匱玉函經》	《金匱玉函經》	一九五六年人衛影印本
《金匱要畧》	《金匱要畧方論》	一九五六年人衛影印本
《中藏經》	《中藏經》	一九五六年商務印書館《華氏中藏經》排印本
《肘後》	《肘後備急方》	一九五六年人衛影印本
《千金》宋本	《備急千金要方》	一九五五年人衛影印江户醫學館覆刊宋本
《千金》真本	《真本千金方》	一八三二年（日本天保三年）影刊卷子本（僅存卷一）

續表

引書畧稱	引書全稱	版本依據
《千金》孫真人本	《孫真人千金方》	日本静嘉堂文庫藏宋刻本
《外臺》宋本	《外臺秘要方》宋刊本	一九八一年東洋醫學善本叢書影印宋刊本
《外臺》明本	《外臺秘要方》明刊本	一九五五年人衛影印明刊本
《周易》	《周易正義》（王弼等注，孔穎達正義）	一九七九年中華書局據清·阮元校刊《十三經注疏》影印本
《尚書》	《尚書注疏》（孔安國傳，孔穎達疏）	《十三經注疏》本
《周禮》	《周禮注疏》（鄭玄注，賈公彦疏）	《十三經注疏》本
《禮記》	《禮記注疏》（鄭玄注，孔穎達疏）	《十三經注疏》本
《詩經》	《毛詩注疏》（毛亨傳，鄭玄箋，孔穎達疏）	《十三經注疏》本
《毛詩疏》	陸璣《毛詩草木鳥獸蟲魚疏》	一九八五年中華書局據《古經解彙函》影印本
《春秋左傳》	《春秋左傳注疏》（杜預注，孔穎達疏）	《十三經注疏》本
《春秋公羊傳》	《春秋公羊注疏》（何休注，佚名疏）	《十三經注疏》本
《春秋穀梁傳》	《春秋穀梁注疏》（范甯集解，楊士勛疏）	《十三經注疏》本
《論語》	《論語注疏》（何晏集解，邢昺疏）	《十三經注疏》本
《孟子》	《孟子注疏》（趙岐注，孫奭疏）	《十三經注疏》本
《墨子》	《墨子閒詁》（孫貽讓注）	一九五八年中華書局重印《諸子集成》本
《莊子》	《莊子集解》（王先謙注）	《諸子集成》本
《管子》	《管子校正》（戴望注）	《諸子集成》本
《荀子》	《荀子集解》（王先謙注）	《諸子集成》本
《范子計然》	《范子計然》	一八八四年（光緒十年）《玉函山房輯佚書》李氏重刊本

續表

引書畧稱	引書全稱	版本依據
《山海經》	《山海經校注》（袁珂校注）	一九八〇年上海古籍出版社排印本
《楚辭》	《楚辭章句》（王逸注）	一八九一年（光緒十七年）湖北三餘草堂刊《湖北叢書》本
《國語》	《國語》（韋昭注）	一九二九年《四部叢刊》據嘉靖本影印
《爾雅》	《爾雅注疏》（郭璞注，邢昺疏）	《十三經注疏》本
《爾雅樊注》	樊光《爾雅樊氏注》（馬國翰輯）	《玉函山房輯佚書》本
《爾雅孫注》	孫炎《爾雅孫氏注》（馬國翰輯）	《玉函山房輯佚書》本
《爾雅義疏》	郝懿行《爾雅義疏》	一九八二年中國書店據咸豐刻本影印
《小爾雅》	孔鮒《小爾雅》	商務《叢書集成初編》本
《吕氏春秋》	吕不韋《吕氏春秋》	《四部叢刊》本
《蒼頡篇》	《蒼頡篇》（孫星衍輯）	商務《叢書集成初編》本
《通俗文》	服虔《通俗文》（馬國翰輯）	《玉函山房輯佚書》本
《急就篇》	史游《急就篇》（顔師古注，王應麟補注）	萬曆間刊《格致叢書》本《急就篇補注》
《四民月令》	崔寔《四民月令》(王仁俊輯)	上海古籍出版社《玉函山房輯佚書續編三種》本
《説文》	許慎《説文解字》	一九六三年中華書局據陳昌治本影印
《説文繫傳》	徐鍇《説文解字繫傳》	一九八六年中華書局據道光間祁寯藻本影印
《説文》段注	段玉裁《説文解字注》	一九八一年上海古籍出版社據經韵樓本影印
《淮南子》	劉安（淮南子）（高誘注）	《諸子集成》本
《論衡》	王充《論衡》	《諸子集成》本
《釋名》	劉熙《釋名》	商務《叢書集成初編》本

續表

引書畧稱	引書全稱	版本依據
《潛夫論》	王符《潛夫論》（汪繼培箋）	《諸子集成》本
《養生論》	嵇康《嵇中散集》	掃葉山房印《漢魏六朝百三名家》本
《史記》	司馬遷《史記》（裴駰集解，司馬貞索引，張守節正義）	一九三五年上海開明書店影印《二十五史》本
《漢書》	班固《前漢書》（顏師古注）	《二十五史》本
《後漢書》	范曄《後漢書》（李賢注）	《二十五史》本
《三國志》	陳壽《三國志》（裴松之注）	《二十五史》本
《廣雅》	張揖《廣雅》	一九八四年江蘇古籍出版社影印王念孫《廣雅疏證》
《博物志》	張華《博物志》	一九八〇年中華書局點校本《博物志校正》
《抱朴子》	葛洪《抱朴子》	一八八五年（光緒十一年）《平津舘叢書》朱氏刊本
《齊民要術》	賈思勰《齊民要術》	《四部叢刊》影印明抄本
《水經注》	酈道元《水經注》	一九八五年巴蜀出版社影印光緒二十三年王先謙校本
《文選》	蕭統《昭明文選》	《四部叢刊》
《世説新語》	劉義慶《世説新語》《劉孝標注》	一九五六年文學古籍出版社影印明刻朱墨印本
《玉篇》（《玉篇》殘卷）	顧野王《大廣益會玉篇》	一九八四年中華書局《原本玉篇殘卷》及一九八六年中華書局據澤存堂刊《大廣益會玉篇》影印
《北史》	李延壽《北史》	《二十五史》本
《五行大義》	蕭吉《五行大義》	一八一三年（嘉慶十八年）《知不足齋叢書》第二十六集本
《北堂書鈔》	虞世南《北堂書鈔》	一八八八年（光緒十四年）三萬卷堂刊本
《初學記》	徐堅《初學記》	一九六二年中華書局點校排印本

續表

引書畧稱	引書全稱	版本依據
《刊謬補缺切韻》	裴務齊（正字本）《刊謬補缺切韻》	一九八三年中華書局《唐五代韻書集存》影印件
《一切經音義》	釋慧琳《一切經音義》	一九八六年上海古籍出版社據獅谷白蓮社刊《（正續）一切經音義》影印本
《續一切經音義》	釋希麟《續一切經音義》	上海古籍出版社《（正續）一切經音義》
《經典釋文》	陸德明《經典釋文》	一九八五年上海古籍出版社影印宋刻元修本
《唐六典》	唐玄宗《唐六典》（李林甫注）	清・廣雅書局刊本
《御覽》	李昉《太平御覽》	一九六〇年中華書局影印宋本
《事類賦》	吴淑《事類賦》	清・芸生堂刊本
《廣韻》	陳彭年《大宋重修廣韻》	一九八二年北京中國書店影印本
《集韻》	丁度《集韻》	一九八五年上海古籍出版社據述古堂影宋鈔本影印
《類編》	司馬光《類編》	一九八七年上海古籍出版社據汲古閣本影印
《夢溪筆談》	沈括《夢溪筆談》	一九六二年中華書局印胡道静校注本
《龍龕手鑑》	釋行均《龍龕手鑑》	一九八二年中華書局據高麗覆遼刻本影印
《秘府畧》	日本滋野貞主《秘府畧》（卷八百六十四一軸）	一九五二年日本雄辯會講習社影印卷子本
《和名類聚鈔》	日本源順《和名類聚鈔》	一九三一年《日本古典全集》刊行會影印本
《弘決外典鈔》	日本具平親王《弘決外典鈔》	一七〇一年（日・寶永四年）刊本（西東書房影印）
《長生療養方》	日本佚名氏《長生療養方》	日本《續叢書類從》排印本卷八九八
《頓醫抄》	日本梶原性全《頓醫抄》	日本科學書院據一七四五年（延享二年）古寫本影印
《萬安方》	日本梶原性全《覆載萬安方》	一八三二年（日本天保三年）古寫本（臺北故宫博物院藏）

藥名索引

本書1998年榮獲國家科技進步獎

三等獎

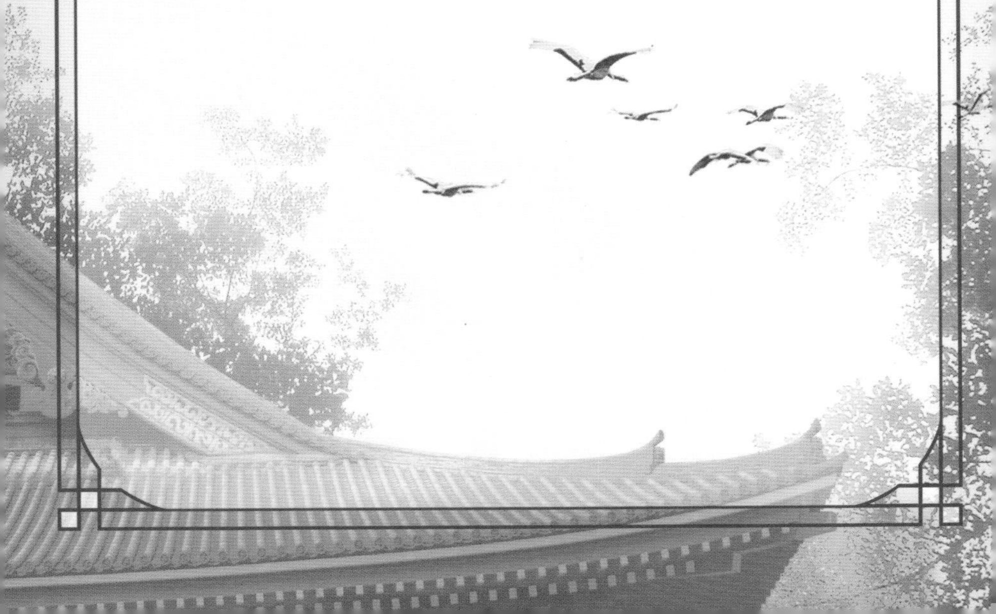